现代脊柱外科学

（第三版）

MODERN SPINE SURGERY

（3rd）

主 编 赵定麟

副主编 （按姓氏笔画排序）
严力生 吴德升 沈 强 陈德玉
赵 杰 侯铁胜 袁 文 倪 斌

3

颈椎疾患

（按姓氏笔画排序）

主 编 严力生 吴德升 陈德玉 赵 杰
副主编 杨海松 陈 宇 赵卫东 赵长清

世界图书出版公司

上海·西安·北京·广州

图书在版编目（CIP）数据

现代脊柱外科学 / 赵定麟主编 . — 3 版 . — 上海：
上海世界图书出版公司 , 2017.1
　ISBN 978-7-5192-0949-0

　Ⅰ . ①现… Ⅱ . ①赵… Ⅲ . ①脊椎病 – 外科学 Ⅳ .
① R681.5

　中国版本图书馆 CIP 数据核字 (2016) 第 087856 号

出 版 人：陆　琦
责任编辑：金　博
装帧设计：姜　明

现代脊柱外科学（第三版）

赵定麟　主编

上海世界图书出版公司 出版发行
上海市广中路88号
邮政编码　200083
上海界龙艺术印刷有限公司印刷
如发现印装质量问题，请与印刷厂联系
（品管部电话：021-58925888）
各地新华书店经销
开本：889×1194　1/16　印张：240.75　字数：5 760 000
2017 年 1 月第 1 版　2017 年 1 月第 1 次印刷
ISBN 978-7-5192-0949-0 / R·367
定价：3980.00元
http://www.wpcsh.com

《现代脊柱外科学》（第三版）编写人员

按姓氏笔画排序

主　　编　赵定麟

副 主 编　严力生　吴德升　沈　强　陈德玉　赵　杰　侯铁胜　袁　文　倪　斌

特邀作者　王予彬　朱丽华　刘大雄　李也白　李国栋　张文明

　　　　　周天健　侯春林　党耕町　富田胜郎　Kenji Hannai

主编助理　于　彬　刘忠汉　李　国　鲍宏玮

参编作者

丁　浩	于　彬	于凤宾	万年宇	川原范夫	马　敏	马　辉	马小军	王　冰	王　亮
王　晓	王　霆	王义生	王予彬	王占超	王成才	王向阳	王良意	王秋根	王素春
王海滨	王继芳	王新伟	亓东铎	牛惠燕	尹华斌	石　磊	卢旭华	叶晓健	田海军
史国栋	史建刚	匡　勇	吕士才	吕国华	朱　亮	朱　炯	朱丽华	朱宗昊	朱海波
刘　林	刘　洋	刘　菲	刘大雄	刘志诚	刘忠汉	刘宝戈	刘洪奎	刘祖德	刘晓光
刘晓伟	刘雁冰	刘锦涛	池永龙	许　鹏	许国华	许建中	纪　方	孙　伟	孙京文
孙钰岭	孙梦熊	孙韶华	严力生	杨　操	杨立利	杨兴海	杨述华	杨建伟	杨胜武
杨海松	杨维权	杨惠林	李　华	李　国	李　侠	李　博	李　雷	李也白	李立钧
李国栋	李宝俊	李建军	李临齐	李盈科	李铁锋	李增春	肖建如	吴志鹏	吴晓东
吴德升	邱　勇	何志敏	何海龙	沙卫平	沈　彬	沈　强	沈晓峰	沈海敏	张　丹
张　伟	张　振	张　颖	张文林	张文明	张玉发	张世民	张兴祥	张志才	张帮可
张秋林	张彦男	张继东	张清港	陆爱清	陈　宇	陈红梅	陈利宁	陈峥嵘	陈德玉
陈德纯	邵增务	范善钧	林　研	林在俊	林浩东	罗旭耀	罗卓荆	罗益滨	金根洋
金舜瑢	周　杰	周　晖	周　跃	周　强	周天健	周许辉	孟祥奇	赵　杰	赵　鑫
赵卫东	赵长清	赵定麟	郝跃东	胡玉华	胡志前	胡志琦	战　峰	钮心刚	侯　洋
侯春林	侯铁胜	俞鹏飞	姜　宏	祝建光	袁　文	袁红斌	袁琼英	顾庆国	党耕町
钱海平	倪　斌	徐　辉	徐　燕	徐成福	徐华梓	徐荣明	徐海涛	郭永飞	郭群峰
席秉勇	唐伦先	海　涌	黄　权	黄宇峰	黄其衫	章祖成	梁　伟	蒋家耀	富田胜郎
谢幼专	鲍宏玮	蔡郑东	臧鸿声	廖心远	缪锦浩	潘孟骁	戴力扬	藏　磊	Giovanni

Kenji Hannai　Luc F. De Waele

第三卷
编写人员

按姓氏笔画排序

主　　编　严力生　吴德升　陈德玉　赵　杰
副 主 编　杨海松　陈　宇　赵卫东　赵长清
主编助理　石　磊　陈德纯
参编作者

丁　浩　于　彬　万年宇　王义生　王占超
王向阳　王素春　王新伟　石　磊　吕世才
刘大雄　刘忠汉　池永龙　严力生　杨海松
李国栋　吴德升　何志敏　沙卫平　沈　强
张文林　张文明　张玉发　张兴祥　陆爱清
陈　宇　陈德玉　陈德纯　范善钧　林　研
赵　杰　赵卫东　赵长清　赵定麟　侯铁胜
袁　文　顾庆国　倪　斌　鲍宏玮　臧鸿生
廖心远　潘孟骁

第三版前言

当今是互联网的时代，也是各行各业都向互联网靠拢和攀亲的时代，"互联网 +"已成为时尚的代名词。

由于信息传递的方式变了，速度也快了，手续也简化了，只要打开手机或电脑，一切都历历在目，好不快捷清晰，而且形象逼真。由于这一现状，当今执笔写文章、写书，甚至阅读书本和看报的人也少了！用电脑著书立说的人也未见增加！尤其是富有朝气的中青年一代受其影响更甚。在此情况下要想下功夫完成一部专著的修订与增删工作可真是今非昔比了。当年的应约撰稿者大多是提前，至少是按时交稿；当前却成了明日黄花，往事只好存在浓浓的记忆和回味之中了！

说也奇怪，世上诸事往往说不清、道不明！譬如使用互联网，什么都快了！但是患颈椎病的速度也快了；在 20 世纪数十年间大学生中患颈椎病者不足 1%，可自从电脑、手机、游戏机等出现后，患颈椎病的人数像各种设施更新换代一样，迅速增加，自新纪元开始后在大学生中颈椎病的发生率逐年上升，数年前从 2% 到 5% 已令人惊讶！但 2014 年的统计，每百位大学生中颈椎病发病率已超过 25%，达 27% 之多！此种直线上升速度比 iPad 的更新换代还快！像与网速、宽带竞赛一般，仅仅 15 年，以超越 20 倍的速度直线上升怎不让人震惊！过去在青少年中难以遇到的肩颈腰背痛患者，目前也是成倍地增加！

大家千万不要误会，我并非老拔贡，而且对新生事物的认知一向走在前面。例如当年在长征医院骨科主持工作时，全院第一台传真机在骨科，我们率先购置了打印材料的四通机和复印机，电脑问世后，我们也是在全院率先鼓励全科医生购置个人电脑，并在经济上予以无息贷款支持……同样，我也每天上网了解天下大事，用微信、用 4G 手机等均和年轻人一样，包括在网上、在手机上查地图、找航班、选物和购物等等；但我从不玩游戏，也确实没有时间去网聊；微信主要是用于传递 X 线片、CT 和 MR 等会诊资料和国际信息交流。我的颈椎虽用了 80 年尚属正常，究其原因，大概是每当我浏览网页或看手机时都是采取平视体位。即便是主刀手术时，也是在操作间歇择机仰颈；如此每天低头的时间也就有限了，从而也保护了自己。

任何事物都有正反两面，尤其是新生事物，在接受它的同时应加以全面了解，并力求掌握分寸，这也就是"度"；在分享网络便捷和快乐的同时，且勿忘乎所以。当你天天埋头在屏幕下、长时间陶醉在视听享受的梦幻时，你的颈椎椎间盘由于长时间屈颈(低头)而处于高压状态下岂能不退变。时间越长、压力越大，持续愈久，退变就越严重。也就是说，此种持续长时间低头就是颈椎病高发的罪魁祸首。

虽然不能将"低头族"与"颈椎病"画等号，但天长日久地持续下去也就"基本如此"了。这也是老子所讲的"福祸相依"吧！试想，在年纪轻轻的学子中就有1/4人群在风华正茂时患上颈椎病，毕业后步入社会再继续维持如此生活工作习惯（性），大概到了30多岁中青年期时发病率至少再增加一倍。那么到了壮年，正是事业有成、步入成功人士群体时岂不都成了脊柱病患者了！未老先衰！届时何来生活质量，想去旅游也只好心有余而力不足，更不要说登山下海了！当然"梦游"还是可行的！

鉴于上述情况，即便是为了年轻一代，我们也必须下定决心，在广泛开展科普知识宣传的同时，努力完成《现代脊柱外科学》（第三版）修订和补充工作，并从"互联网＋"的角度审视诸多相关问题，以求降低脊柱伤病患者的发生率，提高自愈率；尤其针对低头族人群，对长时间埋头弯腰工作生活、学习者提出告诫：为了您和你们的亲人，更是为了您的未来，请抬（仰）起头，挺起胸！无论是上网看文件、看手机都务必把页面向上提升到可以保持仰颈、两眼平视的状态下阅读，力求减轻颈椎间隙内压，达到防患于未然之目的。当然，您一定要任性也没关系。我国的脊柱外科水平处于世界领先地位，届时您需要手术也会替您安排床位和主刀医师，欢迎光临！哈！哈！笑话而已。相信每个人都会珍惜自己的健康、提高生活质量和对未来美好的期待！愿与您共勉之。

本书的雏形源自1983年定稿、1984年5月由上海科学技术文献出版社出版的《脊柱外科临床研究》一书。之后又在同一出版社出版了《颈椎病》（1987年完稿、1988年2月出版，责任编辑是王慧娟女士）和《下腰痛》（1990年元月完稿，同年8月出版，责任编辑仍是王慧娟女士）；此两本书除简装本外，另有一批高标准的精装本。这在当年缺书、少刊物、纸张紧张的年代十分难得，难怪当我将《颈椎病》（精装本）（全为道林纸、硬壳）送给重庆三军大黎鳌教授请他指教时，他十分惊讶地说："多少年见不到如此精美的出版物了！"

5年后更为精致的《现代脊柱外科学》正式出版，此书完稿于1995年春节，正式出版发行为次年11月，有50多位中外学者参与撰写，全书内容除涵盖颈椎病、下腰痛和脊椎损伤外，凡与脊柱外科有关的基本理论和临床专题，包括先天畸形、炎症、肿瘤、外伤、退变和劳损等涉及脊柱外科临床的课题几乎都纳入本书，期望能为当年异军突起的脊柱外科贡献一分力量。本书的责任编辑是陆琦女士，一位富有创新精神的女强人。主编助理由老军医、老编辑和撰稿人刘大雄主任担任；全书139万字，图文并茂，绘图员都是新中国成立前上海美专毕业、新中国成立后数十年间一直在中国人民解放军第二军医大学绘图室从事教学绘图工作的宋石清老师等担当。每幅图不仅精美，而且与人体结构的形状和比例相一致，确保了其科学性和真实性。

1996年时一本百余万字的精装巨著能够出版确非易事。首印3000册，很快售罄，之后又接二连三的加印。1996年前的专业出版物甚少，但一批批医科大学毕业生陆续进入临床，从住院医师、住院总医师和主治医师，一般在10年后就会面临专科的选择。当年脊柱外科是刚刚从骨科中脱颖而出的新型专业学科，临床患者又多，不少中年资医师都期望专攻脊柱外科。在此前提下，急需一本脊柱外科专著；正好本书问世，这无疑是雪中送炭。因此，后来每当我遇到许多已是主任级（或专家级）同道们时，他们就对我半开玩笑半安慰地说："我（们）当年都是看着您写的书长大的……"欣喜和惭愧之余，想想也是。1996年的年轻医师，20年后的今天当然是老医师、老专家了！在那百废待兴的断层年代，除了上课的讲义外，几乎找不到新的出版物，而这些医师每时每刻都要面临各式各样脊柱疾病患者！我国又是人口大国，多数大中城市医院每天都有各种疑难杂症患者前来求医问药，而在当年，脊柱外科专业又是新兴学科。因此，由 50 多位富有临床经验、处理过各种疑难杂症的专业人士撰写的理论专著当然有利于各位医师们对涉及脊柱各种伤患进行系统、全面的了解。读者可以在翻阅中获取知识，亦可根据临床需要反复与临床病例进行核对，以期最后能为痛苦的患者指点迷津，使其早日康复，重返工作生活岗位。

本书的指导思想是"学以致用"，因此，在内容上采取理论结合实际、文图并重的方式，加之绝大多数论著出自本专业专家之手，当然更适合解决本土病例的实际问题和久拖未愈的各种疑难杂症。对各种专题在阐述中除了重点强调认症、诊断、鉴别诊断和防治原则外，更要明白无误地让读者知晓实施治疗的具体方法，包括手术步骤等均按照恩师屠开元教授教导："要让年轻医师看着你的书不仅可以确定诊断，还要能顺利完成手术操作，真正解决实际问题……"他这种源自德国留学时期的理念也传递了临床医生的务实精神和学以致用的基本观念，并通过我们再传播下去！在此前提下，《现代脊柱外科学》（第三版）各章内容也都本着这种"学以致用和学即可用"的原则，凡涉及手术或各类技术操作等问题尽可能地详加阐述；不仅让读者看得懂并在操作时心中有数，而且对操作中可能发生的意外或容易误解之处均反复提醒，以确保患者的安全。

近年国外翻译专著盛行，虽有其特点，但由于译文在确切表达上十分困难，尤其是一词多义时常会误读、误解，进而影响阅读效率和对内容的判定，加之国情不同、技术条件差异和译者的临床水平等因素常使读者的收益大打折扣。当然如果您对专题需要深入探索，尤其是准备开展实验性或临床性课题前就必须博览群书，拓宽思路，拜读世界各国尤其是欧美先进国家各种专题原文资料，其内容不仅丰富，而且技术先进，尤以斯堪的纳维亚（Scandinavian）地区文献更为超前，以原版为主。记得我在 20 世纪 60 年代初准备撰写股骨颈骨折文献综述时，就利用年假时间在中国人民解放军第二军医大学图书馆（曾接收了上海巴士德研究所大量原版图书）整整待了两周，中午馆员休息时我就被锁在馆内继续工作，先后查阅了 150 篇以上原文专著，包括 1900 年以前的原版资料，受益颇丰。但要解决临床难题，仍以国内文献为主，尽管少、陈旧、纸张泛黄发脆，但内容紧接地气，十分有益。

在漫长的岁月中，1996 年出版的《现代脊柱外科学》确实发挥了它的历史作用，在此应该向各位撰稿人、出版者、发行者表示由衷的谢意！当年大家的辛苦为今日我国脊柱外科的发展与繁荣起到了添砖加瓦的作用。潺潺涓水汇成大河，大海！同道们的齐心协力成就了祖国的强盛。为了保证脊柱外科学能与时俱进，我们在 2004 年经修正补充后出版发行了《现代脊柱外科学》（第二版），全书从百余万字增补到 280 万字，整整翻了一倍。《现代脊柱外科学》（第二版）由陆琦女士和冯文兵先生任责任编辑。现在又过了 10 年，由于医学的发展，与之伴随的工程学、材料学、影像学等等又上了一个新的台阶，为了尽可能保持本书的实用性、先进性和科学性，我们又汇集了多位专家对本书加以增删和补充，以适应脊柱外科继续前进之需要。在此期间我们发现一些老照片，在怀念既往岁月的同时，选择十余张具有纪念意义的留影附在文中，期望心中的恩师、前辈、挚友、国际友人和合作者共同见证时代的步伐和曾经的梦想与追求。由于当年条件的限制，失去的画面更多！只能用文字补充了。

在《现代脊柱外科学》（第二版）前言中，我曾建议作为一个成熟的骨科医师，尤其希望专门从事难度较高、风险更大、在国外被称为"大医生（big doctor）"的脊柱外科医师，除了要掌握医学本科、大外科学和其他相关学科的理论知识（如神经内科、神经外科、影像学科、电生理技术等）之外，还应具备一定素质。在严格自我要求下，以勤奋为基础，开动脑筋，不断创新，并在服务患者的实践中寻找问题，解决问题，走创新之路。我在 20 世纪 70 年代后期所开始的各种颈椎、胸腰椎伤患的诊断、治疗以及各种术式的设计等也可以说都是被疑难疾病"逼"出来的；无临床实践就遇不到难题，何来解题和发明呢？这也就是"时势造英雄"的医道解读吧！此外，在平日生活、工作和学习中更要注意对个人悟性的培养，包括"举一反三""活学活用""一点就破"等能力，此既与先天相关，又来自后天知识的积累。当今世界的教育界都在对青少年一代强调"多学知识"的理念，只有知识爆炸了，才华才能溢出来。而且书读多了，写作能力也就自然提升。

10 年后的今天，"互联网 +"的时代，我更相信勤奋、创新、实践和悟性对每一位学者的重要性，尤其是将要步入"资深专家"的行列时更需如此。当然，如再具备"三无精神"（no Sunday,no Holiday,no Birthday）则必成大器。当前社会已今非昔比，共识者不乏其人，真正能做到的恐怕要百里挑一了！可是"江山易改，本性难移"，我虽已是耄耋之年，天天要干活的习性已根深蒂固，除非哪天真得不行了，那就只好老老实实了！哈！哈！80 年也算够本了！

我是"九一八"国难后的 1935 年元月出生（农历应为 1934 年 12 月），在动荡与战乱中读过小学、私塾和中学，1950 年从开封高中跳入哈尔滨医科大学，1956 年毕业分配到当年在上海的解放军军事医学科学院，后又转至同年成立的上海急症外科医院（隶属于解放军总后勤部，是新组建的三个直属医院之一，另两个是北京整形科医院和北京阜外医院），师承屠开元教授，当年裘法祖教授和盛志勇教授等亦在此指导工作，使我们初出茅庐的青年学子获益匪浅。

地处上海市中心汉口路的急症外科医院成立于 1956 年 6 月，原址在上海滩著名的惠（汇）中旅馆，也是解放军医学科学院外科所的研究基地（所长为沈克非教授）；1958 年医科院迁至北京，上海急症外科医院则由中国人民解放军第二军医大学托管。因该院只有普外科（以急腹症为主）和创伤科（主为骨折及颅脑外伤等）两个专业，难以完成医本科生的临床实习和全科教学要求。此时恰逢上海同济医院全院奉命内迁至武汉地区。1959 年年底，上海急症外科医院就顺理成章地从汉口路迁至凤阳路上海同济医院旧址（原址留做宿舍，后被置换改建），仍沿用"上海同济医院"院名（同济为上海四大名医院之一，另三院为仁济、中山、华山）。至 1968 年因众所周知的时代原因更名为上海长征医院；更名后不久就奉令调往西安古都（中国人民解放军第四军医大学从西安奉令调至重庆，中国人民解放军第三军医大学调至上海，呈三角形走马灯式换防），6 年后又返回原地。人受折腾是小，所有科研记录资料、实验标本、病理切片、X 线片、临床病历以及图书都不准随迁，以致多年心血付诸东流，至今仍深感心痛。我多年前日以继夜地用 India ink 和让工厂特意加工精制的超细钡粉灌注的一批大型肢体标本，以及特制的微观显微标本切片和影像学资料再也找不到了！专题文章刚开始发表首篇，余稿再也无法延续下去。大家也只好面对现实，重新开始。当年在这条路上走过的人，深知当年的处境何等艰难心酸！但能够平平安安、健健康康活下来就是最大的胜利，也是对社会、对单位、对家庭最好的报答；所以有人说，灾难也是一种收获。不管怎么讲，从 1950 年起能够渡过那么多关口，人健在，这就是命！是命运的安排，尤其是能够和大家一步步地走入大发展的国家盛宴大厅，实现中国梦的时代，每位老朋友们再相聚时都深有感触，真是来之不易！在珍惜之同时，也深深羡慕青年一代能与时俱进，步伐一致！

作为交班者，我们除了尽力继续发挥余热外，也应回报社会，尤其对我们的接班者，在庆幸他们苗壮成长的同时，也应给予适当鼓励，因此设立骨科学术发展基金的念头也就应运而生。

不少朋友知道我在 1992 年当大家都对"股票认购证"心存疑虑之际，我以支援国家改革开放之心用 3000 元之本金认购 100 张上海证券公司股票认购证，既是支持国家建设的善举，也是投资；没想到一系列政策的推广使本来收益平平的 3000 元认购证突然升值达百万元。这就是我的第一桶金，也是我后来能资助幼子赵杰出国深造的经济基础（另一半由他哥哥支付，这样可以直接在美国医院做进修医师参与临床工作）。有了股票就要操作，正好让专职在股市大户室炒股的大女儿和做金融工作的小女儿帮我操作理财。股市风云多变，二十多年间经历了各种风暴、股灾，但至今仍有相当结余。金钱来自社会，也应该回报社会，加之在我八十华诞之日，各位同道、同事、学生和子女们在欢庆同时送给我的礼金也有数十万之巨，应该将其放在一起设置一个"青年骨科医师学术发展奖励基金"，以求鼓励年轻人中的佼佼者。当然具体落实到哪个单位、操作程序及相应安排等等均在操办中，相信不久即可实现。

正当本书收尾时，于 2015 年 10 月 22 日我突然被授予有突出贡献的"终身成就奖"，表彰我"在 40 年前突破禁区首创颈椎前路扩大性减压术获得成功，确立了我国颈椎外科的国际地位……"在此，深感社会、组织和大家对我既往工作的认可和鼓励，今后当继续努力回报各位的深情厚谊。

最后衷心感谢为本书再版的各位作者们，并感激你们的家人和各位助理人员促使本书得以顺利完成！

谢谢大家！谢谢受本书牵累的协作者和你们的家人！

赵定麟

2015 年 11 月 12 日于上海

第二版前言

十年前,《脊柱外科学》一书问世,承蒙同道们的厚爱,曾多次加印。但随着医学专业的不断发展,临床诊断及治疗水平的日新月异,一本新的脊柱外科专著更为大家所期盼,尤其是年轻的专科医师总希望在案边能有一本与国际诊治水平接轨的脊柱外科方面专著以备参考。加之近年来脊柱外科学方面的新理论、新技术和新型设计不断涌现,对来自不同国家和不同学派的观点亦有加以归纳、确认的必要。基于上述认识,本书在经过将近一年的准备、撰写及反复修改后终于今日面世,以期起抛砖引玉之功效,盼有更多新著出版,并望同道们予以指教。

众所周知,由于我国经济的高速发展,全社会卫生条件的改善及全民健康水平的提高,在我国人均寿命延长这一喜讯到来之同时,退变性疾患也开始与日俱增,真是"福祸相依";在诸多退变疾患中,尤以人体负荷沉重的大梁——脊柱的退行性变之发病率更高,以致引发一系列与退变直接相关或间接相关的各种伤患,其中最为多发的颈椎病、椎间盘脱出症及椎节不稳症等几乎见于半数以上中老年人群,其次是人生晚年发生的骨质疏松及各种在脊柱上发生或转移的肿瘤亦非少见;此类随年龄增加而发生或加重的病变必将增加诊治上的难度,并将影响疗效及预后。

与我国经济高速发展之同时,我国的工农业、交通运输业以及竞技性体育事业等亦获得蓬勃发展。在此状态下,因外伤所引起的脊柱骨折、脱位甚至伤及脊髓的病例亦呈逐年上升趋势。特别是家用汽车的普及和高速公路的网络化,更增加了脊柱受损的概率,其中病情严重的脊髓伤者中有 40% 的病例源于此类意外。实际上,逐年递增的致伤率更能反映出这一客观现实。

另一方面,当前我国人民生活水平已普遍提高,并有一批中产阶级出现;在这网络普及、信息瞬间传递的 WTO 时代,在对当代科技发展现状了如指掌之同时,人们对医疗技术水平的理解和要求亦已开始与国际接轨,尤其是上网一族。在此前提下,对专科临床医生的要求也必然更高;因此作为拯救患者于痛苦之中的医师势必更应深入掌握当代医学发展的现状与相关技术,以适应当今整体社会的共同发展。

鉴于以上诸多因素,一本现代化的脊柱外科学专著也就应运而生。我们企图以此书作为骨科临床医师,尤其是对脊柱外科兴趣颇浓之年轻医师们的案边书,以备随时翻阅及查询,并为临床病例的诊断、治疗及预防提供依据。

本书在编写过程中,除强调科学性与新颖性外,在内容上力求全面;除与脊柱外科相关的解剖学基础、生物力学、影像学、麻醉学等加以阐述外,我们更为重视的是脊柱外科的临床部分,包括发病机制、临床特点、诊断依据，与诸相关疾患的鉴别要点、治疗原则、手术程序、并发症的防治以及预防等，尽可能地加以详述，使每位临床医师展卷有益；并对其中容易发生误解及操作失误之处加以提醒，以求防患于未然。

本书属于"外科学"范畴，因此在倡导"动脑"之同时，亦强调"动手"能力的训练与指点。当然，全能式人才更为社会所需，但此种能想、能作、能讲、能写、能研的天才、地才、全才者毕竟是少数，尤其是同时具有创新精神的精英更属罕见；但罕见并非不见，愿各位临床医师都能向此方向发展。事实上，天才式的人物绝非是天生的，大多是随着社会生活的延续和业务活动的积累而逐渐形成。在诸多成功因素中，"勤奋"（diligent）尤为重要；当然，diligent 的前提必然是三无精神，即 no Sunday，no Holiday，no Birthday，这也是本人所一向倡导、并身体力行的基本原则。

我们并不提倡苦行僧主义，但一个受患者欢迎的脊柱外科医生必然要有吃苦精神。美国政府规定每位医师每周工作时间不能超过 50 小时，也从另一侧面反映出一个医生成长过程的现状；尽管世界各国的发展是不平衡的，但条件优越、设备先进的美国医师每周尚需工作 50 小时以上，作为发展中国家的我们更应奋力追赶，努力超越。作者在美国等先进国讲学及学术交流时曾亲眼看见每位临床骨科医生大多在早晨 7 时前进入病房处理患者，8 时左右进入手术室，持续工作到晚上 8 时还下不了班（离不开手术室或病房）。这种勤奋精神对一个创业者是非常需要的。当然你还要量力而行，切勿勉强。行行出状元，你并非非要干外科医生不行；但你如果一旦决定要做一个称职的临床专家就必然要辛苦在前，几乎每天都要泡在病房中，包括节假日。

其次，一个成功的外科临床专家还应该学会不断创新（create），除了接受他人的新见解、新技术外，更应活学活用，外为中用，并在不断总结临床经验的基础上，创造出具有中国特色的新理论与新技术。此种创新精神不仅可促进自身发展，更能使中华民族在脊柱外科领域中获得长足的发展。因此，本书对国人的新见解、新设计等均持欢迎态度。事实上，我国的临床外科水平并不低于欧美国家，尤其是近年来随着 WTO 时代的到来，无保密可言的医疗技术与最新设计完全处于公开化和商业化状态。我们当然用不到客气，花钱买我们需要的东西；十余年前由美国设计生产的 TFC（颈椎界面内固定器）就是首先在我国用于临床（1995）。我国是一个人口大国，按绝对人口计算，中国外科医生拥有更多的临床病例和医疗资源，当然也具有更多的临床诊治（包括手术操作技术）机遇与经验。因此，在脊柱外科领域超越世界水平并非不可能，事实上我国的颈椎外科水平，无论是从诊断角度，或是手术技术均处于世界一流水平。曾有一位在沪施术的外籍颈椎患者返回美国纽约后、经该国医师复查时，当看到颈部沿皮纹淡淡一条 3 ~ 3.5 cm 长之横切口时，竟说"如此小切口，不可能做颈椎手术"。但当他复查 X 光片后，却惊呼"perfect"。手巧、心细，这是我们中国人的骄傲。一个 3 ~ 4 cm 的横切口可以顺利完成 3 ~ 4 节颈椎前路扩大减压 + 内固定术；这在欧美国家认为是不可思议之举，但东方人可以。因此，当我们看到自己不足之处的同时，更应发掘我们的优势、强项，促使我们早日立于世界先进之林，并力争成为先进之首。

第三，一个成功的外科医师，也必然是一个实践（practice）者，因为作为我们服务对象的人，是生物界最为复杂的生命体，几乎每个在正常状态下的人都是一个有别于其他人的另一型号，含有不可复制的密码；更不用说在患病、负伤之时。因此，要想对每个不同型号的伤患者做到判断正确和处理（含手术）合理，除了不断地实践、更多的实践外，别无他法可供选择。也只有如此，方有解读和破译各个不同密码的可能性。因此，我们在提倡多读书的同时，更强调"实践"，在使自己成为高级医师的同时，也是一个能动手的高级手术师（技师），即目前众所瞩目的"双师"人物。否则，你就是读破万卷书也仍然无济于事，更不会治好患者。个别高职（学）位缺乏实践经验者，竟会在手术台上找不到椎管；颈椎前路减压时竟将环锯旋至 4.7 cm 深度；甚至在术中将正常脊髓组织误认为是肿瘤加以切除……此并非笑话，更不是耸人听闻的"故事新编"。没有实践经验的"纸上谈兵者"、"到处插一脚者"和"脚插多行者"，我们当然劝其切勿随意处置患者，以免在延误患者病情之同时，自己也会陷入医疗纠纷之中。因此，必需再次强调：实践，是一个成功的外科医师必由之路。

第四，已经在临床上经历过长期磨炼的脊柱外科专科医师，在处理各种常见伤患之同时，更应不畏艰难，争取对为数不多、但却十分痛苦的疑难杂症病例予以帮助，特别是那些诊断不清，久治无效，甚至已施术多次至今未愈者。一个人的悟性 (comprehension) 固然重要，但更应重视理论上的升华和精湛技术的修炼，在对疑难病例认真检查和仔细观察的基础上，首先是明确诊断（或拟诊），再确定有无手术适应证，需否翻修术或功能重建术。我们曾多次面对已施术三次、四次，甚至五次、六次之多的难题。由于患者痛苦，影响正常生活，并强烈要求再次手术时；作为主治医生责无旁贷，唯有"知难而上"一条道。在强烈责任感的驱使下去处理每一疑难病例；先是大胆假设、认真设计和充分准备，再落实到手术全程中，术中对每一步骤操作都要细心、耐心；宁慢十分，不抢一秒。我们曾对一例已施术五次的腰椎病例第六次施术，术中持续操作 7 个多小时，终于攻克难题，使患者获得满意恢复。每成功一例，都是对大家的鼓舞，尽管在既往 50 年的临床生涯中尚属顺利，但从不敢预卜未来，我们仍感如履薄冰，视每次手术为第一次，小心，谨慎，认真。并愿与大家共克难关。

衷心感谢大家多年的合作和帮助。趁本书出版之际，仅以个人之见解与同道们共勉之；不当之处，尚请各位见谅，并给予指正。

赵定麟

2006 年 6 月 20 日

写于上海长征医院

完稿于同济大学东方（医院）定麟骨科

第一版前言

近年来世界各国脊柱外科正以迅猛之势高速发展，我国亦不例外。随着高、精、尖新颖设备的不断问世，对各种伤患的诊断率明显提高，并促进脊柱外科治疗技术的发展，加之各种新型器材及植入物的研制成功，从而使大量既往认为无法治疗的伤患今日已有起死回生之术。鉴于这一认识，本书特邀请在不同专题上具有特长的专家执笔，以期集各家之长、客观地反映我国在各个专题上的最新水平。本书仅个别新技术邀请国外学者撰写。

本书分为概论、颈椎疾患、腰骶椎疾患、脊椎脊髓伤及其他等五篇、四十章加以阐述。在概论篇中，除有关脊椎的解剖及生物力学外，对脊椎伤患的诊断学基础及脊髓受损的定位诊断等作了较详细的介绍，此对初学者至关重要。在颈椎及腰骶椎两篇脊椎疾患中，较细致地介绍了各种常见的病变，对较少见之疾患亦加以介绍，可作为临床医师参考之用。脊椎脊髓伤一篇虽仅有六章，但内容较为全面。第五篇是将不属于以上四篇之专题归在一起，因其内容较多，也显得有点杂乱。本书原则上每个专题一章，但个别内容较多的题目则分为两章，以便平衡各章节之篇幅。

本书力求全面、新颖和实用，因此在内容上尽可能地包罗脊椎外科的方方面面；在诊断治疗技术上多与国际水平接轨。事实上，我国的临床技术水平并不低于欧美先进国家，这也是本书以国内专家撰写为主的原因。为了易使年轻读者掌握有关内容，本书在文字上深入浅出，并注重文图并茂，使读者一目了然，以便于临床工作的开展而有利于广大脊椎伤病患者。但由于我们水平有限，不当之处在所难免，尚请各位同道给予指正为盼。

衷心感谢为本书早日出版给予大力帮助的朋友们和同道们，感谢周旭平医师、张莹医师、王岚副教授和邱淑明工程师为本书的文字处理及编写做了大量的工作，感谢宋石清画师为本书的制图所给予的全力支持，同时更应感谢鼓励、支持与促进本书出版的同道们。

谢谢大家。

赵定麟

1995 年春节于上海

目　　录

第一卷　脊柱外科总论

第三篇

脊柱伤患手术麻醉、围手术期
处理、护理及中医传统疗法 219

索引

第二卷　脊柱脊髓损伤

第一篇

枕寰、枕颈与上颈椎损伤　465

第三卷　颈椎疾患

第三章　颈椎病的非手术疗法及预防　1125

第五篇

颈椎的融合与非融合技术　1449

第六篇

颈椎手术并发症、疗效变坏、术中难题解码及颈椎病的康复和预防　1525

索引

第四卷　胸、腰、骶尾椎疾患

第一篇

第三篇

腰椎间盘突出症 1725

第四篇

腰椎椎间盘源性腰痛 1821

第九篇

颈、胸、腰椎手术其他并发症 1985

（周天健 李建军）

索引

第五卷 脊柱畸形与特发性脊柱侧凸

第一篇

先天发育性和遗传性畸形 2037

（张世民 刘大雄）

第三篇

特发性脊柱侧凸 2161

第四篇

非特发性脊柱侧凸　2305

第五篇

脊髓与脊髓血管畸形及病变　2385

索引

第六卷　脊柱骨盆肿瘤、炎症、韧带骨化和其他脊柱疾患

第一篇

脊柱肿瘤　2459

第二篇

骨盆肿瘤   2653

（蔡郑东 孙梦熊 孙 伟 马小军）

第三篇

脊柱炎症性疾病 2705

（王 晓 李临齐 张玉发 赵定麟）

第五篇

脊柱其他疾患 2875

索引

第三卷

颈椎疾患

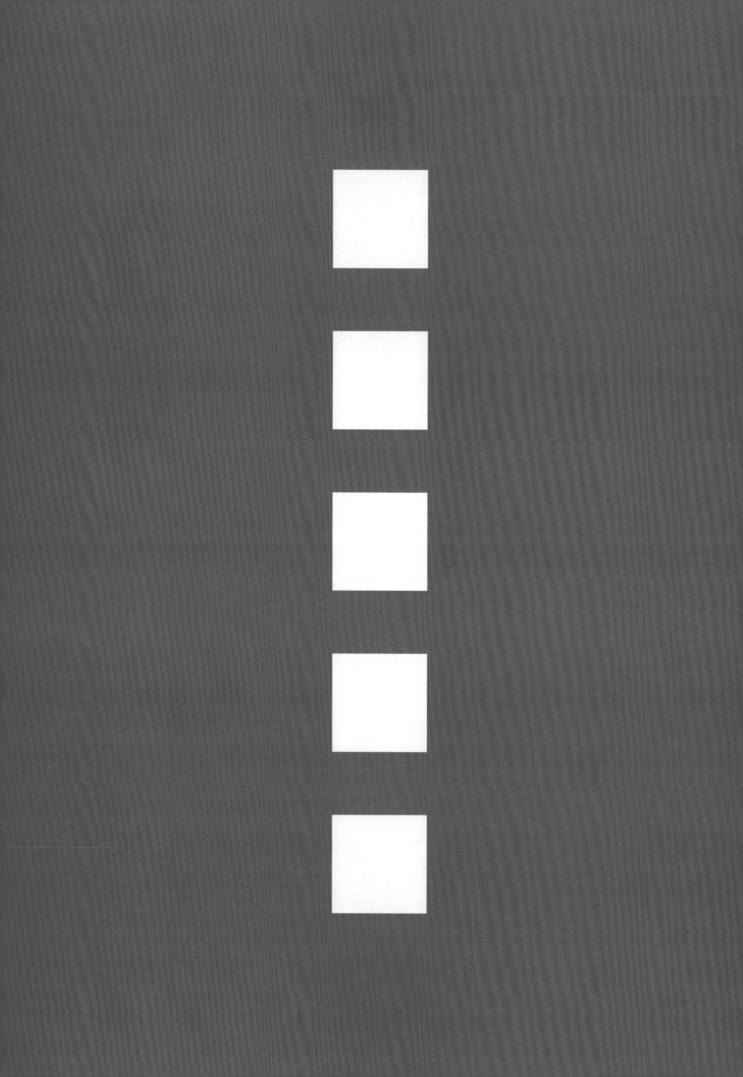

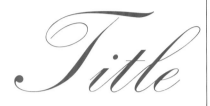

第一篇

颈椎不稳症与颈椎椎间盘突出症

第一章 颈椎不稳症

第一节 颈椎不稳症概述及发病因素

一、脊椎不稳症概述

保护组织及脊髓与椎管之比例等均构成其不稳定性之解剖学基础。临床事实证明，近年来因颈椎不稳所引起的病例日益增多，应引起大家重视。所谓颈椎椎节不稳，既是颈椎病病理生理改变中的一个过程，但当它持续时间过久时则又可以是一个独立性疾患。作为一个病理改变的过程，其不仅与颈椎病的发病、分型及症状等关系密切，并与其治疗，尤其是手术疗法的选择等休戚相关。后者则因为其为一个单独性疾患而需进行诊断与治疗。此外，再加上涉及上颈椎不稳症的病例日益增多，其在治疗上更为复杂，因此，有必要将二者作为专题一并加以讨论。

单纯性颈椎不稳症，是指由于椎骨本身韧带及肌肉等组织的的生理功能失调引起椎节的位移与松动、并伴有相应症状者。其中同时出现明显骨与关节器质改变者，称为继发性颈椎不稳症；其所包括的范围较广。为便于阐述，本章主要分为上颈椎不稳症与下颈椎不稳症两大部分加以讨论。因某些实质性病变、或已列专节之疾患中所致的颈椎不稳定现象，本章节内将不详述。

众所周知，随着影像学的进展，上颈椎不稳症的发现率与诊断率日益增多。而上颈椎不稳症近年来之所以多见，主要是由于头颈部外伤机会的增多及对本病认识水平不断的提高。上颈椎不稳症主要包括枕颈不稳及寰枢关节不稳两类，前者以外伤及枕颈部畸形为多见，病情亦较为严重。而后者除与颈部外伤相关外，在儿童则多发生于咽喉后壁处炎症之后，此乃由于寰枢关节局部韧带松弛之故，在治疗上，对早期病例较前者相对为易，预后亦多较好；但晚期病例，或是因外伤或先天畸形所致者，多较复杂，预后差别亦较大。

本病的主要难点是对本病的认识及在此基础之上的早期诊断与及时治疗。

二、上颈椎不稳症发病因素

引起上颈椎不稳的因素有多种，其主要病因如下。

（一）先天性发育异常

上颈椎是脊椎中最易引起发育性畸形的部位之一，临床上较为多见的有：

【齿状突畸形】

最为多见（图 3-1-1-1-1），主要表现为：

1. 齿状突缺如 较为罕见，作者曾遇到数例。此时，由于寰椎横韧带与齿状突交锁关系的丧失，以致于成年后表现为严重的枕颈及或寰枢半脱位；甚至可以发生意外而突然死亡。

2. 齿状突发育不良 较前者多见，多表现为齿突发育不全。在青少年时可毫无症状，甚至到成年以后也仍可毫无异常感。但常因外伤等诱因引起枕颈脱位或半脱位，可以造成致命性后果（其中包括手法操作或大重量牵引治疗时发生者）。

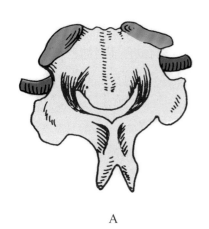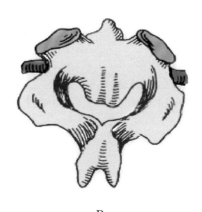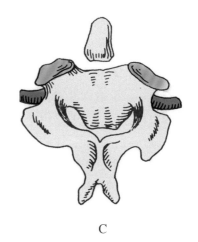

A　　　　　　　　B　　　　　　　　C

图 3-1-1-1-1 齿状突畸形（A~C）
A. 齿状突缺如；B. 齿状突发育不全；C. 齿状突分离

3. 齿状突分离　指在发育过程中，由于齿状突的骨化中心与椎体的骨化中心未融合之故，多在摄 X 线片后发现，易与齿状突骨折相混淆。两者鉴别主要根据前者无外伤史，表面光滑及无骨折线可见等特点。此种畸形除可引起头颈部变形外，亦易因外伤而造成致命的后果。

【寰椎枕骨化】

或称枕颈融合（Klipper-Feil 综合征）。此主要由于在胚胎发育过程中枕骨节与第一颈椎骨节分节不全所致。又可分为：

1. 完全性　即寰椎的前弓与后弓和枕大孔边缘完全相连融合成一块。

2. 部分性　多表现为前弓处融合而后弓则不融合或局部融合；或表现为一侧性融合，而另侧不融合。这种畸形由于寰枕间隙消失（或狭窄），以致颈部运动范围受限，颈部变短，且多合并有颅底凹陷症。

【先天性短颈畸形】

由多种因素引起，除前者可以引起短颈外，在下颈椎常以半椎体畸形或椎体融合（先天性）为多见。由于颈椎的高度减少，外观呈短颈状；且多伴有斜颈等其他畸形外观。

【其他畸形】

如副枕骨畸形、寰椎后弓缺如、寰椎后方椎动脉沟环形成（或半环状）前寰椎或副枕椎畸形等均与上颈椎不稳有关。

涉及枕颈部之畸形在临床上较为多见，可参考颈椎畸形章节。

（二）头颈部外伤

任何头颈部外伤都可波及上颈段造成局部韧带、肌肉及关节囊的损伤，从而构成局部不稳的常见因素；尤其是近年来随着高层建筑的增多，高速公路及高速车辆的发展，这种外伤日益增多。在临床上常见的挥鞭性损伤对上颈段的影响不亚于下颈段，且早期不易被发现。在外伤情况下如果颈椎本身再伴有先天性畸形，则更易引起脊髓的损伤，甚至立即死亡。此外，在临床上常可遇到的寰椎椎弓断裂及 Hangman 骨折等亦可构成上颈椎不稳定的多发性因素之一。

（三）解剖因素

在正常情况下，寰椎椎管矢状径大多超过20mm。其中前 1/3 为齿状突占据，中 1/3 容有脊髓，后 1/3 为椎管的代偿间隙。因此，外伤所造成的半脱位如未超过椎管矢状径的 1/3 时，则一般不易引起脊髓的受压症状，尤其是慢性脱位者。但由于颅底、寰椎及枢椎之小关节面均近于水平状，因此在遭受外伤时易引起完全脱位（也都超过椎管矢状径的 1/3），以致脊髓受压引起瘫痪或致死。由于椎动脉从寰椎上方椎动脉孔穿出，并沿椎动脉沟进入颅内。因此，当此处不稳定时椎动脉亦可被波及，以致引起狭窄、折曲或痉挛而出现

椎 - 基底动脉供血不全症状。

（四）局部炎症

咽喉部各种炎症亦是造成颈部不稳定的重要因素之一，尤其在儿童，是引起上颈椎自发性脱位的直接原因。主要是由于炎症造成韧带与关节囊松弛所致，因此，在临床上必须对咽喉部各种炎症加以重视，积极治疗。

此外，因颈椎结核引起之骨质破坏、类风湿性关节炎所致上颈椎周边韧带钙化等均是构成上颈椎不稳的因素之一。

（五）血供因素

上颈段血供一般较为丰富，但齿状突之血供类似股骨头处，其来源于中央动脉、周围动脉和局部韧带（翼状韧带与齿尖韧带）上的细微血管支。如齿状突一旦骨折，前两者通过基底部来的血供中断，而仅靠顶端的细微血管支，这当然不足以维持需要，以致影响愈合而增加上颈段不稳定的因素（图 3-1-1-1-2）。

（六）其他因素

【颈椎退行性变】

尽管其对上颈椎的影响不如下颈段明显，但对不稳症的发生与发展同样是起着促进作用。

【肿瘤】

位于上颈椎局部肿瘤，包括椎管内肿瘤等，均可引起此处的松动与不稳。

总之，造成上颈段不稳有多种原因，必须对每个病例具体分析、加以判定。

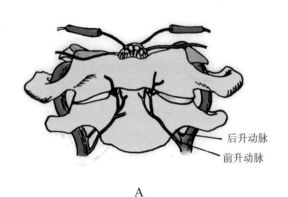

A

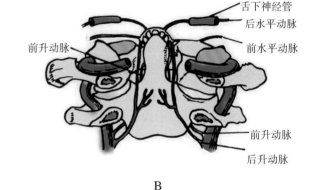

B

图 3-1-1-1-2 齿状突的血液供应示意图（A、B）
A.前面观；B.后方剖面观

第二节　上颈椎不稳症

一、上颈椎不稳症概述

视造成局部不稳的原因、类型、部位及具体情况不同，其临床与 X 线改变差异较大。因器质性病变所引起的不稳（颅底凹陷症、齿状突骨折脱位后等）症状多较重，而仅仅由于动力性因素引起的暂时性不稳，症状则较轻，多表现为椎 - 基底动脉血供不全症状。病程长、发病缓慢者其症状较轻，而急性发生者则重；使椎管矢径变宽的损伤（如 Hangman 骨折、寰椎分离性骨折等）

后期残留的不稳，从 X 线片看十分明显，但临床症状则轻；而椎管变狭窄的损伤，其表现当然较重。由于上述各种原因，本病之临床症状及影像学所见特点可相差甚大，在观察判定与诊断上需全面考虑，但仍应以临床为主。

二、上颈椎不稳症临床主要特点

（一）颈部症状

主要表现为以下特点。

【被迫体位】

常呈僵硬状及失灵活感，患者喜用双手托住下颌以减轻头颅的重量，或是采取卧位，而不愿多活动头部。

【活动受限】

亦较明显，尤以旋颈时为甚，几乎可减少正常活动量的一半以上。

【痛与压痛】

多主诉枕颈部痛感，压之尤甚，有时可出现电击样感，检查时应小心，切勿用力过猛，以防发生意外。

（二）神经症状

多表现为四肢锥体束征。此时表现肌张力增高及反射亢进等症状，以下肢为重；并出现步态不稳，似有踩棉花感。上肢主要表现为手部精细动作障碍。四肢可有麻木、疼痛及过敏等感觉障碍症状，位置觉及振动觉多减退，后期则出现痉挛性瘫痪。

（三）椎动脉供血不全症状

如上颈段不稳波及椎动脉时，则可出现明显的椎 - 基底动脉供血不全症状，尤其是寰椎后方椎动脉沟处有骨环或半骨环残留者更易发生。临床上约有半数病例仅仅表现此症状（却无脊髓或根性症状）。因此，在对椎动脉型颈椎病诊断时，必须考虑到此处病变的可能性，并加以除外。

（四）反射改变

除正常反射亢进外，Hoffmann 征多阳性，

Babinski 病理反射有时亦可引出。

（五）其他症状

视造成上颈段不稳的具体原因不同尚可有其他各种症状。因炎性所致者，除咽部红肿外，多有低热、白细胞计数升高和红细胞沉降率增快等；因外伤后遗症所致者，多伴有其他体征，应注意体格检查。

三、上颈椎不稳症影像学特点

（一）X 线片特点

对上颈椎不稳定者除常规正侧位片外，主要强调如下。

【开口位】

即让患者做下颌不停的张口及闭口动作时拍摄以 $C_{1、2}$ 处为中心的正位点片，此时可以较清晰地显示出 $C_{1、2}$ 处有无畸形及损伤，并可判定 $C_{1、2}$ 之间的咬合关系有无变异（侧方移位或旋转）。

【$C_{1、2}$ 为中心侧位屈伸位片】

除观察有无颅底凹陷症及颈椎其他先天性畸形外，尚应测量寰齿间的前后距离，以判定有无寰枢脱位，并推断脊髓是否有受压之可能。在正常情况下，寰椎前弓后下缘与齿状突前缘的间距（ADI）为 2~3mm（女性偏小），前屈时稍宽，仰伸时则狭窄，如超过 4mm，则属异常。另一方面亦可同时测量寰椎后弓前缘至齿状突后缘之间的距离（SAC）（图 3-1-1-2-1），并求出两者之比值。用 a 代表寰椎椎管矢径，b 代表 SAC 值，则其公式等于：

齿状突后方椎管比率 $\% = \dfrac{b}{a} \times 100\%$。

在正常情况下应占 62%~63%，小于此值者则表示异常。

【其他】

此外尚可从伸屈侧位动力片上判定 ADI 与 SAC 两者之值的差异（图 3-1-1-2-2），尤其是儿童，如果其屈伸两种体位差别在 4.5mm 以内，不应视为异常，超过 4.5mm 以上时方考虑为自发性寰枢脱位。在正常情况下寰椎前软组织阴影宽度小于

13mm，遇有炎症时则增宽。

（二）其他影像学检查

包括 CT 扫描，磁共振（包括颈部一般的 MR 及特指的 MRS 和 MRA）及 DSA，前两者对上颈椎不稳及其属于何种不稳的判定较一般 X 线平片更为精确与直接，尽可能争取这项检查，尤其是伴有脊髓受压症状者。凡有椎动脉症状者，则应设法采用数字减影技术或是 MRA 来判定椎动脉有无受压及其受累情况。

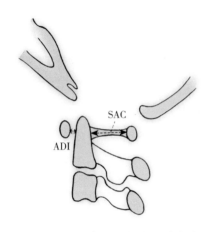

图 3-1-1-2-1　寰枢关节在正常状态下
ADI 与 SAC 关系示意图
ADI=Atlas-Densinterval；SAC
=Space Available for the Spinal Cord

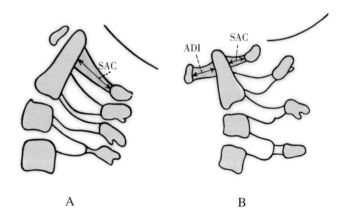

A　　　　　　　　　B

图 3-1-1-2-2　判断 ADI 与 SAC 两者值之差异示意图（A、B）
A. 寰枢不稳（齿状突完整），仰伸时，ADI 和 SAC 外观正常；
B. 前屈时，由于寰椎向前滑动而使 ADI 增加，SAC 则减小

四、上颈椎不稳症诊断

主要依据既往病史，包括有无先天发育性畸形、外伤史及咽喉部炎症等；临床症状特点以及 X 线片或其他影像学检查（CT 扫描及 MR）等。在临床上可将其分为以下两类：

（一）上颈椎器质性不稳

此组病例多因颈枕部病变所致，包括：

【自发性寰枢脱位】

以儿童为多见，多因咽喉部炎症所致。

【外伤性寰枢脱位后遗症】

急性期治疗不当或损伤严重者，均可引起不稳症。

【颅底凹陷症】

并非少见，应注意早期诊断，主要在于对本病的认识。

【上颈椎外伤后遗性不稳症】

除寰枢椎脱位外，尚包括上颈椎其他各种骨折等损伤后期由于韧带撕裂、松弛所致者。

【肌源性】

主要是各种累及颈部肌肉的疾患，包括高位脊髓侧索硬化症、肌营养不良症等均可造成上颈椎不稳，虽较少见，但预后不佳。

【医源性】

主要指由于操作手法过重、牵引过度等所致者。

【其他】

各种中毒性疾患及脊柱畸形等均可继发不稳症。

（二）上颈椎动力性不稳

主要因横韧带、翼状韧带或齿状韧带及周围关节囊等松弛与不稳所致者，除可查出明显原因归之器质性不稳症外，其余均属此类。此种不稳除可引起前后向或侧向（左右）不稳外（可分别从 X 线侧位及正位片上判定），尚应注意因一侧翼状韧带松弛所引起之旋转不稳（图 3-1-1-2-3）。

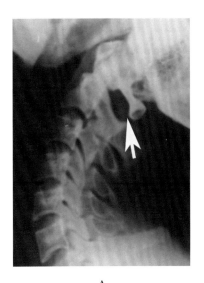

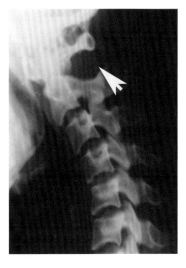

A   B

图 3-1-1-2-3　临床举例　寰枢椎动力性不稳（A、B）

A. 仰伸侧位 X 线片；B. 前屈侧位 X 线片

五、上颈椎不稳症鉴别诊断

本病除需与一般疾患鉴别外，在临床上主要与以下病种相区别。

【脊髓型颈椎病】

在未对其进行详细的临床与影像学检查前易将两者混淆。但如能想及本病，并对上颈椎摄以动力位点片，则不难鉴别。

【椎动脉型颈椎病】

两者引起完全相同的临床症状，可借助于 X 线片、CT 扫描或 MR 等加以鉴别，必要时行椎动脉造影或 MRA 等判定之。

【偏头痛】

在枕颈不稳时由于第一颈神经受累而引起后头部剧痛易被误诊为偏头痛。此时除可根据两者各自的临床特点加以鉴别外，对枕大神经行封闭疗法将有助于鉴别诊断。

【颈部肿瘤】

椎骨之肿瘤易被发现，但椎管内肿瘤，尤其是枕大孔附近处肿瘤则易漏诊。作者于十余年前（MR 出现前年代）曾遇到四例脊髓造影阴性而实际为此处肿瘤的病例。因此，凡疑及此种情况者，可及早行 MR 检查，将有助于早期诊断。

【其他】

尚应与颈型颈椎病、颈背部筋膜纤维织炎及颈部扭伤等鉴别。

六、上颈椎不稳症治疗

视病因及病情不同而酌情选择手术或非手术疗法，原则上应先试以非手术疗法，无效时方考虑手术。

（一）上颈椎不稳症非手术疗法

【适应证】

1. 一般性上颈椎不稳　指不伴有脊髓受压或神经刺激症状者；

2. 儿童之上颈椎不稳者　即便有神经刺激或压迫症状，亦应先行非手术疗法，多可好转或痊愈；

3. 年龄在 65 岁以上者　或合并全身性疾患不适于手术者；

4. 其他　包括不适合手术疗法之危重病例、术前待床或待手术者、手术失败及其他特殊情况者。

【具体方法】

1. 颈部制动　可酌情选用吊带牵引、颅骨牵引（均为维持重量，1~1.5kg，切勿过重）、带头颈段之石膏床、头 - 颈 - 胸石膏或 Halo- 装置等；

2. 避免外伤　任何外伤均可招致致命的后果，应注意设法避免之；

3. 脱水疗法　对有神经刺激或压迫者应采取各种有效之脱水剂，包括高渗葡萄糖液、地塞米松、甘露醇或低分子右旋糖酐等；

4. 其他　酌情选用相应之各种措施；呼吸困难者可行气管切开，感觉障碍者注意预防褥疮等并发症。

【注意事项】

凡已确定上颈椎不稳者，均按重症护理，绝对卧床休息，尤以有脊髓症状者，切忌随意下地活动；对卧床病例，应保持呼吸道通畅，注意病房内通风及温度，并酌情以氧气、急救药品及气管切开包等备用；随时注意病情变化，需要手术者应及早施术，涉及神经本身疾患及颅内病变者应及时与神经内、外科医师保持联系，注意防止脑疝发生。

（二）上颈椎不稳症手术疗法

【适应证】

因上颈椎不稳（包括枕 - 颈与寰枢不稳），已引起脊髓刺激或压迫症状、或椎动脉供血不全症状者，如一旦停止非手术疗法，则症状复现者。

【禁忌证】

高位颈髓受压已出现完全性瘫痪及呼吸功能衰竭、靠呼吸机维持生命者，全身情况不佳、高龄、主要脏器实质性病变无法承担手术者。

【术前准备】

术前训练床上大小便；训练俯卧位，并能持续 3h 以上而无呼吸困难及缺氧症状；预制前后两副石膏床，其长度自头顶至臀部，并经试用满意。按颈后路手术常规，并按重大手术办理审批手术，视手术种类不同备血 200~1200ml。

【手术方法选择】

1. 枕颈融合术　为上颈椎较为常用之手术，但危险性较大，应重视。此手术适应于伴有椎动脉受压症状之枕颈不稳者；枕颈不稳合并有脊髓刺激症状者；枕颈不稳合并轻度位移者。

2. 寰椎后弓切除 + 枕颈融合术　主要为寰 - 枢或枕 - 寰脱位压迫脊髓引起瘫痪、经保守疗法无效者，施以该手术。

3. 寰 - 枢椎植骨融合术　为近年来国外开展较多之术式之一，主要为寰 - 枢脱位伴有脊髓刺激或压迫症状保守疗法无效者。术式可酌情选择前路或后路两种（图 3-1-1-2-4）。近年多采用螺钉提拉复位植骨内固定术（图 3-1-1-2-5）。

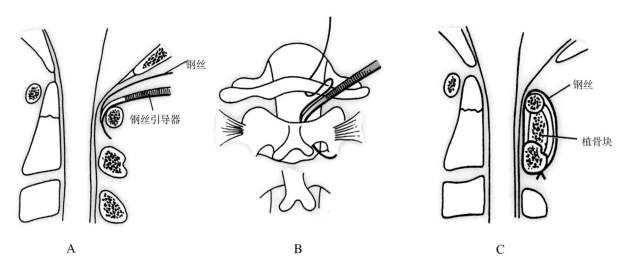

A　　　　　　　　　　B　　　　　　　　　　C

图 3-1-1-2-4　寰 - 枢椎植骨融合及钛（钢）丝固定术示意图（A~C）
A.引导钛（钢）丝穿过寰椎后弓；B.再将钛（钢）丝穿过枢椎后弓；C.寰枢椎之间放置骨块后收紧钛（钢）丝

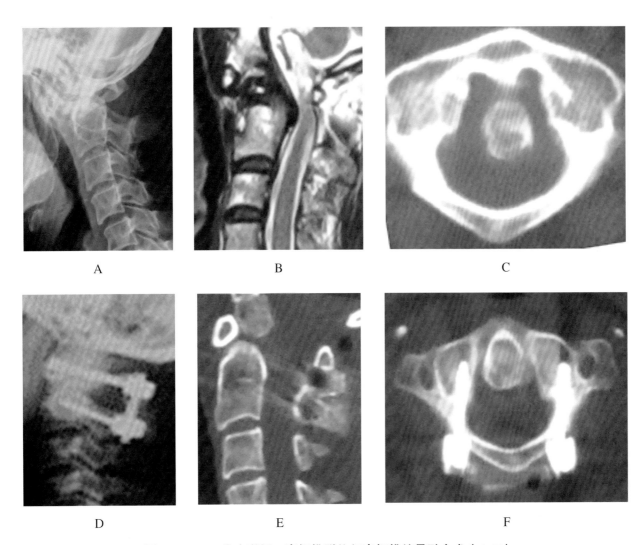

图 3-1-1-2-5　临床举例　寰枢椎脱位行寰枢椎植骨融合术（A~F）
A. 术前前屈位 X 线侧位片示寰枢椎脱位；B. 术前 MR 矢状位见 C_1 水平脊髓受压；
C. 术前 CT 横断面示寰枢椎脱位；D. 术后侧位 X 线片示 C_{1-2} 椎弓根螺钉固定植骨融合术，复位满意；
E. 术后 CT 矢状位重建；F. 术后 CT 横断面示内固定位置良好

4. 齿状突固定术　主要用于齿状突骨折复位满意者，可从前路以螺丝钉固定之（术式见脊柱外伤篇）。

5. 颅后窝及寰椎后弓减压术　对颅底凹陷症者如通过切除寰椎后弓获取扩大减压目的则不仅手术困难，且相当危险，不如先从颅后窝处开窗，由此再向寰椎后弓处减压较为安全。

6. 其他术式　视致发原因不同而选择相应之术式及重建上颈椎稳定之手术。对 Hangman 骨折所致者，伴有椎间盘损伤者可行颈前路 C_{2-3} 椎体间融合术；明显骨折分离移位者可采用 C_2 椎弓拉力螺钉固定技术。上颈椎结核伴咽后部脓肿形成者，多经口行引流及病灶清除术，并酌情辅加颈后内固定术。

七、上颈椎不稳症预后判定

根据病情不同，治疗方法及疗效差异较大，因之预后亦不尽相同，一般规律如下：

1. 单纯性不稳者　预后一般均较好；

2. 合并椎 - 基底动脉供血不全之不稳者　采取制动或手术融合亦可获得满意的疗效；

3. 合并脊髓压迫症伴全瘫者　预后大多欠佳，尤以颅底凹陷所致者。

第三节　下颈椎不稳症

一、下颈椎不稳症概述

位于 C_2、C_3 椎节以下的颈椎椎节不稳定者，统称之为下颈椎不稳症，此在临床上更为常见，且其病情相差甚大。其中伴有椎间盘（髓核）突出或脱出者不属本节讨论内容。本节主要涉及原发性，仅介绍椎节松动不稳者。

本病即可视为颈椎退变的一个过程，又因其具有一系列症状及客观所见，并有其相应的治疗措施，包括手术疗法，因此亦可作为一个独立性疾患提出讨论。

二、下颈椎不稳症解剖学基础

容易引起下颈椎椎节不稳的因素较多，除多种致病因素外，也与颈椎椎节局部解剖特点密切相关。

（一）下颈椎的骨性结构

第 3 颈椎以下，除第 7 颈椎为隆椎外，均为普通颈椎。由于双侧小关节趋于水平状，因此易于活动，其活动度明显大于前者，而且也是构成颈椎脱位好发的解剖学基础。

（二）下颈椎椎骨之间的连接

下颈椎两个椎体之间主要有椎间盘使两者连接为一体，而其周边又有许多坚强韧带，使下颈椎诸节之间，以及与胸椎连为一个链条式结构。

三、下颈椎不稳症致病因素

其发病原因与上颈椎不尽相似，前者以先天性因素为主，而在下颈椎以后天性因素发挥更为重要的作用。其主要因素如下。

（一）退行性变

自机体生长发育停止后所开始的退行性变过程，即意味着各组织将朝着推动自身形态与机能衰退，并促使下颈椎向不稳的方向发展。尽管这一过程持续到生命停止，但在不同阶段所造成的病理解剖特点与后果并不一致。从颈椎失稳这一角度来看，其主要表现有以下特征：

【退变早期椎节呈现轻度不稳】

指纤维环及髓核刚刚开始脱水、体积变小及弹性降低的早期阶段，在此情况下，椎节必然出现松动。于侧位动力性 X 线片上，可以发现颈椎椎节出现轻度梯形变，此种病理生理改变易激惹后纵韧带及根管处的窦椎神经而引起局部症状。此期所引起的症状相当于颈型颈椎病或颈椎间盘症期颈椎病；同样，此期也是这种类型颈椎病的病理解剖与病理生理学基础。

【退变中期 – 椎节明显失稳】

指椎体间关节等退行性变进一步加剧，髓核明显脱水，并可出现纤维环的破裂及髓核移位，以及韧带骨膜下间隙形成。在此情况下可以引起椎节的明显松动及变位，严重者甚至出现半脱位样改变。在此情况下，视原发性或继发性椎管的矢状径不同而在临床表现上有所差异。

1. 大椎管者　指椎管矢状径在正常范围内，患者大多表现为窦椎神经受刺激所出现的颈部症状，少有脊髓或神经根受激惹之临床表现。

2. 小椎管者　椎管愈小，椎节位移所引起的脊髓、神经根或椎动脉受压征愈明显。因此，其不仅具有颈型颈椎病症状，尚有可能出现根型、椎动脉型或脊髓型颈椎病的主诉与体征。其特点是症状的变动幅度较大，与患者颈部的体位关系密切。

【退变后期 – 椎节失稳后恢复】

此主要由于前期的明显失稳引起椎间隙四周韧带骨膜下出血、机化、软骨化、钙盐沉积及骨化，从而使失稳的椎节逐渐恢复原有的稳定。尽管前纵韧带、后纵韧带以及周围的其他韧带为增生的骨赘所取代，并可对脊神经根、椎动脉或脊髓神经形成持续性压迫，但从椎节的稳定性来讲却获得恢复。此种人体的自然防御机制对小椎管者是有害的，而对大椎管者则十分有利，因为后者一般不引起神经组织的受压症状。

（二）外伤与劳损

在现代生活中，外伤的机会日益增多，尤其是高速公路与超速车辆的出现更加增多对脊柱的损伤机会。作用于头颈部的突发性外伤与颈部的慢性劳损均可引起椎节程度不同的松动与失稳，尤其是当外力引起椎节超限活动时，椎节韧带易出现撕裂征，并可直接引起与前者早期或中期相类似的后果，尤其是椎节位移明显及椎管狭窄者。

（三）咽喉部炎症

主要是咽喉局部及上呼吸道炎性反应，其易招致椎节周围韧带及关节囊的松弛，以致加重椎旁肌肉受累及无力，从而可以更进一步加剧颈椎的不稳。

（四）其他

包括颈椎的先天性畸形，在治疗中过度的大重量持续牵引、不恰当的手法操作、不适当的颈部锻炼，以及其他凡是可以引起颈部肌肉萎缩的伤患等，均可引起或加重颈椎的失稳。

四、下颈椎不稳症临床特点

（一）概况

下颈椎不稳症的临床表现差别较大，从轻度的颈部不适到根性放射症，甚至瘫痪等，此主要取决于颈椎不稳的程度、椎管矢状径大小的差异、受累椎节的高低、硬膜囊的矢径及发病速度快慢等不同，其临床特点及影像学表现有着明显的差别。因此，在 X 线片上显示典型的颈椎不稳，临床上可以毫无症状。而对于一位椎管明显狭小或是硬膜囊发育较大者，即便是少许的松动也可引起严重症状，甚至脊髓或脊髓前中央动脉受压（或刺激）而表现出神经症状。鉴于这一情况，对此类患者的临床与影像学特点必须全面考虑。

（二）常见症状

现就其在临床上较多见的症状阐述于后。

【颈部症状】

主要表现为颈部窦椎神经的刺激症状，包括颈部不适、僵硬感、活动不便及疼痛等较为多见。约有 80% 以上的患者感到头颈放在什么位置都不舒服。

【根性症状】

当不稳的椎节位移引起根管狭窄时，则由于脊神经根遭受刺激或压迫而引起轻重不一的根性症状。

【椎动脉供血不全症状】

主要是位于横突孔内的 V-Ⅱ 段椎动脉，在受到椎体间关节位移引起钩椎关节变位，以致刺激或压迫椎动脉所致。

【脊髓症状】

其原理与前者相似，主要是椎节位移后椎体边缘刺激或压迫脊髓前方或通过脊髓前中央动脉（或其分支沟动脉）所致。此组症状较前者少见，但后果严重，应引起注意。

五、下颈椎不稳症影像学特点

（一）X 线平片

除常规的颈椎正位、侧位及斜位片外，主要拍摄过伸及过屈动力性侧位片，可清晰地显示出椎节位移的方向及程度，并应加以测量（图 3-1-1-3-1）。此种改变最早出现，并明显早于 MR 影像所见。

（二）MR 检查

对伴有脊髓症状者，应争取同时行 MR 检查，以判定脊髓有无受累及其程度等。由于当前磁

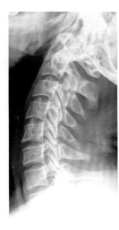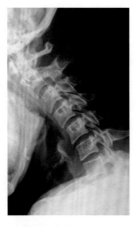

A   B

图 3-1-1-3-1   颈椎侧位动力位片（A、B）
A. 仰伸状态各椎节处于均衡状态；
B. 前屈时显示 C_{3-4}、C_{4-5} 及 C_{5-6} 动力性不稳征（梯形变）

共振技术尚无法清晰地显示椎节内脱水性改变，当椎节病变发展到一定程度后方可显示，因此，MR 不能作为早期诊断的依据。

（三）其他

对伴有明显椎动脉症状者，尤其是拟行正规治疗前应酌情行椎动脉磁共振（MRA）或 DSA 检查。一般无需 CT 扫描及脊髓造影检查。

六、下颈椎不稳症诊断与鉴别诊断

（一）概述

如前所述，从病理解剖及病理生理角度来看，除外伤所引起的韧带及关节囊损伤以致椎节松动外，颈椎不稳症主要是颈椎椎间盘退变过程中的一个阶段，因此其与腰椎不稳症不同，当前少有学者将其视为一独立疾患加以诊断。但从今后发展的角度来观察，一旦将颈椎病的不同状态列为不同诊断命名，颈椎不稳症当然也是其诊断名称之一。

（二）诊断

主要依据以下三点。

【病史与临床】

1. 病史   除外伤史外，主要是颈椎长期处于过屈状态，过仰亦可；

2. 临床特点   以颈部症状为主，视受累组织不同，亦可有根性或脊髓症状，但较少见。

【影像学所见】

表现为椎节的松动与不稳，尤其是颈椎 X 线侧位动力片上更为明显。MR 有助于诊断，亦有助于与颈椎椎间盘突出（脱出）症及骨质增生性颈椎病相区别。

（三）鉴别诊断

主要与颈椎椎管狭窄症、急性颈椎髓核突（脱）出症及骨质增生性颈椎病等相区别。依据仔细的临床资料与影像学检查，鉴别诊断一般均无困难。

七、下颈椎不稳症治疗

（一）原发性者

【概述】

先施以非手术疗法，包括轻重量卧床牵引、颈围、理疗及其他疗法，并注意预防各种诱发因素。对非手术疗法久治无效并已明显影响工作生活者，则可酌情行手术治疗。

【手术病例选择】

1. 颈部症状明显者   主因颈椎不稳引起窦 - 椎神经刺激症状而影响正常工作生活者；

2. 中央脊髓动脉受压或受刺激者   因动力性不稳致脊髓前中央动脉间断性受压或受激惹并引起症状者；

3. 其他   凡因椎节不稳引发根性或椎动脉症状者均可考虑施术。

【术式选择】

1. 椎节撑开、融合术   对一般病例可施以椎间盘切除＋椎体间界面内固定或植骨融合术即可，并注意恢复椎节高度，疗效均较好。笔者曾施术多例，疗效满意，定期随访，均获恢复正常生活状态（图 3-1-1-3-2~4）。

2. 伴有髓核突（脱）出者   手术时，可一并处理，包括对突（脱）出的髓核摘除等（图 3-1-1-3-5）。

3. 人工关节植入术　在切除病变组织基础上行人工椎间盘植入术亦可获得满意疗效，尤适用于伴有椎动脉及脊髓前中央动脉缺血症状者（图3-1-1-3-6）。

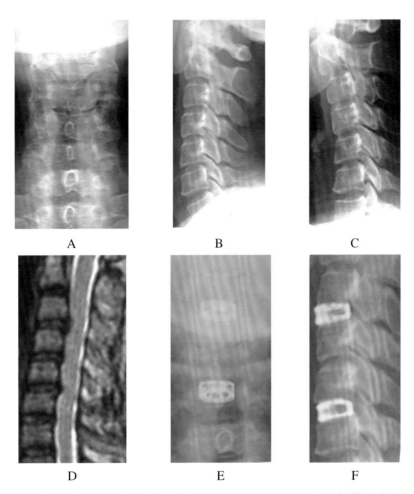

图 3-1-1-3-2　临床举例　女性，50 岁，C₃~C₄、C₅~C₆ 跳跃式椎间盘突出，行椎节潜式减压、固定术（A~E）

A、B. 术前正侧位 X 线片；C. 动力性侧位显示 C₃~C₄ 及 C₅~C₆ 椎节不稳；

D. 术前 MR 矢状位观，显示 C₃~C₄ 及 C₅~C₆ 髓核后突；

E、F. 前路髓核摘除、并对椎节后缘潜式切骨减压 +Cage 植入，术后正侧位 X 线片

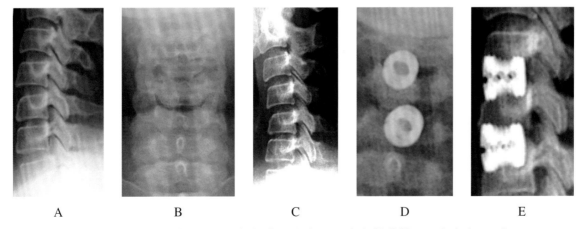

图 3-1-1-3-3　临床举例　颈椎椎节不稳（C₄~C₅）行椎节撑开固定术（A~E）

A、B. 术前正侧位 X 线片；C. 术前过屈侧位显示 C₄~C₅ 不稳及 C₅~C₆ 椎节狭窄；

D、E. 全麻下行 C₄~C₅ 及 C₅₋₆ 椎节撑开、植骨、融合术，用鸟笼式 Cage 植入，术后症状消失

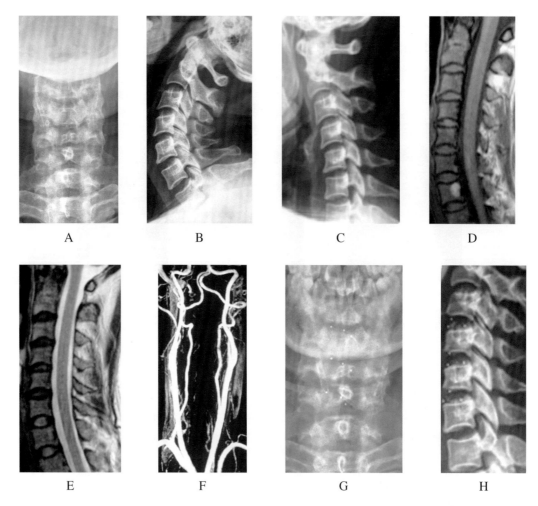

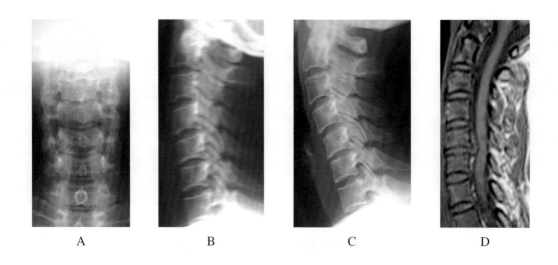

图 3-1-1-3-4　临床举例　女性，46 岁，颈椎不稳症伴严重椎动脉供血不全症状（A~H）
A~C. 术前正位及侧位伸屈位 X 线片，显示 C_3~C_4、C_4~C_5 及 C_5~C_6 椎节不稳；
D、E. MR 矢状位 T_1、T_2 加权显示硬膜囊无明显受压征；F. MRA 显示双侧椎动脉属于正常状态；
G、H. 行 C_{3-6} 三节段 Cage 植入术，术后症状迅速消失，X 线正侧位片见椎节高度及曲度恢复正常

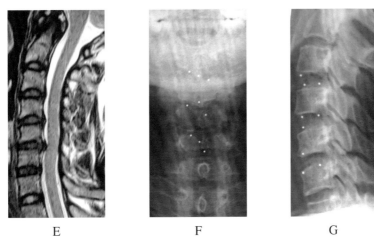

E   F   G

图 3-1-1-3-5 临床举例 女性，45 岁，颈椎不稳症（C_3~C_4，C_4~C_5）及 C_5~C_6 髓核突出行手术治疗（A~G）

A、B.颈椎正侧位 X 线片；C.颈椎过屈位显示 C_3~C_4 及 C_4~C_5 椎节不稳；D、E.颈椎 MR 矢状位 T_1、T_2 加权；

F、G.行 C_3~C_6 椎间盘切除 +Cage 内固定术后正侧位 X 线片

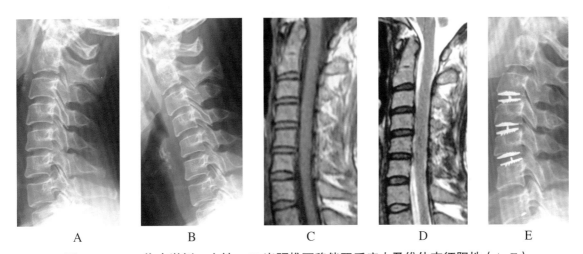

A   B   C   D   E

图 3-1-1-3-6 临床举例 女性，43 岁颈椎不稳伴双手麻木及锥体束征阳性（A~E）

A、B.术前颈椎动力侧位 X 线片，显示 C_3~C_4、C_4~C_5、C_5~C_6 椎节不稳；C、D. MR 矢状位，T_1、T_2 加权显示硬膜囊轻度受压；

E.行 C_3~C_4、C_4~C_5、C_5~C_6 髓核摘除及人工椎间盘置入术，术后次日症状即消失

（二）继发性者

视原发病不同而采取相应治疗措施，其中属于颈椎病某一病理生理阶段者，仍应按颈椎病处理，包括非手术与手术疗法，一般均可在原发病得到治疗的同时，椎节亦恢复原有之稳定。

八、下颈椎不稳症预后

单纯性或原发性椎节不稳者预后均佳。但继发性者，视其原发病而异，其中椎管矢状径明显狭窄者，预后较差。

（赵 杰 陈德玉 侯铁胜 赵卫东 赵定麟）

第二章 颈椎椎间盘突出症或急性颈椎椎间盘突出症

第一节 颈椎椎间盘突出症概述、病因学、临床表现及影像学特点

一、颈椎椎间盘突出症概述

颈椎退变过程中首先出现椎节不稳，渐而形成椎间盘退变，并引发颈椎椎间盘突出、或脱出症，其发病较缓慢，常被忽视。但临床上更易发现的是急性颈椎间盘突出症，常于颈部突然过度活动或因头颈部外伤后发病，其为急性发病。因此于1992年在青岛（山东）全国第二届颈椎病座谈会上，由赵定麟提出，并为大家同意将其另列为区别于以退变为主的颈椎病（椎间盘症期），并建议命名为"急性外伤性颈椎间盘突出症"。通过近十余年的临床实践观察，现已为大家所公认。本病在临床上并不少见，多为急性发病，亦有少数病例为缓慢发病。本病在磁共振（MR）检查问世以前较难发现，临床经验丰富者主要依据临床症状定位及动力性X线侧位片；脊髓造影虽有帮助，但副作用太大而难为临床医师所接受。本病之治疗仍以非手术疗法为主；症状严重、非手术疗法无效或经常发作、并影响生活工作者仍需手术治疗。

二、颈椎椎间盘突出症病因学

颈椎间盘突出症的发病与颈部损伤和椎间盘发生退行性变有关。颈椎过伸性损伤，可引起近侧椎体向后移位；屈曲性损伤可使双侧小关节脱位或半脱位，椎间盘后方张力增加，引起纤维环破裂髓核突出。Rizzolo报道，颈椎过伸性损伤后，有60%的病例存在椎间盘突出；颈椎屈曲性损伤后，有35%~40%可发生椎间盘突出。颈椎屈曲性损伤后，椎间盘突出的发生率随小关节的关节囊破裂程度增大而增加，在伴有双侧小关节脱位的病例中，80%存在椎间盘突出。此外，Boyd认为，椎间盘是人体各组织中最早、最易随年龄而发生退行性改变的。由于年龄的增长，髓核失去一部分水分及其原有的弹性，致使椎间盘发生退变。颈椎间盘变性和破裂与颈椎伸屈活动频繁引起的局部劳损和全身代谢分泌紊乱有关。由于齿状韧带的作用，颈髓较固定。当外力致椎间盘纤维环和后纵韧带破裂，髓核突出而引起颈髓受压。颈椎后外侧的纤维环和后纵韧带较薄弱，颈部神经根在椎间盘水平呈横向走行进入椎间孔，即使突出的椎间盘很少，也可引起神经根受压。一般认为：本病的发生机理是在椎间盘尚无明显退行性改变的基础时突然发生的，是因受到一定的外力作用后使纤维环破裂引起髓核后突。突出的髓核直接引起颈髓或神经根受压。当然，在椎节已有退变的情况下，本病更易发生。本病多同时伴有颈椎不稳等现象。在对病情判定及诊治上，应加以考虑。

三、颈椎椎间盘突出症临床表现

本病多为急性发病，少数病例亦可慢性发病。

初起，大多起于轻微劳损，甚至睡醒时伸懒腰而发病；或是见于外伤情况下。其临床表现主要有赖于受压迫的组织而定。从病理解剖角度来看，

本病可分为以下两种类型：中央型及侧方型（图3-1-2-1-1）。

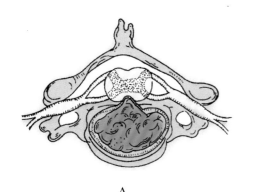 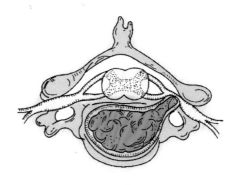

A   B

图 3-1-2-1-1　颈椎间盘突出症类型示意图（A、B）

A. 中央型；B. 侧方型

（一）中央型

以颈髓受压为主要表现。以前认为此型突出较少见，随着诊断技术的发展，特别是 MR 问世之后，中央型颈椎间盘突出症已不再少见。当颈椎间盘中央突出后，因脊髓受压，可出现四肢不完全性或完全性瘫痪，大小便异常。与此同时，四肢腱反射呈现亢进，病理反射征可显示阳性，按突出平面不同而出现感觉减退或消失。

（二）侧方型

以根性痛为主。主要症状为颈痛、活动受限，犹如落枕，疼痛可放射至肩部或枕部；一侧上肢有疼痛和麻木感，但很少两侧同时发生；肌力改变不明显。在发作间歇期可以毫无症状。查体时发现头颈部常处于僵直位，活动受限。下颈椎棘突及肩胛部可有压痛。如头向后并侧向患侧，头顶加压即可引起颈肩痛，并向手部放射（即椎间孔挤压试验）。牵拉患侧上肢可引起疼痛（根性牵拉试验）。感觉障碍因椎间盘突出平面不同而表现各异（表3-1-2-1-1）。

表 3-1-2-1-1　颈椎间盘突出症的主要体征

椎间隙	受压神经	麻 木 区	疼 痛 区	肌力减退	腱反射
C_{2-3}	C_3	颈后部，尤其乳突周围	颈后部及乳突周围	无明显肌力减退	无改变
C_{3-4}	C_4	颈后部	颈后部，沿提肩胛肌放射	无明显肌力减退	无改变
C_{4-5}	C_5	三角肌区	颈部侧方至肩部	三角肌	无改变
C_{5-6}	C_6	前臂桡侧手和拇指	肩及肩胛内侧	肱二头肌，拇及食指屈伸肌	肱二头肌反射减弱或消失
C_{6-7}	C_7	示、中指	肩内侧，胸大肌	肱三头肌	肱三头肌反射改变
$C_7 T_1$	C_8	前臂尺侧，环、小指	上肢内侧，手尺侧，环、小指	握力减退	反射正常

四、颈椎椎间盘突出症影像学特点

（一）X线检查

每个病例均应常规拍摄颈椎正位、侧位及动力位X线平片。在读片时可发现颈椎生理前凸减少或消失。受累椎间隙变窄，可有退行性改变。在年轻病例或急性外伤性突出者，其椎间隙可无异常发现。但在颈椎动力性侧位片上可见受累节段不稳，并出现较为明显的梯形变（假性半脱位）（图3-1-2-1-2）。

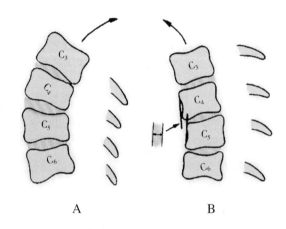

图3-1-2-1-2 颈椎椎体间关节梯形变示意图（A、B）
A.后伸位；B.前屈位

（二）CT扫描

对本病诊断有一定帮助，但在常规CT扫描片上，往往不能确诊。近年来，不少学者主张采用脊髓造影+CT（CTM）诊断颈椎间盘突出症，认为CTM对诊断侧方型突出的价值明显大于MR；但作者以为，高清晰度、高分辨率的磁共振影像技术，将更有利于患者。

（三）MR检查

对颈椎间盘突出症的诊断具有重要价值，其准确率明显高于CT和脊髓造影。但MR对颈椎侧方型突出的准确不如腰椎，这可能与颈椎椎间孔小，缺乏硬膜外脂肪及退行性变有关。在MR上可直接观察到椎间盘向后突入椎管内，椎间盘突出成分与残余髓核的信号强度基本一致。中央型突出者，可见突出椎间盘明显压迫颈髓，使之局部变扁或出现凹陷，受压部位的颈髓信号异常。侧方型突出者，可见突出之椎间盘使颈髓侧方受压变形，信号强度改变，神经根部消失或向后移位。

视髓核退变之程度与形态不同，其在MR影像表现亦有所差异。在椎间盘变性时，其病理表现主要为髓核含水量降低，被纤维组织代替，使其弹性降低，体积皱缩，纤维环血管增生并表现玻璃样变，导致椎间隙变窄。MR所见除椎间隙变窄、椎间盘变薄外，在T_2加权最为敏感，椎间盘信号降低，其中混杂有不规则斑点状高信号，常呈真空现象或钙化；同时，纤维环可出现放射状、横行或向心性裂隙，为条状高信号；而相邻椎体终板的信号改变视病变类型不同而有所差异。

【椎间盘膨出】

变性的髓核完整但较为松弛，超出椎体终板的边缘或向后膨凸；MR矢状位表现为向后膨出，后方的条状低信号呈现凸面向后的弧形改变。横断面呈边缘光滑的对称性膨出，高信号的髓核部分处于低信号的纤维环之外。

【椎间盘突出】

为高信号的髓核突出于低信号的纤维环之后，突出部分仍与髓核本体相连，可分为侧方型、中央型和混合型。在T_1加权上突出部分信号高于脑脊液，低于硬膜外脂肪；T_2加权信号低于脑脊液，高于脊髓，与硬膜外脂肪信号相似，突出髓核与母体之间相连；椎后静脉丛因回流受阻而成线状高信号。在矢状位上可以较好地显示中央型突出对脊髓和神经根的压迫，而横断位对侧方突出显示较好，可以观察椎间孔内的脂肪移位和神经根的压迫。

【椎间盘脱出】

髓核突出于纤维环之外，但突出部分与髓核本体不相连，可位于后纵韧带的前或后方，也可以向上或向下移位，范围可达10mm，对于脊髓和神经根的压迫重于前者。

第二节　颈椎椎间盘突出症诊断与鉴别诊断

一、颈椎椎间盘突出症诊断

根据本病的病史特点、临床表现及影像学检查结果，对颈椎间盘突（脱）出症的诊断多无困难。但在诊断之同时，应予以分型；临床多采用以下两种分型方式。

（一）依发病情况分型

从发病情况来看，本病可分为以下三型：

【急性颈椎间盘突出症】

是指急性发病，以体位（包括睡眠）不当后居多，并有脊髓或脊神经根受压之相应的主诉与临床表现；影像学检查证实存在椎间盘破裂或突出、并显示压迫颈髓或神经根之征象。本型最为多见，临床症状亦较明显；及时诊断，早期积极治疗，90% 以上病例可痊愈。

【外伤性颈椎间盘突出症】

本型在临床上次多见，其特点主要有以下三点：

1. 外伤史　详细询问，每例均有明显的头颈部外伤史，尤以意外性外伤发病率更多，包括高速公路上之急刹车及头颈部运动（或锻炼）后等。

2. 伤后出现症状　伤前为无任何症状的健康人，但于伤后立即出现颈髓或神经根受压的临床表现，并伴有颈椎椎节局部症状等。

3. 影像学检查　提示椎间盘有明显之突出或脱出，并压迫颈髓或神经根；本型无颈椎骨折或脱位征，但约 50% 的病例伴有椎管狭窄征。

【退变性或慢性颈椎间盘突出症】

是指缓慢或亚急性起病者，大多在连续劳累多日后发生，尤以会计师伏案多日埋头书（抄）写及清点钞票者为多见。临床上除出现颈椎椎节局部症状外，主要表现为颈髓或颈脊神经根受压

体征，影像学检查证实致压物为突出的椎间盘，不应存在骨性致压物。

（二）依突出物部位及症状分型

从诊治的角度来看，按髓核脱出之部位不同加以分型更有意义；临床上一般分为以下两型：

【中央型】

指髓核从椎节后方中央突向椎管内者，临床症状主要表现为脊髓受压所引起之四肢肌力减弱和感觉障碍症状。MR、CTM 等影像学检查显示椎间盘突出，并压迫硬膜中央或脊髓，大多伴有椎管狭窄征（图 3-1-2-2-1）。

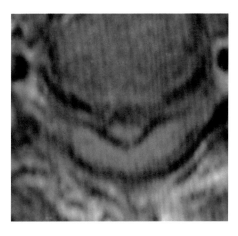

图 3-1-2-2-1　临床举例　中央型颈椎间盘突出 MR
横断面观

【侧方型】

指髓核向侧方突出者，国外学者有人将此分为多型（3~4 型），但临床上易混淆而不易区别，更难以掌握。本型以根性痛为主要临床表现，MR 或 CTM 可见椎间盘突出位于椎管的前外侧，以致颈脊神经根受压；少数病例可伴有同时脊髓部分受压征（图 3-1-2-2-2）。

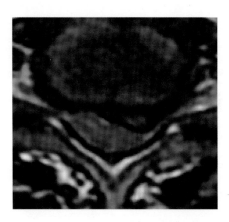

图 3-1-2-2-2　临床举例　侧方型颈椎间盘突出 MR
横断面观

第三节　颈椎椎间盘突出症治疗

本病以非手术疗法为主，若出现脊髓压迫症状，则应尽早行手术。

一、颈椎椎间盘突出症非手术疗法

非手术疗法为本病的基本疗法，不仅适用于轻型病例，而且也是手术疗法的术前准备与术后康复之保障。非手术疗法之具体要求与操作可参阅本书第四十六章，对于颈椎椎间盘突出症，主要包括以下内容：

（一）颈椎牵引

可采取坐位或卧位，用四头带（Glisson 氏带）牵引。对一般性病例，重量开始宜小些，一般为 1.5~2kg，以后逐渐增至 4~5kg，牵引时间 1~2h / 次，2 次 /d，两周为一疗程。对症状严重者，则宜选用轻重量卧位持续性牵引；牵引重量 1.5~2.0kg，3~4 周为一疗程。在牵引过程中如有不良或不适反应，应暂停牵引。牵引疗法主要适用于侧方型颈椎椎间盘突出症。对中央型颈椎椎间盘突出症亦可选用，但在牵引过程中，如果锥体束症状加重，应及早施术。此外，在牵引过程中，切忌使头颈过度前屈，此种体位有可能引起后突之髓核对脊

二、颈椎椎间盘突出症鉴别诊断

本病应注意与脊髓型和神经根型颈椎病以及椎管内肿瘤等鉴别，在当前有 CTM 及 MR 等高清晰度影像技术情况下，一般不难以区别。因此，对此种病例应常规行 MR 检查，以防误诊。

髓前中央动脉加重压迫而使病情恶化。在牵引全过程中，应密切观察病情变化，并随时调整力线和重量等。

（二）围颈保护

用一般简易围颈保护即可限制颈部过度活动，并能增加颈部的支撑作用和减轻椎间隙内压力。重症型、而又需要起床活动者，可选用带牵引之颈围支具。在颈部牵引后症状缓解及手术后恢复期病例，亦需用围颈保护，此有利于病情恢复。

（三）理疗和按摩

在常用的理疗方法中，蜡疗和醋离子透入法疗效较好，对轻型病例可以选用，包括按摩疗法，但手法推拿虽对一部分病例有效，但如操作不当，或病理改变特殊，反而可能加重症状，甚至引起瘫痪，因此，在决定选用时，一定要慎重。

（四）药物治疗

可适当应用消炎止痛药物，如扶他林、奥湿克等，其对缓解病情有一定作用；此外，复方丹参具有活血化瘀作用，亦可服用，病情明显者，

可选择静脉滴注方式，其较之口服更为有效。

以各种类型 Cage 或前路钢板螺钉系统内固定等，已成为当前治疗颈椎间盘突出症较多选用之手术方法（图 3-1-2-3-1）。随着对相邻节段退变问题的重视，人工椎间盘置换术也开始得到推广（图 3-1-2-3-2）。对合并有椎管狭窄之病例，则可酌情在前路减压术后间隔 3~8 周，再行颈后路椎管扩大减压术。

二、颈椎椎间盘突出症手术疗法

对反复发作，经非手术治疗无效，或是出现脊髓压迫症状者，应及早行手术治疗。手术以颈前路减压，摘除突出椎间盘，并做椎体间植骨融合术为主。近年来，在颈前路摘除突出椎间盘后，

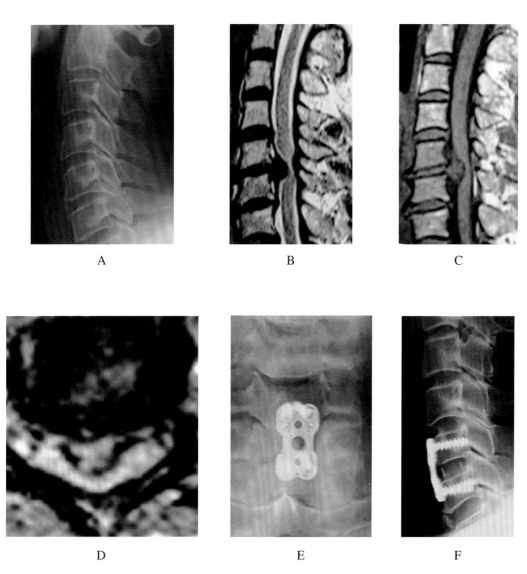

图 3-1-2-3-1　临床举例　急性颈椎间盘突出症前路减压融合固定术（A~F）
A. 术前 X 线侧位片；B. MR 矢状位观（T$_2$ 加权）；C. MR 矢状位观（T$_1$ 加权）；
D. MR 横断面观；E、F. 术后正侧位 X 线片

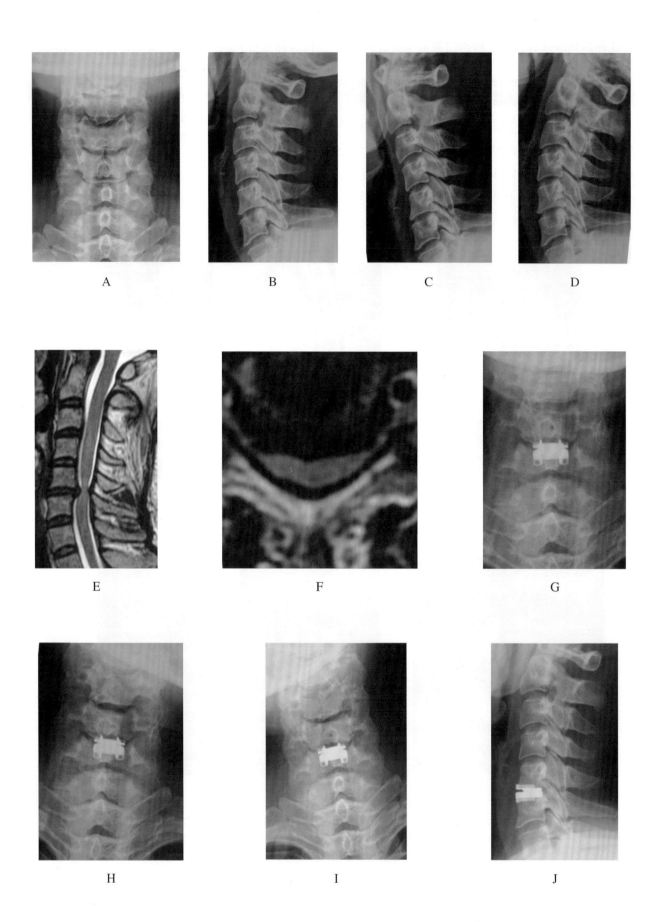

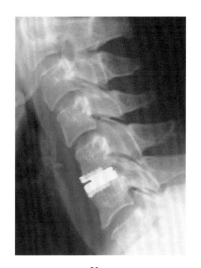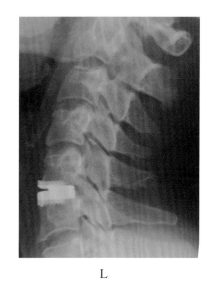

K   L

图 3-1-2-3-2 临床举例 人工椎间盘置换术（A~L）
A. 术前正位 X 线片；B. 术前中立侧位 X 线片；C. 术前屈位侧位 X 线片；D. 术前仰伸侧位 X 线片；
E. 术前 MR T$_2$ 加权相矢状位观；F. 术前 MR 横断面观；G. 术后正位 X 线片；H、I. 术后左右侧屈 X 线片；
J. 术后中立侧位 X 线片；K、L. 术后屈伸侧位 X 线片

（陈德玉　吴德升　王新伟　廖心远　赵定麟）

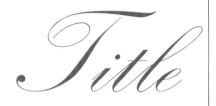

第二篇

颈椎病

第一章　颈椎病的概况

第一节　颈椎病的定义与自然转归史

一、颈椎病定义

根据 2008 年在上海举办的"全国第三届颈椎病专题研讨会"纪要，明确了颈椎病的定义，即颈椎椎间盘组织退行性改变及其继发病理改变累及其周围组织结构（神经根、脊髓、椎动脉、交感神经及脊髓前中央动脉等），并出现与影像学改变相应的临床表现时，称为颈椎病。

当前在国际上颈椎病的概念较为含糊，常将多种颈椎疾患混在一起，例如，颈椎间盘症、颈椎间盘脱出、椎节肥大症等。因此在英文中，常有 Degenerative Disc Disease（退变性椎间盘症）、Degenerative Cervical Spine（颈椎退变）等不同名词。但实际上其所阐述的病症基本相似。根据多数文献及专著来看，选用 Cervical Spondylosis（颈椎病）更为大家所接受。

二、颈椎病自然转归史

颈椎病是因颈椎椎节退变所致，而退变又受制于年龄，其发生率及程度随年龄增加而日益增多，并逐渐严重化。但颈椎退变并不等于颈椎病，同样即使是伴有症状的颈椎病者，亦可能随着岁月的流逝而自愈、治愈，当然，也可能加剧。但其转归究竟走向何方和各占多少比例，这就是近年来大家热衷于研究的"颈椎病转归（自然）史"。

早于 20 世纪 70 年代，笔者就从 100 例无颈椎病症状的志愿者对其进行临床检查及颈椎 X 线拍片。其中男、女各半，年龄自 21 岁至 70 岁不等，平均 41.7 岁。在 100 例中有 81 例显示异常所见，其中先天性畸形者 6 例，颈椎有生理曲线改变者 10 例，有 44 例共 48 节椎节显示不稳定（梯形变），47 人中 56 个椎节有椎体后缘骨刺形成，另有 24 人、36 个钩突骨刺形成，椎节韧带钙化或骨化者 8 例。国外亦有多位学者从事相似研究，于 80 年代 Gore 在观察一组无症状者颈椎 X 线片时，发现在 60~65 岁人群组，男性 95% 和女性 70% 者有退变性改变。Kelsey 等人的研究基本相似，并发现 40 岁的人群更易患椎节（间盘）症，男女之比为 1.4 ： 1，以 C_{5-6} 和 C_{6-7} 两节最为多见。并证明其发生率与多种生活习性相关，尤其是经常吸烟、跳水和手拎重物者发病率更高。

在前者基础上，笔者赵定麟、陈德玉等近三十余年来曾对不同年龄组人群进行随访观察，于 30 岁前后初次发生颈椎病症状者，在之后的十年中约 80% 患者并无任何症状，仅 20% 患者有与颈椎病相关之主诉，其中持续 2~3 年左右者约占 10%，而持续十年以上者不足 1%。但 40~50 岁初次发病者，在随访时发现其再发率及持续 10 年左右之病例，则是前者的 1.5 倍以上，且需要住院治疗者（包括手术）明显为多。Gore 研究亦表明类似结论，其在对二百余例初发病者进行 10 年以上的随访观察，有近 80% 患者颈痛减轻，其中超半数病例疼痛消失。由此看来，初发颈椎病症状者的自愈率或治愈率占绝对多数，因此，一旦出现颈椎病症状时，大可不必过于紧张。不过我国是一个有近14亿多人口的大国，其绝对发病数仍然相当可观，应引起重视。

但近十年来，由于电脑、网络的普及，高速公路与汽车业的快速发展，埋头于电脑人群的年轻化和专业化，从而使颈椎病的初发年龄已提前10~20年，且自愈率明显降低，因此应引起重视。

第二节　颈椎病的病理解剖学

一、颈椎病概述

颈椎处于头、胸与上肢之间脊柱中体积最小、但灵活性最大、活动频率最高之节段。因此，自出生后，随着人体的发育、生长与成熟，由于不断地随着各种负荷、劳损，甚至外伤而逐渐出现退行性病变。如果伴有发育性颈椎椎管狭窄，则更易发病。从而构成了颈椎病发生的病理解剖学基础。

由于颈椎椎节退行性变是颈椎病发病的主要原因，尤其是颈椎间盘被视为"罪魁祸首"，因此有人将本病称之为颈椎间盘病，可见其重要性。现将椎节诸退变因素阐述于后。

二、颈椎椎间盘退行性变

（一）概述

由髓核、纤维环和椎体上、下软骨板三者构成的椎间盘为一个完整的解剖和功能单元，使上、下两节椎体紧密相连结，在维持颈椎正常解剖状态的前提下，保证颈椎生理功能的正常进行。如其一旦开始出现变性，由于其形态的改变而失去正常的功能，将会影响或破坏颈椎结构的内在平衡，并直接涉及椎骨本身的力学结构。因此，将颈椎间盘的退行性变视为颈椎病发生与发展的主要因素。

（二）纤维环

多从成年（18~20岁）开始出现退变。早期为纤维组织的透明变性、纤维增粗和排列紊乱，渐而出现裂纹甚至完全断裂形成肉眼可见的裂隙。其病变程度和纤维断裂的方向与深度常和髓核的变性程度、压力的方向及强度相一致。纤维环断裂一般以后侧为多见，此除与该纤维环组织在前方较厚和髓核中心点位置偏后有关外，亦与目前的职业特点有关，当前白领职业的增加，由于需要埋头于屈颈位苦干，尤其是持续时间较长者，以致髓核被挤向后方而增加该处的压应力。对纤维环的早期变性如能及早消除致病因素，则有可能使其中止发展或恢复。反之，在压力持续作用下，一旦形成裂隙，由于局部缺乏良好的血供而难以恢复，从而为髓核的后突或脱出提供病理解剖基础。

（三）髓核

此种富有水分与弹性的黏蛋白（Proteoglosis，又译为蛋白多糖）组织多在前者变性的基础上而继发变性。一般多在24岁以后出现，亦有早发者。由于黏蛋白减少和椎间盘内水分含量之间具有线性关系（Linear Relationship），以致引起水分脱失和吸水功能减退，并使其体积相应减少，渐而其正常组织为纤维组织所取代，此时髓核变得僵硬，并进一步导致其生物力学性能的改变。在局部负荷大、外伤多和易劳损的情况下，由于椎间隙内压力的增高而使其变性速度加快。如此，一方面促使纤维环的裂隙加深，另一方面，变性的髓核有可能沿着纤维环所形成的裂隙而突向边缘。此时，如果纤维环完全断裂，则髓核可抵达后纵韧带或前纵韧带下方，并可形成韧带下骨膜分离、出血等一系列过程。变性与硬化的髓核也可穿过后纵韧带裂隙而进入椎管内。在早期，此种侵入椎管内之髓核为可逆性，可经有效的治疗而还纳，如一旦与椎管内组织形成粘连，则难以还纳。

（四）软骨板

退变出现较晚。在变性早期先引起功能改变，以致作为体液营养物交换的半透膜作用减少。当软骨板变薄已形成明显变性时，其滋养作用则进一步减退，甚至完全消失。如此，加剧了纤维环和髓核的变性与老化。

以上三者为一相互关联、相互制约的病理过程，当病变进入到一定阶段，则互为因果，并形成恶性循环而不利于本病的恢复。当前，随着电脑和网络系统在中学及大学生中广泛应用，发病年龄日益年轻化。

三、韧带–椎间盘间隙的出现与血肿形成

在前者基础上发展到这一病理解剖状态，其对颈椎病的发生与发展至关重要，也是其从单纯性颈椎间盘症进入到颈椎不稳及骨源性颈椎病的病理解剖学基础。事实上，在颈椎病的早期阶段，是椎间盘的变性，由于间盘变性所引发的失水与硬化的髓核逐渐向椎节的后方或前方位移，最后突向韧带下方，以致在使韧带局部压力增高的同时引起韧带连同骨膜与椎体周边皮质骨间的分离，加上椎间盘变性本身造成椎体间关节的松动和异常活动更加使韧带与骨膜的撕裂加剧，以至加速韧带 - 椎间盘间隙的形成（图 3-2-1-2-1）。

颈椎纵向韧带主要是前纵韧带、后纵韧带和黄韧带，三者处于平衡状态，当颈椎伸屈时其韧带亦出现舒缩（图 3-2-1-2-2）。一旦椎间隙后方韧带下分离后所形成的间隙，因多同时伴有局部微血管的撕裂与出血而形成韧带 - 椎间盘间隙血肿，并影响颈椎活动的生理曲线。此血肿既可直接刺激分布于后纵韧带上的窦 - 椎神经末梢而引起各种症状，又升高了韧带下压力，因而可出现颈部不适、酸痛、头颈部沉重感等一系列症状。此时，如果颈椎再继续处于异常活动和不良体位，则局部的压应力更大，并构成恶性循环，使病情日益加剧，并向下一阶段发展。

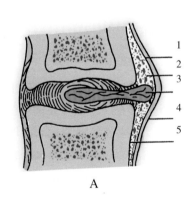
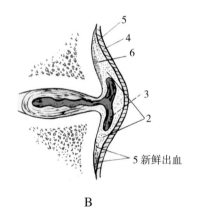

A   B

图 3-2-1-2-1　颈椎后方韧带 - 椎间盘间隙形成示意图（A、B）
A. 早期，矢状位观；B. 韧带间 – 椎间盘间隙形成（后期）
1. 骨膜；2. 韧带 – 椎间盘间隙；3. 后突之髓核；4. 后纵韧带；5. 新鲜出血；6. 陈旧之出血（机化或骨化）

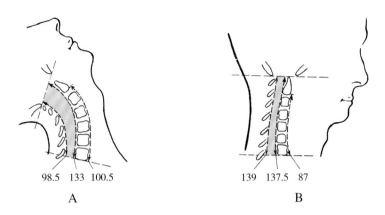

图 3-2-1-2-2　颈椎伸屈时前纵韧带、后纵韧带和黄韧带长度（mm）的变化示意图（A、B）
A. 仰颈时；B. 屈颈时

四、椎体边缘骨刺形成

　　随着韧带下间隙的血肿形成，纤维母细胞即开始活跃，并逐渐长入血肿内，渐而以肉芽组织取代血肿。如在此间隙处不断有新的撕裂及新的血肿形成，则在同一椎节可显示新、老各种病变并存的镜下观。

　　随着血肿的机化、老化和钙盐沉积，最后形成突向椎管或突向椎体前缘的骨赘（俗称"骨刺"）。此骨赘可因局部反复外伤、周围韧带持续牵拉和其他因素而不断通过出血、机化、钙化及骨化而逐渐增大，质地也愈变愈硬。因此，晚期病例骨赘十分坚硬，尤以多次外伤者，可如象牙状，从而为手术切除增加了难度，当然也加大了手术的风险性（图 3-2-1-2-3）。

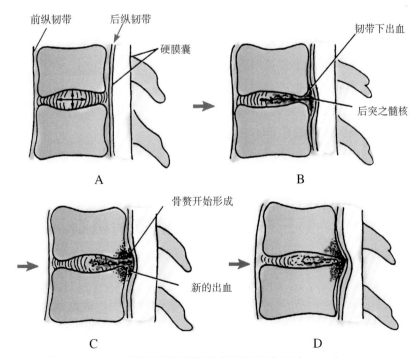

图 3-2-1-2-3　颈椎后缘骨赘形成过程示意图（A~D）
A. 椎节开始退变、松动；B. 髓核后突、形成韧带—骨膜下出血（肿）；
C. 血肿机化之同时不断有新的出血；D. 血肿机化、软骨化、骨化并形成骨赘

骨赘的形成可见于任何椎节，但以$C_{5\sim6}$、$C_{6\sim7}$和$C_{3\sim4}$最为多见。从同一椎节来看，以钩突处先发居多，次为椎体后缘及椎体前缘。

五、颈椎其他部位的退变

颈椎的退变并不局限于椎间盘以及相邻近的椎体边缘和钩椎关节，尚应包括小关节、黄韧带、前纵韧带及后纵韧带等均出现相应之退行性变，并与病变椎节相一致。

六、发育性颈椎椎管狭窄

颈椎病与颈椎椎管狭窄症，分属两种疾患，但实质上两者似是一对孪生兄弟。近年来大家已公认，伴有临床症状的颈椎椎管狭窄为一独立性疾患，本书将专章介绍。但从颈椎病的发病原理方面观察，颈椎椎管狭窄是颈椎病发病的解剖学基础。

七、慢性劳损

慢性劳损是指超过正常生理活动范围最大限度或局部所能耐受值时的各种超限活动。因其有别于明显的外伤或生活、工作中的意外，因此易被忽视。但事实上，其是构成颈椎骨关节退变最为主要的因素，并对颈椎病的发生、发展、治疗及预后等都有着直接关系。包括不良的睡眠体位、不当的工作姿势及不适当的体育锻炼等。

八、头颈部外伤、咽喉部感染及畸形等

全身各种外伤对颈椎局部当然有所影响，但与颈椎病的发生与发展更有直接关系的是头颈部外伤。临床研究表明，颈椎病患者中约有半数病例与外伤有直接关系。Jackson 在颈椎综合征《The Cervical Syndrom》一书中曾统计了 8000 例颈椎病患者，其中高达 90% 的病例与外伤有关，尤以车祸居多。外伤的种类为交通意外、运动性损伤及其他。近年来，在临床上发现当咽喉及颈部有急性或慢性感染时，甚易诱发颈椎病的症状出现，或使病情加重。其次是颈椎的先天性畸形（图3-2-1-2-4），亦可加剧颈椎的退行性变。

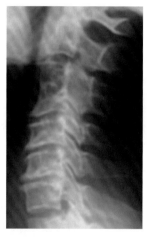

图 3-2-1-2-4　临床举例　颈椎椎体先天融合
$C_3\sim C_4$ 椎体先天性融合侧位 X 线所见，显示邻节退变明显

第三节　颈椎病的发病机制

一、颈椎病发病的主要因素

目前公认颈椎病为一退变性疾患，因此，退变本身及其诸多相关因素就是颈椎病发病的主要因素。我们知道，当人体停止生长后，随即开始了退行性变，这也就意味着机体从发育到成熟，再由成熟走向衰老这一进程。颈椎病源于椎间盘退变，因此当这一退变过程一旦开始，即便是在早期病变十分轻微，甚至仅是局部的脱水，就有可能引起椎节的失稳，此时如再附加其他条件即

可出现各种症状。当然，严重的颈椎退行性变，也可以无其他附加条件而出现颈椎病的一系列临床表现。因此，可以认为，颈椎病的发生，起根本作用的主要因素是颈椎间盘的退变，而发育性颈椎椎管狭窄则是其附加条件。当然还有其他次要因素。椎管内的颈髓如长期受压，则可因机械性致压因素、缺血和椎节畸形等继发性改变而导致脊髓逐渐出现变性、坏死和液化灶出现（图3-2-1-3-1~3）；一旦发现此种情况，需及早处理，包括手术疗法。

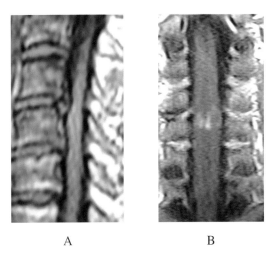

A   B

图 3-2-1-3-2　临床举例　同前类似病例（A、B）
MR 矢状位及冠状位显示 C₄~C₅ 段颈髓受压后出现变性改变

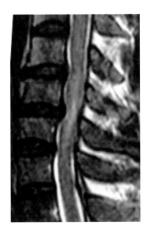

图 3-2-1-3-1　临床举例　脊髓受累 MR 所见
男性，36 岁，C₅~C₆ 段颈髓因前方髓核后突等因素致长期受压而呈现变性改变（MR 矢状位观）

二、颈椎病发病的促成因素

前面已提及先天发育性颈椎椎管狭窄是颈椎病发生及发展的重要条件。因为在临床上还有许多病例在 X 线平片显示有明显的骨刺，但却不发病，也就是说是否发病则取决其他附加因素，也可将椎管的状态视为颈椎病发病的第二个因素。一个明显的发育性椎管狭窄者，即使退变的髓核略突入椎管，由于破坏了椎节局部维持多年的原有平衡，致使局部的窦 – 椎神经遭受刺激，则会立即出现症状。反之，一个大椎管者因为有充分的缓

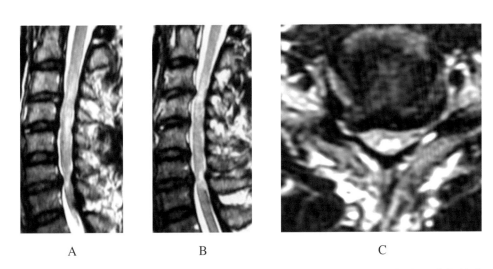

A   B   C

图 3-2-1-3-3　临床举例　多节段脊髓受累 MR 所见　男性，39 岁，多节段颈部脊髓液化灶（A~C）
A、B. MR 矢状位显示 C₃~C₄、C₄~C₅ 及 C₆~C₇ 三个节段颈髓均有液化灶出现；
C. MR 水平位显示脊髓前中央管处（偏后）呈变性状

冲空间，就不易发病。为了进一步证实这一观点，分别对手术组和非手术组（正常人组）各选 100 例进行颈椎椎管矢状径测量，并绘成曲线图（图 3-2-1-3-4、5）；结果表明，手术组患者矢状径明显小于正常人组。当然其后的过程，则取决于多种致病因素，包括椎体间关节失稳、血肿的纤维化和机化及黄韧带肥厚等。此外头颈部的劳损，局部的畸形等亦起加速作用，而外伤及咽喉部炎症则可随时诱发症状出现（图 3-2-1-3-6）。总之，颈椎病的发生与发展主要取决于在先天性发育性椎管狭窄条件下的退行性变。其他因素，包括劳损、畸形、外伤与炎症等则可视为诱发因素或称之次要因素。对各种因素的判定除注意采集材料外，尚应认真阅读影像学所见，尤其是易被忽视的部位，例如在 MR 横切面上，除了注意脊髓（硬膜囊等）受累状态外，应注意横突孔、根管等处有无异常，双侧横突孔不对称者，需进一步检查，包括 MRA 等，可能会有意外发现（图 3-2-1-3-7）。

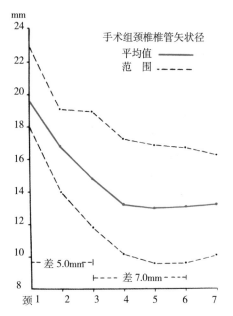

图 3-2-1-3-4 手术组曲线图
手术组颈椎椎管矢状径平均值与范围曲线

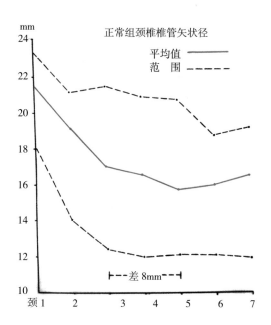

图 3-2-1-3-5 正常人曲线图
正常组颈椎椎管矢状径平均值与范围曲线

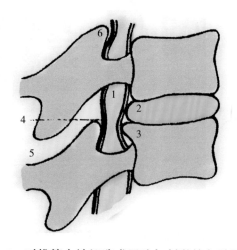

图 3-2-1-3-6 对椎管内神经造成压迫与刺激的各种因素示意图
1. 颈髓；2. 椎间盘（突出或脱出）；3. 椎体后缘骨刺；4. 黄韧带肥厚；5. 椎间关节松动与不稳；6. 小关节增生

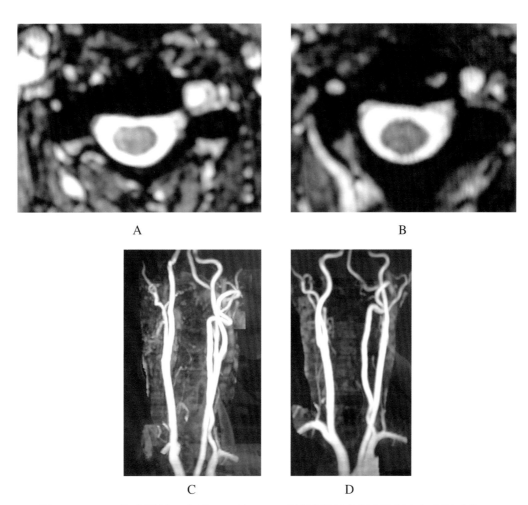

A   B

C   D

图 3-2-1-3-7　临床举例　女性，53 岁，MR 横切面显示双侧横突孔大小不对称，
再行 MRA 检查，证实左侧椎动脉缺失；因此术前务必认真观察（A~D）
A、B.MR 不同横断面显示左侧横突孔狭小、不清；C、D.MRA 检查证实左侧椎动脉缺失

（赵　杰　严力生　赵长清　赵定麟）

第二章 颈椎病的分型

前 言

颈椎病的命名及分型至今意见不一，为便于临床医师的理解和对临床病例的诊治与研讨，本书选择其中两种分型，即易于操作的"简易分型"和便于进一步探讨的"专科分型"。前节（1~8 节）主要阐述简易分型中的各种类型颈椎病；后四节（9~12 节）则为专科分型的各期颈椎退变及其所致各种相关病变。最后一节为不伴有临床症状者的判定。

第一节 颈椎病简易分型

一、颈椎病简易分型概述

临床事实表明：由于每例颈椎病者的病理生理与病理解剖的特点不同，其症状与体征差异亦较大。如果取两份颈椎退变及骨刺生长相似的 X 线片，再去追查患者临床特点，两者的临床表现可能相距甚大。一例可能毫无阳性表现，而另一例则有可能已经引起瘫痪。由此看来，要想全面地、正确地判定患者的病情，必须对其分类有一较全面的认识。在临床上，任何一种疾病的分类与分型都是随着该学科学术水平不断的发展，对其认识也逐渐深化，从早期的简单，到以后的复杂及具体化，这也是对病变实质及有关问题不断研讨的结果。当然我们也期望能够通过高度的概括，再由复杂回到简单。但在当前对颈椎病来说，正处于不断认识中，因此随着临床实践的积累，正逐渐发现其远比以往的认识为复杂及多样化，加之近年来各种新的诊断方法和新手术方法的开展，更加丰富了它的内容，并且也可反证原来的认识与假设。鉴于这一现状，作者根据近年来的临床实践试图提出两种分类法，即一种以病人主要症状（主诉）为依据的"简单分型法"，它是根据患者所表现的临床特点加以命名，不仅医生可以诊断，就是病人只要略加学习亦可对自己做出诊断。但对于专科医师来说，这显然是非常不够的，因为它并未反映出颈椎病的实质。因此，临床上需要一个既能够反映出本病的病因与病理改变，又能为其治疗方法的选择及预后的判定提供依据的"专科分型法"。

简易分型的分型标准是根据患者的症状或征候群特点而确定的一种易为大家所理解的分型。因此，首先归纳患者的主诉及临床表现特点，看颈椎病变涉及椎管内及相邻部位何种组织，再将此受累组织冠以"型"即谓之简易分型。

按上述标准，我们可将其分为以下六型，即：颈型、根型、脊髓型、椎动脉型（包括创伤后颈脑综合征）、食管压迫型及混合型；现将各型分节阐述于后。

二、颈椎病简易分型标准

在不断提高认识水平中加以修正和补充。对颈椎病的分型各家意见不一，由于其病理解剖及病理生理十分复杂、多变，视某一因素不同而可出现多种表现，因此，对临床医师在判定手术方式时，必然要回避复杂之分型，而以易为临床工作者和患者均能理解之分型加以阐述和沟通。

简易分型亦在不断修正中，从 1983 年在桂林召开的全国第一届颈椎病研讨会，1992 年在青岛召开的第二届研讨会和 2008 年在上海召开的第三届全国专题研讨会上均有不同的认识，并加以修正。也可以说对颈椎病的认识是一个不断发展和提高的过程。从 1980 年全国第一届脊柱外科会议（贵阳）后，经历了三届全国颈椎病座谈及学术交流会，再通过全国盛行的国内及国际会议使大家对颈椎病本质认识水平不断提高，治疗水平也在全国普及中获得进步，基本上已达国际水平，在外科技术上可以说我国已获取国际先进水平，并获大家所认可。本章将根据 2008 年上海举办的"全国第三届颈椎病专题研讨会"会议纪要对颈椎病的分型、诊断标准及手术适应证等加以阐述，并在各型颈椎病中分述。

第二节　颈型颈椎病

一、颈型颈椎病诊断标准

根据 2008 年"第三届全国颈椎病专题座谈会纪要的标准"（下简称"2008"）。

1. 主诉枕、颞、耳廓等下头部、颈、肩疼痛等异常感觉，并伴有相应的压痛点；

2. X 线片上颈椎显示曲度改变及椎间关节不稳等表现；

3. 动力侧位 X 线或 MR 片显示椎节不稳或梯形变；

4. 应除外颈部其他疾患（落枕、肩周炎、风湿性肌纤维组织炎、神经衰弱、忧郁症及其他非椎间盘退行性变所致的肩背部疼痛）。

二、颈型颈椎病发病机理

本型实际上是各型颈椎病的早期阶段，大多处于颈椎椎节退行性变开始，通过窦－椎神经反射而引起颈部症状。但如处理不当，易发展成其他更为严重的类型。

本型初期主要表现为髓核与纤维环的脱水、变性与椎节局部张力降低，进而继发引起椎间隙的松动与不稳。常于晨起、过劳、姿势不正及寒冷刺激后突然加剧。椎节的失稳不仅引起颈椎局部的内外平衡失调及颈肌防御性痉挛，且同时直接刺激分布于后纵韧带及两侧根袖处的窦－椎神经末梢，以致出现颈部症状（图 3-2-2-2-1）。此时大多表现为局部疼痛、颈部不适感及活动受限等。少数病例可因反射作用而有一过性上肢（或手部）症状，其范围与受累之椎节相一致。当机体通过调整及代偿作用，使颈部建立起新的平衡后，上述症状即逐渐消失。因此，大多数病例有可能自愈，或仅采取一般措施即可使症状缓解，甚至消失。对于发病时间较晚的大椎管者，其病理改变多较复杂，除上述病理生理改变外，尚可伴有椎节边缘骨质增生及骨赘形成等病理改变。

三、颈型颈椎病临床特点

（一）发病年龄

以青壮年者为多，但对椎管矢径较宽者，可在 45 岁以后首次发病。

（二）发病时间

除晨起时多见（与枕头较高或睡眠姿势不当有关）外，亦常常见于长时间低头工作或学习后，此表明与椎间盘间隙内压力升高直接相关。

（三）常见症状

以颈部酸、痛、胀等不适感为主，尤其是患者常诉说头颈不知放在何种位置为好，约半数患者颈部活动受限或被迫体位，个别病例上肢可有短暂的感觉异常。

（四）检查所见

颈部多取"军人立正体位"（即颈部呈伸直状，生理曲度减弱或消失）；患节棘突及棘突间可有压痛，一般较轻，屈颈时可诱发颈部症状（图 3-2-2-2-2）。

四、颈型颈椎病影像学检查

X 线片上除颈椎生理曲度变直或消失外，在动力性侧位片上约有 60% 以上的病例患节椎间隙显示松动及梯形变（图 3-2-2-2-3）。MR 成像显示髓核可有早期变性征，尤以屈颈位为明显（图 3-2-2-2-4），少数病例可发现髓核后突征。

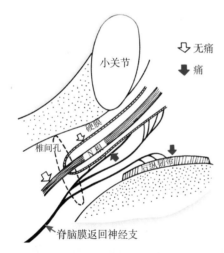

图 3-2-2-2-1　窦椎神经组成及分布示意图
窦椎神经之组成，系由脊神经发出之脊脑膜返回神经支与交感神经节后纤维组成，其分布范围如黑箭头所示

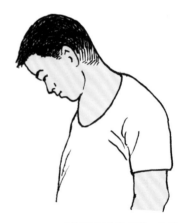

图 3-2-2-2-2　屈颈可诱发颈部症状示意图

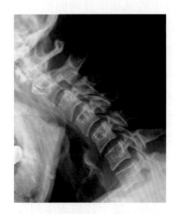

图 3-2-2-2-3　临床举例　屈颈位 X 线片所见
X 线动力侧位片（前屈位）提示 C_{4-5} 椎间隙松动及位移

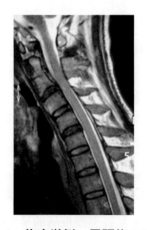

图 3-2-2-2-4　临床举例　屈颈位 MR 矢状位所见
屈颈位 MR 显示 $C_4 \sim C_5$ 椎节早期髓核变性，并向后突压向硬膜囊

五、颈型颈椎病鉴别诊断

颈型颈椎病易和多种病患相混淆，应引起重视，现分述于后。

（一）颈部扭伤

【概述】

颈部扭伤俗称落枕，多于晨起时发病，因此两者易被混淆，甚至个别医师不恰当地将两者视为同一种疾患。其病因多由于睡眠时颈部体位不良，以致局部肌肉被扭拉引起，此完全不同于因椎间盘退变引起的颈型颈椎病。因此在治疗上，颈型颈椎病者以牵引疗法为主，而颈部扭伤者牵引不仅无效，且反而加剧。为此，两者应加以鉴别，其鉴别要点如下。

【压痛点】

颈型者多见于棘突及两侧椎旁处，程度多较轻，用手压之患者可忍受，且与受累之神经根分布区一致。而落枕者则见于肌肉损伤局部，以两侧肩胛内上方处为多见，急性期疼痛剧烈，压之常无法忍受。

【肌肉痉挛】

颈型颈椎病者一般不伴有颈部肌肉痉挛，而扭伤者则可触及伴有明显压痛之条索状肌束。

【对牵引试验反应】

检查者用双手稍许用力将患者头颈部向上牵引时（图 3-2-2-2-5），颈型者有症状消失或缓解感，颈部肌肉损伤（含落枕）者则疼痛加剧。

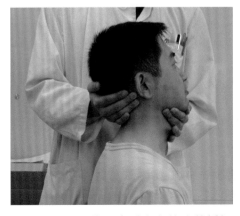

图 3-2-2-2-5　徒手牵引大多使症状缓解

【对封闭疗法反应】

用 1% 普鲁卡因 5ml 作痛点封闭，颈型者多无显效，扭伤者则症状立即消失或明显缓解。

综合以上内容，将两者鉴别列表 3-2-2-2-1。

表 3-2-2-2-1　颈型颈椎病与落枕的鉴别

鉴别要点	颈　　型	落　　枕
压痛点	颈棘突部	肌肉扭伤处，固定
对局部封闭疗法	无显效	明显
对牵引疗法	有显效	加重
肌肉痉挛	一般无	明显

（二）肩关节周围炎

【概述】

原称肩关节周围炎又名冰冻肩，现多称为粘连性肩关节囊炎；因其多在 50 岁前后发病，故又称之谓"五十肩"。其好发年龄与颈椎病者相似，C_{3-5} 退变波及 C_3 及 C_4 神经根时可出现类似症状。由于两者易混淆，治疗方法却明显有别，故应加以鉴别，其鉴别要点如下。

【疼痛点】

颈型者所引起之疼痛多以棘突及椎旁处为中心。而肩周围炎则多局限于肩关节局部或肩周处。

【肩关节活动范围】

颈型者一般不影响肩部活动；而肩周围炎患者其活动范围均明显受限，尤以外展、外旋时为甚，呈"冻结"状。

【对针灸疗法之反应】

肩周炎者对针刺"肩三针穴"或"条口"透"承山"穴多可立即获得疗效（肩部酸痛减轻及活动范围增加），而颈型者对"阿是"穴有效。

【头颈牵引试验】

轻轻向上牵引头颈部，如症状缓解则为颈型，反之则属颈部肌肉扭伤（包括落枕）。

【影像学检查】

颈型者 X 线平片可显示颈椎之生理曲线消

失，在动力性侧位片上可有梯形变，而肩周围炎者一般无此现象。必要时可参考 MR 成像检查。

（三）风湿性肌纤维组织炎

风湿性肌纤维组织炎为一慢性疾患，其多与风寒、潮湿等有关，除肩颈部外，全身各处均可发生，除肩颈部外，腰骶部亦多见。其鉴别要点如下。

【全身表现】

具有风湿症之一般特征，如全身关节肌肉酸痛（可有游走性），咽部红肿，红细胞沉降率增快，类风湿因子阳性和抗"O"测定多在 500 单位以上。

【局部症状特点】

风湿性者其局部症状多以酸痛感为主，范围较广，畏风寒，多无固定压痛，叩之有舒适感。

【其他】

尚可根据患者发病情况、诱发因素、病史，既往抗风湿性药物治疗反应以及 X 线片所见等加以鉴别。

六、颈型颈椎病治疗原则

（一）以非手术疗法为主

各种自我疗法均有疗效，尤以自我牵引、理疗、按摩、中草药外敷、颈围外用及间断性或持续性颈椎牵引等均可使症状缓解，轻重量（1~1.5kg）的牵引疗法应是最为安全也最有效的疗法。

（二）避免与消除各种诱发因素

应注意睡眠及工作体位，避免长期屈颈、头颈部外伤、劳损及寒冷刺激等。

（三）手术疗法

一般无需施术。但个别症状持续、非手术疗法久治无效、且已影响生活质量者，可酌情行椎节融合术。亦可选用人工椎间盘植入术（图 3-2-2-2-6）。疗效均较满意，术中应注意安全，避免发生并发症。

（四）手术适应证（2008）

原则上不需手术治疗。但对于长期非手术治疗无效，且严重地影响正常生活或工作的个别病例，亦可考虑采用手术治疗，包括椎间融合术或人工椎间盘植入术等其他术式。

七、颈型颈椎病预后

只要注意保护颈部，避免各种诱发因素，绝大多数病例均可痊愈。但如继续增加颈部负荷及各种诱发因素，则有可能使病程延长或进一步发展。

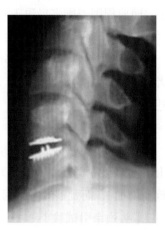 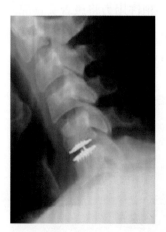

A   B

图 3-2-2-2-6　临床举例　术式之一　反复发作影响生活、工作时亦可行椎节减压 + 人工椎间盘植入术（A、B）

A.仰伸位 X 线侧位片；B.同前，屈颈位

第三节　神经根型颈椎病

一、根型颈椎病诊断标准（2008）

1. 具有较典型的根性症状（手臂麻木、疼痛），其范围与颈脊神经所支配的区域相一致。

2. 压颈试验或臂丛牵拉试验阳性。

3. 影像学（X 线、MR）所见与临床表现相符合。

4. 除外颈椎外病变，如胸廓出口综合征、网球肘、腕管综合征、肘管综合征、肩周炎和肱二头肌腱鞘炎等所致以上肢疼痛为主的疾患。

二、根型颈椎病发病机理

本型亦较为多见，因单侧或双侧脊神经受刺激或受压所致，其表现为与脊神经根分布区相一致的感觉、运动及反射障碍，预后大多较好。

主要由于髓核的突出或脱出，钩椎关节的骨刺形成（图 3-2-2-3-1），后方小关节的骨质增生或创伤性关节炎，以及其相邻的 3 个关节（椎体间关节、钩椎关节及后方小关节）的松动与位移等均可对脊神经根造成刺激与压迫。此外，根管的狭窄、根袖处的粘连性蛛网膜炎和周邻部位的炎症与肿瘤等亦可引起本病相类同的症状。

由于本型的发病因素较多，病理改变亦较复杂，因此，视脊神经根受累的部位及程度不同，其症状及临床体征各异。如果前根受压为主，则肌力改变（包括肌张力降低及肌萎缩等）较明显；以后根为主者，则感觉障碍症状较重。但在临床上两者多为并存，此主要由于在狭小的根管内，多种组织密集在一起，彼此都难有退缩的余地。因此当脊神经根的前侧受压，在根管相对应的后方亦同时出现受压现象。其发生机理，除了由于作用力的对冲作用外，也是由于在受压情况下局部血管的瘀血与充血所致，彼此均受影响。因此，感觉与运动障碍两者同时出现者居多。但由于感觉神经纤维较为敏感，因而感觉异常的症状会更早地表现出来。

引起各种临床症状的机理有三。一是各种致压物直接对脊神经根压迫、牵拉以及局部继发的反应性水肿等，此时表现为根性症状。二是通过根袖处硬膜囊壁上的窦 - 椎神经末梢支而表现出颈部症状。三是在前两者基础上引起颈椎内外平衡失调，以致椎节局部的韧带、肌肉及关节囊等组织遭受牵连所产生的症状（例如受累椎节局部及相互依附的颈长肌、前斜角肌和胸锁乳突肌等均参与构成整个病理过程的一个环节）。

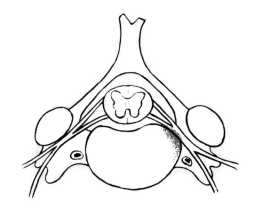

图 3-2-2-3-1　钩椎致压示意图
钩椎关节松动或骨赘形成均可波及同侧脊神经根而产生症状

三、根型颈椎病临床特点

主要表现为以下五个方面。

（一）颈部症状

视引起根性受压的原因不同而可轻重不一。主因髓核突出所致者，由于局部窦 - 椎神经直接遭受刺激而多伴有明显的颈部痛，椎旁肌肉压痛、颈部立正式体位及颈椎棘突或棘突间直接压痛或叩痛多为阳性，尤以急性期为明显。如系单纯性钩椎关节退变及骨质增生所致者，则颈部症状较轻微，甚至可无特殊发现。

（二）根性痛

最为多见，其范围与受累椎节的脊神经分布区相一致（图 3-2-2-3-2）。此时必须将其与干性痛（主要是桡神经干、尺神经干与正中神经干）和丛性痛（主要指颈丛、臂丛和腋丛）相区别。与根性痛相伴随的是该神经分布区的其他感觉障碍，其中以手指麻木、指尖过敏及皮肤感觉减退等为多见。

（三）根性肌力障碍

以前根先受压者为明显，早期肌张力增高，但很快即减弱并出现肌萎缩征。其受累范围也仅局限于该脊神经所支配的肌组。在手部以大小鱼际肌及骨间肌为明显。亦需与干性及丛性肌萎缩相区别，并应与脊髓病变所引起的肌力改变相区别。必要时可行肌电图或皮层诱发电位等检查以资鉴别。

（四）腱反射改变

即该脊神经根所参与的反射弧出现异常（图 3-2-2-3-3）。早期呈现活跃，而中、后期则减退或消失，检查时应与对侧相比较。单纯根性受累不

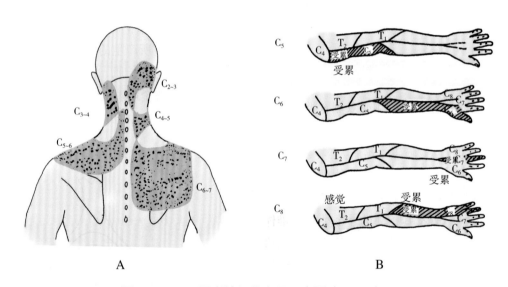

图 3-2-2-3-2　颈脊神经分布区示意图（A、B）
颈脊神经受累不同椎节疼痛分布区　A.颈肩部表皮分布范围；B.上肢神经支分布区

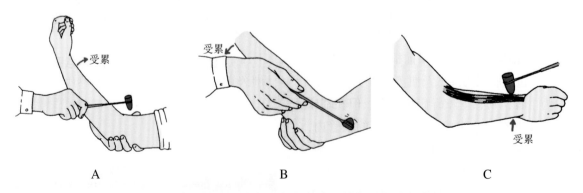

图 3-2-2-3-3　腱反射受累分布及表现和腱反射叩击部位示意图（A~C）
A.肱二头肌反射（C$_5$）；B.肱三头肌反射（C$_7$）；C.肱桡肌反射（C$_6$）

应有病理反射，如伴有病理反射则表示脊髓同时受累。

（五）特殊试验

凡增加脊神经根张力的牵拉试验大多阳性（图 3-2-2-3-4~7），尤以急性期及后根受压为主者。颈椎挤压试验阳性者多见于以髓核突出、髓核脱出及椎节不稳为主的病例，而因钩椎增生所致者大多较轻，因椎管内占位性病变所引起，大为阴性。

四、根型颈椎病影像学检查

视病因不同 X 线平片所见各异，一般表现为椎节不稳（梯形变），颈椎生理曲线消失，椎间孔狭窄或钩椎增生等异常现象中的一种或数种（图 3-2-2-3-8）。MR 成像可显示椎间盘变性、髓核后突（甚至突向根管椎管内），且大多偏向患侧处（图 3-2-2-3-9）。CT 扫描对软组织显示欠清晰，一般多不选用，但 CTM 可供参考（图 3-2-2-3-10）。

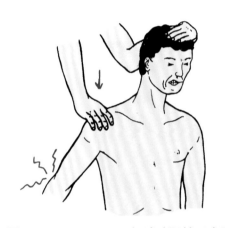

图 3-2-2-3-4　Jackson 征试验阳性示意图

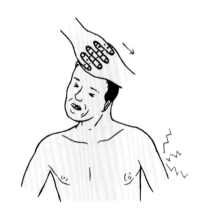

图 3-2-2-3-5　Spurling 征试验阳性示意图

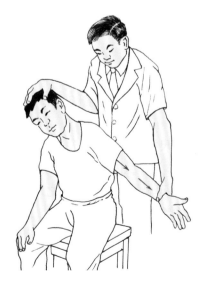

图 3-2-2-3-6　颈脊神经根张力试验阳性示意图

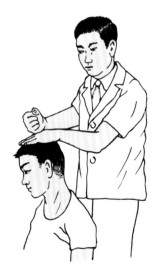

图 3-2-2-3-7　头部叩击试验示意图（前数项检查阳性之病例无需采用）

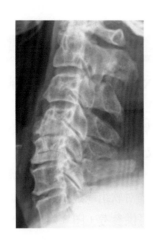

图 3-2-2-3-8　临床举例　X 线片显示椎节
增生及不稳

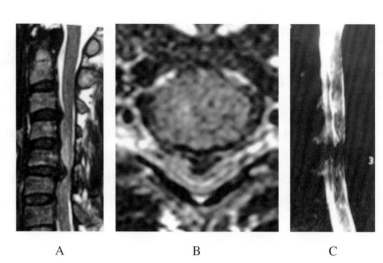

图 3-2-2-3-9　临床举例　MR 显示椎间盘变性、突入椎管（A~C）
A. MRT$_2$ 加权侧片观；B. MR 水平观；C. 水平成像矢状位观

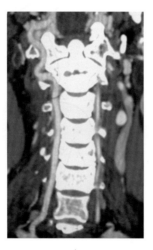

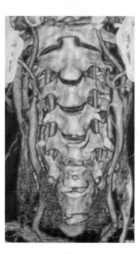

图 3-2-2-3-10　临床举例　CT 三维重建（A、B）
A. 黑白版；B. 彩色版

五、根型颈椎病鉴别诊断

八对颈脊神经，支配不同部位，当其受累时，视其受累部位不同而症状的分布区与差异较大。在临床上以 C_5、C_6、C_7 和 C_8 脊神经根受累较多，故以此为重点对易混淆的伤患提出鉴别。

（一）尺神经炎

【概述】

尺神经由 C_7、C_8 和 T_1 脊神经参与组成。本病以高龄及肘部陈旧性损伤者为多见，其中伴有肘关节外翻畸形者发病率更高。本病易与 C_8 脊神经受累者相混淆（图 3-2-2-3-11）。其鉴别要点如下。

【肘后尺神经沟压痛】

位于肘关节后内侧的尺神经沟处多有较明显之压痛，且可触及条索状变性之尺神经。

【感觉障碍】

其感觉障碍分布区较第八颈脊神经分布区为小，尺侧前臂处多不波及。

【对手部内在肌影响】

尺神经严重受累时，常呈典型的"爪形手"

（图 3-2-2-3-12），腕部尺神经管之 Tinel's 征多为阳性（图 3-2-2-3-13）。主因骨间肌受累，使掌指

关节过伸及指间关节屈曲所致，尤以环指及小指为明显。

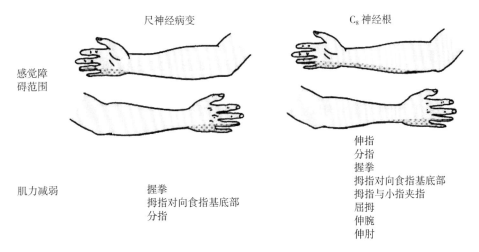

尺神经病变

C₈ 神经根

感觉障碍范围

肌力减弱　握拳
　　　　　拇指对向食指基底部
　　　　　分指

伸指
分指
握拳
拇指对向食指基底部
拇指与小指夹指
屈拇
伸腕
伸肘

图 3-2-2-3-11　尺神经病变与 C₈ 神经受累鉴别示意图

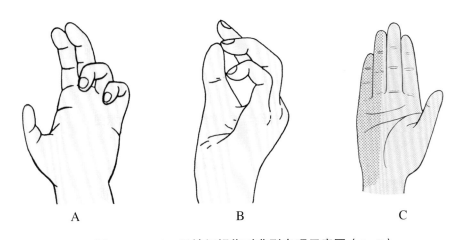

A　　　　　　　B　　　　　　　C

图 3-2-2-3-12　尺神经损伤时典型表现示意图（A~C）
A、B.爪形手外观；C.感觉障碍范围

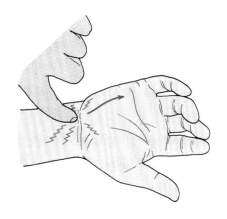

图 3-2-2-3-13　Tinel's 征示意图
尺神经管症候群时之 Tinel's 征多为阳性示意图

【影像学改变】

可参考 X 线平片(本病时颈部拍片多属阴性，但肘关节部摄片，尤其是伴有畸形者可能有阳性所见)、病史及既往史等。

(二)正中神经受损

【概述】

正中神经由 C_7 及 T_1 脊神经参与构成。其多因外伤或纤维管道受卡压所致，前一种因素在外伤当时即可诊断，而无需鉴别，后者则易与第七颈脊神经根受压者相混淆，需认真鉴别。其鉴别要点如下。

【感觉障碍】

如图 3-2-2-3-14 所示，其感觉障碍分布区主为背侧指端及掌侧 1~3 指处，而前臂部则多不波及。

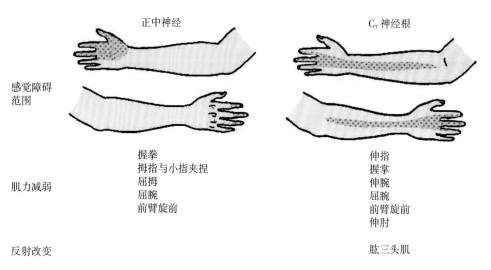

正中神经　　　　　　　　　　　　　　　　C_7 神经根

感觉障碍范围

握拳　　　　　　　　　　　　　　　　伸指
拇指与小指夹捏　　　　　　　　　　　握掌
屈拇　　　　　　　　　　　　　　　　伸腕
屈腕　　　　　　　　　　　　　　　　屈腕
前臂旋前　　　　　　　　　　　　　　前臂旋前
　　　　　　　　　　　　　　　　　　伸肘

肌力减弱

反射改变　　　　　　　　　　　　　　肱三头肌

图 3-2-2-3-14　正中神经与 C_7 神经受累时鉴别示意图

【肌力改变】

手部肌力减弱，外观呈"猿手"畸形，主因大鱼际肌萎缩所致(图 3-2-2-3-15)。

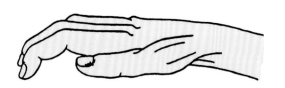

图 3-2-2-3-15　猿手示意图
正中神经损伤时的"猿手"畸形

【植物神经症状】

因正中神经中混有大量交感神经纤维，因此手部血管、毛囊等多处于异常状态，表现为潮红、多汗等，且其疼痛常呈现"灼痛感"样。

【反射】

多无影响。而当 C_7 脊神经受累时，肱三头肌反射可减弱或消失。

(三)桡神经受损

【概述】

桡神经系由 $C_{5~7}$ 和 T_1 脊神经所组成。在上臂位于肱骨干桡神经沟内，紧贴骨面走行，易因肱骨干骨折而受累。外伤者易于鉴别，如系纤维粘连、局部卡压等因素所致者，则需与第六颈脊神经受累相区别。其鉴别要点如下。

【垂腕征】

为桡神经受损所特有症状，主因伸腕及伸指肌失去支配所致。高位桡神经受累者，伸肘功能亦受影响。

【感觉障碍】

如图 3-2-2-3-16 所示。其与第六颈神经不同的是，感觉障碍区主要表现为除指端外之手背侧(1~3 指)及前臂背侧，而 1、2 指掌侧不应有障碍。

【反射改变】

多无明显影响。而 C_6 脊神经受累者则肱二头肌与肱三头肌反射均减弱或消失（早期亢进）。

【其他】

尚可参考病史、局部检查及 X 线平片所见等。

（四）胸腔出口综合征

胸腔出口综合征（TOS），又称胸腔出口狭窄症，在临床上较为多见，因其可直接压迫臂丛下干，或是由于前斜角肌挛缩、炎性刺激而使颈脊神经前支受累以致引起上肢症状，多以感觉障碍为主，并可引起手部肌肉萎缩及肌力减弱等。本病主要包括以下三种类型，即前斜角肌症候群、颈肋（或第 7 颈椎横突过长）综合征和肋锁综合征。此三者虽有区别，但均具有相似的特点，并以此与根型颈椎病相鉴别。主要依据如下。

【臂丛神经受累】

主为臂丛的下干，临床常表现为：自上臂之尺侧，向下延及前臂和手部尺侧的感觉障碍，以及尺侧屈腕肌、屈指浅肌和骨间肌受累（图 3-2-2-3-17）。

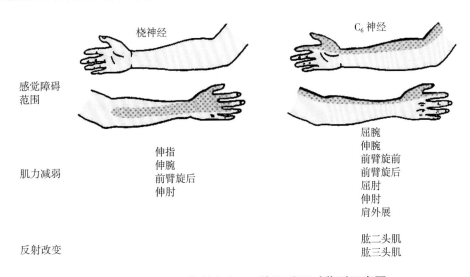

图 3-2-2-3-16 桡神经与 C_6 神经受累时鉴别示意图

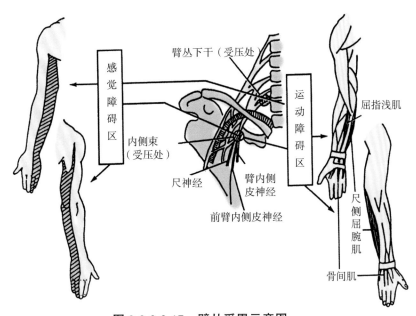

图 3-2-2-3-17 臂丛受累示意图
臂丛下干、内侧束受累后之神经功能障碍范围

【胸腔出口局部体征】

患侧锁骨上窝处多呈饱满状，检查时可触及条索状之前斜角肌或骨性颈肋，用拇指向深部加压时（或让患者做深吸气运动），可诱发或加剧症状。

【Adson 征】

多属阳性。即让患者端坐，头略向后仰，深吸气后屏住呼吸，将头转向患侧。检查者一手抵住患者下颌，略给阻力。另一手摸着患侧桡动脉，如脉搏减弱或消失，则为阳性。此为本病的特殊试验。

【其他】

包括影像学改变等，本病时，于 X 线平片多有阳性所见，必要时做 CT 扫描或 MR 成像技术等，均有助于两者之鉴别。此外，本病压颈试验阴性，棘突及颈椎旁多无压痛及其他体征，因此，两者不难以鉴别。

（五）腕管症候群

【概述】

腕管症候群主要系正中神经通过腕管时受压所致。其在临床上亦较多见，尤以中、老年及腕部外伤后患者尤为多发。其鉴别要点如下。

【手腕中部加压试验（叩击腕管）阳性】

即检查者用手压迫或用中指叩击手腕（掌侧）中部，相当于腕横韧带的近侧端处如出现 1~3 指麻木或刺痛时，即属阳性，具有诊断意义（图3-2-2-3-18）。

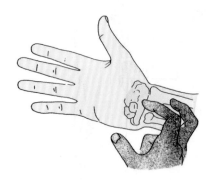

图 3-2-2-3-18　腕管叩击试验示意图

【腕背屈试验阳性】

即让患者将患侧腕关节向背侧屈曲持续0.5~1min，如出现上述症状，即属阳性，亦具有诊断意义。

【封闭试验】

用 1% 普鲁卡因 1~2ml 对腕部痛点局封，如有效，则属阳性。

【其他】

本病时具有远位正中神经末梢之感觉障碍症状（表现为 1~3 指指端麻木、过敏或刺痛），颈部 X 线片无相应改变，根型颈椎病诸试验均属阴性，必要时可参考 MR 成像技术等。

（六）肩关节周围炎

不仅需与颈型颈椎病鉴别，亦应与根型颈椎病相区别。除前节中所述之特点外，本病不具有脊神经的根性症状，故易鉴别。但应注意，在临床上可遇到某些颈椎病病例同时伴有肩周围炎症状者，当治疗后（例如牵引或手术疗法），肩部症状可随颈椎病的其他症状一并消失，此主要由于由 C_3、C_4 脊神经受累所致。

（七）其他肩部疾患

包括肩关节撞击症、肩袖病变、肩关节退变及肩关节不稳症等均应与根型颈椎病相鉴别。主要依据临床检查及影像学结果，一般不难以鉴别。个别确诊困难者，可通过封闭疗法判定。

（八）椎管及根管处肿瘤

凡侵及脊神经根部及其附近之肿瘤，包括硬膜囊侧方、根管及其相邻组织（以骨组织为主）的肿瘤，均可引起根性痛。其中以转移性者为多见。且可同时波及脊神经根与颈丛或臂丛而引起形形色色的根性或丛性症状。因此除常规对锁骨上窝及颈肩部进行视诊与触诊检查外，对有异样感者应以肩颈部为中心拍摄 X 线平片、CT 扫描及 MR 检查，以防漏诊或误诊。

六、根型颈椎病治疗原则

（一）根型颈椎病非手术疗法

各种有目的有针对性的非手术疗法均有明显的疗效，其中尤以头颈轻重量之持续牵引、颈围制动及纠正不良体位更为重要。亦可选用气囊式、充气式或间断牵引，均有疗效。手法按摩选用时务必轻柔，切忌操作粗暴而引起意外。推拿及推搬不应选用。

（二）根型颈椎病手术疗法

【手术适应证（2008）】

原则上采取非手术治疗，具有下列情况之一者可行手术治疗：

1. 经 3 个月以上正规、系统的非手术治疗无效，或非手术治疗虽然有效但反复发作且症状严重、影响生活质量或正常工作的患者；

2. 由于神经根受压病损导致所支配的肌肉进行性萎缩者；

3. 有明显的神经根压迫症状和持续性剧烈疼痛，严重影响睡眠与正常生活者。

【术式选择】

术式以颈前路侧前方减压术为宜，不仅疗效佳，且对颈椎的稳定性影响不大；伴有椎节不稳或根管狭窄者，亦可同时选用椎节间界面内固定术，将椎节撑开及固定融合（图 3-2-2-3-19）。通过颈后路切开小关节达到减压目的颈后路术式（图 3-2-2-3-20），或称之 Key Hole（钥匙孔）手术（图 3-2-2-3-21），尤为神经外科医师采用。虽有疗效，但因颈后路手术术后易引起颈椎成角畸形，目前已逐渐为大家所放弃。亦可通过椎板切除、从后方切除或刮除椎体侧后方之骨性致压物（图 3-2-2-3-22）；但此种术式难度较大，且易误伤，非有经验者不应选用。

对压迫来自前方或侧前方之骨性或软骨性致压物，仍以前方或侧前方入路施术为主，对病变广泛者亦可选择椎体（次）全切除术（图 3-2-2-3-23）。

七、根型颈椎病预后

1. 因单纯性颈椎髓核突出所致者，预后大多良好，治愈后少有复发者；

2. 髓核脱出已形成粘连者则易残留症状；

3. 因钩椎关节增生引起者，早期及时治疗预后多较满意，如病程较长，根管处已形成蛛网膜下腔粘连时，则易因症状迁延而欠满意；

4. 因骨质广泛增生所致根性痛者，不仅治疗复杂，且预后较差。

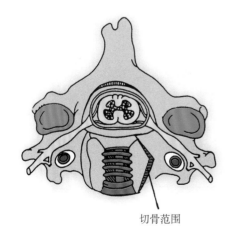

切骨范围

图 3-2-2-3-19 颈椎界面固定示意图
颈前路切骨减压术后以界面技术融合施术椎节，水平位观

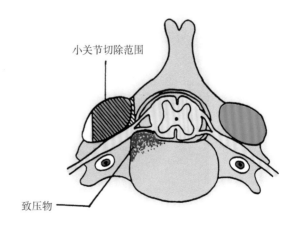

小关节切除范围

致压物

图 3-2-2-3-20 颈椎小关节切除示意图
小关节切开减压治疗神经根型颈椎病

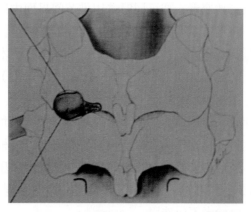

图 3-2-2-3-21　颈后路钥匙孔（Key Hole）手术示意图

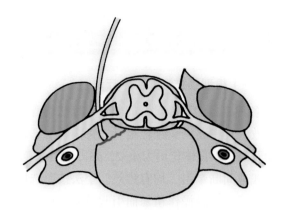

图 3-2-2-3-22　后路切骨示意图
神经根型颈椎病后路刮除椎体骨性致压物示意图

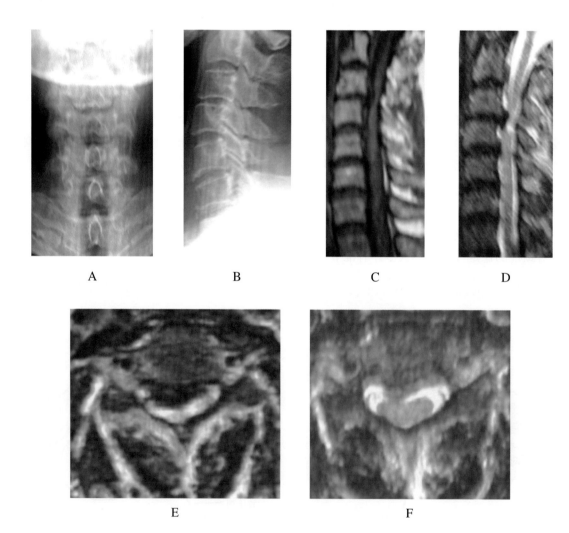

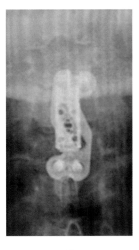 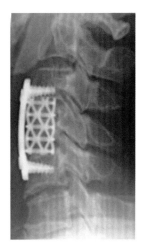

G   H

图 3-2-2-3-23　临床举例　男性，46 岁，因侧前方骨赘及髓核突出
致严重根性痛行椎体次全切除＋撑开固定（A~H）
A、B. 术前正侧位 X 线片；C、D. 术前 MR 矢状位，T_1、T_2 加权，显示 C_{3-4}、C_{4-5} 有骨赘及椎间盘后突；
E、F. MR 水平位显示致压物偏向右侧，以致右上肢剧痛；
G、H. 全麻下行 C_4 椎体次全切除，用带骨块之钛网撑开植入＋钛板固定，术后正侧位 X 线片显示固定满意，术后症状消失

第四节　脊髓型颈椎病

一、脊髓型颈椎病诊断标准（2008）

1. 临床上出现颈脊髓损害的表现，以四肢运动、感觉及反射障碍为主；

2. 影像学所见证实脊髓受压，并与临床症状相吻合；

3. 除外肌萎缩性脊髓侧索硬化症、脊髓肿瘤、急性脊髓损伤、继发性粘连性蛛网膜炎、多发性末梢神经炎等。

二、脊髓型颈椎病发病机制

（一）概述

本型颈椎病虽较前两型少见，但症状严重，且多以"隐性侵袭"形式发展，易被患者忽视，更易误诊为其他疾患而延误治疗时机，因此其在诸型中处于重要地位。由于其主要压迫或刺激脊髓及伴行血管而出现脊髓神经的感觉、运动、反射与排便功能障碍，故称之谓脊髓型颈椎病。

属于颈椎病范畴，引起脊髓受压（或刺激）的病理解剖与病理生理机制主要有以下四类。

（二）先天性因素

主要指颈椎椎管发育性狭窄。从病因学角度来看，其是后三者的病理解剖学基础。除非占位性病变体积过大（例如骨赘、OPLL、肿瘤及碎骨片等），一个大椎管者发病率明显地较狭窄者为低，即使出现症状，也多较轻微，且易于治愈。

（三）动力性因素

主要是椎节的不稳与松动，其次是后纵韧带的膨隆与内陷、髓核的后突、黄韧带的前凸以及其他有可能突向椎管、对脊髓致压的病变，但这

些病变又可因体位的改变而使此种病理解剖状态随着椎节稳定性恢复的同时也可消失或减轻。

（四）机械性因素

指因骨质增生、骨刺形成及髓核脱出等，包括局部或蛛网膜下腔形成的粘连无法还纳者亦属机械性因素。这些因素大多是在前者基础上而对脊髓形成持续压迫。

（五）血管因素

研究表明脊髓血管及其血供量像脑部血管一样，具有十分惊人的调节能力，以维持脊髓在各种复杂活动中的血供，其正常与异常状态的供血量可以相差 20 倍左右，如果某组血管遭受压迫或刺激时，则可出现痉挛、狭窄甚至血栓形成，以致减少或中断了对脊髓的血供。视缺血的部位不同，在其相应支配区表现脊髓各种缺血症状。严重者则有可能出现不可逆转的后果。在临床上具有代表性的部位包括脊髓前中央动脉受压引起的四肢瘫（下肢为重），沟动脉受压引起的脊髓中央管前方缺血而出现的上肢瘫（也可波及下肢），软脊膜缺血时引起的脊髓刺激症状，以及因大根动脉受阻所引起的脊髓变性等。其特点是发病速度较缓慢，这种在临床上难以被察觉的因素，实际上对脊髓的病理生理改变起着重要作用。例如在手术时仅仅摘除脱出的髓核，四肢瘫痪症状可迅速减轻，甚至消失，如此惊人的速度只能从血管因素来加以解释。因此在临床上应充分估计其重要作用，此对手术时机的选择与判定亦具有重要意义。

由于以上四方面因素而易使处于骨纤维管道中的脊髓组织遭受刺激与压迫。早期，多系在椎管狭窄的基础上由于动力性因素对脊髓本身或脊髓前动脉，或沟动脉等的刺激而出现肌张力升高、反射亢进及感觉过敏等症状，并具有较大的波动性。而后期，由于致压因素以机械性（髓核脱出及骨赘等）为主，对脊髓的压力持续不消，不仅症状与体征日渐加重，且可形成难以逆转的后果。

三、脊髓型颈椎病临床特点

脊髓型患者症状复杂，尤以病程长者常与神经内科疾患混淆，甚至长期在内科治疗，因此对其需要全面检查，其临床特点主要表现为以下六个方面。

（一）锥体束征

【概述】

为脊髓型颈椎病的主要特点，其产生机理是由于致压物对锥体束（皮质脊髓束）的直接压迫或局部血供减少之故。临床上多先从下肢无力、双腿发紧（如缚绑腿）及抬步沉重感等开始，渐而出现足踏棉花、抬步打漂、跛行、易跪倒（或跌倒）、足尖不能离地、步态拙笨及束胸感等症状。检查时可发现反射亢进、踝和膝阵挛及肌肉萎缩等典型的锥体束症状。腹壁反射及提睾反射大多减退或消失，手部持物易坠落（此表示锥体束深部已受累），最后呈现为痉挛性瘫痪。因此，在门诊时对此类患者应先予以一般性肌力及反射检查（图 3-2-2-4-1），并对阳性表现者做进一步检查。

【分型】

锥体束在髓内的排列顺序，从内及外依序为颈、上肢、胸、腰、下肢及骶部的神经纤维，视该束纤维受累之部位不同可分为以下三种类型。

1. 中央型（又称上肢型） 是由于锥体束深部先被累及，因该神经纤维束靠近中央管处，故称为中央型。症状先从上肢开始之后方波及下肢。其病理改变主要是由于沟动脉受压或遭受刺激所致，如一侧受压，表现为一侧症状；双侧受压，则出现双侧症状。

2. 周围型（又称下肢型） 指压力先作用于锥体束表面而下肢先出现症状，当压力持续增加波及深部纤维时，则症状延及上肢，但其程度仍以下肢为重。其发生机理主要是椎管前方骨赘或脱出之髓核对硬膜囊前壁直接压迫的结果。

3. 前中央血管型（又称四肢型） 即上、下肢同时发病者。此主要由于脊髓前中央动脉受累所引起，通过该血管的支配区造成脊髓前部缺血而产生症状。该型特点是患病快，经治疗痊愈亦快，非手术疗法有效（图3-2-2-4-2、3）。

【分度】

以上三种类型又可根据症状轻重不同而分为轻、中、重三度。轻度指症状出现早期，虽有症状，但尚可坚持工作。中度指已失去工作能力，但个人生活仍可自理者；如已卧床休息，不能下地及失去生活自理能力者，则属重度。一般重度者如能及早除去致压物，仍有恢复希望。但如继续发展至脊髓出现变性，甚至空洞形成时，则脊髓功能难以获得逆转。

（二）肢体麻木

此主要由于脊髓丘脑束同时受累所致。该束纤维排列顺序与前者相似，自内向外为颈、上肢、胸、腰、下肢和骶部的神经纤维。因此其出现症状的部位及分型与前者相一致。

在脊髓丘脑束内的痛、温觉纤维与触觉纤维分布不同，因而受压迫的程度亦有所差异，即痛、温觉障碍明显，而触觉可能完全正常。此种分离性感觉障碍，易与脊髓空洞症相混淆，临床上应注意鉴别。

（三）反射障碍

【生理反射异常】

视病变波及脊髓的节段不同，各生理反射出现相应的改变，包括上肢的肱二头肌、肱三头肌和桡反射，下肢的膝反射和跟腱反射，多为亢进或活跃。此外腹壁反射、提睾反射和肛门反射可减弱或消失。

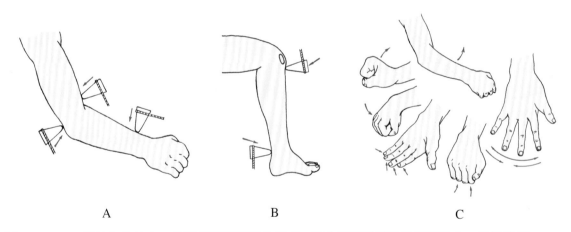

A　　　　　　　　　B　　　　　　　　　C

图 3-2-2-4-1　门诊初步检查，凡疑似脊髓型颈椎病者，应先行四肢反射及手指肌力一般性检查，有阳性者，再深入检查示意图（A~C）

A、B. 四肢反射；C. 手部肌力

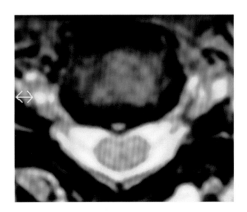

图 3-2-2-4-2　临床举例　MR 所见之一

MR 水平位显示脊髓前中央动脉受压征轻型所见

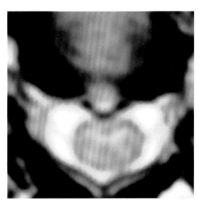

图 3-2-2-4-3　临床举例　MR 所见之二

MR 水平位显示脊髓前中央动脉受压征重型所见

【出现病理反射】

以 Hoffmann 征（图 3-2-2-4-4）及掌颏反射出现的阳性率为最高；病程后期，踝阵挛、髌阵挛及 Babinski 征等均可出现。

（四）植物神经症状

临床上并非少见，可涉及全身各系统，其中以胃肠、心血管及泌尿系统为多见，且许多患者是在减压术后当症状获得改善时，才追忆可能因颈椎病所致。可见术前如不详细询问，常难以发现。

（五）排便排尿功能障碍

多在后期出现，起初以尿急、排空不良、尿频及便秘为多见，渐而引起尿潴留或大小便失禁。

（六）屈颈试验

由于此组病例的椎管多处于临界状态，因此其最怕屈颈动作，如将头颈前屈，由于椎管内有效间隙突然减少，致使脊髓处于容易遭受激惹的敏感状态，其双下肢或四肢可有"触电"样感觉（图 3-2-2-4-5）。此主要由于在前屈情况下，不仅椎管容积缩小，且于椎管前方的骨性或软骨性致压物可直接"撞击"脊髓及其血管，与此同时，硬膜囊后壁向前方形成的张压力，亦加重了对脊髓的压应力。

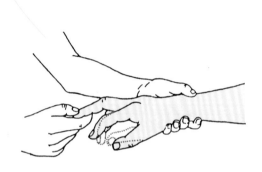

图 3-2-2-4-4　Hoffmann 征示意图

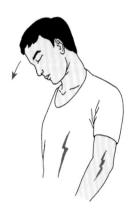

图 3-2-2-4-5　颈椎屈颈试验可诱发"触电"感示意图

四、脊髓型颈椎病影像学改变

（一）X 线平片及动力性侧位片

主要表现为以下特点。

【椎节梯形变】

病程较短之病例，大多因突出或脱出之髓核及椎节不稳所致。因此，在动力性侧位片上患节椎体间关节可显示明显之梯形变，其出现时间较 MR 成像技术检查阳性所见的时间为早。同样，已有骨刺形成的病例，其邻节在出现骨刺之前亦先从梯形变（椎节不稳）开始。

【骨刺形成】

约 80% 左右病例于患节椎体后缘有较明显之骨刺形成，其矢径自 1~6mm 或更长，一般以 3~5 mm 者居多；骨刺的长短不一定与症状有直接关系，更多取决于椎管的矢状径。

【椎管矢状径大多小于正常】

按比值计算，椎体与椎管矢状径比值大多小于 1∶0.75；矢状径绝对值也多小于 14mm，约半数病例在 12mm 以下。

【其他改变】

某些病例可伴有后纵韧带钙化、先天性椎体融合（以 C_3、C_4 为多）及前纵韧带钙化等异常所见。此种异常与本型症状的发生与发展亦有密切关系。

（二）MR 成像技术

对本病的诊断及治疗方法选择具有重要作用，因其如一幅脊髓及其周围组织的纵向剖面解剖图谱，对局部的病变一目了然，每个病例均应争取选用，特别是动力性 MR 成像技术更佳，其不仅对颈椎病的诊断、分型至关重要，且为手术的决定、手术部位的判定及术式的选择等都具有重要意义（图 3-2-2-4-6）。

此外，脊髓水成像技术（MRS）更可清晰显示脊髓全节段概况，包括受压部节段和程度，而且对其全貌也可一目了然（图 3-2-2-4-7）。

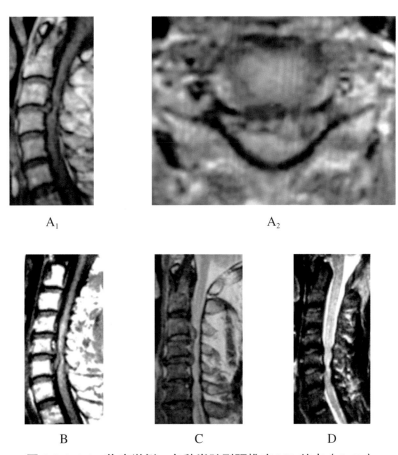

A₁ 　　　　　　A₂

B 　　　　　C 　　　　　D

图 3-2-2-4-6　临床举例　各种脊髓型颈椎病 MR 特点（A～D）
A. C₃₋₄ 椎间盘突出（A₁ 矢状位观；A₂ 横断面观）；B. C₅～C₆ 椎间盘脱出，游离型；
C. 多节段椎间盘突出＋椎节不稳；D. 多节段椎间盘突出、骨赘形成合并椎管狭窄（严重型）

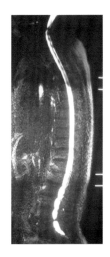

图 3-2-2-4-7　临床举例　脊髓全长水成像

（三）其他

包括 CT 扫描、CTM 及脊髓造影等对本型的诊断均有作用，可酌情选择。

五、脊髓型颈椎病鉴别诊断

（一）肌萎缩型脊髓侧索硬化症

【概述】

本病属于运动神经元疾患中的一种类型，其病因至今尚不明了。临床上主要引起以上肢为主或四肢性瘫痪，此易与脊髓型颈椎病相混淆。其鉴别要点如下。

【一般特点】

1. 年龄较轻　脊髓型颈椎病多为 45~50 岁以上者,而本病发病年龄较早,常在 40 岁前后起病,年轻者甚至 30 岁左右。

2. 无感觉障碍　本病一般均无感觉障碍,仅部分病例可有感觉异常主诉。而颈椎病患者,当引起脊髓受压出现运动障碍时,则均伴有感觉障碍症状与体征。

3. 起病速度快　颈椎病者发病较慢,且多伴有一定诱因。而本病则多无任何原因突然发病,常先从肌无力开始,且病情发展快。

【肌萎缩情况】

本病虽可发生于身体任何部位,但以上肢先发者为多,尤以手部小肌肉明显。大小鱼际、蚓状肌萎缩,掌骨间隙凹陷,双手可呈鹰爪状,并迅速向前臂、肘部及肩部发展,甚至引起颈部肌肉无力与萎缩。故对此类病例应常规检查胸锁乳突肌、提肩胛肌及颈部肌群,以判定有无萎缩征。

而颈椎病者由于以 C_{5-6}、C_{6-7} 及 C_{4-5} 处多见,故肌肉受累水平罕有超过肩部以上者。

【其他症状】

1. 植物神经症状　本病少有出现此症状者,而脊髓型颈椎病者常可遇到。

2. 发音障碍　当侧索硬化波及延髓时(可在起病时出现,但多见于本病后期),则出现发音含糊,渐而影响嚼肌及吞咽动作。而脊髓型颈椎病者则无此症状,只有当病变波及椎动脉时方有轻度发音障碍。

3. 椎管矢状径　本病时多属正常,而脊髓型颈椎病者则显示较明显之狭窄征。

4. 脑脊液检查　颈椎病者多为不全性阻塞及脑脊液生化检查异常等,而本病时则多属正常。

5. 其他　包括本病各期所特有的肌电图征、肌肉活组织检查以及 CT 扫描和核磁共振等,均有助于本病与脊髓型颈椎病之鉴别诊断,见表 3-2-2-4-1。

表 3-2-2-4-1　脊髓型颈椎病与肌萎缩型侧索硬化症之鉴别

鉴别要点	脊髓型颈椎病	侧索硬化症
发病年龄	多在 40 岁以上	多于 40 岁前后发病
感觉障碍	一般均有	无
起病发展速度慢	多有诱因	快,少有诱因
肌萎缩情况	轻,与病变椎节一致	重,可超过 C_4 平面
植物神经症状	多伴有	多无
发音、吞咽障碍	多无	多有
椎管矢状径	多有狭窄	多正常
脑脊液检查	呈不全阻塞征	多正常
MR 及 CTM 检查	显示脊髓受压征	脊髓外形正常,无受压征

本病预后较差,目前尚无有效措施阻止本病的进展,多在起病后数年至十余年而死于各种并发症或呼吸障碍。

（二）原发性侧索硬化症

本病与前者相似,唯其运动神经元变性仅限于上神经元而不波及下神经元,较前者为少见。主要表现为进行性、强直性截瘫或四肢瘫,无感

觉及膀胱症状。如病变波及皮层延髓束时则可出现假性球麻痹征象。鉴别要领与前者一致。

（三）进行性脊肌萎缩症

进行性脊肌萎缩症是指神经元变性限于脊髓前角细胞而不波及上神经元者。肌萎缩征先局限于一部分肌肉,渐而累及全身。表现为肌无力、肌萎缩及肌束颤动,强直征不明显。鉴别诊断要

领亦与肌萎缩型者相似。

（四）脊髓空洞症

【概述】

本病与延髓空洞症均属一慢性退行性病变，以髓内空洞形成及胶质增生为特点。其病程进展缓慢，早期影响上肢，呈节段性分布。当空洞逐渐扩大，由于压力或胶质增生不断加重，可使脊髓白质内的长传导束也被累及。临床上易与脊髓型颈椎病混淆。其鉴别要点如下。

【感觉障碍】

本病早期为一侧性痛觉及温度障碍。当病变波及前连合时，则可有双侧手部、前臂尺侧及部分颈、胸部的痛、温觉丧失，而触觉及深感觉则基本正常，此现象称之为感觉分离性障碍。颈椎病患者则无此种现象。

【营养性障碍】

由于痛觉障碍，不仅可在局部引起溃疡、烫伤、皮下组织增厚及排汗功能障碍等病变，且关节处可引起过度增生及磨损性改变，甚至出现超限活动，但无痛感，此称之为夏科氏关节。应注意与因脊髓痨所致者的鉴别（主要根据冶游史、病史及血清康华氏反应等）。

【其他】

尚可参考其他体征、年龄、颈椎 X 线平片、颈椎椎管矢状径测量及腰穿等检查。归纳上述内容，列表 3-2-2-4-2，供参考。磁共振、CT 扫描或脊髓造影等检查，有助于对本病的确诊。

以往对本病不主张手术，但近年来笔者发现，采取脊髓后正中切开减压及硅胶管植入引流术可以减轻髓内压力，约半数病例其远期疗效可维持多年，笔者曾遇到持续 10 年以上的病例。本病发展较慢，预后较前者为好。

（五）共济失调症

本病多有明显之遗传性，视其病变特点不同而分为少年脊髓型共济失调（又名 Friedreich 共济失调症）、脊小脑型、小脑型及周围型等数种，且亚型较多。

本病不难以与脊髓型颈椎病鉴别，关键是对本病要有一明确认识，在对患者查体时注意有无肢体共济失调、眼球震颤及肢体肌张力低下等症状，阳性者，有助于对本病的判定。

（六）颅底凹陷症

【概述】

近年来发现本病并非罕见，因无特效疗法，该组病员常求治于各医院门诊之间。由于其可引起脊髓压迫症状，因此应与脊髓型颈椎病加以鉴别。

【鉴别要点】

1. 短颈外观　主因上颈椎凹入颅内所致。

2. 标志测量异常　临床常采用的为以下两种。

（1）颅底角　所谓颅底角指蝶鞍和斜坡所形成之角度，取颅骨侧位片测量之，正常为132°，如超过145°则属扁平颅底。

（2）硬腭 - 枕大孔线　又名 Chamberlain 线，即硬腭后缘至枕大孔后上缘之连线。在正常情况

表 3-2-2-4-2　脊髓型颈椎病与脊髓空洞症之鉴别

鉴 别 要 点	脊 髓 型 颈 椎 病	脊 髓 空 洞 症
发病年龄	45 岁以后多见	30~40 岁者多见
感觉分离	少见	多见
肌萎缩征	轻，局限	明显，尤以手部
下肢锥体束征	多明显	多无
Hoffmann 征	多阳性	多阴性
MR 及 CTM	显示脊髓变压征	见中央管扩大改变
X 线平片	矢状径狭窄、骨刺形成等	无特殊

下，枢椎之齿状突顶端低于此线，如高于此线则属扁平颅底。

（3）其他　本病发病年龄多较早，可在20~30岁开始发病；临床上多表现为四肢痉挛性瘫痪，且其部位较脊髓型者为高，程度较重。多伴有疼痛性斜颈畸形及颈椎骨骼其他畸形。病程后期如引起颅压升高，则可出现颅内症状。

（七）多发性硬化症

【概述】

本病为一病因尚不十分明了的中枢神经脱髓鞘疾患，因可出现锥体束症状及感觉障碍，易与脊髓型颈椎病相混淆。本病虽在国内少见，但也非罕见，其可引起与脊髓型颈椎病相类同的感觉障碍及肢体痉挛性瘫痪，故在诊断上应想及此病。本病尚无特效疗法，手术可加剧病情甚至引起意外，因此切忌误诊。

【鉴别要点】

1. 好发年龄　多在20~40岁之间，女性多于男性；

2. 精神症状　多有程度不同之精神症状，常呈欣快状，情绪易冲动；

3. 发音障碍　病变波及小脑者可出现发音不清，甚至声带瘫痪；

4. 颅神经症状　以视神经受累为多，其他颅神经亦可波及；

5. 共济失调症状　当病变波及小脑时则可出现。

（八）脊髓痨

【概述】

脊髓痨为梅毒后期病征，其病理改变主要位于脊髓后根与后束，尤以腰骶部为多发。多于初次感染后10~30年发病。目前较少见，但某些地区仍可遇到。

【鉴别要点】

1. 有冶游史　应详细反复询问；

2. 闪电样疼痛　以下肢多见，呈灼痛或撕痛状，疼痛消失后该处出现感觉过敏，这是由于后根躯体神经受刺激所致；

3. 共济失调　因深感觉障碍所致。主要表现为步态蹒跚，并呈跨阈状；患者常主诉步行时有踩棉花样感觉；

4. 视力障碍　由于视神经萎缩所引起。早期视力减退，视野呈向心性缩小，最后可致盲；

5. 阿 - 罗（Argyll-Robertson）瞳孔　即瞳孔的调节反应正常，而对光反应消失或延迟；

6. 肌力低下　尤以下肢为明显，膝跳反射甚至可消失；

7. 康华氏反应　血清康华氏反应阳性率约为70%，脑脊液之华氏反应阳性率约60%。

根据以上几点易与颈椎病相鉴别。此外尚可参考其他检查结果，包括 X 线平片、MR 及 CT 扫描等，一般无需脊髓造影。

（九）周围神经炎

【概述】

本病系由于中毒、感染及感染后之变态反应等所引起的周围神经病变，主要表现为对称性或非对称性（少见）的肢体运动、感觉及植物神经障碍。可单发或多发。其中因病毒感染或自体免疫功能低下急性发病者，称之为急性多发性神经根炎（即 Guillain-Barre 症候群）。

【鉴别要点】

1. 对称性运动障碍　通常表现为以四肢远端为重的对称性弛缓性不全瘫痪，此不同于颈椎病时的不对称性痉挛性瘫痪；

2. 对称性感觉障碍　可出现上肢或下肢双侧对称性似手套 - 袜子型感觉减退，颈椎病者亦罕有此种改变；

3. 对称性植物神经功能障碍　主要表现为手足血管舒缩、出汗和营养性改变。

根据以上三点不难与脊髓型颈椎病区别。此外尚可参考病史、X 线片、MR 及 CT 扫描等其他有关检查。非病情特别需要，一般无需脊髓造影。

（十）继发性粘连性脊蛛网膜炎

【概述】

近年发现本病日渐增多，除由外伤、脊髓与

脊神经根长期遭受压迫所致外，大多为椎管穿刺、椎管内或椎管外注药、腰麻及脊髓造影等所引起，因此，多属于医源性因素。本病可与颈椎病伴发，亦可单独存在。

【鉴别要点】

1. 病史　主要根据既往多有椎管穿刺、注药或脊髓造影等病史，尤其某些刺激性较大的造影剂（目前已不再选用）更易引起。

2. 根性刺激症状　多较明显，尤以病程较长者，常表现为根性痛。其范围多较广泛，且成持续性，可有缓解期，但在增加腹压时加剧。

3. 影像学改变　既往曾行碘油造影者，于X线平片上显示椎管内有烛泪状阴影，多散布于两侧根袖处。此外，MR成像技术可以较清晰地显示蛛网膜下腔粘连的范围与程度，此有助于与脊髓型颈椎病者的鉴别，但有不少病例两者同时伴发。

（十一）肿瘤

【概述】

本节所阐述肿瘤，主要是指颈髓本身及邻近可波及脊髓的肿瘤。后者除椎管内髓外肿瘤外，尚应注意颈椎椎骨局部的转移性或原发性肿瘤（以前者多见，约占90%以上），尤其病变早期，如不注意观察则易误诊或漏诊。其肿瘤之分类及其鉴别要点如下。

【髓内肿瘤】

较为少见，在脊髓肿瘤中不足1/10，与脊髓外病变（包括颈椎病及髓外肿瘤）的鉴别可参考下表（表3-2-2-4-3）。

除上述临床鉴别诸要点外，尚可参考X线平片及脑脊液动力学试验等。此外脊髓造影检查，在髓内肿瘤时显示脊髓呈梭形膨大，且不与椎节水平相一致，而髓外致压者，则呈杯口状充盈缺损征。

【髓外肿瘤】

椎管内髓外之肿瘤以神经鞘瘤为多见，几乎占脊髓肿瘤的半数。其次为脊膜瘤（10%~15%）和转移瘤（8%）等。现以神经鞘瘤为例，归纳其特点如下。

1. 年龄　好发于30~40岁之间，性别无明显差异。

2. 好发部位　以脊神经后根处为多发，可波及2~3个根。

3. 症状特点　因其发病缓慢，由于脊髓及脊神经根的代偿作用而使症状多逐渐发生。主要表

表 3-2-2-4-3　颈段髓内与髓外损害的鉴别

鉴 别 要 点		髓 内 损 害	髓 外 损 害
运动障碍	痉挛性瘫痪	晚期发作，下肢多见	早期出现，远端更明显
	迟缓性瘫痪	早期出现，上肢多见	一般无
	肌肉萎缩	多明显，尤以上肢	除患节局部，少见
反射	骨骼肌反射	早期上肢↓，晚期下肢↑	早期↑，患节可能↓
	Babinski 征	晚期出现	可能早出现
感觉	根性痛	多缺如	多有
	局部骨痛	一般无	多有
	感觉丧失	自上而下，可有感觉分离征	由远端开始呈向心性
其他	皮肤营养改变	常有	罕见
	膀胱功能	早期出现失禁	晚期失禁
	影像学改变	MR可有阳性发现	MR、CTM可发现致压物

现为根性放射痛、棘突旁叩痛及受累节段的反射与肌力改变。

4. 诊断　除上述特点外，一般均需通过磁共振、CT扫描或脊髓造影证实。

【脊髓血管瘤】

在脊髓肿瘤中发病率约占5%左右。实质上其大多属于脊髓血管畸形。由于其病变范围较广，程度轻重不一，因此临床症状差异较大，从仅有轻微症状到完全瘫痪表现不一。后者主要因脊髓血流动力学改变引起病理循环或血栓形成，以致脊髓因严重缺血而出现软化（后期纤维化）之故。

本病早期诊断不易，对有短暂性神经根痛者应注意是否本病。典型病例可以通过DSA或一般的脊髓造影及脊髓血管造影诊断，不典型者往往是在术中确诊。

本病与脊髓型颈椎病的鉴别除依据DSA及其他造影技术外，尚可根据颈椎病本身的诊断要点。如两者并发，预后不佳。

（十二）颈髓过伸性损伤

【概述】

颈髓过伸性损伤属于颈部外伤中一种类型，易与在颈椎病基础上遭受过屈伤所造成的脊髓前中央动脉症候群相混淆。前者大多需要先采用保守疗法，之后再决定手术；后者则需及早施术，故两者的鉴别具有临床意义。其鉴别要点需多方面考虑。

【损伤机制】

两者均发病于头颈部外伤后。过伸性损伤者大多因高速行驶之车辆急刹车所引起，由于惯性力的作用，面、颌、颏部遭受正前方的撞击，而使头颈向后过度仰伸，此时已被拉长的脊髓（椎管亦变得相对狭窄）易突然被嵌夹于前突内陷的黄韧带与前方骨纤维性管壁之中而引起脊髓中央管周围损害。而脊髓前中央动脉症候群者则多系在椎体后缘骨刺或髓核突出的基础上，突然遭受使头颈前屈之暴力，以致脊髓前方被撞击到骨性或软骨性致压物上而引起脊髓前中央动脉的痉挛与狭窄，并出现供血不全症状。

【临床症状】

1. 运动障碍　由于过伸性损伤的病理改变位于脊髓中央管周围，因此最先累及上肢的神经传导束而先出现上肢瘫痪，或是上肢重，下肢轻，尤以手部最为明显的瘫痪征。而脊髓前中央动脉症候群者则完全相反，其瘫痪是以下肢重而上肢轻。

2. 感觉障碍　脊髓前中央动脉症候群者感觉受累较轻。而过伸性损伤者不仅症状明显，且可出现感觉分离现象，即温、痛觉消失，而位置觉、深感觉存在；此主要是由于病变位于中央管附近所致。

【影像学改变】

于X线平片上两者有明显差异。过伸性损伤者在侧位观上可以发现患节椎间隙前方呈增宽状，且椎体前阴影明显增宽，多超过正常值一倍以上。而脊髓前中央动脉症候群者由于多在骨刺形成的基础上发病，因此不仅多有骨赘存在，且椎管一般较狭窄（宽椎管者不易发病）。

【其他】

尚可参考面颌部或后头部有无软组织损伤，并参考患者年龄及病史等加以区别。一般无需脊髓造影。

归纳以上诸点，列两者鉴别诊断表于后（表3-2-2-4-4）。

六、脊髓型颈椎病治疗原则

（一）脊髓型颈椎病非手术疗法

仍为本型的基本疗法，尤以早期的中央型（上肢型）及前中央血管型（四肢型），约近半数病例可获得较明显疗效。但在进行中应密切观察病情，切忌任何粗暴操作及手法。一旦病情加剧，双下肢瘫痪者，则应及早施术，以防引起脊髓变性。对脊髓已有液化灶者，在警告切勿外伤（包括猛刹车）的同时，积极准备施术。

（二）脊髓型颈椎病手术疗法

【手术适应证（2008）】

凡已确诊的脊髓型颈椎病患者，如无手术禁

表 3-2-2-4-4　脊髓前中央动脉症候群与过伸性损伤鉴别

鉴 别 要 点	脊髓前中央动脉症候群	过 伸 性 损 伤
致伤机制	见于颈部前屈状态下	颈部向后仰伸
瘫痪特点	突发性四肢瘫，下肢重	突发性瘫，上肢重
感觉障碍	较轻	明显，可有感觉分离
软组织损伤	后头部多见	面、额、颌及颊部多见
X 线片特点	伤节多有明显骨赘及椎管狭窄	伤节椎间隙及椎体前阴影宽
磁共振检查	椎管前方有致压物	脊髓中央管处信号异常

忌证，原则上应尽早手术治疗。但其中椎管较宽，且症状较轻者，亦可先采取有效的非手术疗法，并定期随访，无效或逐渐加重时则应及时手术。

【手术病例选择时，笔者建议考虑以下几点】

1. 急性进行性颈脊髓受压症状明显、经临床检查或其他特种检查（核磁共振、CT 扫描等）证实者，应尽快手术；

2. 病程较长、症状持续加重且诊断明确者；

3. 脊髓已出现液化灶者应争取尽早手术，必要时可前后路一并施术；

4. 脊髓受压症状虽为中度或轻度，但经非手术疗法治疗 1~2 个疗程以上无改善而又影响工作者。

【手术入路】

视病情、患者全身状态、术者技术情况及手术操作习惯不同等而选择最为方便有效手术入路。

当患者以锥体束受压症状为主者，原则上采取前方入路。而以感觉障碍为主、伴有颈椎椎管狭窄者，则以颈后路手术为主。两种症状均较明显者，视术者习惯先选择前路或后路，1~3 个月后再根据恢复情况决定需否另一入路减压术。

【手术术式】

因髓核突出或脱出者，先行髓核摘除术，之后酌情选择界面内固定术，或植骨融合术，或人工椎间盘植入术。因骨刺压迫脊髓者，可酌情选择相应术式切除骨赘。施术椎节范围视临床症状及 MR 而定，原则上应局限于受压之椎节（图 3-2-2-4-8~10）。后路手术目前以半椎板切除椎管成形术为理想（见手术章节），操作时应注意减压范围要充分，尽量减少对椎节稳定性的破坏。

3. 视每例手术为第一次　对每位外科医师都应该如此，包括高年龄者，作者施术已近半个世纪仍然牢记恩师屠开元教授"视每次手术为第一次"的教诲。应尽全力提高疗效，并将手术并发症降低到最低点。

4. 重视手术后护理、后继治疗及康复措施　应像对待手术一样认真，切不可掉以轻心而发生意外。

七、脊髓型颈椎病预后

因椎间盘突出或脱出所致者预后较佳，痊愈后如能注意防护则少有复发。中央型者对各种疗法反应收效较快，预后亦多较满意。椎管矢状径明显狭小伴有较大骨刺或后纵韧带钙化者，预后较差。病程超过一年，病情严重，脊髓已有变性者，预后最差。高龄者，特别是全身伴有严重疾患或主要脏器（肝、心、肾等）功能不佳者，预后亦差。对前两者选择手术疗法时应持慎重态度，操作时更需特别小心。

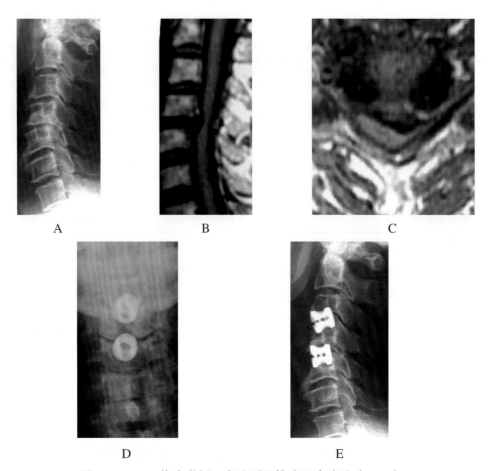

图 3-2-2-4-8　临床举例　脊髓型颈椎病手术疗法（A~E）
A. 侧位 X 线片显示 C_3~C_4 及 C_4~C_5 椎节不稳；B、C. MR 矢状位及水平位见 C_{4-5} 双向受压；
D、E. 鉴于 C_{4-5} 椎节双向受压，C_{3-4} 椎节不稳，且与临床定位检查一致，
故决定行 $C_{3-4,\ 4-5}$ 环锯 + 扩大切骨减压 +Cage 植入，术后症状消失，X 线正侧位片显示已恢复椎节原有高度与曲度

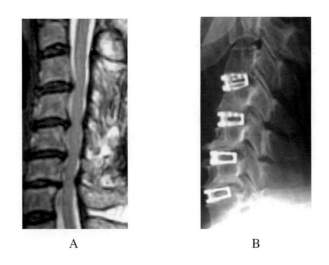

图 3-2-2-4-9　临床举例　多节段手术病例则需依据临床检查及影像学所见施术（A、B）
A. 术前 MR 矢状位显示 C_{3-4}、C_{4-5}、C_{5-6}、C_{6-7} 多节段椎节不稳及髓核后突；
B. 多节段经椎间隙潜式减压及 Cage 内固定术后 X 线侧位观

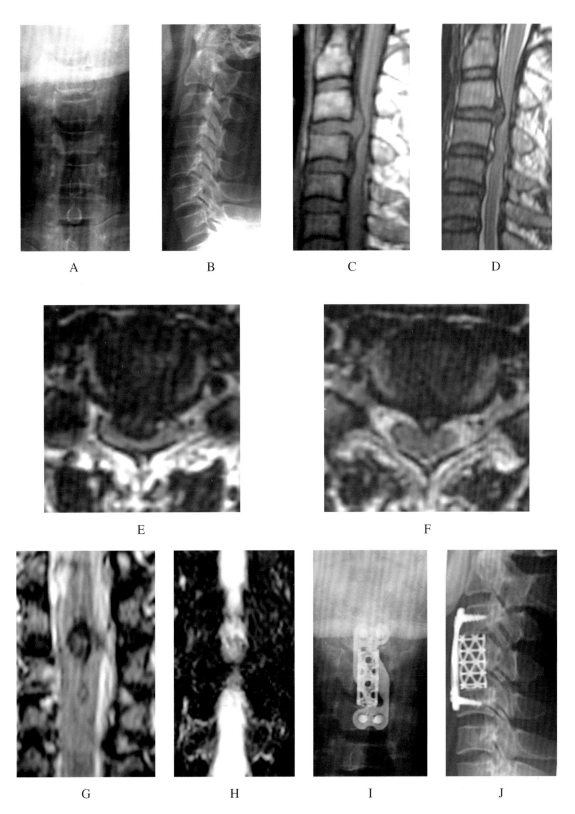

图 3-2-2-4-10　临床举例　男性，38 岁，$C_{3\sim4、4\sim5}$ 椎间盘突出行颈前路手术（A~J）

A、B. 术前 X 线正侧位片；C、D. MR 矢状位观；E、F. $C_{3\sim4、4\sim5}$MR 水平位观，显示脊髓前方受压征；
G. MR 冠状位观，所见与前者一致；H. MR 水平成像（MRS）；I、J. 行前路 C_4 椎体次全切除 + 钛网 + 植骨 + 钛板

第五节　椎动脉型颈椎病

一、椎动脉型颈椎病诊断标准（2008）

1. 曾有猝倒发作，并伴有颈性眩晕；

2. 旋颈试验阳性；

3. 多伴有头颅症状，包括视力模糊、耳鸣及听力障碍等；

4. X 线片显示节段性不稳定或钩椎关节骨质增生；

5. 除外眼源性、心源性、脑源性及耳源性眩晕；

6. MRA 或椎动脉彩超显示第二段椎动脉（Ⅴ－Ⅱ）有局限性狭窄或扭曲征；

7. 除外椎动脉第一段（Ⅴ－Ⅰ，即进入 C_6 横突孔以前的椎动脉段）和椎动脉第三段（Ⅴ－Ⅲ，即出颈椎进入颅内以前的椎动脉段）受压所引起的基底动脉供血不足；

8. 手术前需行 MRA 或数字减影椎动脉造影（DSA）有助于明确诊断。

二、椎动脉型颈椎病发病机理

（一）概述

近年发现椎动脉型颈椎病日益增多，其主要发病原因是由于椎节不稳所致，而颈椎不稳又是颈椎病发病过程中伴发的病理生理改变，因此，其发现率明显为高。本病易为非手术疗法治愈或好转，故住院及施术者较少。由于此型主要引起头痛症状，故又称之为上行性颈椎病，并易与多种引起头痛的疾患相混淆，在椎动脉影像学检查前常难以确诊。因此，其诊断问题常成为各有关科室之间容易引起争议的问题。

本病病因系各种机械性与动力性因素致使椎动脉遭受刺激或压迫，引起血管狭窄、折曲造成以椎 - 基底动脉供血不全为主要症状的症候群。其发病的机制有三方面因素。

（二）动力性因素

为本病最为常见的原因，主要由于椎节失稳后钩椎关节松动、变位而波及两侧上下横突孔，以致出现轴向或侧向移位而刺激或压迫椎动脉，并引起痉挛、狭窄或折曲改变。此种因素大多属于早期轻型。此外，椎间隙间距改变对椎动脉亦产生影响，因为在椎间隙退变的同时，由于上下椎体之间的间距变短，致使同节段的椎动脉相对增长。此不仅直接破坏了椎动脉本身与颈椎骨骼之间原有的平衡，且易出现扭曲及口径变细等改变。只要恢复椎节间高度（例如通过牵引），此现象即可迅速消失。

（三）机械性因素

大多见于本病中期，以椎节局部持续性压迫所致，临床上常见的原因有以下方面。

【钩椎关节囊创伤性反应】

钩突为颈椎退变过程最早出现退变的部位（图 3-2-2-5-1），并可使椎节侧后方关节囊产生创伤反应而影响脊神经根。而钩椎关节囊壁滑膜的肿胀、充血及渗出则直接减少了横突孔的横径（对椎动脉的影响较之矢状径更为重要），因而易波及椎动脉，可因局部的刺激或压迫而引起该动脉的痉挛、折曲或狭窄。

【钩突骨质增生】

在颈椎诸关节中既然钩椎关节是最早退变的部位之一，因此骨质增生亦多较明显。增生的骨刺除直接压迫侧后方的脊神经外，椎动脉亦易受压；加之横突孔这一骨性管道使椎动脉失去退缩

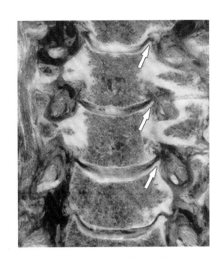

图 3-2-2-5-1　钩突增生
钩突为颈椎退变最早发生的部位（箭头所指处）

与回避的余地，从而构成其发病的病理解剖主要特点之一。其好发部位与颈椎退变的好发部位一致，多见于 C_{5-6}、C_{6-7} 及 C_{4-5}；但近年来发现 C_{3-4} 椎节亦非少见。

【髓核脱出】

由于椎体侧后方钩突的阻挡，椎间隙内的髓核不易从此处突出压迫脊神经或椎动脉，但当它一旦穿破椎体后缘侧方之后纵韧带进入椎管内时，则有可能突至椎间孔处，在压迫脊神经根的同时波及椎动脉。

（三）血管因素

【概述】

不仅较为复杂，且易变性大，加之椎动脉周壁上有着丰富的交感神经节后纤维，因此许多复杂的颅脑及内脏症状大多由此引发。此种血管因素主要表现在以下三方面。

【血管动力学异常】

本病多见于中年以后，除因颈椎本身的退变因素外，血管亦出现老化，尤其是 50 岁以上的病例，主要出现血管本身之弹性回缩力减弱。此种现象与颈椎的活动量大有关，尤其是旋转、前屈等均使椎动脉处于被牵拉状态，从而也加速形成了血管的退变及老化，并可形成恶性循环。

【动脉硬化性改变】

前种病理改变的结果，即便是正常人，50岁以后，其全身动脉均可出现程度不同的硬化性改变，椎动脉亦不例外，其程度与年龄成正比。如果血管壁上再出现粥状斑（椎动脉为好发部位之一），则可以加速这一病变过程。

【血管变异】

解剖材料表明椎动脉及椎静脉（丛）易出现变异，除无椎动脉（多为一侧性）外，尚包括横突孔的分隔（可分成 2~3 个）、矢径及横径改变、血管数量的差异、两侧血管的不对称及口径大小不一等，其均与本病的发生及发展有一定的关系（图 3-2-2-5-2~4）。

以上数种因素可同时出现，或以某一种为主。其中由于椎节不稳及局部创伤性反应所致者，易通过局部制动等有效措施而使症状消除，而因增生的骨刺等机械因素引起者则多为持续性。如在同一病例数种发病因素并存，当通过治疗后其中属于可逆性因素已经消除，而症状随之消失或明显减轻，则说明其他因素并非占主导地位，其预后多较佳。但如采取各种疗法后症状并无明显缓解，表明机械性致压物为本病例发病与发展的主要原因，在除外其他疾患基础上多需手术疗法。因此，对其病因、病理与发病机制如能全面加以了解，则有助于本病的诊断、治疗方法的选择及预后的判定。

三、椎动脉型颈椎病临床特点

临床上除表现颈椎病一般性颈部症状外，主要为椎 - 基底动脉供血不全所引发之颅脑症状及椎动脉周壁上交感神经节后纤维受刺激后所引起的交感神经症状。现分述于后：

（一）颈椎病一般症状

因其属于颈椎病中一型，因而其必然具有颈椎病的一般症状，如颈痛、后枕痛、颈部活动受限等。如病变同时波及脊髓或脊神经根时，则出现相应之症状。对颈部症状应注意检查，其是除外椎动脉第一段、第三段和第四段供血不全的主要根据之一。

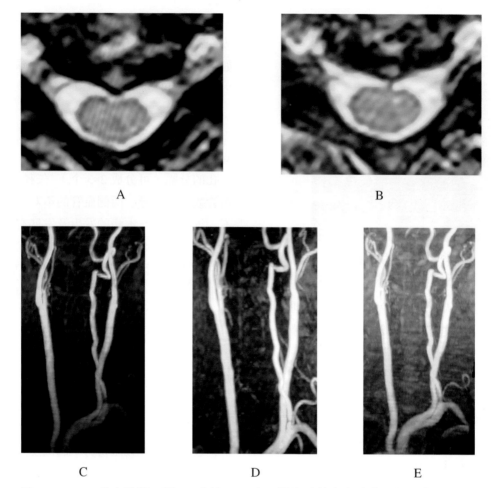

图 3-2-2-5-2　临床举例　例 1　女性，62 岁，因脊髓前中央动脉症候群来院检查，
行 MRA 检查时发现左侧椎动脉缺如（A~E）

A、B. MR 水平位显示脊髓前中央动脉症候群征象；C~E. MRA 显示左侧椎动脉缺如（不同层面及角度摄片）

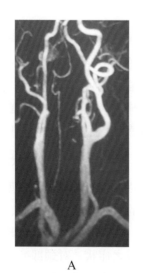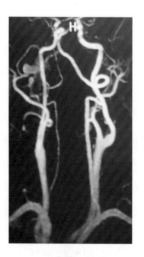

图 3-2-2-5-3　临床举例　例 2　男性，51 岁，颈性眩晕行 MRA 检查，
发现患者左侧椎动脉发育不全，呈细丝状上行（A、B）

A. 冠状位；B. 同前，另一层面

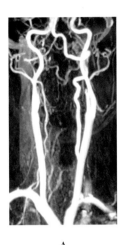 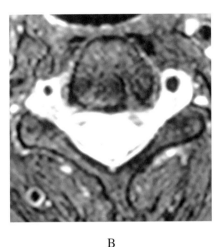 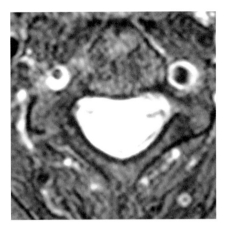

A　　　　　　　　　　B　　　　　　　　　　C

图 3-2-2-5-4　临床举例　例 3　女性，54 岁，因颈椎病来院检查显示左侧椎动脉狭窄、折曲（A~C）

A. MRA 前后位观；B、C. MR 水平位观

（二）椎 - 基底动脉供血不全症状

椎动脉分为四段（图 3-2-2-5-5），其中任何一段病变引起缺血时，均可出现相类同之症状，本组病变主要位于 V-Ⅲ 段，主要表现有以下特点。

【头颅症状】

1. 偏头痛　为多发症状，约在 80% 以上，常因头颈部突然旋转而诱发，以颞部为剧，多为跳痛或刺痛。一般均为单（患）侧，有定位意义；如双侧椎动脉受累，则表现双侧症状。

2. 迷路症状　亦较多发，主为耳鸣、听力减退及耳聋等症状。其发生率约为 80%，主要由于内耳动脉血供不全所致。

3. 前庭症状　主要表现为眩晕，约占 70% 左右。其发生、发展及加剧与颈部旋转动作有直接关系。应注意与美尼尔病鉴别。

4. 记忆力减退　约 60% 的病例出现此种现象，往往在手术刚结束（椎动脉减压性手术），患者即主诉"头脑清楚了"。甚至发病多年因头痛及眩晕不能下棋的患者，椎动脉松解术后当日即可与病友对弈（本人卧床，凭记忆由他人代走棋）获胜。

5. 视力障碍　约有 40% 的病例出现视力减退、视力模糊、复视、幻视及短暂的失明等，此主要由于大脑枕叶视觉中枢和第三、第四、第六颅神经核（位于脑干内）及内侧束缺血所致。

6. 精神症状　以神经衰弱为主要表现，约占 40%。其中精神神经抑郁较多，欣快者较少。多伴有近事健忘、失眠及多梦现象。

7. 发音障碍　较少见，约占 20%。主要表现为发音不清、嘶哑及口唇麻木感等；严重者可出现发音困难，甚至影响吞咽。此主要由于延髓缺血及颅神经受累所致。此症状更多见于高位侧索硬化症患者，应注意鉴别。

【猝倒】

系椎动脉痉挛引起锥体交叉处突然缺血所致，多系突然发作，并有一定规律性。即当患者在某一体位头颈转动时，突感头昏、头痛，患者立即抱头，双下肢似失控状发软无力，随即跌（坐）倒在地。发作前多无任何征兆，在发作过程中因无意识障碍，跌倒后即可自行爬起。其发生率约在 20% 左右（图 3-2-2-5-6）。

（三）自主神经症状

由于椎动脉周围附有大量交感神经的节后纤维，因此当椎动脉受累时必然波及此处的交感神经而引起植物神经系统的平衡失调。临床上以胃肠、心血管及呼吸症状为多。个别病例可出现 Horner 征，表现为瞳孔缩小、眼睑下垂及眼球内陷等（图 3-2-2-5-7）。由于人体组织的复杂性，尤其是中年以后的机体，各个器官可能患有

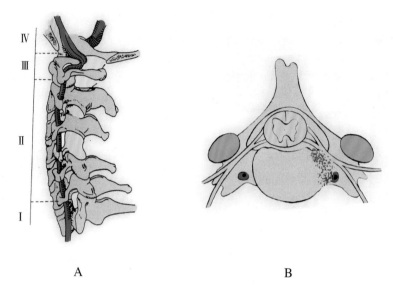

A   B

图 3-2-2-5-5　椎动脉区分为四段示意图（A、B）
A. 椎动脉分为四段图示；B. 钩椎增生波及椎动脉及脊神经根

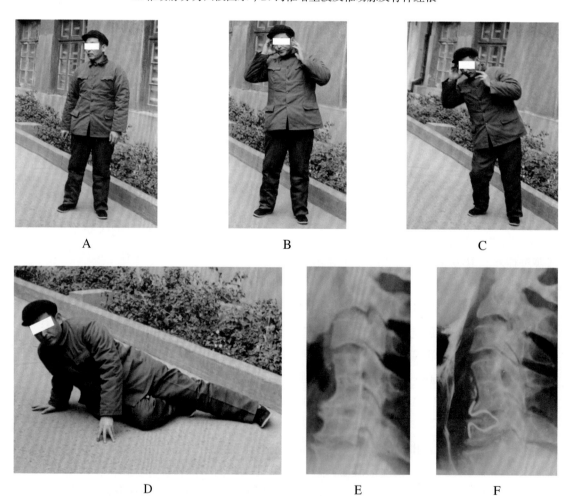

A   B   C

D   E   F

图 3-2-2-5-6　临床举例　猝倒发作典型案例（A~F）
A. 行走中偶然旋颈即突感眩晕；B. 立即停步、扶头；C. 眩晕仍未停止；D. 立即跌倒在地；
E. X 线平片显示 C_{4-5} 椎体先天性融合，C_{5-6} 椎间隙狭窄；
F. 行颈前路减压，NT_2 形状记忆合金人工关节置入；随访 22 年，未复发

各种疾患，难以将其统统归之椎动脉型来解释，只有那些检查阴性者方可考虑，但明确结论尚需通过治疗（包括手术）才可得到正确判断（图 3-2-2-5-8）。

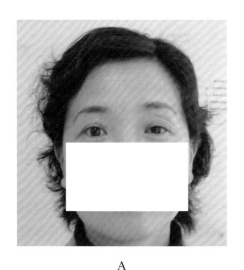

A

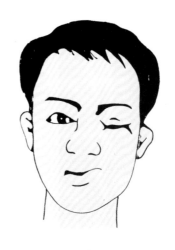

B

图 3-2-2-5-7　临床举例　Horner 征（A、B）
A.恢复期病例；B.示意图

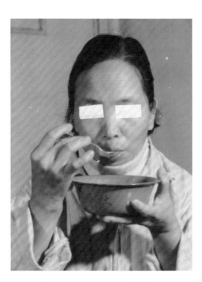

图 3-2-2-5-8　临床举例

患者，女性，47 岁，椎动脉型颈椎病。患者因椎动脉受压刺激其周围的交感神经节后纤维而出现胃肠道症状，甚至进食稀饭后有喷射性呕吐，各种检查包括纤维胃镜检查的结果均为阴性，诊断为胃病而治疗无效。后经笔者检查，诊断为椎动脉型颈椎病而行颈前路侧前方减压术，术后胃肠道症状消失。次日即可进食稀饭，未再发生呕吐现象

四、椎动脉型颈椎病影像学改变

（一）X 线改变

除可发现颈型颈椎病特征（椎节不稳及列线

改变）外，尚可发现钩椎增生、椎间孔狭小（斜位片）及椎骨畸形等异常。同时应注意观察有无其他异常（胸骨后甲状腺瘤或其他肿瘤时，可将气管压向一侧，虽少见，但后果严重，笔者曾发现二例），颅底与第一颈椎之间、第一与第二颈椎之间有无不稳（可从动力性侧位片上观察，前者表明椎动脉第三段受累），有无颅底凹陷症（椎动脉第三段可被累及），以上诸点对鉴别诊断具有重要意义，必须注意观察。

（二）DSA 技术

此种通过股动脉穿刺与插入导管，注入少量造影剂，以数字减影成像技术获得清晰的椎动脉图像；不仅对诊断，且对手术部位的确定至关重要，应争取进行；但目前多被后者取代。

（三）MR 成像及 CT 扫描技术

对判定脊髓状态及两侧横突孔有无变异、是否对称、内径有无差异等具有重要意义，尤其是无损伤的椎动脉 MR 成像技术（MRA），对椎动脉的判定既安全、又具有诊断价值，颇受病家欢迎（图 3-2-2-5-9）；但其清晰度较 DSA 为差，从临床现状来看，90% 以上患者愿意接受 MRA，而不同意行 DSA 检查。CT 扫描亦有助于对椎动

脉形态的判定，尤其是 CTM 技术的发展，具有立体感的血管形象更有利于临床医生对病情的判定（图 3-2-2-5-10）。

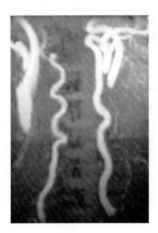

图 3-2-2-5-9　临床举例　MRA 可显示椎动脉形态及走行

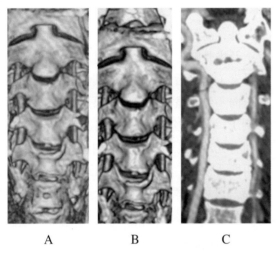

A　　　　　B　　　　　C

图 3-2-2-5-10　临床举例　CTM 检查（A~C）

CTM 可清晰地显示双侧椎动脉走行及血管直径差异

五、椎动脉型颈椎病鉴别诊断

（一）内耳疾患

所谓内耳疾患，主指美尼尔病，其是由于内耳淋巴回流受阻引起局部水肿所致。本病在临床上具有以下三大特点：发作性眩晕，波动性、进行性和感音性听力减退，耳鸣。其鉴别要点是常规请耳科医师进行会诊，除外耳源性眩晕。此外，MRA 及 DSA 等检查有助于两者之鉴别。

（二）眼源性眩晕

本病大多因眼肌麻痹及屈光不正（尤以散光）所致，其在青少年中发病率尤高，应注意加以鉴别。其鉴别要点如下。

1. 闭目难立征　多为阴性；

2. 眼源性眼震试验　多有异常反应；

3. 眼科检查　有屈光不正，其中以散光为多见；

4. 闭目转颈试验　阴性。

（三）颅内肿瘤

本病除因肿瘤组织直接对前庭神经或其中枢联结直接压迫外，多因颅内压升高所致。因此，在临床上除有眩晕症状外，多伴有颅内压升高等其他症状。临床上如能注意检查，一般不难以与颈源性眩晕相鉴别。个别困难者可行 MR 或 CT 扫描检查。

（四）动脉硬化症

本病主要由于在全身血管硬化之同时（多伴有高血压症），椎动脉本身亦出现硬化之故，其病理改变除管壁增厚、硬化及弹性减弱或消失外，可出现结节样变。因其所产生之症状可与颈源性椎动脉供血不全者完全相似，因此多需依据 MRA、DSA 或椎动脉造影确诊。当然，对长期有高血压病史者可作为参考依据之一。

（五）胸骨柄后方肿块（瘤）

胸骨柄后肿块以肿瘤及胸骨后甲状腺肿者为多见，可直接压迫椎动脉第一段而引起椎动脉供血不全症状。除可依据有无颈椎骨质异常改变、颈性眩晕及其他颈椎病症状外，确诊仍需依据 DSA、MRA 或椎动脉造影。

（六）其他

除上述五种病变外，其他凡可引起头晕、头痛及眩晕症状者，均需加以鉴别，其中包括：

1. 药物中毒性眩晕　以链霉素中毒为多见；

2. 流行性眩晕　为群发性，与战争、天灾及意外突发事件有关，多为一过性，预后佳；

3. 体位性晕眩　多因贫血或长期卧床所

引起；

4. 损伤性晕眩　外伤致内耳、听神经及中枢前庭核等受累者均可引起；

5. 神经官能症　多因长期失眠所致。

以上诸病如能注意加以认真检查，则不难诊断。

六、椎动脉型颈椎病治疗原则

（一）非手术疗法

非手术疗法为本型颈椎病的基本疗法，90%以上病例可通过卧床牵引、颈椎制动等常规疗法而获得疗效，尤其是因颈椎不稳所致椎动脉痉挛及变形者，大多可痊愈而不留后遗症，约占5%~10% 患者无显效。

（二）手术疗法

具有以下三种情况者方考虑施术，其术式见本书相关章节，主要为椎节固定术或颈椎侧前方减压术。

1. 有明显之颈性眩晕或猝倒发作且证明为颈椎病变所致；

2. 经正规非手术疗法治疗无效且又影响正常生活及工作者；

3. 经血管数字减影、椎动脉造影或 MRA 证实椎动脉有异常影像所见者；

4. 手术适应证（2008）：符合下列情况者可手术治疗：①颈性眩晕伴有猝倒症状、经非手术治疗无效者；②经 MRA 或 DSA 证实者。

七、椎动脉型颈椎病预后

本病预后大多良好，尤以因椎节不稳所致者。症状严重经手术治疗之病例预后亦多满意，笔者既往所施术数十例中，至今未见复发者（图 4-2-2-5-11）。

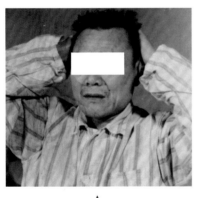
A

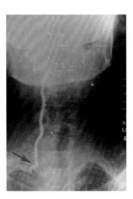
B1
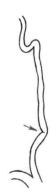
B2

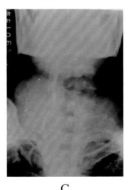
C

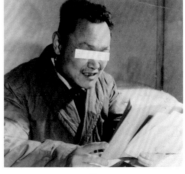
D

图 3-2-2-5-11　临床举例　椎动脉型颈椎病　患者，男性，50 岁，头晕、头痛 7 年，严重影响工作生活。多处求医未果，曾被诊断为"精神病"等（A~D）

A. 术前患者异常痛苦状；B. 术前椎动脉造影示椎动脉有明显折曲处（B1 为椎动脉造影；B2 为 X 线片素描示意图）；

C. 经颈前路行侧前方减压术后椎动脉造影显示折曲消失；D. 患者术后当日头晕、头痛情况明显改善，

术后 5 天，可轻松下棋、读书。随访 22 余年患者情况良好，未复发

第六节　食管压迫型颈椎病

一、食管压迫型颈椎病诊断标准（2008）

1. 吞咽困难，尤以仰颈时为甚；
2. X线平片显示椎节前方有明显之骨赘形成；
3. 钡餐检查显示食管受压征；
4. 多合并其他型颈椎病症状。

二、食管型颈椎病发病机理

（一）概述

食管型颈椎病，又称吞咽困难型颈椎病，在临床上相对少见，正是因为其少见而易被误诊或漏诊。因此，应引起注意。

主要由于椎间盘退变、继发前纵韧带及骨膜下撕裂、出血、机化、钙化及骨刺形成。此种骨刺体积大小不一，以中、小者为多，矢状径多小于5mm。由于椎体前方为疏松的结缔组织和富于弹性的食管，其缓冲间隙较大，一般不至于出现症状，但如果出现下列情况时则易发病。

（二）骨刺过大

如骨刺过大（笔者遇到超过1.5cm者）、并超过椎体前间隙及食管本身所承受的缓冲与代偿能力时，则可出现食管受压症状。

（三）骨刺生成迅速

如因外伤等因素致使椎体前缘骨刺迅速形成，其长度虽较前者为小，但由于该处软组织来不及适应而致使局部平衡失调，并出现症状。

（四）食管异常

临床上可遇到仅4~5mm长的骨刺亦表现吞咽障碍症状的病例，此主要由于食管本身可能有炎症存在（或食管周围炎）；当然也与患者本人的精神因素，食管的活动度及局部反应程度等有直接关系。

（五）解剖部位特点

症状是否出现、出现早晚及程度等均与食管的节段部位有密切关系。在环状软骨（相当第六颈椎处）与隔膜部的食管较为固定，因此较小的骨刺即可引起症状。

（六）体位影响

当颈椎处于仰位时，由于食管同时被拉紧而不易使食物通过障碍。在屈颈位时，食管处于松弛状态而易为食物所通过。

三、食管型颈椎病临床特点

（一）吞咽障碍

早期主要为吞服硬质食物时有困难感及食后胸骨后的异常感（烧灼、刺痛等），渐而影响软食与流质饮食。按其吞咽障碍程度不同分为三度。

【轻度】

早期症状，表现为仰颈时吞咽困难，屈颈时则消失；

【中度】

可吞服软食或流质者，较多见、且来就诊者较多；

【重者】

仅可进水、汤者，但少见。

（二）其他颈椎病症状

单纯此型者少见，约80%病例尚伴有脊髓

或脊神经根或椎动脉受压症状。因此，应对其进行全面检查以发现其他症状。

四、食管型颈椎病影像学改变

（一）X线平片检查

显示椎体前缘有骨刺形成，典型者呈鸟嘴状（图3-2-2-6-1）。其好发部位以C_{5-6}最多，次为C_{6-7}及C_{4-5}椎节。约半数病例其食管受压范围可达两个椎间隙。

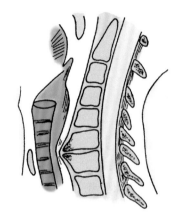

图3-2-2-6-1　食管压迫型颈椎病示意图

（二）钡餐检查

在钡餐吞服透视下（或摄片），可清晰地显示食管狭窄的部位与程度。食管的狭窄程度除与骨赘的大小成正比外，且与颈椎的体位有关。当

屈颈时，食管处于松弛状态，钡剂容易通过，轻型者甚至不显示狭窄，但仰颈时，由于食管处于紧张与被拉长状态，致使钡剂通过障碍程度加剧（图3-2-2-6-2）。

（三）MR及CT检查

均可显示椎节局部的病理改变，包括椎节前后骨刺生成情况及对食管的影响等。

五、食管型颈椎病鉴别诊断

（一）食管炎

原发性少见，多由于吞咽时被鱼刺、肉骨等刺伤所致，因此易与因椎体前缘骨刺压迫者相鉴别。个别原因不清、诊断困难者，可在拍摄颈椎X线平片时吞服钡剂，以判定食管受阻原因，因此易于鉴别。

（二）食管癌

发病缓慢，以老年人多见，因而易与食管受压型颈椎病相混淆，X线钡餐检查及食管镜检查易于确诊。

六、食管型颈椎病治疗原则

（一）以保守疗法为主

包括颈部制动，控制饮食（软食或流质），

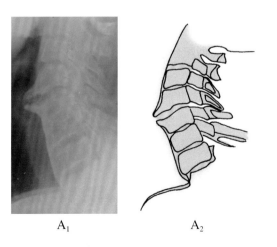
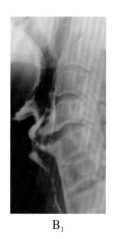
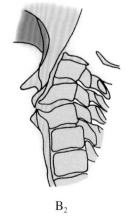

A_1　　　　　　A_2　　　　　　　　　　B_1　　　　　　B_2

图3-2-2-6-2　临床举例　食管压迫型颈椎病X线片及素描图（A、B）
A_{1-2}侧位X线片显示椎节前方巨大骨赘形成；B_{1-2}吞钡后侧位显示食管通过受阻

避免各种刺激性较大的食物及各种对症疗法。有低热、怀疑食管周围炎者，可给予广谱抗生素。

（二）伴有其他类型颈椎病需手术治疗者

可在术中将椎间隙前方骨赘一并切除。

（三）单纯型经保守疗法无效者

可考虑行手术切除，但对老年者施术应注意全身状况及术后处理，文献中曾有骨刺切除术后第三日，因咽喉处分泌物排出困难，引起窒息并继发心室纤维颤动经抢救无效死亡的报道。

（四）手术适应证（2008）

如因骨赘压迫与刺激食管引起吞咽困难，经非手术疗法无效者，应将骨赘手术切除。

七、食管型颈椎病预后

单纯型者预后均较好（包括非手术治疗及手术切除者）。

第七节 混合型颈椎病

一、混合型颈椎病诊断标准（2008）

1. 具有前述诸型两种及两种以上颈椎病者，均属此型；
2. 多见于病程久、年龄较高者。

二、混合型颈椎病特点

（一）概述

本型在临床上较为多见，尤其病程较久的老年患者，常常是多型并发，因此在诊断上，尤其是治疗上，应主次分明，优先处理引起患者病苦及功能障碍的主要病变。本型的特点如下。

（二）一般特点

视原发各型之组合不同，症状与体征有明显之差异，此型症状复杂，故诊断常感困难，在鉴别诊断上应注意。治疗措施需全面考虑，以防顾此失彼，尤应注意此组患者年龄多较大，全身状态欠佳，任何粗暴操作及手术更易发生意外和并发症。本型之预后一般较单一型者为差。

（三）本型大多由以下两型或多型组成

按其发生率排列顺序于后。

【颈型+根型者】

最为多见，约占本型之48%左右；

【颈型+椎动脉型者】

次多见，约占25%；

【颈型+根型+椎动脉型者】

约占12%左右；

【根型+脊髓型者】

约占6%（图3-2-2-7-1）；

【脊髓型+椎动脉型者】

约占4%（图3-2-2-7-2）；

【脊髓型+食管型者】

约占2%；

【其他类型组合】

约占3%。

除颈椎病诸型混合以外，伴有发育性椎管狭窄时，不仅病情复杂，且后果更为严重，在处理上十分棘手（图3-2-2-7-3）。

（四）年龄结构特点

以两头、（即年青组与老年组）为多见，前者主因颈椎椎节不稳，以致在引起颈椎局部遭受刺激与压力的同时，相邻的钩椎关节亦出现不稳，使脊神经根和椎动脉遭受激惹而同时出现二组或

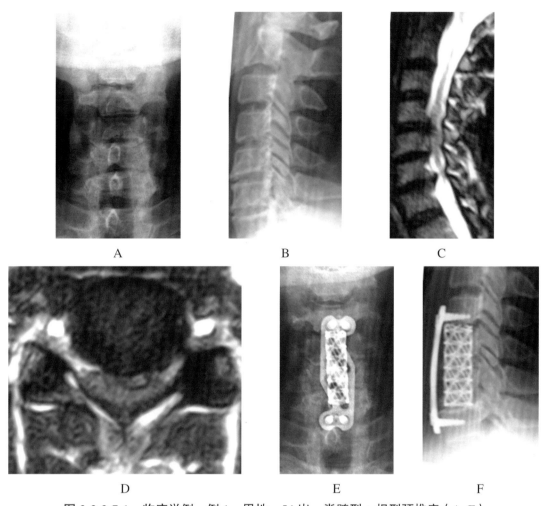

图 3-2-2-7-1　临床举例　例 1　男性，54 岁，脊髓型 + 根型颈椎病（A~F）

A、B. 正侧位 X 线片，于侧位片上显示 C_{4-5}、$_{5-6}$、$_{6-7}$ 椎节后缘骨质增生；C、D. MR 矢状位及水平位，显示 C_{4-5}、$_{5-6}$、$_{6-7}$ 椎节后缘致压物已侵及椎管 1/2 空间，且水平位片上见右侧脊神经根明显受压（箭头所指处）；E、F. 对此种病变广泛。症状明显者，手术要求高，减压需彻底，因此施以 C_5 及 C_6 椎体次全切除，使 C_{4-5}、$_{5-6}$、$_{6-7}$ 三个椎节均获减压，并用钛网 + 碎骨块将施术椎节撑开 + 钛板固定，使陷入前方之黄韧带回复原有张力（即复位），从而从前后双向直接消除了对硬膜囊压迫，术后正侧位 X 线片显示固定满意，术前脊髓及根性症状逐渐消失

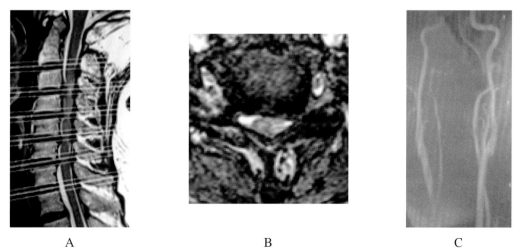

图 3-2-2-7-2　临床举例　例 2　脊髓型 + 椎动脉型颈椎病 MR 图像（A~C）

A. MR 矢状位见 C_{3-4}、$_{4-5}$、$_{5-6}$ 及 C_{6-7} 椎间盘突出明显，压迫脊髓，且于 C_{3-4} 段脊髓有液化灶可见；
B. 同前，横切位观，显示脊髓及脊神经根受压明显；C. 两侧椎动脉管径粗细不一

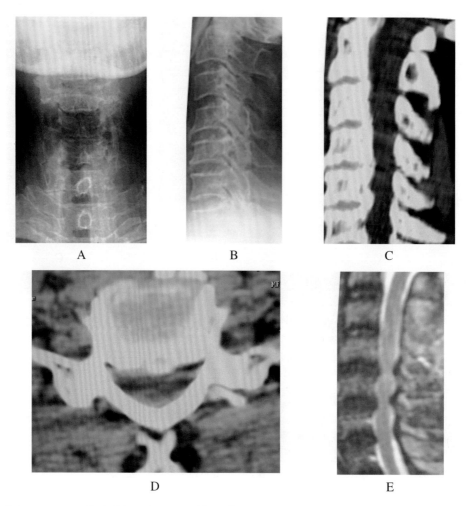

图 3-2-2-7-3　临床举例　例 3　男性，62 岁，颈椎病伴发育性椎管狭窄（A~E）
A、B. 正侧位颈椎 X 线片；C、D. CT 扫描矢状位及水平位；E. MR 矢状位，显示颈髓前后双向受压

三组症状。老年组则主要由于椎节局部骨质广泛增生，以致使多处组织受侵犯所致。

（五）诊治复杂

此型不仅在诊断上较为复杂，需与多种疾患鉴别，就是在各型之间，亦需从病理上搞清前后顺序，主次有分，这样方可减轻治疗上的复杂性，按轻重缓急依序处理。

三、混合型颈椎病鉴别诊断

由于混合型颈椎病各型之间搭配不一，因此所引起之症状悬殊较大，其中颈型与根型伴发者居多，在鉴别诊断上主要是与根型颈椎病相混淆的疾患进行区别。而脊髓型与椎动脉型两者伴发

时，则其鉴别诊断就相当困难，如果再加上根型伴存，就更加困难。在此情况下，首先是分析其病理解剖与病理生理特点，抓住其病变的实质，以及由此而出现的主诉，一般也易于与诸相关伤病加以区别。问题的关键是必须强调对各个单型颈椎病的鉴别要点要有一全面的认识与掌握，如此，才更有利于各种伤患之间的鉴别。

四、混合型颈椎病治疗特点

主要有以下三点。

（一）按发病机理治疗

在混合型患者中，可能是一种病因引起多型症状；也可多种病因引起一型。前者代表是椎节

不稳，视机体的状态不同可以同时引起颈型、根型与椎动脉型，在治疗上只要恢复椎节稳定（牵引、制动或手术）就从根本上得到治疗。后一种情况就多了，例如椎体后缘骨刺引起脊髓型，小关节增生引起根型，椎体前方骨刺出现食管受压型等，如此，在治疗前首先找出病因，按主次兼顾最好，不可能时，则应按轻重缓急依序处理。

（二）对手术持慎重态度

除了椎节不稳所引起二型以上混合型病例在治疗上较为明确、简单外，其他因素所致者病理改变错综复杂，且病程大多较久，因此在选择手术治疗时，应特别小心，需对其病情有一全面考虑和认识，在术前做好充分的准备工作，并告知患者。

（三）注意年龄特点

年轻病例在治疗上较为简单，收效亦快。而年迈者，除病程长、骨质增生广泛和病理改变复杂外，其全身状态大多欠佳，尤其是心肺机能，需注意检查，全面考虑方可。

（四）手术适应证（2008）

该型患者症状复杂，以高龄者居多，对手术治疗应持谨慎态度。对已影响工作、生活，经2~3个月非手术疗法无效者，应考虑手术治疗。

第八节　简易分型颈椎病中某些类型的争论、共议与共识

一、概述

在2008年4月上海举办的全国第三届颈椎病专题研讨会中，对许多问题进行了讨论，并在纪要中均有表述，其中有以下几段文字涉及颈椎病其他分型的诊断与治疗，先转录于后，再另加讨论。

二、关于交感型颈椎病

对于颈椎病的临床分型及相应的诊断标准，讨论热烈，争议较多。特别是对于交感神经型颈椎病和其他型颈椎病。专家们提出了许多不同意见。

交感神经型颈椎病的争议焦点：许多专家认为仅靠症状而无特定的病理解剖部位、且交感神经症状散布于诸型之中，更无定位特征，难以明确诊断，亦难以设计治疗方案（含手术），因此建议取消此分型。也有专家认为临床上许多患者的症状难以用椎动脉型解释，而是仅表现为交感神经症状，因此应保留此分型。有专家提出，由于椎动脉和交感型颈椎病在临床症状方面有较显著的相似性，常常很难区分，因此建议统称为交感或椎动脉型。另有专家鉴于对伴有交感症状的脊髓型和（或）神经根型患者施以颈前路减压术后，其伴发的交感神经症状也随之消失，因此认为此种现象与后纵韧带上可能附着的交感神经节后纤维受刺激有关。

由于上述争议，在修订诊断标准时做出下述结论。

交感神经型颈椎病：由于对此分型的诊断标准尚有较多争议，尚待进一步讨论，因此暂不提出修订意见。当然在手术治疗的适应证方面对此型未做要求与阐述。

三、关于其他两型（颈椎失稳型与脊髓前中央动脉受压型）颈椎病

（一）共识与争议

其他型颈椎病的争议焦点：部分学者提出，这一分型中，除了食管受压型颈椎病之外，应当补充颈椎不稳定（失稳）型和脊髓前中央动脉受压型。

（二）颈椎不稳定（失稳）型

提出颈椎不稳定（失稳）型的理由是颈椎与腰椎在结构上相似，既然在腰段有腰椎不稳定这一诊断，并有其独立的诊断标准和治疗措施（包括手术），那么对于颈椎有类同的病理解剖及病理生理表现者，亦应有此相类似的诊断。根据临床观察，这一分型的诊断标准可为：

1. 症状介于颈型、根型与椎动脉型之间；

2. 症状时隐时现，与体位不当、过劳和颈部过度活动（含推拿及练功等）相关；

3. 侧位 X 线动力片及 MR 检查显示椎节不稳（前后滑移 > 2mm，见图 3-2-2-8-1、2）及椎动脉曲折与狭窄；

4. 牵引及制动有效；

5. 个别病例可行椎节撑开融合术或人工髓核植入术。

（三）脊髓前中央动脉受压型

提出脊髓前中央动脉受压型的理由是临床病例中，此种情况并非罕见，目前高清晰螺旋 CT 与 MR 技术已能发现和证实脊髓前中央动脉受累概况，而且随着影像学技术的提高，将被普遍确认，因此建议列为一种分型。这一分型的诊断标准为：

1. 以脊髓前方受压所致的运动障碍为主；

2. 多伴有头颅供血不全及交感神经症状，且波动性大，屈颈时加剧；

3. MR 所见为硬膜囊前方中部受压征（图 3-2-2-8-3、4）；

4. MRA 及 CTM 显示脊髓前中央动脉受压征，包括变细、中断等，减压术后缓解，椎动脉亦多受波及（图 3-2-2-8-5、6）；

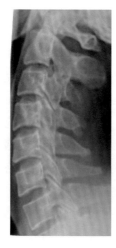 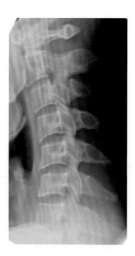 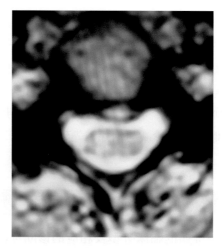

A   B   C

图 3-2-2-8-1　临床举例　女性，45 岁，不稳型颈椎病影像学特点（A~C）
A、B. 颈椎伸屈动力性侧位片显示 C_5~C_6 位移 2.2mm；C. MR 水平位显示纤维环后突压向硬膜囊（可刺激窦 – 椎神经）

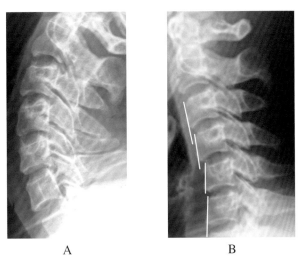

图 3-2-2-8-2 临床举例 女性，51 岁，颈椎多节段椎节不稳定，尤以 $C_{3\sim4}$、$_{4\sim5}$ 及 $C_{5\sim6}$ 为明显，并引起脊髓前中央动脉缺血症（A、B）

A.仰伸位；B.前屈位

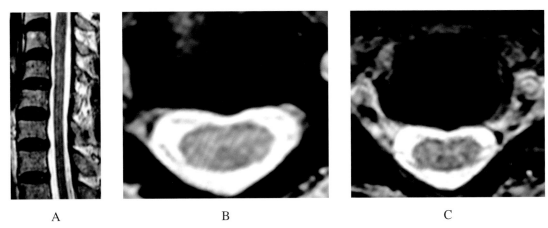

图 3-2-2-8-3 临床举例 女性，53 岁，脊髓前中央动脉症候群 MR 早期影像学所见（A～C）

A. MR 矢状位，显示颈椎多节段退变；B、C. $C_{5\sim6}$ 及 $C_{6\sim7}$ 节段水平位观，显示后突之髓核压向脊髓前中央动脉处

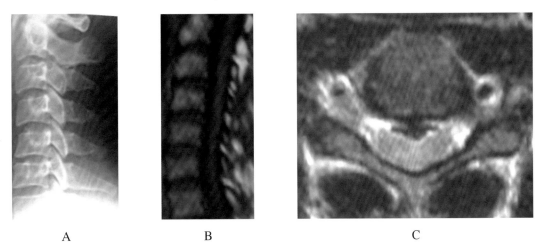

图 3-2-2-8-4 临床举例 脊髓前中央动脉症候群影像学所见（A～C）

A.颈椎侧位屈颈片显示 $C_{4\sim5}$ 椎节不稳；B. MR 矢状位，T_1 加权显示 $C_{4\sim5}$ 髓核后突；

C. MR 水平位见后突之髓核对脊髓前中央动脉处形成压迫症

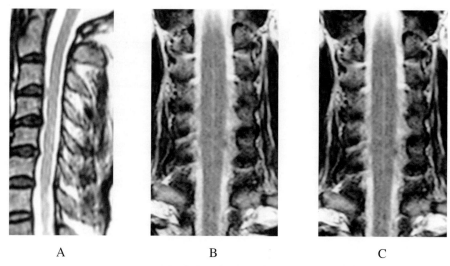

图 3-2-2-8-5　临床举例　男性，28 岁，脊髓前中央动脉症候群（A~C）
A. MR 矢状位观；B、C. MR 脊髓前中央动脉冠状位观

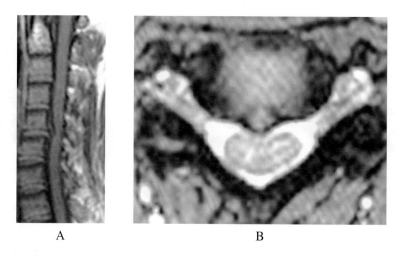

图 3-2-2-8-6　临床举例　女性，50 岁，脊髓前中央动脉综合征（A、B）
A. MR 矢状位显示 C_{5~6} 髓核后突；B. MR 水平位，显示后突髓核致压部位位于脊髓前方中央处

5. 牵引及制动疗法有效；

6. 非手术疗法无效或反复发作已影响生活质量或工作时，可行手术疗法。

（四）反对意见的理由

不赞成补充上述两种分型的专家认为：

【关于颈椎不稳定（失稳）型】

尽管颈椎不稳定在颈椎病患者中十分常见，是一个值得重视的问题，但它是颈椎椎间关节减退过程中的一种病理现象，是椎间盘退变的继发改变。由于颈椎间盘突出症已经是一个独立诊断，因此颈椎不稳症不应成为另一分型。从另一方面看，颈椎不稳是颈椎病的一个并发症，已经成为一个独立的诊断，不必再作为独立分型。也有专家认为，这一分型与颈型颈椎病不好区分。

【关于脊髓前中央动脉受压型】

脊髓前中央动脉难以获得明确的影像学特征。此种情况单独存在的机会很少，因此放在其他型中即可。也有专家认为，脊髓前中央动脉受压较难用客观检查证实，能否在脊髓型颈椎病的形成中强调前中央动脉的重要性。

四、其他型颈椎病结论

根据上述争论后达成以下共识，其他型颈椎病尚有以下几型。

（一）食管受压型颈椎病

吞咽困难，尤以仰颈时为甚。X 线平片显示椎节前方有明显之骨赘形成；钡餐检查显示食管受压征，多合并其他型颈椎病症状；

（二）颈椎不稳定（失稳）型（暂列）

待进一步讨论；

（三）脊髓前中央动脉受压型（暂列）

待进一步讨论。

五、其他型颈椎病手术治疗问题

对其他型颈椎病纪要中明确如下意见。

（一）食管受压型颈椎病

如因骨赘压迫与刺激食管引起吞咽困难，经非手术疗法无效者，应将骨赘手术切除；

（二）脊髓前中央动脉受压征

经 1~2 个月非手术疗法治疗无效，已严重影响正常工作、生活的患者，可考虑手术治疗；

（三）颈椎不稳定（失稳）型

因颈椎不稳引起头颈及肢体发作性脊髓、脊神经根或椎动脉症状，经较长时间保守治疗无效者，可行颈椎稳定手术。

第九节　颈椎病专科分期（型）概况

一、颈椎病专科分期（型）概述

由于对颈椎病的认识是一个不断深化的过程。因此，任何一种分期或分型均有其时代的标准。因为颈椎病的病理解剖与病理生理相当复杂，且病变广泛，个体差异大；因此，当前尚难以用某一种分期与分型包罗全部现象，但我们通过对数千例施术病例及数万例非手术者的临床观察，认为一个理想的分期与分型，应该能够明确以下问题。

1. 明确病变的病理解剖和病理生理实质　这一点对任何一种疾患来说都是最为主要的，只有较正确地反映出该病的实质，才能对其全貌有一整体的认识与估价。因此，病理解剖与病理生理特点是分类与分型的基础。

2. 明确病变的特点　颈椎病为一延续时间较长，且处于不断发展中的疾患，一个恰如其分的分期与分型应该能够反映出这一病变段面的特点，如此方具有诊断意义，并有别于其他疾患或同一疾患的不同时期。

3. 明确对治疗方法的选择　根据这一分期及分型，临床医师可以一目了然地知道患者处于病理的哪一阶段，以决定应该采取何种疗法最为适宜，包括非手术疗法的选择、手术疗法的种类、施术途径与术式等。

4. 便于对其预后的判定　对每一组病例都应该能从其诊断的分期与分型上如实地反映出其预后。依据该病的病理解剖与病理生理特点为基础的分类，该病的预后也必然显而易见。

二、颈椎病专科分期（型）建议

根据这一标准，作者曾建议将颈椎病分为颈椎间盘症期、骨源性颈椎病期及脊髓变性期。对于影像学上有改变，包括髓核突出、脱出，甚至有明显骨刺形成，但却无任何临床症状者，过去称为"颈椎病前期"。这一结论势必增加精神负担。因为既然有"前期"，正式颈椎病不过是早晚的问题。经过反复推敲，不如称"单纯性颈椎退变"为好。如此，可让有此种现象的被检查者或咨询者放心、定心。

下面依据本病的病理生理与病理解剖进程及其特点归纳以下三节分门别类加以阐述。

第十节　专科分型之一：颈椎间盘症期

一、颈椎间盘症期概述

颈椎间盘症期指病变局限于椎间盘，即以颈椎间盘退变为主，包括从纤维环及髓核退变开始至髓核脱出后引起韧带－椎间盘间隙的形成，以及骨赘生成以前的这一阶段。这是颈椎病的早期阶段。根据其病理生理及病理解剖特点不同，本期可以分为以下三个阶段，并分别加以命名。

二、单纯性椎间盘症

（一）病理解剖与病理生理特点

为第一阶段，多在青壮年时初次发病。其病理解剖与病理生理特点是纤维环和（或）髓核刚刚开始变性，由于脱水及微结构紊乱而致使椎体间关节的平衡失调；原来稳定的椎体间关节、钩椎关节及小关节开始出现松动、轻度变位及咬合失稳。在新的平衡关系建立以前，主要是通过纤维环外层边缘及后纵韧带上的神经末梢（窦椎神经）引起症状（图3-2-2-10-1）。

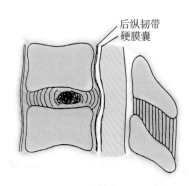

后纵韧带
硬膜囊

图 3-2-2-10-1　单纯性椎间盘症示意图

（二）临床特点

在临床上，主要表现为颈部不适、酸胀及头颈部放在任何体位都感到不舒适，尤以晨起或长时间低头工作后为多发。体检时，除棘突部可有局限性固定压痛外，其他多无阳性所见。因上述症状主要由椎节不稳所致，故波动性较大。

（三）影像学改变

侧位X线片上显示颈椎生理曲线变异及轻度梯形变，MR成像技术可能无阳性所见，或变性早期外观。

（四）诊断要点

【临床表现】

主要为颈部酸胀及不适感，但无脊神经根放射症状者。

【颈部加压及颈脊神经根牵拉试验】

均属阴性。

【影像学改变】

X线片除有生理曲线改变外，侧位动力性平片显示椎节不稳，MR成像大多阴性。

【牵引试验】

当牵引头颈部时，自诉症状缓解或消失。

【鉴别诊断】

主要是排除颈部扭伤及肩周炎等（见本章第一节内的颈型颈椎病）。

（五）治疗原则

以保护及消除诱发因素为主，注意纠正不良体位；一般性非手术疗法，如自我牵引疗法（见自我疗法）、局部制动及理疗等均有效；1～2周即痊愈，少有超过 3 周者。

（六）预后

均较佳，但应预防复发因素。

三、椎间盘突出症

（一）病理解剖与病理生理特点

在前者基础上，受各种附加因素影响而使已开始变性的髓核，沿着纤维紊乱的纤维环向侧后方或侧方突出，致使后纵韧带隆起，刺激该处的脊脑膜返回支的分支而出现较持续的颈部症状。如果突出的髓核压迫或刺激脊神经根，则出现根性症状。在椎管矢径狭小者，亦可刺激或压迫脊髓及其血管而出现脊髓症状（图 3-2-2-10-2）。如突出物突向侧方压迫椎动脉时，亦可出现椎动脉供血不全症状，但此种情况较为少见。

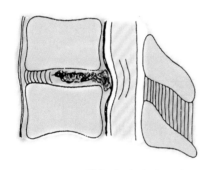

图 3-2-2-10-2　椎间盘突出症示意图

（二）临床特点

从前述病理生理的角度来看，本期临床症状特点主要表现如下。

【颈部症状】

大多为持续性。

【根性症状与脊髓症状】

波动性较大，椎动脉缺血征多为一过性。病情的发作常与劳动或睡眠时体位不佳、增加腹压及姿势不良等关系密切。波及根性的症状大多由突出的髓核对脊神经的刺激所致，其所引起的上肢疼痛、感觉过敏、反射亢进等，易变性较大，甚至可以完全消失。其受累椎节以 $C_{4\sim5}$、$C_{5\sim6}$ 及 $C_{6\sim7}$ 为多发。

【颈部挤压及脊神经根牵拉试验】

多为阳性，颈部棘突间压痛亦较明显，并与受累椎节相一致。

（三）影像学改变

【颈椎 X 线片】

可显示生理曲度消失、椎间隙狭窄及较为明显的梯形变。

【MR 成像】

可以较清晰地显示髓核的变性及向后（或侧后方）的位移。

（四）诊断要点

【临床症状】

持续的颈部症状与波动性较大的根性和（或）脊髓性刺激症状。

【检查所见】

颈部压痛明显，颈椎挤压试验与牵拉试验多为阳性。

【影像学】

动力性 X 线片显示患节梯形变，并可清晰地显示其病理改变及其程度。

（五）治疗原则

【非手术疗法为主】

正规的非手术疗法均有显效，包括颈部持续牵引、颈围制动等。

【手术疗法】

一般无需手术，仅个别症状反复发作，已影响工作、学习、生活者，方考虑行髓核摘除及椎节融合固定术。

（六）预后

大多较佳。但个别病例如继续发展，则突出的髓核有可能形成粘连，或是变性的髓核穿破后纵韧带，致使病程转入椎间盘脱出症期。

四、颈椎间盘脱出症

（一）病理解剖与病理生理特点

大多在前者基础上，由于各种因素，使处于

高压状态下后突或侧后方突出的髓核、突然或逐渐穿破后纵韧带的裂孔（在其中部多有血管支通过）进入椎管内。在最早期尚有可能还纳退回原位，但时间较久，特别是突出的髓核在椎管内形成粘连，或是此种脆性较大的髓核碎裂呈数块时，则难以甚至无法还纳。当然后期形成钙化或软骨化更无从还纳。侵入椎管内的髓核易向压力较低的侧方移动，因而以根性受压者较多见。少数由于髓核与椎间隙仍保持联系或是在后纵韧带裂口处形成粘连、狭窄性嵌顿时，则表现为脊髓受累症状，并视受压部位不同而出现相应的锥体束征。此时，需要区别脊髓本身受压或脊髓前中央动脉受压或沟动脉受压（图3-2-2-10-3）。临床上罕有脱向横突方向者。

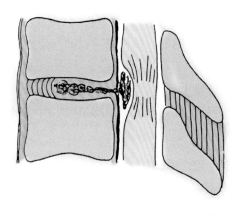

图 3-2-2-10-3　椎间盘脱出症示意图

（二）临床特点

【发病特点】

发病急剧、突然；症状较重，早期波动性加剧，后期则呈持续性；未经治疗罕有症状自然消失者。

【症状特点】

以根性症状最为常见，亦可伴有脊髓刺激（或受压）症状。而单纯脊髓受压而无根性症状者相对少见。大多数病例属于发育性椎管狭小者。

【临床所见】

颈部症状最为常见，并伴有脊神经根牵拉征，但颈椎挤压试验多属阴性或弱阳性，此乃髓核穿出后纵韧带后，相对地减轻了椎间隙处张力之故。

（三）影像学改变

【颈椎X线片】

可显示生理曲度消失、椎间隙狭窄及梯形变。

【MR成像】

可清楚地显示髓核脱至椎管的部位、体积及深度，以及脊髓、脊神经根或椎动脉受累情况。

【其他】

脊髓造影、CT及CTM等亦可显示病变的部位及特点，但不如前者清晰。

（四）诊断要点

【发病突然】

突然发生的以根性症状为主、可伴有脊髓刺激症状者。

【阳性体征】

脊神经根牵拉试验阳性，而颈部挤压试验多为阴性，或弱阳性。

【影像学所见】

X线平片及MR等检查时的阳性所见，尤其是后者诊断意义最大。

（五）治疗原则

【非手术治疗】

正规非手术疗法1~2个疗程，多可使病变好转或痊愈，故治疗时机愈早愈好。各种治疗措施，大多有效，但不宜采取剧烈手法操作。

【手术疗法】

对非手术疗法医治无效者，可酌情行髓核摘除及椎间关节融合术（植骨或界面内固定器植入）或人工椎间盘植入术。

（六）预后

早期治疗多可治愈，但后期则易残留某些颈部或根性症状。如不治疗或治疗不当，则有可能向第二期即骨源性颈椎病期发展。

以上三型为一相延续过程，但后两者也可突然发生。国外有的学者曾试图按椎间盘脱出的部位不同而分为五种类型，并将有骨赘者一并列入其中。这样似乎过于笼统，在基本概念上易相互混淆，难以为临床医师所理解。

第十一节 专科分型之二：骨源性颈椎病

一、骨源性颈椎病概述

骨源性颈椎病，或称为骨质增生性颈椎病，顾名思义，其是由增生的骨赘（骨刺）对椎管或根管内组织形成压迫所致。其发生原因主要是在髓核退变时，由于髓核的位移，将周边的韧带及骨膜撕裂，以致形成韧带与骨膜下间隙，并在此基础上随着局部血肿的机化与钙化而逐渐形成增生的骨刺，在椎体后缘的骨刺可刺激和（或）压迫脊髓、脊神经根与椎动脉而出现一系列症状。其受累范围并不一定与骨赘大小呈正比，而主要取决于椎管矢状径的大小。因而可以理解为，本病的发生与发展是由于骨赘、骨纤维管道（椎管、根管或椎动脉通过的横突孔管）与管内组织（脊髓、脊神经根、椎动脉等）三者之间的平衡失调。对于在不知不觉中发病者，称之侵袭型。其发生率占半数以上，应引起注意。

骨赘的成因说法不一，但大多数学者仍坚持认为这是由于髓核变性后使椎间盘间隙内的压力升高，以致对周围的前纵韧带及后纵韧带等形成牵张性拉应力。此种牵张性作用一方面可以直接刺激局部骨膜形成骨刺，另一方面，由于纤维环外层纤维通过变性的髓核所产生的离心性压应力而将椎体边缘部撕裂，以致形成前面所提及的韧带骨膜下间隙，之后再通过局部血肿的机化和钙化等而演变成骨质增生（骨刺形成）。此种骨赘虽常见于椎体前方，但除非十分巨大并引起吞咽困难者外，一般不被注意。而具有临床意义的是位于椎管后方及侧方的骨刺。

骨刺与受压组织（脊髓等）之间的确切机制尚待进一步研究，尽管尸体标本上有不少发现，并且有人提出以脊髓AP压力比率（即脊髓的前后径与其横径之比）来判定脊髓受压的程度，尤其是在磁共振及CT扫描已广泛用于临床的情况下。但人体耐受性及致压速度的不同，在判断上亦较困难。脊髓实质受压并出现相应的临床症状这是客观存在，脊髓本身的血管，包括动脉与静脉系统以及软脊膜上的毛细血网等，均直接参与颈椎病的病理过程。众所周知，在缺血状态下（包括淤血状态下），脊髓组织对外来压力的耐受性较正常者明显为低，尤其是两根血管分布区域之间分水岭处的脊髓组织，对于缺血（或缺氧）更为敏感，也更危险。

本期年龄大多在50岁以上，并随年龄的增加，骨刺常变得更为坚硬，尤其是体力劳动者，甚至如象牙般坚硬，以致在手术切除时常感困难。由于脊柱的病变为一延续的过程，在同一病例的其他椎节，在同一时间内，却可出现早期椎间盘症的表现与特点，尤其是中年以上的患者。其中需要特别强调的是，在临床上切忌仅凭骨赘的多少来判定病情的轻重，因为一个病程长的患者，尤其是椎管矢状径宽畅者，青壮年时的骨赘到了老年以后，由于椎节的稳定与骨骼的自身改造与重塑作用，原来骨赘严重的椎节倒不一定压迫脊髓；相反，不稳定椎节中的髓核突出与脱出性病变，反而是致病的主要因素。此对诊断及治疗方法选择，尤其是手术部位的决定至关重要。根据作者多年的临床经验，其发生率不低于10%，应引起注意，应从神经定位上加以鉴别；好在目前MR成像技术可以令人信服地加以区别。视骨赘的部位和症状亦有差异，依据骨赘出现的部位、范围与症状不同，其受压组织本身所处的病理生理与病理解剖状态各异。

二、骨源性颈椎病分型

临床上可分为以下五型。

（一）中央型

【概述】

指骨赘位于椎体后方中部，使脊髓前方及其血管受压而引起以运动障碍为主的一系列症状（图3-2-2-11-1）。

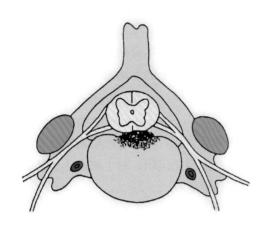

图3-2-2-11-1　骨源性颈椎病中央型示意图

【临床特点】

多呈隐性发病，即脊髓受压现象常在不知不觉中逐渐发生与发展，并易使位于脊髓前方较粗的运动神经纤维与脊髓前中央动脉等最先受压而出现下肢运动障碍症状。表现为下肢（一侧或双侧）紧、胀感（如缚绑腿）、小腿"打漂"、抬步沉重、跛行、如踩棉花、易跌倒，渐而出现下肢痉挛性瘫痪而常常先就诊于神经内科门诊。检查时可发现反射亢进、踝阵挛、足阵挛等典型的锥体束症状。腹壁反射大多消失或减退，Babinski征阳性者居多，可有"束腰"或"束胸"感，甚至被误诊为冠心病及胃肠道疾患。如患者出现手部持物易坠落，说明压力已作用至脊髓深部。大小便失禁一般出现较晚，肢体的肌肉萎缩较轻，并多伴有程度轻重不同的感觉障碍症状。对无感觉障碍症状者应全面检查，以防将侧索硬化症等非骨科疾患误诊为此病，这在临床上教训颇多。

此种类型最怕屈颈动作，因其可使症状加重。

如突然前屈，轻者可引起双下肢有"触电"样感觉；重者则因脊髓前中央动脉受压、血流中断，而出现四肢瘫痪（即脊髓前中央动脉受压综合征）；或者由于沟动脉受压而表现出以上肢瘫痪为主的沟动脉综合征。

【影像学检查】

主要表现为椎体后缘骨刺形成及髓核后突，MR、脊髓造影及CT扫描可清晰地显示脊髓受累的部位、节数及程度。对MR成像观察时，尚应注意脊髓本身有无变性改变。

【诊断要点】

1. 临床特点　其发病较突然，以下肢运动障碍为主，常为痉挛性瘫痪。

2. 感觉障碍　一般均有感觉障碍，但其程度大多较轻。

3. 颈部症状　常缺如，或较轻微。

4. 影像学改变　X线片上，可以发现患节有明显的骨刺形成，椎管矢状径大多狭窄。MR成像技术可清晰地显示脊髓受压的部位、程度及范围；应注意脊髓本身有无变性信号。

【治疗原则】

1. 非手术疗法　可先试行非手术疗法，包括卧床休息，避免外伤（尤以头颈部）及轻重量持续牵引疗法等。

2. 手术疗法　对非手术疗法无效，并以运动障碍为主、伴有椎管前方骨刺形成者，应行颈前路减压术；并应注意恢复椎节的高度及椎节稳定。对椎管矢状径明显狭窄，且以感觉障碍为主，并因此引起发病者，则宜选择颈后路减压术。

【预后】

及早诊治者，预后多较好。但如病程过长，年龄超过60岁，尤其伴有明显的肌萎缩，并于MR成像技术显示脊髓已有软化信号者，预后则差。

（二）侧后型

【概述】

指骨赘偏向一侧并引起同侧神经根及锥体束症状者，此型较为多见。实际上椎体后缘骨刺以侧后部最多发，在手术切除时应注意定位（图3-2-2-11-2）。

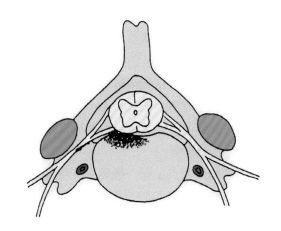

图 3-2-2-11-2　骨源性颈椎病侧后型示意图

【病理与临床特点】

从解剖学的角度来看，椎体后缘的侧后方恰巧是圆柱状脊髓的边缘与含有脊神经根的套袖前壁处。因此，易在早期即通过脊脑膜返回神经支而出现颈部症状，并获得及时治疗。但病变进一步发展累及脊神经根及同侧脊髓时，则在出现半侧脊髓受压症状同时，亦伴有明显的根性症状而提醒患者的注意。此处是代偿间隙较宽的部位，病程进展较慢，骨刺范围一般也较小。在局部受压情况下，粘连性蛛网膜炎最早、也最好发于套袖处。为了防止这一并发症的发生，必须尽早地、积极地予以治疗。

【影像学所见】

与前者相似，唯骨刺偏向一侧，且显示同侧脊髓及脊神经根受压征。

【诊断要点】

1. 症状特点　以同侧根性刺激及同侧脊髓受压症状为主，且波动性较大。

2. 体征　颈部体征较少，而脊神经根牵拉及定位试验多属阳性。

3. 影像学特点　X线片显示椎体后缘有骨赘形成；CT 及 MR 图像上证明椎体后缘骨质增生偏向一侧，且可明确致压物的性质、部位及致压程度等。脊髓继发性改变者较前者为少。

【治疗】

1. 非手术疗法　多可痊愈或明显好转。

2. 手术疗法　经保守疗法无效者，可考虑颈前路切骨减压＋内固定术。

【预后】

一般多能早期治愈，故预后较好，仅少数病例迁延复发或继续发展。

（三）钩锥关节病型

【概述】

其病是指以钩椎关节处骨质增生、松动，刺激或压迫相邻的脊神经根或椎动脉，并引起一系列症状者。从解剖学来看，颈椎椎体的结构除第1、第2节外，其余五节大致相似。正面观，椎体上方呈凹状，中央低，两侧隆起，自椎体前外侧交界处向后陡然突起呈唇状，并沿着椎体侧后方弧形延伸达椎体后缘中、外 1/3 交界处变平，因其似钩状，故名钩突（图 3-2-2-11-3）；钩突与相对应的上一椎体下方斜坡处相咬合，并构成钩椎关节，亦可称 Luschka 关节。

临床及尸体标本所见，钩椎关节属于滑膜关

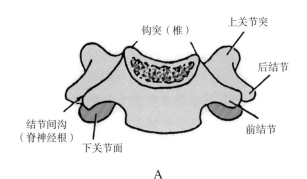

A

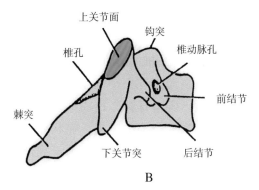

B

图 3-2-2-11-3　钩锥关节的解剖示意图（A、B）

A. 正面观；B. 侧方观

节，其表面有一层薄薄的软骨覆盖，可随着年龄的增长而出现退行性变。其周围有一关节囊和冠状韧带（或称钩椎韧带）位于后外侧，参与颈椎的活动，并限制椎体向侧方移位而增加椎体间的稳定性。

在钩椎关节内侧面为致密的椎间盘纤维环附着，加之钩突的隆起，阻止与减少髓核自椎体侧后方脱出或突出的机会，从而对颈脊神经根起到保护作用。其前方偏内侧为较坚韧的前纵韧带，偏外侧为血管丰富的颈长肌，而后内缘与坚厚的后纵韧带相延续，此对关节的稳定起到积极作用。

于钩椎关节外前方是向颅内及脊髓供血的椎动脉和伴行的椎静脉（在 C_5 以上静脉呈丛状，C_5 以下多为两根）。此组血管一般自第 6 颈椎横突孔的下口穿入，沿上方诸颈椎侧方的横突孔上行进入颅内。在横突孔内走行的这段椎动脉称第 Ⅱ 段（V-Ⅱ），其与钩突之间为疏松的结缔组织充填，对来自钩椎关节的压力具有缓冲作用。作者从血管造影中发现椎动脉口径的个体间差异较大，于椎动脉的管壁上有丰富的交感神经节后纤维附着，因此当椎动脉遭受刺激与压迫时，可有交感神经症状同时出现。

在钩椎关节的外后方为颈脊神经根穿过的椎间孔，此孔与椎体矢状径呈 45°角。其前内壁为钩椎关节，后外壁为小关节的上关节突，上、下壁均为骨性的椎弓根，并于出口处形成前结节与后结节。此处的脊神经虽有软脑膜、蛛网膜和硬膜包绕形成套袖，但由于骨性管壁缺乏弹性和退缩余地。因此，凡造成钩椎关节和小关节软组织水肿、充血、炎性渗出等各种占位性病变时，均可使此管道狭窄而刺激与压迫脊神经根造成症状。

钩椎关节参与颈椎的运动，但其关节囊菲薄，易因劳损和外伤而出现松动以及创伤性炎性反应，以致刺激、压迫脊神经根或椎动脉而出现症状；随着创伤性炎症的消退，症状亦容易缓解和消失。如果病程继续发展，则于局部有可能出现骨膜撕裂、出血等病理过程，随着血肿的机化、钙盐沉积和骨质增生，从而形成对邻近组织的持续性刺激与压迫，虽经治疗，症状亦难以彻底消除。

【分型】

根据钩椎关节病变的部位、范围及程度不同，对邻近组织的压迫与刺激亦各异，可以将其分为以下三型。

1. 椎动脉型 指椎动脉第 Ⅱ 段（V-Ⅱ）受压而引起颅脑症状者，故又称颈 - 脑综合征；因其症状是自颈部向上、达头、面及后枕部，因此又称为上行性颈椎病。

（1）临床特点：除一般颈部症状外，主要是由于椎动脉的痉挛与狭窄所引起的大脑后动脉、小脑下动脉和内耳动脉等供血不全症状（图 3-2-2-11-4）。其病理生理及病理解剖特点，除钩椎局部的松动与变位可引起椎动脉遭受刺激外，更多见于钩椎关节内侧的增生物直接压迫该血管，以致出现狭窄、折曲及痉挛性改变。来自侧方的致压物较之前后方对血流的影响更大。在临床上主要表现如下。

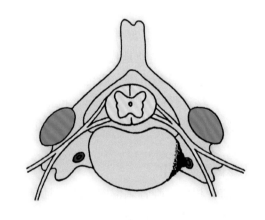

图 3-2-2-11-4 椎动脉型钩锥关节病示意图

① 局限性颈部综合征：指后颈部疼痛、压痛及活动后症状加剧等，占 90% 以上。

② 椎 - 基底动脉供血不全症状：主因 V-Ⅱ 段受累所引起的一系列表现，主要有：a. 头痛。为后枕部痛和一侧性头痛，达 80% 以上，与旋颈有关；双侧者少见。b. 前庭症状。主要为眩晕，占 70% 以上，应注意与梅尼埃病相鉴别。c. 迷路

症状。主要表现为耳鸣、听力减退、复听等，占80%以上，与旋颈有关。d. 视力障碍。轻者视物模糊，重者视力明显下降，约1/3~1/2病例。e. 精神症状。约有40%的病例出现神经衰弱，20%~30%的患者有记忆力减退、甚至神志恍惚及大脑内一片空白感等现象。f. 发音障碍。约20%的病例出现发音吃力、嘶哑或口唇麻木感等；其特点是仰颈明显，低头时症状则可缓解，此和椎动脉的紧张与松弛有关。g.猝倒。约20%的病例由于椎体交叉处突然缺血而出现双下肢失控，以致跌倒，与旋颈有关，且呈突发性，突感头痛，患者双手抱头，自感双腿无力而跌倒。

③ 交感神经症状：主因椎动脉周围有大量交感神经节后纤维。因此，当椎动脉受累时则可出现一系列自主神经紊乱症状，以心血管、呼吸及胃肠症状居多。

（2）影像学特点：与简易分型法的椎动脉型相似，不赘述。

（3）诊断要点：

① 典型的椎动脉缺血症状。凡具有上述临床表现半数以上、且其发作与旋颈有关者，即应考虑本症。

② 发作特点。均有明显的间歇期，其发作与旋颈及颈部侧弯等活动相关。

③ 应排除血管本身及其他相关疾患。

④ 影像学检查。X线片显示钩突有明显的增生，并与受累侧相一致，MR及CT检查亦有助于本病的诊断，但最后确诊需依据MRA椎动脉造影或数字减影技术。

（4）治疗原则：

① 非手术疗法。应以保守治疗为主，90%以上可使症状缓解或消失；注意颈部活动，切勿突然转颈或让颈椎侧弯；防止与避免头颈部外伤。

② 手术疗法。对反复发作、影响工作、学习与生活、经椎动脉造影证实并明确部位者，可行颈前路侧前方减压术。术中在对椎动脉进行减压的同时，尚应注意对患节的稳定与制动，并酌情行椎节融合术。

（5）预后：较好，少有复发者。作者施术数

十例，最长观察二十余年，尚无复发者。

2. 脊神经根型　即脊神经根受累引起颈、臂症状者，故又可称为颈-臂综合征；因症状是自颈部向远端发展，故又可称为下行性颈椎病。

此型除具有颈椎病一般共有的局限性颈部综合征外，主要为脊神经根受压所造成同侧上肢的运动、感觉与反射改变，如肢体无力、沉胀感、持物易落、手指麻木及酸痛等，并视病变椎节的不同而呈现不同的感觉、运动与反射障碍定位症状（图3-2-2-11-5）。

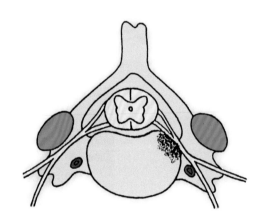

图3-2-2-11-5　脊神经根型颈椎病示意图

于X线平片、断层摄影及CT扫描均可发现钩突处骨质增生，MR则可清晰地显示脊神经根受压的部位、范围及程度，并有利于对致压物的性质加以判定；早期多为钩椎关节囊壁水肿、髓核突出，后期则为髓核脱出及骨刺形成等。

（1）诊断要点：

① 与受累椎节相一致的根性症状。手及前臂的疼痛、麻木等感觉异常为主。

② 检查所见。脊神经根牵拉试验均为阳性，痛点封闭试验多无显效。

③ 影像学检查。X线片在正位上显示钩椎增生明显；斜位片除骨质增生外，椎间孔矢状径与上、下径均减少，其部位与临床表现相一致；MR可更清晰地显示病变特点。

（2）治疗原则：

① 非手术疗法。90% 以上症状缓解或消失；急性期可局部冷敷，口服氢氯噻嗪可使症状缓解；颈部持续牵引及颌 - 胸石膏固定，不仅疗效稳定，且复发率低。

② 手术疗法。经正规的非手术疗法无效或残留症状影响工作、学习及生活者，可行颈前路侧前方减压术；并应同时恢复颈椎的稳定性。

（3）预后：本型预后较佳，侧前方减压者，疗效亦稳定，少有复发者（图 3-2-2-11-6）。

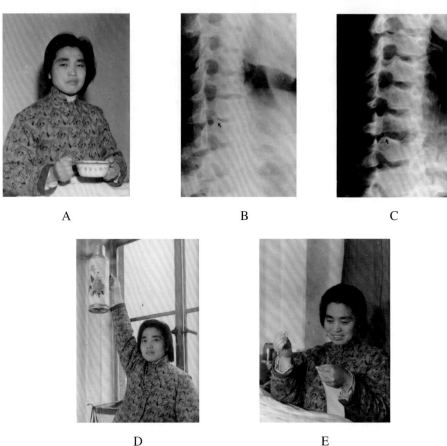

A   B   C

D   E

图 3-2-2-11-6　神经根型颈椎病（A~E）
A. 术前右臂及手部疼痛、麻木、无力，细微动作完全障碍，以致双手无力，以匙代筷；
B. 颈椎 X 线斜位片显示 C_6 钩突有一乳头状骨赘；C. 颈前路侧前方减压、切除骨赘后 X 线斜位片见骨赘消失；
D、E. 术后 5 天已可将 2.27kg 水瓶举起，并可刺绣，随访 33 年未复发

3. **椎动脉 - 神经根型**　本型又可称为颈 - 脑 - 臂综合征。此时，其钩椎关节的病理改变多较广泛与严重，但椎管及根管狭窄者，其发病时间可能偏早。此外，由于该处解剖关系密集，也是容易招致脊神经根与椎动脉两者同时受压的另一因素（图 3-2-2-11-7）。

此型的特点如下：

① 不平衡性。指根型与椎动脉型两者的症状轻重不一。

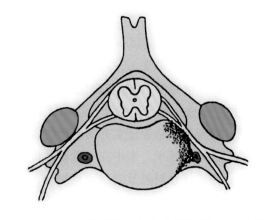

图 3-2-2-11-7　椎动脉 - 神经根型钩锥关节病示意图

② 根性症状发病为早。主要是感觉神经纤维远较椎动脉缺血更为敏感之故。

③ 症状较重。主要由于钩椎关节部骨质病变范围较大，以致累及组织较多。

（四）食管压迫型

本型指椎体前方有明显骨赘压迫刺激食管，以致引起机械性梗阻或食管痉挛而造成吞咽困难者。有关本型的特点、诊断及治疗原则等与前面简易分类中的"食管压迫型颈椎病"相似，故不另赘述。

（五）弥漫型

本型是指骨质增生广泛、并具有两型以上症状者。

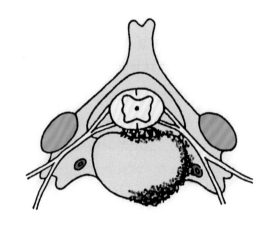

图 3-2-2-11-8　骨源性颈椎病弥漫型示意图

【临床特点】

多见于年龄较大的体力劳动者。由于骨质增生广泛，因此，对邻近组织的压迫亦较多，以致症状复杂。以中央型合并钩椎关节型多见（图3-2-2-11-8）。

【影像学特点】

X线平片、CT及MR等均可显示病变之特点。

【诊断要点】

1. 临床表现　具有两型以上的症状与体征。

2. 影像学检查　显示椎节骨质增生范围较广泛。

3. 排除特发性、弥漫性椎骨肥大症　其原因不明、预后良好，一般无需手术。

【治疗原则】

1. 非手术治疗　一般应先试以非手术疗法，以使症状缓解或消失。

2. 手术疗法　非手术疗法无效者，则应尽早施术，并根据症状特点选择前路或后路，因病程久，骨质较坚硬，且年龄偏高，手术难度大，应注意防止意外，切勿勉强施术。

【预后】

视其受压部位、病程持续时间长短及病理改变特点等不同，其预后差别较大。但总的来看，此型较其他单纯某一型者为差，手术减压往往亦难以彻底。

第十二节　专科分型之三：脊髓变性期

一、脊髓变性期概述

本期为脊髓长期受压以致继发变性、并出现一系列较为严重的临床症状。但掌握此期的诊断标准并非易事，如标准过严，势必使有可能恢复者失去治疗时机；如标准过松，则易因椎管内压已处于饱和状态，任何占位性的操作与术后反应

性水肿均可出现严重后果，甚至引起脊髓血管的进行性栓塞，导致死亡。

二、脊髓变性期诊断标准

（一）症状严重

病变平面以下肌肉明显萎缩，已出现四肢瘫

痪、并呈现进行性加重者。

（二）感觉障碍

指既往或现在有根性痛者，应注意排除侧索硬化症。

（三）非手术疗法难以奏效

对减轻椎管内压的各种保守疗法多无明显反应。

（四）神经定位检查

其阳性体征与病变椎节相一致，且脊髓与神经根受压症状一般不超过病变椎节以上者。

三、脊髓变性期预后

本型预后虽较差，但如能及时采取相应的保守疗法及有效的康复措施，并注意积极预防各种并发症，则亦可延缓多年。

第十三节　影像学显示颈椎退变而无临床症状者如何判断

一、影像学基本认识

随着我国人民生活水平的提高及人民卫生保健事业的发展，在对各群体的体格检查时，发现单纯性颈椎退变，或称之无症状的单纯性颈椎退行性变在临床上并非少见，却无任何主诉与体征。既往，影像科医生在读片后容易提出"颈椎病"的报道，但近年来通过多学科会议的形式，包括1983年在广西桂林召开的第一届全国颈椎病座谈会，九年后在山东青岛举办的第二届颈椎病研讨会和2008年在上海举办的全国第三届颈椎病专题研讨会，以及全国性脊柱疾患研讨会等，会上除骨科医师外，尚有放射科、中医科及神经内外科等专家与会，并共同研讨有关颈椎病的命名、分型及诊治原则等，其中特别明确了"凡是在影像学上有改变、但无临床症状的颈椎增生性改变等，一律不称颈椎病，而仅仅对其阳性所见加以描述即可"，这一观点也得到了与会的影像学专家们的共识。因此，有必要在此对这一情况向大家加以明确，以防对他人引起误导。

二、此组病例影像显示颈椎退变的特点

通过对数以千份的颈椎X线平片、动力性侧位片、CT扫描及MR成像图征的观察与分析，发现这一组无症状者具有以下特点。

（一）颈椎椎管矢状径较大

几乎所有病例其椎管矢状径均较宽大，不仅比值大于1：0.75，且其绝对值亦多在14mm以上，甚至有20mm者。因此当管壁上有占位性增生物时，除非十分巨大，超过其代偿间隙容量时，否则一般不会出现临床症状。

（二）无年龄特征

颈椎病以中老年为多见，但椎管矢状径宽大者，即便是到了老年，也仍无主诉，仅仅是在体检或作为志愿者受检时，方发现此种阳性所见。

（三）无性别特征

在观察过程中没有发现男女有别，其发生率基本相似。

（四）多无其他病理改变

此组病例在影像学所见中，除个别者外，一般无后纵韧带骨化（OPLL）及颈椎段先天畸形。

（五）腰椎椎管矢状径较宽大

此表示先天发育过程中，颈、胸及腰部椎管

处于同一胚胎组织结构状态下，因此其与颈椎椎管呈现一致性改变。

三、长期随访结果

通过临床长期观察其转至颈椎病的概率高于常人，国内外有不少学者对此类病例进行长期的随访，发现约 10%~20% 的病例在 1~2 年内发病，但 10 年以上仍未发病者占 50%，其重要原因是椎管矢径的大小与平时的保健和养生之道，其中 80% 以上人群是无吸烟嗜好者。

四、此组病例在处理时注意的问题

（一）在诊断上

不应误导，切勿仅根据影像学所见即诊断"颈椎病"，以防引起其精神负担和心理障碍，尤其是情绪变化较大和内向型者，更不可误导，否则，犹如"假孕"一样，会弄假成"真"。

（二）在处理上

以预防发病为主，可以明确告知影像学的变化已被"大椎管"所消化了，目前无需特别处理，但个人应注意保健、预防工作。

（三）在预防上

要落在实处，可通过科普教育形式，在宣传对全身骨关节伤患防治的同时，有目的地指出尤其注意预防颈椎伤患，包括对急刹车等特殊情况下的应急处理，以防万一发生意外时有所准备，因为有退变的节段对后方的脊髓毕竟存在一定的影响。在讲解过程中应特别注意分寸，并明确提出，过多的颈部运动将增加颈椎的负荷，更容易使脊椎老化，尤其是颈椎不提倡诸如颈部练功十八法之类的活动，不仅起不到保健作用，反而加剧颈椎的退变。总之既要提醒他（她）引起注意和重视，又不增加其精神与心理负担。

（赵定麟　侯铁胜　陈德玉　

袁　文　严力生　赵　杰）

参 考 文 献

1. 陈德玉. 颈椎伤病诊治新技术. 北京：科学技术文献出版社，2003
2. 胡玉华 王长峰 赵定麟. 上颈椎不稳的病因和诊断 中国矫形外科杂志 2001 年 8 卷 1 期
3. 祝建光，汪波，常时新等. 脊髓型颈椎病颈椎 MR 测量与前路次全切除减压疗效的关系［J］. 上海交通大学学报（医学版），2006，26（9）
4. 李增春，陈德玉，吴德升等. 第三届全国颈椎病专题座谈会纪要［J］. 中华外科杂志，2008，46（23）
5. 卢旭华 赵定麟 陈德玉. 颈椎病患者颈椎间盘纤维环成纤维细胞成骨潜能的体外观察颈腰痛杂志 2006 年 27 卷 1 期
6. 卢旭华 赵定麟 冯伟. 转化生长因子 β 对退变颈椎间盘成纤维细胞的成骨诱导作用 脊柱外科杂志 2005 年 3 卷 5 期
7. 卢旭华，陈德玉，刘士远. 颈椎 MRI T2WI 像颈髓高信号对脊髓型颈

椎病预后的影响［J］. 脊柱外科杂志，2007，5（5）
8. 卢旭华，陈德玉，袁文等. 颈椎间盘纤维环组织的成骨潜能［J］. 中国组织工程研究与临床康复，2008，12（37）
9. 卢旭华，赵定麟，陈德玉. 颈椎病患者颈椎间盘纤维环成纤维细胞成骨潜能的体外观察［J］. 颈腰痛杂志，2006，27（1）
10. 王新伟，陈德玉，袁文等. 后纵韧带切除在颈前路减压中的作用［J］. 第二军医大学学报，2004，25（3）
11. 王新伟，顾韬，袁文等. 伴交感神经症状颈椎病的治疗及其机制［J］. 中华外科杂志，2008，46（18）
12. 王新伟，顾韬，袁文等. 伴交感神经症状颈椎病临床评价初步探讨［J］. 脊柱外科杂志，2007，5（4）
13. 吴德升，芮永，林研等. 陆家嘴地区金融从业人员颈椎病现状的流行

病学调查和预防对策的研究［J］.脊柱外科杂志,2006,4（3）

14.谢林,康然,施杞.骨密度与颈椎间盘退变关系的实验研究［J］.实用老年医学,2008,22（4）

15.杨海松,陈德玉,陈宇等.颈椎间盘突出致脊髓前动脉综合征的诊治［J］.中国矫形外科杂志,2009,17（9）

16.杨海松,陈德玉,卢旭华等.颈椎间盘突出致脊髓半切综合征两例报告［J］.中华骨科杂志,2009,29（9）

17.张大勇,李重茂,沈强.旁正中切口棘突重建颈椎管扩大成形术.颈腰痛杂志,2001年22卷4期

18.张大勇,李重茂,沈强.改良颈椎管扩大连体棘突重建术.中国脊柱脊髓杂志,2002年12卷1期

19.张大勇,李重茂,沈强.改良颈椎管扩大连体棘突重建术临床研究.中国骨伤,2003年16卷7期

20.赵定麟.抛砖引玉 -- 对修改颈椎病命名之我见.中国脊柱脊髓杂志,2003年13卷4期

21.赵定麟.关于颈椎病若干临床问题的经验与建议[J].中华外科杂志,2008,46（5）

22.赵定麟.现代骨科学,北京：科学出版社,2 004

23.赵定麟.现代脊柱外科学,上海：上海世界图书出版社公司,2006

24.赵定麟.对颈椎病外科干预中几个问题的我见［J］.中国脊柱脊髓杂志,2007,17（2）

25.赵定麟.关于颈椎病若干临床问题的经验与建议［J］.中华外科杂志,2008,46（5）

26.赵定麟.如何进一步提高我国颈椎病的诊断与治疗水平［A］.第三届全国颈椎病专题学术会议论文集［C］.2008.

27.Chang-Qing Li, Yue Zhou, Gang Luo,etal.Effect on anabolism of nucleus pulposus cell cultured in vitro induced by chcs scaffold for nucleus pulposus tissue engineering. SICOT Shanghai Congress 2007

28.Chang-Qing Li, Yue Zhou, Gang Luo,etal.Effect on proliferation of nucleus pulposus cell cultured in vitro induced by chcs scaffold for nucleus pulposus tissue engineering. SICOT Shanghai Congress 2007

29.Chang-Qing Li, Yue Zhou, Gang Luo,etal.Study on performance of chcs scaffold for nucleus pulposus tissue engineering in vivo. SICOT Shanghai Congress 2007

30.Cheng BC, Burns P, Pirris S, Welch W.Load sharing and stabilization effects of anterior cervical devices.J Spinal Disord Tech. 2009 Dec;22（8）:571-7.

31.Fehlings MG, Gray R.Importance of sagittal balance in determining the outcome of anterior versus posterior surgery for cervical spondylotic myelopathy.J Neurosurg Spine. 2009 Nov;11（5）:518-9; discussion 519-20. No abstract

32.Feng-Dong Zhao, Jian Chen, Xian-Jun Ding, Wei Lin, Shun-Wu Fan. The distribution of modic changes of cervical endplate in patients suffering neck pain and its related factors. SICOT Shanghai Congress 2007

33.Kalichman L, Guermazi A, Li L, Hunter DJ.Association between age, sex, BMI and CT-evaluated spinal degeneration features.J Back Musculoskelet Rehabil. 2009;22（4）:189-95.

34.Kalichman L, Hunter DJ, Kim DH, Guermazi A.Association between disc degeneration and degenerative spondylolisthesis? Pilot study.J Back Musculoskelet Rehabil. 2009;22（1）:21-5.

35.Kato Y, Kojima T, Kataoka H.Selective laminoplasty after the preoperative diagnosis of the responsible level using spinal cord evoked potentials in elderly patients with cervical spondylotic myelopathy: a preliminary report. J Spinal Disord Tech. 2009 Dec;22（8）:586-92.

36.Lenehan B, Street J, O'Toole P.Central cord syndrome in Ireland: the effect of age on clinical outcome.Eur Spine J. 2009 Oct;18（10）:1458-63. Epub 2009 Aug 15.

37.Liu G, Buchowski JM, Bunmaprasert T.Revision surgery following cervical laminoplasty: etiology and treatment strategies.Spine（Phila Pa 1976）. 2009 Dec 1;34（25）:2760-8.

38.Morishita Y, Falakassa J, Naito M.The kinematic relationships of the upper cervical spine.Spine（Phila Pa 1976）. 2009 Nov 15;34（24）:2642-5.

39.Tanaka N, Nakanishi K, Fujimoto Y.Clinical results of cervical myelopathy in patients older than 80 years of age: evaluation of spinal function with motor evoked potentials.J Neurosurg Spine. 2009 Oct;11（4）:421-6.

40.Wei-dong Wang, Jian-Zhong Wang, Xian-Jun Ren.Etiological and Therapic Study on the Cervical Spondylosis with the Spinal Nerve Roots Type . SICOT Shanghai Congress 2007

41.Xu-Hua Lu, Ding-Lin Zhao, De-Yu Chen, etal.In vitro study on osteogenic potential of annulus fibrosus in the cervical intervertebral disc of cervical spondylosis myelopathy patients. SICOT Shanghai Congress 2007

42.Yong-Fei Guo, De-Yu Chen, Zhi-Min He,etal.Effect of cervical degeneration on the endplate gradient. SICOT Shanghai Congress 2007

第三章　颈椎病的非手术疗法及预防

通过全国第三届颈椎病研讨会，与会者一致认为：颈椎病中有 90% 以上病例可以通过非手术疗法治愈或明显好转，因此对每例颈椎病患者均应首选非手术疗法，只有当脊髓已严重受压并有液化灶者才需尽早手术。

第一节　颈椎病非手术疗法的基本概念

一、颈椎病非手术疗法临床意义

对于各种类型颈椎病，非手术疗法均可起到以下作用。

（一）非手术疗法有利于纠正颈椎病的病理解剖与病理生理状态减轻创伤反应

通过各种非手术疗法，包括牵引、纠正不良体位及其他措施，使颈椎病及在此基础上各种损伤所引起的畸形得以矫正，从而改善了局部的病理解剖与病理生理状态，不仅有利于创伤的修复，且对各种疾患的痊愈亦起到积极作用，尤其是对病程较长的颈椎病更具有重要意义。

（二）非手术疗法可停止或减缓病情的进展

除各种药物外，保持颈椎的制动与休息是非手术治疗的主要手段。在此情况下，不仅可减缓或停止颈椎病的发展，亦具有使其向正常状态逆转，尤其是处于颈椎病早期阶段者更为明显。

（三）非手术疗法是手术疗法的基础

凡是需行手术治疗的颈椎病例患者，也决不可忽视术前术后的非手术疗法。因为：

【手术治疗前的必经阶段】

也就是说，凡需手术者一般均先由非手术疗法开始，包括起病急骤的脊髓型病例。从形式上看，这部分病例对其并无显效，甚至根本无效，但这一过程至少具有以下作用。

1. 稳定病情及减缓发展速度，从而有利于手术的疗效；

2. 为术前准备提供了时间，包括前路手术的气管推移、床上大小便训练及术中体位训练等；

3. 只有通过临床治疗实践方能说明或更进一步证实，非手术治疗确实无效或无显效而需行手术治疗；

4. 增加了术者对诊断及手术适应证选择的可信性及充分的思考时间。

【有利于手术本身】

1. 降低手术创伤反应　通过非手术疗法各项措施的实施，可使局部的可逆性病理生理改变，诸如颈椎椎节局部的创伤性反应、组织水肿、列线不正及反应性渗出等减轻或消退，从而有利于手术操作及提高疗效。

2. 有利于降低术中及术后并发症的发生率 经过充分的术前非手术疗法的各项准备与治疗措施，不仅使患者心理承受力增强，且有利于术中及术后的配合，特别是对发病较急的类型更为重要。

3. 非手术疗法是术后康复的主要措施从而增强疗效 手术本身仅仅是其治疗的一个断面，尽管其对疗效具有决定性作用，但如果没有非手术疗法作为术后康复的主要措施，不仅影响手术效果，且由于术中的操作以及在病变组织切除过程中，使局部的骨与韧带的完整性有遭到损伤而有发生意外的可能，尤其是某些对颈椎稳定性破坏较大的手术。

4. 有利于手术的组织工作及器械落实增强手术疗法安全性 当前颈椎手术术式日新月异，疗效亦有所差别。为获取最佳疗效，不仅要选用最先进的设计，而且在人力上亦需做最为合理的安排，包括邀请经验丰富的临床医师。因此任何一位外科医师都必须充分认识到非手术疗法对手术疗法的重要性，并在此时间内进行组织与落实工作；切忌单纯、盲目、急于手术的观点。

（四）非手术疗法可预防颈椎病的复发

对已治愈的颈椎病患者，最为有效预防其复发的措施是平日注意经常性的自我保健与自我疗法，对有发作前兆者，应及早采取相应的非手术疗法进行处理。

二、颈椎病非手术疗法基本要求

（一）选择正规的非手术疗法

【目的明确】

对每例患者首先要根据诊断及其分型与分期确定其治疗所要达到的目的，再按此目的决定采取相应的措施。

【计划周密】

对一般性病例诊断明确、且治疗措施较为简单者，当然无需复杂的计划。但对于病情复杂，或已在基层采取某些疗法未见显效者，应该在充

分估计其局部病理改变的基础上，筛选相应的治疗措施。在挑选各种治疗方法时，当然以措施简单、易于操作及收效快的方法为首选，但对损伤或病情复杂者则仍需对其做充分而全面地考虑，并按疗程进行，一旦无效则可及早转入手术疗法。

【按程序进行】

由于颈椎病相当多见，病情严重者，一般病例大多在门诊进行，易形成"应付"状态。为了避免这一现象，每位患者应相对地由一位固定的医师接诊，并按其诊断及病情及时给予各种有效的措施。如此，既有利于病情的恢复，又可对其预后及转归有一充分的估计。切忌由不同医师在重复用同一种无效的疗法，不仅延误治疗时机，且易使患者失去信心。

【多种疗法并用的问题】

某些疗法在并用时并无对抗作用，甚至起到相辅相成的作用。但某些作用强烈的疗法，如大重量牵引、重手法推拿、椎管内硬膜囊外腔封闭疗法等则不宜同时并用，尤其是伴有急性损伤病例。此时，应根据患者具体病情，尤其是在不同阶段，可酌情选择其中一种，而后可根据疗效再决定是继续同一疗法，抑或更换另一疗法，如此则更有利于病情的恢复。切忌盲目随意更换，特别是对那些见效慢、早期尚可能有反应的疗法，例如头颈持续牵引、颌 - 胸石膏、需长期服用的药物等，更应坚持观察一段时间证明确实无效时，方可考虑更换其他疗法，并按病变的转归规律选择最佳的治疗方案。

（二）尽力避免不良之非手术疗法

【基本原则】

颈椎是人体诸组织中结构最为巧妙的部位之一，由于其解剖位置和生理功能的特殊性，亦要求在治疗上严格遵循这一原则，任何粗暴操作不仅无法达到预期效果，且容易造成以下不良后果。

【操作意外】

由于某些操作者对这一问题认识不足，尤多

见于重手法推拿操作时，此时患者可突然出现神经症状，甚至完全瘫痪，亦有立即死亡者。尽管较为罕见，但不少地区时有发生，尤其是对于椎管矢径狭窄、椎节不稳及伴有外伤的病例。此主要是由于手法太重或不得要领，以致超过颈部骨骼与韧带的正常强度，或是由于颈部遭外伤后椎节已形成失稳状态，稍许用力即出现脱位或骨折而压迫颈髓或脊神经根，后者多见于椎体伴有破坏性改变者。因此，在开始这些疗法前，应常规拍摄正侧位 X 线片，以判明局部骨关节状态而减少意外的发生率。

【加速病变进程】

任何超过颈椎骨关节生理限度的操作，均可能引起局部创伤性反应。轻者局部水肿、渗出增加及粘连形成，重者韧带可撕裂，并出现韧带 - 骨膜下出血、血肿形成、机化、钙化，以致骨赘形成，从而加速了颈椎病的恶化过程。

【影响手术疗效】

笔者发现，凡在术前进行过粗暴操作者，不仅术中出血多，疗效欠满意，且恢复时间长，植入物（骨块、钢板、界面内固定器、人工椎体及人工关节等）也易滑出或位移。这主要是由于局部创伤性反应较大，椎间关节韧带松弛，尤以大重量牵引者，此时椎间关节可能十分松弛，以致术后颈部稍许后仰，植入物即有向外位移或滑出的可能。因此，对此种病例手术时必须十分小心，准备工作更应充分。

三、颈椎病常用的非手术疗法

用于颈椎病的非手术疗法甚多，但当前临床上较为常用的方法主要有以下几种。

（一）良好的体位

【良好的睡眠休息体位】

不仅正常人需要，颈椎病患者更应要求保持良好符合生理要求，更合乎患者病理解剖与病理生理状态的体位，这是治疗、康复与保健的先决条件之一。

【避免有害的工作体位】

重型颈椎病大多停止工作，但 90% 以上的颈椎病患者病情较轻，可以参与大部或全部工作，尤其是以办公桌、电脑为活动范围的职业。因此，避免有害工作体位，换取具有保健功能的体位对颈椎病的康复至关重要。

（二）牵引与制动疗法

【牵引】

为颈椎病治疗学中最常用的方法之一，适应证较为普遍，约占颈椎病全部病例的 30% 以上适用牵引疗法。除传统的重量牵引外，近年来，机械式及电动式牵引法已逐渐推广。

【制动】

无论是何型颈椎病，颈椎椎节局部的制动是其恢复的基本要求之一。在颈椎继续活动情况下，不仅可使症状加重，甚至可导致瘫痪，因此，对需要固定与制动的颈椎伤患切勿大意。

（三）手法操作

颈部按摩有利于局部血循环的改善，且不易发生意外。而手法推拿及推搬除非诊断明确、无脊髓或脊神经根受损之可能，一般不应轻易实施。因其意外发生率高，应注意，尤其是诊断不明者。

（四）石膏技术

亦为颈椎病非手术疗法中常用的技术之一，大多采用颌 - 胸石膏、或石膏围领。由于其具有可塑性强、制作简便及价格低廉等优点，目前仍无法用其他材料完全取代。

（五）支具

支具为近年来国内外广泛开展的技术之一，对颈椎病病情较轻者，尤其是无需确实固定的病例，各种不同制式的颈部支具有其轻便、舒适及美观等优点，但其可塑性较差，在选择时应注意。

（六）其他

此外，尚可酌情选择其他疗法，包括理疗、封闭疗法、针灸及药物外敷等均可酌情选用。

四、颈椎病非手术疗法实施过程中症状或体征加重的原因

在非手术疗法实施过程中，一旦出现症状加重时，则应全面加以检查，除方法本身因素外，尚应考虑需否手术。容易造成病情加重的常见原因主要有：

（一）各型病例方法选择不当

各种伤患在治疗方法上均有其相应的要求，各型颈椎病反应亦各有要求。对脊髓型颈椎病或食管压迫型颈椎病等，如果仅仅寄希望于牵引疗法，当然收效不大。

（二）方法操作不当

每种疗法在具体使用上均有其相应的要求，并按这些具体要求结合病情灵活掌握。例如对伴有黄韧带肥厚之颈椎病患者，如果在牵引时采取仰颈位，当然无效；反之，对一个椎管前方巨大骨刺者，头颈前屈位牵引也难以收效，甚至会使病情加重。

（三）患者配合不佳

在一般情况下，当病患者了解到自身的病情，多能采取合作的态度。但也有个别患者，尤其是遇到某些特殊情况，例如气温过高或过低等而不愿行卧床牵引或颈部固定，或是某些疗法早期反应较大等，应对患者加以说服。

（四）诊断错误

主要是对其病情判断错误，例如：脊髓前中央动脉症候群、脊髓侧索硬化症、椎管内肿瘤及脊髓空洞症等，均有可能被诊断为颈椎病，这些病例对非手术疗法当然无显效或完全无效。

（五）由于病情发展

除上述诸因素外，尚应考虑是否由于病情发展，尤其是当脊髓本身的血管受压时，可使病情突然加剧，对这种病例争取及早施术。

五、"第三届全国颈椎病专题座谈会纪要"（2008）关于"颈椎病非手术治疗问题"内容

颈椎病的非手术治疗问题。

会议交流颈椎病非手术治疗的经验。会议就颈椎病非手术治疗问题形成的基本共识如下。

1. 颈椎病非手术疗法的临床应用价值是值得肯定的，非手术疗法应视为颈椎病的首选和基本疗法。强调以下几个方面：

（1）合乎生理要求的生活、工作体位是防治颈椎病的基本前提，包括避免高枕、埋（低）头、猛刹车和剧烈运动等；

（2）持续、轻重量（1.5~2.0kg）的头颈（颈椎）牵引应视为安全、有效的疗法，并在牵引下进行颈背肌锻炼；

（3）针灸、理疗、按摩及药物均可酌情选用，但不提倡推拿、推扳和颈部体操，以防加重颈椎的退变、不稳和损伤；

（4）游泳运动（尤其是蛙泳、仰泳）有利于颈椎康复，不提倡使颈椎过度活动及高强度的运动。

2. 建议加强颈椎病非手术治疗的相关研究，以求进一步规范化、科学化。

3. 大量长期使用类固醇类药物易引发骨缺血坏死和硬膜外粘连，因此应慎用。

4. 手法治疗颈椎病（特别是旋转手法）有引起急性脊髓损伤风险，应严格掌握适应证。

第二节　颈椎应保持良好的睡眠、工作与生活体位

良好的体位不仅对预防颈椎病至关重要，而且也是治疗颈椎病的首要措施，其中尤以睡眠、工作及日常生活时的体位更为关键。

一、改善与调整睡眠体位具有重要意义

众所周知，每人每天至少有 1/4~1/3 的时间是在床上度过的。因此，如果睡眠姿势不当，必然会引起或加剧颈椎病。反之，如果注意改善与调整颈椎在睡眠中的体位和诸有关因素，亦可起到预防与治疗作用。因此，临床医生都应注意纠正和训练患者的不良睡眠状态。

二、重视枕头

（一）概述

枕头是维持头颈正常位置的主要工具。所谓"正常"位置，主要指维持头颈段本身生理曲线的体位，这种生理曲线，不仅是颈椎外在肌群平衡的保证，而且对保持椎管内的生理解剖状态也是必不可缺的条件。如果使用和选择不当，包括枕头的高低、形状与充填物的不同等，不仅破坏了颈椎椎管的外在平衡，而且也直接影响到椎管内容积的大小和局部组织的解剖状态。因此，必须给予应有的重视，尤其是枕头的高低、枕芯充填物的种类和枕头形状等更应注意，现分述于后。

（二）枕头的高低

俗话说的"高枕无忧"并非如此。正常状态下颈椎的生理前凸是维持椎管内外平衡的基本条件。如果让头颈部过度后仰，致使前凸曲度加大，不仅椎体前方的肌肉与前纵韧带易因张力过大而

出现疲劳，而且可引起慢性损伤。与此同时，椎管后方的黄韧带则可向前突入椎管，以致椎管增加了来自后方的压力。这种过伸状态，由于椎管被拉长而容积变小，脊髓及神经根反而变短，以致椎管处于饱和状态，易因各种附加因素（如髓核突出及骨刺形成等）而出现症状，严重者可直接压迫脊髓与两侧的脊神经根。与此相反，如果让头颈部过度前屈（枕头过高），则出现相反的结果，即颈椎后方的肌群与韧带易引起劳损，此时椎管内的硬膜囊后壁则被拉紧，并向前方移位而对颈髓形成压力（图 3-2-3-2-1）。在一般情况下可能并无症状，但如果于椎体后缘有明显的突出物，包括突出、脱出的髓核及骨刺形成，特别是伴有椎管发育性狭窄者，此种占位性组织就很容易压迫脊髓，或压迫脊髓前中央动脉而出现症状。

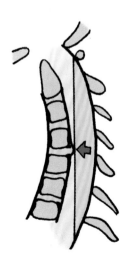

图 3-2-3-2-1　为何避免高枕示意图
枕头过高，由于颈椎过度前屈而使硬膜囊后壁张力增高，以致易对脊髓前方组织、尤其是脊髓前中央动脉引起压迫

根据上述原理，不仅颈椎伤患者的枕头不宜过高或过低，即使健康人，亦应注意保持颈椎前凸的生理体位，以防引起或加速颈椎的退变。在对颈椎病患者的治疗过程中，应根据病情适当调整枕头的高度。

对以运动障碍为主，怀疑椎管前方有髓核脱出或突出，或在 X 线平片或其他影像学图像上显示椎体后缘有骨性致压物（骨刺及髓核等），可能构成对脊髓前方直接压迫者，枕头可稍低，以缓解椎管前方骨刺对脊髓的压迫。但也不可使头颈部过度仰伸，以防因椎管容积减少而加重症状。

对以四肢麻痛等感觉障碍症状为主、怀疑有椎管后方黄韧带肥厚、内陷并对脊髓后方形成压迫者，则枕头可稍高，此既可防止黄韧带的内陷，又可增加椎管有效空间容积而改善症状。

发育性颈椎椎管狭窄伴有椎体后缘骨刺形成者，表明椎管内容积无论是在前方或后方均达到饱和状态。因此枕头不宜过高或过低，以生理位为佳。

伴有外伤性的病例，应根据颈椎的三柱结构受损情况及程度而酌情掌握，诊断不明者以中立位为宜，颈椎结核及肿瘤致使椎体破坏者不可高枕。强直性脊柱炎早期应保持中立位，使其在功能位置上强直，以避免后期的矫形截骨术。

（三）枕芯充填物

【酌情选择】

应根据当地物产情况与个人习惯和经济条件筛选相应之充填物。其中常用的有以下几种。

【荞麦皮】

价廉，透气性佳，在北方容易获得，可随需要而调整枕头的高低，中老人尤喜采用。

【蒲绒】

质地柔软，透气较好，尤以新绒，并可随意调节高低，北方最易采用。

【木棉】

与前者相似，但价格略高，我国西南地区使用较多。

【绿豆壳】

最适用于夏天，不仅通气性能良好，且有清凉解暑之作用，如加上适量的茶叶（价格较廉的一种或饮用过的茶叶晒干均可）或薄荷叶则效果更佳。

【鸭绒】

由于其具有质轻、柔软、透气强等优点，当然最为理想，而且在使用时可以随意调节枕头高度，是比较理想的枕芯充填物。只不过其价格较高，夏天时较热，但有空调装置亦无碍。

【其他】

此外尚可选用鸡毛、鸭毛与鹅毛等作为枕芯充填物，或是选用竹、藤编制成的枕头等均具有一定优点。市场上常见的海绵和塑料气枕，虽说质地柔软，因其透气性差，不宜选用，尤其是颈椎病及颈背部纤维织炎患者，切勿使用。

（四）枕头形状

以中间低、两端高之元宝形为佳。此种形态的优点是可利用中间凹陷部来维持颈椎的生理曲度，对头颈部可起到相对的制动与固定作用，以减少其在睡眠中的异常活动。对不习惯元宝形枕者，可用平枕，但不易采用中间高、两头低之山丘形，因头颈易向两端活动，不易保持头颈部体位。理想的枕头应该是质地柔软，透气性好，符合颈椎生理曲度要求，且造型美观的元宝形者（图3-2-3-2-2）。

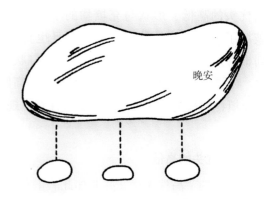

图 3-2-3-2-2　枕头示意图

枕头以中间低、两边高、质地柔软、透气性好的元宝形为宜

三、重视睡眠姿势

良好的体位,既要保持整个脊柱的生理曲度,又使人感到舒适,方可使全身肌肉松弛,易于消除疲劳和调整关节生理状态的作用。理想的睡眠体位应该是使胸部及腰部保持自然曲度,双髋及双膝呈屈曲状,使全身肌肉自然放松。可是并非每个患者均能习惯此种体位,因此亦可根据其平日的习惯不同而采取侧卧或仰卧,但不宜俯卧,因其既不利于保持颈部的平衡,又影响呼吸,尤其是对病情严重的脊椎伤病者(图 3-2-3-2-3)。

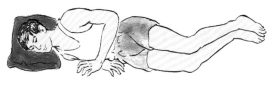

A

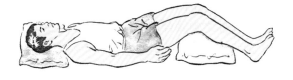

B

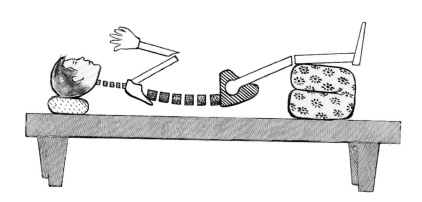

C

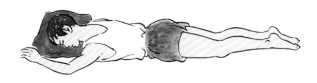

D

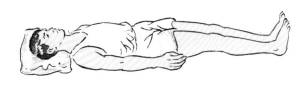

E

图 3-2-3-2-3　睡姿正误之分示意图(A~E)
A~C.正确睡姿;D、E.不当睡姿

四、注意对床铺的选择

（一）概述

各种床铺各有其优缺点，并与居住地区的气候（温度和湿度）、个人生活习惯以及经济条件等密切相关。一般选择木板床＋席梦思床垫，此种类似沙发结构的弹性床垫放在床板上，可随着脊柱的生理曲线而具有相应之调节作用。尤其目前国外已采用多规格弹簧结构，即根据人体各部位负荷大小的不同和人体曲线的特点，选用不同规格与弹性之弹簧合理排列组合，以达到维持人体生理曲线之作用。但对急性外伤病例则以木板床加一薄棉垫即可。从治疗及保健角度考虑，棕棚床、弹簧床及泡沫塑料床均不适宜。至于气垫床及水床国内亦已生产，此种采取在床垫内通过气体或水流的流动可以不断地调整患者躯体的负重点。其主要适用于瘫痪、瘦弱及高龄患者，亦可用于全身大面积烧伤者。但其价格昂贵，且要求住房条件较高，在选择上应全面考虑。

（二）各种床铺简介

【棕棚】

透气性特佳、柔软、富有弹性，适用于南方气候湿润热的地方。近年来，随着塑料工业的发展，各种高强度尼龙丝棚床大有取代棕棚之趋势。但此种棚床的最大缺点是由于人体重量的压迫而形成中央低，四边高之状态，并随着使用时间的延长，编制物逐渐松弛，而塑料制品易因老化而断裂。如此不仅增加腰背部卧侧肌肉的张力，也势必使头颈部的体位相对升高，以致局部肌肉韧带平衡失调，从而直接影响颈椎本身的生理曲线。因此，对颈椎病患者（也包括其他脊柱伤病者）并不适宜，外伤病例更不可选择。

【铁床】

包括钢丝弹簧床与一般铁床。前者指四边用角铁、中央用钢丝与弹簧构成者，后者中央系用扁平之铁条编成网状。此种结构亦由于与前者相同的原因而不适用于颈椎病及其他脊柱伤病患者，尤其是钢丝弹簧结构，随着金属弹簧本身疲劳而逐渐失去弹性，以致最后比一般铁床更为不利。

【木板床】

多用于北方，尤其在盛产木材的地区，由于其可维持脊柱的平衡状态而有利于脊柱或下肢伤患者，也是当前各个医院骨科病房所通用的制式睡床。但在气候潮湿的地区，由于木板透气不良，易引起垫被的霉烂（多在臀、背部等易出汗的部位），故平日应注意经常予以曝晒与通风。目前市场上，多改用钢架木条板床，此既具有增加强度、又获得通气良好之优点，十分适用于需长期卧床之患者。

【席梦思床垫】

将此种类似沙发结构的弹性床垫放在床板上，可随着脊柱的生理曲线而具有相应之调节作用。尤其是目前国外已采用多规格弹簧结构，即根据人体各部位负荷大小的不同和人体曲线的特点，选用不同规格与弹性之弹簧合理排列组合，以达到维持人体生理曲线之作用。此种床垫能使患者感到舒适，除伴有外伤者外，一般病例可酌情选用。

【泡沫塑料床垫】

目前较流行，因其质地柔软常给患者以舒适感；且价格低廉，包装优美。但其最大缺点是通气性太差，故对一般颈椎病患者并不适用，尤其是合并瘫痪之病例。

【火炕】

为寒冷地区农村常用之床铺，具有与木板床类似之优点，冬季通过加温，既有抗寒作用，又有利于对痉挛与疼痛之肌肉、关节起到热疗法之作用。炕面上的垫被应稍厚，以防对骨关节突起部位形成压迫。

【气垫床及水床】

为目前国外新产品，国内亦已试产，此种采取在床垫内通过气体或水流的流动可以不断地调整患者躯体的负重点。本设计主要适用于严重的瘫痪、瘦弱及高龄患者，亦可用于全身大面积烧伤者。但其价格昂贵，且要求住房条件较高；因此，当前仅个别大医院作为治疗床试用，在国内推广尚需一段时间。

五、消除其他影响睡眠的因素

（一）概述

除以上直接影响睡眠的三大要素外，尚应注意消除一切妨碍患者入眠与睡眠中惊醒等诸因素，包括周围环境的选择（安静，空气清新及无空气污染的地区为理想）、最佳睡眠时机的选择（以晚9~10时至清晨6~7时为宜，中午小憩30~60min）及消除因疼痛影响睡眠的因素（对此在颈椎病患者中可投予止痛剂、利尿剂及局部冰敷等）。现分段阐述于后。

（二）周围环境的选择

应以安静，空气清新及无空气污染的地区为理想，室内禁止吸烟，尤其是空调房间及重危患者医疗区，以防影响康复。

（三）最佳睡眠时机的选择

主要根据每位患者原来的生活习惯不同而具体掌握，原则上以晚9~10时以后至清晨6~7时为宜，午饭后可小憩30~60min。

（四）消除因疼痛影响睡眠的因素

此在颈椎病患者中较为多见，除从治疗方法上采取措施外，必要时可投予止痛剂、利尿剂及局部冰敷等。当然更应注意颈部在各种治疗措施（牵引、石膏等）中的体位，以寻找在哪种体位疼痛可以得到缓解。睡眠前的封闭疗法当然有效，但不宜多用。切不可用吗啡制剂作为镇静催眠剂，一旦成瘾则后果比原发病更令人棘手。

（五）其他因素

包括患者的情绪、精神状态、家庭与单位同事间关系等均有影响等；亦应避免睡前过饱、过饥、服用兴奋性饮料等因素。睡前饮少量黄酒、冷水浴与功能活动有利于患者入眠，但应注意个体间的差异。

六、纠正与改变工作中的不良体位

（一）概述

不良的工作体位，不仅仅影响患者的治疗与康复，而且是某些颈部疾患发生、发展与复发的主要原因之一，因此必须引起重视。在屈颈情况下，颈椎间盘内所承受的压力及对颈背部肌纤维组织的张应力较自然仰伸位为高。如果再加上扭转、侧屈与增加负载，局部的压应力更大，从而构成颈椎退变及纤维织炎等加剧的主要因素。这种状态虽可见于任何职业，尤多见于机关单位的工作人员、会计师、电脑操作员、网络工作（爱好）者、打字员、手术室护士、交通警、电子元件和钟表等流水作业线上的装备工等。因此，对各种不同职业与颈椎退变性或劳损性疾患的发病时间之关系，大家必须有一明确认识。

问题的另一方面是那些发病与职业关系密切的患者，企图通过改换职业或工种来获得疗效，这虽可行，但并非一种积极措施。因此，如能通过纠正与改变工作中的不良体位而获得效果则更为理想。根据这一前提，通过对各种不同职业工作体位的分析，认为关系最为密切而又直接相关的因素是颈椎长时间地处于屈曲位或某些特定的体位，以致易引起一系列问题。因此，以此为着重点，提出以下几种防治措施。

（二）定期远视

当长时间近距离、低头看物，既影响颈椎，又易引起视力疲劳，甚至诱发屈光不正，特别是在光线较差的状态。为此，每当俯案过久后，应抬头远视半分钟左右，待眼睛疲劳消退后再继续工作。根据这一要求，笔者建议，在条件允许情况下，办公桌应置放于临窗位置为最佳选择，尤以高层建筑，远眺不仅另有一番情趣，且有利于身心健康。笔者仅以此种要求治愈（或减轻）不少颈椎病早期病例。

（三）定期改变头颈部体位

即对某种职业需要头颈仅向某一个方向（以前屈及左右旋转为多）不断转动或相对固定者，除直接引起椎间隙内压改变外，也易使张力较大一侧的肌肉疲劳而加剧了患节的内外平衡的失调。为改变这一不良后果，应让其每头部向某一个方向停顿过久后，即再向另一相反方向转动，并在短短数秒钟内重复数次。其时间间隔不宜超过 30min 为宜。此既有利于颈椎保健，又可消除疲劳感，且易于掌握。

（四）调整桌面（或工作台）高度与倾斜度

如果桌面或工作台面过高，则使头颈部呈仰伸状，而过低则势必呈屈颈状。此两种位置均不利于颈椎的内外平衡，尤其是后者在日常最为多见，且最为有害，必须加以适当调整。原则上，以使头、颈、胸保持正常生理曲线为准，尤其是具有颈椎病症状者，切勿过屈，亦无必要过伸。为此，除了可采用升高或降低桌面与椅子加以调节外，对某些需长期俯案工作者，亦可制定一与桌面成 10°~30°斜面的工作板（如绘图板），此较之单纯升高坐椅或降低台面更有利于调整坐姿（包括胸腰椎等）。

（五）工间活动

任何工种都不应当长时间固定于某一种姿势，坐位亦然。除非工作情况不允许（例如手术台上、流水线操作工及交通警执勤等），应该至少每 2h 能够全身活动 5min 左右。每人可根据自己情况采取相应的活动方式，包括各种工间体操、哑铃活动及散步等。此不仅对颈部，而且对整个脊柱及全身的骨关节系统均有利。

七、注意纠正在日常生活与家务劳动中的不良体位

占人生 1/3 时间的日常生活及家庭生活对预防颈椎病的发生和治疗亦具有重要作用。从晨起穿衣、刷牙、洗脸、扫地、取物以至打电话、炒菜、烧饭等，几乎每项活动均涉及脊柱的姿势是否正确，因文字难以阐述，将以线条图说明，对于不正确的姿势应注意纠正。

第三节　颈部的制动与固定

一、颈部的制动与固定概述

广义地讲，颈部的固定与制动是指通过石膏、支架及颈围等体外限制颈部的活动，或是通过手术方式使颈椎椎节完全融合的方式使颈椎获得制动与固定并达到治疗目的之措施。但在此处所提及的固定与制动，主要是指通过非手术手段获得的方式。

二、颈部的制动与固定基本原理

（一）保持颈部安静

任何伤患的预防、治疗与康复，保持患者局部的安静是其首要条件。颈椎病亦然，无论是退变性或外伤性，均属这一范畴，因此，必须保持颈椎的安静。

（二）维持正常的生理体位

不良体位与颈椎病的发生及发展关系密切。以椎节退变为主者，前屈位将增加椎间隙内压，以致促进病情发展。而以椎管发育性狭窄及黄韧带松弛为主者，仰伸位由于引起椎管矢径的减少必然加重病情。因此，如果选择前后平衡的中立位，或是保持其他有利于病情的体位将颈部加以固定与制动，则有利于患者的康复。

（三）可避免或加重颈部外伤

任何外伤都不利于颈椎病的康复，尤其是当椎管内有效容积处于临界状态时，对颈部加以固

定与保护使其免受外力作用当然十分必要，特别是既往曾有外伤史者更具重要意义。

（四）恢复颈椎的内外平衡

颈椎内外平衡失调是许多颈椎慢性疾患的后果，但又可反过来成为病变进一步发展的原因，并是构成恶性循环的直接因素。因此，固定与制动后的颈椎将可逐渐恢复颈椎的内外平衡，至少可起到避免进一步加剧之功效。

三、颈部的制动与固定临床意义

（一）颈部的固定与制动为非手术疗法的首选

根据前述之原理，对任何典型之颈椎病患者，首先采取颈部的固定与制动是治疗的首要措施，不仅有效，而且可以防止病变的发展与突然加剧。

（二）手术前准备的需要

术前制动与固定除由于病情本身及术前的需要外，另一主要目的是为术后采取同样措施进行准备。例如特制的石膏床及支架等，均需在术前定制、试用及训练，否则术后如有不妥，则影响使用及术后治疗。

（三）术后康复的需要

任何一种手术对颈椎来说均是一种创伤。因此，局部的固定与制动当然也是其恢复的重要因素之一。如此既可减轻手术局部及邻近部位的创伤性反应，又为其创伤修复提供基本条件。

（四）其他作用

【报警及提示作用】

带有报警系统的颈围，如颈椎前屈过多，当其超过生理或规定的范围时，则会自动报警，提示患者应及时恢复颈椎的生理体位，因而有利于颈椎退变性疾患的预防及治疗；

【兼具牵引作用】

充气式颈围及气囊式（含分房气囊）颈围，在行使颈椎制动的同时，兼具牵引作用，从而有利于提高疗效与功效。

四、颈部制动与固定方式之一：牵引疗法

（一）概述

颈椎的牵引疗法不外乎作用于骨骼外方皮肤的兜带牵引和直接通过颅骨外板的骨性结构牵引两种。前者简便、无痛，易为患者所接受，但作用力不大，适用于一般病例。而骨牵引是通过诸如头颅牵引弓或头环固定器等完成，因此需在麻醉下操作，易使患者产生恐惧心理，但其固定确实，具有可调式复位作用，且牵引力较大，故多用于颈椎损伤及骨质破坏较多引起颈椎严重不稳之病例。当然严重成角畸形者，在行矫正术术前及术中亦需采有，以有利于复位及保证手术术中的安全。

（二）作用于皮肤的兜带牵引

【Glisson 氏带牵引】

1. 用具　Glisson 带又名四头带，用 Glisson 带作为颈椎牵引的技术，是颈椎外科最常用的牵引技术，可在医院、家庭及单位进行，易于操作，在医院内多采用卧床牵引的方式；

2. 病例选择　主要用于症状较为明显的颈椎病者，此外需术前准备的手术病例及其他诊断不清或有其他特殊情况者均可选用；

3. 治疗原理　主要是对头颈部的制动与固定作用，可以恢复颈椎椎间关节的正常列线，可使颈部肌肉松弛、椎间孔牵开，从而有利于突出物的还纳，可使椎动脉第二、第三段的折曲缓解及减轻与消除颈椎局部的创伤性反应。

【牵引方法】

牵引方法较多，包括皮肤牵引、骨牵引、支具牵引及兜带牵引等，疗效也不尽相同。但用于家庭条件下的牵引，可选用的方式及方法主要有以下几类，并按其使用情况分述于后。

【牵引作用】

1. 对头颈部的制动与固定作用　正如矫形外科其他牵引方法一样，被牵引部位处于相对固定状态，即使是让患者头颈部自然活动，由于其处

于牵引力与反牵引力的平衡状态下，患处不仅运动幅度有限，且其列线处于正常状态，椎体间关节无扭曲、松动及变位之虑，是椎间关节制动与固定有效措施之一。

2. 有利于突出物的还纳 椎间盘突出及脱出是一相延续过程，只要突出物尚未与周围组织形成粘连，均有向原位还纳或部分还纳之可能。因此，医生应设法为其复位与还纳提供机会。在牵引力的作用下，尤其是轻重量的持续牵引，可使患节椎间隙逐渐被牵开，其范围约 0.5~2mm。如此当然有利于突出物的还纳，尤其是早期及轻型病例，效果尤为明显。

3. 恢复颈椎椎间关节的正常列线 在病变或同时伴外伤情况下，受累椎节可出现旋转、扭曲、压缩及梯形变等各种列线不正的异常所见。在牵引时，如果使头颈部置于生理体位状态，则随着时间的延长其列线不正的现象可以逐渐改变，再加以其他辅助措施及各种后期治疗，可使颈椎的列线不正现象完全恢复正常。但病情过久，且骨关节本身已有器质改变者例外。

4. 可使颈部肌肉松弛 在颈部伤病时，由于各种因素作用，多伴有颈肌痉挛。不仅可引起疼痛，且是构成颈椎列线不正的原因之一。通过轻重量持续牵引的作用，可以使该组肌群逐渐放松而获得治疗作用，此时如再辅以热敷等措施，则收效更快。

5. 使椎间孔牵开 随着椎间关节的牵开，两侧狭窄的椎间孔亦可以同时被牵开，从而缓解了其对神经根的压迫与刺激作用；在对椎间除牵引的同时，随着局部创伤性反应的减轻和水肿消退，对脊脑膜返回神经支及根管内的血管支亦起到减压作用，此种作用收效较快。

6. 可使椎动脉第二、第三段的折曲缓解 位于第 6 颈椎以上横突孔内之椎动脉，在其穿过诸横突孔时，除了后期的钩椎关节增生外，早期主要由于局部椎节的松动与变位引起该椎动脉折曲、狭窄及痉挛等现象。通过牵引，此种椎节不稳现象可获得缓解；由于骨质增生所致者则无显效。

7. 减轻与消除颈椎局部的创伤性反应 在颈椎病急性期，或是伴有颈椎外伤情况下，受损椎节局部的软组织、尤其是关节囊壁多伴有创伤性反应，主要表现为水肿、充血及渗出增加等。通过牵引所产生的固定与制动作用，则可使其较迅速地消退，此较之药物及其他方法更为简便有效。

【牵引方式】

1. 按牵引时体位不同可分为

（1）坐位牵引 即患者坐于靠背椅上牵引，既可治疗，又不过多地影响或不致中断工作与学习，适用于轻型及因工作需要不能离开工作岗位或中断学习者。其牵引时间可根据具体情况掌握，但每天不应少于 2h。

（2）卧床牵引 让患者卧于床上牵引，较前一种方式为舒适。除可白天进行外，睡眠时亦可牵引。一般病例仅仅利用业余时间在家庭内牵引即可，重症者则需 24h 持续牵引。

（3）半卧位牵引 介于前两种体位之间，一般半卧于沙发或航空椅式的坐位上，虽较舒适，但难以持久。适用于一般轻型、心肺功能不全及恢复期者，腰椎有病变者不宜选用，因为此种体位增加腰椎椎间盘的负荷。

2. 按照牵引时时间不同分为

（1）间断性牵引 即每日定时牵引一段时间，除可在家庭及工作单位进行外，多在医院门诊部或理疗科进行，尤其是采取电动牵引床架者。适用于轻型病例，每日牵引时间从数分钟到数小时不等，视病情及工作生活情况而定。

（2）持续性牵引 即每日 24h、除吃饭及大小便外均进行牵引。其疗效较佳，可用于各型颈椎病，尤其是伴有神经症状之脊髓型者；亦可用于颈椎外伤及其他慢性疾患，如颈椎结核及骨质破坏严重的疾患。

（3）半持续性牵引 其牵引持续时间介于前两者之间，其方式有：业余持续牵引，即利用工余时间，包括晚上持续牵引；定期持续牵引，即在病休或半休状态下进行较长时间的持续牵引，一般多在白日进行，晚上睡眠时解除。

3. 根据牵引重量不同而分为

（1）轻重量牵引　即用 1.0~2.0kg 重量牵引，多用于需较长时间牵引者，其重量虽轻，但可起到滴水穿石之功效。在临床上适用范围较广。

（2）半体重量牵引　即采用体重 1/2 之重量行短暂之牵引，约在数分钟内完成，每次持续 15~30s，连续 3 次，每次间隔 1~2min。仅适用于诊断明确的急性颈椎间盘突出症者，但对年迈体弱者不宜选择。

（3）大重量牵引　介于前两者之间。一般多采用体重 1/13~1/10 的重量。此种方式更多用于颈椎骨折脱位病例，而颈椎病时则罕有采用者。

4. 根据牵引方式不同分为：

（1）四头带牵引　又称之为 Glisson 氏带。是最常用的方式，简便有效。如无制式的 Glisson 氏牵引带，亦可选用自制的代用品。

（2）头颅牵引弓牵引　即通过对颅骨外板钻孔的骨骼牵引，主要用于颈椎骨折脱位及伴有颈椎严重不稳之颈椎病患者。因牵引效果确实、安全、舒适、且便于护理，较之一般牵引带为佳；但一般颈椎病患者无需此种方式。

（3）充气式支架牵引　即利用特制之颈椎牵引支架上气囊充气量的多少而调节牵引力的大小，从 0.5kg 至数十千克不等。既有保护作用，又可获得牵引；但因气囊内压力受患者体位影响而不恒定，以致影响牵引效果；适用于一般轻型病例。

（4）机械牵引装置　分为手摇式及电（气）动式，但均需藉助四头带固定头颈部完成。此虽操作方便，但牵引力的多少不易掌握，因之难以普及。

【牵引疗法之实施】

根据上述介绍，可用于自行掌握的牵引方法较多，但真正实用、有效、经济及简便的方式，主要是以下两种：

1. 坐位牵引法（图 3-2-3-3-1）

（1）牵引用具

①牵引带　一般用透气的全棉薄帆布或厚棉布制成，一般分为大、中、小三种规格。在各大

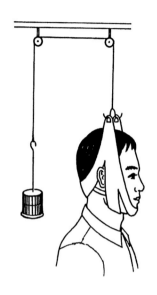

图 3-2-3-3-1　颈椎坐位牵引示意图

城市医药公司或医疗用品商店多有制成品出售，如购置困难可自行缝制。请注意切勿选用透气性不良的人造纤维作为牵引带的材料。

②牵引弓　似一般水桶上方之铁弓样，其间距分为 30、35、40cm 三种规格，一般用高强度合成材料，或是以粗铁丝、或细铁元弯折而成。中央有一向上凸突，用以绑缚牵引绳，两端为钩状以固定及挂住牵引带；必要时，亦可用竹条代替。

③牵引绳　应选用专门用作牵引的蜡绳，因其表面经过上蜡处理后十分光滑，从而使其通过滑车的阻力降低到最小限度。

④滑车及其固定装置　宜选用小巧灵活，一端带有固定用螺丝钉的医用滑车。将其固定于丁字形木架上，或是根据房间情况固定于门、窗或墙壁上。

⑤牵引重量　标准的铁制重量锤当然较为方便，但在一般家庭及办公室内亦不妨就地取材，可用沙袋、水袋、米袋、砖头或其他小重量的物品代用，但其实际重量要符合牵引要求，一般 1.0~1.5kg 即可，不宜超过 2.0kg。

（2）牵引方法

①确定牵引场所　即选择在何处牵引为妥，此主要根据每人的工作与生活习惯而定，同时注

意光线、通风等情况，一般置于起居室或书房内为宜；在单位内牵引大多选择办公桌旁，具有工作治疗两不误，当然应选择轻型病例。

②选择合适之座椅　以高低合适、座垫较软并带有靠背的椅子（以木质老式椅子为佳）为宜，务必保持腰背部舒适。

③装置牵引带　先将带牵引绳及牵引弓之牵引带装置挂至牵引架上，并将重量放好，之后将牵引带拉向头颈部（此时重量已升起），自头顶上方套至颌颈部。牵引带的下方分别置于下颌部及后枕部，使牵引力点位于下颌颏部，后枕部带子则持住后枕部，使前后处于均衡状态；同时将两耳下方之细带结扎，之后、将重量悬空，即开始获得牵引作用。

（3）牵引要领及注意点

①注意牵引带间距　牵引带之两端分开状挂至牵引弓两端的挂钩上，使其间距为头颅横径之一倍。如过窄，则影响头顶部的血液回流，并引起头痛；而过宽，则因颏部力点过于集中而易造成下颌部皮肤受压及反应。

②注意牵引力线　牵引力线应根据病情而定，对屈曲性损伤、髓核突出或脱出及椎体后缘骨刺形成者不宜前屈；而过伸性损伤及椎管狭窄、黄韧带松弛或肥厚为主者，则不宜仰伸。对情况不明者，不妨先行中间位牵引。

③牵引重量不可过重　一般应在医生指导下进行，其牵引重量可从1kg开始，2~3d后增加到1.5kg即可，最多不应超过2.0kg。

④保持牵引绳悬空状　在牵引过程中应注意牵引绳有无受阻或摩擦力较大的部位，并要设法消除，使其呈悬空状为基本要求。

⑤牵引重量的高度　以距地面20~60cm为宜，过低易与地面相接触而失去作用，过高则有可能在牵引过程中撞击周围物品。如家中有幼儿者切勿过高。

⑥每日牵引时间及疗程持续时间　应根据病情而定。每日牵引时间不宜过短，尽可能维持两小时以上。每一疗程以3~4周为宜，即使是症状缓解或消失较快的病例，也不应过早中止牵引，

以减少复发率。

⑦注意不良反应　在牵引过程中，可根据病情不同，酌情配合药物、理疗、针刺、按摩等疗法。在牵引早期（3~5d以内）可有不适应性反应，包括下颌部难受，头昏及思维不能集中等。此时不应中断，大多在2~3d消失，如持续5d以上仍有反应时，应请经治医师提出进一步意见。对在牵引过程中颌颈部皮肤出现炎性（刺激性）反应者，可在局部垫以棉垫或泡沫海绵以缓解压力。在牵引过程中头颈部可根据工作、生活与学习需要而适当活动，但不宜过多，更不宜超过正常限度（即平日工作生活中的最大活动范围）。

⑧牵引后症状加重者　如果拟诊"颈型颈椎病"的患者，在牵引后疼痛应得到缓解；如果牵引后症状反而加重者，则可能是落枕（或颈部扭伤），而非颈椎病。此有助于鉴别诊断。

2.卧位牵引法

（1）用具　基本上与前者相似。但若在床上牵引，应选择一般可用牵引的床铺，除要求下方为木板外，于牵引侧应该有可以固定牵引滑车（或选用挂钩式牵引架）的床架，同时要求头侧床脚（或木板）抬高10cm左右（图3-2-3-3-2）。

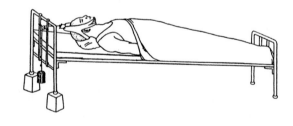

图3-2-3-3-2　颈椎卧位牵引示意图

（2）牵引方法　将牵引用具挂至或绑缚至牵引侧床架上，并根据牵引力线要求而选择相应之水平。之后，使牵引带置于牵引位置，床头升高10cm。此时可让患者仰卧于床上，将牵引带从头顶部套至颌颈处，并按前法将其置于颏下部牵引之。枕头高低应与牵引力线相一致。在牵引状态下，头颈部可按正常情况随意活动，但切勿过猛

或超过限度。

（3）牵引要领及注意点　除前节所述各有关项目外，尚应注意：

①避免阻力　牵引绳及牵引重量较前者易受阻而失去牵引作用，应注意避免。

②非牵引适应证　对年迈、反应迟钝、呼吸功能不全及全身状态虚弱者，不应选用牵引，尤其是睡眠时更不可牵引，以防引起呼吸梗阻或颈动脉窦反射性心跳停止。

③饮食不宜过饱　牵引病人可少餐多次，切勿进食过量。因在饱腹下牵引，不仅不利于消化，且在饱腹状态下影响呼吸及心血管功能。

④疗程　每一疗程一般以3~4周为宜。

【牵引要领及注意点】

注意牵引带间距、牵引力线，避免阻力，牵引重量不可过重（不应超过2.0kg），保持牵引绳悬空状、牵引物的高度、每日牵引时间及疗程持续时间，并注意不良反应。对牵引后症状加重者应做进一步处理。

（三）头颈自我徒手牵引疗法

这是一项十分简单而又可立即见效的方式，尤其是在家庭中、出差、会议及其他各种执勤状态，如突感颈部酸痛，或肩背部及上肢有放射痛时，可立即采用之。具体手法如下：

双手十指交叉合拢，将其举过头顶置于枕颈部；然后将头后仰，双手逐渐用力向头顶方向持续牵引5~10s，如此连续3~4次即可起到缓解椎间隙内压力之作用（图3-2-3-3-3）。亦可请他人

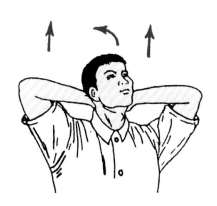

图3-2-3-3-3　颈椎自我牵引示意图

代为牵引，如图3-2-3-3-4所示，一手托住患者下颌，另手置于后枕部轻轻向上垂直方向牵引，切勿用力过猛，持续5~8min即可。

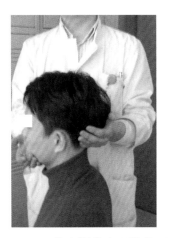

图3-2-3-3-4　他人操作之颈椎徒手牵引

这种疗法的原理，是利用双手向上牵引之力，使椎节恢复生理曲线，并稍许使椎间隙牵开。如此既可使后突之髓核有可能轻微还纳，也可使椎间关节周围肌肉放松而起到症状缓解作用。但本法对于椎管狭小，尤其是伴有黄韧带肥厚者不适用，因其可加剧黄韧带突向椎管内的程度而使症状加重。

（四）大重量牵引

【概述】

为近年来国内外颇为流行的一种简便疗法，即利用接近体重一半重量对患者做时间短暂牵引，以恢复颈椎列线及椎间隙宽度，使向椎间隙后缘突出之髓核还纳，从而达到对脊髓、脊神经根及滋养血管的减压作用。但如适应证选择不当，或是操作失误，则有可能发生意外。

【适应证】

主要用于以下类型的颈椎病。对于外伤性小关节交锁者亦有人选用，但作者认为：此种方式在操作时易发生意外，不如在颅骨牵引下进行为安全。

1. 根型颈椎病　具有以下三种情况者疗效较佳：因椎节不稳造成脊神经根刺激症状者；因髓核突出或脱出引起脊神经根受压者；根性症状波

动较大者；

2. 脊髓型颈椎病　主要指由于椎节不稳、或因髓核突出等造成脊髓前方沟动脉受压所致的中央型病例疗效较佳。但此类型者在操作时易发生意外或加重病情，因此要求由有经验者掌握，并密切观察锥体束症状变化，一旦恶化则应终止；

3. 椎动脉型颈椎病　以钩椎关节不稳、或以不稳为主伴有骨增生所致的椎动脉供血不全者疗效较佳；

4. 颈型颈椎病　一般病例多采用休息等一般疗法而获得疗效，仅用于个别症状持续不消者可酌情选用。

【牵引禁忌症及不宜选择病例】

1. 年迈体弱全身状态不佳者　此种病例在操作中甚易发生意外，切勿选用。

2. 颈椎骨质有明显破坏者　为防止此类病例发生意外，应于牵引前常规拍摄颈椎正侧位片以除外结核、肿瘤等骨质破坏者。

3. 颈椎骨折脱位者　易引起或加重瘫痪，不宜选用。

4. 拟行手术者　此类病例多伴有明显之致压物，不仅在牵引过程中有可能发生意外；且大重量牵引后易引起颈椎椎旁肌群及韧带的松弛，以致在手术后容易引起内固定物或植骨块的滑出。

5. 枕 – 颈或寰 – 枢椎不稳者　虽有疗效，但如使用不当易引起致命后果。因此，在一般情况下，尤其是临床经验不足者，切勿任意选用。

6. 炎症　除全身急性炎症者外，咽喉部有各种炎症者亦不宜选用，主因此时寰 - 枢椎处于不稳定状态。

7. 其他　凡牵引后有可能加重症状者，例如落枕（颈部扭伤）、心血管疾患及精神不正常者等均不宜选用，以防加重病情或发生意外。

【具体操作】

1. 机械式　即采取一般之兜带，附加一弹簧秤或压力计，于牵引过程中根据需要增加牵引重量。一般在 20kg 以内为妥，持续时间不宜超过 0.5min。并随时注意患者有无不良反应（如有反应则应中止，注意！！曾有致瘫者发生），间隔 1~1.5min 后再次牵引，如此重复 3~5 次。

2. 电动式　已有各种型号产品供应市场，多为两用式，既可用于颈椎，也可用于腰椎牵引。某些产品带有电脑编码程序，可将牵引重量、牵引时间及间隔时间（放松时间）等预先输入程序，之后将牵引带放于患者颌颈部，启动开关后即按程序自动操作，完成后即自动停止。这种牵引方式虽较方便，但在计算重量时宜从小重量开始，最大不应超过 45kg，每次持续 10~15s，间隔 1~1.5min，共 3~4 次即可。

3. 重量悬吊式　即利用滑车与重量直接牵引，虽较简单易行，但重量的加减多感不便，间隔时间亦难以掌握，故不如前两者为方便，当前临床上较少采用。

【注意事项】

1. 应有专人操作　本疗法属于一种专门技术，操作者不仅对牵引原理及方法要有全面了解，而且应具有有关颈椎病的基本知识。未经严格训练不宜单独进行，以防发生意外，悔之晚矣。

2. 操作前常规摄 X 线片　牵引前除一般检查及记录有关事项外，应常规拍摄颈椎正位与侧位动力性片，以除外其他病变及便于治疗前后的对比观察。

3. 牵引后症状加重者应终止　牵引后如果症状加重、或出现新的症状，尤其在 X 线片上显示椎体前阴影增宽者，表示已对前纵韧带造成损伤，必须立即停止。

4. 掌握设备性能　采用机械及电动牵引用具时，对其电器及机械性能应有一全面了解，以防中途发生故障。

（五）支架式牵引

即采用放置在下颌至肩胸部的支架，利用上下两端的骨性结构作为力点进行牵引的技术。一般分为充气式（气囊式）及机械式（螺旋升降式）两种，此种用具当前已有多种商品设计，可酌情选用（图 3-2-3-3-5）。

（六）颅骨牵引

【概述】

指通过对颅骨穿钉达到牵引目的之技术，对颈椎外伤病例较为常用，其次为某些颈椎严重不稳者，包括骨质破坏较广泛的肿瘤、炎症及继发性畸形等；颈椎病者较少选择，除非合并颈椎外伤时。

【适应证】

1. 颈椎病合并颈椎损伤　主要在颈椎病基础上合并颈椎外伤，以致伴有颈椎不稳、半脱位及骨折等（伴或不伴有脊髓及神经根症状），此时多需持续牵引以求获得复位或制动效应。

2. 枕颈不稳　指因各种原因所致枕颈部咬合变异，尤其是伴有神经症状者。

3. 颈椎肿瘤　主要为椎骨破坏较多、已引起椎节失稳的原发性或转移性肿瘤。此时需在术前或术中进行持续牵引。

4. 颈椎畸形　多系颈椎外伤、结核或肿瘤等所引起的成角畸形需行矫正术者。

5. 其他　包括下颌部因皮肤过敏、外伤无法行四头带等牵引而又必须牵引者；神志不清无法实施皮肤牵引者等。

【牵引方法】

1. 穿钉部位　国内较常选用颅骨顶部定位牵引法，其具体部位是：先通过两侧乳突划一冠状线，再从鼻尖到枕外粗隆划一条矢状线。自两线相交之中点向外各 4~5cm 处即为牵引弓的入口。国外亦有选用通过双侧颞部定位之牵引法。

2. 操作步骤　术前剃除头顶部毛发（即剃光头）、清洁皮肤，按常规局部消毒、铺单及局部麻醉后，作一小切口，直达颅骨外板。选用安全钻头钻穿颅骨外板（切勿进入内板，钻孔方向与牵引弓上钉尖方向相一致）。之后将牵引弓两侧之钉尖插入此孔，施紧固定螺丝，以防滑脱。牵引重量视病情而定，在颈椎病情况下 1.5~2kg 即可（外伤病例则较重）。床头抬高 10cm 作为反牵引力（图 3-2-3-3-6）。

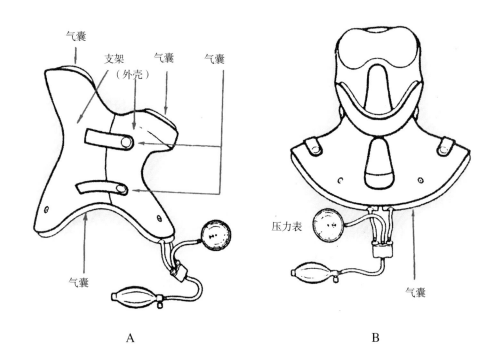

A　　　　　　　　　　　　B

图 3-2-3-3-5　气囊式支具示意图（A、B）
A. 侧方观；B. 正面观

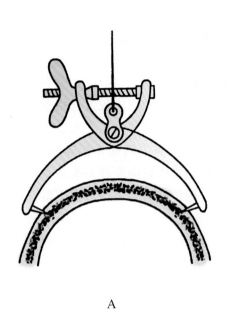

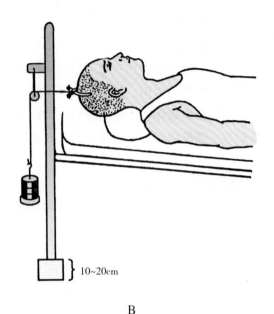

A   B

图 3-2-3-3-6　颅骨牵引示意图（A、B）
A. 进钉部位；B. 牵引时床头抬高 10~20cm

【注意事项】

1. 注意钉眼保护　应保持钉尖刺入处的清洁与干燥，一般无需纱布包扎，但切忌污染。如果钉眼处分泌物较多，可用 70% 酒精擦拭以防感染，必要时可使用抗生素。

2. 调节螺钉深度　于牵引 24~48h 后，牵引弓有可能松动，易向外滑出；因此每隔 1~2d 将牵引弓上之螺钉上紧半圈。但切勿用力，以防钉尖刺穿颅骨内板；三周后终止。

3. 防止滑出　在牵引过程中应防止牵引弓滑出，但牵引弓万一滑出而又需继续牵引时，可将局部消毒后，更换另一消毒之牵引弓放入（或将原牵引弓消毒后再使用）。

（七）头环 – 骨盆（或肩胸部）牵引装置

又称 Halo- 装置的头环 - 骨盆（或胸部）牵引装置，系将一环状钢圈上之 4 根钉子分别从 4 个相等距离刺入颅骨外板处，再将头圈通过 4 根钢柱（螺旋调节杆）与骨盆上之钢钉（或胸部石膏）相联结而起固定作用。由于在 4 根钢柱上下两端分别为正反两种螺纹，旋动后起牵引撑开作用。此种装置的最大优点是患者可下地走动，且可在牵引下对颈部施术，并便于术后观察。故多

用于颈椎骨折脱位、颈椎畸形、枕颈不稳及具有颅骨牵引适应证而又需下床活动者。

此套装置分为大、中、小等多种规格，每套亦有一定的调节范围，以便于对不同年龄及身材者选用。在操作时应注意进钉的深度，固定针的钉尖止于颅骨的外板与内板之间处。其他有关注意事项与颅骨牵引要求一致。

头环的下方 4 根螺旋调节杆与肩胸支架相连者用于治疗颈段伤患，而用于治疗胸腰段伤患的 Halo- 装置，则是采取在髂骨翼穿钉的方式与 4 根螺旋调节杆相连（图 3-2-3-3-7）。

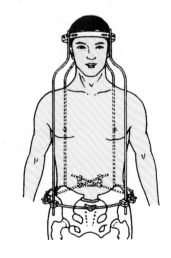

图 3-2-3-3-7　Halo - 牵引装置示意图

五、颈部固定与制动方式之二：颈围、支架与报警式颈围

（一）概述

用于颈部的支架及颈围不外乎单纯制动型与牵引＋固定型两大类。此外，近年来我们还设计了一种新的报警式颈围，此种新型专利产品因兼具报警作用，故尚具有预防颈椎过度前屈作用。现分述于后。

（二）一般颈围及支架

【简易自制颈围】

见前章简易颈围一节。

【塑料简易颈围】

与一般颈围相似，唯用塑料制成，外方可包或不包纱套。上、下两边缘缝有软边（泡沫材料），以防锐缘对颈部皮肤的压迫。适用范围同一般自制颈围。一般多由厂家生产供应（图3-2-3-3-8）。

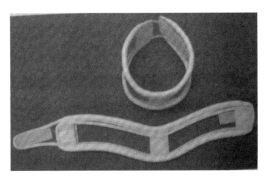

图3-2-3-3-8　简易颈围

【双塑料片撑开式颈围】

即由宽、窄两条塑料片制成，于两条中部装有塑料搭扣，可视颈部长短与病情需要而随意增减两块条状物的间距。如间距大于颈部长度时则具牵引作用，或使其保持仰伸与前屈体位。其适用于各型颈椎病、一般性颈椎外伤、炎症及其他颈部伤患。

【头－颈－胸支架及颌－胸支架】

此均系工厂生产之定型产品，亦可采取定制加工的方式。主要用于颈椎需长期固定制动的病例，例如颈椎结核不稳期、外伤性颈椎椎节不稳又未能行手术融合者、各种畸形需维持或矫正体位者以及其他病情需要者，在颈椎病病人较少采用。其中头-颈-胸支架多用于上颈椎病变或椎节受累范围广泛需固定确实者；而颌-胸支架则用于一般病例。此种制品以钛合金和皮革材料制成者较佳，不仅轻便，且透气性好，但价格较贵。非不得已，一般不宜选用不透气材料。在使用过程中应经常检查患者颈部体位是否合乎要求、支架制动是否有效、服帖和确实，以防失效和并发症（皮肤受压及畸形加重等）（图3-2-3-3-9）。

（三）颈部牵引支架

【普通型颈椎牵引支架】

系采用金属杆、金属片及海绵垫等加工而成，于头颈部附有牵引装置，或利用支撑杆上的螺旋调节加压达到牵引目的。此项产品国内有多家工

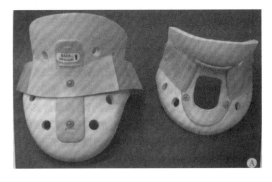

A

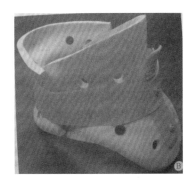

B

图3-2-3-3-9　费城颈托（A、B）

A.颈托后片、前片；B.颈托合拢侧面观

厂生产，但因体积较大，且使用欠灵活而不易推广使用。

【气囊式颌－胸支架】

国外已较广泛使用，国内也在试产。其外形与颌-胸石膏相似，多采取医用硬质塑料制成。使用时，将其置于颌-胸部，并在颌部下方有一环形气囊垫。该气囊垫分为前、后或左、右（旋转90°即由前后变成左右）两房，可分别充气。如两房均充气，对颈部起牵引作用；单纯前房充气则头颈后仰，反之则前屈。左房充气，头颈向右倾斜，反之则向左倾斜。此种活动式支架适用于需要一般牵引作用的各种颈椎伤患，但价格较贵（见图 3-2-3-3-5）。国内产品呈环状折叠式，加工简易，但透气性差，且无法调节牵引角度。

【螺旋杆式颌－胸支架】

与前者相似，唯其牵引力系来自颌-胸托垫之间 4 根螺旋杆的撑开机制。因其在使用时诸多不便，难以为病家所接受。

【Halo－牵引装置】

见前节内容。

（四）报警式颈围

【设计思想】

在正常情况下，颈椎的活动包括：前屈、仰伸、旋转及侧弯，四者有机的统一构成了颈椎的正常运动。四者之中任何一种活动如果超过其正常范围，则可引起损伤和劳损。在实际生活中，每个正常人都将自动地避免之。但在这些活动中，并非每种方式均对颈椎产生相同的影响。从临床观察、生物力学测试及实验性研究表明：过多的屈颈，由于易引起髓核向椎节后方的位移及压力增高，而致使髓核的后突及椎节后缘的韧带骨膜下间隙形成，从而构成颈椎病发生与发展的主要原因之一。因此，如何避免颈部的超限活动和减少颈椎的前屈运动是防治颈椎病的重要措施；同样，也是构成对颈椎病患者必须采取制动的理论基础。

颈椎制动的方法与方式有数十种之多，甚至包括手术措施。但临床上常用的是颈围、颈-胸石膏、头-颈-胸支架及 Halo- 技术等，并根据病情的轻重与要求不同而有所选择。但由于绝大多数病例属于轻型，加之作为手术、牵引等疗法的延续性措施，一般性颈围尤为多用，几乎占有所有需颈部制动者的 70% 以上。为此，如何改进和提高颈围的实际效能，显然更具有重要意义。基于这一认识，我们设计了一种新的颈围，即"颈椎前屈超限活动报警式颈围"。

【报警式颈围的设计】

1. 大体结构　由一般软质颈围与自动报警系统组成，该报警系统包括以下三个部分：

（1）声波报警器　一个，置于颈围内外海绵夹层之中。

（2）电池　一副，放置于颈围的尾部以便于更换。

（3）调节传导系统　取两支金属杆分别自上、下两端插至尼龙或其他绝缘材料制成的导管内；两金属杆之头部呈分离状；尾部分别与联结在报警器上的金属导线相连。将该装置置于颈围本体中部的海绵夹层中间。

2. 报警原理　由于报警器的调节装置置于颈围本体中部，相当于颈部前方中线处。因此，上下金属杆可随颈椎的伸屈而出现分离及接触。当颈椎处于正常体位时，由于上下两金属杆不相接触而无电流通过，因此报警器不发出音响（图 3-2-3-3-10A）。当颈椎向前屈曲超过 10°时，则由于颈、胸部两端同时挤压上、下金属杆的尾部而使头部接触，并导通电流，即自动发声报警。患者闻声即知颈椎处于有害的前屈位，从而起到督促与及时调节不良体位的作用（图 3-2-3-3-10B）。

【应用范围】

除与一般颈围具有相同的适应证外，其尚可作为保健用品，对有颈椎病倾向及治愈后病例防止其再发等均可选用。

【本设计的特点】

根据临床使用，我们认为此种超限活动报警式颈围具有以下优点：

1. 优于一般颈围　其基本设计及材料选择虽与一般颈围相类似，但在材料质量要求上高于一

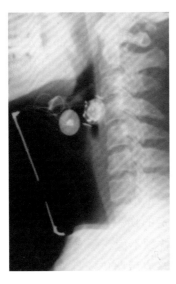 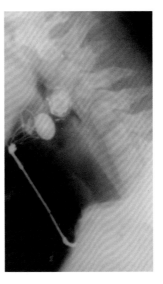

A   B

图 3-2-3-3-10　报警式颈围 X 线侧位观（A、B）
A. 正常体位；B. 颈椎屈曲超过 10°即可报警

般颈围，主要是选用透气性能较好、且韧性较大的橡皮海绵，不仅软硬度较优，且具有透气性及吸湿性，从而减少了不良反应。

2. 独特报警系统　此种独特的设计可经常提醒患者使其及时纠正不良体位，从而有利于防止颈椎退变的进一步发展。既往我们发现，尽管向患者反复强调保持头颈部良好体位的重要性，但患者一旦工作繁忙或观看喜爱的电视或体育戏剧节目时，则常常不自觉地"误入岐途"，而且自己也难以发现。现在由于使用了报警器而可及时地提醒患者，正好比有位医生跟在旁边，这对纠正不良体位及防止颈椎退变的发展当然是非常有效的。

3. 用途较广　本设计除用于对颈椎病的治疗外，且可用于某些俯案工作者对颈椎病的预防，亦可用于颈椎外伤患者的康复期。

六、颈部固定与制动方式之三：颈部石膏

由于石膏技术本身的特点，至今仍在临床上广泛应用。对颈部伤患的治疗也是如此，现就其特点及常用的颈部石膏绷带技术分述如下：

（一）石膏绷带技术的特点

在颈椎病时选用石膏技术具有以下优点。

【简便】

凡有能力治疗颈椎病的科室，大多 配备相应之石膏技术人员，因此易使此项技术得到应用。

【可塑性强】

由于颈部的解剖学特点，一般用具（如木夹板、塑料板等）不易使其获得服帖、舒服而有效的制动效果。但石膏绷带则具有这一特性，更适用于颈部。

【透气性好】

在当前塑料制品广泛应用的时代，石膏绷带的透气特性使其更受大家所欢迎，尤其是夏天。

【吸湿性佳】

颈部多汗，散热面积亦较大，而石膏具有良好的吸湿作用，且易将所吸水分再挥发至大气空间。

【价格低廉】

这是石膏受人欢迎的另一大优点。

（二）病例选择

临床应用石膏技术的范围较广，尤其是以下

情况。

【需采取正规非手术疗法的颈椎病者】

指症状已明显影响生活工作，但又无需立即施术者，一般在持续牵引三周后，以颌-胸石膏制动6~8周；

【颈椎手术后病例】

除减压术后需采取石膏固定外，即使是内固定术者亦需辅加较为确实的外固定，故多选用石膏术；

【枕颈不稳】

无论是术前或术后，为防止局部进一步出现位移，尤其是对有神经刺激症状者，一般需以头-颈-胸石膏保护及维持对位；

【颈椎外伤解除牵引后】

除轻型外伤选用一般颈围或支架外，大多数病例为防止骨折处再变位，一般多选用石膏固定；

【颈椎结核等炎症】

包括活动期脊柱结核需卧石膏床，即使恢复期亦需采用各种类型石膏固定；

【其他】

凡颈椎伤病颈部需要较确实制动之病例，一般多可选用不同类型石膏；

【慎用者】

对长期卧床病例一般较少采用；年迈及心肺功能不佳者，由于怕影响呼吸，胸部不宜被石膏缠绕，亦不应选用。不能合作之病例亦应慎用。

（三）颈部常用的石膏

用于颈部伤患的石膏，主要有以下四种。

【石膏颈围】

将石膏绷带浸水后预制成长条状（六层左右），待其稍干后剪成与一般简易式颈围相似的长度与宽度（亦分为大、中、小三种规格，再根据颈部长度有胖瘦之分）。侯其完全烘干后，外方缝以纱套，并装以搭扣（塑料勾针式）。此种类型适用于一般轻型颈椎伤病，较之塑料及海绵颈围透气、舒适，但需要有石膏技术员的单位才有条件应用。

【颌-胸石膏】

指从下颌固定至肩部上方的石膏类型（图1-3-5-1-4）。经过测试，其可以限制颈椎正常活动量的50%~80%，因此适用于需要较确实固定的颈椎伤病。临床上多用于诊断明确的颈椎病及颈椎外伤后期等。

【头-颈-胸石膏】

自头部经颈达胸廓之石膏，其制动范围广，可限制颈椎活动的90%以上。主要用于颈部需绝对固定的伤患，例如寰枢椎脱位、伴有神经症状的枕颈不稳、颅底凹陷症、颈椎骨折脱位、颈椎前路或后路广泛性减压术以及植骨块有滑出倾向者等。此外，其尚可用于斜颈矫正术后、强直性脊柱炎颈段截骨术后以及椎节破坏较严重的颈椎肿瘤、炎症等。这种石膏在包扎时技术要求较高，一般需在牵引下进行，并注意避免对骨突处的压迫，颈前部应开窗以防对气管压迫，万一发生意外时，便于在开窗处行气管切开术（图1-3-5-1-5）。

【石膏床】

主要用于颈椎严重不稳伴有神经症状的枕颈脱位及寰枢脱位者。为便于患者平日的翻身、手术时的搬动及术后护理（翻身等），可采用上下双页式头-颈-胸-腹石膏床。如此既可以让患者俯卧，亦可仰卧。翻身时可将上下双页并拢、扎紧，而后再转动身体，以保证病变处的稳定及防止意外。

七、手法、封闭疗法及体育疗法等

（一）概述

用于颈椎的非手术疗法尚有多种，且每位医师的经验不同，在治疗措施上可能会使用不同的方法，尤其是在民间医学方面。但当前用于颈椎伤病，尤其是临床上多见的慢性劳损及退变性疾患较为常见的方法主要有：手法操作（按摩、推拿及推搬等）、理疗、体疗、封闭（痛点封闭、硬膜外封闭）及针灸疗法等，现分述于后。

（二）手法操作

指通过治疗者双手来调整颈椎局部的血供、肌肉状态以及颈椎内外平衡以求达到治疗目的。当前临床上较为常用的方法有按摩、推拿及徒手推搬等。

【按摩疗法】

为一操作轻柔之手法，其主要作用是缓解肌肉痉挛，改善局部血供，以促使局部及全身的气血运行。单纯而正规的按摩疗法无不良作用，故适用于各型诊断明确、不伴有其他疾患的颈椎病及颈椎病手术后病例。虽无特效，但可以使病人感到舒服和减轻症状，因此其可作为一种辅助疗法，主要适用于劳损性及退变性慢性疾患和颈椎伤病治疗后残留肩颈部纤维织炎或肌肉痉挛者。对各种症状明显之颈椎伤病患者，仍应选择最为有效之措施。

【推拿疗法】

其操作手法较前者为重。通过操作者双手将患者颈、肩、胸及背部肌肉作较大幅度之被动运动，以达到活血化瘀、气血双行之功效。其适用范围与前者相似。操作时，在对颈部软组织推拿的同时，尚需对患侧上肢作相应之活动；但对脊神经受损及脊髓受压者不宜选用，以防意外。

推拿部位的选择大多以椎旁压痛点或风池穴处为主，或选择其他压痛明显的部位。必要时亦可在局部浸润麻醉后进行。

手法操作要求先轻柔，之后逐渐加重，一般是先对局部肌肉或肌肉附着点处进行按柔，以患者能忍受住为原则；之后再将患者上肢作相应幅度之活动（被动式），以达到使肩背部肌肉松弛、气血运行的作用。但对年迈、骨骼疏松者应小心，以防病理性骨折。

【推扳疗法】

或称为旋转复位手法。即通过对患者头颈部的被动旋转等操作而达到调整颈椎椎体间关节、小关节及钩椎关节之咬合状态，并改变颈段之力线及椎管内外平衡，从而获得疗效。

1. 适应证 主要用于颈椎病的以下类型：

（1）颈型颈椎病 疗效佳，收效快。

（2）根型颈椎病 以因椎节不稳和髓核突出者为佳。

（3）椎动脉型颈椎病 因钩椎关节不稳为主所致的椎动脉供血不全者较为理想。

2. 禁忌证 除对外伤病例绝对禁止外，以下情况亦不应选用：

（1）诊断不明、难以除外椎管内肿瘤病变者。

（2）伴有颈椎椎管发育性狭窄者。

（3）以脊髓受压为主、并出现脊髓神经症状者。

（4）颈椎骨关节，特别是涉及椎管、并有破坏性病变者。

（5）已明确有后纵韧带钙化或颈椎畸形者。

（6）全身或咽、喉、颈、枕部有急、慢性炎症者。

3. 手法操作

（1）端坐 让患者端坐于方凳或一般之靠背椅上，令全身肌肉放松（切勿紧张），使其处于自然休息状态。

（2）按摩 术者立于患者后方，先对枕颈部肌肉稍许按摩，使其放松。对压之有痛感的棘间隙可反复按摩数次。

（3）手法 嘱患者低头，术者右手置于患者下颌，另一手放在枕颈部将患者头颈轻轻向两侧转动（以颈椎为轴心，一般勿需倾斜），其幅度约30°~50°。重复约十余次后，术者突然将转动幅度增大至70°~80°，一般仅向一侧即可。当闻及一较清脆之响声，则表示患节的解剖状态已恢复到"正常咬合"；患者此时突感"解脱"。一般如此操作一次即可。

（4）再按摩 推扳术后可对颈项部肌肉轻轻按摩，以消除紧张状态。

（5）酌情重复 对症状无明显改善者，可按上法再重复一次，最后一次大幅度转动可使头颈转向另一侧。

（6）术后 局部可给予热敷或配合理疗。

（三）封闭疗法

封闭疗法除指传统的局部封闭疗法外，近年来硬膜外封闭疗法已逐渐开展，主要用于解痉止痛。但后者并发症较多，一般病例不宜选用。

【局部封闭疗法】

局部封闭疗法除用于鉴别诊断外，主要对于有局限压痛难以忍受之颈部急性扭伤及其他颈部伤患者。可选用 1%~2% Novocain 3~5ml，在痛点注射以减轻症状；但真正因椎管内病变引起的根性或脊髓性受压所致者，则难以获得显效。

【硬膜外封闭疗法】

本法系采用强的松龙混悬剂或其他止痛解痉类药物，按颈封要求于硬膜外腔推注起治疗作用。

1. 原理　尚有待进一步研究，当前仅知强的松龙等药物注入硬膜外腔后，可使局部反应性炎症消退，从而对硬膜囊内外的血供及窦椎神经起到调节与平衡作用；并由此而改善某些根性痛者之症状。此既可用于治疗，亦具有一定的鉴别意义（对脊髓病变者无显效）。

2. 病例选择　受累症状者均可试用。

3. 方法

（1）术前准备　按硬膜外麻醉常规要求。

（2）配制药剂　取强的松龙混悬液 5ml，加 2% 利多卡因 5ml 配制而成，每毫升混合液中含强的松龙 12.5mg 和利多卡因 10mg，一般对呼吸无抑制作用。

（3）体位　按常规取侧卧位即可，头颈部垫一软枕。

（4）穿刺注药

1）穿刺点　一般选病变椎节下方 1~2 个椎节为宜。多选用 C_7 至 T_1 椎间隙。

2）颈封操作　按常规消毒、铺单及局麻后，取硬膜囊穿刺针于棘突间依序刺入皮肤、皮下、棘上韧带、棘间韧带及黄韧带而进入硬膜外腔，调整针头方向，将其开口转向患侧。确认部位准确后将导管送入硬膜外腔 3~4cm。

3）注药　再次确认无误后，取针管先推注 2ml 药液，观察 5min 无脊髓麻醉征象后再推注 5~6ml，再继续观察 15~20min，此时即开始显示疗效。术后再观察 1~4h，无不良反应后停止观察。

4. 并发症

（1）穿刺失败　如针头进入硬膜下腔，有脑脊液流出，即应停止，以防意外；

（2）穿刺误伤　易引起局部血管丛损伤而出现硬膜外腔的出血，甚至出现硬膜外血肿；此时，亦应停止操作；

（3）呼吸骤停　主要因为麻醉药物过敏或逾量所致，后果严重，应避免发生。这也是临床医师不愿意采用此种疗法的主要原因；

（4）感染　少见，但应注意避免。

（四）体育疗法

体育疗法亦为颈椎病之辅助疗法之一，尤其对一般轻型病例、手术后的康复期以及其他情况等可酌情选择相应之体育疗法。

【作用机制】

1. 增强颈部肌力、调节内外平衡　尤其是对因颈部疼痛长期停止活动或外伤后废用等引起颈椎局部肌肉萎缩者，通过体育疗法，不仅可增强局部的肌张力，使椎节内外平衡得到修复，且可增加颈椎的稳定性。

2. 调节与改善血供　通过体疗，在改善颈椎局部血循环的同时，亦可增加局部血供，并减少瘀血的程度，具有活血化瘀之功效。

3. 用作术前准备　体育疗法在增强肌力的同时，也同时增加了心脏的负荷，包括提高心脏搏出量及心肌收缩力，此对减少手术病例之术中并发症尤为重要。

【具体方法】

1. 四肢锻炼　可根据每个病人的病情、年龄、体力及病情等不同而采取以下不同方式：

（1）体操　先由体疗医生或护士或临床经治医师制定患者可以负担而又略为"吃力"、并可在家庭中操作的四肢体操。一般以缓慢、幅度较小的动作开始，循序渐进、增加强度。

（2）拳术　以太极拳较为理想，适用于伤病较轻或康复期之病例。

（3）扩胸器及哑铃等上肢体育锻炼用具　适用于伤病较重卧床病例。主要是对四肢已失去自主活动能力者，需要依靠家庭成员或护理者作床上被动体操，以防止肌萎缩的进一步发展及增加心脏搏出量。

（4）手部功能锻炼用具　根据病情选用橡皮圈、握力器、核桃、石球或铅球等锻炼手部功能，主要适用于全身情况良好仅手部肌肉萎缩者，或全身瘫痪仅存留手部功能者。

（5）其他锻炼用具　可根据病情及具体条件不同而选用相应之锻炼器具与方法。有条件者最好在当地医护人员指导下，逐渐加大锻炼强度与延长锻炼时间。

2. 颈部及腰背部锻炼　腰背部以增强椎旁肌肌力为主，因为颈椎病情况下脊柱多伴有弥漫性退变性改变。颈部不易作剧烈运动，以一般之伸屈侧向活动为主，病情较重者则采用对椎旁肌进

行按摩（电动或人工均可）的方式为佳。

【注意要点】

1. 重视病例选择　由于颈椎解剖的特殊性，超负荷之活动不仅加速颈椎的损伤与退变进程，且易引起意外，尤以脊髓已受累者。手术为一较大之创伤，其恢复与愈合的基本条件之一是局部的安静，因此手术病例在 3 个月以内切忌作颈部体操，包括某些民间的练功法，尤其颈椎局部切骨后植骨及金属替代物植入者。

2. 客观评价体疗之作用　体育疗法是促进全身及颈部功能恢复与重建的重要措施之一，但不能取代本病的基本疗法，更不能因此延搁病情或增加颈部损伤。在实施过程中症状加重而又别无原因者，应暂时中止，俟除外本因素后方可继续进行。

第四节　颈椎病的康复疗法及心理疗法

一、颈椎病康复疗法概述

无论是颈椎病任何阶段，包括手术后，均应进行康复治疗。

在康复医学中，可将颈椎病引起的功能障碍分为三类，即功能不全或残损（Impairment）、残疾（Disability）和残障（Handicap）。功能不全是功能障碍的第一阶段，可以通过各种治疗，包括药物治疗、康复治疗及手术治疗等治愈。残疾是功能障碍的第二阶段，一般不可逆，需要医学工程的方法，例如应用辅助用具、支具、轮椅等配合适宜的训练，使之恢复一定功能。残障是功能障碍的第三阶段，此时残存的能力已经发挥，但仍不能适应生活及社会的需要。此时通过设法改变环境，创造对残疾人便利的生活环境和工作条件，使患者能过上正常或接近正常的生活。

以上三个阶段中，康复医学是恢复颈椎患者功能的一个重要手段。颈椎病康复医学的目的是消除症状体征，尽可能地恢复正常生理功能，使患者在身体、心理、生活、社会等各方面达到最大限度的恢复。

颈椎病的康复治疗方法,包括物理治疗法(简称理疗)、运动疗法（主要指医疗体育疗法）、作业疗法、支具和辅助用具的训练等。其中物理治疗和运动治疗是最常用的治疗方法。康复治疗的总原则是针对不同类型的颈椎患者，采用适当的综合治疗方法，要求患者积极配合，坚持足够疗程，并注意消除可能加重病情的因素。所选择的治疗方法应有助于调整和改善颈椎节段与周围各组织的相互关系，恢复颈椎各椎体之间对应的生物力学关系和改善颈椎的稳定性。康复治疗一般属于非创伤性的治疗方法，治疗时无痛苦，患者乐于接受，治疗效果也较明显。但对症状明显的脊髓型患者以及病情较重久治无效或反复发作的

其他类型颈椎患者，手术治疗才是消除症状、恢复功能行之有效的治疗方法。

二、康复疗法对颈椎病治疗作用的原理

临床上，无论是应用天然的或人工的物理因子作用于人体，还是通过使用或不使用运动器具的运动，都可通过对局部的直接作用和通过人体神经、体液、内分泌等生理调节机制，达到预防、治疗和康复目的。合理选择具体的治疗方法可获得以下的治疗作用。

（一）消炎、消肿与止痛

某些物理治疗法具有一定的消炎、消肿及止痛作用，如低中频电疗法、高频电疗法、磁疗、紫外线或红外线疗法等有较明显的改善血液循环作用，适当的剂量可以增加组织的供养和营养，减少渗出，促进致炎致痛物质的排出，有助于充血的消退、水肿的吸收。中小剂量的高频电流还能提高机体的免疫力，即物理治疗法消炎消肿作用显著。

（二）缓解疼痛

疼痛是某些类型颈椎病的主要症状之一，表现在颈、肩等部位。针对产生疼痛的原因，选用适宜的物理治疗方法，祛除致痛因素，均可达到缓解和消除疼痛的目的。凡具有热作用的物理治疗法，通过改善局部血液循环、消炎、消肿缓解疼痛，也通过降低感觉神经的兴奋性，减少或干涉疼痛冲动的传入或改善局部组织的张力缓解疼痛。其他治疗方法，如临床上除广泛应用单纯的低中频电刺激疗法止痛外，还可以应用镇痛药物做直流电药物离子导入，如奴佛卡因、利多卡因导入，都有明显的止痛作用。

（三）缓解肌肉痉挛和降低纤维结缔组织张力

高频电流的内生热效应较深而且明显，能够降低骨骼肌及纤维结缔组织的张力，缓解肌肉痉挛，使肌腱、韧带、关节囊等组织的伸展性增大。在颈部适当应用其他的温热疗法，如红外线疗法、蜡疗、超声波疗法等，有明显的缓解肌肉痉挛和纤维结缔组织张力的作用。

（四）松解粘连和软化瘢痕

音频电流可以刺激粘连的纤维组织，包括神经纤维、肌纤维及结缔组织等，使其活动而逐渐松解，加之电流的刺激作用能促进局部的血液循环，改善组织的营养、代谢，因而使粘连松解、瘢痕软化。直流电碘离子导入、超声波疗法和按摩、推拿疗法也具有同样的治疗作用。适当选择应用，尤其是颈椎病手术后症状复发等情况，应用中频电疗法可达到粘连松解、瘢痕软化及止痛的目的。

（五）促进神经、肌肉和关节运动功能恢复

适当应用某种形式的电流刺激变性的神经、肌肉组织，使之兴奋，发生收缩反应，这种电刺激所致的节律收缩运动，可以促进病区的血液循环，改善组织营养，延缓肌肉萎缩。在电刺激所引起肌肉收缩运动的同时，也向中枢输入了传入性冲动，可以促进神经功能的恢复。另外，电刺激所引起肌肉收缩运动，也可达到锻炼肌肉、增强肌力、矫治脊柱畸形等作用。刺激电流的种类很多，如低频脉冲或中频脉冲电流等，应用中应根据神经、肌肉病变的性质，选择针对性强的治疗电流。除了应用电刺激来促进神经、肌肉和关节运动功能恢复外，还可通过使用运动器具或不使用运动器具进行的各种运动促进功能恢复，这种治疗方法称运动疗法。不使用运动器具所进行的运动，主要有徒手体操及各种主被动活动等；运动器具的运动是利用器械的重力、阻力、牵拉力、杠杆作用或惯性作用等，以达到增强肌力，改善关节活动度，松解组织粘连等。

三、治疗颈椎病的手法与物理疗法

颈椎病的康复除与各种预防措施直接相关外，亦与各种非手术疗法互为补充，尤其是颈椎的制动与固定，适时的轻重量牵引等直接相关，甚至包括正常体位及避免外伤等。均有利于颈椎病患者的恢复。现仅从理疗及体疗角度对其加以

阐述。

（一）颈椎按摩

【临床意义】

通过临床实验，证明按摩及推拿治疗颈椎病疗效明显。

1. 舒筋活络，减轻疼痛；
2. 缓解肌肉紧张及痉挛；
3. 通过手法牵引增长率扩大椎间隙和椎间孔；
4. 整复滑膜嵌顿和小关节半脱位；
5. 改善关节活动范围及松解粘连。

【手法操作】

必须掌握"轻、稳、准"的原则，切忌暴力强行屈伸和旋转头颈。因手法不当造成颈椎骨折脱位损伤脊髓引起截瘫甚至猝死者已屡有报道，应吸取教训。按摩推拿每次约 15min 左右，每日 1~2 次，10 次为一疗程，一般对神经根型及椎动脉型颈椎病效果较好，对脊髓型颈椎病效果较差，最好不要应用或禁用。

（二）物理疗法

【概述】

物理治疗如同颈牵引治疗一样都是临床上应用最多的一种治疗颈椎病的非损伤性治疗法。治疗时无痛苦，患者易于接受，对颈椎病有较好的治疗效果。常用的有电疗、光疗、超声治疗、磁疗等。通过物理治疗，能改善局部血液循环，放松痉挛的肌肉，消除炎症水肿和局部硬结，达到缓解症状的目的。但对已行颈椎内固定者不宜选用。

【方式】

1. 电疗　有直流电和药物离子导入疗法、低频脉冲电疗、中频电疗、高频电疗等。种类较多，可酌情选用。

2. 光疗　包括红外线、可见光及激光治疗等。

3. 磁疗法　应用磁场作用于人体的穴位或患部治疗疾病的方法。磁场对人体的影响较复杂，临床应用表明，磁场具有镇痛镇静、消炎消肿等作用。磁疗的方法很多，如穴位磁片贴敷疗法、磁按摩法等。脉冲或脉动磁场法和交变磁场疗法临床应用最多。脉冲或脉动磁场法是在静磁疗法的基础上发展起来的，常用的有直流电脉冲感应磁疗机可产生脉冲或电动磁场，其电极有南北之分，两极可在同一磁头上，治疗时将磁头放于患部，或将患部置于两磁头之间进行。磁极表面强度可调，最高可达 1000mT，视治疗需要进行选择。每次治疗 20~30min。交变磁场疗法常采用电磁感应机产生频率为 5~10Hz 的低频交变磁场。治疗时选择适宜的磁头放置在患部或穴位，根据需要调节磁头的表面磁场强度，常用 30~50mT，每次治疗 20~30min，每日 1 次。

4. 超声治疗法　振动频率在 20kHz 以上，人耳不能听见，这种高频率的机械振动波称为超声波。医学上常用频率为 800kHz。超声波是一种压缩和伸展交替的机械振动波，对细胞有微细的按摩作用，能软化瘢痕。另一方面，超声在传播过程中，当遇到密度较高的骨组织会发生反射，使周围组织的温度升高，有明显的热效应。治疗时，将超声治疗头作用于颈后及两侧颈部，采用接触移动法，在超声治疗头与人体皮肤之间需加油类接触剂，以免在超声治疗头与皮肤之间有空气间隙存在，产生反射。应用声强度为 0.8~1.2w/cm²，每日 1 次，每次 6~12min。

5. 温热疗法　是指应用温热于治疗部位治疗疾病的方法。除高频透热疗法、红外线疗法、超声治疗等方法可产生热的治疗作用外，石蜡疗法、热敷袋、温浴、热蒸汽浴等亦是常用的温热治疗法，对消除疼痛、缓解肌肉痉挛以及改善局部循环有益。石蜡疗法是温热疗法中应用较多的一种。其主要作用为温热作用和机械压迫作用。因石蜡含水少，治疗时机体所受的温热作为强而持久，局部组织温度升高亦持久而明显；另一方面，石蜡在逐渐冷却过程中，体积将逐渐缩小，对皮肤及皮下组织产生机械压迫，具有良好的消炎、镇痛、缓解痉挛等作用。由于此疗法使组织受热作用强，作用深而持久，对神经根型和颈髓型颈椎病疗效较好。常采用蜡饼贴敷于后颈部，每次 30min，每日 1 次。

6. 中药熏蒸疗法　应用药物被加热产生的蒸气作用于机体以治疗疾病。这种方法同时具有物理治疗和药物的双重作用，药物由皮肤吸收到达患部，渗透作用较强。方法是用适当的药物加水煮沸后产生的蒸气（40℃~50℃）熏蒸患部，也可将药物碾成粉末，采用自动控温加热器加热来产生蒸气，以提高药物疗效和治疗安全性。每次30~60min，每日 1 次。热蒸气湿度较高，应用时应注意控制温度，防止皮肤烫伤。

7. 中药电熨疗法　是近年来应用的一种中西医结合的物理治疗法。所谓"电熨"，是指在中药热敷的基础上再叠加上直流电或低频脉冲电流而得名。因此，该疗法兼具有中药熏蒸、温热疗法和低频脉冲的治疗作用。治疗过程中患者既有持续的温热感又有明显的电刺激感。临床应用表明，其治疗作用远胜于单纯的温热治疗或单纯的低频电疗。电熨疗法对神经根型颈椎病的疗效较好，对其他类型的治疗效果不稳定。治疗方法为先将配置好的中药碾成细末，分装于两个布袋中并用细线将袋口缝牢，置药袋于蒸锅内加热，至热气透湿药袋为度，取出稍降温，即作为电极的衬垫，其上再放上铅板电极。将两电极分别置于颈后部位和患侧的肩臂或手背处，治疗操作按药物离子导入疗法。每次治疗 15~30min，每日或隔日 1 次，15~20 次为一疗程。

四、颈椎病的运动疗法

（一）基本概念

运动治疗是指利用人体肌肉、关节的活动，促进功能恢复的方法。运动治疗是提高和巩固疗效、防止复发的重要康复手段，必须给予足够的重视。颈椎病的运动治疗方法主要是医疗体操，包括徒手操和器械运动。医疗体操对本病的主要治疗作用是通过颈背部的肌肉锻炼，增强颈背部肌肉力量以保持颈椎的稳定性；通过颈部功能练习，可恢复及增进颈椎的活动功能，防止颈椎关节的僵硬；通过颈部主、被动活动

可改善颈部血液循环，促进炎症的消退。颈部肌肉锻炼还可解除肌肉痉挛，减轻疼痛，防止肌肉萎缩。

（二）医疗体操的基本运动形式或治疗操作方法

【被动运动】

指患者完全放松，由他人或患者的健肢或运动器械的机械力量，使关节活动，以缓解肌肉痉挛，牵伸挛缩的肌腱、韧带，恢复保持关节的活动度。颈椎病被动运动治疗较多的是应用中医推拿按摩手法和西式手法治疗的一些手技，包括颈椎的被动屈伸、旋转、穴位推揉、棘突加压及弹拨、重压按摩和手法提升牵引等。旋转推拿对早期患者有效。操作者对颈椎的解剖、正常的生物力学运动及颈椎病的病理改变等应有充分的了解，操作中手法必须轻柔，使患者充分放松，防止发生意外。

【助力运动】

为主动与被动相结合的运动方式。治疗操作时先由患者做主动运动，至最大限度时，再由治疗操作者给以助力，使动作完成或增大。适于关节功能障碍、肌肉不全麻痹、软组织粘连等患者。

【主动运动】

即由患者的肌肉收缩完成的运动，这是医疗体操的主要运动形式。主动运动能够促进血液循环，增强颈部肌力，改善颈椎椎间关节功能，增加关节的活动范围，矫正不良体姿或脊柱畸形等。长期坚持，有助于促进肌肉、关节、肢体的功能康复。但对脊髓型颈椎病者不宜活动过多，以防引起意外，尤其是伴有椎管狭窄者。

【擦颈按摩】

体位同前，两手轮流擦颈项、肩部各 20~30 次，并用两手拇指或中指点按有关穴位，如太阳、风池、井、曲池、手三里、内关、会谷等。

【抗阻运动】

即患者作主动运动时，给以外加阻力，以提高肌肉收缩张力，促进肌肉功能的恢复。

五、颈椎病的心理疗法

由于本病的发生与发展与多种因素相关，尤其与颈椎的退行变化关系密切，这些变化随着年龄的增加而加重，一般不可逆转。在对本病缺乏充分的了解前，一旦得知患颈椎病后，自以为后果严重，情绪紧张，思想负担较重。如果再加上原治疗方法不正确，久治无效，患者将对本病的康复完全失去信心，而影响对该病的康复治疗。因此，在进行康复治疗的同时，对患者应进行心理治疗，使患者了解有关本病的一些基本概念及本病的发生、发展、转归，消除患者的顾虑，使患者积极、主动配合或参与治疗，这样才有利于疾病的康复。

第五节　颈椎病的预防

众所周知，颈椎病是由于机体退变为主要原因所引起的疾患，因此在今后相当长的时间内不仅难以根除，而且随着国人平均寿命的延长，其发病率将呈上升趋势。为此，在当前如能重视对颈椎病发病的预防工作，使有可能发病的人数保持在一个相对稳定的水平上。

一、家庭生活与工作岗位中的预防

（一）概述

每位成年人，除了属于大集体生活的年龄或某些特种职业者外，大约有 1/2~2/3 的时间是在家庭中度过的，尤其是每日工作后的双休日更增加了家庭生活的时间与空间。因此，预防颈椎病，首先应从家庭生活开始。尽管家庭生活不如工作时间紧张，但由于持续时间长，加之人体处于较为松弛状态，随意性大，常在不自觉中由于头颈部的不良体位而构成颈椎病的致发原因或诱因。此外，众所周知，工作体位与颈椎病的发生和发展关系亦甚密切，尽管其时间不如在家庭中停留的时间长，但其强度大，尤其是患者每日处于高度紧张状态下，以致头颈部肌群多呈现工作所需要的被迫状态，因此易于疲劳和受损。

现将诸相关问题分述于后。

（二）避免不良的睡眠体位

睡眠体位在本书前面章节中曾对睡眠中有关问题加以讨论，但此处仍应强调占人生 1/3 时间的睡眠过程中颈部必须放在合适的位置上。主要应注意以下内容。

【保持良好的睡眠体位】

在一般情况下，头颈保持自然仰伸位最为理想，腰背部平卧于木板（或以木板为底，上方垫以席梦思床垫亦可），使双膝、髋略屈曲。如此，可使全身肌肉、韧带及关节获得最大限度的放松与休息。对不习惯仰卧者，采取侧卧位亦可，但头颈部及双下肢仍以此种姿势为佳。俯卧位无论从生物力学或从保持呼吸道通畅来看都是欠科学的，应加以矫正。

【注意枕头的位置】

在非手术疗法一章中详细阐述对枕头质量及形态的要求，请参阅。除了强调理想的枕头应该是质软、透气和可随意调整外，在日常生活中尚应注意以下三点。

1. 切忌高枕　不仅在睡眠中不能高枕，即使是在休闲状态下，比如在床上看书、斜卧在沙发上等亦不可高枕，尤以中年以上者，以防使硬膜囊后方拉紧而对脊髓造成压迫，当然这样也增加了椎间盘内的压力，从而加剧椎节的退变。

2. 也不可无枕　不用枕头的习惯亦应克服，此种姿势必然使头颈部处于仰伸状态。在此种状态下，易使后方的黄韧带向椎管内陷入，以致压迫与刺激脊髓，尤其是椎管矢状径狭窄者，更易引起，应设法避免。

3. 枕头不宜放在头顶部　此点亦常不被人注意，事实上，维持头颈部最佳生理曲线是将枕头的主要部分放在颈后处，而头顶部仅为薄薄的一层，否则易形成"高枕"状态。

【注意日常生活体位】

从生物力学角度来看，在日常生活中各种动作均在正确与不正确之分，从中可以看出，诸如刷牙、饮汽水、接电话及日常的各种坐姿等，不良的体位在增加颈部劳损及椎间隙内压的同时，当然也增加颈椎病的发生率，而正确的姿势则可减轻颈部的疲劳程度，当然也有利于颈椎病的防治。同时，对腰椎退变及劳损性疾患的防治也是有良好作用。

【家庭中应避免潮湿及寒冷】

低温及湿度亦与颈部疾患的发生与发展亦密切相关，因此在家庭中亦应避免此种不良刺激，尤应注意以下两点。

1. 气候变化时，防止受凉　除应注意在初夏或晚秋在户外休息时，由于气温多变，易受凉而引起颈部肌肉痉挛或风湿性改变外，更应避免在空调环境下冷风持续吹向身体，特别是头颈部，可以造成颈椎内外的平衡失调而诱发或加重症状。

2. 避免潮湿环境　室内环境过于潮湿，必然易引起排汗功能障碍，并易由此引起人体内外平衡失调而诱发颈椎病，以及其他骨关节疾患。因此，应设法避免，尤其是在梅雨季节更应注意。

（三）预防工作中的不良体位

【避免被迫体位】

我们一再强调在平日工作时应避免在某一种体位持续过久，但由各种职业本身的要求。例如办公室秘书、刺绣工人、各种流水线的装配工、电脑操作者、打字员、外科医师及手术室护士等，

这些长期低头工作者，由于颈椎的前屈，其椎间盘内压力随着时间的延长而可骤然升高，一旦超过其本身代偿限度则必然产生髓核后移，乃至后突。因此设法避免这一不良体位，但又必需保质保量完成工作。以下措施将有利于避免或减轻这一情况。

【改善工作条件】

主要是工作场所与环境的条件，应该是随着我国四个现代化的高速发展而逐渐获得一定改善，但从每个人、每个工种来看并非都能尽善尽美。因此，每个单位或个人，在不影响工作的情况下应注意减少有害体位，并力争在与机体生理解剖要求相符的状态下从事智力与体力劳动。并应注意以下几点，即扩大视野，调节桌（工作台）椅高度，保持颈椎与腰椎生理曲度，以及酌情配备斜面台板或斜位阅读板。

【工间操（活动）有利于健康】

工作 1.5~2.5h 以后来一段工间操，以全身活动为主，可使整个脊柱、全身内脏及四肢均获益，尤其是对长期固定在某一种体位工作者尤其重要。

（四）外伤后应及早治疗

【及早处理】

像任何伤患者一样，凡外伤后病情明确者，均应尽早给予有效的治疗，其既是创伤本身的要求，也是预防引起或加重颈椎病的重要措施之一。

【主要措施】

其主要措施有以下下方面。

1. 局部制动　局部制动的方式与要求有多种，主要是以下几点。

（1）全身休息　其是局部制动的前提。

（2）头颈制动　除轻型颈椎病可用石膏颈围外，一般多需住院行牵引治疗（必要时行颅骨牵引）。此种强制性措施的主要目的是将颈椎受损局部的创伤反应程度降低到最低水平，也是其局部愈合与修复的基本条件。

2. 脱水剂的应用　凡外伤涉及椎管并有可能

引起水肿、充血及渗出反应时，均应给予脱水剂，轻者一般口服利尿剂（双氢克脲噻嗪等）或静脉推注高渗葡萄糖液。重者则应使用地塞米松等类固醇药物。对减轻神经受损程度及骨刺形成速度具有直接作用。

3. 其他相应的有效措施　视每种损伤的程度、部位与范围不同，酌情依据要求选择相应措施，包括各种手术与非手术疗法。

二、重视并注意预防头颈部外伤

（一）概述

头颈部外伤轻重不一，除直接撞击的明显外伤外，过度扭曲、牵拉或推搬性损伤亦不少见，包括高速公路上急刹车所引起的挥鞭性损伤等。总之，各种工伤、生活意外伤、交通事故以及运动伤等，均应予以重视，并注意预防。此外，尚应积极开展科普教育，并注意预防其他与颈椎病发病相关的因素，包括对咽喉部炎症的积极治疗等。现阐述于后。

（二）力求减少外伤的强度

【缓解外伤强度】

在何时、何地发生何种强度的外伤是不依人们的意志为转移，但应想方设法降低外伤的强度。例如在高速行驶中的汽车如突然刹车（或与另外车辆相撞），除涉及交通、车辆及道路等各种因素外，如果乘员在平时具有这方面意识，注意预防，即便发生意外，其伤势也大多要轻。现将当前临床上行之有效之措施分述于后。

【安全带的重要性】

在高速公路上行驶车辆驾驶员（及乘客），均按规定要求用安全带将自己固定在座位上，以防止或降低突然刹车时由于惯性力作用使人体产生向前冲力所造成的损伤。此无疑是一种有效措施，当然减轻了头颈部外伤的机会与程度。在安全带应用时应注意以下问题。

1. 固定确实　安全带的长度有一定范围，在使用时务必使其搭扣扣牢，在另侧固定扣上，且不可用手拉住固定搭扣，以防万一刹车时措手不及。

2. 松紧适度　固定带过紧不仅不舒服，一旦发生急刹车时反而易引起肠段损伤；当然更不可过松，因为这样起不到安全带的应有作用。

3. 后方座位亦应系安全带　在市内交通，由于车速多在 40km/h 以内，后方座位一般可以不系安全带，但在高速公路上，由于车速太快，特别是车速有可能超过 100km/h 以上时。笔者曾遇到多例因急刹车引起车辆后座乘客颈椎损伤之病例，其至造成四肢瘫痪者。

4. 幼儿安全座椅　此至关重要，不仅可避免外伤，而且即便遇到强烈外力，可降低其力度的50% 以上；因此，幼儿上车务必坐在专制的安全座椅上。警方已有相应规定出台。

【侧向坐姿有利于预防颈椎外伤的发生】

实验与大量统计材料表明，当人面朝向前方座位时，一旦发生急刹车，甚易出现颈椎过伸性损伤等严重后果；而面孔朝向侧方者，由于颈椎两侧肌肉较强大，加之颈椎骨关节与韧带结构特点，使颈椎、尤其是椎管内外结构受损机会大大降低。因此，一位有经验的乘客往往采取面向侧方的坐姿，而不是面孔朝向前方（或朝后）。如果在面朝前坐时遇到意外的瞬间，能快速转换体位，亦可避免更为严重的损伤，但一般人的反应难以如此迅速。

【意外时立即缩颈】

在高速路上一旦发现有急刹车可能时，乘员可采取立即快速头颈部回缩（双肩同时上举）的方式来减轻受损程度。经观察，此种方式确实有效。

（三）外伤后力争早期诊断

【及早诊断】

严重的外伤者易诊断，对不足以引起骨关节损伤之病例，应通过详细的临床观察与反复检查以确定颈椎局部有无软组织损伤，包括韧带的不全性撕裂或挫伤等。对此类损伤病例应考虑注意以下检查，并确认。

【椎旁处有无压痛】

此是反映颈椎韧带是否损伤的主要依据之一，尤应对椎旁肌及颈长肌加以注意；

【椎体前阴影是否增宽】

对颈椎 X 线片除注意骨关节改变外，尤应仔细观察椎体前阴影有无增宽的现象，阳性者表明局部有水肿、出血及创伤性反应，并与临床检查结果相对比；

【重复对比观察】

对外伤当时不能确定者，可于伤后 3~5 日再重复检查一次，并酌情决定需否继续随访，在少数情况下，创伤反应可以迟发。

三、积极开展科普教育

（一）概述

当前国家大力提倡科普教育，不仅可以提高全民的文化素质与防病水平，而且亦有助于医疗工作的开展。目前，除了设法发行颈椎病的科普性小册子外，国内已有不少以医药、卫生、科技知识等为主的大众性杂志出版，如能加以利用刊登有关本病的基本知识，使大家对本病的特点有一全面了解，则至少可以获得早期就医、早期诊断与早期治疗之功效，当然也有利于本病的预防。

（二）科普教育的主要内容

【明确颈椎病多见】

过去不认识的颈椎病，至今其发病率已超过下腰痛，成为骨科门诊最为多见的首发病，而且中年以后逐年增多，60 岁左右者，约半数人可患有本病。

【明确颈椎病可以自我判定】

通过科普宣传，采用通俗易懂的语言让患者知道颈椎病的主要症状及体征，特别是分型及各型的主要表现，这样患者也就可以综合自己的主要症状而自我诊断了。

【明确颈椎病可治愈、并不可怕】

由于颈椎病轻重不一，重者甚至可引起瘫痪，因此、患有颈部症状的患者总是将自己往重型挂靠。在此情况下科普教育中应明确告诉大家颈椎病 95% 以上是可以自愈或治愈的颈型和根型，不要自己恐吓自己。

（三）科普教育的实施

【重视门诊科普宣传教育】

由于各家医院门诊患者都较多，应对每位来诊的患者进行有关本病的卫生宣传教育，尤其是因颈椎病就诊者可以通过口头、板报或发小册子等方式对每位来诊者进行科普教育，则其影响面将会迅速扩大，从而提高对本病的认识。

【病房内的科普宣传】

较前者更为直接，尤其是因为颈椎病或其他脊柱伤患住院者；不仅对患者本人，亦可通过其家庭或其他探视者扩大宣传教育。

【重视农村人口科普工作】

近年来发现来自农村的颈椎病患者日益增多，但绝大多数患者对本病的认识较之城市居民明显为少。因此，在占我国人口 80% 以上的农村及边远地区，包括当地一般的医务工作者，都有必要同时对其认真地开展科普宣传教育。

四、积极治疗咽喉部炎症

咽喉部炎症不仅可引起上颈椎自发性脱位，而且也是诱发颈椎病的主要因素之一，应注意预防，其主要措施是明确咽喉部炎症的种类，尽早诊断与及时治疗。

（陈德玉　袁文　赵杰　吴德升　赵定麟）

参 考 文 献

1. 陈德玉 . 颈椎伤病诊治新技术 , 北京 : 科学技术文献出版社 , 2003

2. 贺石生 , 郜玉军 , 侯铁胜等 . V 形牵引枕在颈椎病治疗中的临床初步研究 [J] . 中国骨伤 , 2009, 22 (1)

3. 叶秀云 , 董海欣 , 李也白 . 螺旋融合器治疗多节段颈椎间盘突出的长期疗效分析 [J] . 温州医学院学报 ,2008,38 (2)

4. 赵定麟 , 李增春 , 刘大雄 , 王新伟 . 骨科临床诊疗手册 . 上海 , 北京 : 世界图书出版公司 , 2008

5. 赵定麟 . 现代骨科学 , 北京 : 科学出版社 , 2004

6. 赵定麟 . 现代脊柱外科学 , 上海 : 上海世界图书出版社公司 , 2006

7. 赵定麟 . 老年颈椎病的特点及其防治 [J] . 老年医学与保健 , 2007, 13 (6)

8. 赵定麟 . 关于颈椎病若干临床问题的经验与建议 [J] . 中华外科杂志 , 2008, 46 (5)

9. Cates JR, Soriano MM. Cervical spondylotic myelopathy. J Manipulative Physiol Ther. 1995 Sep; 18 (7) : 471–5.

10. Holly LT, Matz PG, Anderson PA,Functional outcomes assessment for cervical degenerative disease.Joint Section on Disorders of the Spine and Peripheral Nerves of the American Association of Neurological Surgeons and Congress of Neurological Surgeons.J Neurosurg Spine. 2009 Aug;11 (2):238–44.

11. Hong Jiang, Qi Shi, Yi–Jin Wang.Experimental study on the effect of cervical traction on cervical biomechanics .SICOT Shanghai Congress 2007

12. Hong Jiang, Qi Shi, Yi–Jin Wang.An experimental study of biomechanics on the stabilization of cervical vertebrae. SICOT Shanghai Congress 2007

13. Hong Jiang, Qi Shi, Yi–Jin Wang.Biomechanical study on stability of cervical spine by cervical traction. SICOT Shanghai Congress 2007Jezussek D, Schuh A, Hönle W, Janka M. Conservative therapeutic options in intervertebral disc disease. MMW Fortschr Med. 2010 Mar 25;152 (12) : 36–9.

14. Tracy JA, Bartleson JD. Cervical spondylotic myelopathy. Neurologist. 2010 May;16 (3) :176–87.

15. Tumialán LM, Dadashev V, Laborde DV, Gupta SK.Management of traumatic cervical spondyloptosis in a neurologically intact patient: case report.Spine (Phila Pa 1976) . 2009 Sep 1;34 (19) :E703–8.

16. Yong–jun wang,Quan zhou,Xue–jun cui,etal.Muscone prevents endplate cartilage degeneration in a rat model of the surgery–induced cervical spinal instability. SICOT Shanghai Congress 2007

第四章　颈椎病的手术疗法

第一节　颈椎病手术疗法的概述、病例选择、麻醉、入路、体位、病节显露及定位

一、颈椎病前路手术概述

颈椎前路手术是通过颈椎前方对颈椎椎体暴露，即在颈部前方正中或偏向一侧切开皮肤，并向下松解、分离，以达到显露施术椎节为目的的入路。脊柱前路手术最早先从胸腰段结核等所致后突畸形开始，由于从前方进入病灶较为方便，渐而也被用至腰椎椎体滑脱症，即从前路对椎体加以植骨融合。直到 20 世纪 50 年代初，此手术途径才用于颈椎，当时 Wiltberger 首次报道对颈部慢性骨髓炎者行前路病灶清除与植骨术。而用于颈椎伤病及骨折脱位病例则是于 1955 年由 Robinson 和 Smith 首次提出，从颈椎前方对脱出椎间盘进行摘除，并予以椎体间植骨融合。之后该作者以及 Cloward 又作了详细报道和随访观察。国内于 20 世纪 60 年代初开始先后由屠开元、朱诚、杨克勤及吴祖尧等相继开展，并以椎节融合术为主，期望通过融合固定后对骨性致压物的吸收来取得疗效，但近期疗效常难以令人满意。在此前提下，赵定麟与张文明于 1976 年首次提出以切除脊髓前方骨刺为目的的颈前路扩大减压术获得成功后，近四十年来已在国内广泛开展与应用，包括许多县级医院均可实施此类手术，使数以万计的患者获得疗效，从而大大地提高了生活与工作质量（图 3-2-4-1-1）。

二、颈椎病前路手术病例选择

主要用于诊断明确的颈椎病及其他需要从前方施术的伤患，现分述于后。

（一）颈椎病

【依据病理解剖特点选择】

一般情况下多用于具有以下病理解剖特点者。

1. 颈椎髓核突（脱）出症　即以髓核脱出或突出为主，已压迫硬膜囊而致脊髓或脊髓前中央动脉受压时，则需行髓核摘除术。对伴有椎管狭窄者，尤其是多节段退变之病例应采取积极措施，以防起"定时炸弹"作用而引起或加重意外。

2. 椎体后缘骨质增生、并对硬膜囊致压及临床症状者　此在临床上最为多见，且需从前方切除致压物及内固定。

3. 颈椎椎节不稳症　指椎体间关节松动、不稳，以致引起椎动脉功能不全、窦 - 椎神经受激惹和脊髓前中央动脉症候群，经非手术疗法久治不愈且无法工作者。

4. 前方骨赘所致吞咽困难者　椎体前方骨刺巨大时，可压迫食管引起吞咽困难而需从前方切除者。

5. 髓核后突已形成钙化者　此不同于后纵韧带骨化症（OPLL），其是在髓核突出的基础上形

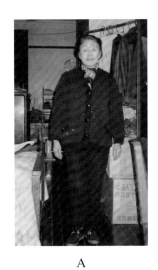

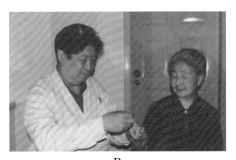

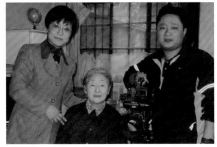

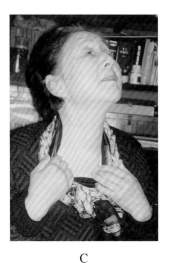

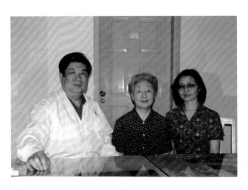

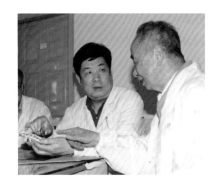

A B C D E F

图 3-2-4-1-1　临床首例（A~E）

1976 年首例以切除骨赘为目的的颈前路减压术患者，术前患者呈严重不完全性瘫痪，伴大小便失禁，术后恢复正常；于
85 岁时因心脏病辞世　A. 术后两个月，已恢复正常生活；B. 术后 20 年随访，生活自理，未复发；C. 原切口已消失；
D. 术后 25 年中央电视台采访中（科教片：颈椎病）；E. 25 年后，在女儿陪同下再次前来复查，除心脏不适（早搏）外，
一切正常；F. 本例术前及其后各种新术式开展前赵定麟与张文明经常从标本上研讨施术方案

成钙化或骨化，较为少见，机理不清，多为单节段。
治疗上视病情而定，已构成致压物者，则应手术
切除。

【依据颈椎病分型选择】

　　2008 年"第三届全国颈椎病专题座谈会"
纪要，对各型颈椎病提出手术适应证及手术入路
等相关意见，除手术疗法的基本原则在本节阐述，
其余内容将在各节中阐述，并简称（2008），请
参阅。

【颈椎病手术疗法的基本原则（2008）】

　　1. 颈椎手术比较复杂，有一定风险，因此应
从严掌握手术指征；

　　2. 颈椎病手术是以减压与重建稳定性为目的，
对于脊髓本身不可逆转的病损没有治疗意义；

3. 在选择手术治疗者时，对于患者的职业、年龄、机体状况对手术的耐受性，以及患者对手术治疗的态度等应给予必要的考虑；

4. 颈椎病的病理机制及临床表现比较复杂，应根据不同的病情选择适当的手术方式；

5. 应根据患者的具体情况，酌情保留椎节的活动度。如选择椎节成形术，需视患者椎节稳定性、经济状态及受累节数而酌情选择，以单节段者为宜。注意避免医源性不稳。

（二）需从前切除病变的各种颈椎伤患

【后纵韧带骨化症（OPLL）】

既往对此类病例大多采取椎管成形术治疗，虽有疗效，但对脊髓并非直接减压，加之脊髓两侧齿状韧带的牵拉与固定，从而明显地降低了疗效。近年来，随着外科手术技术水平的提高和各种先进手术器械的出现，前路切除前纵韧带，消除致压骨，已从既往之期望变成现实。我们发现前路 OPLL 切除术，不仅疗效佳，且可同时恢复椎节的高度与稳定，手术成功率高达 95% 左右，远比颈后路减压术为优。

【颈椎骨折脱位】

凡对脊髓神经的压迫来自椎节前方者，应选前方入路切除。

1. 外伤性颈椎间盘突（脱）出症　一般伴有神经症状经非手术疗法治疗无效者；

2. 椎体爆裂性骨折　骨折片向后方移位侵及椎管并压迫脊髓神经者；

3. 椎体压缩性骨折　指椎体压缩 1/2 以上，并引起椎体后缘成角，向椎管后突、压迫脊髓或脊髓前中央动脉需行减压和（或）复位者；

4. 颈椎脱位　包括伴或不伴有骨折之椎体间脱位引起脊髓刺激或压迫症状者；

5. 外伤性椎节不稳症　此种动力性椎节半脱位已影响基本生活需行融合者；

6. 新鲜齿状突骨折　亦可从前方行齿状突内固定术。

【颈椎肿瘤】

主要为椎体原发性肿瘤，或继发性转移瘤，由于病变位于椎节前方，只能从椎节前方切除及减压术之病例，除椎体外，两侧横突及椎间孔处之肿瘤亦大多可从颈前路手术切除肿瘤，其中以哑铃型神经鞘瘤或脊膜瘤为多见。

【颈椎结核】

以下三种情况多需自椎节前方施术。

1. 单纯型颈椎结核　指结核早期阶段单纯骨结核或单纯椎间关节结核；

2. 全关节型颈椎结核　此时椎体及关节多同时遭受波及，并伴有椎旁脓疡形成者；

3. 结核性瘘管形成　即在前者基础上，流注脓疡穿过颈部皮肤与外界直接交通者。

【其他】

1. 某些误诊病例　作者发现在临床上有许多被确认或拟诊脑梗或帕金森病者，可能伴有颈椎病，或者根本就是颈椎病。其中以脊髓前中央动脉症候群及颈腰综合症者居多，作者曾治疗多例。例如一位 60 岁的银行家，临床及影像学均证明患有脑梗，但颈椎致压征明显，且双侧椎动脉受累，随即予以颈前路减压、固定，恢复椎节高度及曲度，术后次日不仅四肢症状明显改善，且兴奋地告诉术者，有一张巨额定期存单遗忘多年，现在想起来是夹在某某书内，已被找到！又如一位 39 岁的男性，长年被诊断为帕金森氏病，主要表现为四肢无力，尤以双手对掌功能障碍及肌力减弱；经作者体检及影像学检查认为以颈腰综合症为主，建议手术治疗。因该患者家属中有作者治愈病例，经全家商量后决定同时施以颈腰段减压、固定及恢复椎节高度手术，术后次日双手对掌功能恢复，肌力增加，并逐渐下地行走，恢复满意（图 3-2-4-1-2）。

2. 需做翻修术　对因各种伤患施术（包括颈后路手术）疗效欠佳或发生各种病理性改变，需要从颈椎前方施术使致压因素消除及缓解者。

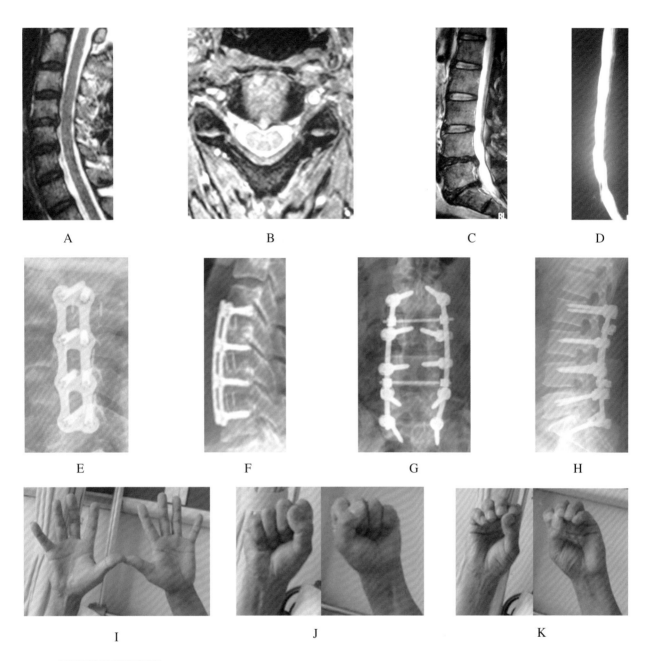

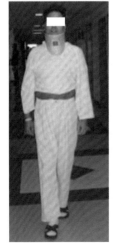

图 3-2-4-1-2　临床举例　男性，39岁，近十年被多家医院诊断为帕金森病，并予以药物治疗，未见疗效；后拟诊颈椎病及腰椎不稳、椎间盘突出（颈腰综合征）而行手术治疗（A~L）

A、B. 术前颈椎 MR 矢状位及水平位，显示 $C_{3~4}$、$C_{4~5}$ 及 $C_{5~6}$ 椎节不稳，髓核后突及脊髓前中央动脉受压征；C、D. 腰椎 MR 矢状位及水成像，显示腰椎受累状态；E~H. 全麻下同时施以颈前路及腰后路切骨减压，椎节固定（适度撑开）术；I~L. 术后次日症状即明显改善，双手伸屈及对掌功能恢复正常，步态稳健

三、颈椎前路手术麻醉

（一）气管插管全身麻醉

临床上最为多用，术中较为安全，尤其是增

生明显、需彻底切骨减压者，可减少术中躁动发生意外之概率。术前麻醉师需检视患者及读片，了解与测试颈椎仰伸耐受度，麻醉时尽可能采用细软管平卧位插入，切勿过度仰颈，以防发生颈髓损伤意外（图3-2-4-1-3）。

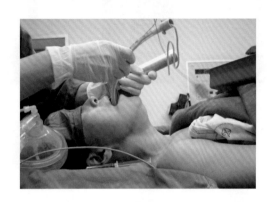
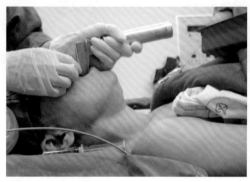

A   B

图3-2-4-1-3　临床举例　气管插管麻醉时颈椎不可过度仰伸（A、B）
A. 插管开始；B. 已顺利插入

（二）颈丛封闭麻醉

亦较多用，安全，但如果麻醉效果不确实时可因患者躁动而发生意外；因此主要用于术式简单、术时较短的病例。

（三）其他麻醉

【针刺麻醉】

笔者施术数百例，不仅安全有效，且副作用小，但因耗费人力而不被麻醉科所选择。

【局麻】

包括局部浸润麻醉及静脉＋局部麻醉，均可酌情选用；此种麻醉主要用于某些伴有严重心肺功能障碍且不适于全麻病例。

四、颈椎前路手术入路

在 2008 颈椎病会议纪要中对手术入路提出以下见解："关于手术入路选择的基本认识"。

（一）概述

一般情况下，对于致压物位于椎管前方者，应选择颈椎前入路。对于致压物位于椎管后方者，应选择颈椎后入路手术。但对于椎管前方致压物广泛，致压过重，前入路减压风险较大的病例（例

如前后方均有严重压迫脊髓的病例），亦可适当选择后入路减压，或者前、后路分期手术，或者一期前、后路同时手术。

（二）前入路、后入路及前、后联合入路

【前入路】

1. 优点　前入路减压术的主要优点如下：

（1）减压直接、彻底；

（2）瞬时恢复椎节高度、生理曲度与椎管内径；

（3）椎节易稳定。

对于椎管无明显狭窄的脊髓型颈椎病，前入路减压术效果最理想，其次是各型颈椎病经非手术治疗后无效或疗效不巩固者（含节段性不稳定）。

2. 常用术式　目前较为常用的术式为以下几种：

（1）单纯性髓核摘除术；

（2）椎间盘切除＋植骨融合术；

（3）髓核摘除＋人工椎间盘植入术；

（4）椎节减压＋Cage 植入术；

（5）椎体次全切除＋人工椎体、钛网与钛板、骨块与钛板植入术；

（6）潜式减压术、椎节撑开减压术及侧前方减压术等其他术式。

3. 讨论　有专家指出，"椎间盘切除 + 植骨融合术"这一术式应包括"生物椎间盘移植术"。对于合并后纵韧带骨化（OPLL）的患者，多数专家认为，由于致压物来自前方，因此仍以前路术式为佳。对于单纯性颈椎病，即使节段较多（4个以上椎体）或者合并 OPLL，仍应选择前路直接减压，这可降低发生脊神经损伤的概率。

【后入路】

后路手术的目的是扩大椎管，解除脊髓后方的压迫，同时尽可能减少颈椎后部结构的损伤。专家们认为，后入路术式主要用于以原发性与继发性椎管狭窄症为主、同时伴有颈椎病或 OPLL 之病例。后路手术的范围应依据 X 线、CT 及 MR 等影像学所示及术中所见脊髓受压的节段来确定。术中应保持 C_2 和 C_7 棘突肌肉附着点的完整。

后入路减压术主要用于颈椎椎管狭窄症、单节段侧型髓核突出的患者，主要特点是对椎管狭窄者直接减压，对颈椎病或 OPLL 间接减压。目前较为常用的术式包括半椎板切除、单开门、双开门，全椎板切除，钛板 + 侧块螺钉固定，钛板

+ 椎弓根螺钉固定等手术。

【前、后联合入路】

主要应用于合并颈椎椎管狭窄、颈椎病和严重 OPLL 的患者。优点是可从前、后两个方向同时直接减压。

需要注意的是，前后联合入路术式风险较大，术中易发生意外，因此对于心肺功能不全以及高龄患者，不宜采用该术式。

笔者对诊断为颈椎病或以颈椎病为主的病例均采取前方入路。

五、颈椎前路手术体位

患者仰卧于可通过 X 线的手术床上，双肩下方垫以软枕，头颈自然向后仰伸（图 3-2-4-1-5）。此时，于颈后部放置一中号沙袋，维持颈部的仰伸状态，并便于术中切骨操作（图 3-2-4-1-5）。于后枕部垫以软圈，头部两侧各放置一小沙袋起固定作用（图 3-2-4-1-6）；对下颈椎施术而体型较胖或头颈较短者，可用宽胶带将双肩牵向下方（图 3-2-4-1-7）。

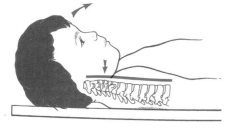
A

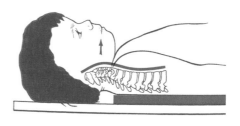
B

图 3-2-4-1-5　为使颈椎处于自然仰伸状态，需采取相应措施示意图（A、B）
A. 原状态；B. 肩部垫高后颈椎呈现自然仰伸位

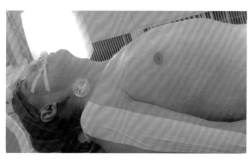
A

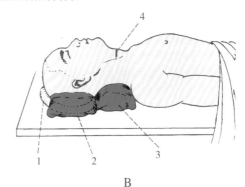
B

图3-2-4-1-6　临床举例　颈椎前路手术体位（A、B）
A. 头颈仰卧位；B 用沙袋固定颈部示意图。
1. 垫圈；2. 沙袋；3. 固定头颈部之沙袋；4. 切口

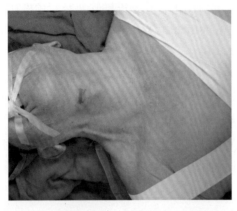

图 3-2-4-1-7　临床举例　对体型较胖或颈较短者，在对颈椎施术时可用宽胶布条将双肩牵向下方，以便术中透视

六、颈椎前路手术切口选择

临床上用于颈部手术的切口有以下六种（图3-2-4-1-8），其中最为常用的是第一种，较少用的为第二及第三种，个别患者可酌情选用第四、第五或第六种。

（一）横切口

【一般横切口】

即颈部的皮纹走行，横行切开皮肤自胸锁乳突肌中点至颈中线对侧1cm，全长约4~5cm（图3-2-4-1-9）。该切口术后不致引起挛缩，且切口瘢痕甚小，基本上不影响美观，因此临床上选用最多。切口水平高度视病变部位而异。

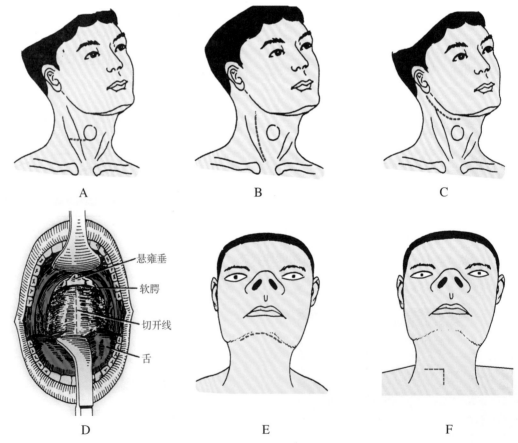

图 3-2-4-1-8　颈椎前路手术常用切口示意图（A~F）
A.横切口；B.斜形切口；C.横＋斜形切口；D.经口腔切口；E.经下颌骨切口；F.颈－胸切口

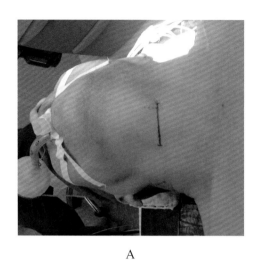

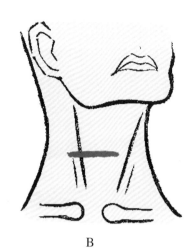

A B

图 3-2-4-1-9　临床举例 颈前路一般长度横切口（A、B）
A. 横切口长度 4cm 左右；B. 示意图（偏右侧）

对颈椎病患者，可于术前用手指在体外触及骨刺之突出部位而定。颈椎外伤者则不易判定，一般 C_6、C_7 和 C_5、C_6 椎节分别在胸骨柄上 2~3cm 和 3.5~4.5cm 处。本切口虽较小，但如能充分游离颈深筋膜，一般可较满意地暴露 C_2 至 T_1 椎体前方。

【微创（Less Invasive）横切口】

与前者相似，唯切口长度仅为 2~3cm（图 3-2-4-1-10）。由于颈椎皮肤之弹性及延伸度较好，牵开后局部开口较大，可一次完成 3~4 个椎节减压及内固定术。但初学者不应选用，需在一般切口基础上练就手上功夫后方可逐渐缩短切口长度。手术的关键是对颈深筋膜的松解，需临床经验丰富者才可施术。

（二）其他切口

【斜形切口】

系沿胸锁乳突肌肉内侧缘由外上方向内下方之斜行切口，虽对上颈椎暴露有一定优点，但其损伤较大，且术后易引起切口的直线挛缩而有碍美观。除非需安装长条钢板之多椎节减压病例，一般勿需选择此类切口。

【横 + 斜形切口】

对 C_1、C_2 高位施术者，可在高位横切口外缘向上延长。大多用于齿状突骨折、寰枢关节不稳伴有后路手术禁忌、肿瘤切除及脓肿引流等。

【纵向切口】

亦为某些医师所选用，大多见于国外施术者，术中显露良好，主要是对采取钛网 + 钛板固定之病例操作较为方便。但直线形挛缩有碍颈部美观，尤以女性患者不宜选择。

（三）特殊切口

【经口切口】

主要用于上颈椎伤患，包括咽后部脓肿（结核性为多见）、齿状突骨折及寰枢脱位等，其中以上颈椎脓肿引流为多。由于切口处于被污染状态，且换药等操作困难，因此在临床上非万不得已情况下，无菌性手术不宜选用此切口。

【经下颌骨切口】

主用于上颈段伤患，尤以 C_{1-2} 处畸形及肿瘤等病变范围较大，上颈部切口难以切除时，则需将下颌骨劈开施术，而颈椎病者一般勿需此种切口；由于需切断下颌骨，失血较多，且增加手术复杂性，非万不得已一般不宜选择。

【颈胸切口】

此切口大多用于 T_1~T_3 处病变，包括颈椎病合并上胸段胸椎间盘突（脱）出症及上胸椎病变，其中尤以上胸椎肿瘤需从前方切除病变椎体之病例。因手术范围已进入胸腔，应按开胸手术要求

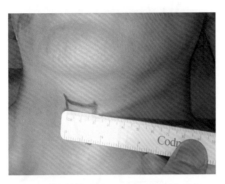

图 3-2-4-1-10　临床举例　颈前路微创横切口，长度2~2.5cm

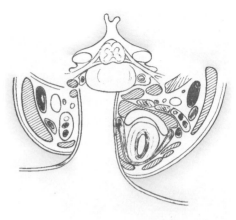

图 3-2-4-1-11　手术入路途径示意图

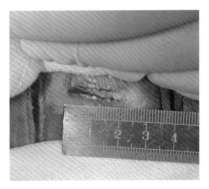

图 3-2-4-1-12　临床举例　切开皮肤

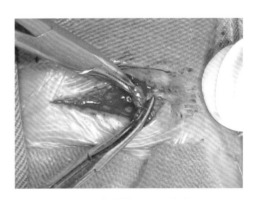

图 3-2-4-1-13　锐性切开、分离皮下组织

麻醉及控制呼吸。

七、显露椎体前方

手术入路见（图 3-2-4-1-11）。

（一）切开皮肤、皮下组织和颈阔肌

切开皮肤及皮下组织后，采取钳夹、电凝或结扎止血。浅静脉如妨碍操作可将其切断、结扎（图 3-2-4-1-12~15）。

（二）松解颈深筋膜

该筋膜较致密，如松解范围不够则影响对椎体前方之暴露，因此应沿肌间隔对其作较广泛之锐性纵向松解，使切口呈松弛状（图 3-2-4-1-16、17）；此步骤对椎体前方的显露至关重要，处置

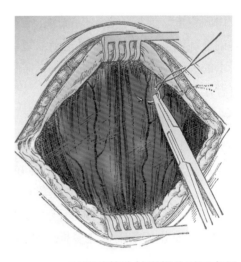

图 3-2-4-1-14　对颈前静脉妨碍操作时可电凝、或在上下端用细线缝扎切断示意图

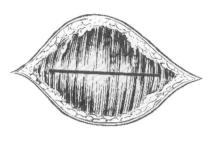
A

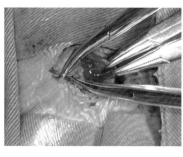
B

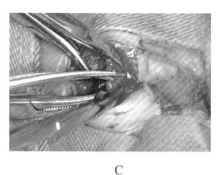
C

图 3-2-4-1-15　临床举例　切开颈阔肌（A~C）

A.示意图；B.术中操作：先用蚊式钳逐段分离、钳夹；C.逐段剪开

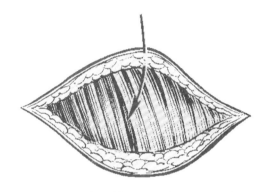

图 3-2-4-1-16　自胸锁乳突肌内侧进入深部示意图

恰当，可较方便地显露 C_2 至 T_1 椎体前缘，体瘦者可达 T_2 椎节处。

（三）分离内脏鞘与血管神经鞘间隙

内脏鞘指甲状腺、气管与食管三者外方之纤维包膜，其与外侧的血管神经鞘之间有一层十分疏松的结缔组织。当颈深筋膜被充分松解后，将胸锁乳突肌与肩胛舌骨牵向外侧（上颈椎施术时将后者牵向内侧）；用手指朝椎体前缘正中方向

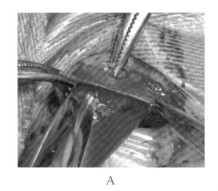
A

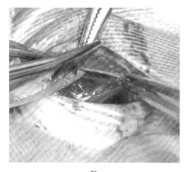
B

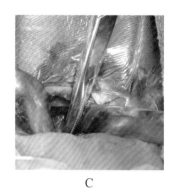
C

图 3-2-4-1-17　临床举例　显露、松解颈深筋膜（A~C）

A.用小弯血管钳从左右两侧将颈深筋膜提起；B.纵向剪开，边分离边剪开，遇血管支可结扎、电凝，直达病节上缘；
C.再按同法剪开另侧颈深筋膜，达施术椎节下缘

轻轻分离即达椎体前方（图 3-2-4-1-18）。操作熟练者，从切皮到暴露椎体前方大多在 5min 之内，最快仅 50s。但对初学者切勿追求速度，仍以解剖层次清楚、安全、无副损伤为首要原则。

（四）处理血管及避开喉返神经

在此经过中除遇到小出血点可予以结扎外，对甲状腺中静脉（可缺如）或甲状腺下动脉，如

其不妨碍操作，仅将其牵开即可，勿需结扎。甲状腺下动脉参与椎管内之血供，如其影响向深部施术时，应在靠近主干处双重结扎切断。位于气管两侧内的喉返神经并不妨碍操作，因此勿需特意暴露（图 3-2-4-1-19）；此神经十分娇嫩，任何牵拉动作都会在术后引起暂时性（2~4 周）发音障碍。

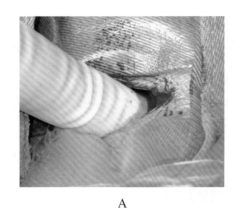

A

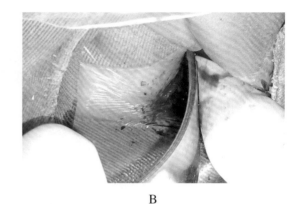

B

C

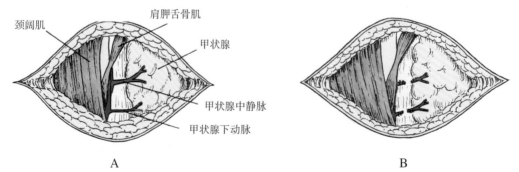

颈长肌

血管神经鞘
胸锁乳突肌
肩胛舌骨肌

内脏鞘与血管神经鞘间隙

椎前筋膜

内脏鞘

D

颈长肌斜头

颈长肌
颈 A 结节
椎 A、V

C₅
C₆

甲状腺下
A 已结扎

E

图 3-2-4-1-18　临床举例　显露椎节前方程序（A~E）
A.剪开颈深筋膜后，术者用食指沿疏松的血管神经鞘与内脏鞘之间向深部分离，直达椎节前方；
B.左侧用钝角 S 形拉钩牵开气管和食管；C.右侧用钝性骨膜剥离器或小 S 拉钩牵开血管鞘，显露椎体前方；
D、E.操作示意图（D.右侧切口入路；E.同前，右侧入路）

颈阔肌

肩胛舌骨肌

甲状腺

甲状腺中静脉

甲状腺下动脉

A

B

图 3-2-4-1-19　处理血管示意图（A、B）
甲状腺中静脉或甲状腺下动脉妨碍操作时，可将其结扎后切断或牵开
A.显示甲状腺中静脉与甲状腺下动脉；B.酌情结扎切断

（五）分离松解椎体前筋膜

椎体前筋膜为 2~3 层疏松的膜样组织组成，当将内脏鞘等组织牵向对侧后即可清晰显示。手术者与助手分别用长柄爱迪森镊子将其逐层提起，先用尖刀在中部切开一小口，之后再用脑膜剪纵形剪开直达前纵韧带，并同时用锐性及钝性骨膜剥离器向上下左右分离松解（图 3-2-4-1-20）。操作时应注意椎体前方横血管，妨碍操作时可将其电凝切断，亦可结扎剪断。

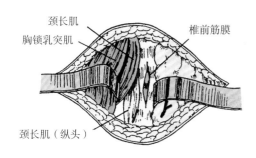

图 3-2-4-1-20　切开前纵韧带示意图
用脑膜剪剪开椎体前筋膜暴露椎节前方，已自中线剪开；边延长切口；边向两侧牵开

（二）X 线定位

【X 线摄片定位法】

将 1cm 长之注射针头插入假定之椎节后，拍摄侧位 X 线片判定之（图 3-2-4-1-22）。为便于显示下段颈椎，在消毒前可用宽胶带将双肩牵向下方（见图 3-2-4-1-7）。

【C– 臂 X 线机透视】

较前者方便、准确、快速，目前大多数医院手术室均配备此种装置（图 3-2-4-1-23）。

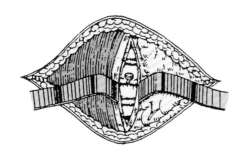

A

图 3-2-4-1-22　临床举例　定位方式之二（A、B）
A. 在假定之椎间隙内插入剪断之注射针头摄定位片，示意图；B. 术中摄片

八、施术椎节定位

为准确地判定施术椎节，必须选用最为可靠之方法，以免失误。

（一）解剖与病理状态判定法

根据术中触及颈胸角、骨刺的特点等判定部位。此法仅有参考价值，不可取代后两者（图 3-2-4-1-21）。

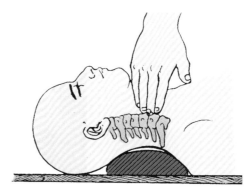

图 3-2-4-1-21　定位方式之一示意图
术前及术中以手指触摸骨性标志

【插入椎体钉】

对短颈体胖者，为防止针头等定位物滑脱，亦可插入椎体钉定位（图 3-2-3-1-24）。

切记，辨认、确定病椎椎节为施术之第一步，必须认真。临床上判断错误、开错椎节者并非罕见，甚至在 X 线定位后仍有错误发生，以致需再次手术。笔者曾收治一例患者，第一次手术偏低一节，第二次手术另院又定高了一节。因此，术中不仅要定位，还应在定位同时做好清晰的标记，否则定位针一拔，切口再牵开时又没方向了。

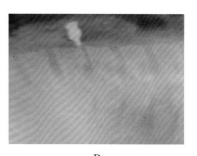

B

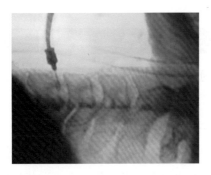 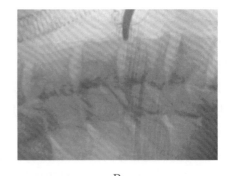

A   B

图 3-2-4-1-23 临床举例 术中C-臂X线机透视定位（A、B）

更为方便、省时：A. 插入针头定位；B. 血管钳定位

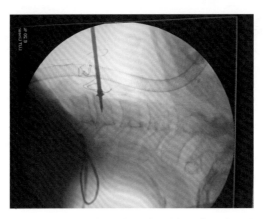

图 3-2-4-1-24 临床举例 术中为防止定位针滑动，亦可旋入椎体钉定位

第二节 颈椎间盘切除术

颈椎间盘切除术是颈椎前路手术诸术式中较为简单的术式，主要用于单纯性髓核后突出症及髓核脱出症，均可获得理想疗效。

一、常规颈椎间盘切除术病例选择

（一）颈型颈椎病

主要是颈椎病早、中期的颈椎间盘突出症者，经非手术治疗无效者，或是此型中病程较长影响生活工作者，可酌情施术。

（二）颈椎不稳症

此种病理改变主要引起窦 - 椎神经受刺激的颈型颈椎病，或由于双侧椎动脉受刺激引起椎动脉型颈椎病，亦可激惹椎动脉周围交感神经引起各种植物神经症状，而认为系交感神经型颈椎病，大多表现为心脏及胃肠等异常等。

（三）外伤性急性髓核突（脱）出症

此种发生于外伤后的急性颈椎间盘突出症大多见于高速公路意外，轻重不一，其中临床症状较重者可选择手术将其摘除。

（四）根型颈椎病

对其中发病早期、以髓核突出为主，经正规非手术疗法久治未愈者可酌情考虑施术。

（五）椎间隙感染

较为少见，其中结核性感染多于化脓者，亦可从前路施术清除炎症。

（六）髓核后突钙化者

对已形成脊髓或脊神经致压物者则应切除，多取前入路为宜。

二、常规颈椎间盘切除术操作程序

（一）特种器械

主要为薄型髓核钳，其宽度为 2.0mm、2.5mm及 3.0mm 三种（图 3-2-4-2-1）。

（二）具体步骤

【显露病变椎节、切开前纵韧带及纤维环】

前方横切口切开，通过血管神经鞘与内脏鞘间隙达椎节前方（图 3-2-4-2-2、3）。目前多选用

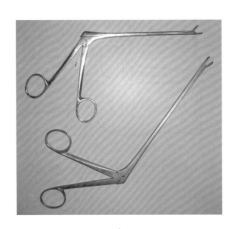

A

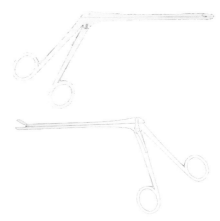

B

图 3-2-4-2-1　薄型髓核钳实物及示意图（A、B）
A. 实物照片；B. 示意图

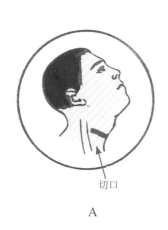

A

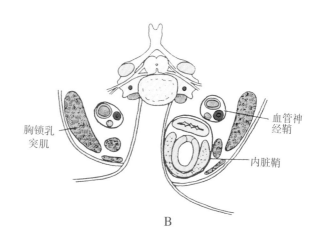

胸锁乳突肌

血管神经鞘

内脏鞘

B

图 3-2-4-2-2　切口及入路示意图（A、B）
A. 手术切口，多选右侧；B. 进入、显露椎体前缘手术入路

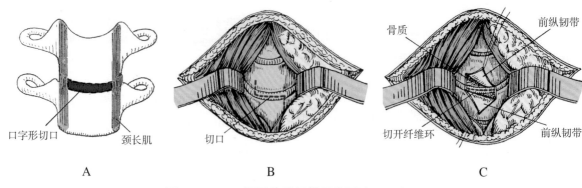

图 3-2-4-2-3　切开前纵韧带示意图（A~C）
A. 口字形切开（除）前纵韧带；B. 前纵韧带处 Z 字形切口；C. 翻开前纵韧带

口字形、十字形或 Z 字形切开（除）椎节前纵韧带（图 3-2-4-2-4），并向深部分离，之后再同等口径切开（除）纤维环，深度 3~5mm。

　　口字形切口是沿椎间隙前方上下及左右缘（颈长肌内侧缘）全层切取前纵韧带。其优点是便于组织学取材研究，如需放置椎节融合器或人工椎间盘时亦便于操作。

【摘除髓核】

　　先将薄型髓核钳呈闭合状通过切口进入椎间隙，再将头部撑开，由浅及深，由一侧向另侧分次摘除髓核（图 3-2-4-2-5）。术中应更换中号或大号颈椎髓核钳切取余下之髓核及纤维环组织。在操作中应掌握深度，切勿超过椎体后纵韧带。

【椎间隙处理】

　　减压术毕，清除异物，并用冰盐水反复冲洗

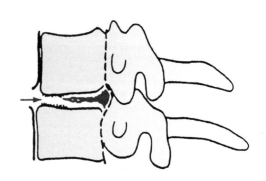

图 3-2-4-2-4　切开纤维环，侧方观示意图

术野，之后酌情选用以下方式闭合椎间隙。

　　1. 明胶海绵充填　对椎节较为稳定者（多为中老年患者，周围韧带已钙化），可将明胶海绵塞入椎间隙内充填之，并缝合前纵韧带（图 3-2-4-2-6）。椎节松动者不宜。

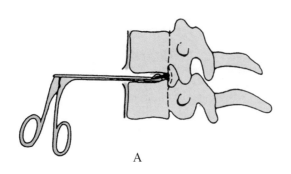

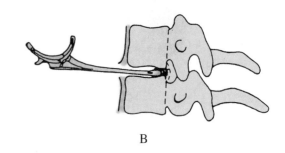

图 3-2-4-2-5　摘除髓核示意图（A、B）
用不同规格之髓核钳，从不同方向摘除髓核　A. 髓核钳呈纵向摘除髓核；B. 髓核钳以平行状进入椎间隙为宜

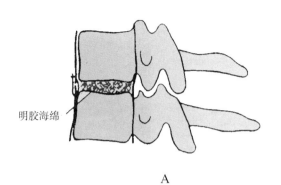
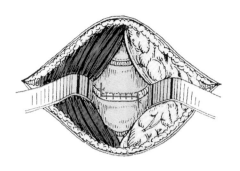

A   B

明胶海绵

图 3-2-4-2-6　闭合切口示意图（A、B）
A.突出的髓核摘除后，椎间隙内以明胶海绵充填；B.缝合前纵韧带

2. 植骨　如椎节较为松动，周边韧带仍保留近于正常弹性者，可将骨块嵌入（图 3-2-4-2-7）；对植骨块欠稳定者，可附加钛板螺钉固定（图 3-2-4-2-8），以及用钛合金、Peek 等材料制成的椎间融合器融合固定（图 3-2-4-2-9）。

3. 人工椎间盘植入　对单节或两节椎间盘减压术后经济条件允许者,亦可放置人工椎间盘（图 3-2-4-2-10、11）；此种植入物均需将椎节上下软骨板切除，必要时咬除椎节前方上缘骨赘。因炎症所致者则于术中需静滴抗生素。

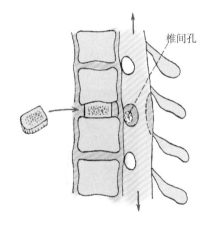

椎间孔

图 3-2-4-2-7　撑开植骨示意图
牵引下植入骨块（自体髂骨最佳，或选用异体骨等），椎间孔随之增大

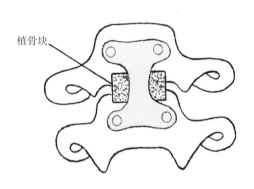

植骨块

图 3-2-4-2-8　酌情附加内固定示意图
植骨块欠稳定者，可附加钛板螺钉内固定

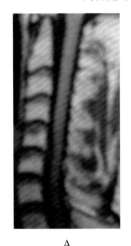
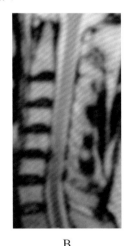
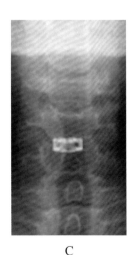
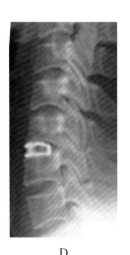

A   B   C   D

图 3-2-4-2-9　临床举例　男性，45 岁，临床诊断为 $C_{5\sim6}$ 椎节根型颈椎病（A~D）
A、B.MR T_1 及 T_2 加权显示 $C_{5\sim6}$ 髓核后突；C、D.行单节段减压及界面内固定后 X 线正侧位观

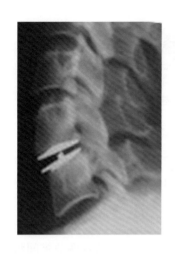

图 3-2-4-2-10　临床举例　另例
减压完毕植入人工椎间盘

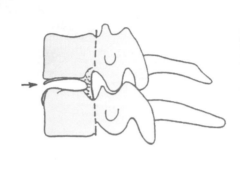

A

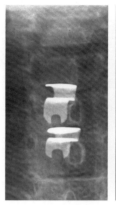

B

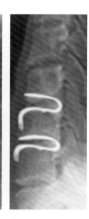

C

图 3-2-4-2-11　另种设计之人工椎间盘（A~C）
A.示意图；B、C.临床病例术后正侧位 X 线片

对多椎节病变，手术减压及植入物可有多种
选择，视病变程度及要求不同，可在植入人工椎
间盘之同时，对其他椎节进行植骨或植入椎节融
合器（见例 3 及例 4）。

【人工椎间盘植入临床举例】

［例 1］　图 3-2-4-2-12　女性，36 岁，单节
段颈椎髓核突出症行人工椎间盘置换术。

［例 2］　图 3-2-4-2-13　男，40 岁，因"颈

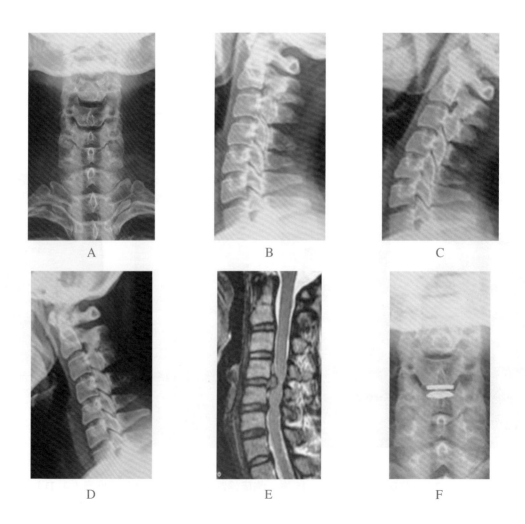

A　　　　　　　　　B　　　　　　　　　C

D　　　　　　　　　E　　　　　　　　　F

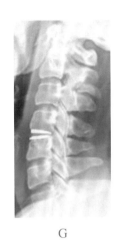
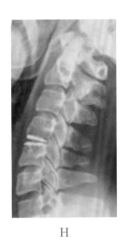
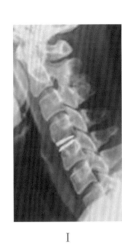

G　　　　　　　　　H　　　　　　　　　I

图 3-2-4-2-12　临床举例　例 1（A~I）

A~D. 术前正侧位及过伸过屈位 X 线片；E. 术前 MR 矢状位，显示 C$_{4-5}$ 髓核后突；

F~I. C$_{4-5}$ 髓核摘除 + 人工椎间盘植入后正侧位及屈伸位 X 线片

部不适伴左上肢及双下肢麻木 4 月余"入院。现右大腿、小腿及足部麻木，行走无力、跛行，有踩棉花感。颈 C$_{4-6}$ 压痛（+），叩击痛（+），双侧 Hoffmann 征（+），压头试验（+），双侧上肢牵拉试验（+），左侧手掌、背麻木感，肌力减退。双下肢感觉麻木，活动可，肌力减退 V-，双下肢膝反射活跃。拟诊：脊髓型颈椎病（C$_{4-5、5-6}$）。

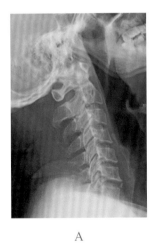
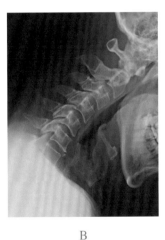
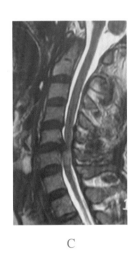
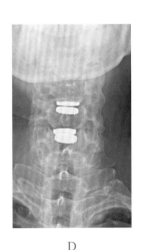

A　　　　　　　　B　　　　　　　　C　　　　　　　　D

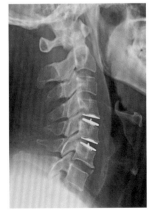

E

图 3-2-4-2-13　临床举例　例 2（A~E）

A、B. 术前伸屈位颈椎侧位 X 线片；C. 术前 MR 矢状位，T$_2$ 加权示 C$_{4-5、5-6}$ 髓核后突，致硬膜囊受压；D、E. 颈前路椎节潜式切骨减压术后置入人工椎间盘，术后正侧位 X 线片所见（严力生、鲍宏玮等）

【闭合切口】

按常规依序缝合诸层，留置橡皮片（条）一根，24~48h 拔除。

（三）术后处理

术后次日即可坐起，并逐渐下床活动。对椎节松动、未行椎节植骨，椎间盘植入或炎性感染病例，为防止椎间隙狭窄及成角畸形，术后应卧床一周左右，并以颌 - 胸石膏制动 4~6 周。

三、前路经皮颈椎间盘切除术概述及病例选择

（一）概述

经皮椎间盘切除术之优点是切口小、损伤少、疼痛轻和恢复快等，但在操作时如不小心，则易发生意外。

本操作原理是利用穿刺针将椎间隙内突向椎管后方之髓核的一部、大部或几乎全部摘除，以求达到椎节内减压及缓解对神经的刺激而获得疗效。

（二）手术病例选择

主要是临床症状典型，经非手术疗法久治无效，以及经影像学检查显示髓核突出的部位、形态及程度，且有临床症状并要求施术者。

下列病例不宜手术：以椎间盘脱出为主，尤其是髓核与硬膜囊有粘连者，骨刺压迫脊髓或脊神经根者，伴有后纵韧带骨化及病变在 3 个节段以上者。

四、经皮颈椎间盘切除术操作程序

（一）特种器械

均为配套专用器械，各个生产厂家大同小异，包括穿刺针、小环锯、切割器及髓核组织摘出钳等。

（二）具体步骤

【体位及麻醉】

一般均采取平卧位，局部浸润麻醉即可，必要时辅以静脉麻醉。一般无需气管插管全麻。

【穿刺患节椎间隙】

患者颈后垫沙枕，将头颈固定后消毒及按颈前路手术铺治疗巾单。予以局部麻醉。术者用左示指指尖沿气食管与颈动脉间隙插入（一般为右侧），并将气管及食管推向左侧，使指尖触及病变的椎间盘。先行透视定位后，术者用右手持穿刺针芯，沿左示指尖朝椎间盘内刺入，然后将套管针套在穿刺针外方向深部插入抵达椎间隙。

【摘除髓核】

在电视屏幕监控下，将穿刺针及套管针调整至椎间隙的前 1/3 处，随后即拔除针芯，并依序用微型的环锯、切割器、刮匙及切取钳等切除髓核。手术范围应抵达椎间隙的中后部，并以不刺破纤维环及后纵韧带为准。切除之髓核重量一般约 1~3g 左右。

【术毕】

拔针，局部指压 10~15min。穿刺局部用无菌敷料包扎，标本留送病理检查。

（三）术后处理

围领制动，应用预防量抗生素及对症处理等。24~48h 后可戴颌胸石膏下床行走。

第三节 颈椎前路椎体间关节融合术

一、颈椎前路椎体间融合术概述

单纯颈椎椎体间关节融合术早于20世纪60年代即已用于治疗颈椎病；其为颈前路诸多手术中较为安全和并发症较少的术式。其疗效主要来源于对病变椎节的融合与固定及对固定椎节致压骨的吸收。尽管从理论上讲是理想、安全的方法，但由于吸收的时间漫长，可拖延数月甚至数年之久，因此后果常难以令人满意；尤其是术后近期疗效常无法体现，以致骨性致压物继续对硬膜囊形成持续压迫、甚至可在此后促使脊髓液化灶的发生。因此，此种病例的手术术式已为其他术式所取代；但对无骨性致压物病理改变者仍可选择此种术式。

二、颈椎前路椎体间融合术手术适应证

（一）单纯性颈椎不稳症

指因椎间盘病变或外伤引起的颈椎椎节松动、移位，并伴有神经刺激症状者。其临床特点是工作或起床后出现症状，卧床或颈部制动后症状则缓解或消失。对伴有骨刺激等致压物者，不宜选择。

附："纪要"2008 颈椎不稳定（失稳）型：因颈椎不稳引起头颈及肢体发作性脊髓或脊神经根或椎动脉症状，经较长时间保守治疗无效者，可行颈椎稳定术。

（二）陈旧性颈椎骨折脱位

指外伤12周以后的陈旧性颈椎椎节外伤性骨折脱位、不伴有脊髓损伤及脊髓受压症状者（伴有脊髓受压时则应先行切骨减压术）。这种病例

椎管大多较宽，故未造成脊髓受压，但其属于外伤性椎节不稳症范畴，易因稍许外力作用（例如急刹车、跌倒或剧烈运动等）而使脱位加剧，甚至有可能出现后果严重的脊髓完全损伤受压，这犹如患者身上带了一颗定时炸弹。

（三）其他手术术后需要辅加植骨融合者

主要指颈椎局部因外伤、肿瘤、炎症或其他伤患在行病变骨质切除或减压术后（多为颈后路手术）需辅加植骨融合者。包括第一、二颈椎伤患亦可从前路施以椎节融合术。

三、颈椎前路椎体间融合术特种器械

常用特种器械除一般器械外，特种器械主要有带刻度直角凿（附有深度指示器为赵定麟设计、上海手术器械六厂杭桂荣制作）、U形凿、环锯、电钻或气钻等。

四、颈椎前路椎体间融合术术式之一：带深度指示器的直角凿切骨+局部旋转植骨术

（一）进凿

取带深度指示器直角凿1把，呈横长竖短状，置于病变椎间隙前方正中，凿刃的长边与椎间关节上方椎体的下缘平行，距离0.3~0.4cm，而其短边则位于椎间隙左侧，即于颈长肌内侧跨越椎间隙。用小锤轻轻叩击凿柄，使凿刃逐渐进入骨质，并根据空心槽上的刻度了解深度，一般为1.5cm（瘦小者1.3cm，大骨骼者1.7cm）。此后再将另一配套的直角凿（不必再带凿芯）置于前者相对应的位置，即刃的长边在下一椎

体的上缘，距椎体边缘的距离较前凿稍短，约
0.25~0.35cm；刃的短边则于右侧跨越椎间隙。
通过第一把凿的隆突与第二把凿的槽沟使两者
呈嵌合状，并按前凿同一深度徐徐打入。此时
前凿可能向外弹出，应稍许叩击以维持原深度
（图 3-2-4-3-1~4）。

（二）取骨

手术者将打入（进入椎节）的两凿稍许向外
撬起，即可将凿下的长方形骨块取出备用。此骨

块的体积一般为 0.9cm×1.1cm×1.5cm。包括上
一椎体的下缘、椎间盘和下一椎体上缘，由前纵
韧带将此三层联结在一起（图 3-2-4-3-5）。骨块
取出后，由于局部系松质骨，可有不同程度的渗
血，一般选用冰盐水反复冲洗，起止血作用；并
同时以明胶海绵压迫止血。而后用刮匙或髓核钳
等摘除椎间隙内残留或突出的髓核与骨质。

（三）椎节局部旋转植骨

一般选用颈椎椎节撑开器，或是由台下助

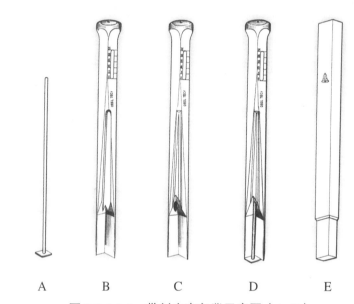

图 3-2-4-3-1　带刻度直角凿示意图（A~E）
A. 深度指示器；B. 阴凿；C. 阳凿；D. 将深度指示器插入阳凿内状态；E. 植骨块叩击器

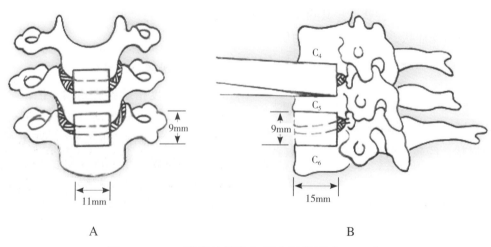

图 3-2-4-3-2　进凿的部位与深度示意图（A、B）
A. 正面观；B. 矢状位观

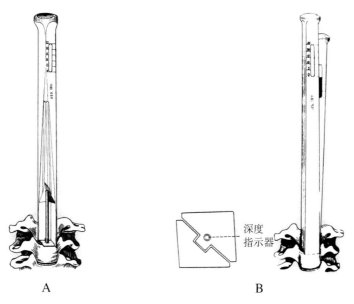

图 3-2-4-3-3　进凿顺序与要求示意图（A、B）

A. 先将带凿芯的凿体置于手术椎节椎间隙中央，并稍许偏上、叩入椎节深部达 1.5~1.8cm；

B. 再将另一凿体置入前者相对应处，使其呈嵌合状

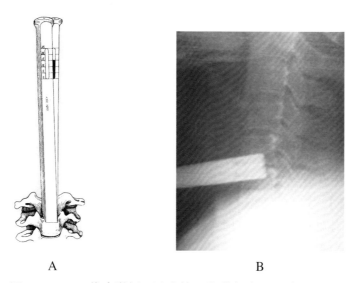

图 3-2-4-3-4　临床举例　防止第二凿弹出（A、B）

A. 将第二凿按前凿同一深度徐徐叩入，为防止弹出，应不断对双凿叩查示意图；B. 临床病例术中颈椎 X 线侧位片

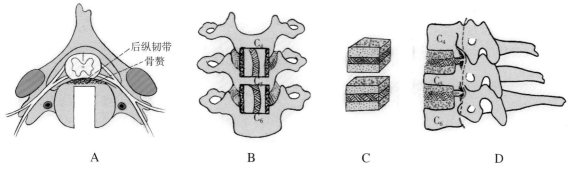

图 3-2-4-3-5　取出骨块示意图（A~D）

A. 水平位观；B. 正面观；C. 取出之骨块；D. 侧面观

手两人分别持续牵引头部和双足，使椎间隙拉开，之后再将取出备用的骨块旋转90°，即横取竖放。并将打骨器垂直状置于骨块表面，以

小锤轻轻叩击嵌进椎间隙内，其深度以与椎体前缘平行或略微凹入0.1cm为理想（图3-2-4-3-6）。

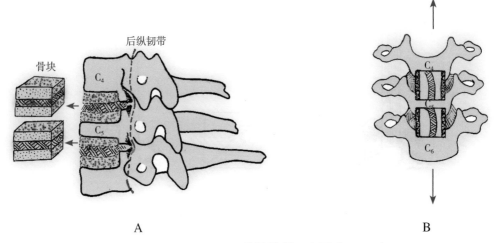

图 3-2-4-3-6　旋转植骨示意图（A、B）
A.将取下之骨块旋转90°，由横向变为竖向；B.在牵引下，将旋转90°骨块植入椎节，正面观

（四）检查骨块及椎节的稳定性

患者任意活动颈部，观察植入骨块有无变位。对变位者应重新放置，必要时取自体髂骨植入局部，或选用相应之假体。

（五）本术式特点

本术式的最大优点是：

【减少患者痛苦】

由于勿需自身他处取骨（多取自髂骨），因此减少了另一次手术的痛苦。

【术式简单安全】

本术式在操作上简单易行，较为安全，由于骨块呈长方形，因此不易滑出，易愈合。

【震动感】

多较明显，如为局部麻醉，在术前需向患者说明，以减少其恐惧心理；对全麻者则勿需告知。

五、颈椎前路椎体间融合术术式之二：环锯切骨及柱状植骨法

（一）第三代环锯

第三代环锯如图3-2-4-3-7所示，由赵定麟

设计、上海手术器械六厂杭桂荣制作。锯芯头部为舌状，插入椎间隙后较为稳定，且位于髓核位置，呈居中状态。所切取的骨芯呈柱状，较为完整，可在减压后用于植骨。

（二）操作步骤

【定位、放置锯心】

1. 定位后切开椎间隙、摘除髓核　定位后即将椎节前纵韧带沿椎间隙横形切开，并用薄型髓核钳摘除变性的髓核组织。操作时注意深度，一般不应超过2cm。

2. 放置锯心　将新型第三代锯芯与椎间关节呈平行状插入椎间隙内；在插入时注意方向，一般居中，切勿偏离致压骨的范围（图3-2-4-3-8A、B）。

【锯骨】

取配套环锯套于钻心外方（图3-2-4-3-8C、D），按顺时针方向稍许加压向椎节深部钻入，当钻芯尾部与环锯上端平行时，表示已钻入15mm；体格较大者，可达18mm；瘦小者、13mm即可（图3-2-4-3-9）。如术前确定为单纯植骨融合术，此时仅将15mm长之骨块取出，并

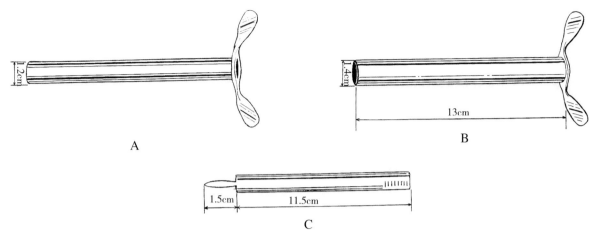

图 3-2-4-3-7　第三代环锯示意图（A~C）

A.B. 其外径分别为 11mm、12mm 和 13mm；C. 锯芯直径分别为 9.5mm、10.5mm 和 11.5mm

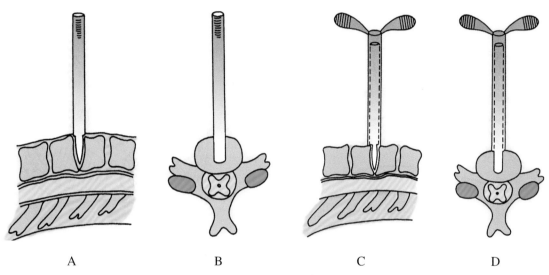

图 3-2-4-3-8　环锯使用示意图（A~D）

A. 将环锯钻芯插入椎间隙中央，其舌状头部与椎间隙平行，居中央部，矢状位观；
B. 同前，横断面观；C. 将环锯套至钻芯外方，矢状位观；D. 同前，横断面观

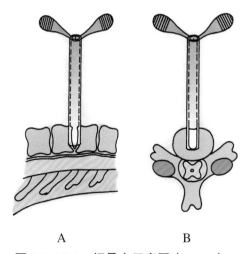

图 3-2-4-3-9　锯骨中示意图（A、B）

当钻芯与环锯上端平齐，则表示环锯已钻入 15mm
A. 矢状位观；B. 横断面观

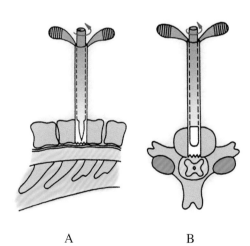

图 3-2-4-3-10　锯骨完成示意图（A、B）

当钻芯随环锯转动，则表示椎间隙已被锯穿，一般为
20~24mm，此时切勿继续深入　A. 侧方观；B. 水平位观

进行植骨即可。如尚需减压，则应再向深部切骨（图 3-2-4-3-10）。

【取出骨芯】

将环锯连同钻芯及骨芯轻轻向上，呈顺时针方向旋出备用，同时将已卷成圆柱状之明胶海绵塞入深部止血，亦可先用冰盐水反复冲洗局部，起止血与清洁术野作用。此时视野下方为后纵韧带，如后纵韧带与椎体后缘粘连或骨化，则与骨块一并取出，其下方为硬膜囊，需小心（图 3-2-4-3-11）。

【植骨】

1. 柱状植骨块　即利用取下之圆柱状骨芯，裁剪成长于施术椎节切骨开口高度（即上下径）2~3cm 圆柱状骨块，在牵引下呈横向置入椎间隙处（图 3-2-4-3-12）。

2. 自体髂骨植骨法　选用比颈椎椎节取骨大一号的环锯，在髂骨嵴处（或用另备之代用品及异体骨）取 1.5~1.8cm 长之髂骨一块，剪切成长度为 1.2~1.3cm 的骨块打入局部。

3. Cage 植入　可选用鸟笼式 Cage 植入，包括 CHTF、TFC 等，选用较入口大一号（直径大 2~3mm）之 Cage，使其具有撑开作用，其外缘与椎体前面骨质平行，千万不可过深（易下沉及伤及脊髓）（图 3-2-4-3-13）。

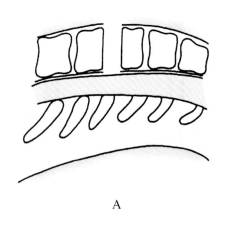
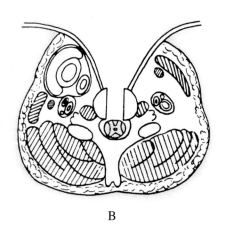

A　　　　　　　　　　　　　　　　B

图 3-2-4-3-11　取出骨芯后示意图（A、B）

将环锯钻芯连同骨块取出　A. 取出环锯侧方观；B. 水平位观

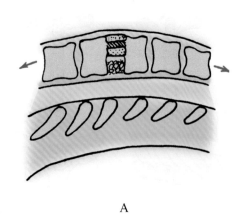
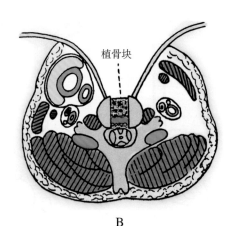

植骨块

A　　　　　　　　　　　　　　　　B

图 3-2-4-3-12　牵引下植入骨块示意图（A、B）

A. 矢状位观；B. 横断面观

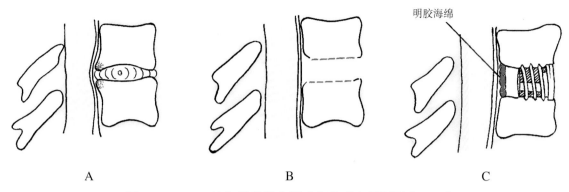

明胶海绵

A   B   C

图 3-2-4-3-13　植入椎节融合器（鸟笼式）示意图（A~C）

A. 术前状态；B. 用环锯旋入椎节后缘，潜形切除骨赘；C. 旋入椎节融合器

【本术式特点】

本法最早由 Cloward 报道。国内乔若愚、徐印坎及赵定麟等均作了改进及定型。目前为第三代产品，头部呈舌状，不易偏离椎节。操作时钻芯切勿向两侧偏斜，以防伤及神经根及其伴行血管。其深度一般在 2.0cm 以内即可，无需过深及过偏，以防误伤。临床上曾有旋入过深、并偏向一侧将后方小关节锯断（超过 4cm）并引起脊髓损伤的教训。

六、颈椎前路椎体间融合术术式之三：U形凿法

其操作与直角凿法相似，此种 U 形凿仅三面有刃，另一面呈开放状，使用时需加一平凿凿骨。减压术毕，再用髂骨或异体骨植入局部。操作时注意深度，一般以 1.5cm 为宜，切勿超过 1.8cm，否则易伤及深部组织。

七、颈椎前路椎体间融合术术式之四：钻头法

系选用特种微型气（电）钻对椎节局部骨质

切除，并同时切除椎间盘，而后取骨融合之。此法因在操作时钻头滑动易引起脊髓或脊神经根的误伤，故在临床上应用较少。

八、颈椎前路椎体间融合术界面固定融合术

此项技术为近十余年来开展的新技术之一，将在后节详细阐述。此项技术亦可用椎体间关节融合术，即将椎节内髓核及软骨板清除，显露深部骨质后植入椎体间融合器即可（图 3-2-4-3-13~15）。当前产品较多，可视病情及手术要求不同选用相应产品。在特殊情况下两种设计亦可用在同一病例，但术前需向患者说明，征得同意后方可施术（图 3-2-4-3-16）。作者认为非特殊情况下，仍应选择一种设计为妥。

九、颈椎前路椎体间融合术术后处理

同一般原则，术后颈部用颌 - 胸支具或石膏固定 4~8 周。但环锯切除的圆柱形骨块易向外滑出，因此颈部制动时间不应少于 6 周。

（赵定麟　张文明　吕世才　侯铁胜　范善钧　张文林　臧鸿声　陈德玉　赵 杰　严力生）

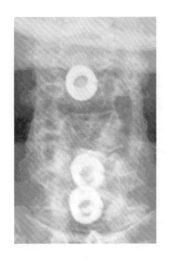

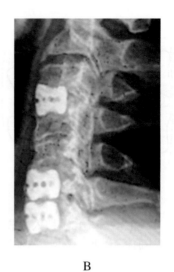

A   B

图 3-2-4-3-14　临床举例　男性，60岁，鸟笼式Cage植入五年余随访时X线正侧位片，显示Cage无下沉及椎节压缩，椎节生理曲度高度正常，疗效满意（A、B）

A. 正位 X 线片；B. 侧位 X 线片

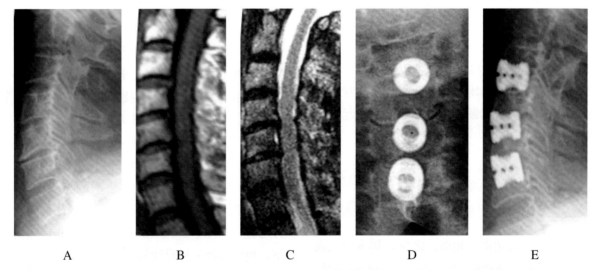

A   B   C   D   E

图 3-2-4-3-15　临床病例　男性，50岁，$C_{3\sim4、4\sim5、5\sim6}$ 多节段髓核后突行鸟笼式Cage撑开、固定（A~E）

A. 术前 X 线侧位观；B、C. 术前 MR 矢状位，T_1、T_2 加权，显示 $C_{3\sim4、4\sim5、5\sim6}$ 三个节段同髓核后突及椎间距（隙）变短（狭）；

D、E. 环锯切骨减压，切除髓核，选用大一号 Cage 旋入椎节获得撑开效果，X 线片显示椎节高度及曲度已恢复正常

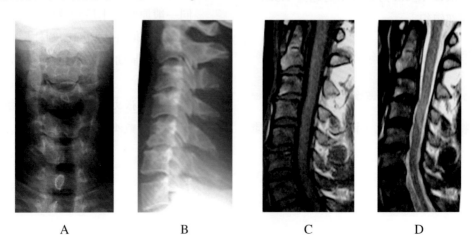

A   B   C   D

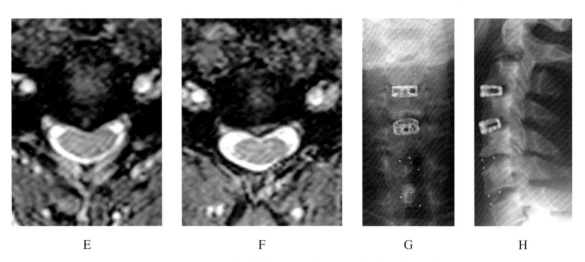

E   F   G   H

图 3-2-4-3-16 临床举例 双型Cage混合植入（A~H）

A、B. 术前 X 线正侧位片；C、D. 术前 MR 矢状位见 C_3~C_7 四个节段退变；E、F. MR 水平位观,显示脊髓前中央动脉受压为主；G、H. 双节段潜式减压 +Cage 植入，术后 X 线正侧位片显示椎节高度与曲度已恢复正常，原症状逐渐消退

第四节 颈椎前路直视下切骨减压术

一、颈椎前路直视下切骨减压术概述

颈椎前路直视下切骨减压术，为近年来在国内广泛开展，并为临床上最为常用的术式，尤其是当前有人工椎体、钛网及钛板的广泛应用而更具优势，尽管此种术式更多地用于颈椎外伤病例，但亦可作为颈椎病，尤其是伴有 OPLL 病例手术疗法的一种选择。此种不借助放大光学仪器、术者在肉眼视力下直接进行操作获得减压目的的术式，与依据手感完成切骨的"潜式减压术"相比，易为初学者掌握，也便于推广。

回顾历史，国内在 20 世纪 70 年代之前的颈椎前路手术，主要是对患病椎节行椎节融合术，以求通过 Wolff 定律使融合椎节处骨赘逐渐吸收而获得疗效，但此过程不仅漫长，而且不等到吸收，脊髓即可能已被压迫变性，甚至引起死亡。在此状态下，笔者于 1976 年 12 月 15 日首次选择以切除脊髓前方致压骨为目的的"颈椎前路根治性切骨减压术"治疗一位已近于全瘫的颈椎病伴严重型不全性瘫痪女性病例（已大小便失禁），并获得成功。从此开辟了颈椎前路切骨减压术。

二、颈椎前路直视下切骨减压术适应证

除颈椎外伤，凡椎管前方有骨性或软骨性致压物并引起脊髓等组织受压而出现症状者均可选择本术式。

（一）颈椎病

主要有以下三型：

【脊髓型颈椎病】

多系椎管前方骨性或软骨性致压物所致者，特别是椎节后缘有骨赘形成需在术中切除之病例（图 3-2-4-4-1）。

【神经根型颈椎病】

主为椎节髓核突（脱）出或骨赘引起根型颈椎病需将侧方（多为钩突）致压物切除者。

【混合型颈椎病】

以脊髓型 + 根型（或 + 椎动脉型）为多，次

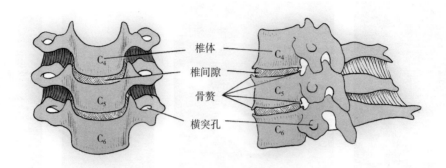

图 3-2-4-4-1　椎体后缘骨赘形成示意图

为吞咽困难型＋脊髓型，均因椎节局部广泛骨质增生，尤其在椎节后方有弥漫性骨赘之病例，大多需要加以彻底清除。

（二）其他伤患

【后纵韧带骨化症（OPLL）】

主要是对其中的局限型，或范围较小的连续型者。对长节段 OPLL 病例，则需行椎体次全切除术或全椎体切除术。多节段者可行开槽减压术，亦可在此基础上辅以潜式减压术。

【颈椎椎体骨折、脱位】

主要是急诊骨折脱位，伤后 10 周以上的晚期病例亦可选择本术式。

【颈椎肿瘤】

凡椎体肿瘤压迫脊髓引起不全性瘫痪者，均应及早施术，多选择椎体切除术。视肿瘤生长部位与范围不同，大多超过单节椎体，附件亦多受累。

【髓核后突形成钙化、体积较大者】

此种病例因钙化物较坚硬，一般颈椎间隙施术切除不仅困难且易发生意外，多取椎体次全切除或全切除术式。

【翻修术】

对因前方有致压因素需行大范围切骨减压手术者。

三、颈椎前路直视下切骨减压术术式及操作步骤简介

临床上常用的术式有以下多种，临床医师可根据个人习惯、设备条件及患者具体情况而酌情选择。每种术式均有其特点，主要依据患者病情、病变特点及手术医师的经验等不同而加以选择。现将临床常用术式分专题、专段阐述之。

四、颈椎前路直视下切骨减压术环锯法

（一）单纯切骨减压

即按本章前节植骨融合术"环锯法"一段中所述，当环锯将椎节全部锯穿、并将骨芯连同环锯一并取出时，已具有减压作用，并已暴露椎管前方（图 3-2-4-4-2A、B）。但此种减压范围较小，其底部直径等于环锯之直径，一般为 9~11mm。此范围大多小于椎体间关节后方骨赘的大小，故尚需进一步扩大减压。

（二）扩大椎管前方切骨减压范围

当将环锯及骨芯取出后，其底部为后纵韧带或硬膜囊前壁，因此在对深部操作时需小心，尤其是后纵韧带（又称安全带）被同时切除者。一般情况下，先用神经剥离子自开窗处向四周分离，包括后纵韧带，如有渗血可用冰盐水留置 1~2min，或用明胶海绵充填止血。俟术野清楚后，选用不同角度的刮匙在直视下向四周切除致压的骨质。术中除非是可以明确判定后纵韧带与骨赘之间的界限，否则不宜使用冲击式咬骨钳，以防误伤。操作时切忌向椎管方向加压，以免误伤脊髓。对致压骨质的切除范围应大于 X 线片所见范围的 2~3mm，或是大于 MR 及 CT 扫描

1~2mm。术毕，后纵韧带向前膨出。术中可用碘剂纱条造影，以判定减压范围，之后取出纱条，再用生理盐水反复冲洗局部，以防碘剂及碎骨块残留。由于环锯呈圆环状，对角线较短，在使用刮匙时切勿急躁，应耐心、细心（见图 3-2-4-4-2C、D）。

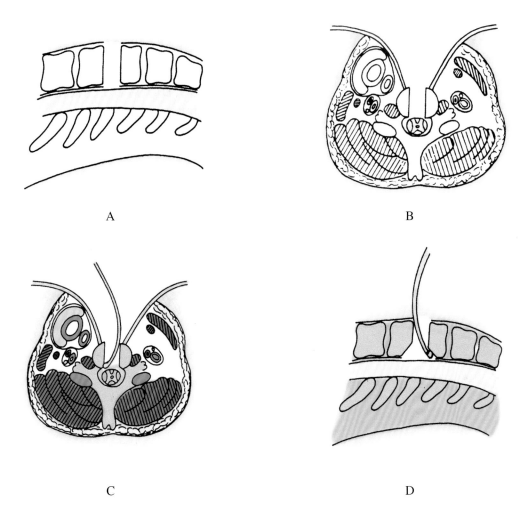

A

B

C

D

图 3-2-4-4-2　环锯法减压术示意图（A~D）
A.环锯法椎节单纯切骨减压术后矢状面；B.同前，横断面；
C.用不同角度刮匙对椎节底部扩大减压，横断面观；D.同前，矢状位观

（三）手术成败的关键

以下几点必须注意：

【减压范围应充分】

在直视下对椎管前壁切骨范围不应小于 1.5cm×2.0cm。

【避免偏向一侧】

环锯钻入或刮匙切骨时易偏向一侧，应尽量避免，如有可能，尽量采用导向技术。

【对外伤性病例】

尤应小心，因骨折脱位时，上下椎节不在一个平面上，易在手术时被误伤。

【注意止血】

由于该处血管丰富，压力高，稍大的静脉丛或小动脉支破裂，即可鲜血涌出，如不沉着，盲目压迫止血，易误伤脊髓。可在吸引下先找到出血点，用一小块明胶海绵充填局部。

【对侧后型者避免误伤侧方的脊神经根】

在向一侧（或双侧）刮除，当达到神经根管内口时，一定要细心，手法轻柔，切勿伤及脊神经根。

（四）闭合窗口及椎节稳定

常用的方式主要有以下几种：

【髂骨植骨】

即用较切骨环锯大一号之环锯于髂骨嵴处切取一 1.3~1.5cm 长圆柱状骨块，而后于牵引下将修整好的植骨块嵌入减压椎间隙（前段）。

【局部旋转植骨】

即将局部切取下来的骨块剪去多余部分，由纵向变成上下垂直状再植入局部椎间隙（图 3-2-4-4-3A、B）。此仅适用于椎节已钙化、局部较为稳定者。

【人工椎体间关节或界面内固定物植入】

采用前者应将椎体中部稍许刮除，以适应"Ω"形人工关节的形态，且不易向外滑出（图 3-2-4-4-3C、D）。后者更为简便、多用，有不同规格及形状设计产品供选择。

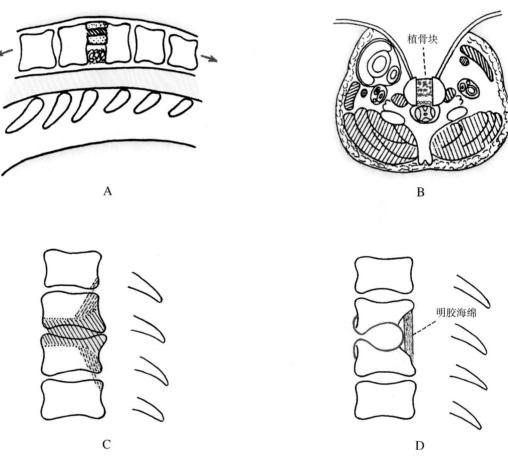

图 3-2-4-4-3　闭合椎节窗口示意图（A~D）

牵引下植入骨芯骨块或选用人工椎体间关节　A.旋转植骨矢状观；B.同前，横断面观；
C.切骨减压范围；D.人工椎体间关节植入

（五）术后处理

视内固定方式不同有所差异。界面内固定者，术后次日可起床活动，仅戴以颈围即可。其他固定方式一般需卧床 3~7d，而后戴颈围或以上颌 - 胸石膏固定后起床活动。所有病例均应避免外伤。一般于 6~8 周后方可除去外固定。

（六）本法特点

此种术式主要强调对椎间隙后缘骨质作较广泛之切除，有利于患者脊髓神经功能的早期恢复，并为其术后早期的创伤反应与晚期手术局部的增生反应留有一定空间，从而保证了近期与远期的疗效。但此法在操作上最大的难点是对刮匙的使用不易掌握，可因失手而对脊髓或脊神经根造成误伤。但通过多年的临床实践，我们发现，只要手术者情绪稳定，细心、耐心地操作，视每个手术病例为第一例，再加上术前反复在离体状态下练习，并不难掌握。且本手术保留了被视为安全带的后纵韧带的完整性，既无造成硬膜外血肿之虑，又增加了施术椎节的稳定性。在切骨过程中如果骨芯突然断裂，则需将环锯取出，取出已折断之骨块，而后用角度刮匙由浅及深刮除剩余骨质及椎管前方骨赘。

五、颈椎前路直视下切骨减压术凿刮法

即利用各种骨凿及刮匙等工具切除椎管前方骨质，并对椎管前壁减压。具体步骤介绍如下。

（一）开窗取骨

按前节介绍采用直角凿或 U 形凿先将椎间隙前方（约占椎体矢状径之 3/4~4/5）骨质凿下取出，并留下备术毕再植回原处用（图 3-2-4-4-4）。

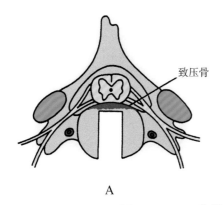

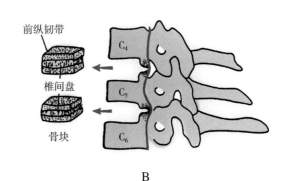

图 3-2-4-4-4　凿骨开窗，取出骨块示意图（A、B）
A. 横断面观；B. 矢状观

（二）切除骨赘前骨质及椎间盘

将骨块取出后，先用一般刮匙、髓核钳或小号鱼鳞状弯凿等，将底部残留椎间盘及骨赘刮除，直达椎间隙后缘密质骨及骨赘处（图 3-2-4-4-5）；对局部渗血可用冰盐水冲洗，或明胶海绵填充。

（三）暴露椎管

先选用 10° 或 15° 角度刮匙，在直视下逐小块地将椎间隙中央（多用）（图 3-2-4-4-6）的骨质切除，以形成裂隙状。再用细巧（头部直径 1.5mm × 1.5mm）长柄特制刮匙（图 3-2-4-4-7）刮除裂隙两边坚硬的骨赘，操作时切勿将后纵韧带撕裂。开窗大小酌情而定，一般 0.5cm × 0.6cm 即可。如骨质坚硬，亦可选择椎间隙两侧骨赘较轻处开窗（图 3-2-4-4-8）。

（四）扩大减压术范围

用神经剥离子自开窗处向四周分离，包括后纵韧带，如有渗血可用冰盐水留置 1~2min，或用明胶海绵充塞止血。俟术野清楚后，选用不同角

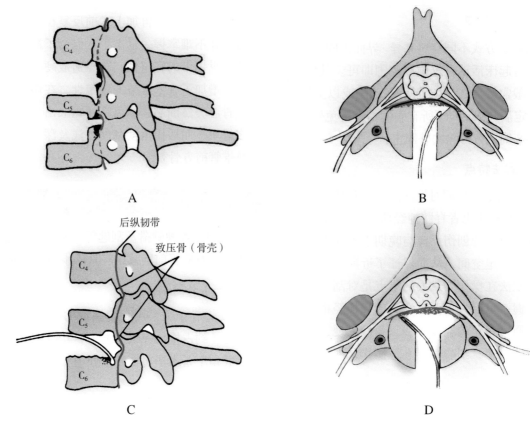

图 3-2-4-4-5　依次切除骨赘前骨质示意图（A~D）

A. 切除骨赘前骨质及椎间盘（矢状观）；B. 同前，横断面观；
C. 骨赘前骨质即将切完（矢状观）；D. 同前，横断面观

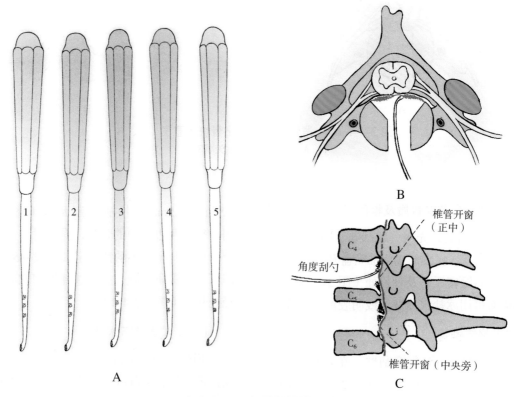

图 3-2-4-4-6　自中央处开窗暴露椎管示意图（A~C）

A. 特制角度（10°~30°）刮匙；B. 刮骨横断面观；C. 同前，矢状观

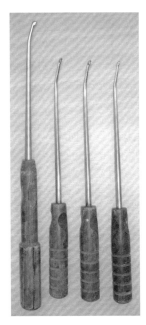

图 3-2-4-4-7　特种长柄小头角度刮匙（实物照片）

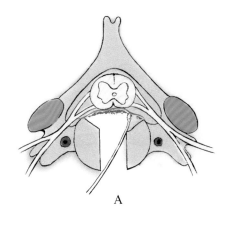

A

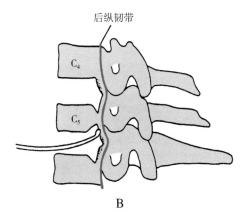

后纵韧带

C₄

C₅

B

图 3-2-4-4-8　自边缘处暴露椎管示意图（A、B）
A. 横断面观；B. 矢状观

度的刮匙在直视下，利用杠杆力学原理向四周切除致压的骨质。术中除非是可以明确判定后纵韧带与骨赘之间的界限，否则不宜使用冲击式咬骨钳，以防误伤。操作时切忌向椎管方向加压，以免误伤脊髓。对致压骨质的切除范围应大于 X 线片所见范围的 2~3mm，或是大于 MR 及 CT 扫描 1~2mm。术毕，后纵韧带向前膨出（图 3-2-4-4-9、10）。术中可用碘剂纱条造影（碘过敏试验阴性），以判定减压范围，之后取出纱条，再用生理盐水反复冲洗局部，以防碘剂及碎骨块残留。

（五）闭合窗口及椎节稳定

检查局部无出血及明显渗血时，可采用分述之四种方式闭合椎间隙前方之窗口：局部旋转植骨（图 3-2-4-4-11）、自体（髂骨）植骨、人工关节植入（图 3-2-4-4-12）及 Cage 植入等，需依据病情、患者及家属要求而定。但目前多采用界面内固定技术，最为简便。多节段、术后欠稳定者多附加钛板固定，但 Cage+ 钛板费用较高，选用时应全面考虑。

（六）术后

同前述病例，节段较多者不宜过早离床下地，尤以无有效内固定者。Cage+ 钛板者，可在术后 24~48h 离床步行。

（七）本法特点

与前者相似，由于凿骨开口呈长方形，对角线较长，因此在用刮匙切骨等操作上较前者方便。即使如此，也仍需小心谨慎。

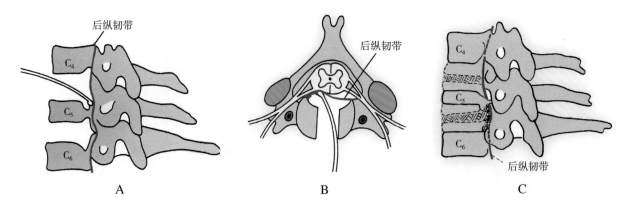

图 3-2-4-4-9　扩大减压范围示意图（A~C）
A. 采用杠杆力学原理切除椎体后壁（骨壳），注意保护后纵韧带（矢状观）；B. 同前，水平位观；
C. 同前，矢状位观，C$_{4-5}$ 已减压完毕，后纵韧带隆起

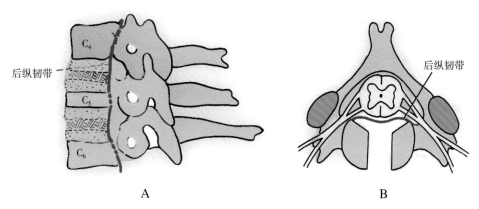

图 3-2-4-4-10　减压完毕　彻底减压完毕，后纵韧带向前隆起示意图（A、B）
A. 矢状位观；B. 横断面观

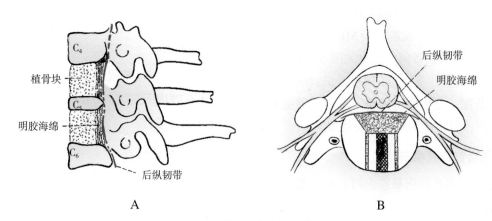

图 3-2-4-4-11　局部旋转植骨示意图（A、B）
A. 矢状位观；B. 水平位观

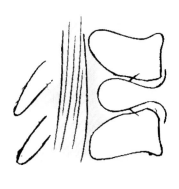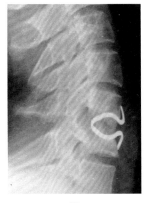

A　　　　　　　　　　　　　　B

图 3-2-4-4-12　人工椎体间关节植入术（A、B）
A.示意图；B.临床病例 X 线侧位片

六、颈椎前路直视下切骨减压术磨钻法

利用电动或气动钻，按预定深度，自椎间隙前方钻至后缘以达到减压目的。

（一）判定及切骨

【判定切骨深度】

为颈前路手术所设计的各种钻头均有深度控制装置，为此应根据术中 C- 臂 X 线机透视所测椎节矢径，以确定钻取深度。

【切骨】

利用钻头刃面切除骨质，为消除高速钻动时所产生的高温，边钻边用冰盐水滴注，并吸除干净。当钻头达到预定深度时，即自动停止，或在原位移动。

（二）减压

用刮匙按前述要求小心谨慎地切除底部骨性致压物，并相应地扩大减压范围。亦有人采用小钻头电钻（一般牙科钻等）逐小块地将骨赘磨除，直达后纵韧带。但颈椎骨赘深在，此法易因突然滑动而失手，因此国外文献早期报道，先从中央部打开缺口，再向四周扩大减压范围，以致术中易并发脊髓损伤。后来改进从侧方打开缺口，再扩大减压范围，则又出现脊神经根受损增多的现象。使用时必须十分小心。

（三）闭合窗口、椎节稳定与术后

与前两者相类同。

以上三种术式主要用于单椎节或双椎节病变减压者，事实上大部分病例仅需 1~2 节，而需 3 节以上同时减压者较为少见。

第五节　颈椎椎体次全切术、椎体全切除术及多椎节开槽减压术

一、颈椎椎体次全切术概述

椎体次全切除减压术，系指对相连的多椎节后缘骨性增生、尤其是合并有椎管狭窄及后纵韧带骨化者，可以从前方将两个以上椎节作一相连的槽形切除减压，以达到彻底减压及扩大椎管矢状径的目的。其常用器械主要可选用前述数种器械中的一种或数种施术。

二、颈椎椎体次全切术特种器械

除前述之各种器械外，另备三关节咬骨钳，中、小号薄型髓核钳，各种角度刮匙及薄头椎板咬骨钳等。

三、颈椎椎体次全切术术式

（一）清除上下椎间隙

对施术椎体上下椎节先行口字形切除前纵韧带，再用各种薄型髓核钳和刮匙清除椎间隙内之髓核、纤维环和软骨板，直达后纵韧带前方，使椎间隙掏空，椎体呈孤立状态（图 3-2-4-5-1）。

（二）切除椎体前 2/3 骨质

在前者基础上，可用三关节咬骨钳通过上下椎间隙挟持椎体前方之骨质逐块咬除，深度不少于椎体矢径 2/3（图 3-2-4-5-2）；对局部渗血可用冰盐水或明胶海绵等止血。

（三）切除椎体底部骨质

在清除前者基础上分别选用不同角度刮匙切

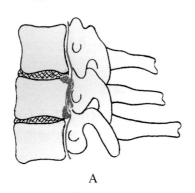
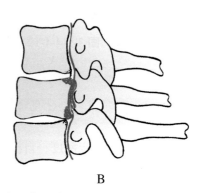

图 3-2-4-5-1　清除上、下椎间隙示意图（A、B）
切除椎体上下椎节内纤维环、髓核及软骨板　A. 切除前；B. 切除后（均矢状位观）

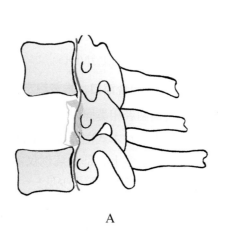
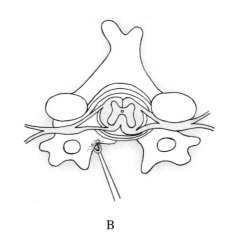

图 3-2-4-5-2　切除椎体前方骨质示意图（A、B）
用三关节咬骨钳及刮匙切除椎体前方 3/5~4/5 骨质　A. 矢状位观；B. 水平位观

除深部剩余椎体后方骨质，直达后纵韧带处（图 3-2-4-5-3）。用冰盐水冲洗后，在局部解剖清晰的状态下，对周边处用神经剥离子分离，再用薄型（前缘刃部厚度 1mm）椎板咬骨钳小心切除，原则上是边分离边切除，切勿操之过急。减压彻底后，可见后纵韧带从凹陷状态逐渐向前隆起（图 3-2-4-5-4）。

（四）后纵韧带是否切除

后纵韧带是安全带，对脊髓的保护具有重要作用，在切骨减压后，处于正常状态下的后纵韧带应该均匀地膨起，并有搏动显现。但如果后纵韧带已有骨化形成 OPLL，或外伤后后纵韧带 - 纤维瘢痕化，或伴有碎骨块粘连附着于后纵韧带，或钙化之髓核粘连至后纵韧带上等病理性改变，

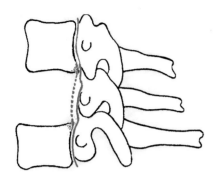

图 3-2-4-5-3　清除底部骨质示意图用刮匙、椎板咬骨钳等切除椎节后方致压骨，后纵韧带开始漂起

已对脊髓形成持续性压迫时，则应将其切除，但一般不应随意切除而使脊髓失去一个保护屏障，且可增加术后硬膜外血肿的发生概率。

（五）闭合切口

清除术野，用冰盐水反复冲洗创面后，可选择自体髂骨骨块、大号 Cage、钛网＋钛板或人工椎体闭合椎节前方开口，并保持椎节高度和生理曲度（图 3-2-4-5、6）。

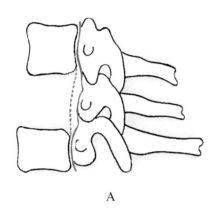

A

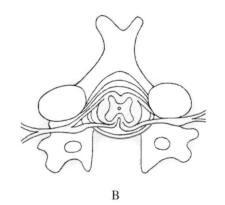

B

图 3-2-4-5-4　切骨完毕示意图（A、B）
彻底切除相邻椎节边缘致压骨后后纵韧带呈向前漂起状态　A. 矢状位观；B. 水平位观

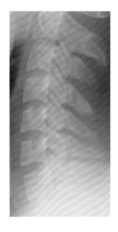

A

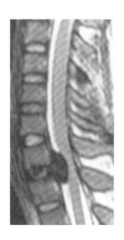

B

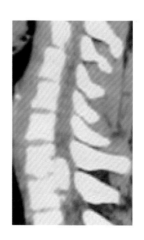

C

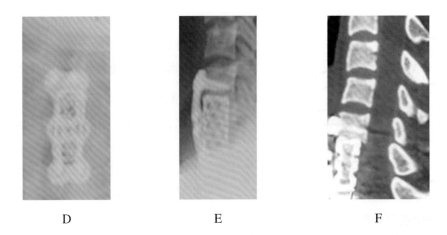

D   E   F

图 3-2-4-5-5　临床举例之一　男性，19 岁，C₇~T₁ 髓核后突伴钙化，前路切除（A~F）
A. 术前侧位 X 线片；B、C. 术前 MR 及 CT 矢状位，显示较大之钙化髓核；D、E. 行前路 C₇ 椎体次全切除 + 钙化物切除
+ 钛网植骨 + 钛板固定术后正侧位 X 线片；F. 术后 CT 矢状位扫描，显示致压骨块已消失，固定满意

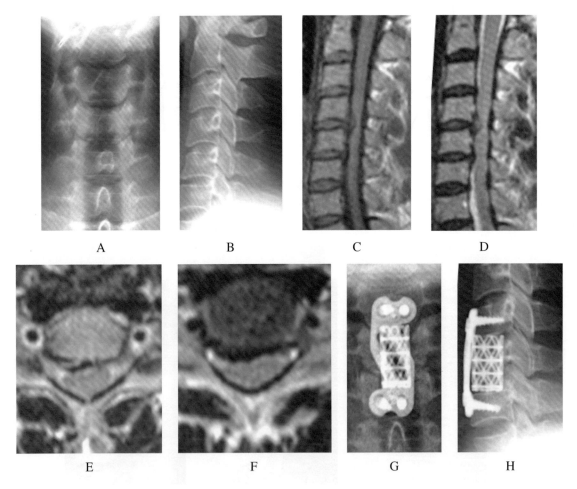

A   B   C   D

E   F   G   H

图 3-2-4-5-6　临床举例之二　男性，38 岁，双椎节前方致压明显、行前路椎体次全切除减压 + 内固定（A~H）
A、B. 术前 X 线正侧位片；C、D. MR 矢状位，T₁、T₂ 加权，显示 C₄₋₅ 及 C₅₋₆ 双节后缘有致压物，
尤其 C₄₋₅ 为明显，硬膜囊矢径已被压缩至 1/2；E、F. MR 水平位显示椎管受累状态；
G、H. C₅ 椎体次全切除 + 钛网植骨 + 钛板固定，术后 X 线正侧位片

四、颈椎椎体全切术术式

（一）传统术式

即在前者基础上再将椎体的剩余部分，主要是椎体两侧和侧后方与横突及椎弓根衔接的边缘部分切除。因该处与椎动脉和脊神经根紧密相连，稍有失手即可造成严重意外，因此在切除时务必千万小心，笔者建议此处尽可能采用刮匙术式较为安全（水平位，旋转手法）。由于此种术式多用于肿瘤病例，其切骨范围大大超过椎体，术前应充分考虑，术中既要彻底清除病变，又不伤及正常组织。术中遇到较大出血时，切勿紧张、恐慌，先用明胶海绵及纱条压迫，观察，酌情再做进一步止血处理。在其他办法无效时，局部用明胶海绵与纱条轻轻加压最为有效。此时千万要冷静，在恐慌时甚易伤及脊髓等重要组织。根据笔者四十余年临床经验尚未遇到止不住出血的病例。

术后闭合前方创口。

（二）目前常用术式

由于各种新型更加精细的手术器械的出现，新的操式不断显现，目前上海长征医院陈德玉等经过多年临床研究设计此种术式，因此亦可称为"颈前路陈德玉切骨减压技术"。

首先确定病变椎体的上下方椎间盘，用尖刀切开纤维环，髓核钳取出椎间盘组织。用三关节尖嘴咬骨钳先自两侧颈长肌的内侧缘纵向开槽，再以宽嘴的咬骨钳咬除椎体的前皮质骨和大部分松质骨。接近椎体后缘时暂停；先用刮匙将椎间盘和终板全部刮除，用神经剥离器分离出椎体后缘与后纵韧带间的间隙，伸入薄型冲击式咬骨钳逐步将椎体后缘皮质骨咬除；此时形成一个长方形的减压槽，可见后纵韧带膨起。小心地用冲击式咬骨钳或刮匙将减压槽底边扩大，将致压物彻底切除。如后纵韧带有瘢痕形成，可在直视下用神经剥离器钩住后纵韧带，用尖刀将后纵韧带切除。后纵韧带切除减压需要相应的特殊工具，其

中包括后纵韧带钩（陈德玉牵引拉钩）和超薄型枪状咬骨钳。后纵韧带钩与杆呈90°，钩长4mm，直径1.2mm，尖端细而圆顿，可插入后纵韧带下，但不易刺伤硬脊膜及其硬膜外间隙内静脉丛。沿钩中间有一槽，可容纳刀尖在其内滑动，保证切开后纵韧带时不损伤韧带下组织。超薄型枪状咬骨钳分100°和130°两种，口宽2.6 mm，厚1.2 mm，用于咬除增生肥厚的后纵韧带及其粘连物。后纵韧带切除必须在椎体开槽切骨减压基础上，直视下用后纵韧带钩沿后纵韧带纤维走行从近椎体外侧薄弱处插入韧带下，然后轻轻旋转90°，将后纵韧带提起，增大韧带下间隙，尖刀沿钩槽将后纵韧带横行切断。然后将其断端轻轻钩起，以超薄型枪钳将其咬除，对脱出于后纵韧带下的髓核组织轻轻取出（图3-2-4-5-7~14）。如椎体后缘有骨赘残留，用刮匙或超薄型枪钳咬除，并做潜行扩大，达到充分减压目的。既充分切除上位椎体下后缘和下位椎体上后缘，以免减压后硬膜向前膨起时形成二次致压。减压满意后冰生理盐水冲洗，于硬膜囊前置一片明胶海绵止血及保护。

五、闭合切骨窗口

因椎体前方呈长槽状窗口，多采用髂骨或腓骨融合固定，骨块长度略大于开槽之长度，以便在牵引下嵌入，或是将骨块作成嵌插式，使其不易滑出。厚度一般为1.2cm左右，以防突向椎管，可酌情辅加内固定（图3-2-4-5-15）。近年来，颈椎椎体次全切除减压钛网植骨融合内固定术广泛应用于临床，将自体减压椎体之松质骨填塞入钛网内，将钛网修剪成符合减压槽的形状并植入，避免了取自体髂骨及腓骨的痛苦及髂骨骨折、感染、术后长期疼痛等并发症（图3-2-4-5-16）。局部无骨质利用者则仍需自体取骨块（或义骨）植入（图3-2-4-5-17）。近年来上海长征医院陈德玉又研发设计了一种可减少术后下沉的新型植骨重建钛网，已在临床开展应用，并取得了良好的临床效果（图3-2-4-5-18）。

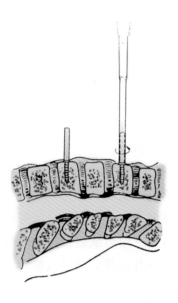

图 3-2-4-5-7　跨节段在椎体上安装撑开器螺钉示意图

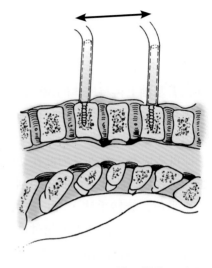

图 3-2-4-5-8　向两端撑开椎体示意图

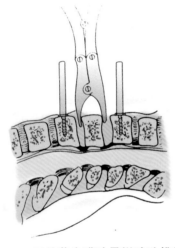

图 3-2-4-5-9　三关节尖嘴咬骨钳咬除椎体示意图

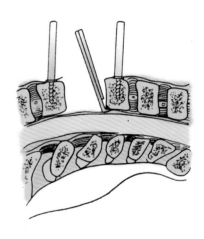

图 3-2-4-5-10　薄型冲击式咬骨钳咬除椎体后缘皮
质骨示意图

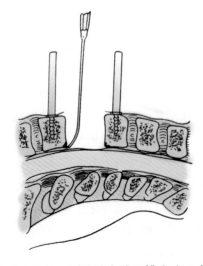

图 3-2-4-5-11　刮匙扩大减压槽底边示意图

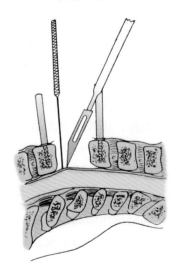

图 3-2-4-5-12　用后纵韧带钩将后纵韧带提
起，以尖刀切断示意图

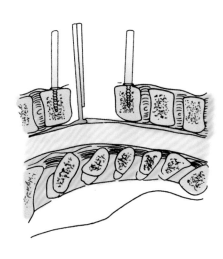 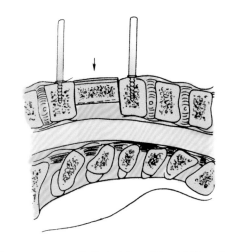

图 3-2-4-5-13　超薄型枪钳咬除后纵韧带示意图　　　　图 3-2-4-5-14　椎体次全切后植入骨块示意图

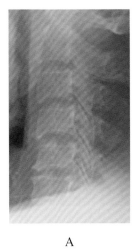 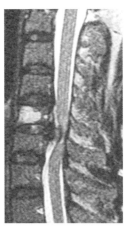 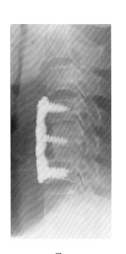

　　　　　A　　　　　　　　　　　　　B　　　　　　　　　　　　　C

图 3-2-4-5-15　临床举例　颈前路槽式减压植骨内固定（A~C）

A. 术前颈椎中立侧位 X 线片；B. 术前 MR 矢状位提示 C_{4-5}、C_{5-6} 椎间盘突出，脊髓受压，C_5 椎体
血管瘤；C. 槽式减压后长骨块植骨内固定术后中立侧位片

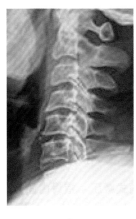 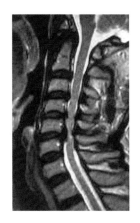 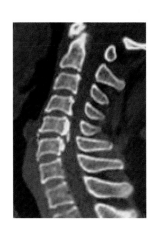

　　　　　A　　　　　　　　　　　　　B　　　　　　　　　　　　　C

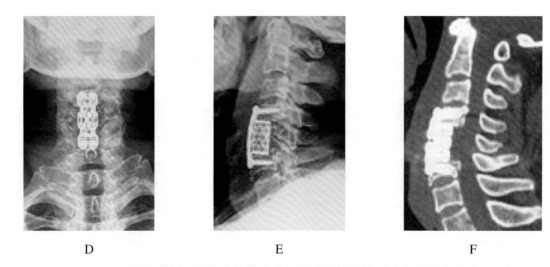

D   E   F

图 3-2-4-5-16　临床举例　颈前路椎体次全切除减压钛网植骨融合内固定术（A~F）
A~C.术前影像学资料提示 C$_{4-5}$、C$_{5-6}$椎间盘突出，C$_5$水平后纵韧带骨化，椎管狭窄，脊髓受压；D、E.C$_5$椎体次全切除
减压钛网植骨融合内固定术后颈椎正侧位片；F.颈椎 CT 提示 C$_5$水平骨化后纵韧带完全切除，减压满意

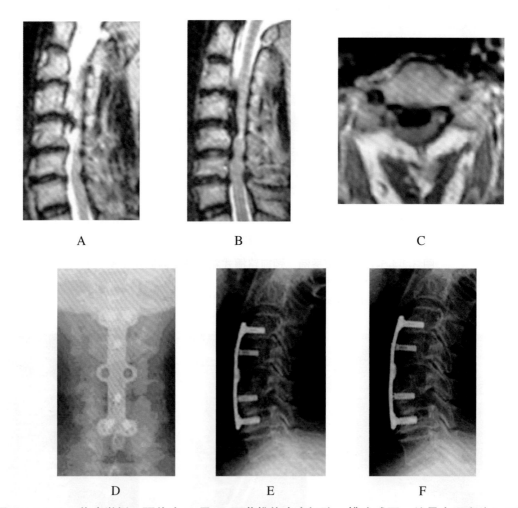

A   B   C

D   E   F

图 3-2-4-5-17　临床举例　颈前路 C$_4$ 及 C$_5$ 双节椎体次全切除＋槽式减压＋植骨内固定（A~F）
A~C.术前 MR 矢状位及横切位显示多节段颈椎病伴 C$_{4-5}$ OPLL；D、E.颈前路 C$_4$ 及 C$_5$ 双节椎体次全切减压＋植骨＋钛板
内固定术后正侧位 X 线观；F.术后 3 月颈前路侧位 X 线片显示长条状植骨块已融合，无位移

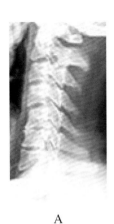 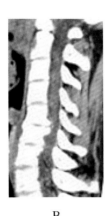 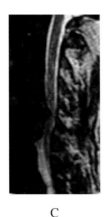 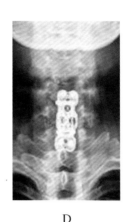 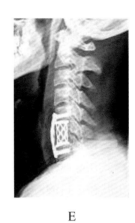

A　　　　　　　　B　　　　　　　　C　　　　　　　　D　　　　　　　　E

图 3-2-4-5-18　临床举例　颈前路椎体次全切除减压＋陈德玉解剖型钛网植骨融合内固定术（A~E）

术前颈椎中立侧位 X 线片提示 C_{5-6}、C_{6-7} 椎间隙狭窄；B. 术前颈椎 CT 显示 C_{5-6} 后缘骨赘增生明显；C. 颈椎 MR 提示 C_{5-6}、C_{6-7} 椎间盘突出，压迫脊髓；D. C_6 椎体次全切除减压＋新型钛网植骨融合内固定术后正位片；E. 术后中立侧位 X 线片

六、颈椎椎体全切术术后处理

同颈椎前路常规手术，单纯植骨未行内固定者，拆线后需行颌 - 胸石膏固定 8 周，以防植骨块滑脱，保证骨融合。已行颈椎前路钢板固定者，术后戴颈围制动 6 周即可。

七、颈椎椎体全切术术式特点及注意事项

该术式减压彻底，但手术创伤亦较大，部分病人椎体次全切过程中出血较多，尤其是在切除椎后部之骨质时更加明显，可使用骨蜡止血，以保持术野清楚。使用咬骨钳咬除椎体时，切不可连同椎体后缘之皮质同时咬除，以防损伤其下方之脊髓，保留一薄层椎体后缘之骨质，以刮匙和薄型枪钳逐步切除之，这样比较安全。

在决定是否切除后纵韧带扩大减压时，必须慎重，只有对脊髓型颈椎病病史较长、病情较重者，骨赘处的纤维环和后纵韧带增厚明显，并失去弹性，而突出的髓核组织又与后纵韧带粘连者方考虑实施之。骨赘切除减压后，变性肥厚的后纵韧带及其粘连物向前浮动有限，影响单纯切骨减压效果，不利于受压脊髓的功能恢复。增生之后纵韧带在纤维环处最厚，并部分与之融为一体，而靠近椎体部后纵韧带较窄。因此，切骨减压必须向两侧达到足够的宽度，显露后纵韧带较薄弱部分，便于插入后纵韧带钩。在颈椎撑开器撑开状态下，纤维环和后纵韧带的张力较高，当插入后纵韧带钩时，其不易向脊髓方向移动，减少了脊髓刺激和损伤的机率。插入后纵韧带钩过程中注意勿损伤其下的硬膜及硬膜外间隙的血管丛。沿韧带纤维方向插入后旋转 90° 将其轻轻提起，可扩大后纵韧带与硬膜囊间隙，后纵韧带钩旋转时可将硬膜和后纵韧带间的粘连分开，然后用尖刀沿钩槽将韧带横断，此法较安全，不易损伤硬膜囊。然后再将后纵韧带断端钩起，采用超薄型枪钳咬除，使受压脊髓得到充分减压。我们强调后纵韧带切除必须在直视下操作，视野清楚，耐心细致，以防损伤硬膜囊及脊髓。对后纵韧带与硬膜囊粘连严重而无法分离者，可单纯将增生肥厚的后纵韧带横断，使其容易浮动，以减少损伤硬膜的危险。一旦发生，因其深在，损伤范围很小，修补困难。术后病人绝对卧床，局部加压，脑脊液漏可在 3~5d 内停止，但需加强防感染措施，以防感染发生。为预防脊髓损伤，术中最好有脊髓诱发电位监护。

当决定使用钛网时，钛网必须按减压后骨窗大小及形状进行修剪，钛网上下端修整后应比较平整，勿留尖刺；而相邻上下椎节之终板亦需保持完整，以防术后钛网下沉进入椎体，此种新式陈德玉解剖型钛网不会产生因前柱高度下降而影响疗效的缺点。

八、颈椎多椎节开槽减压术

（一）多椎节开槽减压术概述

多椎节开槽减压术，系指对相连的两节或多个椎节后缘骨性增生，尤其是合并有椎管狭窄及后纵韧带骨化者，可以从前方作一长形相连的开槽式切除减压，以达到相对彻底减压及扩大椎管矢状径之目的。

（二）多椎节开槽减压术器械及术式

【常用器械】

可选用前述数种器械中的一种或数种施术，临床上目前以环锯及磨钻切骨为多用，因此需准备环锯、三关节咬骨钳等器械。

【术式】

临床上常用的术式为：

1. 环锯连续钻孔法　即按前述之环锯技术，对需减压节段（2~3 节，个别可达 4 节）连续钻孔切除椎节及椎体中部骨质，一般每 2 个椎节钻 3 个孔，两孔之间可重叠 1/4~1/3。对两孔之间相连之骨质或突向中线残留之骨赘，可用薄形咬骨钳切除，或用刮匙刮除。后者更为安全（图 3-2-4-5-19），但需要技巧。

2. 其他术式　可选用骨凿、刮匙或磨钻等对病变椎节连续开窗，并用尖嘴咬骨钳及椎板咬骨钳等切除椎体后缘骨质及椎间盘。由于在直视下操作，且切骨范围广泛，手术难度不大。但出血量多，应注意止血及补充血容量。因在椎管前方施术，操作仍需十分小心（图 3-2-4-5-20）。骨条稍长，因具有撑开作用被视为最佳选择，如植入困难，可请台下助手牵引。

（三）闭合窗口、椎节固定

因椎体前方呈长槽状开（窗）口，多采用钛网（用从局部切除之碎骨充填其中）+ 钛板固定；或取髂骨、或腓骨融合固定；骨块长度略大于开槽之长度，以便在牵引下嵌入，或是将骨块做成嵌插式，使其不易滑出。厚度一般小于 1.2cm，以防突向椎管，必要时可酌情辅加钛板固定（见图 3-2-4-5-6、7）。亦可选用钛网 + 植骨 + 钛板之撑开固定术式（图 3-2-4-5-21），对节段钛网以直径 10~12mm 规格为宜，且应注意在椎节内位置，并应保持和恢复椎节之高度。

（四）术后

除一般要求外，如固定不确实时，头颈部需辅以确实的外固定，因上下椎节不同步活动，骨块甚易松动，以致最后引发滑脱。

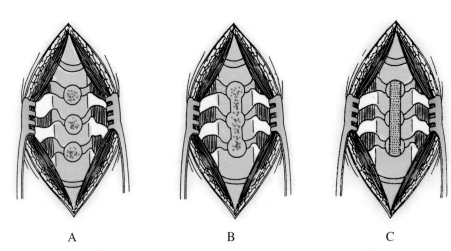

A　　　　　B　　　　　C

图 3-2-4-5-19　环锯连续钻孔开槽术示意图（A~C）
A. 用环锯将病变椎节连续钻孔开窗；B. 将两孔之间的椎体骨质用三关节咬骨钳及刮匙等切除；
C. 取髂骨条植入

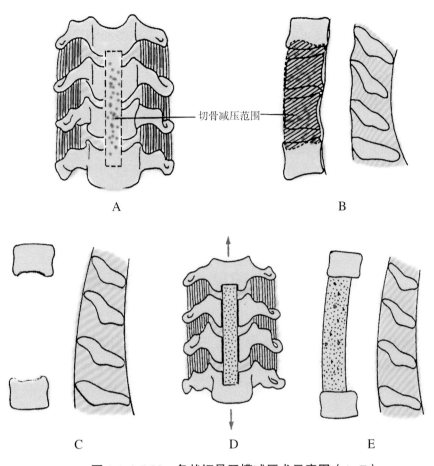

图 3-2-4-5-20 条状切骨开槽减压术示意图（A~E）
A.B. 切骨范围；C. 减压范围；D. 植入条形骨块，骨条稍长，可在牵引下植入；E. 侧方观

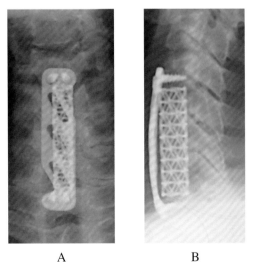

图 3-2-4-5-21 临床举例 C$_5$~C$_7$ 开槽减压后钛网 + 植骨 + 钛板固定术，正侧位 X 线片见位置满意(A、B)
A. 正位 X 线片；B. 侧位 X 线片

（五）本术式特点及注意事项

此种术式减压范围广泛，又可扩大椎管矢状径，从减压角度来看较为彻底。但植骨块在术后 3 周内甚易滑出或完全脱出，主要由于颈椎各椎节之间的活动并非同步，以致使植骨块的一端先向外滑出，随之另一端因失去固定作用而也会滑出。这不仅影响疗效，且易引起颈椎前屈畸形而增加对脊髓的压力。因此，目前多主张同时辅加钛板或钢板内固定。

九、对各种术式的选择与判定

以上诸术式各有优点及不当之处，关键是需要依据病情不同选择最佳术式。对单节段病变者，各种术式均可，唯要求对致压骨务必清除。初学者，环锯切骨较为简便，安全度高，除非误伤脊髓，一般不易发生意外。而凿刮法则需有手上功夫，尤其是使用刮匙时切勿失手，尽可能采用杠杆力学原理切除骨赘。磨钻似乎简便，但如失手亦可造成神经损伤，国内外均有报道，尤其是对椎节后壁即将磨穿时，一旦钻头向深部滑移，必然引发严重后果。

椎体次全切除虽安全，但将一个完整椎骨大部切除，不符合有限外科原则，除非在骨折脱位情况下，骨质破裂，已失去稳定性需将其摘除，

或是局限性 OPLL，不切除椎体后缘无法获得满意减压时，权衡利弊只好切除。对颈椎病患者，即便是有严重骨赘形成，也无需选用此种损伤较大的术式。

开槽减压术损伤更大，仅适用较广泛之 OPLL 及严重椎管狭窄，需从前方扩大椎管的病例。陈德玉颈椎前路切骨减压术式不仅需要丰富的临床经验，更需有熟能生巧的手上功夫！

第六节　颈椎前路侧前方减压术

颈椎前路的侧前方减压术已开展多年，最早为上海长征医院赵定麟、张文明在 1977 年首次开展，并逐渐推广。本手术主要用于以颈脊神经根或与椎动脉受压症状为主者。本手术风险性高，难度较大，即使有经验者操作也仍需小心谨慎。

一、颈椎前路侧前方减压术手术病例选择

（一）钩椎关节病

指由于钩突增生，或钩椎关节失稳、肥大、增生和创伤性关节炎等引起颈脊神经根型和/或椎动脉型颈椎病，经正规非手术疗法久治无效者。

（二）弥漫型颈椎病

骨质广泛增生波及钩突、或钩椎关节，并引发脊神经根、椎动脉受压症状者，其中如合并有脊髓型症状时，亦可与颈前路正中扩大性减压术同时进行。

二、颈椎前路侧前方减压术手术体位、显露与特种器械

（一）体位、切口及显露椎体前方

同一般颈前路手术，横切口、显露施术椎节、定位，但手术切口有左右侧别的选择，需根据症状的侧别而定；本组图示均以左侧为例（图 3-2-4-6-1）。

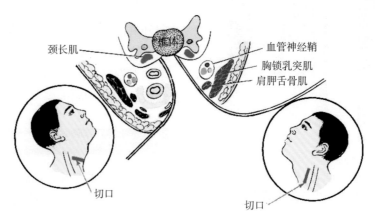

图 3-2-4-6-1　手术入路示意图
多选择微创横切口

（二）特种器械

除一般颈椎器械外，主要有以下几种。

【双极电凝】

主用于术中止血，尤其是对颈长肌切断及止血较为安全、方便。

【短粗针】

如无双极电凝则需准备此针，主要用于缝合颈长肌。针的直径1.5mm、长12~15mm，呈弧形，3~4枚。可将一般之弧形针（左股疝修补术时所用之弧形针）剪短后磨制。

【小平凿】

以细长之小平凿为宜，宽度分别为2mm、3mm、4mm（可用五官科器械代用），刃部较薄。

【特种刮匙】

柄稍长，头部细巧，且有大小不一及各种角度的设计。

三、颈椎前路侧前方减压术手术步骤

（一）切断颈长肌

颈长肌为纵行肌群，沿椎体外侧缘及横突前方走行，其后方为横突孔及其中的椎动脉和椎静脉；该肌之外侧为较细的上斜、下斜与长头肌群，起附于诸椎体的横突前结节，内侧为阔而长的纵行肌组（见图3-2-4-6-1）。在施术椎节段，先将其分离，再分为数束，用双极电凝切断、止血，或用短粗针缝合、结扎、切断（图3-2-4-6-2）。其范围可视病节多少而定，但不宜超过横突前结节外缘，以免误伤脊神经根与根部血管丛，并注意保护侧方的颈动脉（图3-2-4-6-3）。此处血管十分丰富，且压力较高，其出血量往往比估计的要多，因此必须小心仔细。缝合结扎后出血仍然不止者，可用双极电凝止血，或用明胶海绵、可

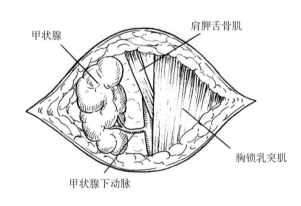

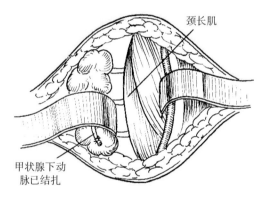

A   B

图3-2-4-6-2　显露椎体及手术椎节前方示意图（A、B）

A. 酌情结扎甲状腺下动脉；B. 显露椎节前（侧前）方

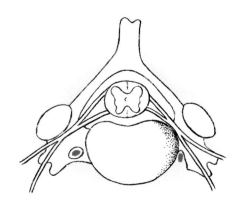

图3-2-4-6-3　颈长肌缝扎、切断完毕示意图

图3-2-4-6-4　切开横突孔前壁示意图

显露、松解椎动脉

吸收止血纱布压迫止血。在选择电凝止血及电刀时，应注意勿伤及邻近组织。

（二）切开横突孔前壁，暴露椎动脉

在正常解剖状态，椎动脉自 C_6 横突孔下端进入（可有变异，应注意；术前认真阅读 MRA 或 MR 水平面片）。暴露横突孔前方骨质，用带钩之神经剥离子确定横突孔位置后，用较细的神经剥离子将其上、下口游离，以防因椎动脉及椎静脉与椎孔前壁骨膜粘连而易误伤。

在直视下，用薄型手枪式咬骨钳咬除横突孔前壁，使其呈敞开状，以充分暴露椎动脉，并沿其走行向上、下稍许分离。对菲薄之横突孔前壁亦可用骨钩将其拉开，或用钝头髓核钳咬开。在咬除骨质时，有时渗血较多，可用明胶海绵止血

（图 3-2-4-6-4）。

与椎动脉伴行的椎静脉在第五颈椎以上多呈丛状，而 C_5 以下则为完整之静脉结构，一般有两根。因其壁较薄，易在游离时引起破裂，一般不需修补，用明胶海绵压迫即可达止血目的。

（三）椎体前外侧缘切除术

为便于清晰的暴露和深部操作，需先将椎体侧方前缘切除。操作时先将椎动脉轻轻向外侧牵开（图 3-2-4-6-5），沿同节椎间隙上缘横行切断前纵韧带侧方部分，稍向后方剥离后，用小平凿将椎体上缘与横突孔相连的椎体前外方骨质凿除，扩大椎动脉和神经根显露范围（图 3-2-4-6-6~8）。操作要小心，切勿失手伤及神经根及椎动脉。

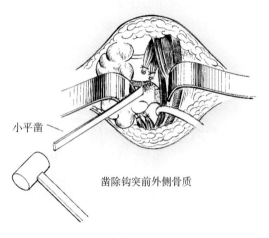

图 3-2-4-6-5　切除椎体前外侧缘示意图
游离、松解椎动脉，并将其牵向外侧，成 45° 角凿除钩突外前方骨质

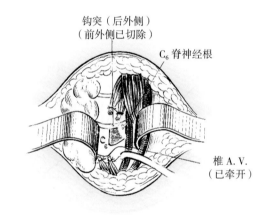

图 3-2-4-6-6　显露椎节侧后方示意图
椎体前外侧缘及钩椎前方骨质已凿除，牵开椎动脉，显露侧后方；注意勿伤及脊神经根

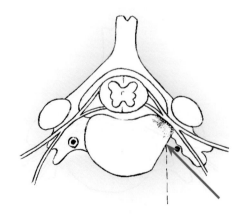

图 3-2-4-6-7　凿除钩椎示意图
再凿除后方钩椎，向后内方成 45° 角，凿尖朝内

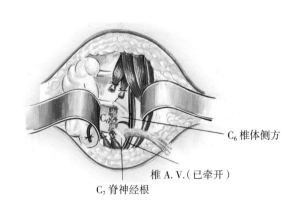

图 3-2-4-6-8　同前，正面观示意图

（四）钩突切除术（钩椎关节孔扩大术）

将椎体外上方骨质切除后，先用明胶海绵止血。如仍渗血不止，则用骨蜡止血。之后选用小平凿，在与椎体冠状面及矢状径面各成45°角（即与神经根平行）向内、向后、向上凿除增生的钩突（图 3-2-4-6-9、10）。

当凿至深部，为避免误伤神经组织等，可改用长柄小刮匙。开始多选用刮匙头部口径1~1.5mm，深 1.2mm 之微型刮匙，之后逐渐增大口径。操作时，一般由前外向内后轻轻刮除。对压迫症状严重者，刮除范围可相应扩大。减压完毕，显示脊神经根和椎动脉呈游离状（图 3-2-4-6-11~13）。

此处为本手术最难操作之处，前外方有椎动脉，后外侧方系颈脊神经根，而后内侧则为脊髓。如果在操作时稍有不慎，即可产生严重后果。因此，国外 Jung 等人主张用长针头沿脊神经根处刺入蛛网膜下腔，见有脑脊液流出后再按此针方向平行凿去钩突侧后方骨质。此法虽有一定优点，但穿刺本身就易误伤神经组织，而且没有必要将蛛网膜下腔与外界交通。万一有血液流入蛛网膜下腔（或穿刺本身出血），则易继发粘连性蛛网膜炎。

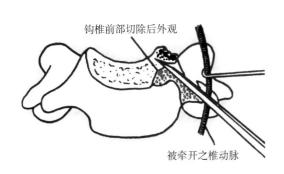

图 3-2-4-6-9　同前，前面观示意图

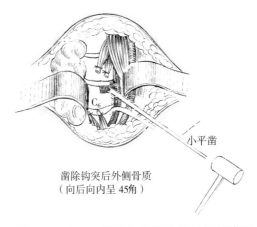

图 3-2-4-6-10　凿除钩突后外侧骨质示意图

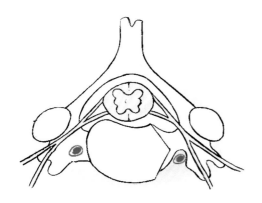

图 3-2-4-6-11　减压完成示意图
侧前方及后方减压已完成，显示椎动脉及脊神经根呈游离状

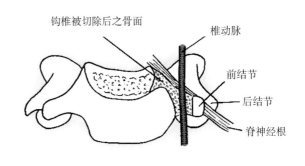

图 3-2-4-6-12　同前，正面观示意图

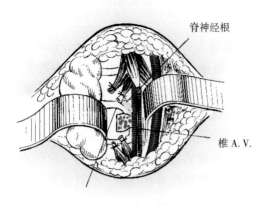

图 3-2-4-6-13　同前，前方观示意图
钩突已切除，脊神经根与椎动脉已松解

D.Grob 等学者亦主张用小骨凿切除钩椎关节（图 3-2-4-6-14）。

视力不佳者，可借助手术显微镜或手术放大眼镜操作。

四、颈椎前路侧前方减压术闭合切口

按颈前路手术常规进行即可。节段少、渗血少之病例可选用皮片或半管引流；多节段、减压范围较大及渗血多者，多用负压吸引引流 24~48h。

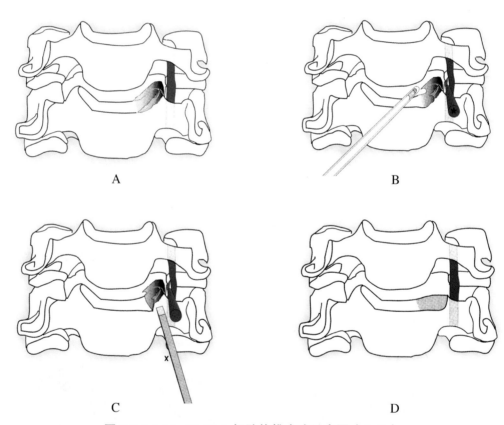

图 3-2-4-6-14　D. Grob 切除钩椎术式示意图（A~D）
A. 术前；B. 处理前外侧组织；C. 凿除侧后方致压骨；D. 术毕

五、颈椎前路侧前方减压术术后处理

【单纯性侧前方减压术者】

同一般颈前路手术，平卧位卧床休息 24h 后，可逐渐下床步行走动，予以预防量抗生素及脱水剂等。离床时应佩戴颌 - 胸石膏或支具（3~4 周），

同时注意避免外伤。

【多节段广泛减压者】

大多为混合型颈椎病患者，减压范围较广，节段较多。其术后处理基本原则同前，同时根据减压部位及内固定的稳定度等具体情况决定下床时间及辅助固定物的选择与要求。

第七节　颈椎前路经椎间隙（单节段）潜式切骨减压术

一、单椎节潜式切骨减压术概述

　　随着外科学的进展，各种技术亦在不断提高中，加之各种新型手术器械的设计与改进，在颈前路手术方法上，已逐渐进入有限外科范畴，即通过一个较小的损伤性途径，广泛地切除病变部位。从颈椎前路手术来讲，即通过一个椎间隙，不仅切除后方致压骨，而且可以同时切除相邻的一节或两节椎节后方的骨性致压物，这就是潜式减压术的基本概念。本节主要阐述单椎节潜式切骨减压术式，此为另外 2~3 种术式的手术基础，只有在此技术基础上方可开展另外手术。

二、经椎间隙单节段深部潜式切骨减压术

（一）对术者要求

　　指通过病变的椎间隙向深部切除椎体后缘骨赘，除在直视切除椎节骨赘外，尚需通过手感切除周边更多致压骨；这样既可较多地保留椎节的形态与生理功能，又达到减压的目的。要求施术者具有相应的临床经验。

（二）手术病例选择

【脊髓型颈椎病伴椎节后方骨刺形成的早期阶段】

　　此种患者并不少见，既往大多采取非手术疗法，但随着人们观念的改变与医保改革，手术率将日益增多。

【根型颈椎病伴有椎体侧后方边缘骨质增生者】

　　对其中经保守疗法久治无效者可酌情施术，尤其是早期病例。

【椎节不稳伴有椎体后缘有骨赘或脱出之髓核者】

　　此种病例临床上较为多见，单纯摘除髓核难以根治，而需将后方致压物一并切除。

【单节段 OPLL】

　　对单节段位于椎节后缘孤立性骨化灶者，亦可酌情选择。对偏离椎间隙较远者，不宜选用。

（三）手术步骤

　　即在椎间盘切除术的基础上再将椎体后方骨刺切除。其具体步骤如下。

【切开与分离前纵韧带】

　　首先以椎间隙为中心作一口字形或十字形切口，并将前纵韧带一并切除，或向两侧分离以完全暴露椎间隙及环状纤维结构。

【摘除髓核】

　　施术椎节之髓核大多已变性，呈碎裂状，用特制之薄型髓核钳由浅及深，由一侧向一另侧，有步骤、有次序地全部摘除髓核，直达椎体后缘后纵韧带前方。

【撑开恢复椎间高度】

　　采用颈椎撑开器，椎体钉固定于施术椎间隙上下相邻之椎体，切除椎间盘，以撑开器扩大椎间隙，此法不但可恢复椎间高度，还可扩大施术椎间隙之视野，方便手术操作，提高手术之安全性。对椎间隙狭窄者，还可使用椎体间深部撑开器撑开，扩大椎间隙深部之高度，使深部视野扩大。撑开高度以邻近正常椎间盘高度为参照，同时亦取决于术中撑开之手法，即椎间韧带等结构之张力。在椎间高度重建同时，黄韧带向椎管皱折亦会随之改善，可达到间接减压之目的。

【切除椎体后缘骨赘】

　　先用小角度刮匙刮除椎体后缘浅部之骨赘，

再依序选择角度较大者切除突向椎管方向深在之骨刺。其范围为（高 × 宽）14mm×12 mm~18 mm×16 mm。应严格掌握刮匙进入深度，一般为2cm左右，即紧贴后纵韧带前方操作。此时应双手持匙，以刮匙头部为力点，以椎间隙上、下缘前方为支点。左手握住匙柄，右手用力，逐小块地切除增生骨，尽量利用水平位旋转手法切骨，切忌向椎管方向加压（图3-2-4-7-1）。在操作时应循序渐进，先切除一侧骨赘，从表面到全部；之后再切除另侧骨赘（图3-2-4-7-2）。在术中应不断地用神经剥离子探查椎体后缘的切除范围，当估计减压范围已达到要求时，可用C-臂X光机透视判定减压深度（图3-2-4-7-3）。如选用碘剂纱条，应预先做碘过敏试验。

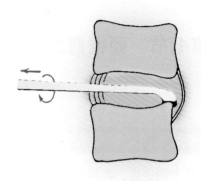

图 3-2-4-7-1　旋转手法切骨示意图
选用刮匙切骨时，尽量采取水平位旋转手法较为安全

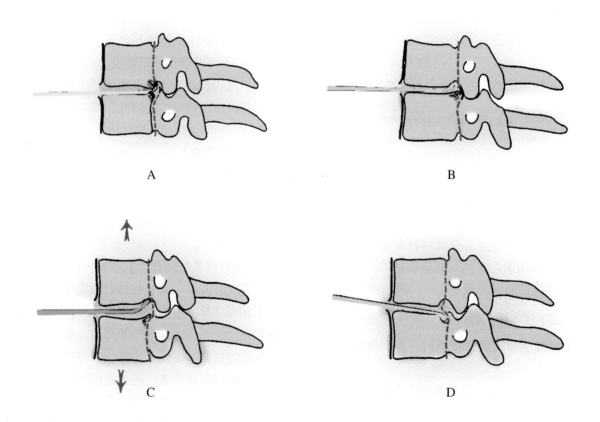

A

B

C

D

图 3-2-4-7-2　切除椎体后缘骨赘过程示意图（A~D）
A.先用小角度刮匙切除椎间隙边缘骨赘，操作时尽量采取水平位旋转切骨手法；B.切除骨赘尖部后，再用不同角度刮匙扩大切骨范围；C.对椎间隙狭窄或操作不便者，亦可在牵引下施术（用椎节撑开器，或由助手、麻醉师台下协助）；
D.一侧骨赘切除完毕，再切除另一侧骨赘

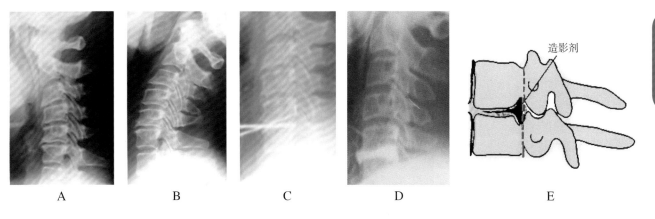

图 3-2-4-7-3　临床举例　40 岁男性因 $C_{5\sim6}$ 椎节退变行椎节潜式减压术（A~D）
A、B. 术前颈椎屈伸侧位 X 线片；C. 术中在 C– 臂 X 线机透视下、用带钩之神经剥离子探查减压范围；
D、E. 亦可用碘纱条填塞拍片以显示减压范围及示意图

【注意要点】

切骨为手术关键，必须严格操作程序，尤其在刮除较硬之骨刺时切勿急躁；尽量采用杠杆力学原理，使刮匙头部与骨赘呈水平方向逐小块地切除。两侧达钩椎关节内侧缘即可，无需过宽，以免误伤根部血管，并力求保持后纵韧带之完整。切骨之范围与方向视骨赘的大小与方向而定。

【闭合窗口、椎节固定或人工椎间盘植入】

减压完毕后先用冰盐水冲洗局部，取明胶海绵充填至椎间隙深部；可用自体骨片，除髂骨片外，亦可从椎节局部或相邻椎节切取骨块嵌入椎节（图 3-2-4-7-4），或采用扁平 Cage 融合之（图 3-2-4-7-5）。对椎节稳定、经济条件允许者，亦可采用人工椎间盘植入术，以保持患节的活动功能（图 3-2-4-7-6）。对双椎节者亦可按同法完成一节后再对另一节施术，术后椎节固定方式基本同单节段者，也可辅加椎节前方钛板加强固定强度（图 3-2-4-7-7）。

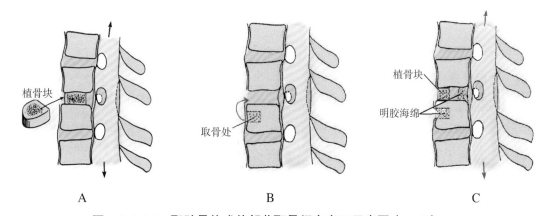

图 3-2-4-7-4　取髂骨片或从邻节取骨闭合窗口示意图（A~C）
A. 取髂骨片植入；B、C. 自相邻椎节切取骨块，在牵引下植入施术椎节　B. 切骨部位（供区）；C. 植入施术椎节

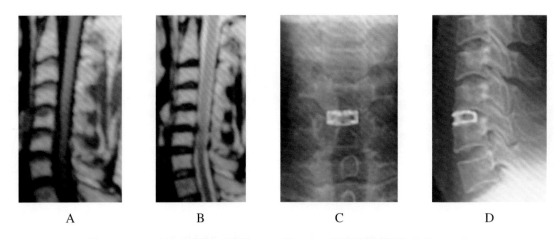

A   B   C   D

图 3-2-4-7-5　临床举例　男性，45 岁，$C_{5\sim6}$ 神经根型颈椎病（A~D）

A、B. 术前 MR 所见；C、D. 行 $C_{5\sim6}$ 单节段减压术及扁形 Cage 植入后 X 线正侧位片，术后次日根性症状消失

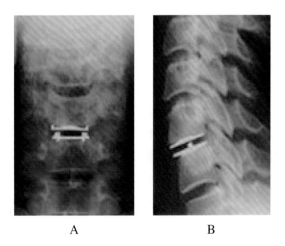

A   B

图 3-2-4-7-6　减压完毕后亦可酌情植入人工椎间盘（A、B）

A. 正位 X 线片；B. 同前，侧位片

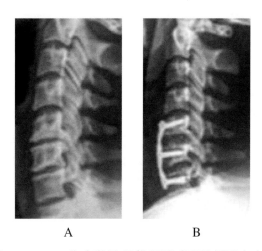

A   B

图 3-2-4-7-7　临床举例 经椎间隙减压植骨融合内固定术（A、B）

A. 术前颈椎中立侧位 X 线片显示 $C_{5\sim6}$、$C_{6\sim7}$ 椎间隙后缘骨赘明显增生；B. 术后颈椎中立侧位 X 线片显示 $C_{5\sim6}$、$C_{6\sim7}$ 椎体后缘潜行减压 + 前路融合钛板内固定

（四）术后处理

同一般颈前路手术，但对未植骨或是未放人工椎间盘者，应嘱其术后 6~8 周内，使头颈保持自然仰伸状，以求尽可能地维持原椎间隙宽度。

（五）本术式特点

此术式不仅损伤小、操作简便，且有利于维持施术椎节的功能。完全符合当前所倡导的"有限外科"之基本原则。但手术技术要求较高，手上功夫（Hand Work）需到位，初学者需持慎重态度，尤其是椎节后方骨赘较大者，选择椎次全切除可能更为安全。

第八节　颈椎前路经一个椎节同时行双椎节或三椎节的潜式减压术

一、概述

　　先行颈椎前路单椎节潜行切骨减压术，再在此基础上，通过潜式切骨技术，进一步对相邻椎节的一节（单向）或两节（双向）椎间隙后缘致压物一并施以切除减压。如图 3-2-4-8-1 所示：其中仅将相邻一节同时施术后，因似 L 形，故又可称之为 L 形潜式减压术；同时对上下两节（双向）施术者，因其切骨范围呈 T 形状，故又可称为 T 形潜式减压术。本术式操作技术难度大，对于技术熟练者多无困难，但仍需小心、仔细、认真，其主要依靠刮匙的操作技术，是名副其实的手上功夫。但对初学者仍需临床实践，反复磨炼方可。当技术尚不成熟时，仍宜选择较为熟练的技术。

　　本术式于 1978 年由赵定麟首创。

二、手术适应证

　　本手术适用于两节以上相邻的以骨质增生为主的颈椎病者，尤其是一节增生明显，而上、下两节，或上、下只有一节伴有增生者。前者适合 T 形潜式减压术，后者则为 L 形减压术。对相邻两节均有巨大骨赘者，本术式不宜选用。

三、手术步骤

　　其手术步骤与要领基本上与前节所述一致，唯难度更大，要求更高。

【决定施术椎节】

　　术前应认真阅读影像学材料，尤其是 CT 扫描确定骨赘明显的椎节，并从此节进入。如选择不当，从骨质增生轻的椎节开窗，则潜行切除邻节骨赘则将十分困难，且易发生意外。

【凿骨开窗】

　　口字形切除前纵韧带后将椎体间关节前方骨质凿除，宽度一般为 1.5cm 左右。之后用髓核钳与角度刮匙，将窗口底部的椎间盘、纤维软骨及松质骨一并切除，直达骨性致压物前方（图 3-2-4-8-2）。亦可采用环锯切骨开窗，环锯旋至 1.8cm 处即可折断，无需锯穿骨皮质后缘。

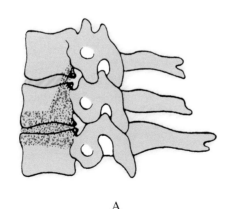 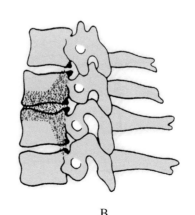

A　　　　　　　　　　　　B

图 3-2-4-8-1　L 型、T 型减压术示意图（A、B）

在颈前路扩大减压术之基础上，对相邻一节或上下两节行潜行减压术

A. 将相邻一节减压，呈 L 形，称之 L 形潜式减压术；B. 向双侧潜行切骨者，呈 T 形，故称之 T 形潜式切骨减压术

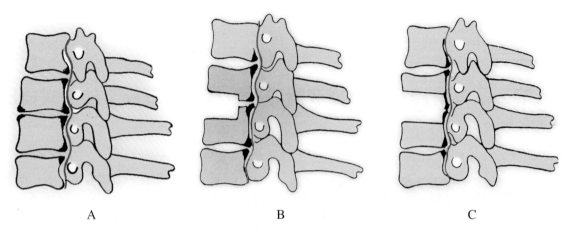

图 3-2-4-8-2　凿骨开窗示意图（A~C）
A. 术前椎节状态；B. 先凿除椎节前方骨块；C. 再切除底部骨质及椎间盘直达骨赘前方

【潜行切除邻节骨赘前组织】

用冰盐水冲洗术野，清除碎骨及凝血块，先在直视下，再潜行切除邻节骨质。可选用不同弯度刮匙，按预定方向将同节椎体后方松质骨切除，再潜行切骨达邻近椎节，包括椎间盘及上下软骨板与松质骨一并切除。仅留一层 1~3mm 厚之骨壳、骨赘或骨折片等。骨赘前方的骨组织切除的愈多、愈深，下一步操作也愈容易（图 3-2-4-8-3）。

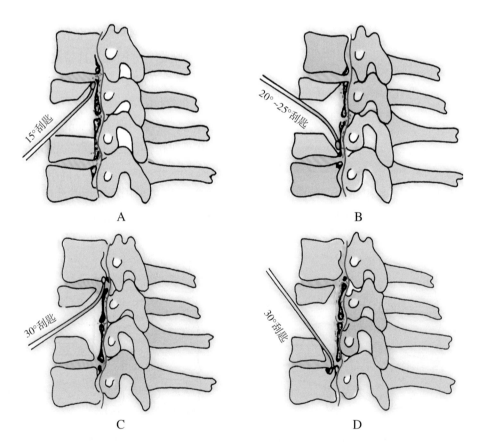

图 3-2-4-8-3　潜行切除邻节骨赘前组织示意图（A~D）
A. 向上扩大切骨范围；B. 向下扩大切骨范围；C. 向上达上一椎间隙潜行切骨；D. 向下达下一椎间隙潜行切骨

【开窗】

先在直视下用长柄、头部细巧、微型之小弯度刮匙在骨壳最薄弱处开一小口，再换大号刮匙扩大开口范围，开口一般选择同节椎间隙处；如该处骨质坚硬，可在周边部开口（图3-2-4-8-4）。由于对该骨赘层的深度难以判定，操作时甚易失手，术中透视有助于定位，但因椎体后缘呈弧形而难以判断深度。因此在操作时要求务必双手持匙，术者右手尺侧应紧贴患者颈胸部，万一落空，仅引起刺激反应，而不致造成脊髓损伤。

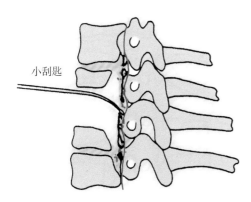

小刮匙

图3-2-4-8-4　开窗示意图
直视下，在椎间隙处刮除骨赘、开窗

【潜行切除邻近之骨性致压物】

此为手术的关键所在。在前者基础上，用弯度稍大刮匙向上、向下逐片地切除紧贴于后纵韧带前方的骨壳，并清除基底部碎骨片及凝血块等。切除一侧邻节骨性致压物者，侧方观成L状，故称谓"L形潜式减压术"。切骨范围一般为（纵向×宽度）30mm×15mm~40mm×18mm。如同时对两侧邻节一并切除，则称为T形减压术，其椎管前壁切除范围为40mm×15mm~50mm×18mm（图3-2-4-8-5）。减压完毕后纵韧带大多向前隆起恢复自然状态（图3-2-4-8-6）。在此过程中，由于两侧（或单侧）切骨不在直视下进行，必须小心仔细，切忌使刮匙向后方加压而误伤脊髓，尤其是对陈旧性骨折病例，局部易有粘连及骨块等异常情况，易发生意外。切骨减压后可在局部留置含碘剂纱条透视或相片显示减压范围（图3-2-4-8-7），但由于纱条不敢硬性插入，显影范围受限，

不妨以神经剥离子探查。

四、手术关键点

（一）保持后纵韧带之完整

因为后纵韧带是硬膜囊外的安全带，对预防硬膜外血肿具有积极作用，除非已有骨化、瘢痕等，一般无需切除。

（二）注意两侧宽度

向两侧刮除时一般达椎管侧方钩突内侧缘即可，切勿超过钩椎关节中部，以防误伤椎动脉引起大出血。

（三）注意止血

对局部松质骨内渗血与静脉丛出血，可用冰盐水冲洗，或明胶海绵充填，但不宜采用电凝止血，更不可加压。

（四）安全第一

切记减压既要彻底，更要注意安全，尤其是椎节后方骨赘较厚又十分坚硬的骨刺，需一点点地刮除，切不可操之过急。

（五）闭合窗口及椎节稳定

检查局部无出血后置入明胶海绵。闭合窗口方法：局部旋转植骨术、界面内固定物植入（目前多用）、人工椎体间关节植入及自体髂骨植入（图3-2-4-8-8~10）。

五、本手术特点

此种潜式减压术式不仅可同时切除相邻两节或一节椎节后缘致压骨，且可以尽可能多地保留了相邻椎节的组织和功能，从而有利于患者长远的利益。但这种手术尽管难度大，易发生意外，只要手术者每次手术都视为第一次，包括术前的充分准备，术中严格操作程序，特别是在切除椎体后缘骨质时，必须聚精会神，依照杠杆力学的原理，稳、准地逐块切除，一般不会发生意外。手术时务必保持后纵韧带的完整性，它是脊髓的

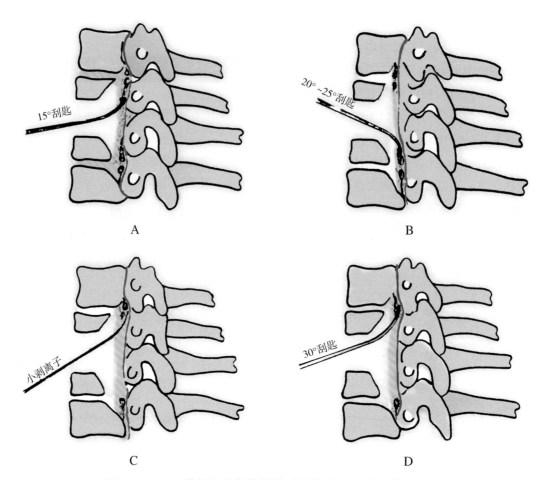

图 3-2-4-8-5　潜行切除邻节骨性致压物过程示意图（A~D）
A. 于后纵韧带前方向上潜行切除骨赘；B. 于后纵韧带前方向下潜行切除骨赘；C. 用薄型弯头剥离子插入骨赘与后纵韧带之间进行分离，切勿向深部加压；D. 用大角度刮匙潜行切除深部骨赘

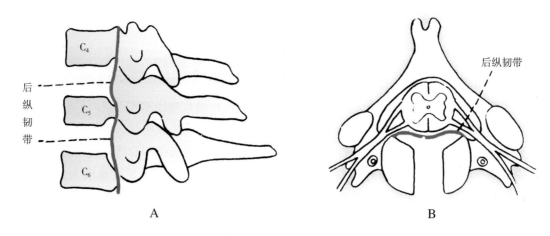

图 3-2-4-8-6　减压术毕后纵韧带向前浮起（A、B）
减压后后纵韧带恢复自然状态示意图　A. 侧面观；B. 横断面观

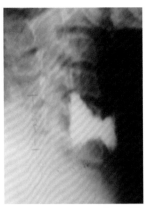

图 3-2-4-8-7 临床举例 术中可用碘纱条填塞摄片
或透视观察减压范围

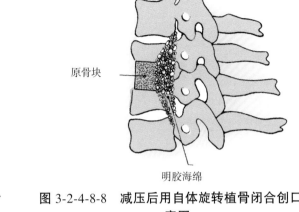

原骨块

明胶海绵

图 3-2-4-8-8 减压后用自体旋转植骨闭合创口示
意图

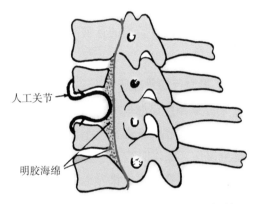

人工关节

明胶海绵

图 3-2-4-8-9 减压术后用人工椎体间
关节置入示意图

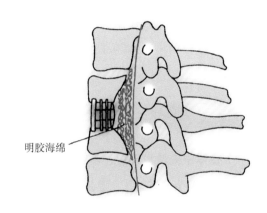

明胶海绵

图 3-2-4-8-10 减压术后用界面内固定置入示意图

安全带，一旦误伤，易因"硬膜外血肿"而影响
疗效，尤其是椎管狭小者。在操作时务必要耐心，
由于骨质增生严重，切骨难度较大，手术者不可
急躁，当"手上功夫"疲劳时，宁可稍许休息（数
分钟即可），万万不可使"猛劲"，一旦发生意外
则后悔不及。

L 形减压与 T 形减压术的入路，均应选择
骨性致压物突向椎管最为明显的椎节进入，其潜

行减压的范围目前只能以相邻之椎节为限。因
此，如果同时有 3 节均需减压，而其骨赘最为
严重的 1 节位于一端时，则需行 L 形减压，另
节局部扩大减压。如 2 节相邻者骨质均十分明
显（突向椎管的骨性突起大于 4mm 者），亦不
宜采用 L 形减压术，仍以双椎节局部扩大减压
术或采用经椎体中部的 Y 形减压术为宜（见下节
内容）。

第九节 经椎体中部的Y形潜式切骨减压术

一、手术适应证

对相邻两节椎体后缘均有明显骨性致压物需同时行切骨减压术时，可以采用通过椎体中央开窗，再分别向上下椎间关节后缘潜行切除骨性致压物的术式。因其从侧方观似 Y 形，故称之 Y 形减压术（图 3-2-4-9-1）。亦由赵定麟首创（1978）。

二、手术步骤

（一）椎体中央凿骨开窗、暴露椎体后部

确定施术椎节，并以 C- 臂 X 线机透视定位后，先口字形切开前纵韧带，并向两侧剥离达颈长肌内侧缘，充分暴露椎体前方。用直角凿或 U 形凿、平凿、磨钻于椎体正中开窗，窗口的大小：高 × 宽为 9mm×11mm，深度为 15mm，（图 3-2-4-9-2）。达后缘骨皮质的前方。亦可采用环锯切骨，深度不超过 18mm。

（二）切除上下椎间关节后缘椎间盘及松质骨

当椎体中部松质骨被刮除完毕后，用冰盐水止血，而后用弧形刮匙通过窗口，依序向上、向下分别刮除椎体后缘前方之松质骨、椎间盘及椎节后缘松质骨直达邻节。此时的椎管前方仅残留突向椎管的上、下椎节后缘的骨赘与髓核组织等（图 3-2-4-9-3、4）。

（三）Y 形潜行切骨减压

冰盐水反复冲洗局部后，再用弯度稍大之刮匙分别对上、下椎节后缘骨赘逐小块、小块地切除。为避免误伤，操作时应双手持匙，并利用杠杆原理潜行切除骨赘。此步骤为本手术成败之关键，必须认真操作（图 3-2-4-9-5、6）。

（四）闭合窗口

减压彻底后再次用冰盐水反复冲洗局部，将开窗凿骨时取下之骨块再放归原处，骨块长度不足时，可将其旋转 90°，即变纵长为竖长状（图 3-2-4-9-7），或选用同种异体骨等。

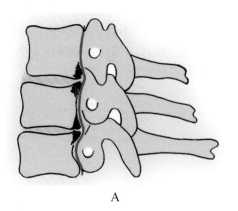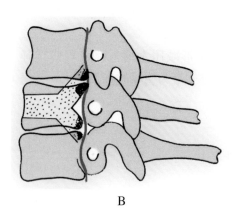

A   B

图 3-2-4-9-1 Y 形减压术示意图（A、B）
A. 术前骨赘部位；B. Y 形切骨减压范围

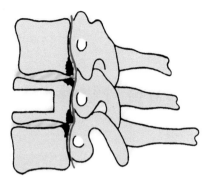

图 3-2-4-9-2 凿骨开窗示意图

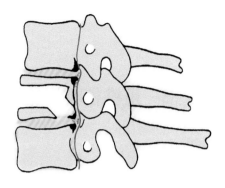

图 3-2-4-9-3 **切骨示意图**
先切除一侧椎间关节后缘骨质

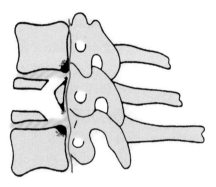

图 3-2-4-9-4 **再切除另侧骨质示意图**

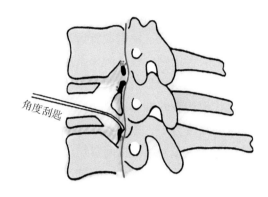

图 3-2-4-9-5 **潜形切骨示意图**
潜行切除邻节椎体后缘骨质（骨赘前）

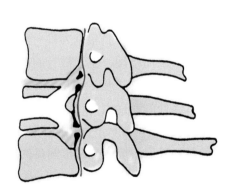

图 3-2-4-9-6 **扩大切骨范围示意图**
于后纵韧带前方潜行切除上、下椎间关节后缘骨赘

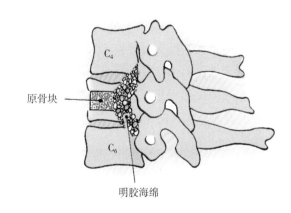

图 3-2-4-9-7 **减压术毕示意图**
术毕将原骨块放归原处（或旋转 180°）

三、本手术特点

本术式较前者容易操作，2/3 范围可在直视下操作，因此其视野范围较大；但对相邻椎节后缘的切除仍需十分小心，在潜行切除致压骨时仍应按前述操作要点进行；术中如发现渗血较多，应注意处理。

（赵定麟　陈德玉　袁　文　李国栋
严力生　赵　杰　张玉发　林　研）

第十节　用椎板咬骨钳切除椎管前方深部骨赘（严力生）技术

一、前路颈椎间盘切除减压术探索概述

颈椎前路减压融合术治疗颈椎病已广泛用于临床。由于椎体次全切除减压方法存在创伤较大、出血多、植骨间距长、钛网放置后滑移、术后塌陷、高度丢失等问题。程永耿等采用颈椎前路有效的三维有限元模型分析表明：颈椎前路分节段减压融合比较传统的椎体次全切除术其术后的临近节段椎间盘应力小、更符合人体生物力学的要求。较多学者主张采用经椎间盘切除减压加融合固定，其不但能够达到椎体次全切除的减压效果，而且具有创伤小、植骨融合间距小、术后恢复快等优点。随着人工颈椎间盘置换技术及椎体前方零切迹的自锁颈椎椎间融合器的临床应用，前路经椎间盘切除减压术在临床上越来越得到重视。其不仅是开展人工颈椎间盘置换术等新技术的基本技能，也是确保手术疗效的基础。然而，怎样通过狭小椎间隙做到理想、安全、充分的减压正是脊柱外科专家所探索的课题之一。

二、常规施行颈前路经椎间隙减压方法

（一）常规经典的椎间隙刮匙减压法

即在椎间盘髓核摘除以后，主要采用角度刮匙将椎体后缘的增生骨赘逐步刮除以达到减压目的；

（二）微型磨钻减压法

即在髓核摘除以后，采用微型磨钻将椎体后缘骨赘磨除完成减压；

（三）微型磨钻加角度刮匙联合法

即在角度刮匙减压的基础上酌情使用磨钻完成减压手术。

然而，采用角度刮匙方法虽然大部分能获得理想的减压手术，但遇到椎体后缘象牙样硬化骨赘，尽管具有较好的操作悟性及熟练的手术技巧，其操作存在盲目性，不但费时而且也增加神经损伤的机会，获得理想而充分的减压并非易事。而采用微型磨钻减压方法，此技术对椎体后缘骨赘硬化者显示出较多的优越性，然而，尽管具备有娴熟的"蛋壳"技术者，其操作必然存在向深部打磨的运动轨迹，稍有不慎易伤及其下方的硬膜神经组织；在水平方向打磨时，也难以避免伤及或过多磨除椎体终板，从而改变重建方式，甚至影响手术的疗效。

三、本手术解剖要点

严力生在临床研究中，根据颈椎后纵韧带的特点，后纵韧带细而坚硬，位于椎管的前壁，其中间厚两侧薄，有浅深二层。浅层纤维跨越3~4个椎体，与椎体处的连接较松。而深层纤维只连接上下椎体之间，呈锯齿状紧密相连椎体上下缘，与椎间盘纤维环外层不能区分。椎间盘的后外侧部则较少或不被后纵韧带覆盖，椎间盘髓核常在此处向后上或向后下方突出。作者将椎间盘后外侧即靠近后纵韧带的边缘薄弱处（正中线旁开5mm）称之为"解剖安全切入点"（图3-2-4-10-1）。先作神经剥离子游离后，此处不但薄型椎板咬骨钳钳口较易伸入椎体后缘而进入椎管，而且对应于脊髓的侧方也较为安全。

四、本手术方法

颈前右侧横弧形皮纹切口（2.5~3.5cm）。

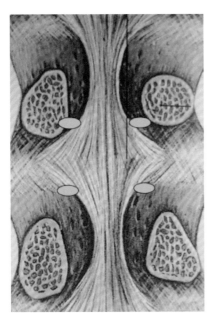

图 3-2-4-10-1 "解剖安全切入点"
(椎节两侧上下椭圆园区)

切开皮肤、皮下组织，游离松解皮下组织；切断颈阔肌，切开内脏鞘与血管鞘前方的被膜并进行纵向锐性分离，用食指钝性分离血管鞘与内脏鞘的间隙至椎前筋膜，用 S 拉钩将内脏鞘牵向对侧，显露椎间盘及两侧颈长肌内缘。X- 线透视定位明确施术椎节。选施术椎节的上下椎体中央分别置入 Caspar 撑开器螺钉（与椎间隙保持平行），安装 Caspar 撑开器并稍加撑开。将颈长肌内侧缘 5mm 横形切断，显露钩椎关节的内侧。"□"字形切开椎间盘纤维环，用髓核钳摘除变性的髓核组织、再用刮匙刮除残留的髓核及上下终板软骨。撑开椎节显露底部的后纵韧带，于"解剖安全切入点"即正中线旁开 5mm处用锐性神经剥离子将椎体后缘与后纵韧带进行分离，再将 120°角度、厚 1mm 的薄型枪状椎板咬骨钳钳口轻巧地滑入椎体后缘（即已进入椎管）并咬除后缘骨赘，随之自右到左逐步咬除椎体后缘增生的骨赘，游离后纵韧带与硬膜，

用带钩神经剥离子或后纵韧带钩提起后纵韧带并纵形切开，再逐步咬除下位椎体后缘增生骨赘，宽度达到钩椎关节内侧缘，咬除后纵韧带；显露硬膜明确减压充分。明胶海绵覆盖硬膜后进行重建稳定。选择人工椎间盘置换者则按操作要求安装间盘假体；选择融合固定者，则按不同椎间融合器固定要求或钛板螺钉进行固定。X线透视明确重建稳定良好，检查创口无出血后逐层缝合切口。伤口置直径 3mm 负压硅胶引流管 1根（术后 24h 拔除）。纱布覆盖（图 3-2-4-10-2）。

五、本手术操作要点

（一）暴露充分

术中需将两侧颈长肌内侧缘 5mm 部分切断，显露钩椎关节的内侧缘，确保减压时达到钩椎关节内侧缘的范围；

（二）椎节撑开

通常使用 Caspar 撑开器，在处理椎体后缘及切开后纵韧带时需将椎体平行撑开、固定椎体，以增大椎间隙手术视野；

（三）特种咬骨钳

采用薄型枪状椎板咬骨钳（图 3-2-4-10-2F），其规格角度 120°、咬骨钳钳口厚度 1mm、宽度1.5mm、深 2mm、前杆部高度 ≤ 4mm、咬骨钳杆长 24cm。如果咬骨钳杆体较短，则置入椎体后缘可能较困难，咬骨钳柄易碰及患者胸部影响操作；如前杆部高度过高，放置椎间隙时会影响视野（一般椎间隙撑开 4~6mm）以完成准确操作；咬骨钳钳口厚度 1mm，如过厚，则易在伸入椎管时以造成挤压损伤。

本术式由严力生等通过百余例临床病例不断完美操作程序，故亦可称谓"严力生颈前路深部切骨减压术式。"

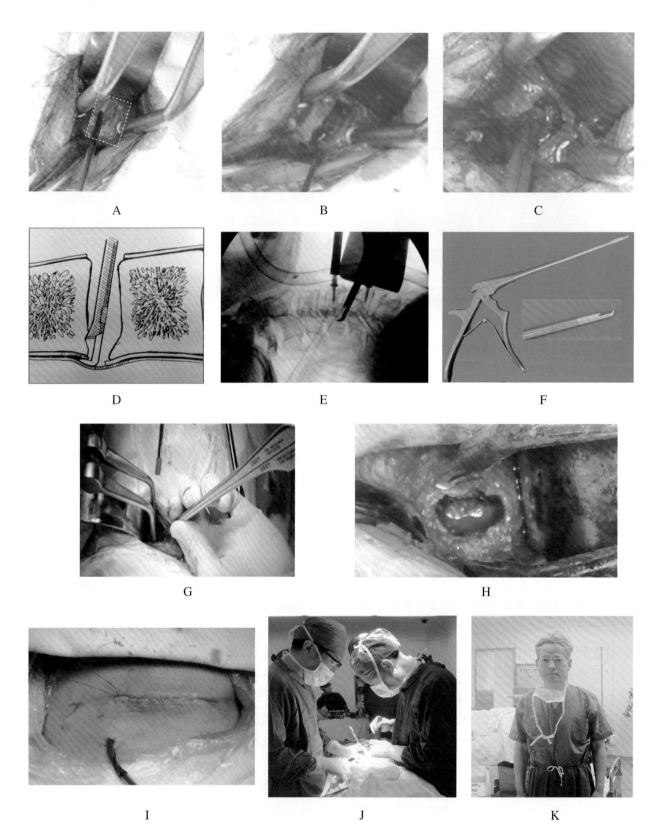

图 3-2-4-10-2　临床举例　手术步骤（A~J）

A."□"字形切开椎间盘纤维环；B.刮除残留的髓核及上下终板软骨；C、D.薄型枪状椎板咬骨钳钳口轻巧地滑入椎体
后缘进入椎管，D 为示意图；E.薄型枪状椎板咬骨钳置入椎体后缘咬除骨赘（术中透视）；F.薄型椎板咬骨钳外观；
G.自右到左逐步咬除椎体后缘增生的骨赘；H.充分显露硬膜且硬膜向前隆起；I.伤口放置引流；J.严力生在术中；
K.手术结束了！一切顺利

六、本手术临床举例

［例1］　图 3-2-4-10-3　男性，36 岁，左颈肩部疼痛、双手麻木伴行走不稳 2 周。查体：颈椎旋转活动受限，双上肢食指感觉减退，双侧霍夫曼征(+)。双侧膝反射亢进，踝阵挛阳性。诊断：脊髓型颈椎病。治疗：全麻下行颈前路减压 + 人工椎间盘置入手术。

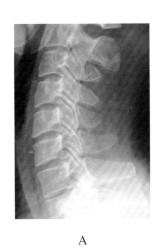 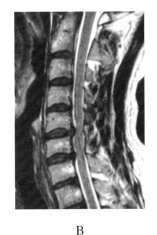 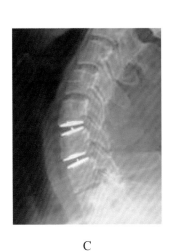

A　　　　　　　　　　B　　　　　　　　　　C

图 3-2-4-10-3　临床举例　例 1（A~C）
A. 术前 X 线侧位片；B. 术前 MR T_2 加权矢状位观；C. $C_{5~6、6~7}$ 减压术后人工椎间盘植入后侧位 X 线片

［例2］　图 3-2-4-10-4　男性，58 岁，颈肩部疼痛伴双上肢放射痛 18 个月，行走不稳、持物无力 5 个月，小便困难 1 个月。检查：行走无力、颈部活动受限，双侧夹指试验（阳性）、手部肌肉萎缩，臂丛牵拉试验阳性，双侧霍夫曼征阳性，膝反射亢进。切骨减压术后采用 ACDF 普通 Cage+ 钛板融合固定术。

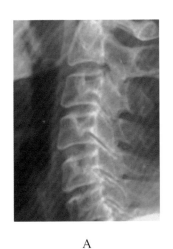 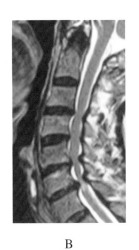 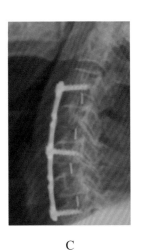 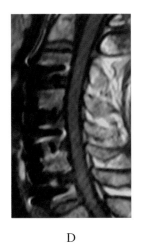

A　　　　　　　B　　　　　　　C　　　　　　　D

图 3-2-4-10-4　临床举例　例 2（A~D）
A. 术前侧位 X 线片；B. 术前 MR T_2 矢状位观；
C. 术后 6 个月侧位 X 线片示植骨融合良好；D. 术后 5 个月 MR T_1 矢状位观示减压彻底

［例3］ 图 3-2-4-10-5　男性，62岁，主诉颈肩部疼痛伴两上肢放射痛13月，行走不稳无力3个月。检查：行走无力、颈部活动受限，臂丛牵拉试验阳性，双侧霍夫曼征阳性，膝反射亢进；行颈椎前路切骨减压术，并采用 ROI-C 双嵌片行颈椎椎节融合。术后恢复良好。

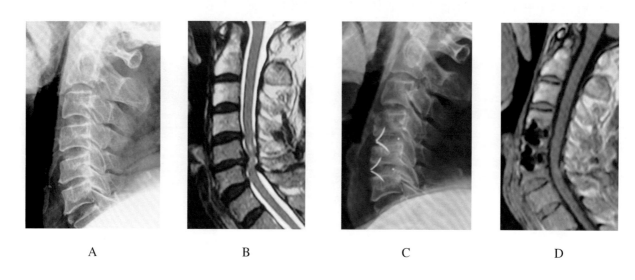

A　　　　　　B　　　　　　C　　　　　　D

图 3-2-4-10-5　临床举例　例3（A~D）
A. 术前颈椎侧位 X 线片；B. 术前 MR T₂ 矢状位观；C. 术后3月 X 线片示椎间隙高度维持、固定融合满意；
D. 术后3月 MR 检查显示减压彻底

［例4］ 图 3-2-4-10-6　男性，72岁，因"双下肢无力伴踩棉感2年余入院"，检查：双上肢手指末端感觉减退，双侧霍夫曼征阳性，双侧肱二、三头肌反射亢进，右大腿外侧刺痛觉减退，双膝、踝反射亢进，步态不稳明显。行手术治疗。

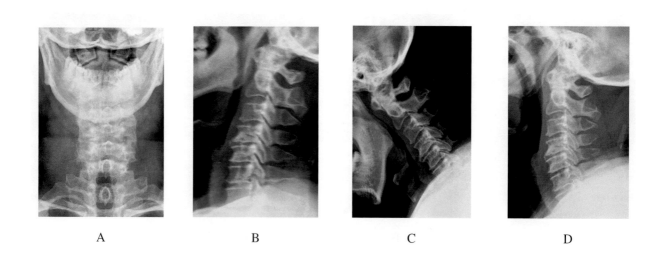

A　　　　　　B　　　　　　C　　　　　　D

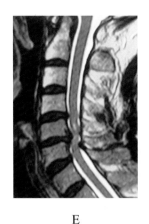 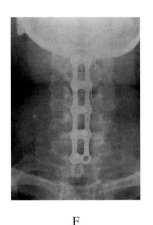 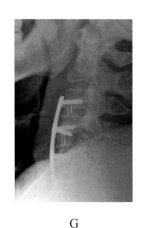 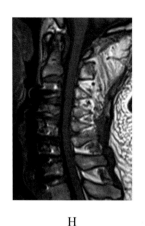

E　　　　　　　　　　F　　　　　　　　　　G　　　　　　　　　　H

图 3-2-4-10-6　临床举例　例 4（A~H）
A、B. 术前正侧位 X 线片；C、D. 术前颈椎动力侧位片；E. 术前 MR T_2 矢状位；
F、G. 术后正侧位 X 线片；H. 术后 MR T_1 矢状位片

（严力生　鲍宏玮）

第十一节　颈椎前路手术施术要求、术中对各种技术难题处理与应变措施

常年在临床一线工作的骨科医师，不仅面临诊断、鉴别诊断、治疗方法、方式的选择，而且在手术前和手术中也需认真考虑各种问题，包括手术的基本目的与要求，手术中如何操作更为合理，遇到各种技术难题如何解决，如何选择和使用内固定等，根据笔者的数十年临床经验，分述于后。

一、对施术病节处理上的基本要求

（一）恢复椎节的高度与曲度

由于椎节压缩，颈椎生理曲度改变，椎管狭窄，以致构成椎管内神经受压和产生各种症状的病理解剖学基础；其既是起自髓核突（脱）出的必然结果，又可反过来加剧病情的发展，并成为妨碍病情恢复的重要因素，其与骨赘或椎间盘突出所形成的压迫具有同等作用，甚至

更为重要；术前采取颈部牵引有显效者更说明问题。

从病理解剖与病理生理的角度来看椎节的压（短）缩，在高度丢失的同时，首先是脊神经根及窦 - 椎神经受刺激或激惹。其次是后纵韧带、小关节囊及黄韧带自然突向椎管，在引起椎管狭窄及根管挤压的同时，硬脊膜及根管必然同时受压而引起脊髓和（或）脊神经根的症状与体征，因此在手术时应首先予以纠正（图 3-2-4-11-1~4）。

（二）减压彻底

颈椎病易合并椎管狭窄及后纵韧带骨化，此时必然加大手术的难度。对此种病例除一般减压术外，大多需选择椎体（次）全切术，并选用钛网或人工椎体恢复椎节高度与曲度。由于手术操作范围较大，失血多，应予注意（图 3-2-4-11-5）。

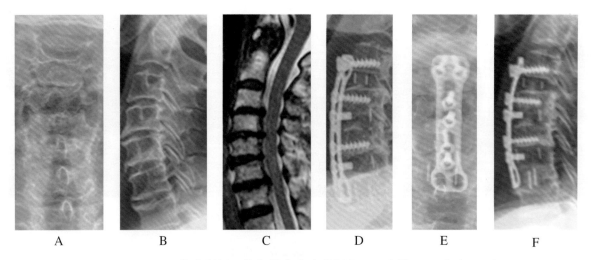

图 3-2-4-11-1　临床举例　恢复椎节高度举例之一　女性，79 岁（A~F）

A、B. 术前 X 线正侧位片显示椎节退变、椎间隙狭窄及侧凸；C.MR 矢状位所见；D.椎节减压 +Cage 植入 +IntorMed 钛板固定，椎节高度明显恢复，术后疗效满意；E、F.6 个月后随访，正侧位 X 线片显示侧凸改善，椎节仍维持原有高度

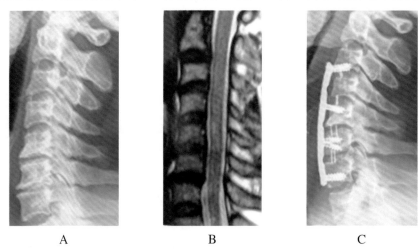

图 3-2-4-11-2　临床举例　恢复椎节高度举例之二　女性，51 岁（A~C）

A、B. 术前 X 线及 MR 侧位观，显示椎节生理曲度减少，椎节狭窄，高度降低；
C.C_{3-7} 四节段减压及内固定术后，颈椎生理曲度及椎节高度均恢复正常，疗效满意

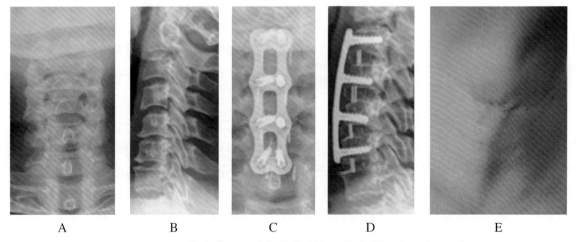

图 3-2-4-11-3　临床举例　恢复椎节高度与曲度举例之一（A~E）

A、B. 术前正侧位 X 线片示椎节狭窄及颈椎生理曲度消失伴椎节不稳；C、D.C_{3-7} 四节段减压及内固定术后半年随访正侧位 X 线片显示椎节高度及曲度恢复正常，已恢复工作；E.半年后切口已皮纹化

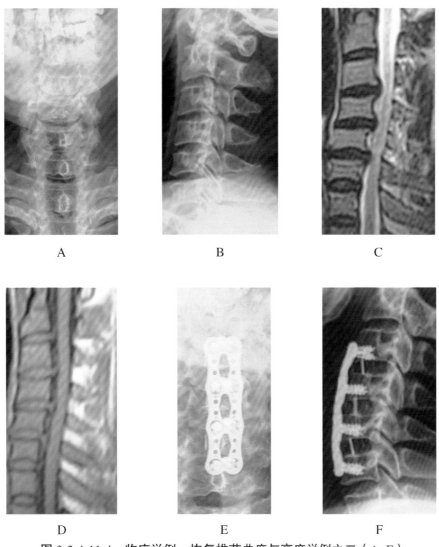

A　　　　　　　　B　　　　　　　　C

D　　　　　　　　E　　　　　　　　F

图 3-2-4-11-4　临床举例　恢复椎节曲度与高度举例之二（A~F）

A、B.术前 X 线正侧位片显示椎节狭窄，颈椎正常曲度消失；C、D.MR 矢状位显示颈椎反曲及硬膜囊重度受压征；

E、F.颈前路 C$_{3-4、4-5、5-6}$ 三个椎节后缘潜式切骨减压 +Cage 植入 + 钛板固定，正侧位 X 线片显示椎节高度及曲线均恢复正常

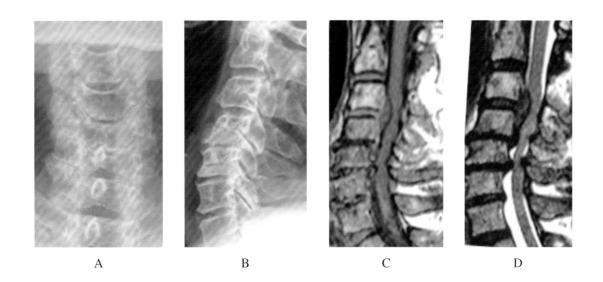

A　　　　　　　　B　　　　　　　　C　　　　　　　　D

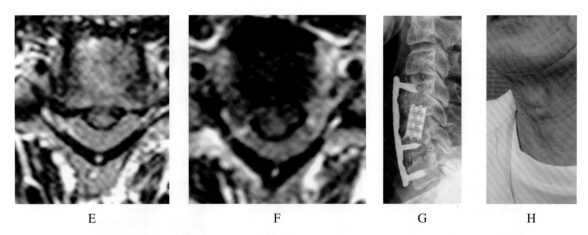

E   F   G   H

图 3-2-4-11-5　临床举例　男性，78 岁，脊髓型颈椎病合并颈椎椎管狭窄及后纵韧带骨化症，行减压及固定术（A~H）

A、B.术前正侧位 X 线片，显示多节段椎节狭窄；C、D.术前 MR 矢状位所见（T_1、T_2 加权）；E、F.同前，水平位观；
G.行 C_5 椎体次全切除 +C_3~C_4，C_6~C_7 椎节潜式减压 + 钛网 +Cage+ 钛板内固定术，术后半年 X 线侧位片；
H.半年后切口已皮纹化，原症状消失，恢复满意

对手技成熟者，亦可采取单椎节、经椎间隙的椎节后缘潜式切骨减压术，既可切除椎管后缘骨刺，又易恢复椎节高度，但在操作时务必小心，认真掌控刮匙，选择水平位旋转手法切骨最为安全（图 3-2-4-11-6）。

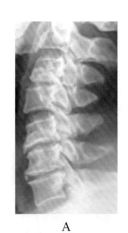 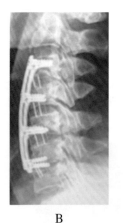

A   B

图 3-2-4-11-6　临床举例　多节段病变椎节潜式减压切骨术（A、B）

A.术前 X 线侧位片显示 C_{3-4}、C_{4-5}、C_{5-6} 及 C_{6-7} 椎间隙狭窄及弥漫性骨质增生，C_4~C_5 椎节呈现不稳症；B.经多个单节段椎节后缘潜式切骨减压 +Cage 植入 + 钛板固定后 X 线侧位片显示狭窄椎节已撑开，高度恢复

（三）切口微创化

从目前现有内固定材料来看，最长之钛板为 60~70mm，微创切口似乎很短，长度仅 20~25mm。但问题之关键是对颈深筋膜的松解是否充分，只要松解到位，加上颈部皮肤富有弹性，施术椎节可达 4 节，同时放置长度 60~70mm 钛板、人工椎体或钛网等，从 C_2~C_3 到 C_7~T_1 均无困难（图 3-2-4-11-7、8，另见图 3-2-4-11-3、5）。笔者近年来基本上选择 2~2.5cm 长之微创切口，尚未遇到特别困难或失败之病例。

二、增加植入物稳定性避免Cage滑出

（一）选择防滑移设计产品

由于钛板价格昂贵，对于因各种原因不用钛板者，应选择带刺防滑移之 Cage。当前市场上许多公司产品设计均要求在使用 Cage 之同时附加钛板，否则 Cage 容易滑出，这虽对公司有利，但患者经济负担加重，更有某些产品 4 孔钛板和 6 孔、8 孔和 10 孔钛板的价格差距甚大，甚至可以翻倍。但在临床上由于各种实际而具体的原因，包括经济问题等常使植入物在选择上受制，如果患者仅能选用 Cage 者，则应选择较为安全稳定的产品，如 Stryker 之 Cage 上下两端有刺可以防止滑出（图 3-2-4-11-9、

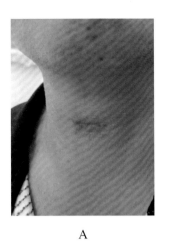
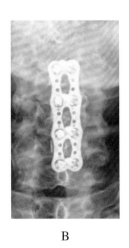
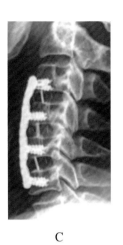

A　　　　　　　　　　　B　　　　　　　　　　　C

图 3-2-4-11-7　临床举例　微创切口之一　微创切口行减压 +Cage+ 钛板融合术（A~C）
A. 随访时（术后 10 个月）切口已皮纹化；B、C. 术后正侧位 X 线片

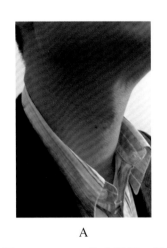
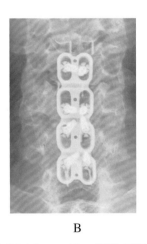
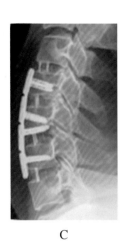

A　　　　　　　　　　　B　　　　　　　　　　　C

图 3-2-4-11-8　临床举例　微创化切口之二　另一侧微创切口病例，C$_{3~7}$ 共四节段减压、
Cage 植入及钛板固定一年后复查，恢复满意（A~C）
A. 一年后切口已不明显；B、C. X 线正侧位片显示内固定部位及范围，疗效满意

10AB）。当然鸟笼式旋入之 CHTE 或 BAK 等更为安全，但目前各医院大多实行令人难以理解的"招标制"，使许多优秀、价廉之产品无法进入临床。对不安全、有滑动可能的 Cage，为安全起见，仍应附加钛板固定，即便是单椎节病变也只好如此（见图 3-2-4-11-10 CD），并争取患者理解。

（二）术中发现钛板长度不足时的处理

国人施术病例大多在病程后期，不仅难度大，而且节段多。而进口钛板大多较短，此主要是由于外国病例施术椎节大多在一节或二节出现病变时即手术，因此其所设计和配置与选用的钛板大多为 1~2 节较短之钛板。当手术椎节多，台上发现现有钛板长度不足以遮盖所有施术椎节 Cage 时，笔者建议利用钛板上下两端之上下缘挡住 Cage，必要时也可在 Cage 一端旋入钛板螺钉形成新的界面固定加强其稳定性（图 3-2-4-11-11~13）。亦可因经济所限，有意选择短节段者，因为国外产品大多具有垄断性质，每增加两孔，价格相差甚大（图 3-2-4-11~14）。

（三）对骨质疏松病例内固定尤应小心

由于颈椎病需手术病例以老年人为多，有

骨质较疏松，尤以更年后的女性病例，为防止内固定滑出，除在操作上尽可能在有效减压前提下保留原有更多骨质外，在选择钛板螺钉固定时，应选择操作时可一步到位的产品，例如 IntroMed 等，其在钛板中部即已设计具有固定椎节间隙 Cage 之装置，无需对每节椎骨都行螺钉钻孔操作及旋入螺钉，这对骨质疏松的老年患者十分安全（图 3-2-4-11-15）。此外，在螺钉选择上亦应注意，以粗螺纹为宜，其防滑出能力大于英制螺纹（图 3-2-4-11-16）。

在现在医院招标制度情况下，对骨科医师提供的只有某家公司一种钛板时，无奈之下，只好从手术技术上加以改进，例如将钻入之螺钉采用交叉固定方式，以求增加滑出阻力。如系 4 孔钛板，亦可采用上下两端螺钉交叉固定方式（见图 3-2-4-11-15）。

（四）对椎节狭窄者可采取撑开措施

临床上骨质增生明显的病例，多伴有韧带硬化或钙化，在对椎节减压时常感困难，为此可采用椎节撑开器导入上下椎体中部予以撑开（图 3-2-4-11-17）。撑开器插入时需仔细定位，切勿钻入椎间隙伤及脊髓，也不可撑开过度而引发骨折。

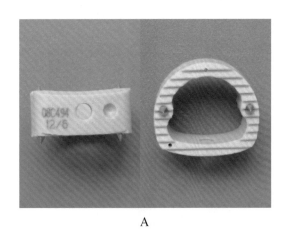
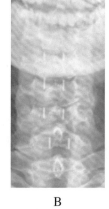
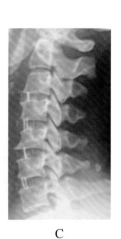

A   B   C

图 3-2-4-11-9　临床举例　Cage 的合理选择之一（A~C）
A. Stryker Cage 实物照片，箭头所指为 Cage 上下倒刺结构；B、C. C_{3-4}、C_{4-5}、C_{5-6} 及 C_{6-7} 共四个节段内固定术后正侧位 X 线片，显示 Cage 稳定，无滑移征

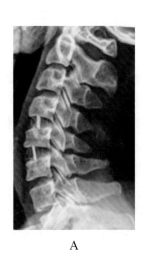
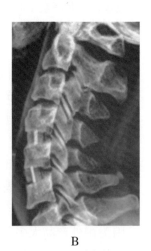
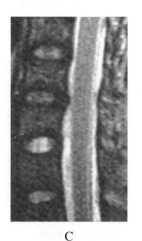
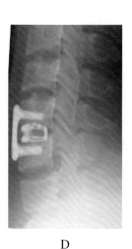

A   B   C   D

图 3-2-4-11-10　临床举例　Cage 的合理选择之二（A~D）
A. 术后早期 X 线侧位片显示 C_{4-5}、C_{5-6} 双椎节 Stryker Cage 植入；B. 半年后复查，Cage 稳定，椎间隙仍保持撑开状态，椎节已骨化，原症状消失，恢复满意；但对不稳型 Cage、为安全起见，可酌情附加钛板；C. 另例 MR 矢状位显示 C_{5-6} 退变；D. C_{5-6} 减压 + Cage 植入 + 钛板固定后 X 线侧位观

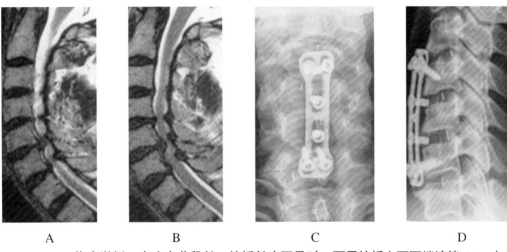

图 3-2-4-11-11　临床举例　当病变节段长，钛板长度不足时，可用钛板上下两端遮挡 Cage（A~D）

A、B. 术前 MR 矢状位观；C、D. 已行 C$_{3-4}$、$_{4-5}$、$_{5-6}$ 及 C$_{6-7}$ 四个节段椎节减压，Cage 植入及钛板固定；此为最长钛板，但不足以同时固定四个椎节，其上端以钛板上缘遮挡 C$_{3-4}$ Cage，而钛板下缘遮挡 C$_{6-7}$ 椎节之 Cage，术后半年随访正侧位 X 片，显示固定满意，无滑动

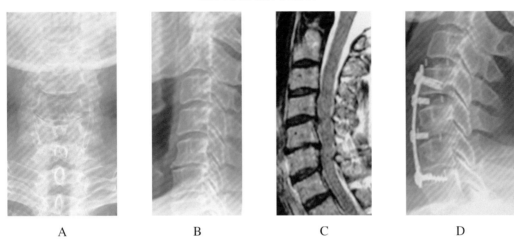

图 3-2-4-11-12　临床举例　多节段颈椎病（C$_{3-4}$、$_{4-5}$、$_{5-6}$ 及 C$_{6-7}$）减压、Cage 植入及钛板固定，因钛板长度不足采取之应变措施（A~D）

A、B. 术前 X 线正侧位片；C. 术前 MR 矢状位；D. 减压 +Cage 植入 + 钛板固定，Cage 下方界面固定螺钉为加强 C$_{6-7}$ Cage 的稳定性；C$_{3-4}$ 之 Cage 亦为钛板上方边缘遮挡

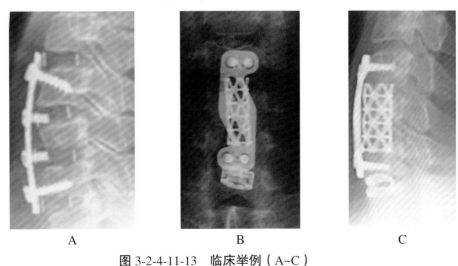

图 3-2-4-11-13　临床举例（A~C）

A. 利用钛板上下缘遮挡 C$_3$~C$_4$ 及 C$_6$~C$_7$ Cage，防止其滑出；B、C. 亦可对附加之 Cage 加以遮挡

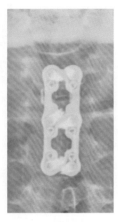 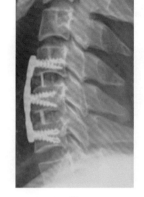

A   B

图 3-2-4-11-14   临床举例   对骨质疏松病例行 Cage+ 钛板固定时，Cage 应选择带刺防滑类型（Stryker 等），
钛板 + 螺钉可采取交叉固定方式增加其稳定性（A、B）

A、B. 术后正侧位 X 线片

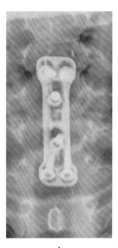 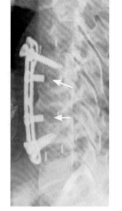

A   B

图 3-2-4-11-15   临床举例   对骨质疏松之老年病例尽量保留其原有骨质，本例因脊髓型颈椎病行 $C_{3\sim4}$、$_{4\sim5}$、$_{5\sim6}$
及 $C_{6\sim7}$ 四个椎节减压 +Cage+ 钛板植入，在此状态下选择 IntroMed 钛板固定系统的优点是：在钛板上下两端
将 4 枚螺钉斜位固定至椎体内，阻挡 $C_3\sim C_4$ 和 $C_6\sim C_7$Cage 滑出，而中间二节（$C_4\sim C_5$ 及 $C_5\sim C_6$）两个 Cage 固
定在钛板中央条形槽处（箭头所指处），从而减少了对椎骨钻洞所致的损伤（A、B）

A、B. 术后正侧位 X 线片

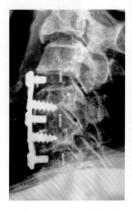   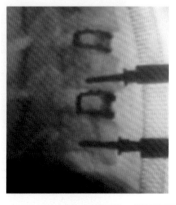

图 3-2-4-11-16   临床举例   图 3-2-4-11-17   临床举例   撑开下施术

一位 80 岁高龄骨质疏松患者，为防止螺钉滑出，进入椎   对椎体周边增生明显、椎间隙狭窄者可将其撑开减压，
骨之螺钉均选用粗螺纹（公制）型   并植入 Cage

三、对跳跃式致压病变可酌情处理

对两个病椎椎节之中间间隔一节或两节的跳跃式病变，在处理上常有所争议；从病理解剖与病理生理角度考虑，如果对两端病变在切除减压术后行非融合技术，此中间一节或两节尚未构成手术指征者，则无需手术处理。如果病变椎节行融合技术，术后必然加重加快邻节退变，而不得不再于首次手术后数月至一年再次施术。此时，这类患者和家属常与医生争议较多。笔者建议根据这一现实情况，如果中间一节伴有椎节不稳，患者可以理解时，应同时施术，否则应采取积极的非手术疗法慎重处理，尤以经济条件困难者。术后注意加强保护，避免外伤及长时间屈颈体位，并与患者及家属沟通，并在术前手术谈话记录中加以说明（图 3-2-4-11-18~20）。

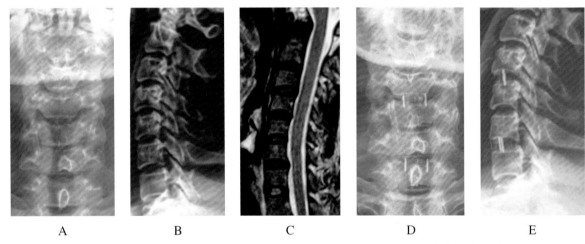

图 3-2-4-11-18　临床举例　跳跃式施术之一　C_4~C_5 及 C_6~C_7 跳跃式病变施术（A~E）
A、B. 正侧位 X 线片；C. MR 矢状位；D、E. 已行椎节后缘潜式切骨减压 + 带刺之 Stryker Cage 内固定，术后 X 线正侧位片显示椎节高度与曲度恢复正常

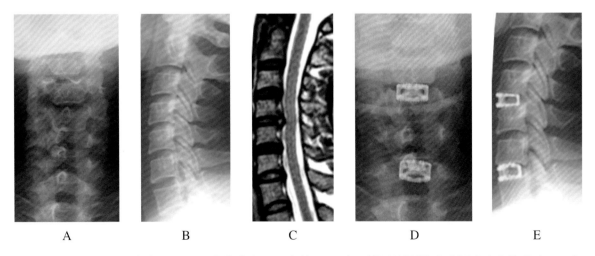

图 3-2-4-11-19　临床举例　跳跃式施术之二　女性，52 岁，脊髓型颈椎病跳跃式病变施术（A~E）
A、B. 正侧位 X 线片；C. MR 矢状位观显示 C_4 ~ C_5 及 C_{6-7} 髓核后突明显；
D、E. C_4 ~ C_5 及 C_6 ~ C_7 椎节潜式减压 +Cage 植入，原症状消失

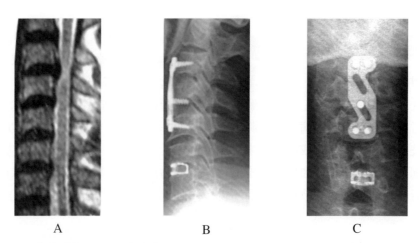

图 3-2-4-11-20　临床举例　跳跃式施术之三　C₃~C₄、C₄~C₅ 及 C₆~C₇ 跳跃式病变施术 （A~C）
A. MR 矢状位显示 C₃ ~ C₄、C₄ ~ C₅ 及 C₆ ~ C₇ 退变，以 C₃ ~ C₄ 为主，颈髓已受压变性；
B、C. 行 C₄ 椎体切除 + 钛网 + 植骨 + 钛板及 C₆ ~ C₇ 椎节潜式减压 +Cage 植入

四、对脊髓有液化灶者应及早处理

颈髓长期受压，尤以颈椎病后期由于后突之髓核及椎节不稳等均易致使脊髓变性，尤其

在外伤后更易发生，并在 MR 出现液化灶（图 3-2-4-11-21），表明预后欠佳，应争取尽早处理，尽可能改善脊髓血供状态，也许尚有逆转可能，否则难以恢复（图 3-2-4-11-22~24）。

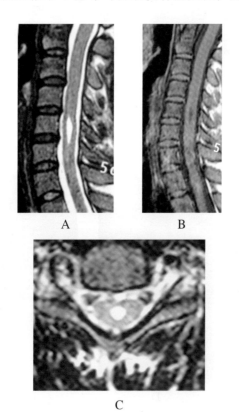

图 3-2-4-11-21　临床举例　女性，29 岁，在颈椎病基础上遇急刹车致颈髓损伤引发变性及液化灶（A~C）
A、B. MR 矢状位所见（T₂、T₁ 加权）；C. MR 水平位观

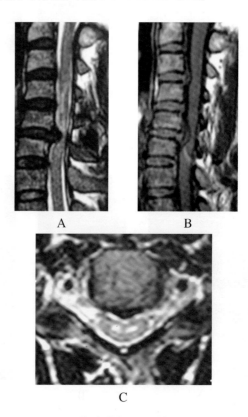

图 3-2-4-11-22　临床举例　女性，60 岁，因 C₅~C₆ 髓核急性脱出致脊髓受压而引起变性（A~C）
A、B. MR 矢状位观（T₂、T₁ 加权）；C. MR 横断面观，显示中央管处脊髓变性

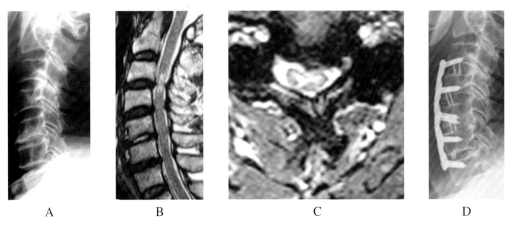

图 3-2-4-11-23　临床举例　女性，56 岁，多节段颈椎病，C_3~C_4 椎节不稳及髓核后突而致使脊髓变性，C_4~C_5，C_5~C_6 及 C_6~C_7 处于致压状态，需立即手术（A~D）

A. 术前 X 线片侧位片，显示 C_3 ~ C_4 椎节不稳，C_5 ~ C_6 椎节狭窄及骨质增生、后突；B. MR 矢状位观，显示 C_3 ~ C_4 段脊髓已有液化灶改变；C. C_{3-4} MR 水平位，证实局部颈髓液化状态；D. 因患者已出现严重之锥体束征，确诊后即予以 C_3 ~ C_4、C_4 ~ C_5、C_5 ~ C_6 及 C_6 ~ C_7 四个椎节潜式切骨减压 +Cage 植入 + 钛板固定

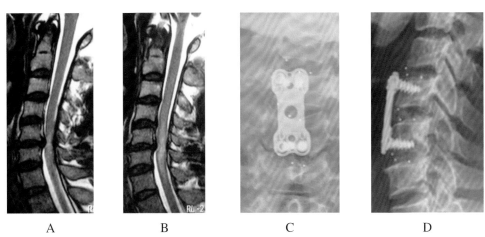

图 3-2-4-11-24　临床举例　颈椎病（C_3~C_4，C_4~C_5，C_5~C_6），伴脊髓液化灶（C_5 ~ C_6 段），短节四孔钛板固定三个椎节 Cage（A~D）

A、B. 术前 MR（T_1、T_2 加权）所见，显示硬膜囊受压及脊髓内液化灶情况；C、D. 椎节潜式减压 +Cage 植入 + 钛板固定，用短钛板固定及遮挡 C_{3-6} 三个椎节 Cage，原锥体束征半年后消失，术后一年随访时 X 线正侧位片

五、颈椎前路减压数年后对椎管后方致压病变的影响

颈椎病与椎管狭窄手术入路要求各异，临床上大多数病例是两者共存，在此情况下首选前路减压融合，或是首选后路需视病情而定，本书在多个章节将有所阐述。但选择前路施术者，其椎节后方致压物会产生何种改变，笔者通过多年观察发现，当颈椎前方按正规要求施以切骨减压，恢复椎节原有高度与曲度后，其后方致压性病理改变亦可以获得明显改善。因此，除非严重型病例，仍应先行前路（或后路）减压 + 融合术，观察数月后再决定是否需另侧施术，我们发现，只要前路（或后路）手术到位，尤其是恢复椎节的高度与曲度，其另侧致压状态及所引起之症状，大多可缓解。图 3-2-4-11-25 为一位 62 岁女性，因颈椎病伴椎管狭窄症（见图 3-2-4-11-25A）于 3 年前行颈前路 C_{3-7} 多节段潜式减压 +Cage 植入 + 钛板固定术。术后症状改善，3 年后再行 MR 检查，于矢状位上，不仅椎管前方致压物基本消失，且椎管后方受椎节前方高度恢复的作用，内陷的黄韧带亦随之返归原状（见图 3-2-4-11-25B）。

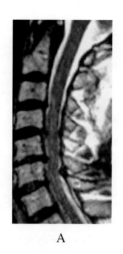 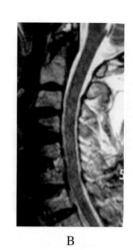

A   B

图 3-2-4-11-25　临床举例　女性，62 岁（A、B）
A. 3 年前因颈椎病及颈椎管狭窄行前路减压 Cage 植入 + 钛板固定术；B. 术后 3 年 MR 矢
状位显示前方致压病变消失，椎节高度恢复，且椎管后方致压物亦基本消失

（赵定麟　陈德玉　袁 文　李国栋
严力生　赵 杰　张玉发　林 研）

第十二节　如何突破禁区

——首例颈椎前路、以切除骨赘为目的的根治性扩大性减压术是怎样开展起来的
原创者于40年后被授予"终身成就奖"

一、突遇难题

1976 年 12 月初，一位脊髓型颈椎病来上海长征医院住院治疗，按照当时的常规疗法是颈椎持续牵引。尽管对大多数患者有效，但此例患者不仅无效，且症状日益加重，一周后患者突然出现四肢不全性瘫痪及大小便失禁；这表明她的脊髓已受到骨刺压迫而引起严重症状，并将会面临完全瘫痪、甚至死亡，其后果不堪设想。

对此例患者该怎么办呢，患者是一位妇产科老医生，在十年前上山下乡的高潮中，她到火车站去送自己的独养儿子到北大荒农场（另有一女）；由于人多，秩序混乱，以致在推挤中瘦弱的她不幸跌倒在地，被来往的人群从头颈及身上踩过，从此引起了颈部症状，两侧上肢出现麻木、疼痛和无力。此时，她所在单位（妇婴保健院）下放到云南，她只好同行。大家知道，妇产科医生要经常出诊去接生或处理各种难题。开始她因上肢无力，已经背不动接生包了，改用双手抱住接生包走来走去，渐而抱也抱不住了，以致被他人误解为"到底是上海人，这么娇气……"等流言蜚语。处于动乱年代的知识分子，她又如何解释呢，40 年前对颈椎病的认识水平并不像今天，当时要去照张 X 线片子都很困难（每个老医生每个月才配到两张 X 线申请单）。最后她倒下了，X 线平片上显示 C_5、C_6 节段有一个骨刺压迫了脊髓，直到这时才有了颈椎病的诊断。

因为病情加重，她从云南回到上海，她的先

生是公共卫生专家，儿子在北大荒，只有一个在校学习的女儿在身边。她本来尚能生活自理，渐而手脚不灵了，拿油瓶炒菜会突然坠落，瓶子打了,油也淌了一地（当时每人每个月只有 4 两油）；只好等女儿下班回家后由女儿炒菜，她端菜。从厨房到房间几步之遥，双手端菜的她在进门时想腾出一只手开门，结果菜盘又掉了下来……可想当时她所遭受的精神与体力上的压力与痛苦。虽经多方求医，但由于当时的特殊情况，根本无法得到像今天的治疗条件，结果病情一直发展下去，最后通过在长征医院工作的心内科主任陈思聪教授找到赵定麟医生就治。

住院后当日即按照正规的传统疗法进行治疗，但几天下来根本无效。患者本人及她女儿和先生一致要求手术治疗，当然他们也知道手术的风险与难度。但他们相信赵医生。说实话，她的确需要手术，否则压在脊髓上的骨刺如何能够消掉呢，经治医师正在犹豫时，她大小便失禁了，这在医学上称为脊髓全瘫的前兆。此时家属再次要求赶快手术，并写了要求手术保证书，又请陈思聪教授向赵医生表达家属强烈要求手术的决心，并一再声明，一切后果他们家庭都能理解，也可以承受。

二、试图解题

当时已在临床上工作了 20 年的赵医生其内心能够平静吗？责任、职业道德和良心都要求他必须面对这样一个从未遇到过的临床难题。而迎接挑战也正是赵的个性特点和对事业上的追求。

经过日夜的思考，一个积极的手术方案逐渐形成，尽管这是一个从未遇到的棘手难题。但一个新的、合理的设计方案，从切口的长度到植骨块的来源等都力求使其具有科学性、创新性和可行性。

三、有了预案

手术方案已定，但要完成这一方案并非易事，因为当年根本没有目前所用的各种手术工具。要

在解剖复杂、血管密集，且有气管、食管及甲状腺等重要脏器的颈椎前部深处施术实属不易，尤为困难和令人生畏的是椎节后方直接压在脊髓上的骨刺，要想安全、彻底切除它，当时的骨科器械根本无法完成。怎么办呢？找工厂生产根本不可能，也来不及，计划经济下的生产相当复杂，只有从实际出发。赵多次到手术室器械柜中"寻宝"，从眼科、妇产科、耳鼻喉科和神经外科众多器械中挑选出一些有可能用得到的工具备用。当年手术室的护士长赵军武给予全力支持。

手术安排如下：

（一）手术时期　1976 年 12 月 15 日,上午 8：00 开始

（二）手术组人员　手术者赵定麟，并请当年任副主任之一的某副教授协助及指导（后来临时改为张文明副主任），另有进修医师参加。

（三）手术方案

1. 麻醉　针刺麻醉（当年国外均全麻）；

2. 切口　经皮纹横切口，长度 3~4cm，横、短、不影响美观（国外大多为 10cm 左右的斜长形切口）；

3. 减压　采取扩大减压术，即前方开口小，底部减压范围大,力争较彻底地切除致压骨赘（当时仅作椎节植骨融合术，并不切除前方致压骨）；

4. 标准　减压术毕显示后纵韧带向前方漂起，表明脊髓的压迫得到缓解；

5. 植骨　局部旋转植骨，无需再从身体他处取骨（均取髂骨植骨,不仅多开一刀，且可有后遗症）。

四、临阵换将

手术当日清晨，赵上班前提早一小时赶到病房对患者进行术前准备，这毕竟是重大手术啊！正忙着，夜班护士跑来告知：某副主任来电说他心脏病犯了，不能前来参加手术了。意外消息需要立即作出决断，要么中止手术让患者病情继续恶化；要么另作安排。事不宜迟，赵立即找另外两位提前上班之同年资医师帮忙上台手术，可

对方都说太困难，风险太大，怕死人，无能为力。此时距正式上班（交班）还有 10min，正当赵在发愁时，突然看见骨科另位副主任张文明副教授乘交通车来到病房，赵立即将此情况向他报告。张听后犹豫了一会，很诚恳地对赵讲："老赵，你有把握咱们就上，如果心里没数，就停掉，这手术风险实在太大"（原话如此）。赵回答："都已准备好了，应该说有一定的把握，而且患者已经大小便失禁了，错过今天也许再没有机会了……"张听后表示同意，于是就准时手术（见图 1-1-1-3-5 及 3-2-4-1-1）。

五、突破禁区

整个手术过程与原计划基本一样，针刺麻醉，横行小切口，显露喉返神经、并加以保护；用 S 拉钩牵开食管、气管及甲状腺，再将血管牵向另侧，显露椎体前方，术中拍片定位后用特别准备、带有深度标志的平面凿，呈长方形（横宽竖短）凿至椎节深部 2/3 处，并取出长方形骨块；用挑选出来的耳科小刮匙，一点一点、一片一片地将深部骨赘（刺）切（刮）除，至达后纵韧带（至少要刮 500 次以上），而且清晰地看到后纵韧带从受压状态逐渐向前方隆起；为了获得理想疗效，又向四周扩大减压范围。仍然是一匙一匙地

刮，直到底部切骨范围超过椎节前方外口大小一倍以上，即口小底大的不整四边形，显示减压范围充分满意。之后用冰盐水冲洗术野，留置明胶海绵一小块止血；再将凿下来的竖短横长形条状骨块旋转 90°，即呈竖长横短状植入椎间隙；如此则可以在获得椎节植骨融合稳定的同时，椎间隙也可以被稍许撑开（即恢复或维持椎节的原有高度）。最后缝合切开诸层，术毕。

执行针刺麻醉的麻醉师最为辛苦，术中双手不停地加强穴位刺激……（图 3-2-4-12-1）。

手术完成了！

谢谢手术室及麻醉科各位同仁们（图 3-2-4-12-2、3）！

患者平安无事，禁区突破了！

术后第三天，奇迹出现了，患者的大小便恢复了。

第四天，两条腿可以活动了。

第五天，双手双臂也不痛了。

两周后，可以下地行走了。

之后，一天比一天好（相关照片见本书第三篇第四章第一节）。

但不尽如人意的地方是术后患者出现了声音嘶哑，半个多月才逐渐恢复。究其原因，可能是术中怕误伤喉返神经而将其暴露、牵开加以保护，

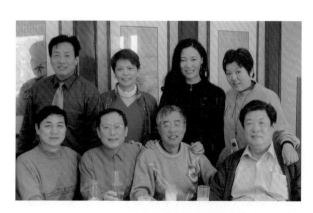

图 3-2-4-12-1 当年长征医院麻醉主力们与作者合影

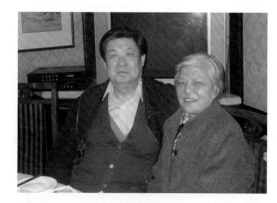

图 3-2-4-12-2 作者与长征医院麻醉科元老密桢教授合影

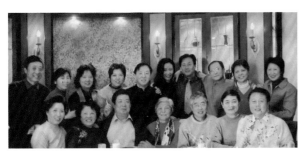

图 3-2-4-12-3　当年手术室及麻醉科各位同仁（部分）
与作者合影

实际上是怕误伤反而引起牵拉伤。从此以后手术时再也不去显露及"保护"该神经，结果再也没有发生过这一问题。

六、连续作战

在这例手术获得成功后又连续做了 6 例病情相似的重症患者，均平稳、有效。这时一位老医生讲："我原以为这个手术要死人的，结果倒没事⋯⋯"

此后，颈前路手术开展起来了，吕士才、张文林、张副主任、徐副主任（图 3-2-4-12-4）⋯⋯都开始选择患者施术，而且也大多获得成功。之后，通过各种会议、讲学、协助手术及专著介绍，使此手术先在上海、后在全国各地开花结果。40 年后长征医院已施术数万例；全国将不会少于数十万例。在漫长的岁月中，长征医院、长海医院

及海军 411 医院的第二代、第三代、第四代⋯⋯一批批精于临床的颈椎外科学者不断涌现，侯铁胜、陈德玉、袁文、倪斌、李国栋、严力生、赵杰、叶晓健、吴德升及他们的弟子们不仅日以继夜为患者消灾解难，而且活跃于国内及国际各种学术会议上，并不断传播颈椎外科新理论、新技术。新一代定将超过前一代。但万里行始于足下。万事开头难，国父中山先生所宣扬的"知难行易"也正是此种观点。愿与大家共勉之。

七、皆大欢喜

突破禁区后的几件趣事。

（一）汪良能教授专访

一天晚上，赵刚吃过晚饭突然有人敲门，赵一开门发现是邻居高学书教授，旁边还有一位穿军装的学者。高教授介绍说："这是汪良能教授、特意前来看你，感谢你给他的老同学夫人开刀，瘫痪恢复了⋯⋯"此时汪教授紧紧握住赵的手，重复这句话"你救了我老同学一家，谢谢⋯⋯"后来他们谈了些有关手术的情况等。汪教授是我国著名的整形外科专家，在第四军医大学任教，使人深感 50 年代人们的情谊多么憨厚与真诚。

（二）陆裕朴教授坚持要请赵吃饭

1977 年春节期间，陆裕朴教授特意从西安来看望南京中大老同学郝医生一家，听说是赵做

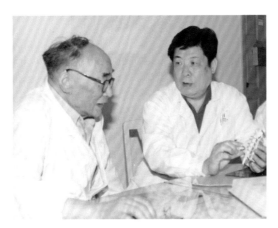

图 3-2-4-12-4　多例施术成功后，赵定麟向
徐副主任介绍施术步骤

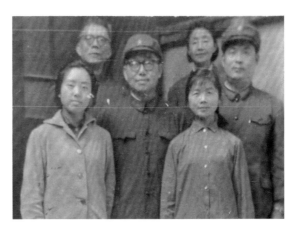

图 3-2-4-12-5　作者与陆裕朴教授及患者全家
合影留念

的手术，就几次打电话一定要请赵吃饭以表示感谢。赵一再推辞，并向陆教授表明："您是我老师一代人，刘戴生教授是我的老师（他与陆教授同学），学生所做之事是完全应该的……"但无论如何陆教授不答应，最后赵医生只好和陆教授及患者全家共进午餐。此后，陆与赵成了忘年交。

（三）你是否真的好了

首例患者恢复健康后特意去北京等地看望老同学和友人，其中包括当时在颈椎病方面做过大量工作的一位老教授，他见到郝医生（患者）第一问话就是问她："你真的好了吗？……"，患者立即笑着回答："我不是走来看你们了吗？如果没好怎么可能走来呢？……"哑然！可见当时对这种"以切除致压骨为目的"的术式增加了多少神秘色彩！

（四）当时的条件

40 年前要拍张普通 X 线片需要预约等待，因为每个老医师每个月只配给 2~3 张 X 线片申请单，更不要说其他检查，脊髓造影剂是百分百引起蛛网膜下腔粘连后果的碘油！谁敢用！十多年后才有 CT、MR 和非离子碘造影剂，可想当年的诊断、手术等，几乎全靠"真本事"、"硬功夫"和赤子之心。

（五）第一例和一万例

有了第一例当然就有第二例，直到数万例；第一个吃螃蟹的人是开拓者，其后则是勇敢的追随者。后者是对前者的肯定与继承，但愿每个继承者都能成为新课题的开拓者。新一代的中国人不再是某些作家笔下所称谓的"丑陋的"形象，而是反其道而行。

八、2015年10月被授予"终身成就奖"

历时 40 年的临床应用和验证，表明此项突破禁区的技术已被大家所认可，在 2015 年 10 月 22 日由第二军医大学领导宣布授予赵定麟"终身成就奖"（证书与奖牌）。会上宣称：他 40 年前突破禁区首创颈椎前路扩大性减压术获得成功，确立了我国颈椎外科的国际地位，他是全军骨科专业委员会主任委员……（图 3-2-4-12-6）。

九、将更强大

40 年后的今天，不仅上海长征医院骨科人才辈出，从第一代到目前的第四代、第五代学者们不断涌现，并使颈椎外科、脊柱外科不断发展，上升至一个更高的境界；而且也在全国及国际范围内获得认可与推广，从而使千百万患者获益！相信中国人民在世界强国之林中日益壮大，当然也包括我们小小的脊柱外科！

老者将逝，后来者定会更加强大！

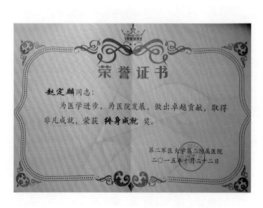
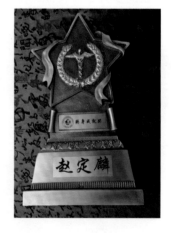

图 3-2-4-12-6 "终身成就奖"证书及奖牌

（赵定麟）

第五章　与颈椎病相关的疾患和手术疗法

第一节　颈段脊髓前中央动脉症候群概况

一、脊髓前中央动脉症候群概述

随着对颈椎病的深入研究，各种类型及相关分型之颈椎病患者已日益增多，并为大家所重视。二十多年前，笔者曾提出"脊髓前中央动脉症候群"这一基本概念。经长年的临床观察，已从临床表现、影像学特征及手术疗效等方面获得证实，并也逐渐为大家所认同，期望今后在实践中不断丰富其内涵与外延。

本病不仅多发，且日益年轻化，所引起症状既有脊髓缺血所致的双下肢无力、步态失稳等脊髓症状，又同时表现为颅神经和交感神经症状，而且较前者更为多发。因此患者往往就诊于其他专科，易被误诊或漏诊。在此前提下，不仅与此组症状相关的专科医师，而且作为基层的全科医师和各级保健医师均应对本病有所认识，并引起重视。

二、脊髓前中央动脉解剖学特点

脊髓前中央动脉位于脊髓前方正中裂内，在发育过程中逐渐向椎体后缘靠拢，从而构成易受椎节后缘松动、增生和椎间盘后突等病理性致压因素对该血管形成刺激或压迫而产生一系列症状。该血管上方与双侧椎动脉所构成之基底动脉环相连，并迂曲下行供应脊髓全长；侧方则与第二段椎动脉（Ⅴ-Ⅱ）相连接。该动脉粗细不一，

在颈段（Ⅴ-Ⅱ）较粗，直径约250μm；其分支有沟动脉和软脊膜动脉，主要向脊髓前2/3部供血。其生理功能远较其他单独营养脊髓的动脉更为重要，包括根最大动脉（Adamkiesicz动脉）。

脊髓前中央动脉在正中裂底部，通过细小之沟动脉分布至两侧脊髓实质，以颈段最为丰富，在脊髓全长共200条细支中有80条分布至颈髓，为颈膨大的功能提供血运。其分支沟动脉多呈锐角状由脊髓前中央动脉发出，直径约200μm分布至脊髓前角（侧支）和灰质连合（中间支），深度在0.4~0.6cm之间，但在胸段较深在（图3-2-5-1-1）。

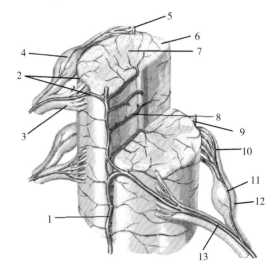

图3-2-5-1-1　脊髓前中央动脉血供范围示意图
1.脊髓前中央动脉；2.动脉冠；3.前根；4.后根；5.脊髓后动脉；6.白质；7.灰质；8.沟动脉；9.脊髓后动脉；10.脊神经后根；11.后根动脉；12.脊神经节；13.前根动脉

脊髓前中央动脉的另一种分支形式是从前中央动脉交替向两侧发出细支，围绕脊髓向后方与脊髓后动脉的分支（即软脊膜分支）连接，并和来自前根动脉的软脊膜支共同参与相互吻合形成动脉冠（图3-2-5-1-2）。此组环状血管在脊髓表面上下吻合成软脊膜丛，尤其在颈膨大处十分密集，并沿软脊膜隔呈放射状垂直进入脊髓实质，主要向脊髓前柱、中间带及后柱的底部以及白质前索和外侧索深部供血。此外，V-Ⅱ段之椎动脉腹侧亦按节段向脊髓前中央动脉发出一个分支，从而增加了颈段脊髓前中央动脉血管的网孔结构，加之甲状颈干升支通过根动脉的参与，使脊髓前中央动脉的血供更加丰富。此外，Yoshizawa等在其对脊髓血供的研究中亦证实脊髓前中央动脉的走行、变异及在脊髓内的供血概况，并以微血管造影加以说明（图3-2-5-1-3）。

临床上脊髓前动脉显影可分为三型，即正常完全型、不完全型和不存在型，后两者均可构成颈髓受损的致病因素。

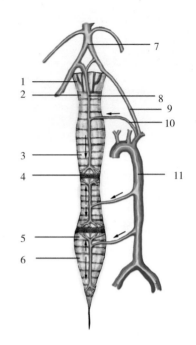

图 3-2-5-1-2　根动脉参与脊髓前动脉示意图
脊髓主要根动脉参与脊髓前中央动脉血供
1. 延髓；2. 颈髓节；3. 第一胸髓节；4. 危险区；
5. 第二节腰椎节；6. 第五节腰椎节；7. 基底动脉；
8. 脊柱前动脉；9. 椎动脉；10. 颈升动脉；11. 主动脉

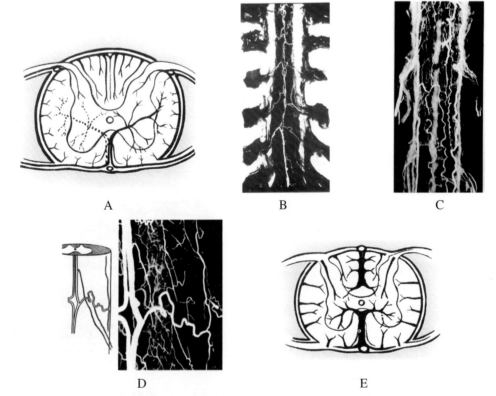

A   B   C

D   E

图 3-2-5-1-3　脊髓前中央动脉之解剖与血供病理切片及示意图（自 Yoshizawa）
A. 示意图，显示脊髓前中央动脉主要供血至脊髓前方前灰质柱（Anterior Gray Column）；
B. 脊髓前中央动脉之走行，并与多条根动脉汇合；C. 脊髓前方之血供分布，脊髓前中央动脉位于焦点前方；
D. 脊髓前中央动脉呈双根状，在 C_6 处形成菱形图征；E. 为脊髓前后静脉分布状态示意图

三、累及脊髓前中央动脉病理解剖和病理生理因素

临床上常见的因素主要有以下几类。

（一）髓核后突

最为多见，当椎节退变到一定程度时，髓核受压应力作用易突向周边较为薄弱的部位，包括椎节后缘中部（有血管支穿通的裂隙处）。后突之髓核开始为膨隆状，渐而形成疝样突出，随着病变加剧，变性或硬化之髓核有可能穿过裂隙脱到椎管内形成"脱出"；个别病例也有可能穿过硬膜进入蛛网膜下腔内。但临床上以"突出"为多见，此时则可刺激和压迫脊髓前中央动脉，尤多见于伴有先天发育性椎管狭窄的患者。

（二）骨刺形成

颈椎椎体后缘骨质增生多起自两侧钩椎关节处，如同时伴有椎节不稳，则可因椎节异常活动而造成椎体后缘韧带与骨膜下撕裂，并引发韧带–骨膜下间隙血肿，之后再通过机化及钙化而形成骨赘。如果此骨赘恰好位于后方正中，或是呈条状波及椎节中部时，则构成脊髓前中央动脉持续受压的另一常见因素。

（三）动力性因素

在颈椎退变过程中的椎节不稳亦构成脊髓前中央动脉受累的另一常见因素，此在临床上最为多见，且与椎管矢径狭窄正相关。因此，当体位变化时，脊髓前中央动脉可相继出现折曲、狭窄或复原等一系列病理生理改变，并可因此而诱发、加剧或减缓症状。在 MR 检查时由于颈椎处于正常状态而不易显现，但在颈椎侧位动力性拍片时，可以从椎节的梯形变而加以推断，并可予以判定。

（四）其他因素

【外伤】

颈椎外伤，包括颈椎过伸性损伤等均有可能引起局部血肿、椎节半脱位、髓核位移、脊髓前中央动脉内膜受损及后期形成的骨赘等致使脊髓前中央动脉受累。

【肿瘤】

此种因素在胸段较多。颈椎少见；此时主要是由于椎体膨胀性肿瘤或椎管内肿瘤直接压迫该血管所致。

【血管本身疾患】

老年患者因心脏功能不全或动脉粥状硬化波及脊髓前中央动脉引发。此时患者全身状态大多欠佳，且局部体征不明显，多属伴发症状，临床意义不大。

四、颈椎脊髓前中央动脉症候群临床特点

本组病例症状十分复杂，根据笔者多年经验可归纳以下四组表现。

（一）脊髓受累症状

主因脊髓前中央动脉血流不畅波及一侧或两侧沟动脉脊髓前角支配区引发运动障碍，包括肢体无力、踏空感、步行偏向一侧等，下肢重于上肢。但感觉障碍较轻，以温、痛觉缺失为主，而深感觉少有受波及。反射改变大多较为明显，包括 Hoffmann 征阳性，上、下肢肌腱反射增强或亢进及踝关节阵挛征阳性等。

（二）交感神经症状

由于椎管内（尤其是脊髓表面和血管周围）有着丰富的交感神经节后纤维，当血流受阻一旦波及此组神经末梢时，则立即出现繁杂的交感神经症状，并在治疗后随血流再现而迅速消失。其中常见的临床症状有心悸、血压不稳、胃肠反应、四肢发冷及面色苍老感等。

（三）颅脑症状

亦为本病多发症状，主要表现为头昏、头痛、眩晕、视力模糊、复视、耳鸣、听力障碍、恶心、呕吐及咽喉部敏感（甚至刷牙时都会感到恶心）等与颅神经相关之症状，且与颈椎不当活动直接相关。

（四）其他症状

病程长者常伴有精神方面症状，多因诊断未

果、疗效欠佳及忧虑所引发的心理障碍，其中严重者可有焦虑症表现，尤以更年期女性为多发。病程愈长症状愈复杂，甚至可影响术后效果。此外，患者也可伴有因窦－椎神经受刺激所引发的颈部不适、疼痛及活动不便等症状。

五、颈椎脊髓前中央动脉症候群诊断

本病的诊断主要依据以下特点。

（一）临床症状及易变性特征

有前述两组以上症状并伴易变性特点者即具有临床意义，特别在本病早期，各种症状可随头颈部持续低头前屈而诱发或加重。

（二）体征与主诉的不对称性

与前者特点一致，在发病早、中期，由于脊髓前中央动脉处于动力性狭窄状态，其症状可随颈椎椎节失稳致脊髓前中央动脉供血不全而引发症状，且主诉较多，但在就诊时由于待诊前的休息，以致阳性体征较少，且较轻。

（三）影像学所见

除一般影像学所见外，更应注意颈椎侧位动力位 X 线梯形变，颈椎 CT、CTM 及颈椎 MR 横断面及矢状面上可显示脊髓前中央裂处受压及受阻征所见（图 3-2-5-1-4~8）。

本病的影像学特点临床症状之严重程度明确高于影像学所见，尤其是 CT、MR 等，以致临床医师不敢诊断。例如图 3-2-5-1-9 为严重锥体束征阳性患者，双下肢无力，MR 矢状位所见并不严重，但 MR 横切面上显示脊髓前中央动脉直接受压征。在除外其他疾患的同时，可初步确诊为该病。

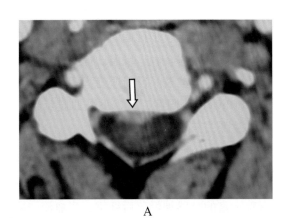 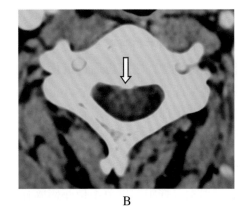

A

B

图 3-2-5-1-4　临床举例　CT 扫描所见（A、B）
A. CT 横切面扫描显示髓核后突；B. 椎体后缘骨性致压物，致脊髓前中央动脉受压

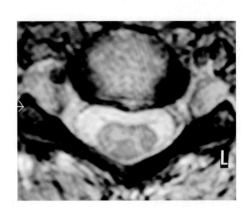

图 3-2-5-1-5　临床举例　MR 所见
MR 横断面显示髓核后突致脊髓前中央动脉受压症（轻度）

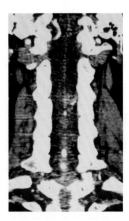

图 3-2-5-1-6　临床举例　CTM 所见
CTM 显示脊髓前中央动脉呈节段性受阻状

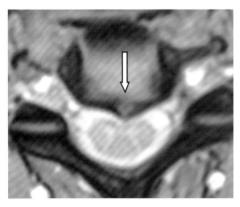

图 3-2-5-1-7　临床举例　MR 所见
MR 水平位显示髓核后突致脊髓前中央动脉中度受压

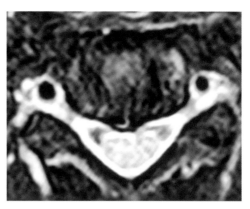

图 3-2-5-1-8　临床举例　MR 所见
MR 水平位显示髓核后突致脊髓前中央动脉重度受压

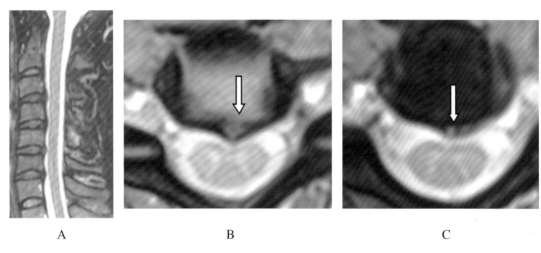

A　　　　　　　　　　B　　　　　　　　　　C

图 3-2-5-1-9　临床举例　39 岁女性患者（A~C）
A. MR 矢状位所示颈髓受压并不严重，但锥体束征明显；B、C. MR 水平位显示脊髓前中央动脉受压征明显

（四）除外诊断

主要除外非本病所引起之颅脑与交感神经症状，应请五官及神经内科等专科医师会诊协助除外，尤其是头痛症状可因多种疾患所致，应全面考虑，以防误诊。

六、颈椎脊髓前中央动脉症候群鉴别诊断

本病主要与以下三种疾患区别。

（一）脊髓型颈椎病

两者具有同源性，本病多因椎体后缘骨赘从前方直接压迫脊髓引起以运动障碍为主的锥体束征，多见于老年病例，一般不伴有交感神经及颅脑症状，症状多成持续性，在颈椎侧位动力性片上一般无梯形变所见。CT 及 MR 水平位可显示椎体后缘骨赘较宽，或髓核突（脱）出较宽。

（二）椎动脉型颈椎病

系钩椎关节病所引起之椎动脉型颈椎病，亦多伴有症状之易变性，并与颈部活动相关。但一般无脊髓症状，X 线片显示钩椎关节处有致压物，MR 检查可显示椎动脉异常；旋颈动作可诱发或加重症状。

（三）颅内病变

包括神经内科及众多疾患都可出现颅脑症状，均需加以鉴别，可请专科医师加以区别。

第二节　颈段脊髓前中央动脉症候群治疗

一、脊髓前中央动脉症候群治疗以非手术疗法为主

每例均应先试以非手术疗法，尤其症状较轻的初发病例；以纠正不良之睡眠、生活及工作体位为主，轻重量持续牵引有效，但牵引角度以与颈椎平行为宜，不宜仰伸，可配合药物治疗。

二、脊髓前中央动脉症候群手术疗法

对重型，尤其是伴有脊髓症状、严重颅脑及交感症状、久治无效者可选择手术疗法。手术应切除致压物（骨赘或髓核），并恢复椎节高度和生理曲度。笔者曾施术五十余例，疗效均较满意，至今尚未见有复发者。

三、脊髓前中央动脉症候群病例选择

（一）手术适应证

【非手术疗效无效者】

凡诊断明确，经非手术疗法无效或虽有效但经常发作影响日常工作、生活者。

【已出现锥体束征者】

表明病情较重，尤其是步行踩棉花感、踝阵挛阳性者，可因突发性跌倒、急刹车等而引发瘫痪者。

【对牵引疗法有效者】

凡对牵引疗法，包括徒手牵引有使症状缓解者，手术大多有效，表明牵引后使椎管矢径增宽而改善脊髓前中央动脉受压状态。

（二）手术禁忌证

【诊断未明确者】

尤其是在同一地区或同一医院，主要医师诊断意见不一致者，切勿随意手术，以防术后引起人为麻烦。

【无法除外侧索硬化症者】

对锥体束征明显，但无感觉障碍者切勿施术。

【全身状态不佳者】

对全身主要脏器无法忍受麻醉及手术者，应慎重。

【心理障碍征明显者】

当今社会精神因素引发各种症状十分多见，尤其是客观检查（体检及影像学）不支持之病例，应先请相关科室医师会诊。

四、脊髓前中央动脉症候群麻醉与体位

（一）麻醉

目前以气管插管全麻为主，必要时亦可选择颈丛＋局麻。

（二）体位

自然仰颈位。

五、脊髓前中央动脉症候群施术步骤

（一）切口

微创切口，2~2.5cm（图3-2-5-2-1）。手术方便与否其关键是对颈深筋膜的松解，务必充分。

（二）显露施术椎节

通过疏松的内脏鞘与血管神经鞘间隙，术者用示指松解、分离即达椎节前方。左侧用钝角S形拉钩牵开，右侧以钝性骨膜分离器牵开即可。

（三）切骨减压

对施术椎节呈口字形切除前纵韧带及纤维

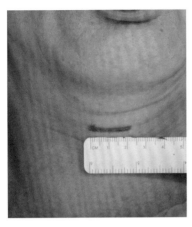

图 3-2-5-2-1　微创切口（2~2.5cm）

环，常规摘除髓核后切除椎体后缘骨赘或后突之髓核，必要时采取潜式减压术式。

（四）恢复椎节高度与曲度

对改善脊髓受压状态的首先是恢复椎管原有矢状径。为此，恢复椎节的高度与曲度具有直接作用，在此前提下切除致压物（髓核、骨赘等）才更有作用。因此对于脊柱手术强调首先恢复椎节的高度和生理曲度，除非有巨大致压物必须先清除者。

（五）人工椎间盘的应用

笔者早于 20 世纪 80 年代初即开展颈椎的非融合技术用于治疗各型颈椎病，并将自行设计的颈椎椎间盘及颈椎人工关节用于此类病例；但当年无 MR 技术，缺乏记录材料。目前由于 MR 的广泛应用，并对脊髓中央动脉症候群可以客观地加以确认，因此人工椎间盘亦已用于本病，详见临床举例例 4（图 3-2-5-2-5）及本卷第四章内容。

一般情况下多选用扁形 Cage，以上下带倒刺的 Stryker Cage 为理想，或是选用 IntroMed 可锁定之 Cage+ 钛板（见下面所介绍的临床病例）。

六、脊髓前中央动脉症候群术后处理

同一般颈椎前路手术，不赘述。

七、脊髓前中央动脉症候群临床举例

［例 1］图 3-2-5-2-2　女性，54 岁，脊髓前中央动脉症候群。

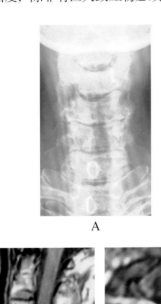
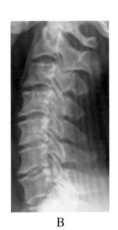
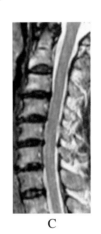

　　　A　　　　　　　　　B　　　　　　　　　C

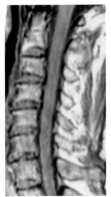
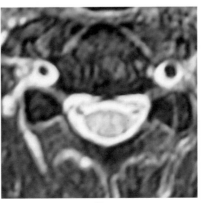
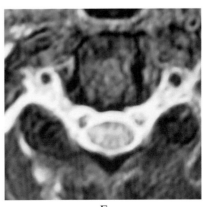

　　　D　　　　　　　　　E　　　　　　　　　F

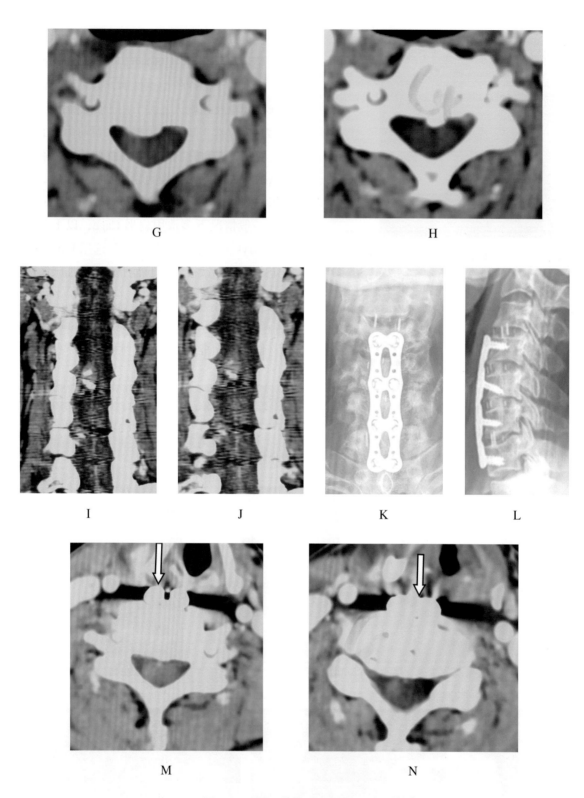

图 3-2-5-2-2　临床举例　例 1（A~N）

A、B. 术前 X 线正侧位片；C、D. MR 矢状位观（T_2、T_1 加权）；E、F. MR 水平位观；G、H. CT 扫描水平位观；
I、J. CTM 显示脊髓前中央动脉多节段受阻征；K、L. 按常规小切口行 $C_{3-4, 4-5, 5-6}$ 及 C_{6-7} 四节段减压术，切除椎节后缘致
压物，Stryker 带刺之扁形 Cage 及钛板植入，二周后原症状消失；正侧位 X 线片显示椎节高度与曲度恢复如常；
M、N. 两年后 CT 扫描显示椎节后缘致压骨已切除，箭头所指处为椎节钛板固定螺钉

［例2］图 3-2-5-2-3　女性，48 岁，因双下肢无力、跛行伴头昏、视力障碍来院，拟诊脊髓前中央动脉症候群。

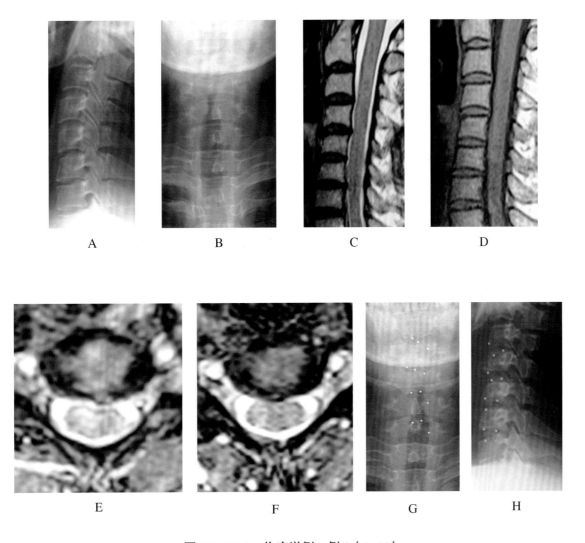

图 3-2-5-2-3　临床举例　例 2（A~H）

A、B. 术前 X 线正侧位观；C、D. MR 矢状位显示多节段硬膜囊受压征；E、F. MR 横断面，见后突之椎间盘对脊髓前中央动脉形成压迫征；G、H. 全麻下行 $C_{3-4,\ 4-5,\ 5-6}$ 及 C_{6-7} 四节段减压，切除后突之髓核，放置 Cage，术后 X 线片显示椎节已恢复原有高度与曲度，次日即下地行走，随访七年余，未再复发

［例3］图 3-2-5-2-4　女性，46 岁，因脊髓前中央动脉症候群，经非手术疗法久治无效要求施术。

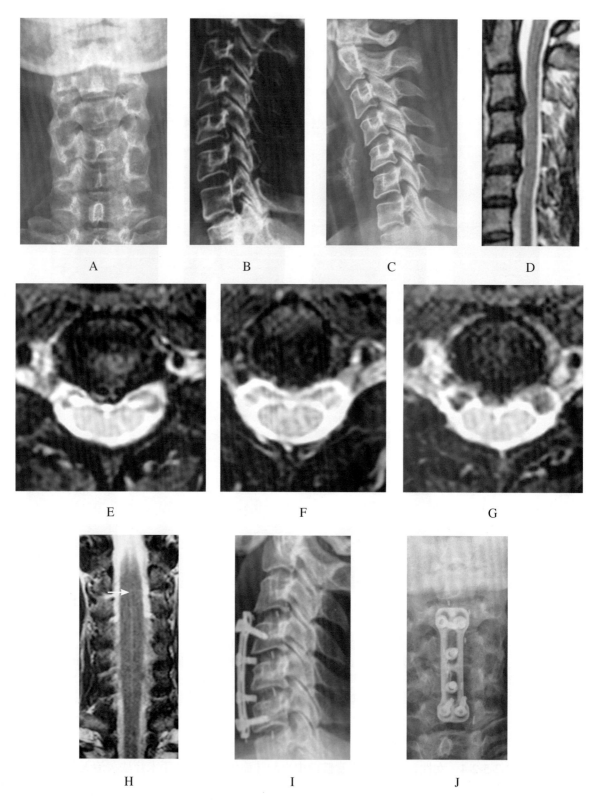

图 3-2-5-2-4　临床举例　例 3（A~J）

A、B. 术前正侧位 X 线片；C. 动力性前屈位显示多节段不稳征；D. MR 矢状位见 C$_{3~7}$ 四个节段髓核后突征，以 C$_{3~4}$ 最为明显；
E~G. MR 水平位显示脊髓前中央动脉受压征，尤以 C$_{3~4}$（E）及 C$_{5~6}$（G）为甚；H. 颈段 CTM 见脊髓前中央动脉受阻征，
箭头所指处为 C$_{3~4}$ 椎节；I、J. 颈前路减压，清除 C$_{3~7}$ 之间四节段脱出之髓核及椎体后缘骨赘，以 Cage+ 钛板固定（IntroMed），
术后次日视力明显改善，复视征消失，双手肌力增加，随访五年余，未复发

［例4］图 3-2-5-2-5　女性，44 岁，脊髓前中央动脉症候群。

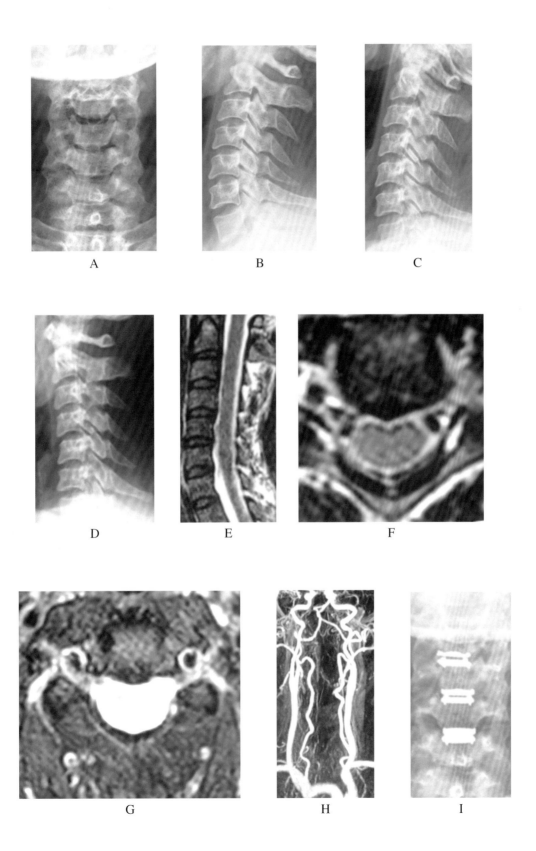

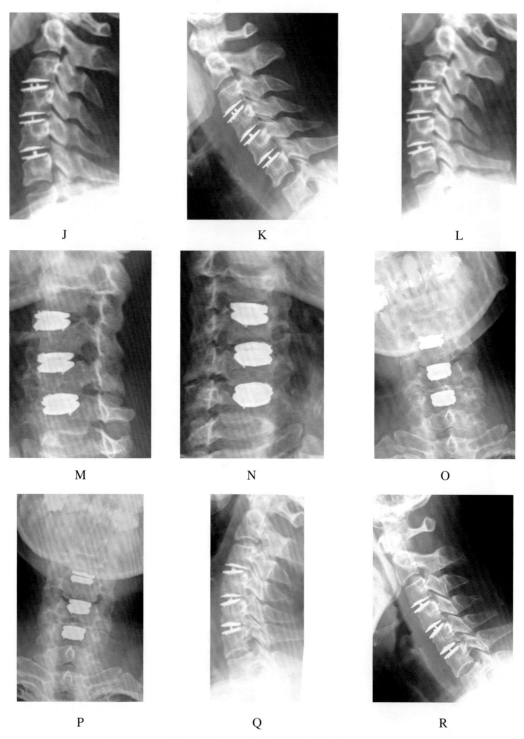

图 3-2-5-2-5　临床举例　例 4（A~R）

A、B. 术前正侧位 X 线片；C、D. 颈椎侧位动力位片，显示 C_{3-4}、C_{4-5}、C_{5-6} 椎节不稳；E. MR 矢状位，显示椎管前方多节段轻度受压征；F、G. 见脊髓前中央动脉受压；H. 椎动脉磁共振（MRA）显示双侧椎动脉多节段折曲及狭窄，尤以左侧为重；I、J. 全麻下行 C_{3-4}、C_{4-5}、C_{5-6} 三节段椎间盘切除 + 人工椎间盘植入术，术后正侧位 X 线片，见位置满意；K、L. 术后一周原颅脑症状基本消失，双肩及后背处已无痛感，颈部可随意活动，X 线侧位伸屈片显示人工椎间盘稳定，椎节处于正常状态；M、N. 为颈椎斜位片；O~R. 为术后 11 天颈椎左右侧屈运动及伸屈活动；术后四年随访疗效满意

（赵定麟　陈德玉　严力生　林研

张玉发　赵卫东　于彬　刘忠汉）

第三节　微创介入治疗颈椎外科技术

一、微创介入技术概述

椎间盘突出症（Disc Herniation，DH）是骨科常见病、多发病，是导致颈肩腰腿痛最常见的原因。常规开放手术摘除椎间盘，可达到神经根松解和减压之目的，但存在创伤大、恢复时间长、术后并发症多等缺点。微创介入技术治疗椎间盘这类疾病包括经皮化学髓核溶解术、经皮椎间盘切除术、经皮激光椎间盘汽化减压术、椎间盘髓核成形术等方法。这些方法具有操作简单、创伤小、恢复快和并发症少等优点，能克服开放手术带来的并发症。

椎间盘源性疼痛（Discogenic Pain，DP）是近年来随着精确脊柱注射技术和影像学诊断的进展而提出的概念。临床发现该类患者有时并不伴有髓核突出，推测其致痛原因可能是纤维环受损及其修复或盘内瘢痕组织压迫引起的神经激惹。椎间盘源性疼痛的治疗存在较大争议。保守治疗失败后，通常采取椎间融合术或长期止痛药物治疗。近年来发展的经皮髓核成形术（Nucleoplasty）和经皮椎间盘内电热疗术（Intradiscal Electrothermal Annuloplasty，IDET），能修复和加强磨损脆弱的纤维环，灭活椎间盘内炎症因子、降解酶和盘内痛性细小神经，使疼痛缓解或消失。

目前治疗椎间盘疾病的微创技术开展非常活跃，如果对这些技术及其适应证没有一个正确的认识，则会影响治疗的效果和技术的发展。本章将主要介绍有关椎间盘退变性疾病的微创治疗技术与骨质疏松性骨折的椎体成形术和后凸成形术技术。

二、经皮激光颈椎间盘汽化减压术

（一）病例选择与器械

【手术适应证】

需同时符合以下几项。

1. 肩颈部疼痛，沉重伴上肢根性酸胀、灼痛、麻木等症状；

2. 颈椎间盘突出　单纯性髓核膨出、纤维环完整；

3. 临床症状和体征与 CT、MR 等影像学诊断相一致；

4. 保守治疗两个月无明显疗效。

【手术禁忌证】

1. 纤维环破裂，椎间盘脱出或游离至椎管内；

2. 骨性椎管狭窄，椎间盘钙化、骨赘或后纵韧带骨化压迫；

3. 脊髓受压严重；

4. 精神异常或心理障碍者；

5. 出血倾向，严重心脑血管疾病；

6. 严重脊髓受压者。

【所需器材】

主要由穿刺针和激光机及其附属设备组成（图 3-2-5-3-1）。

1. 激光器 1 台，目前国内多选用半导体激光治疗系统，波长 810nm，功率 15W；

2. 光导纤维 1 根，直径 400μm；

3. 观察镜 1 个，监视激光发光；

4. 直径 18G、长度 15cm 带芯穿刺针 1 根；

5. "Y" 型三通管 1 个。

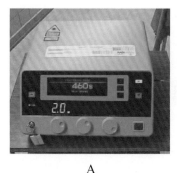
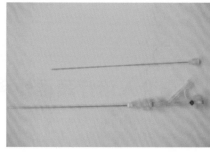
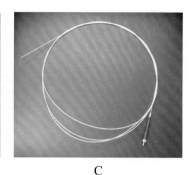

A   B   C

图 3-2-5-3-1 半导体激光治疗系统（A~C）

A. 半导体激光机；B. 穿刺针；C. 光导纤维

（二）体位与麻醉

【体位】

仰卧位，颈肩部垫薄枕使头颈稍后伸。

【麻醉】

2% 利多卡因 5ml 经皮肤、皮下组织、肌筋膜直达椎前外侧进行局部浸润麻醉。

（三）操作步骤

【定位与穿刺】

应用 C- 臂 X 线机，先在颈椎正位定位，调整 X 线机显示出最大病椎间隙，正位定位时应从 C_7 向上依次确定椎间隙，侧位定位时应从 C_2 向下依次确定椎间隙。采用右前方入路，在椎间盘平面取颈动脉鞘与内脏鞘之间为穿刺点。将气管和食管推向对侧，注意避开颈部血管、气管和食管。

【检查光纤（图 3-2-5-3-2）】

用穿刺针在 X 线透视或 CT 引导下取与躯干正矢状面约 45°角进针，刺入病变椎间隙中心部，

正位位于棘突附近，侧位位于椎间隙中央（图 3-2-5-3-3）。

【连接激光器】

正侧位透视证实穿刺针位置准确后，退出穿刺针芯，安装置入激光光纤，固定在穿刺针内。激光光导纤维经穿刺针腔置入到颈椎间盘髓核的适当位置。将光导纤维连接到激光器上，并打开和调试激光器的各参数。

【汽化髓核】

以半导体激光器为例，将激光功率调至 15W，脉冲持续时间 1.0s，脉冲间隔时间 5s，消融能量控制在 600~1000J。

【逐步调整】

汽化过程中要不断调整激光纤维的深度和角度，以便能在预设能量范围内扩大汽化腔，汽化深度 1mm 左右。

【闭合切口】

达到治疗能量后退出光纤和穿刺针，按压针

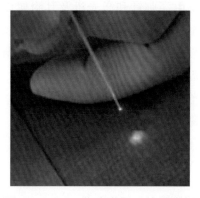

图 3-2-5-3-2 临床举例 检查光纤

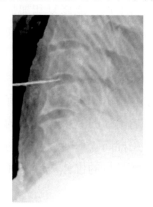

图 3-2-5-3-3 临床举例 透视下显示穿刺针的放置部位

眼 3min，包敷穿刺口。

【操作注意事项】

1. 应从患侧穿刺，有利于突出椎间盘的汽化。

2. 局麻注射时要反复回抽，避免将药物注入血管。穿刺进针时，用手指在胸锁乳突肌和气管之间向椎体表面压紧，使气管和食管向中线移动，颈动脉向外侧移动，避免刺伤血管、食管。

3. 汽化过程要在 X 线透视下严密监视，防止意外灼伤。穿刺定位必须精确，穿刺针位于上下软骨板中央并与之平行，防止损伤软骨板。

4. 照射前应检查光导纤维尖端是否超出穿刺导针尖端 3mm 以上，否则激光导致金属穿刺针发热而灼伤针道周围组织。

5. 穿刺和汽化过程中应随时询问患者感觉，如有异常要查明原因后再继续操作。热效应是激光汽化髓核组织的热能扩散对周围组织的刺激反应，随着照射时间和剂量的递增，大多数患者有一个反应过程。当患者主诉颈、肩、臂有发热感、酸胀或微痛时，可暂停照射，拔出光纤，使椎间盘内散热，或用注射器抽吸间盘内液体及气体，或稍移动针尖位置再进行照射。当患者出现上肢热、疼痛或照射剂量接近 1000 J，应终止照射。

6. 在汽化过程中可有稀薄的烟雾从针管或三通管冒出，术者可嗅到焦煳味。患者有胀痛感时应及时经三通管抽出气体，或通过延长脉冲间隔时间让气体自然向外弥散，以减低因气体积聚引起的椎间盘内压力骤升所造成的疼痛不适。

7. 每次调整针尖方向、位置时必须先拔出光导纤维，调整穿刺针并确认满意后再插入光纤，以避免折断光纤尖端。

（四）术后处理

1. 严密观察生命体征和肢体运动、感觉变化；

2. 卧床休息 1~2d，起立时颈托保护 2~3 周；

3. 给予口服抗生素 3d；

4. 如有神经根水肿症状，可静脉滴注七叶皂苷钠，共 3~5d；

5. 如仍有症状，枕颌吊带行颈椎牵引 2~3 周。

（五）并发症防治

【颈动脉损伤】

拔针后压迫 10min，如无出血后重新穿刺完成手术。

【脊髓神经灼伤】

由穿刺位置不正确造成，要注意透视引导。如有损伤，术后给予营养神经药物治疗。

【脊髓压迫】

极少发生，多为术中髓核气体排出不畅导致髓核突出加重所致。因此，术者应及时经三通管抽出气体，或通过延长脉冲间隔时间让气体自然向外弥散。

【术中疼痛】

多由气体积聚或长时间烧灼，局部温度过高和（或）压力增加所致。若患者出现疼痛，应及时停止汽化并排气。

【颈部血肿】

多为甲状腺出血。术前应检查出凝血时间，术中操作要轻柔，术后拔针后要按压以利止血。

【椎间盘炎】

PLDD 为高温环境，发生率极小，病因不十分明确。预防手术包括术中注意无菌操作，术前和术后抗生素预防感染。

三、经皮颈椎间盘髓核成形术

（一）病例选择与器械

【手术适应证】

需同时符合以下几项：

1. 肩颈部疼痛，沉重伴上肢根性酸胀、灼痛、麻木等症状；

2. 颈椎间盘突出　单纯性膨出，纤维环完整；

3. 临床症状和体征与 CT、MR 等影像学诊断相一致；

4. 保守治疗两个月无明显疗效。

【手术禁忌证】

1. 椎间盘脱出或游离至椎管内；

2. 骨性椎管狭窄，椎间盘钙化、骨赘或后纵韧带骨化压迫；

3. 颈椎不稳需要进行椎间融合者；

4. 严重脊髓受压；

5. 精神异常或心理障碍者；

6. 出血倾向，严重心脑血管疾病；

7. 严重脊髓受压。

【基本器械】

ArthroCare 2000 射频消融仪及其工作棒（图 3-2-5-3-4）。

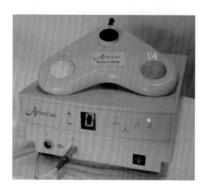

图 3-2-5-3-4　ArthroCare　2000 射频消融仪

（二）体位与麻醉

【体位】

仰卧位，颈肩部垫薄枕使头颈稍后伸。

【麻醉】

2% 利多卡因 5ml 局麻。

（三）具体操作步骤

【定位与穿刺】

透视下定位，采用右前方入路，在椎间盘平面取颈动脉鞘与内脏鞘之间为穿刺点。

【进入病变】

用穿刺针在 X 线透视或 CT 引导下取与躯干正矢状面约 45°角进针，刺入病变椎间隙中心部，正位位于棘突附近，侧位位于椎间隙中央（图 3-2-5-3-5）。

【汽化减压】

正侧位透视证实穿刺针位置准确后，拔出针芯，沿针套旋转旋入颈椎专用工作棒（图 3-2-5-3-6）。工作棒尾部通过电缆线连接于 ArthroCare 2000 射频汽化仪。将能量设为二档（125Vrms）。在椎间盘内以较慢速度来回移动工作棒，并多次变换角度，对髓核组织进行气化和固化各约

1min，直至在椎间盘内插入一根直径为 0.8mm 的克氏针，探测髓核腔内压力，觉得空虚无弹性感为止，说明椎间盘内已减压。

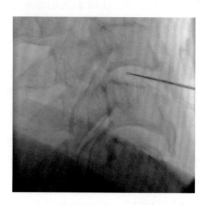

图 3-2-5-3-5　临床举例　透视下穿刺针的位置

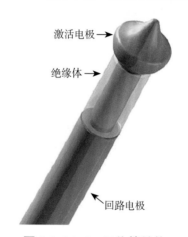

激活电极→

绝缘体→

←回路电极

图 3-2-5-3-6　工作棒结构

【闭合创口】

退出工作棒及穿刺针，局部压迫止血 3min 后，创可贴覆盖创口。

【操作注意事项】

1. 操作过程中，若患者突感剧烈疼痛或放电样麻木，应立即停止消融。然后 C- 臂 X 线机检查，确认导针或工作棒位置正确后方可继续操作。操作过程中，如患者多次出现疼痛，则要结束操作。

2. 术中透视下要清楚显示工作棒的工作头，并确认其有效工作深度，以免消融过深。

3. 确认工作棒有效深度过程中，若工作棒手柄到达了导针尾端，而此时工作头仍未达到最深工作深度时，工作棒的手柄即可作为最深深度标记。

4. 术中如遇工作棒移动困难，不可勉强，退

针重新穿针。

5. 对肥胖的 C_{3-4} 椎间盘突出者，操作时下颌略上仰有利于穿刺。

6. 术后询问患者自主感觉，如缓解不显著，可调整穿刺针深度（范围不超过 2mm），重复 1 次消融程序。

7. 椎间盘突出患者髓核均有不同程度退变，形成局部真空区，如果仅以 C-臂 X 线机定位消融，可能会出现在真空区消融的无效操作，导致治疗失败。此时应适当调整针尖位置，避开真空区，再行消融治疗。

（四）术后处理

1. 严密观察生命体征和肢体运动、感觉变化；

2. 少数患者可出现颈部疼痛，可给予卧床休息及口服止痛药；

3. 给予口服抗生素 3d；

4. 卧床休息 2~3d，颈托保护两周；

5. 如症状缓解不明显，枕颌吊带行颈椎牵引 2~3 周。

（五）并发症防治

【脊髓神经损伤】

若脊髓神经直接和汽化棒接触可能造成神经受损。因此术中要询问患者的感觉变化，若患者突感剧烈疼痛或放电样麻木，应立即停止消融，检查位置正确后继续操作。如有损伤，术后给予营养神经药物治疗。

【椎间盘炎】

发生率极小，包括细菌性和化学性椎间盘炎。预防手术包括术中注意无菌操作，术前和术后抗生素预防感染。

（王向阳　林　研）

第四节　MED颈前路减压植骨内固定术

一、MED技术概述

MED（Microendoscopic Discectomy）是一种经后路椎板间隙腰椎内镜手术系统，在内窥镜辅助下，通过 1.5cm 的工作通道完成全部手术操作，被誉为微创与腔镜脊柱外科紧密结合。借助此项技术适用到颈椎前路减压植骨融合内固定，这是近年来颈椎外科工作者的一项新的创举。为此有不少学者努力探索采用显微镜下经颈椎前路手术（Microsurgery of the Cervical Spine）并取得了非常好的手术效果。Roh and Buke 等（2000）在四具尸体同一颈椎节段的两侧，分别采用 MED 技术和传统开放式手术，对颈椎板咬除的程度，神经根减压范围及小关节突切除进行比较，实验结果证明 MED 技术可行，可适用于颈神经孔狭窄和极外型颈椎间盘突出。Adamson 等（2001）将 MED 后路颈神经孔减压成形术用于单侧神经孔狭窄或外侧颈椎间盘突出以致神经根性疼痛患者，临床应用结果令人满意。Pimenta 等对接受 METRX 颈椎手术的 65 例患者的技术可行性、融合情况、再次手术率和手术结果进行前瞻性评估，临床结果表明后路 METRX 椎间孔切开减压术（36 例）明显减少组织损伤和术后疼痛，患者所需强力止痛药和消炎药显著减少，康复时间相对缩短。前路 METRX 颈椎手术（29 例）无融合器松动、沉降，损伤小，效果肯定。国内周跃（2001）、刘忠军（2003）、郑燕平（2004）等应用 METRX 技术做单节段颈椎前路减压植骨融合内固定术，取得良好临床效果。

二、MED病例选择、器械及术前准备

（一）手术适应证

1. C_{3-6} 退行性颈椎疾病伴节段颈椎不稳者；

2. 单间隙的颈椎间盘突出压迫脊髓伴同节段的颈椎不稳者；

3. 创伤性颈椎半脱位或全脱位经闭合复位后需行颈椎稳定性重建者；

4. 创伤性单节段颈椎间盘突出压迫脊髓需手术减压或稳定性重建者。

（二）手术禁忌证

1. 需行双节段颈椎间盘减压者；

2. C_2、C_3 节段颈椎间盘突出或不稳者；

3. 需行颈椎体次全切除跨节段颈椎钛板内固定者；

4. 颈椎后纵韧带钙化或严重颈椎间盘钙化者；

5. 长期服用镇痛药物，凝血功能较差者；

6. 颈椎间隙严重狭窄而头颅牵引难以牵开者；

7. 常规颈前路手术的禁忌证。

（三）器械结构

1. 显示监视系统　由镜头、显示器、冷光源、摄像机和录像机组成；

2. 1.5cm 内径的圆形手术通道；

3. 专用配套手术器械　包括各种型号枪钳、髓核钳、刮匙、剥离器、神经拉钩及吸引管等。

（四）术前准备

【气管推移训练】

Metrx 颈前路手术的术前准备与常规颈前路手术基本一致。尽管 Metrx 颈前路手术切口小，手术工作通道比较固定，对气管、食管牵拉少，但是术中因诸多原因而需转换手术方式，所以气管推移训练还是必须的。这能减少术后咽喉疼痛和吞咽困难，防止急性咽喉水肿和气管痉挛所致的呼吸困难。

【术前 C- 臂 X 线机定位】

精确的手术定位监视是保证手术安全成功的关键。为确保手术安全，术前头颅牵引并在 C- 臂 X 线机下确定牵开程度，调整颈椎正常解剖序列和生理前曲度，并用布胶带固定好头部。Metrx 颈前路手术许多关键操作步骤都需在动态监控下进行和完成，术前应正确标定手术节段，工作通道位置是否得当（工作通道口与颈前缘影像正好相接）。

【认真选择内置物】

Metrx 颈前路手术对内置物要求较高，术前应根据影像学资料，认真选择内置物，应充分准备各种型号规格、形态和不同材料的内置物，使术中有足够的选择余地，以便手术成功。

【主刀与助手默契配合】

Metrx 颈前路手术视野小，操作空间狭窄和手眼分离的操作方式，要求手术者应具有丰富的颈前路手术操作经验和解剖知识，且应有较好的内镜手术经验。助手应认真掌握内镜下特殊手术设备和器械，确实做好镜下配合，这对完成 Metrx 手术是最为关键。

三、MED手术方法

（一）麻醉与体位

【麻醉】

气管插管麻醉或局部神经阻滞麻醉；

【体位】

仰卧位。

（二）具体操作步骤

【固定、切口】

1. 头部固定　头颅牵引下，肩部垫薄垫，头稍后伸，术前以 C- 臂 X 线机监测定位（图 3-2-5-4-1）。

2. 切口　取右侧胸锁乳突肌前缘横切口 1.5cm，切开皮肤、皮下组织、颈阔肌，双极电凝止血。沿胸锁乳突肌前缘钝性分离，将胸锁乳突肌和颈动脉压向外侧，气管、食管推向内侧，直至颈椎前面（图 3-2-5-4-2）。

【将导针插入颈椎间隙】

C- 臂 X 线机定位　确定间隙后，沿导针逐

级扩张套管，固定工作通道。连接显示及摄像系统，调整焦距及视野位置。长柄手术刀和剥离器

剥离椎前软组织及前纵韧带，双极电凝止血，显露颈纤维环（图3-2-5-4-3）。

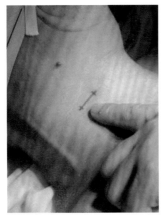 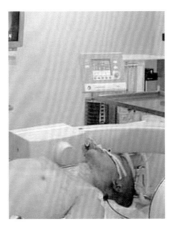

A   B

图 3-2-5-4-1　临床举例　体位与定位（A、B）
A. 体位及切口标志；B. C– 臂 X 线机透透下定位

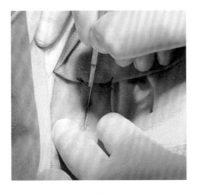 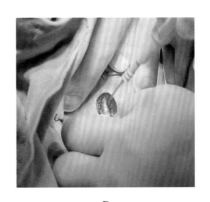

A   B

图 3-2-5-4-2　临床举例　切开与分离（A、B）
A. 横形切口 1.5cm；B. 切开止血分离

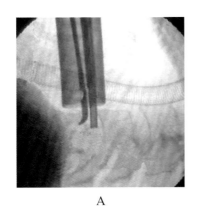 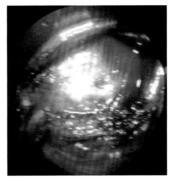

A   B

图 3-2-5-4-3　临床举例　定位及暴露椎间隙（A、B）
A. C– 臂机定位示导针插入椎间隙；B. 切开并分离颈前筋膜

【切除病变组织】

用髓核钳咬除大部分颈椎间盘，用小咬骨钳或长柄小骨凿凿去上位椎体下缘唇状骨质以扩大病变间隙，用多种型号刮匙去除残余的椎间盘组织直至椎体后缘（图 3-2-5-4-4）。用刮匙刮除相邻椎体软骨终板后，采用椎间融合器融合或固定。但注意保留软骨下骨性终板。

【撑开椎间隙】

适度增加头颅牵引重量，或采用微型撑开器扩大病变椎间隙。用微型咬骨钳去除椎体后缘骨赘和致压物，必要时切除后纵韧带，彻底减压脊髓神经。

【植骨固定】

1. 植骨　C-臂 X 线机透视下测量和确定椎间隙高度，选择合适自体髂骨块做椎间植骨（图 3-2-5-4-5）。

2. 内固定　椎间植骨完成后，选用合适长度的钛板，7 号缝线从钛板一侧螺孔贯穿，以防

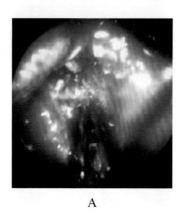
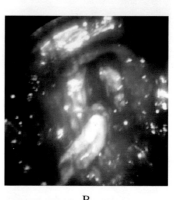

A　　　　　　　　　　　　B

图 3-2-5-4-4　临床举例　切除颈椎间盘（A、B）
A. 摘除颈椎间盘；B. 刮除上下终板软骨

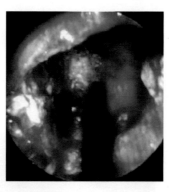
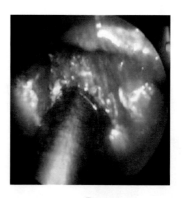

A　　　　　　　　　　　　B

图 5-2-3-4-5　临床举例　椎间植骨（A、B）
A. 牵开椎间隙植入骨块；B. 椎间加压骨块稳定

钛板滑脱。垂直将钛板送入操作套管内（图 3-2-5-4-6）。钛板覆盖在椎间植骨处，C-臂 X 线机透视下，钛板居中，然后将螺钉拧入，完成钛板

螺钉固定（图 3-2-5-4-7）。

【闭合切口】

冲洗创口，退出工作套管，放置引流管，缝

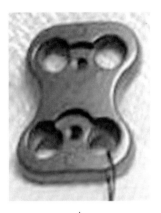 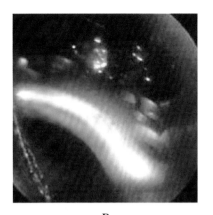

A   B

图 3-2-5-4-6　临床举例　钛板送入（A、B）

A.丝线吊住钛板；B.钛板送入操作套管

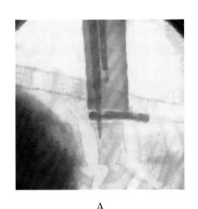 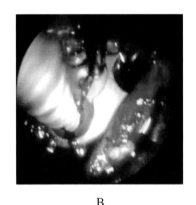

A   B

图 3-2-5-4-7　临床举例　固定钛板（A、B）

A.透视下钛板定位；B.旋入螺钉

合创口。

四、MED操作注意事项

（一）一般注意事项

【术前定位】

C- 臂 X 线机术前作正位、侧位投照，准确定位手术节段，并给予标志；

【工作通道的位置】

应避开颈动脉，在颈动脉鞘内侧上下划动，到达颈椎体后，逐渐向中线移，这样可以避免食管和气管的损伤；

【C- 臂 X 线机监控】

确定工作通道口位于颈椎正前方，不得偏移，以防操作时损伤椎动脉，或内置物偏移。

（二）避免误伤

【切勿失手】

刮匙和髓核钳来清除椎间盘和上下软骨终板时，注意不能破坏骨性终板，不能失手下压以免损伤脊髓神经。采用高速磨钻时，不能干磨，以免产生高温灼烧脊髓，及时用水冲洗降温。

【切除后纵韧带时需小心】

注意分离与硬膜间的粘连，动作不得粗暴，以免撕破硬膜或损伤脊髓。如果粘连严重，不必强行剥离，仅作后纵韧带切开。

（三）其他

【注意止血】

脊椎内有非常丰富的血管网，手术时常有出血，影响视野，必须采用双极电凝止血，严禁使用单极电凝。必要时用蛋白明胶海绵止血或"速凝纱"止血。

【钛板居中】

颈前路钛板固定时，应注意钛板置入居中，长度合适螺钉角度正确，这些操作必须在C-臂X线机监控下进行，不得疏忽。

五、MED术后处理

1. 常规观察生命体征；

2. 注意呼吸通畅，如血氧饱和度监测，必要时吸痰给氧。维持氧饱和度在96%以上；

3. 颈椎佩带颈围制动，鼓励术后深呼吸，在床上功能锻炼；

4. 术后2~3周，佩带颈围下地活动。

六、MED并发症防治

【颈动脉穿刺伤】

穿刺针误伤颈动脉，即刻退出穿刺针，手指压迫颈动脉数分钟，见无出血，再行穿刺。

【食管穿刺伤】

穿刺针偏中线，易损伤食管，虽然我们没有遇到，但必须引起重视。

【椎动脉损伤】

摘除颈椎间隙偏向侧方，髓核钳夹钳太深太偏外，以至损伤椎动脉。一旦发生椎动脉损伤，必须立即停止手术，采取应急措施，压迫椎动脉，填塞明胶海绵及止血纱布，或结扎椎动脉。

【脊髓损伤】

由于操作失误下压，或切除后纵韧带时致伤，或螺钉过长，或过度牵拉撑开椎间隙，均可损伤脊髓神经。术前术中应实行脊髓神经诱发电位监测脊髓功能。一旦发生波形改变，立即停止手术，明确的脊髓损伤，术后应行脊髓损伤常规治疗。

七、MED临床举例

［例1］患者陈某某，女，48岁。左上肢放射痛1个月余伴左手持续麻木感5d入院。入院查体：头颈活动尚可，颈段棘突无明显压痛，压顶试验（+），臂丛神经牵拉试验（+）。左侧肩胛提肌肌力IV级，三角肌肌力III级，肱二、三头肌肌力V级，左手握力V级。肱二、三头肌腱反射（+），双侧Hoffmann征（-），腹壁反射正常，鞍区感觉正常。双下肢肌力V级，膝及跟腱反射（++），双巴彬斯基征（-）。CR片示颈椎严重退行性改变。MR示C$_{3-4}$椎间盘突出，压迫颈髓。择期在全麻下行MED下颈前路C$_{3-4}$椎间盘切除、自体髂骨植骨、钛板螺钉内固定术。术程顺利，围手术期无并发症产生。切口I/甲愈合。术后CR片示C$_{3-4}$椎间植骨块与内固定物位置良好。出院时左上肢疼痛及麻木感明显减轻。随访两年，内固定物无移位，植骨融合。右上肢症状完全消失（图3-2-5-4-8）。

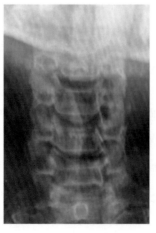
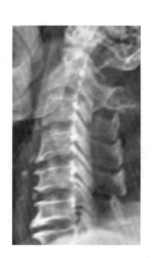
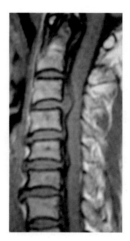

| A | B | C |

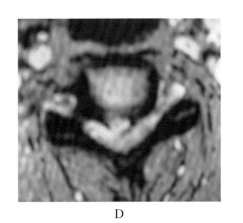

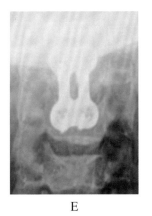

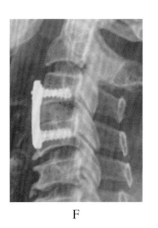

图 3-2-5-4-8　临床举例　例 1　MED 下作颈椎间盘摘除植骨融合内固定术（A~F）

A. 正位示颈椎钩椎关节变尖；B. 侧位示颈椎前后缘骨赘增生；C. MR 示 C₃~C₄ 椎间盘突出，脊髓受压；
D. 水平位示髓核突出脊髓受压；E. 术后正位片示螺钉位置居中；F. 侧位片示椎间隙高度恢复正常

［例 2］　患者姜某某，男性，56 岁。颈项疼痛伴行走不稳半个月入院。入院查体：颈椎无畸形，伸屈旋转活动正常。两前臂痛感觉过敏，双侧 Hoffmann 征（±），握力正常。两下肢伸屈肌群肌力 Ⅳ 级，腱反射亢进，髌阵挛（－），踝阵挛（＋），巴彬斯基征（－）。X 线片示颈椎生理曲度正常，椎体退变，C₄₋₅ 后缘骨赘。MR 示 C₄₋₅、C₅₋₆ 椎间盘突出，C₅₋₆ 脊髓钳夹变细，黄韧带肥厚。入院后择期在 MED 下施行 C₅₋₆ 椎间盘摘除，椎间植骨，钛板螺钉内固定术。术后二周，前臂痛觉过敏和踝阵挛消失。半年复查，两下肢行走稳定，椎间植骨融合，内固定物无松脱（图 3-2-5-4-9）。

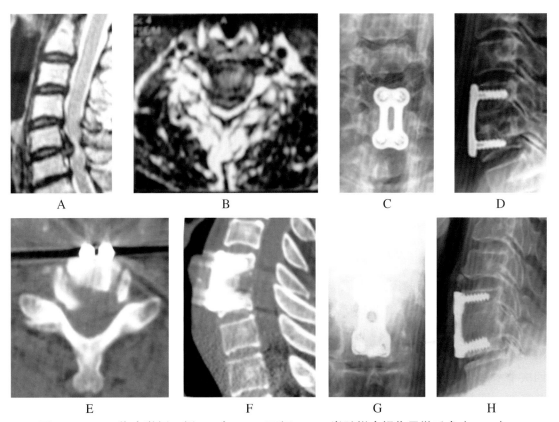

图 3-2-5-4-9　临床举例　例 2　在 MED 下行 C₅~C₆ 脊髓钳夹损伤显微手术（A~H）

A. MR 示 C₄~C₅、C₅~C₆ 椎间盘突出及黄韧带骨化致脊髓钳夹损伤；B. MR 示椎管截面堵塞 1/3，脊髓受压；
C. 正位 X 片示钢板螺钉固定良好；D. 椎间隙恢复正常高度；E. 术后 CT 示椎管减压充分；
F. 矢状位 CT 扫描示脊髓无压迫；G. 术后半年复查内固定无松脱；H. 术后半年复查椎间骨性融合良好

（池永龙）

第六章 颈椎病术后翻修术及其他相关手术

第一节 颈椎病翻修术之基本概念

一、颈椎病翻修术概述

颈椎病手术后再手术的主要目的是矫正或解除原手术遗留的或引起畸形、不稳和内固定失败及脊髓功能障碍。由于颈椎前路手术的广泛开展及内植物的使用增多，这种再手术患者近年来有逐渐上升的趋势。然而，颈椎病前路减压术后再手术难度较大，治疗效果与初次手术亦不尽相同，个体差异大，受影响的因素多，包括患者的心理因素等。因此，再手术必须慎重对待，除认真分析病史和详尽的体格检查外，还应常规颈椎伸屈动态位摄片、CT或MR检查，明确原手术效果不佳的原因，特别是神经根和脊髓的受压部位及程度，有针对性的彻底减压并重建施术节段稳定性，方能获得良好疗效。

二、影响颈椎病前路手术疗效因素概况

影响颈椎病手术治疗的因素很多，诸如病程、病变范围、神经受压程度、手术方法的选择及时机等。上述单一或多个因素均可导致颈椎病手术治疗效果不佳，部分患者需要再次手术，甚至三四次手术治疗，包括前路或后路之减压、恢复椎节高度、扩大椎管矢径和稳定椎节。在诸因素中，残留神经根和脊髓受压占主导地位，除诊断、手术入路的选择等原因外，还与操作技术及手术方法的选择等有关。

三、减压不充分为主要原因

（一）骨赘切除不彻底

在对多椎节开长槽或椎体次全切除减压时，如对上位椎体下缘和下位椎体上缘骨赘切除不彻底，尤其是下位椎体上缘骨赘常因技术操作不便，遗留较多，是构成减压不充分的原因。

（二）减压区域边缘处理欠佳

由于减压区域边缘，尤其是上、下缘处致压物咬除不彻底或骨面修剪坡度陡直，致使脊髓和硬膜囊在开槽与残留骨赘处形成折点，形成一种新的致压因素，从而妨碍神经功能的恢复。

（三）多种致压因素合并

部分患者除骨赘致压外还可合并髓核脱出和后纵韧带增生肥厚，单纯切骨开槽不能达到彻底减压目的。在行椎体开槽减压时如发现后纵韧带增厚，尤其在椎间盘水平，或影像学检查有髓核脱出到后纵韧带之下征象者，应切除增厚之后纵韧带并取出脱出的髓核，以达到彻底减压目的。

（四）环锯切骨减压时潜式减压范围不够

对骨赘范围较大者采用环锯法减压时，因所用环锯直径相对偏小，视野有限，加之潜行扩大不够，尤其环锯钻芯定位偏上或偏下，则不易完全切除致压物而导致减压不彻底。

四、植骨块移位或不融合

（一）植骨块移位

植骨移位引起脊髓受压大多为环锯法减压后植骨块偏小，加之术后固定不确切，以致骨块进入椎管所致。而长条状植骨时，可因骨块形态不良、嵌压不紧而发生移位。

（二）植骨不融合

颈椎前路减压植骨不融合或假关节形成者，常因融合节段多、植骨床准备不良，或植骨材料选择不当，以及缺乏有效固定所造成。受累节段表现有不稳、骨刺形成，并对脊髓和神经根产生刺激和压迫，诱发或加重神经症状。

五、Cage技术使用不当为又一原因

Cage 椎体间融合后再手术除因使用环锯直径（12mm）较小，减压不易彻底外，还与其设计本身有关。诸如 BAK 等无盖，植骨块填塞不紧时，碎骨块可落入椎管并形成新的致压物，圆柱形 Cage 如放置过深则容易塌陷。

六、其他原因

除前述诸因素外，尚有许多意外情况发生，包括术后外伤，人工椎间盘位置不当或滑移，术后颈椎长时间体位不当（例如打麻将、低头上网等）及吸烟等，均可影响术后病情的恢复。

第二节　颈椎病翻修术的原因、指征、术前准备及处理原则

一、颈椎病术后翻修原因

颈椎病再手术以脊髓型和混合型颈椎病多见，而单纯神经根型颈椎病较少。原因主要包括以下方面。

（一）首次手术减压不彻底

遗留脊髓或神经根受压，患者表现为神经功能改善不明显，或无变化，甚至原有症状不同程度加重。如例1（见图 3-2-6-2-1）首次术后 MR 所示，残留致压物为脱出之髓核组织，位于上位椎体的后下缘，同时有钢板和螺钉滑出，患者主诉症状加重并伴明显吞咽不适感，再次手术取出钢板螺钉扩大减压，证明脱出之髓核位于增厚的后纵韧带下方，切除后纵韧带并取出其后方的髓核组织，脊髓受压消除。

（二）与植骨有关

包括植骨块移位、塌陷及不融合。植骨移位

多发生在术后早期，对向后有压迫脊髓征象或向前有刺伤食管危险者，要及时手术矫正之。植骨塌陷与植骨选择及固定方式有关，常合并有成角畸形。而植骨不融合主要发生在椎体开长槽减压植骨上下极，与终板骨床准备不良有关，一旦有假关节形成，并伴有明显症状时，则要再手术治疗。内固定使用不当而致的松动或脱出有刺伤食管等重要结构时应考虑再手术治疗。

（三）邻近节段退变

患者术后症状消失相当长时间后又复发，而施术椎节融合固定良好者，应考虑相邻节段病变可能。其原因主要为施术节段植骨融合后，颈椎的载荷分布发生改变，而原有的机械性压力持续存在，从而使融合之相邻节段退变加速。早期表现为椎节不稳及间盘突出，渐而骨赘形成，产生脊髓和神经根的压迫症状如例2（见图 3-2-6-2-2）。然而，其发病情况个体差异较大，且有关相邻节段退变的确切发生率和发生时间的文献亦报道很

少。Satomi 报道颈椎融合后相邻节段发生退变的时间在 4~18 年不等，平均 10 年，而且与手术融合节段多少有关，融合节段越多，发生几率越高。术后六年的发生率可达 8%。我们也发现，相邻椎节病变者的固定融合节段均为二个节段以上，且以三节段融合者为多。其发生时间在术后 4~10 年，平均 6 年。患者均在出现明显临床表现时方来就诊，故使其实际发生率难以推断。

二、颈椎病翻修术指征

颈椎病前路减压术后再次手术的指征主要为残留或新形成的脊髓和神经根机械性受压，致压因素位于椎管前壁且较局限者。对病变椎节多、合并明显椎管狭窄者则应行后路手术减压。由于原来手术使组织结构发生改变，加之瘢痕明显，以致再次手术时难度较大。因此，术前必须认真分析临床症状、体征和影像学检查结果，去伪存真，以求选择合适的术式。

（一）需进一步减压者

对首次手术减压不够彻底、并有致压物残留者，以及原有症状和体征无改善或加重者，经临床观察三个月后无恢复，影像学检查，尤其 MR 成像显示有明确脊髓受压，应再次手术减压。

（二）内植入物移位者

对合并有内固定物或植骨块移位引起的神经压迫及有损伤食管等邻近结构危险者，则应及早手术。

（三）邻近节段退变明显者

相邻节段病变通常在首次手术后改善相当长时间后脊髓受压或神经根损害再度出现，并与影像学表现相一致，脊髓受压以前方为主者则应再次前路减压。

（四）植骨不愈合者

对植骨不愈合则根据实际情况，当患者有明显颈部症状或因假关节形成，因不稳刺激神经根或脊髓，使其功能障碍恶化者，则要行翻修手术，使其融合。

三、颈椎病翻修术术前准备

（一）详细病史及体检

除询问原手术前病史外，着重了解前次手术后症状改善情况，同时要做一系统的体格检查，包括神经系统的检查，并与原手术前记录加以比较。如果患者神经症状，尤其是疼痛、脊髓功能障碍手术后立即加重，往往与手术刺激或损伤有关。如术后一段时间内虽无加重，亦无改善，情况有两种。其一是脊髓或神经根压迫较久，神经功能恢复较慢或较困难。另一种情况则是减压不彻底，脊髓功能障碍及神经根性症状无法改善。如患者术后症状有明显改善，或已消除，经过相当长的一段时间后又出现类似症状，则有可能为相邻椎节新的病变所致。而诊断错误者，则患者病情会随原发病病情发展而变化。因此要详细收集病史，认真分析，并结合体格检查，排除诸如椎管内肿瘤、胸廓出口狭窄症及肩周炎等疾患。此外，翻修术前还应多与患者交流，了解患者的心理状态，综合分析，明确手术效果不佳的原因，以便做出正确处理。

（二）影像学检查

对颈椎病前路减压固定融合患者应定期拍摄颈椎 X 线平片，对需翻修术者均应行颈椎正位、屈伸动态侧位 X 线平片及 CT 或 MR 检查。影像学上可见原施术椎体后缘有骨赘残留，椎节高度变小、不稳，植骨塌陷和成角畸形，以及内植物的位置改变等，MR 检查可发现脊髓和神经根受压征象、性质和位置，以及脊髓的信号变化。部分患者在原手术椎节相邻节段有明显退变并骨赘形成、椎节不稳或椎间盘突出。影像学改变对明确病因和再手术方式的选择十分重要，然而，其必须与患者的症状和体征有内在的联系方具诊断意义。

四、颈椎病再手术病例处理基本原则

（一）根据不同病因进行处理

凡术后症状加重者，首先应明确原因，除因

植骨块移位或内固定失误等造成医源性脊髓或神经根受压，需尽早手术矫正者外，原则上均应先行非手术疗法，其中无效者方可考虑再次施术。

（二）根据致压部位选择手术入路

凡因前路手术失效者，残留的致压因素仍以前方为主者，而无原发性椎管狭窄症等者，一般多采用颈前入路，且其中大多于同侧入路施术，仅少数病例需对侧入路。如合并有椎管狭窄，或病变超过三个节段者，宜采用后入路手术。

（三）合理制订手术范围

再手术一般多选择手术范围超过原手术之术式，因此笔者建议以扩大性减压术、潜式减压术或椎体次全切除术为主，并选择有效之内固定技术。

（四）彻底减压

再手术疗效主要取决于脊髓和神经根功能的改善情况、程度及时间，其与多种因素相关。凡减压彻底，椎节高度恢复至病前正常状态及椎节稳定性良好者，多可获得一定疗效。反之，则治疗效果往往不佳。

五、颈椎病翻修术临床举例

［例1］ 图 3-2-6-2-1 颈椎病前路减压不彻底，残留物致颈髓受压行翻修手术。

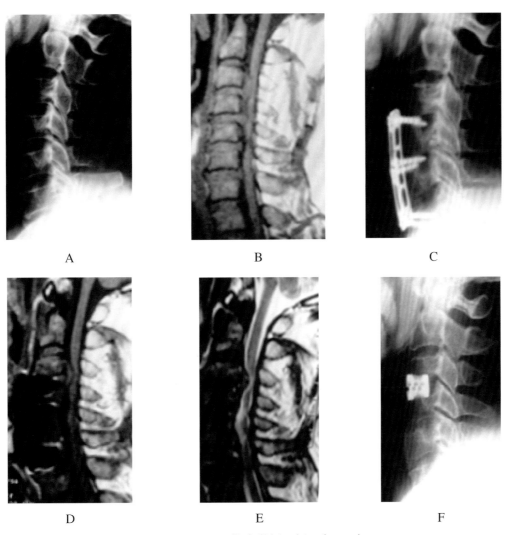

A B C

D E F

图 3-2-6-2-1 临床举例 例 1（A~F）

A. 术前颈椎侧位 X 线片，颈椎退变明显；B. 术前颈椎 MR T_1 加权显示脊髓受压；C. 第一次手术后，前路钢板、螺钉松动；D、E. 第一次手术后，颈椎 MR T_1T_2 加权像显示 C_{3-4} 的髓核残留，脊髓未获减压；F. 翻修手术：取出钛板、螺钉，清除 C_{3-4} 残留髓核 + 潜式减压 Cage 固定融合，术后症状消失

［例2］ 图 3-2-6-2-2　颈椎前路融合术后对相邻节段的影响。

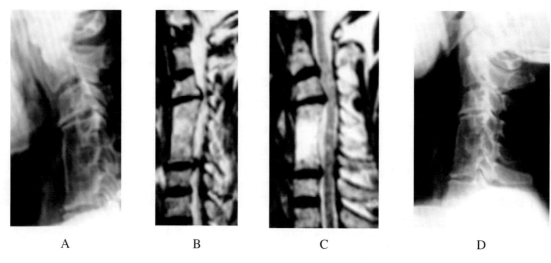

A　　　　　　　　B　　　　　　　　C　　　　　　　　D

图 3-2-6-2-2　临床举例　例2（A~D）

A. 为 20 年前病例，术后 6 年颈椎屈曲侧位 X 线片显示相邻椎节退变伴椎节不稳；B、C. MR 矢状位 T_1、T_2 加权显示融合相邻节段退变伴脊髓明显受压；D. 入院后行上、下椎节潜式减压 + 局部旋转植骨，颈椎力线改善，原症状消失

第三节　颈椎病翻修术术式选择与相关问题

颈椎病术后前路翻修入路通常采用同侧，如瘢痕严重，可选对侧。手术操作务必仔细，从较健康部位进入，避免食管等重要结构损伤。尤其在取钢板螺钉等内固定时更易发生，应予重视。翻修时应针对每一例患者的具体情况采取不同措施。

一、脊髓或神经根受残留组织压迫

颈椎病手术后脊髓或神经根性症状持续，或加重，或复发，其原因是多方面的。

（一）术后早期症状加重者

在术后早期出现的持续根性痛或脊髓功能障碍加重，可能为手术刺激，或骨性压迫减压不充分，有时为脱出之髓核未去除所致，也有植骨移位者，针对这些情况，应行影像学检查以明确诊断，决定是否进行翻修手术，见例 1（图 3-2-6-3-1）。如果仅仅前路植骨块的轻度移位，可立即行确切的外固定治疗。如果植骨块明显移位或内植物进入椎管，要尽快手术取出植骨块或内固定物，重新植骨固定，见例 2（图 3-2-6-3-2）。

（二）术后症状无缓解者

术后患者脊髓功能障碍及神经根性疼痛无变化或变化不明显，而诊断和术式选择无误，则可能由减压不彻底所致。对残留骨赘局限者，可采用较大直径环锯开窗减压，见例 3（图 3-2-6-3-3）。骨赘范围较大者，同时有前柱高度降低及颈椎生理曲度变小或消失者，开长槽减压后在撑开状态下植骨，尽可能重建颈椎前柱高度和生理曲度。酌情选用颈椎前路钢板螺钉固定，可增加施术节段的稳定性，提高融合率，见例 4（图 3-2-6-3-4）。

Cage 椎体间融合后需再手术时需充分认识，由于 Cage 与周围骨质融合较牢，取出时难度很大，需将 Cage 周围骨质开槽达椎体后缘方可将其撬出。经过这一操作，其减压范围已够，切取自体髂骨植骨，或用钛网加切取之碎骨植骨，酌情钢板螺钉固定，见例 5（图 3-2-6-3-5）。

（三）残留神经根症状患者翻修术的注意事项

除这些特定情况外，椎体次全切除减压对解除脊髓和神经根残留压迫，具有手术野较大，能够快捷而安全地完成相对较为彻底的减压，即可保留后纵韧带，亦可根据有无韧带下致压物将其切除。另外，切除的碎骨块可以作为自体骨来源应用于下一步的重建术，碎骨块可以填充于钛网中，再植入椎间，这种植骨方法与自体髂骨植骨法具有相同的融合效果，还可避免切取髂骨之并发症。通常情况下减压的宽度为 16~18mm，或达两侧颈长肌内侧缘，以获得彻底减压目的，但不可过宽，只要见到硬膜囊两侧弧形转折处即已切骨足够，过宽除出血较多外，容易造成损伤。植骨块与骨槽侧面的密切接触方能增加重建后的生物力学稳定性，无论采用整块三面皮质骨块或网状植入物（内填充碎骨块），均要保证达到其与上、下端面和侧面之间有良好接触，除获得即刻稳定外，随着骨质的相互融合、桥接后，形成局部的内在稳定，这种重建方能获得永久稳固。如果椎体切除过多，留有较大空隙，而仅仅采用腓骨块植骨方法，不能完全填充遗留空间，则由于其融合仅位于头尾端面，两侧面由于空隙较大不能有效融合固定，使得重建后的颈椎抗扭转和剪切力下降，只能借助于终板与植骨块之间的稳定及头、尾端钢板螺钉的机械作用来维持，较易发生固定融合失效。这种情况下应辅以适当的外固定，防止骨性融合前发生钢板螺钉的松动或变位。

为了使颈椎恢复自然曲度，术中可采用撑开器撑开方法恢复颈椎高度和生理前凸，在维持正常颈椎高度和前凸的同时可最大限度撑开神经孔，恢复黄韧带的张力，减少其向椎管内的皱折，达到间接减压的目的。

（一）植骨方式选择与假关节形成

应用 Smith-Robinson 技术行椎体间融合的假关节发生率约 3%~26%，当行多节段椎体间融合时，假关节的发生率会增高。有文献报道单间隙椎体间融合失败率为 11%，两个节段以上的椎体间自体髂骨植骨融合的失败率则高达 27%。虽然同种异体冻干髂骨移植和自体髂骨移植在单间隙的融合失败率基本一致，但在多节段的融合失败率比较中，同种异体骨组（62%）明显高于自体骨组。有学者指出：在颈前路多节段减压、椎体间植骨融合的手术中矫正颈椎畸形和术后维持生理前凸有助于减少融合失败率。前路治疗脊髓型颈椎病多节段、椎体次全切除后应用自体腓骨植骨的融合失败率比采用自体髂骨明显增高，应用异体腓骨的融合失败率可达 41%。如能辅助后路固定、松质骨植骨或外固定，则能提高植骨融合率。判断椎体间植骨是否融合的 X 线标准包括：椎体间隙有骨小梁通过，植骨交界面无 X 线透亮区，相邻棘突间距在伸屈位 X 线片上相差不超过 2mm。柱状植骨融合的 X 线标准和椎体间植骨相似，注意观察植骨块是否已重新塑形。多数病人需要 2 年以上的随访后才能判断是否完全融合。

（二）假关节形成的表现

长期随访的研究表明假关节形成和前路手术效果不佳有关。Bohlman 观察了 122 例前路颈椎间盘切除、植骨融合的患者，随访 2~15 年，发现植骨不融合与术后颈肩痛关系密切，认为假关节所处部位形成的不稳、运动、及该处骨质增生所造成的压迫是产生神经症状的原因。Phillips 分析了颈前路椎间盘切除、自体髂骨植骨术后融合失败患者的自然史和治疗情况，14 年间共有 48 例患者发生了假关节形成，1/3 患者平均在术后 5 年因植骨融合失败而出现轻微的神经症状，2/3 患者因假关节形成而出现明显的神经症状，有 16 例患者再次行手术治疗。在植骨融合失败、假关节形成的病例中，有 1/3 患者尽管 X 线片证实植骨融合失败，但在初次手术后有持续的症状缓解期，神经症状再次加重多为继发的一次外伤后，可能破坏了已有的椎体间纤维连接。术后患者在未获得可靠的融合效果前神经症状会持续存在，而在获得可靠的融合效果后神经症状明显改善。

（三）假关节形成翻修术的手术方式及选择

多种手术方式可以解决颈前路术后假关节形成的问题，Brodsky 比较了颈椎前路翻修手术和后路钢丝、钛缆固定的手术效果，后路手术的融合率为 94%，前路手术为 79%，因而认为后路手术效果优于前路。Farey 等报道了一组前路术后假关节形成并伴神经根症状的患者，行后路神经根减压、植骨融合、三重钢丝固定的成功率为 100%。我们认为只要熟练掌握植骨融合技术和有效的固定，颈前路减压融合失败的病例无论前路、后路翻修手术均能取得良好的疗效。

植骨融合失败患者并伴有后凸畸形的可采取前路邻近椎体的半椎体切除、充分减压，自体髂骨移植，钢板固定。如果伴有明显的后凸、脊髓压迫或相邻节段的假关节形成需要行椎体次全切除，彻底减压。在 1~2 个椎体被切除后应用髂骨块植骨，而当切除两个以上椎体时，可用腓骨植骨融合。必要时要前后路联合，后路根据情况，如有压迫因素，亦要减压，减压后可采用自体植骨融合关节突关节，并用侧块钢板螺钉固定。前后路联合翻修手术中前路主要使用同种异体骨植骨，而后路使用自体骨植骨，几乎所有病例均能获得可靠的融合。无论是前路，还是后路，或是前后路联合，关键在于确切有效之植骨，植骨时要将植骨床刮至点状出血，植骨面保证平整，以提供最大的接触面积，而植骨床要有足够强度，以自体骨首选，同时有良好的固定，方能提高融合率。

（四）前路手术术后假关节形成翻修手术的治疗原则

根据文献报道和我们的经验，颈前路椎体间植骨融合失败的翻修手术，根据不同病情，一般采用以下治疗原则：

【单节段的融合失败伴颈部疼痛、神经根症状】

采用前路翻修，假关节及椎体次全切除，充分减压，自体髂骨植骨，前路钢板固定，或后路翻修，椎间孔减压，自体髂骨植骨，钢丝或侧块螺钉固定。如果伴有后凸畸形、脊髓压迫症，或相邻多节段需要减压，可行前路椎体次全切除，自体骨植骨，前路钢板固定。

【前路固定、融合失败且固定装置无松动】

可行后路钢丝、钛缆或侧块钛板螺钉固定，并行自体骨植骨。如果前路固定装置松动，存在食管、气管损伤的危险，应立即行翻修手术，去除固定物。两次植骨后再行颈后路植骨、内固定术。

【需要行多节段椎体次全切、柱条状植骨者】

我们的经验是选择前后路联合手术，前路植骨后根据情况决定是否先行钛板内固定，再行后路植骨、钢板内固定。长节段植骨后单纯前路钛板固定显然是不够的，不能提供整个节段的稳定，可能会发生螺钉断裂或邻近椎体的骨折。必要时宜行前、后路联合手术。

三、颈椎相邻节段的退变

（一）颈椎相邻节段退变的原因和临床表现

术后患者如果在手术相邻节段出现退变如节段性不稳，骨性狭窄，椎间盘突出，小关节或韧带肥厚增生等，则可能出现神经症状，需要再手术治疗。临床表现有颈部疼痛、根性痛或脊髓压迫症状。如果有相邻节段的退变致颈椎不稳，X 线平片检查显示融合部位之相邻椎节不稳、骨赘形成或椎间隙高度下降，MR 或 CT 检查可明确脊髓或神经根受压情况。单纯的颈部疼痛的病因诊断则较困难，采用 CT、MR 扫描，小关节封闭以及椎间盘造影等有助于判断疼痛的原因。

（二）颈椎相邻节段退变翻修术基本原则

一旦诊断为邻近节段退变并伴有相应神经根

或脊髓压迫征象,决定翻修手术,则要遵循以下基本原则。

【节段性不稳】

如相邻节段的单纯不稳,一般选择前路融合、固定,也可选择后路,如合并有神经压迫,则应根据具体情况决定如何减压,见下述例6(图3-2-6-3-6)。

【相邻节段的椎间盘突出】

选择前路减压(椎间隙或椎体次全切除)、植骨融合、钛板内固定,见例7(图3-2-6-3-7)。

【相邻节段的椎管狭窄或小关节病变】

行后路扩大减压植骨融合并应用内固定系统。

【相邻节段不稳并伴后凸畸形、脊柱后部结构缺失】

可行前后路联合植骨融合固定,并根据具体情况决定是否减压。

手术一般包括延长、扩大上次手术的骨性融合范围,因为上次融合节段会产生杠杆作用而使上下节段应力集中,受力增强,因此必须使用内固定。是否需要神经减压要根据术前的诊断。选择前后路手术的途径要决定于病变的位置和性质。

四、颈椎术后不稳或后凸畸形

(一)颈椎术后不稳和畸形的原因及临床表现

在颈椎前部或后部结构的完整性被破坏后可能会出现持续性的疼痛、畸形、神经压迫症状。疼痛产生的原因可能为颈椎前部承重能力的减弱,例如前路植骨块的塌陷,椎板的切除所致的平移或成角不稳。后凸畸形可能存在于单节段或整个颈椎,神经症状产生的原因既可能是来自脊髓前部的直接压迫,又可能是因为后凸畸形使供应脊髓的血管张力过大,影响血供而造成脊髓功能障碍。如果成人患者术前存在颈椎后凸畸形或不稳,那么术后发生畸形的可能性大大增加。一旦后凸畸形形成,颈椎后部肌肉组织要持续紧张对抗因头部重量前移产生的屈曲动作而加速退

变。没有生理前凸,脊髓被紧贴在椎体后缘,持续受压而造成脊髓缺血和脊髓变性。根据后凸畸形形成后的稳定性,通常区分为活动型和僵硬型两种,其再手术治疗可行前路、后路或前后路联合手术。决定手术方式的因素除包括畸形是否活动和僵硬程度外,还包括有无神经压迫症状、颈椎骨的质量,上次手术后供骨区情况,以及每个患者不同的个体情况。

(二)颈椎活动型后凸畸形的翻修术

若患者的后凸畸形有一定的活动度,且没有或仅有轻微的神经压迫症状,翻修手术目的是纠正畸形,防止畸形进一步加重,解除相关的疼痛。畸形矫正后可选择后路植骨融合,融合范围应包括前次手术椎板切除的上位完整的棘突和下位完整的棘突,术前颈椎牵引有助于复位和畸形矫正。前路多节段椎体间植骨最好结合后路植骨以达到可靠的融合。内固定的目的是提高颈椎的稳定性,防止畸形复发,提高融合率。肋骨、髂骨块结合钢丝固定在小关节上,或者将小关节固定在金属棒上,起到内夹板作用。侧块螺钉钢板固定可以避免术后使用外固定,目前应用较多。如果活动的后凸畸形有明显的神经压迫症状,患者应行牵引、椎管影像学检查,以决定在畸形复位后能否解除神经压迫。如果畸形矫正后神经压迫症状能够解除,单纯行后路固定、融合手术即可。如果颈椎畸形矫正后持续存在脊髓受压,则先要行前路减压、复位、固定。

(三)颈椎僵硬型后凸畸形的翻修手术

治疗椎板切除术后僵硬的后凸畸形,单纯的后路减压是不够的,手术既要解决脊髓压迫,又要矫正畸形。紧贴于椎体后凸畸形顶点处的脊髓容易受压、变性,单纯椎间盘切除是不够的,不能充分去除后凸区域的椎体后正中骨赘,因此多节段的椎体次全切除十分必要。当前路减压后,行术中牵引复位并柱状植骨支撑、融合,如果柱状植骨要跨越2个或3个椎间隙,则应用带三面皮质骨的髂骨块。如果需要植骨的范围是3个椎间隙或以上,宜选用比髂骨更坚强

的腓骨来支撑，当然同种异体植骨也可应用。而椎体次全切除时取下的骨质要保留，辅助腓骨、髂骨植骨以提高融合率，特别在应用同种异体骨时，可结合使用。也可用钛网加自体髂骨植骨或椎体切除的松质骨植骨。钛网的优点在于可根据需要长度切剪，能够灵活适应椎体切除后所需的植骨长度，减少供骨区的并发症，比髂骨或腓骨植骨的强度更好。钛网提高了整个植骨体的抗扭转强度，上下缘锐利的齿增强了抗剪力作用。

对于多节段椎体切除，前后路联合手术比前路植骨、钢板内固定有更高的融合率。根据笔者的经验，对于椎板切除术后畸形的病例，最好行

前路椎体切除减压，自体骨植骨或钛网支撑，后路选用钉棒系统固定，C_{3-6}可用侧块螺钉技术，$C_{2、7}$或上胸椎用椎弓根螺钉固定。新的颈后路固定系统可允许在颈椎应用侧块螺钉，而在胸椎应用椎板或椎弓根钩棒。颈胸交界处的椎弓根固定对经验较少的脊柱外科医师来说比较困难，在上胸椎部位也可将螺钉经关节突固定于肋骨头位置。

五、颈椎病翻修术临床举例

［例1］ 图3-2-6-3-1 颈前路环锯减压后植骨块移位，脊髓受压，行翻修手术。

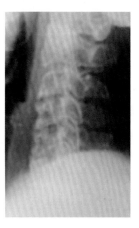
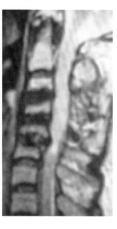
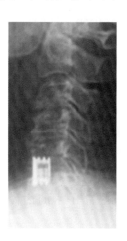

| A | B | C |

图 3-2-6-3-1 临床举例 例1（A~C）
A.前路环锯减压术后侧位X线片；B.MR矢状位检查见C_5~C_6植骨块进入椎管压迫脊髓；
C.再次手术，切除致压骨，Cage融合，术后症状消失

［例2］ 图3-2-6-3-2 颈椎病前路减压＋植骨＋钛板固定，螺钉进入椎管压迫脊髓行翻修术。

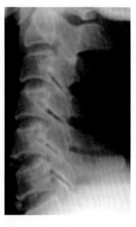
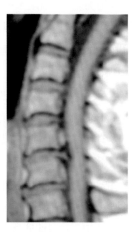
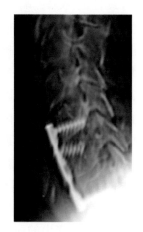

| A | B | C |

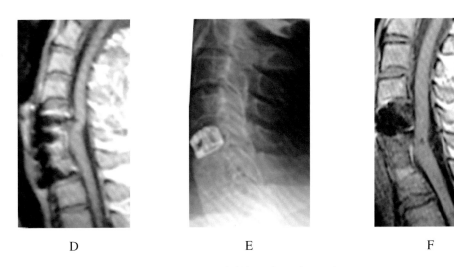

D　　　　　　　　　　E　　　　　　　　　　F

图 3-2-6-3-2　临床举例　例 2（A~F）
A. 第一次手术前 X 线侧位片；B. 第一次手术前 MR 检查示硬膜及脊髓受压征；C. C$_6$椎体开槽减压 + 植骨 + 钛板固定，
上位螺钉较长；D. 术后 MR 检查显示上位螺钉进入椎管压迫脊髓，患者症状较术前加重；E. 再次手术翻修，取出钛板、
螺钉，局部减压及 Syncage 植入融合；F. 翻修术后 MR 检查见局部脊髓受压解除，临床症状消失

［例 3］　图 3-2-6-3-3 颈前路减压术后骨赘残留，伴钛板螺钉松动退出行翻修术。

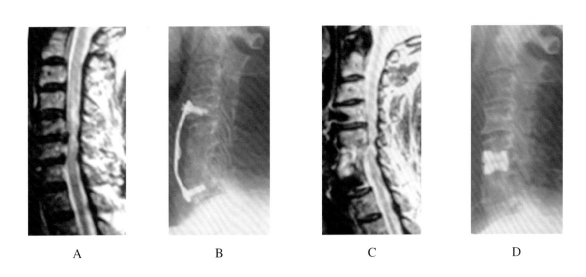

A　　　　　　　　B　　　　　　　　C　　　　　　　　D

图 3-2-6-3-3　临床举例　例 3（A~D）
A. 第一次手术前 MR 矢状位检查见 C$_{5~6}$、C$_{6~7}$脊髓受压；B. 前路减压、植骨及钛板固定后，颈椎侧位 X 线片显示骨赘残留，
钛板、螺钉松动退出，脊髓压迫症状无缓解；C. 第一次手术后 MR 矢状位检查显示骨赘残留，脊髓受压；
D. 前路翻修取出钛板及螺钉，环锯法减压去除残留骨赘，Interfix 融合

［例4］ 图 3-2-6-3-4 颈前路环锯法减压不彻底，再次手术翻修。

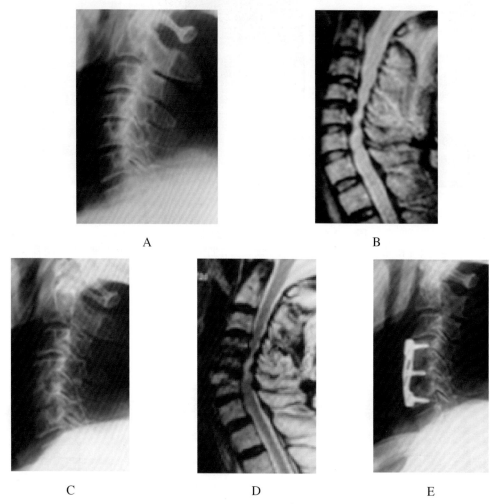

A   B

C   D   E

图 3-2-6-3-4 临床举例 例 4（A~E）

A. 第一次手术前 X 线侧位片；B. 第一次手术前 MR 矢状位示脊髓型颈椎病；C. 环锯法减压植骨术后 X 线侧位片；

D. 环锯法减压植骨术后，MR 示脊髓并未获得减压，患者症状无改善；

E. 再次手术翻修，C$_5$ 椎体次全切除减压 + 植骨 + 钛板螺钉固定，术后功能恢复正常

［例5］ 图 3-2-6-3-5 颈椎前路减压 BAK 融合术后塌陷，因脊髓受压再次手术。

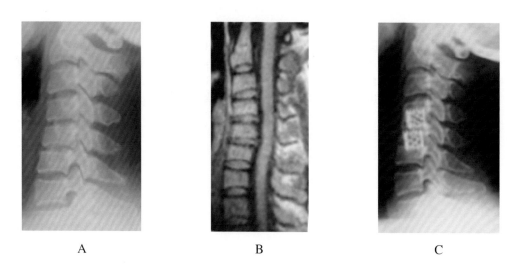

A   B   C

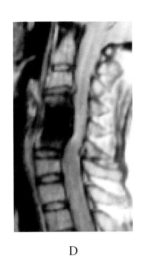
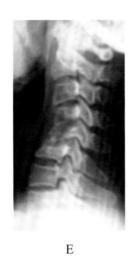
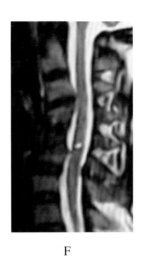

D　　　　　　　　　　　　E　　　　　　　　　　　　F

图 3-2-6-3-5　临床举例　例 5（A~F）

A. 第一次手术前颈椎侧位片；B. 第一次手术前 MR 矢状位检查所见；C. 前路减压 BAK 融合后 X 线侧位片，显示 Cage 下沉征；D. BAK 融合术后 MR 矢状位检查示脊髓有受压征；E. 前路翻修术，取出 BAK+ 植骨融合；F. 翻修术后 MR 矢状位检查示脊髓受压征已基本解除

［例 6］　见图 3-2-6-3-6 颈椎多节段融合后上端相邻节段退变，再次手术减压。

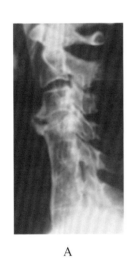
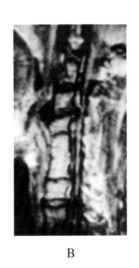
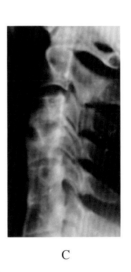

A　　　　　　　　　　　　B　　　　　　　　　　　　C

图 3-2-6-3-6　临床举例　例 6（A~C）

A. 男性，56 岁，颈前路融合术后 10 年，颈椎侧位片 X 线示融合上位椎节退变伴骨赘；

B. MR 矢状位检查示上位相邻节段退变，骨赘突向椎管，压迫脊髓，患者行走困难；

C. 前路再手术，环锯切除椎节前方骨赘 + 植骨融合，术后 X 线侧位片，显示椎节前后骨赘消失，功能恢复满意

［例 7］　图 3-2-6-3-7 颈椎前路融合后相邻节段椎间盘突出，再次手术减压。

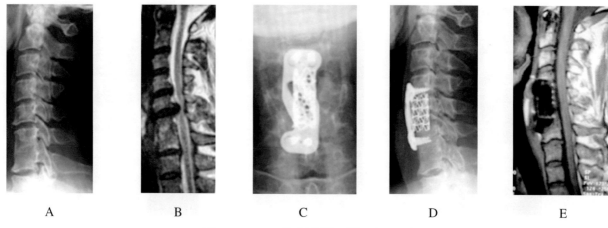

A   B   C   D   E

图 3-2-6-3-7　临床举例　例 7（A~C）

A. 患者男性，46 岁，C$_{6-7}$ 椎间盘突出行前路减压植骨融合术后 7 年 X 线侧位片；B. 前路融合术后七年 MR 检查显示 C$_{4-5}$，C$_5$~C$_6$ 椎间盘突出；C、D. 再手术，C$_5$ 椎体次全切除减压，钛网植骨 + 钛板固定术后 X 线正、侧位片；E. 再手术后 MR 矢状位检查示脊髓受压征已被解除

［例 8］　图 3-2-6-3-8 颈椎前后路切骨减压术后翻修术。

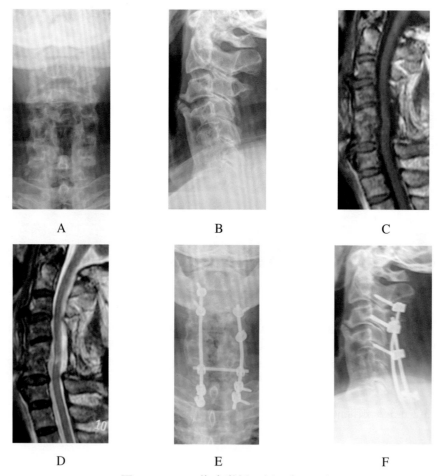

A   B   C

D   E   F

图 3-2-6-3-8　临床举例　例 8（A~F）

A、B. 男性，74 岁，正侧位 X 线片显示颈椎前后路均施减压术，C$_4$-C$_6$ 椎节前方已融合状；

C、D. MR 矢状位 T$_1$、T$_2$ 加权显示 C$_3$-C$_4$ 及 C$_6$-C$_7$ 前后方均有致压物，且 C$_5$~C$_6$ 脊髓已有变性改变；

E、F. 全麻下行颈椎后路 C$_2$~T$_1$ 侧块螺钉固定及 C$_2$ 下缘至 C$_7$ 椎板切除减压术，术后正侧位 X 线片

（陈德玉　赵　杰　沈　强　赵定麟）

参 考 文 献

1. 陈德玉, 陈宇, 卢旭华等. 颈椎后纵韧带骨化症合并硬膜囊骨化的前路手术治疗 [J]. 中华骨科杂志,2009,29(9)

2. 陈德玉. 颈椎伤病诊治新技术, 北京: 科学技术文献出版社, 2003

3. 黄平, 陈德玉. 颈前路减压术后颈椎重建的研究进展 [J]. 中国矫形外科杂志,2009,17(11)

4. 缪锦浩. 颈椎退行性疾病术后翻修的原因及方法 [J]. 中国脊柱脊髓杂志,2009,19(7)

5. 赵定麟, 王义生. 疑难骨科学. 北京: 科学技术文献出版社, 2008

6. 赵定麟. 关于颈椎病若干临床问题的经验与建议 [J]. 中华外科杂志,2008,46（5）

7. Boakye M, Patil CG, Santarelli J, Ho C, Tian W, Lad SP. Cervical spondylotic myelopathy: complications and outcomes after spinal fusion. Neurosurgery. 2008 Feb;62(2):455-61; discussion 461-2.

8. Gok B, Sciubba DM, McLoughlin GS, McGirt M, Ayhan S, Wolinsky JP, Bydon A, Gokaslan ZL, Witham TF. Revision surgery for cervical spondylotic myelopathy: surgical results and outcome. Neurosurgery. 2008 Aug;63(2):292-8; discussion 298.

9. Guigui P, Benoist M, Deburge A. Spinal deformity and instability after multilevel cervical laminectomy for spondylotic myelopathy. Spine (Phila Pa 1976). 1998 Feb 15;23(4):440-7.

10. Ji-Dong Zhang, Qing-Rong Xu, Guang-Yu Hu,etal.Analysis on the causes of postoperative pedicle screw breakage and loosening. SICOT Shanghai Congress 2007

11. Kaiser MG, Mummaneni PV, Matz PG.Management of anterior cervical pseudarthrosis.the Spine and Peripheral Nerves of the American Association of Neurological Surgeons and Congress of Neurological Surgeons.J Neurosurg Spine. 2009 Aug;11(2):228-37.

12. King JT Jr, Abbed KM, Gould GC.Cervical spine reoperation rates and hospital resource utilization after initial surgery for degenerative cervical spine disease in 12,338 patients in Washington State.Neurosurgery. 2009 Dec;65(6):1011-22; discussion 1022-3.

13. Liu G, Buchowski JM, Bunmaprasert T.Revision surgery following cervical laminoplasty: etiology and treatment strategies.Spine (Phila Pa 1976). 2009 Dec 1;34(25):2760-8.

14. Lowery GL, Swank ML, McDonough RF. Surgical revision for failed anterior cervical fusions. Articular pillar plating or anterior revision? Spine (Phila Pa 1976). 1995 Nov 15;20(22):2436-41.

15. Wang MY, Green BA. Laminoplasty for the treatment of failed anterior cervical spine surgery. Neurosurg Focus. 2003 Sep 15;15(3):E7.

16. Yong-Fei Guo, De-Yu Chen, Yu Chen,etal.Influence of the titanium mesh subsidence to cervical curvature and surgical effect after anterior cervical corpectomy reconstructed with titanium mesh and bone graft. SICOT Shanghai Congress 2007

第四节 颈椎病术后需再手术病例成功要点

颈椎病手术后再手术的主要目的是矫正或解除原手术遗留的或引起的畸形、不稳、内固定失败及脊髓功能障碍。由于颈椎前路手术的广泛开展及内植物的使用增多，这种再手术病人近年来有逐渐上升的趋势。然而，颈椎病前路减压术后再手术难度较大，治疗效果与初次手术亦不尽相同，个体差异大，受影响的因素多，包括病人的心理因素等。因此，再手术必须慎重对待，除认真分析病史和详尽的体格检查外，还应常规颈椎伸曲动态位摄片、CT 或 MR 检查，明确原手术效果不佳的原因，特别是神经根和脊髓的受压部位及程度，有针对性的彻底减压并重建施术节段稳定性，方能获得良好疗效。

一、颈椎病再手术原因

颈椎病再手术以脊髓型和混合型颈椎病多见，而单纯神经根型颈椎病较少。原因之一为首次手术减压不彻底，遗留脊髓或神经根受压，患者表现为神经功能改善不明显，或无变化，甚至原有症状不同程度加重。其二是与植骨有关，包括植骨块移位、塌陷及不融合。植骨移位多发生在术后早期，对向后有压迫脊髓征象或向前有刺伤食管危险者，应及时手术矫正之。植骨塌陷与植骨选择及固定方式有关，常合并有成角畸形。而植骨不融合主要发生在椎体开长槽减压植骨上下极，与终板骨床准备不良有关。内固定使用不当而致的松动或脱出有刺伤食管等重要结构时应考虑再手术治疗。

患者术后症状消失相当长时间后又复发，而施术椎节融合固定良好者，应考虑相邻节段病变可能。其原因主要施术节段植骨融合后，颈椎的载荷分布发生改变，而原有的机械性压力持续存在，从而使融合之相邻节段退变加速。早期表现为椎节不稳及间盘突出，渐而骨赘形成，产生脊髓和神经根的压迫症状。然而，其发病情况个体差异较大，且有关相邻节段退变的确切发生率和发生时间的文献亦报道很少。Satomi 报告颈椎融合后相邻节段发生退变的时间在 4~18 年不等，平均 10 年，而且与手术融合节段多少有关，融合节段越多，发生机率越高。术后六年的发生率可达 8%。我们也发现：相邻椎节病变者的固定融合节段均为二个节段以上，且以三节段融合者为多。其发生时间在术后 4~10 年，平均 6 年。患者均在出现明显临床表现时方来就诊，故使其实际发生率难以推断。

二、颈椎病再手术影像学检查

对颈椎病前路减压固定融合患者应定期拍摄颈椎 X 线平片，对需翻修术者均应行颈椎正位、屈伸动态侧位 X 线平片及 CT 或 MR 检查。影像学上可见原施术椎体后缘有骨赘残留、椎节高度变小、不稳、植骨塌陷和成角畸形，以及内植物的位置改变等，MR 检查可发现脊髓和神经根受压征象、性质和位置，以及脊髓的信号变化。部分患者在原手术椎节相邻节段有明显退变并骨赘形成、椎节不稳或椎间盘突出。影像学改变对明确病因和再手术方式的选择十分重要，然而，其必须与患者的症状和体征有内在的联系方具诊断意义。

三、颈椎病再手术病例处理基本原则

凡术后症状加重者，均应先行非手术疗法（见前节），其中无效者方可施术。凡因前路手术失效者，除诊断失误，例如原发性椎管狭窄症等以后方致压为主外，一般大多采用颈前入路，且其中大多于同侧入路施术，仅少数病例需对侧入路。

再手术一般多选择手术范围（减压面积）超过原手术之术式，因此作者建议以扩大性减压术、潜式减压术或椎体次全切除术为主，并选择有效之内固定技术，包括锁定钢板、人工椎体等。

再手术之疗效，主要是脊髓和神经根功能的改善情况、程度及时间，其与多种因素相关。凡减压彻底，椎节高度恢复至病前正常状态及椎节稳定性良好者，其疗效均佳。反之，当然影响疗效。

四、与颈椎病再手术有关的问题

（一）影响手术疗效之诸因素

影响颈椎病手术治疗的因素很多，诸如病程、病变范围、神经受压程度、手术方法的选择及时机等。上述单一或多个因素均可导致颈椎病手术治疗效果不佳，部分病人需要再次手术，甚至三次、四次手术治疗，包括前路或后路之减压、恢复椎节高度、扩大椎管矢径和稳定椎节。再手术的原因主要是神经根和脊髓的残留或新形成的压迫，以及内植物引起的各种并发症。在诸因素中，残留神经根和脊髓受压占主导地位，除在前节中所提及包括诊断、手术入路的选择等原因外，还与操作技术及手术方法的选择等有关。在对多椎节开长槽或椎体次全切除减压时，如对上位椎体下缘和下位椎体上缘骨赘切除不彻底，尤其是下位椎体上缘骨赘常因技术操作不便，遗留较多，从而构成减压不充分的原因。脊髓和硬膜囊在开槽与残留骨赘处形成折点，一种新的致压因素，从而妨碍神经功能的恢复。部分病人除骨赘致压外还可合并髓核脱出和后纵韧带增生肥厚，单纯切骨开槽不能达到彻底减压目的。

（二）再手术之手术指征与术式选择

颈椎病前路减压术后再次手术的指征主要为残留或新形成的脊髓和神经根机械性受压，致压因素位于椎管前壁且较局限者。对病变椎节多、合并明显椎管狭窄者则应行后路手术减压。由于原来手术使组织结构发生改变、加之瘢痕明显，以致再次手术时难度较大。因此，术前必须认真分析临床症状、体征和影像学检查结果，去伪存真，以求选择合适的术式。对首次手术减压不够彻底、并有致压物残留者，原有症状和体征无改善或加重者，经临床观察 3 个月后无恢复，影像学检查，尤其 MR 成像显示有明确致脊髓受压，应再次手术减压。对合并有内固定物或植骨块移位引起的神经压迫及有损伤食管等邻近结构危险者，则应及早手术。相邻节段病变通常在首次手术后改善相当长时间后脊髓受压或神经根损害再度出现，并与影像学表现相一致，脊髓受压以前方为主者则应再次前路减压。

手术入路通常采用同侧，如瘢痕严重，可选对侧。手术操作务必仔细，从较健康部位进入，骨膜下剥离，避免食管等重要结构损伤。尤其在取钢板螺钉等内固定时较易发生，对残留骨赘局限者，可采用较大直径环锯开窗减压；骨赘范围较大者，同时有前柱高度降低及颈椎生理变小或消失者，开长槽减压后在撑开状态下植骨，尽可能重建颈椎前柱高度和生理曲度。酌情选用颈椎前路钢板螺钉固定，可增加施术节段的稳定性，提高融合率。Cage 椎体间融合后需再手术时，必需充分认识：由于 Cage 与周围骨质呈融合状，取出时难度较大，需将 Cage 周围骨质开槽达椎体后缘方可将其撬出。经过这一操作，其减压范围已够，切取自体髂骨植骨（或用人工椎体，或钛网）并钛板螺钉固定。多节段融合后相邻椎节病变的手术减压因节段较为单一，可按常规术式进行。由于再手术后融合节段增多，原已融合节段与新手术节段易产生应力集中，尤其原融合节段较多者，使再手术节段融合困难，提倡使用内固定技术，以提高稳定性和融合率。

（严力生　李国栋　陈　宇　陈德玉）

第五节　生物型可吸收颈椎前路钉板系统

一、生物型可吸收颈椎前路钉板系统概述

可吸收型内植入物最早于 1966 年应用于四肢长骨的术后重建，此后广泛应用于矫形外科及修复重建外科。两种主要的用于制作可吸收内植入物的材料是聚乙醇酸与聚乳酸及其立体异构物。聚乙醇酸吸收比较快且周围软组织反应比较大，不是理想的选择。而聚乳酸以其吸收慢且软组织反应小的优点成为目前可吸收内植入物的主要成分。聚乳酸分为左旋聚乳酸及消旋聚乳酸，根据两种成分不同比例所产生的聚乳酸异构物其降解速度及柔韧性不同，目前用在人体内的内植入物上述两种成份的比例为 70 ：30。

随着脊柱外科的发展，生物型可吸收颈椎前路钉板系统亦开始在临床推广。目前全球唯一的颈前路可吸收钉板为生物型可吸收颈椎前路钉板系统，自 2005 年上市以来，进行了一万余例的临床应用，疗效良好。下面对其进行进行详细阐述。

二、生物型可吸收颈椎前路钉板系统元件设计

生物型可吸收颈椎前路钉板系统由左旋聚乳酸、内消旋聚乳酸等聚合物制成，这些材料已经长期在临床安全使用，可在人体内完全降解并以水和二氧化碳的形式排出体外。实验表明，植入物在人体内一直保持其初始强度，16 周以后强度逐渐下降，2~4 年可完全降解吸收。可吸收板及螺钉带有钽标记点，便于术后影像学评估。

可吸收板及螺钉具有半刚性及粘弹性的特征，在持续压力下可以发生微小的形变，与植骨共同承受载荷。可吸收钉板系统的弹性模量接近

骨组织，固定后可以产生微动，促进局部骨再生。螺钉固定角度可调（±5°），从而保证最佳的单皮质固定效果。配合椎间融合器，可吸收颈椎前路板的使用增加了融合的稳定性和成功率，避免了金属颈椎板产生的内植物松动及失败、融合过程中的应力遮挡、影像干扰等常见副作用。

三、生物型可吸收颈椎前路钉板系统适应证与禁忌症

生物型可吸收颈椎前路钉板系统，用于颈椎间盘切除椎体融合术中维持植入骨及椎体的相对位置。以下情况慎用：

活动或者潜在的不易控制的感染；肿瘤；患者血供不足，骨质及骨量严重不足等。

四、生物型可吸收颈椎前路钉板系统手术操作

（一）根据试模选择可吸收板规格

颈前路减压完毕后，置入椎间融合器。使用试模以确定可吸收板的型号。在该过程中使用把持器来把持试模及可吸收板，待可吸收板的位置确定后，使用定位锥标记钉孔的位置（图 3-2-6-5-1）。

（二）水浴塑形

使用把持器将选择好的可吸收板放入水浴箱中加热约 1min，取出后放置在既定位置，用手指按压塑形，使板与椎体前缘达到完全贴附。在该过程中，加热后有 10s 左右塑形时间，如果塑形不满意，可反复加热塑形，直到满意为止；应使板与椎体完全贴附，以确保固定效果，同时降低切迹；也可提前将试模按照需求预弯，然后将可吸收板放在试模上塑形即可（图 3-2-6-5-2）。

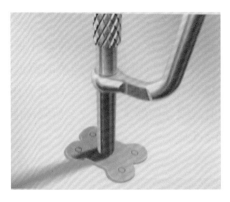

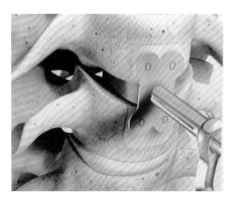

A   B

图 3-2-6-5-1　选择可吸收板规格模型图（A、B）
A.把持器把持试模；B.定位锥标记钉孔位置

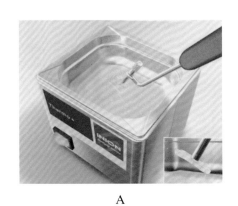

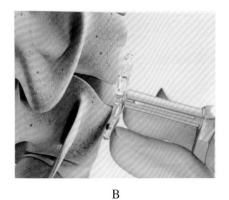

A   B

图 3-2-6-5-2　水浴塑形模型图（A、B）
A.水浴箱中加热 1min；B.手指按压塑形，使其与椎体完全贴附。

（三）临时固定

使用临时固定螺钉将可吸收板固定在椎体上，两个临时固定螺钉应位于对角线位置，当螺钉固定完成后，撤除把持器（图 3-2-6-5-3）。

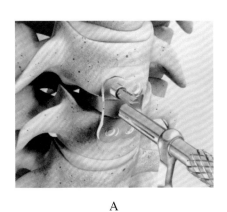

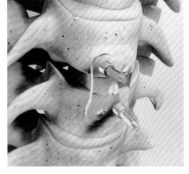

A   B

图 3-2-6-5-3　临时固定模型图（A、B）
A.使用临时固定螺钉将可吸收板置于对角线位置固定；B.撤除持板器

（四）钻孔

选择合适钻头，通过导向器在板及椎体上钻孔。应该注意：一定要使用导向器，以确保正确的钉孔方向及深度，同时保护周围软组织不受损伤；钻头具有限深功能，根据临床需求选择相应限深钻头即可；如需螺钉呈角度打入，则需呈角度钻孔（图 3-2-6-5-4）。

（五）攻丝

选择合适丝攻，通过导向器在板及椎体上攻丝。攻丝时可以采取前进两圈倒退一圈的方法，以确保最佳的螺纹。丝攻具有限深功能，攻丝时观察导向器末端，攻至所限深度即可（图3-2-6-5-5）。

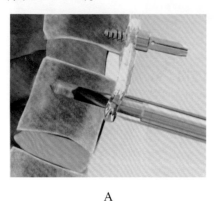

A

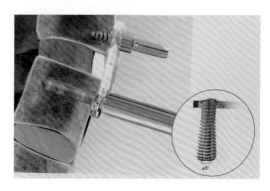

B

图 3-2-6-5-4 钻孔模型图（A、B）
A. 导向器辅助下钻孔；B. 注意螺钉角度

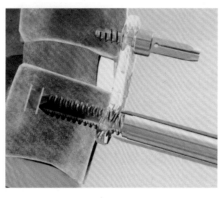

A

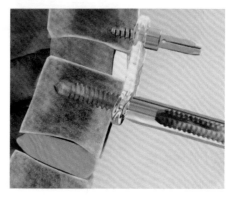

B

图 3-2-6-5-5 攻丝模型图（A、B）
A. 导向器辅助下攻丝，进两圈退一圈；B. 注意攻丝深度

（六）冲洗钉道

攻丝完成后应冲洗钉道，确保螺钉顺利置入。可以使用注射器抽取生理盐水以冲洗钉道（图3-2-6-5-6）。

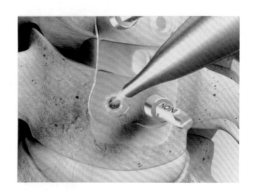

图 3-2-6-5-6 冲洗钉道模型图

（七）植入螺钉

用改锥持住可吸收螺钉，通过导向器轻柔的植入螺钉。只有使用直径 4.5mm 的螺钉时才使用导向器。螺钉不能拧的过紧，一般听到"咔咔"声即可，否则会导致滑丝或者影响固定效果（图 3-2-6-5-7）。

（八）植入其余螺钉

保持可吸收板位置不变，同样方法植入其余螺钉，固定完成（图 3-2-6-5-8）。

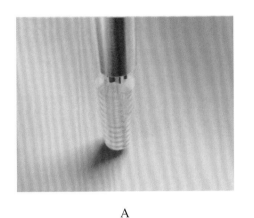

A

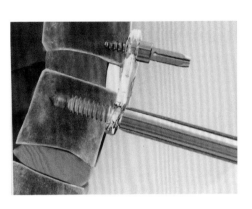

B

图 3-2-6-5-7　植入螺钉模型图（A、B）
A. 改锥持住可吸收螺钉；B. 植入螺钉，切勿过紧

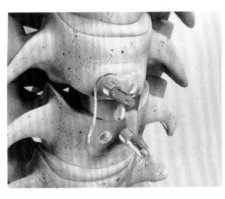

A

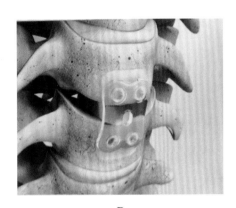

B

图 3-2-6-5-8　植入其余螺钉模型图（A、B）

五、生物型可吸收颈椎前路钉板系统临床应用

自该系统应用于临床以来（图 3-2-6-5-9、10），不但克服了传统钛合金板术后松动移位、应力遮挡和影像干扰等缺点，而且更接近于骨的弹性模量。临床研究表明，与不使用前路内固定相比，生物型可吸收颈椎前路钉板可明显增加植骨融合率。与传统的钛合金板相比，植骨融合率无明显差异。对术后的生物力学测试表明，使用生物型可吸收板能保持植入骨的相对位置，而且可以增加颈椎的稳定性，加速骨的融合。使颈椎分担更多的载荷，从而使应力遮挡效应最小化。基于这些理由，作者相信，生物型可吸收颈前路钉板系统具有良好的临床应用前景，但仍需进行更多的临床实验与随访。

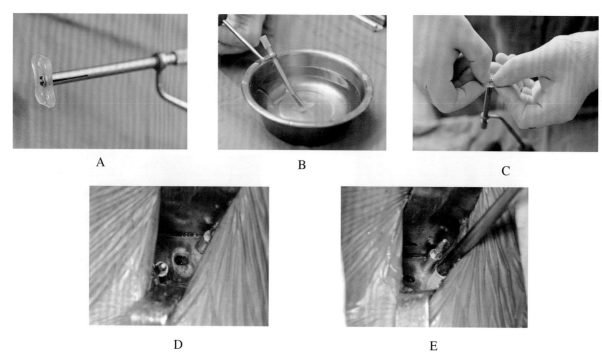

图 3-2-6-5-9　临床举例　生物型可吸收颈前路钉板系统操作程序（A~E）

A. 实物图；B. 水浴槽中加热 1min；C. 塑形；D. 植入可吸收板；E. 植入可吸收螺钉

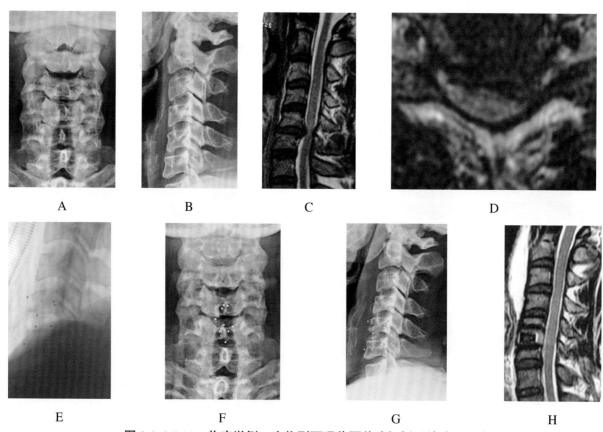

图 3-2-6-5-10　临床举例　生物型可吸收颈前路钉板系统（A~H）

A、B. 术前颈椎正侧位片；C. 术前颈椎 MR 矢状位显示 C_{5-6} 椎间盘突出，压迫脊髓；
D. 术前 MR 横断位显示椎间盘向右后侧突出；E. 生物型可吸收颈前路钉板系统植入后，术中 C- 臂机确认，
椎前可见钽标记点；F、G. 术后颈椎正侧位片；H. 术后 MR 矢状位显示减压满意，可吸收板影像干扰小

（王新伟　陈　宇　杨海松　陈德纯）

第七章　我对颈椎病的认知与相关历史资料

第一节　颈椎病的基本概念与意义

一、前言

自 1976 年我与张文明医师等突破禁区，完成首例以切除致压骨为目的的颈椎前路根治性减压＋局部旋转植骨术，至今已 39 年（图 3-2-7-1-1）；在这漫长岁月中我们在不断推广新技术和探索颈椎病发病机理、病理解剖与病理生理特点、合理的分型以及其他诸多相关问题的同时，于 1979 年后数年间曾先后提出：颈椎非融合技术的理念与产品设计，并用于临床；提出颈椎钩椎关节病及以切除钩椎关节为目的的颈前路侧前方减压术；为减少对颈椎解剖的破坏，又设计了颈椎潜式切骨减压术（包括"L"型、"T"型、"Y"型和单椎节）；并与上海手术器械六厂合作完成了颈椎手术各种常规与特种器械的设计与生产，以

求提高颈椎手术的精度和安全性。之后又设计了适合国人使用的颈椎椎间融合器（CHTF）、颈椎人工椎体及颈椎椎板夹等。同时通过论文、专著，参加会议，举办专题学习班和院外会诊、讲学等推广颈椎病的相关诊治技术，包括协助手术等，以求与国内同仁共同提高对颈椎病的认知水平。至 20 世纪 80 年代中、后期开始著书立说并赴日本、美国、欧洲出席各种会议介绍我们在颈椎外科方面所做的工作，自 1989 年开始先后至美国华盛顿 Georgetown 大学，纽约州立大学、IOWA 大学、新泽西大学、Oklahoma 大学、Madison 大学、达拉斯脊柱中心和日本约十所大学讲学和手术表演，以期提高国外同行对我国颈椎病水平的认知（图 3-2-7-1-2）。

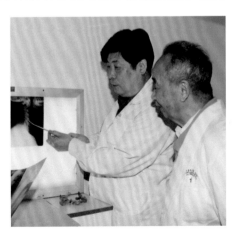

图 3-2-7-1-1　术前作者与张文明教授研究患者 X 线片

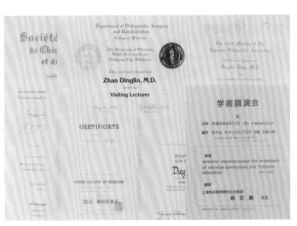

图 3-2-7-1-2　作者在美国、日本等大学及会议讲学证书（部分）

本文结合颈椎病三次全国性座谈会所做的结论对不同时期颈椎病的基本概念和定义加以阐述；在此基础上介绍了颈椎病的自然转归史、颈椎病的病理解剖学特点和发病机制等基本问题。并对颈椎病有争论的热门话题，包括颈椎手术入路的选择（前路或后路），非融合技术的起源、选择和有效性及微创切口（Less Invasive）操作要领等发表了个人见解，并提出了临床上较为常见的钩椎关节型颈椎病和脊髓前中央动脉症候群二种疾患的诊治要领。最后特别强调要重视手术后病情的观察，尤以术后当日以防严重意外发生。

二、颈椎病的基本概念与定义

什么是颈椎病，是学术界长期争论的一个临床难题。从1984年，由中华外科杂志和中华骨科杂志编委会在桂林主持召开的全国第一届"颈椎病专题座谈会"，到1992年由中华外科杂志和解放军医学杂志编委会在青岛举办的全国"第二届颈椎病专题座谈会"到2008年，由中华外科杂志、SICOT中国分会及上海东方医院等在上海举办的"第三届全国颈椎病座谈会"。在三次会议上都对颈椎病的定义进行了讨论！争论！辩论！大家都觉得"颈椎病"一词太笼统，设想了许多术语，但都觉难以包罗颈椎病所产生的各

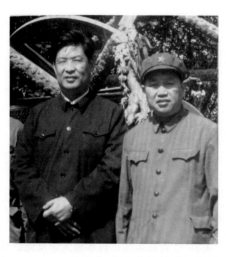

图 3-2-7-1-3 作者与出席会议的朱盛修合影

种症状与体征。因此，最后只好仍称为颈椎病，并对其定义形成结论。1984年在纪要中对颈椎病的表述是："因颈椎间盘退行性病变所致失稳和压迫邻近组织而引起的一系列症状和体征者，称为颈椎病[1、2]"。1992年修正为："颈椎间盘组织退行性改变及其继发病理改变累及其周围组织结构（神经根、脊髓、椎动脉、交感神经等），并出现相应临床表现者为颈椎病，其英文名称为Cervical Spondylosis[3]"；其概念较前者更为明确和全面。至2008年，与会者考虑到近年来影像学的突飞猛进，有助于颈椎病判定，因此在前者基础上修订为："颈椎病是指颈椎间盘组织退行性改变及其继发病理改变累及其周围组织结构（神经根、脊髓、椎动脉、交感神经及脊髓前中央动脉等）并出现与影像学改变相应的临床表现者，其英文名称为Cervical Spondylosis[4]"。

出席三次全国颈椎病专题座谈会的与会者基本上都属本专题相关专业（骨科、神经外科、解剖学、放射科、中医科及实验室等）的领军人物，例如1984年出席桂林会议除中华外科杂志廖有谋主任全盘布局外，来自北京的专家包括宋献文、陈宝兴、杨克勤、段国升、胥少汀、张潭澄、董方春、张之虎、黄公怡、朱盛修（图3-2-7-1-3）、冯天有及任玉衡等；来自上海的有徐印坎、刘植珊、赵定麟、郑思竞和彭裕文等；来自天津的为郭世绂、陶舜、李景学、江毅等；来自重庆和新疆的是吴祖尧，乔若愚和李起鸿；来自南京和苏州的有钱铭辉、刘承基和张朝纯；来自武汉为朱通伯和周明志，此外还有泮之清、米嘉祥（山东）、王秋泰（甘肃）孙静宜（昆明）孙博、陈鸿儒（广州）和韩文放（山西）等虽不足百人但多为老一代学者或资深临床医生。1992年青岛会议人数众多，热闹非凡，当年由中华外科杂志李贵存主任（图3-2-7-1-4）全盘组织，解放军医学杂志陈琪福主任协助，除个别出席过第一届会议者外，大多为本专题新生的第二梯队专业人士，他们来自全国28个省市301个医疗单位近达千余位代表参加，专业有骨科，神经内科，神经外科，放射科、基础学科、理疗科和中医科，其中至少有1/3的

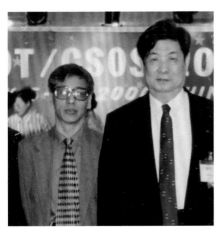

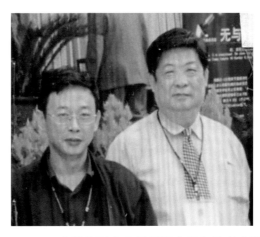

图 3-2-7-1-4　中华外科杂志李贵在主任与作者合影
于 2000 年上海

3-2-7-1-5　中华外科杂志杨子明主任与作者合影

与会者为传统医学工作者。开会第一天上午，会场爆满，挤进了不少推拿师、理疗师等，争抢话筒发言，真是热闹非凡以致会议短暂失控。后由李贵存、赵定麟、党耕町、周秉文、胡有谷等立即更换大会主持人并重新掌握局面，按预定学术会议专题进行主题发言和讨论。最后形成统一意见，不仅修改定义，明确分型，并在讨论中提出将急性颈椎间盘症、颈椎椎管狭窄症和颈椎后纵韧带骨化症等从颈椎病中区别开来；在治疗上强调非手术疗法为颈椎病的首选疗法，仅少数病例（脊髓型为主者）方需手术；会后发布了"会议纪要"。而第三次会议新人更多，除少数第二代和个别第一代学者参加过既往座谈会外，14 年后出席会议的颈椎外科人才真可谓新人辈出、济济一堂，且大多师出名门、训练有素、能写善辩、文武全才。会中除了全面总结了近十多年来颈椎外科及相关学科的创新与发展外，重点对颈椎病的定义、临床分型、诊断标准、手术方式、疗效评价以及其他诸多问题进行了讨论。会议高峰时只好分为三个会场按专题讨论。会中由中华外科杂志主任杨子明参与主持及会议纪要的组织工作（图 3-2-7-1-5）；会议在讨论中对诸多问题提出修正意见，同时按国人标准制定了"颈椎病脊髓功能状态评定标准（24 分法）"，详见纪要[4]。

通过三次全国性的颈椎病座谈会以及近年来全国性、国际性、省市级专业学术组织的会议，逐渐明确了颈椎病的基本概念，并在不断修正中以"定义"的形式加以确认。尽管仍觉得"颈椎病"一词太笼统，但也确实找不到更为恰当的名称，只好期望后人了！综观我国实验性研究和临床水平进展，表明我国对颈椎病在理论上、临床上以及预防医学等方面都已达到国际较高的认知水平。加之我国是一个人口大国，又是老龄化程度较高的国家，因此各级临床医师的临床实际经验，尤其是诊断和治疗，包括手术技术均已达到国际先进水平。

于十多年前我有位来自美国的颈椎病患者手术后返回纽约去当地脊柱外科复查，当主诊医师看到她颈部只有一条 2.5cm 的横行皮纹切口就说："你说你做过颈椎手术！不可能！并把"Impossible"的声音说得十分响亮。可当这位医师看到患者的 X 线片和 MR 后，竟然惊呼"Perfect！""中国医生怎能在这么小的切口里做了三节减压、融合术"。今天各位在一线工作者的水平肯定高于我的当年，因此，应该自信，不骄傲，更不气馁，中国颈椎外科就是好样的，中国医生也是好样的，大家更是好样的。

自 1956 年大学毕业后开始从事骨科临床将近 60 年的我，长期在大医院、大城市、大医师（恩师屠开元）与大团队环境下从事临床一线工作（包括参与邢台地震、唐山地震、渡口塌方地震、成昆线施工工地现场等救治与手术），深知中国医学发展之路真是漫漫征途，不亚于过雪山草地！

今天我国颈椎病学、颈椎外科能够达世界之首是数十年来数以万计的杏林老少们拼搏的结果，期待后来者更加努力，一代更比一代强，让我国永葆世界领先的地位。

第二节　颈椎病的自然转归史与病理解剖特点

一、颈椎病的自然转归史

颈椎病会否自愈？会！而且比例甚高！可达80%以上。

颈椎病是由于颈椎椎节退变所致，而退变虽受制于年龄，并随年龄增加而日益增多和加重。但颈椎退变并不等于颈椎病，同样即使是伴有症状的颈椎病者，亦可随着机体自身防御性自愈机制和随着岁月的流逝而自愈或治愈。当然，仍有十分之一二病例会逐渐加剧。但其转归究竟走向何方和各占多少比例则是近年来大家热衷于研究的临床课题——"颈椎病自然史"。

早于20世纪70年代，我对100例无颈椎病症状的志愿者对其进行临床及颈椎X线拍片检查。其中男、女各半，年龄自21岁至70岁不等，平均41.7岁。在100例中有81例显示颈椎有异常所见，包括先天性畸形者6例，颈椎生理曲线改变者10例，有44例共48节椎节显示不稳定（梯形变）；另47人中56个椎节有椎体后缘骨刺形成；另有24人、36个钩突骨刺形成；椎节韧带钙化或骨化者8例。国外亦有相似研究，于20世纪80年代Gore在观察一组无症状者颈椎X线片时，发现在60~65岁人群组，男性95%和女性70%者有退变性改变。Kelsey等人的研究基本相似，并发现40岁的人群更易患椎节（间盘）症，男女之比为1.4:1，以C_{5-6}和C_{6-7}两节最为多见；并证明其发生率与多种生活习性相关，尤其是吸烟、经常跳水和手拎重物者发病率更高。

在前者基础上，我与陈德玉等弟子们在近

三十余年来曾对240位不同年龄组人群进行随访观察，在30岁前后初次发生颈椎病症状者，10年后约80%人群症状消失，仅20%有与颈椎病相关主诉；其中持续2~3年者约占10%，有个别人持续10年以上。但40~50岁初次发病者，在随访时发现其再发率及持续10年左右之病例，则是前者的1.5倍以上，且需要住院治疗者（包括手术）明显为多。Gore研究亦表明类似结论，其在对200余例初发病者进行10年以上的随访观察；有近80%患者颈痛减轻，其中超半数病例疼痛消失。由此看来，初发颈椎病症状者的自愈率或治愈率占绝对多数；因此，一旦出现颈椎病症状时，大可不必过于紧张。由于我国是一个人口大国，其绝对发病数仍然相当可观，应引起重视。

但近二十年来，由于电脑、手机及网络的普及，埋（低）头于电脑、网络和游戏的低头族人群日益增多，且年轻化与职业化，从而使颈椎病的初发年龄提前10年左右，显现低龄化特征；加之不良的工作生活习惯持续，以致自愈率明显降低。上海市既往大学生颈椎病发生率仅占1%左右，而前年的调查发现发生率已达25%以上，令人震惊！加之高速公路与汽车业的快速发展，颈部外伤概率增加，必然波及颈椎，致本病自然转归不容乐观，当前我们务必强化科普宣传和教育，引领大家重视引发颈椎病的不良生活与工作习惯，力争防患于未然。

二、颈椎病的病理解剖学特点

颈椎处于头、胸与上肢之间，是脊柱中体积

最小、但灵活性最大、活动频率最高之节段。因此，自出生后，随着人体的发育、生长与成熟，由于不断地经受各种负荷、劳损、甚至外伤而逐渐出现退行性病变。如果伴有发育性颈椎椎管狭窄等其他因素，则更易超限而发病。

由于颈椎椎节退行性变是颈椎病发病的主要原因，尤其是颈椎间盘被视为"罪魁祸首"，因此亦有人将本病称之为颈椎间盘病。

由髓核、纤维环和椎节上、下软骨板三者构成的椎间盘为一个完整的解剖形态，使上、下两节椎体紧密相连结；在维持颈椎正常解剖状态的前提下，保证颈椎生理功能的正常进行。如其开始出现变性，早期为髓核脱水和松动，以致其原有的形态失衡而波及正常的功能，最终影响或破坏了椎节的内在平衡，并危及椎骨本身的力学结构。

颈椎退变多从 18~20 岁开始。镜下观：髓核早期为纤维组织的透明变性、纤维增粗和排列紊乱，渐而出现裂纹甚至完全断裂形成肉眼可见的裂隙。其病变程度及纤维断裂的方向与深度常同髓核的变性程度、压力方向与强度相一致。纤维环断裂一般以后侧为多见，此除与该处纤维环组织较前方为薄和髓核中心点位置偏后有关外，亦与目前的职业特点有关。随着白领职业的增加，多在保持屈颈状态下工作，如持续时间较长则易致髓核被挤向后方而增加该处的压应力并刺激局部的窦椎神经而产生症状。

对纤维环的早期变性如能及早消除致病因素，则有可能使其中止发展或恢复。反之，在压力持续作用下，一旦形成裂隙，由于局部缺乏良好的血供而难以恢复，从而为髓核的后突或脱出提供病理解剖基础。

髓核是富有水分与弹性的粘蛋白（Proteogly）组织，多在纤维环变性的基础上而继发变性。大多在 24 岁以后出现，亦有早发者。由于粘蛋白减少和椎间盘内水分含量之间具有线性关系（Linear Relationship），以致引起水分脱失和吸水功能减退而使其体积相应减少；渐而其正常组织为纤维组织所取代，此时髓核变得僵硬，并进一步导致其生物力学性能的改变。在局部负荷大、外伤多和易劳损的情况下，由于椎间隙内压力的增高而使其变性速度加快。如此，一方面促使纤维环的裂隙加深；另一方面，变性的髓核有可能沿着纤维环所形成的裂隙而突向边缘。此时，如果纤维环完全断裂，则髓核可抵达后纵韧带或前纵韧带下方，形成韧带下骨膜分离、出血等一系列过程。变性与硬化的髓核也可穿过后纵韧带裂隙而进入椎管内。在早期，此种侵入椎管内之髓核为可逆性，可经有效的治疗而还纳；如一旦与椎管内组织形成粘连，则难以还纳；甚至有个案髓核穿过硬膜囊进入椎管内者；以腰段稍多，而颈段罕见。

软骨板的退变出现较晚。在变性早期先引起功能改变，以致作为体液营养物交换的半透明膜作用减少。当软骨板变薄已形成明显变性时，其滋养作用则进一步减退，甚至完全消失。如此，必然加剧纤维环和髓核的变性与老化。

以上三者为一相互关联、相互制约的病理过程，当病变进入到一定阶段，则互为因果，并形成恶性循环而不利于本病的恢复。

在前者基础上发展到这一病理解剖学状态，其对颈椎病的发生与发展至关重要。也是其从颈椎间盘症进入到以骨质增生为主的骨源性颈椎病之病理解剖学基础。事实上，在颈椎病的早期阶段，由于椎间盘的变性，不仅使失水与硬化的髓核逐渐向椎节的后方或前方位移，最后突向韧带下方，以致在使局部压力增高的同时引起韧带连同骨膜与椎体周边皮质骨间的分离，而且椎间盘变性的本身尚可造成椎体间关节的松动和异常活动，从而更加使韧带与骨膜的撕裂加剧以致促成了韧带 - 椎间盘间隙的形成。

颈椎纵向韧带主要是前纵韧带、后纵韧带和黄韧带，三者处于平衡状态；当颈椎伸屈时其韧带亦出现舒缩。一旦椎间隙后方韧带下分离后形成了间隙，由于多同时伴有局部微血管的撕裂与出血而形成韧带 - 椎间盘间隙血肿。此血肿既可直接刺激分布于后纵韧带上的窦 - 椎神经末梢而引起各种症状，又升高了韧带下压力而出现颈部不适、酸痛、头颈部沉重感等一系列症状。此时，如果颈椎继续处于异常活动和不良体位则局部的压应力更大，并构成恶性循环，使病情日益加剧，并向下一阶段发展。

随着韧带下间隙的血肿形成，成纤维细胞即开始活跃，并逐渐长入血肿内，渐而以肉芽组织取代血肿。如在此间隙处不断有新的撕裂及新的血肿形成，则在同一椎节可显示新、老各种病变并存的镜下观。

由于血肿的机化、老化和钙盐沉积，最后形成突向椎管或突向椎体前缘的骨赘（骨刺）。此骨赘可因局部反复外伤、周围韧带持续牵拉和其他因素，并不断通过出血、机化、骨化或钙化而逐渐增大，质地也愈变愈硬。因此，晚期病例骨赘十分坚硬，尤以多次外伤者，可如象牙般状，从而为手术切除增加了难度，当然也加大了风险性。

骨赘的形成可见于任何椎节，但以 $C_{5~6}$、$C_{6~7}$ 和 $C_{3~4}$ 最为多见。从同一椎节来看，以钩突处先发居多，次为椎体后缘及椎体前缘。

颈椎的退变并不局限于椎间盘以及相邻近的椎体边缘和钩椎关节，尚应包括小关节、黄韧带、前纵韧带及后纵韧带等均出现相应之退行性变，并与病变椎节相一致。

从病理学角度观察，颈椎病的发病尚与头颈部慢性劳损、外伤、咽喉感染及畸形等相关，Jackson 曾统计了 8000 例颈椎病患者，其中高达90% 的病例与外伤有关，尤以车祸居多。

第三节　颈椎病的发病机制、诊断与治疗

一、颈椎病的发病机制

在颈椎退变基础上形成的病理改变及诸相关异常必然引发一系列临床症状，从而构成了颈椎病的主要发病因素和起次要作用的促发因素。

（一）颈椎病发病的主要因素

既往公认颈椎病为一退变性疾患，因此，退变本身及其继发性改变，当然就是颈椎病发病的主要因素。我们知道：当人体停止生长后，随即开始了退行性变，这也就意味着机体从发育到成熟，再由成熟走向衰老这一进程。颈椎病源于椎间盘退变，因此，当这一退变过程一旦开始，即便是在早期病变十分轻微，甚至仅仅是局部的脱水，就有可能引起椎节的失稳，此时如再有其他附加条件即可出现症状。当然，严重的颈椎退行性变，也可以无任何附加条件而出现颈椎病的一系列临床表现。因此，可以认为，颈椎病的发生起根本作用的主要因素是颈椎间盘的退变，而其他因素，诸如发育性颈椎椎管狭窄等则是其附加条件，对发病时机及病情发展具促发作用。椎管内的颈髓如长期受压、则可因机械致压、缺血和椎节畸形、增生及位移等继发性改变而导致脊髓逐渐出现变性、坏死和液化征；一旦出现，需及早处理，包括果断切除致压骨（物）的手术疗法。

（二）颈椎病发病的促成因素

主要是指患者本身是否伴有先天发育性颈椎椎管狭窄，其对颈椎病的发生及发展具有重要作用。在临床上有许多病例其 X 线平片显示有明显的骨刺，但却无主诉，也就是说是否发病及发病早晚亦与椎管矢径等附加因素相关。一个明显的发育性椎管狭窄者，即使退变的髓核略微后突或椎节松动位移，由于破坏了椎节局部维持多年的原有平衡，致使局部的窦 - 椎神经遭受刺激而会立即出现症状。反之，一个大椎管者因为有充分的缓冲空间，就不易发病。

为了进一步证实这一观点，我们分别对手术组与非手术组（正常人组）各选 100 例进行颈椎椎管矢状径测量，并绘成曲线图，结果表明，手术组患者矢状径明显小于正常人组。当然其后的进程，则取决于多种致病因素，包括椎体间关节失稳、血肿的纤维化和机化及黄韧带肥厚等；此外头颈部的劳损及椎骨的畸形等亦起加速作用，而外伤及咽喉部炎症则可随时诱发症状出现。总之，颈椎病的发生与发展主要源自颈椎椎间盘退行性变。而椎管大小、颈部劳损、畸形、外伤与炎症等均可视为促发因素或称之次要因素。对各种因素的判定除注意收集临床材料外，尚应认真阅读影像学所见，尤其是易被忽视的部位，例如在 MR 横切面观，除了注意脊髓（硬膜囊等）受累状态外，应注意两侧横突孔、根管等处有无异常，对双侧横突孔不对称者，需作 MRA 等检查，可能会有意外发现。

二、颈椎病的诊断与治疗

在当前情况下，即便是区县级以下医疗单位，甚至人民大众对颈椎病都有普遍认识，加之近年来各种高端影像学诊断仪器已相当普及，因此对颈椎病的诊断与分型均无困难。但临床医师在确诊和决定治疗方案时，务必结合临床症状与患者体征，切勿仅凭 X 线、CT 和 MR 进行诊断。对影像学上有改变；而无主诉和体征者则不应诊断为颈椎病，仅需密切观察，预防诱发因素，尤应避免因外伤（以追尾等车祸多见）等而引发不良后果。当前各种治疗方法亦较普及，包括颈部牵引、支具以及颈部手术和内植入物的应用等均为大家所熟悉，因此本文不再赘述；而仅对某些有争议或见解不同的热门话题加以讨论。

第四节　临床有争议的热门话题

一、热门话题之一：颈椎致压骨切除术——前路？后路？

这是颈椎外科近二三十年来争议最多的话题，贯彻脊柱外科历届各个大小会议中；目前渐有趋向统一之势，但仍不乏异议之词，或附加前提！

（一）作者的观点

从 20 世纪 70 年代即明确提出：哪里有压迫，哪里就是入路；既然颈椎病的病变实质是椎间盘退变及退变所引起的髓核突出、脱出和骨赘，而这些致压性病理组织均在椎管前方，当然应该从前方切除。优点：一是可直接切除致压物；二是在直视下切除致压物既看得清楚、又彻底、又安全；三是从前方可立即恢复椎节的高度和生理曲度；四是最大限度地保留了颈椎的完整性和解剖状态。这种认识相信大家都同意！但质疑之声随之而来！

（二）异议

一是病变节段多！有三四个椎节均需切骨减压手术难度大，不如从颈后路减压为方便！二是骨赘巨大、坚硬，或伴有 OPLL，以致椎管内有效间隙为零时怎么办？手术难、风险大！三是前路曾施术，因邻近退变严重或初次手术不彻底仍能从前路施术吗？岂不自找麻烦！

我认为：除非致压物不在椎管前方，否则无论手术有多难均应积极争取从前路切骨减压以求直接获得最佳疗效。后路只能减压而无法切除致压物，何来根本疗效呢？这实属"下策"。"哪里有压迫，手术就指向哪里"这是外科治疗学的基本原则！在此前提下，外科医生只有不断提高个人技术水平，勇闯禁区方为上策；正如贝利之所以成为"球星"靠的是他的 Foot Work；而我们的追求则是 Hand Work，我们为什么不能在手术技巧上精益求精呢？试想一个用筷子吃饭、用笔写字的民族其手上功夫会落后于西方民族吗？因此，勤学苦练手上技能，争取做一个胆大心细、眼明手准的"人体椎管八级修理工"有何不可呢？学习曲线虽长，但磨刀不误砍柴工，有此手艺再去面对复杂的颈椎前路病变还会发怵吗？当然，如果你的手艺尚在途中，只能先选择有把握的病例，做有把握的手术，但要铭记！在椎管前方的致压物只有从前方施术才是合理、有效、简洁的途径，力争做"艺高胆大"的外科医生！我曾施术千余例，从单节到五节，从髓核突出到伴有多节段 OPLL 的椎管严重狭窄型均能一次施术完成、至今尚未发生过致瘫病例，这大概是"熟能生巧"吧！愿与大家共勉之。

什么病例才选择后路入呢？我认为：一是对原发性颈椎椎管狭窄者行后路减压术合情合理；二是颈椎病合并椎管狭窄症，临床上表现以感觉障碍为主者；三是前路已施术粘连严重、再施术有误伤食管等重要组织可能者；四是有明确椎管探查手术适应证（肿瘤、粘连、脊髓空洞症等）；五是病变广泛、复杂，技术上把握不大又无转院可能者。切记，各种情况患者均有知情权！

二、热门话题之二：颈椎切骨减压后的椎节——融合！非融合！

早在 1984 年全国第一届颈椎病座谈会上我即提出上海长征医院在 200 多例（颈前路减压融合术）中有 5 例因邻节继发颈椎病而再次手术。随着颈椎病手术病例的增加以致邻节退变的患者与日俱增。鉴于此种状态我们于 1978 年有了在椎节减压术后采用非融合技术的设想与理念，并选用 NT^2 医用记忆合金做材料设计出"Ω"形颈椎人工关节和形人工椎间盘，并在 1984 年座谈会上提出；经百余例试用和随访确认其疗效后著文发表于国内外刊物上，并先后至美国、日本、

欧洲等多所大学及会议上介绍。近二十年来，国内外对此技术已认可，并不断有各型非融合产品进入临床，但随之而来的是正、反两种意见和各种争议问题的产生。

（一）异议

一是非融合技术对防止邻节退变有效否？我经卅多年的观察回答：有效。图 3-5-2-2-7 是一位早年前行 C_{5-6-7} 椎节潜式切骨减压＋人工椎间盘植入患者。24 年后随访临床及 X 线显示颈部活动自如，椎节仍保留微动功能，且其上下邻近椎节均未发生明显的退行性变，患者自觉疗效满意。

二是疗效如何？我认为非融合技术本身主要是保证施术椎管减压术后的稳定和活动功能，并兼具恢复椎节的高度和仰伸曲度作用；而原有病情的恢复则主要取决于术者切骨减压术是否彻底！是否达标！此与人工关节无关，除非所选元件与施术椎节不匹配！

三是几节为宜，可否与融合术兼用？二者均依据病情而定，我施术百余例中仅 1 例为 4 节，多数患者为 2~3 节；遇有病变严重或有局限性 OPLL 者，此节仍以融合术首选，而其邻节则行非融合方式。上、下两节需施术，中间一节无手术指征者我不同意"照顾性"或"预防性"施术，尤其是上下均选择非融合技术时，更无理由和必要兼而顾之。

四是元件的选择。当前各种设计均有其自身特点，并通过相关审查方允许进入临床。因此，在选用时主要是依据病情特点，术者手术个人习惯及临床经验而定。但在元件规格上作者坚持务必依据患者椎节测量数据选择相应规格之元件，其深度与宽度不应超过施术椎节的 90%，我们大多控制在 85%~90% 之间，如此较为安全，一般不会滑入或滑出。元件的高度以维持和恢复椎节原有高度为基本要求，不宜过高，更不可过低而影响疗效甚至滑出。

三、热门话题之三：切口的选择

我一直坚持直视下的微创切口（Less

Invasive），从第一例（1976 年）颈前路根治切骨减压术开始，均依据颈椎解剖特点选择颈部左前横切口，切口长度从开始的 4cm 左右到后来的 2.0~2.5cm，包括施术四节的病例。一年前我再次和陈德玉教授合作（图 3-2-7-4-1）对一位朋友实施 3 个椎节的减压与人工关节植入术时，他见我切口不足 2cm 时说：怎么切口又短了！而且手术全程操作并无困难。这表明：一是颈部皮肤弹性相当大，切口虽小，但牵开后就不小了！二是施术的要领是对颈深筋膜的充分松解，尤其是多节段者，在显露椎体前缘同时务必先纵向充分剪开

颈深筋膜，并用手指触及施术椎节椎体前方，当然第一助手是关键，术中需随椎节的上下变动而移动拉钩，亦可使用颈椎椎节自动牵开器。熟能生巧，充分发挥和训练您的手上功夫。据我所知，美国不少骨科医生在家庭住宅地下室有整套的木工加工工具，并动手练习手艺。幼子赵杰读小学时就请名师教他"治印"，以强化他的动手能力（图 3-2-7-4-2）！本人从小亦喜欢琴棋书画，可惜跳入大学后只有向医学拼搏了！但少年时代的手工劳作也总算派上用场了！总之，熟能生巧，当然一个人的悟性更为重要。

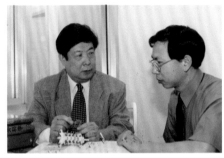

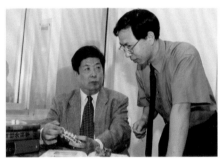

图 3-2-7-4-1　术前与陈德玉教授讨论施术方案

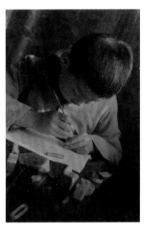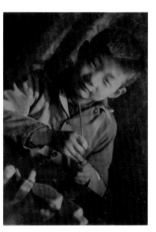

图 3-2-7-4-2　幼子赵杰自幼学习治印，培养与训练手上功夫

四、热门话题之四：在诊断上有两种颈椎病特殊类型，即钩椎关节（椎动脉型）颈椎病和脊髓前中央动脉症候群需加以重视并予以合理治疗。

　　在 1984 年第一届颈椎病座谈会上作者曾提出"钩椎关节增生所引起的椎动脉和脊神经受压者采取钩椎切除术（侧前方减压术）共 30 例，获得满意疗效"。此后又对脊髓前中央动脉症候群加以阐述，已有专著及论文述及，并分别在第二届和第三届座谈会上提请大家注意此两种类型病例的诊治要点。随着 CT、CTM、MR、MRA

及 MRS 的广泛开展和精细化，目前在诊断和鉴别诊断上已无困难。20 世纪 80 年代颈椎前路侧前方减压术是多人回避的术式，今日之中年骨科医师的手艺将毫无畏惧迎难而上。脊髓前中央动脉受压性病变从 CT、MR 影像上均可获取证据，必要时可加摄水平位及冠状位扫描；而治疗方法与脊髓型颈椎病相似，包括严重型者手术疗法均无困难。关键是对本病的临床表现要有明确的认识，凡是以椎动脉缺血症状及交感神经症状为主的上行性颈椎病切勿忘记检查、获取和椎动脉相关的资料。对脊髓受累症状明显，而椎体后缘骨赘大小不足以解释或症状波动性较大，主诉多、

体征少者请关心他的脊髓前中央动脉状态；头颈徒手牵引试验可获改善之效。总之，此两种病属于颈椎病病变范畴的特殊类型，诊治均无困难，只需各位多加关注即可。

五、热门话题之五：提醒大家重视术后处理与对患者的密切观察。

颈椎前路手术最严重的并发症除了术中误伤需积极加以避免外，主要是术后12h内引发的喉头痉挛和颈深部血肿，80%以上发生在术后当日傍晚或半夜。为此我早年凡施颈前路手术时，当夜都留在病房值班室内，一旦发现患者有呼吸困难时，判定其原因后立即采取紧急措施，对颈深部血肿所致者立即拆除缝线引出血块并加以止

血，来得及送手术室处理，来不及就在床边处理（床边常规备手术包、气管切开器械和气管插管）。对喉头痉挛者立即推注地塞米松10~20mg，90%以上患者即可缓解，平安度过险关，仅个别需做气管插管或切开术。相反，由于当晚处置迟缓、不当或值班者脱岗又无高年资医生在班，以致发生意外者并非个案；上海和外地均有，包括三甲医院。因此，除认真观察本院术后患者外，当你赴外地协助开展手术时，务必反复提醒邀请医院术后当晚备用措施的重要性，并落实到人。也就是说，在向兄弟或基层医院传授技术的同时，更应传授严格的医疗作风和责任心。

（赵定麟）

参 考 文 献

1. 王秋泰，彭裕文，胡汉达，等．颈椎病座谈会纪要．中华外科杂志[J],1984,22:719-722
2. 赵定麟，张长江，董方春，等．颈椎病座谈会纪要（续）．中华外科杂志[J],1985,23:57-60
3. 孙宇，陈琪福．第二届颈椎病座谈会纪要．中华外科杂志[J],1993,31:472-476
4. 李增春，陈德玉，吴德升，等．第三届全国颈椎病专题座谈会纪要．中华外科杂志[J],2008,46:1796-1799

第五节　第一届颈椎病专题座谈会纪要

1984年5月18日到21日，中华外科杂志编辑委员会和中华骨科杂志编辑委员会在桂林联合召开了颈椎病专题座谈会*。这次座谈会得到中华医学会骨科学会的指导和中华医学会广西分会以及南溪山医院的大力支持，因而开得很成功。会上集中讨论了颈椎病的定义、解剖学基础、发病机理、患病率、分型、诊断标准、诊断检查法及其评价、各种非手术疗法和手术方法的适应证、治疗原则及其评价等。纪要如下。

一、颈椎病的命名和定义

与会者一致认为"颈椎病"这一名称并非十分准确、合理。陈鸿儒建议改称"颈椎病综合征"。吴祖尧认为正规名称应是"颈椎间盘退行性病"，简称"颈椎退行性病"。经过讨论，多数人认为在未确立更好的新名称之前，可按照习惯暂时仍称颈椎病，不过在临床诊断时应在其前面加上相应类型。

关于颈椎病的定义，杨克勤建议为：以颈椎间盘病变为主，导致节段不稳，加上外伤、内分

泌等改变，引起椎间盘突出、骨质增生，共同刺激、压迫邻近神经或其他组织而有临床症状者，称为颈椎病。吴祖尧认为：颈椎病是颈椎间盘的一种组织老化和慢性损伤引起的退行性变。由于颈椎解剖特殊，椎间盘变性的程度不同，可引起颈椎骨、关节与软组织程度不同的各种反应性变化，从而刺激、压迫脊髓、脊神经根（或其分支）、交感神经和周围软组织，发生不同的临床症状。宋献文认为：颈椎病属于颈间盘退变，凡表现有临床症状且 X 线片显示骨质增生者，称为颈椎病；而无症状，仅有骨质增生者，不能称为颈椎病。椎间盘退变早期可无明显骨质增生，而有关节失稳和椎间盘造影异常；若出现临床症状时，也应称为颈椎病。胥少汀认为：颈椎病是 X 线片上有颈椎间盘退变增生的表现并伴有相应临床症状的概称。陈鸿儒认为颈椎病的定义应包括四个方面：（1）头、颈、肩、臂、手、背、肩胛及胸前区的麻木及疼痛；（2）有时并发脊髓、椎动脉或交感神经症状；（3）为 40 岁以上中、老年人的常见病；（4）各种 X 线照片应与临床症状相符。

最后与会者认为，颈椎病的定义应尽可能精确、简明，并能将基本病因和发病机理加以概括，经讨论一致同意初步统一如下：因颈椎间盘退行性病变所致失稳和压迫邻近组织而引起一系列症状和体征者，称为颈椎病。

﹡出席和列席这次座谈会的有北京医学院杨克勤、张潭澄、董方春、张之虎，北京积水潭医院宋献文，中医研究院张长江、倪文才、段胜如、陈宝兴，中国人民解放军总医院段国升、朱盛修，空军总医院冯天有，北京军区总医院胥少汀，国家体育运动委员会体育科学研究所任玉衡，北京医院黄公怡，北京铁路总医院李宗民，第二军医大学徐印坎、刘植珊、赵定麟，上海第一医学院郑思竞、彭裕文，天津医院陶舜，天津医学院郭世绂、李景学，天津市红十字医院江毅，天津市河西医院李文尧，重庆医学院吴祖尧，第三军医大学李起鸿，新疆医学院乔若愚，南京军区总医院刘承基，苏州医学院钱铭辉，南京铁道医学院张朝纯，武汉医学院朱通伯，武汉第四人民医院周明志，佳木斯医学院葛梦林，延边卫生学校金明卿，贵州第八职工医院张思敬，昆明医学院孙静宜，内蒙古医学院阙求豪，甘肃省人民医院王秋泰，景德镇市第二人民医院周浔三，沈阳市骨科医院李勇，昌潍医学院米嘉祥，山西医学院韩文启

（王秋泰）

二、颈椎病的解剖和力学基础

大家指出，位于头、胸和上肢之间的颈段脊柱，由于处在特殊的位置，既要有高度的灵活性，又要有一定的稳定性。随着年龄的变化和长期的劳损，以椎间盘变性为先导的颈脊柱退变，会产生一系列的矛盾，形成颈椎病。颈部的前屈活动以 C_{4-5}（C 为颈椎，下同）和 C_{5-6} 为中心，后伸活动以 C_{4-5} 为中心，而且下颈段在颈部活动时所受的应力最大和较集中，故临床上 C_{4-5}、C_{5-6} 和 C_{6-7} 椎间盘变性最早和最常发生。

上海第一医学院解剖教研室对在颈椎病发病中起重要作用的钩椎关节，作了较详细的形态观察、年龄变化分析和生物力学研究。认为钩椎关节是适应颈椎活动而后天才出现的"半关节"。它有不完整的滑膜，但不是典型的滑膜关节；它不是退变才产生的，但它的退变会造成钩突的骨赘形成，从而压迫颈脊神经根、椎动脉、椎动脉丛、窦椎神经甚至颈脊髓等，引起症状。颈椎的光弹性和电测法生物力学研究已经证明，骨赘增生最常见的节段和部位，正是受应力最大的节段和部位。所以，骨赘是为适应应力的改变而发生的，既是生理的，又可能转变为病理的。它可以使由于椎间盘变性而不稳的颈脊柱变得较为稳定，但也可能造成对周围神经、血管的压迫。吴祖尧、陶舜等提出，在长年低头位工作的修表工人、绣花女工和眼科医生中，X 线片显示颈椎骨质增生发生率惊人地高。

杨克勤、乔若愚、赵定麟、孙静宜等认为，先天性和发育性椎管狭窄，在颈椎病——特别在

脊髓型颈椎病的发病中起重要作用。赵定麟甚至认为，椎管的大小起主导作用。所以，测量颈椎管的矢状径有重要意义，甚至比骨赘的大小更重要。有一些发言者提出了颈椎管矢状径的正常值和椎管/椎体矢径比的正常值。陈鸿儒还强调，除矢状径外，测量椎管的横径也有价值。

冯天有认为，颈椎失稳是比骨赘更重要的发病原因。只有伴随着失稳的骨质增生才会发病，否则，机体可以适应和代偿而不出现症状。失稳会导致失代偿，从而引起症状。根据颈部活动功能受限、X 线片和功能 X 线片上颈椎列线失常以及扣及棘突偏歪等，就可以诊断颈椎的半脱位。手法可以整复这种颈椎半脱位，整复后症状会立即消失。李起鸿也强调动力平衡失调和病理性力学在发病中的重要作用。

孙博等通过对成人干燥颈椎的肉眼和 X 线观察，发现正常颈椎棘突 23% 有偏歪；还发现一些异形颈椎，如两个上关节面的倾斜度和朝向不一，即使椎体不旋转移位，也可出现"双突"征，但这种"双突"征的间隙多为不等腰三角形。椎体后面前凹者，旋转时会出现"双边"征；平坦者即使旋转"双边"征也不明显；后凸者，不旋转也会有"双边"征，旋转则会形成"三边"征等。从而对 X 线的"双边"、"双突"征的诊断方法提出了补充，强调在应用时要注意鉴别。

中医研究院骨伤科研究所与中国科学院力学研究所合作，从生物力学的角度探讨了颈椎病多发生在 C_{5-6} 和 C_{6-7} 平面的机理。他们发现 C_{4-5} 平面脊柱周围结构在解剖上相对薄弱，但该处受压应力、扭转力和剪力最大，所以是内外平衡最易失稳的部位。他们还发现颈椎病患者出现颈椎骨质增生的年龄比对照组早 6~7 年；认为颈曲改变是颈椎失稳的早期变化，而骨质增生则是继发表现。并认为 C_{5-6} 和 C_{6-7} 椎间盘退变和骨质增生之所以多见并严重，是 C_{4-5} 受损伤失稳的结果。

颈脊柱的退变必须影响到神经成分，才能引起颈椎病。从这一观点出去，上海第一医学院解剖教研室还观察了颈脊神经根在颈椎间孔内的位置。认为从解剖上可以把颈椎间孔分为内侧段（根管段）、中间段（椎动脉段）和外侧段（前支管段）三个部分。内侧段中的颈脊神经根易受到钩突骨赘、椎间盘突出和上关节突骨赘等压迫。后根（感觉根）比前根（运动根）更易受压，从而出现根性颈椎病的症状。他们还研究了颈脊柱本身的神经支配，认为以各颈椎横突和横突间韧带、肌肉的平面为界，可将颈脊柱分成前份和后份。前份主要由脊神经前支支配，后份主要由后支支配；植物性神经可以随血管或成丛分布；椎管内组织由窦椎神经支配。颈部的窦椎神经由来自椎动脉丛的交感支与脊神经发出的脊膜支合成，伴椎间血管走行。窦椎神经的末梢广泛分布于后纵韧带、椎间盘纤维环后表层、椎内静脉壁、硬膜、黄韧带和骨膜等处。在后纵韧带内可见来自双侧和上下节段的窦椎神经末梢的重叠支配。其功能可能包括躯体与内脏感觉（以痛觉为主）和血管运动。窦椎神经及其末梢受到刺激，是椎管内疾患引起颈肩痛的原因之一，包括原发性痛、牵涉性痛和反射性肌痉挛等。

中医研究院骨伤科研究所与北京第二医学院解剖教研室合作，应用荧光组织化学方法观察了猴脑基底动脉的交感神经纤维的来源。发现一侧眼动脉、颈内动脉颅内段、大脑中动脉、大脑前动脉、后交通动脉和大脑后动脉，均由同侧颈上神经节的节后纤维支配。基底动脉和椎动脉颅内段则由颈下神经节的节后纤维支配。基底动脉和椎动脉之间的移行区，由颈上和颈下神经节的节后纤维双重支配。

（彭裕文）

三、颈椎病的发病机理

关于颈椎病的发病机理，存在一些不同的看法。宋献文认为发病机理主要有两方面：一是增生组织对周围器官的刺激和压迫，造成颈脊神经根、脊髓、椎动脉、交感神经和食管的受压迫，二是颈椎内外平衡的失调。颈部肌群使颈椎保持稳定，为外平衡；韧带、关节和椎间盘连结为内平衡。退变并内平衡失调时即出现症状。但外平衡可以补偿内平衡，所以颈肌锻炼可以改善失稳状态。李起鸿指出，发病机理一是椎间盘病变的病理形态学改变，直接刺激和压迫相邻的脊髓、血管和神经。二是颈椎间盘退变造成颈椎力学的功能紊乱。胥少汀认为颈脊神经根受压迫和激惹，引起炎症（创伤性或化学性）改变。施行非手术治疗时，虽不能消除突出物的压迫和脊椎的失稳，但可减少刺激，消除炎症，使症状缓解。郑思竞把颈椎病的发病机理归结为两大方面：物理性压迫和化学性刺激。认为目前多注意研究物理性压迫。他强调对化学性刺激的研究也不应忽视。

杨克勤认为，不同类型的颈椎病有不同的发病机理。神经根型主要是突出的椎间盘、骨赘、变窄的椎间孔（包括软组织的肿胀）刺激或压迫颈脊神经根，使之受到牵张及缺血，少数病例进而纤维化。脊髓型有三大发病因素，即椎间盘或骨赘的直接压迫；病变节段的异常活动刺激交感神经引起反射性脊髓血管痉挛甚至栓塞，使脊髓缺血缺氧；以及椎管狭窄加外伤因素。椎动脉型的主要病理变化是椎动脉狭窄，内在因素是动脉壁硬化，外在因素包括椎动脉周围的交感神经受到刺激引起动脉痉挛，突出的椎间盘和钩椎关节骨赘在活动中挤压椎动脉，和椎间盘变性、椎间隙狭窄引起的椎动脉弯曲等。

至于交感型颈椎病，临床表现十分复杂。不少发言者认为其发病机理尚不很清楚，还须从解剖、生理、病理等多方面展开深入研究。有的到会者提出，项韧带钙化患者常出现交感神经症状，原因如何解释？颈椎病患者经非手术疗法，常使原有的高血压恢复到正常，又如何解释？郭世绂、赵定麟等认为，压迫、刺激椎动脉必然会同时压迫、刺激交感神经丛，两者难以分开。乔若愚等则认为，应该把交感型颈椎病独立出来，并应包括头、颈、胸和上肢的症状。吴祖尧和李起鸿强调窦椎神经在发病中起重要作用，与不少症状有关。

（彭裕文）

四、颈椎病的患病率和分型

颈椎病的患病率，各地报告不一。潘之清调查 1037 名 30 岁以上的工人和农民，工人患病率为 6.2%，农民患病率为 17.6%。广州一医院有职工 800 人，1973 年普查有颈椎病者 80 人，占 10%。张潭澄、陶舜报告，天津结核病院 691 人中有 12 人患病，占 1.7%。陶舜还报告，天津市眼科医院有职工 380 人，患颈椎病者 24 人，占 6.3%；其中有医师 12 人，占颈椎病患者的 50%。Irvine1965 年统计北欧一矿区诊所，成人发病率为 10%。杨克勤对这次座谈会的出席、列席、旁听、工作人员共 80 人作了一次现场调查，曾患过和现有颈椎病者共 24 人，患病率高达 30%。其中 45 岁以下者 19 人，有 3 人患病，患病率 15.8%；45 岁以上者 61 人，有 21 人患病，患病率 34%。

还有许多统计资料说明颈椎退变与颈椎病的关系。据周之道 1983 年调查 35~77 岁者 826 人，其中 72% 在 X 线平片上有骨赘，但患病率仅为 7%。此数字与陶舜统计的患病率 1.7~17.6%，平均 7.3% 相一致。McRae1960 年亦称 40 岁以上有退变者并不能证明与颈椎病有症状上的关系。据 Friedenberg 等统计，40~50 岁成人中有 25% 发现颈椎有退变，60~70 岁者则 75% 有退变。据 Laurence 统计，55 岁以上的男性颈椎有退变者占 83.5%，而同年龄的女性占 80.7%。一般认为 40~60 岁为高发年龄，60 岁以后有自愈倾向。

R.Jackson 所著一书中提到 8000 例颈椎病患者中，外伤（多属车祸）占 90%；国内报告则主要是老年性退变。杨克勤提出，迄今为止对颈椎病的预防工作做得很少，是否应拟订出某种保健操，供长期伏案工作者采用。

不同资料报告的患病率可由 1.7% 到 17.6%，两者相差高达 10 倍，这可能与目前诊断标准不统一有关；希望能通过本次座谈拟订出一个初步的诊断标准，以便日后相互交流（参见附件一）。

颈椎病的分型，国内外长期以来均很不一致。近年来国内比较倾向于杨克勤等提出的分型方法，即神经根型、脊髓型、交感神经型和椎动脉型。但也存在一些不同的看法。赵定麟认为，分型有两种：简易分类法分为神经根型、脊髓型、椎动脉型、单纯颈型、吞咽困难型及混合型；专科分型法分为：（1）颈椎病前期，有病变，但无症状；（2）颈椎间盘症期，又分为单纯性颈椎间盘膨出、颈椎间盘突出、颈椎间盘脱出；（3）骨原性颈椎病期，又分为中央型、钩椎关节型、侧后型、弥漫型；（4）脊髓变性期。赵定麟还报告了 6 例因颈椎前缘骨质增生造成食管受压，引起吞咽困难者，从而提出吞咽困难型。但大多数到会者认为，这种情况究竟是少数，可放在"其他"中。他所提出的单纯颈型是指发病较早期，症状较轻的类型，主要表现为头、颈、肩部的疼痛或轻微体征，但 X 线平片上无明显的骨性改变。大多数代表同意这一观点，但不同意"颈椎病前期"的名称。刘植珊认为这些表现属于颈项肌慢性劳损或肌肉筋膜炎。

由于颈椎病的发病机理、症状及体征比较复杂，因此绝大多数到会者同意在分型中将一些较少见、较复杂或者目前机理尚不太清楚的类型归入"其他型"。最后讨论通过的分型标准如下：

颈椎病共分六型：

1. 颈型：由颈椎间盘退行性改变引起颈椎局部，或反射性地引起头、颈、肩疼痛者。

2. 神经根型：颈椎间盘退行性改变刺激、压迫脊神经根，引起感觉、运动功能障碍者。又分为急性、慢性两种。

3. 脊髓型：颈椎间盘退行性改变造成脊髓受压和缺血，引起脊髓传导功能障碍者。又分为中央型和周围型两种。中央型的发病是从上肢开始，向下肢发展；周围型的发病是从下肢开始，向上肢发展。此两型均又分为轻、中、重三度。

4. 椎动脉型：由于钩椎关节退行性改变刺激、压迫椎动脉，造成供血不全者。

5. 交感神经型：颈椎间盘退行性改变刺激、压迫颈部交感神经纤维，引起一系列反射性症状者。

6. 其他型：指食管压迫型等。

（胡汉达　王秋泰）

五、颈椎病的检查诊断方法

由于颈椎病的临床表现错综复杂，涉及面广，因此诊断与鉴别诊断的方法亦较多，且意见不统一。徐印坎指出：颈椎病的确诊首先是依据详细的病史，其次是全面而系统的体格检查和相应的 X 线片表现，尤其是颈椎侧位动力性摄片对早期诊断更有意义。在谈及脊髓造影时，徐印坎指出，此种检查虽对本病尤其是脊髓型的诊断帮助较大，但目前所用的造影剂，无论是水剂或油剂均有较明显的副作用。加之颈段肿瘤发生于 $C_{1、2}$ 处者并非少见，而脊髓造影在此段显影不佳，可造成假象，发生误诊。因此，不应将其做为常规检查方法。刘承基还提出 1 例经脊髓造影诊为脊髓型颈椎病并行前路减压术治疗的病例，以后发现为脑膜瘤。上海长征医院曾有 4 例因脊髓造影诊断错误而延误治疗时机。对椎间盘造影术，徐印坎指出目前国内外文献中很少再提及。一般认为此法不仅操作麻烦，注药后患者疼痛，且假阳性较多。

对于椎动脉造影是否应列为诊断椎动脉型颈椎病的常规检查，尚有争议。赵定麟报告 20 余例经椎动脉造影证实为椎动脉型颈椎病，并施行颈前路侧前方减压术；同时还有 1 例具有典型椎动脉供血不全表现的患者，经椎动脉造影发现为胸骨后肿瘤压迫椎动脉第一段，手术证实是异位甲状腺瘤，因此主张将此法列为术前的常规检查。段国升、刘承基、乔若愚和黄公怡等亦强调这一点。乔若愚并指出，此种检查对除外椎动脉本身的粥样化与胸廓出口综合征都是必不可少的。但徐印坎指出，此检查法对血管有造成损伤的危险，应慎重选择，不宜列为常规。董方春亦持同样观点。

对于 X 线平片在颈椎病诊断上的意义，到会者进行了热烈的讨论。钱铭辉通过近期收集的 128 例 X 线片，对其征象做了分析，认为侧位片提供的信息最多，计有：生理弧度改变；椎体不稳前脱；椎间盘退行性变；反应性骨增生；椎间孔狭窄；小关节增密；韧带变性钙化；"双边"、"双突"征象；"切凹"、"增生"征象。正位象则表现为：椎间隙狭窄；椎体倾斜；钩突增生；棘突偏歪征；关节面增密；椎弓根不对称等。斜位象上可出现：椎间孔变形；小关节突增生；椎体后缘骨增生；钩突致密增生；韧带肥厚退行变等。对 X 线检查的顺序，钱铭辉建议先摄侧位片，发现问题时再摄正位、斜位乃至功能位片以及脊髓造影，有条件者还可作断层、椎静脉造影、CT、椎动脉造影。不少临床医师认为，动力性 X 线片对本病的早期诊断帮助较大，且简便易行，应在初次摄片时选用。李景学提出，在颈椎侧位片上的四条连线：前纵韧带、后纵韧带、小关节突、棘突根部连线，对颈椎不稳及病变的判定很有帮助。钱铭辉强调指出，对临床有症状、X 线有征象者，可作出颈椎病的诊断；对 X 线片上有改变却无临床症状者，X 线报告以颈椎骨性增生（肥大）或颈肌劳损、颈椎失稳为妥。

由于椎管的发育状态和颈椎病的发生以及治疗方法的选择有着直接关系，因此有人提出可否将椎管矢状径测量作为对颈椎平片描述的内容之一。鉴于各医院摄片时球管距离不一，黄公怡、田成瑞等建议采用椎管矢径与椎体矢径比值法。在 $C_3 \sim C_7$，椎管矢径 / 椎体矢径 ≥ 0.75 为正常椎管，<0.75 则属于椎管发育性狭窄。赵定麟按球管离病人 180cm 的标准距离对正常人与颈椎病施术患者各 100 人进行测量，将结果与欧洲人、日本人的标准值对比后提出：14mm 以上为正常椎管，12~14mm 为临界椎管，10~12mm 为相对狭窄，小于 10mm 为绝对狭窄。钱铭辉则提出采用"同身寸"法测量椎管及椎间隙，认为椎管矢状径为同节椎体矢状径的 2/3，不得小于其 1/2；椎间隙为上一椎体高度的 1/3，不得小于其 1/4，觉得此法简单易行。

对于 X 线片上所见的先天性椎体间关节融合畸形，段胜如提出，是否因为该节固定而易使其上、下方的椎间关节发生退变与颈椎病？刘植珊介绍曾遇 4 例青年战士在轻度外伤后出现颈椎病症状，X 线片都显示 $C_{3\sim4}$ 节段有先天性融合畸形。乔若愚、赵定麟均持相同观点，并举出实例说明。与此问题直接相关的是在手术时融合的范围究竟是大些好还是小些好。段国升、乔若愚等多数人主张椎节融合的多少主要依据临床表现与 X 线检查确定，不可过少，更不宜过多，以免加重邻节的退行性变，退变严重者将不得不再次手术。上海长征医院在 200 多例中有 5 例因邻节继发颈椎病而再次手术。但杨克勤介绍北医三院数百例颈椎病做融合后，虽有邻节退行性变加重或骨赘形成的病例，但未见颈椎病再发者。

会上对 CT 扫描的应用价值亦作了讨论。李景学指出，CT 扫描对骨小梁这类细微结构显示并不清晰，但对椎管附近的软组织病变如椎间盘纤维环膨出、髓核隆凸、脱出及钙化等，有鉴别价值。胥少汀、刘承基、黄公怡等均介绍了用 CT 作颈椎病术前与术后疗效对比观察的结果。由于 CT 能够明确显示出骨赘的部位、范围、程度以及术后的变化，因而和 X 线平片相比有其独到的优点。黄公怡还利用 CT 扫描对 15 例颈椎后纵韧带骨化进行了详细观察，并发现 5 例合并特发性弥漫性骨肥厚症（DISH）。此症实质上是一种原因不明、预后良好的独立病种，一般不宜手术，但合并后纵韧带骨化且压迫脊髓者则应酌情手术减压。35 例中有 18 例（51%）合并发育性椎管狭窄，且多伴有脊髓受压症状。总之，CT 作为一种无损伤性诊断技术，确有很大的优点。尤其是显示椎管内占位性病变及做手术前后切除范围的对比观察上有独特的优点。但仍有局限性，且价格昂贵，目前尚难广泛采用。

此外，胥少汀与朱盛修尚提出可否采用躯体感觉诱发电位来判定脊髓受损程度，但对脊髓病变的性质则难以鉴别。

（赵定麟）

六、颈椎病的非手术疗法

会上讨论了各种非手术疗法的适应证、治疗原则及其评价。非手术治疗的方法很多，有手法、牵引、理疗、封闭、颈托、穴位注射、中药内服等，对颈型及神经根型颈椎病有较好疗效。冯天有介绍用脊柱旋转复位手法治疗 1 例脊髓型颈椎病取得了满意的疗效。段胜如介绍先采用大重量（40~50kg）作短时间牵引，然后手法按摩痛点，治疗根型及脊髓型颈椎病疗效尚好。吴祖尧采用硬膜外注射皮质激素治疗根型颈椎病 200 余例，优良率超过 80%。认为其治疗机理是：早期膨出的椎间盘压迫神经根时，引起神经根的缺血性病变以及缺血 – 水肿恶性循环；发展到椎间盘突出时，则可引起神经根的创伤性、化学性和自身免疫性炎症反应；即使有椎间孔狭窄，其压迫因素也是软组织的炎症水肿。因此激素有较好疗效，但注射以 3 次为限。张长江报告非手术方法治疗 203 例颈性视力障碍，有效率达 81.7%，经 1~5 年随访，疗效巩固者占 91.2%，其中 8 例 11 只失明眼经手法治疗后，7 只眼视力超过 1.0，另 8 例脊髓型颈椎病合并视力下降者做前路颈椎间盘摘除、扩大减压、植骨融合后，6 例视力明显恢复。他统计 5046 例颈椎病病人中颈性视力障碍的患病率为 2.1%。倪文才指出手法触诊在诊断颈椎病中的意义，并认为根型、椎动脉型、脊髓型颈椎病都可应用手法治疗。对有移位者进行轻柔的复位并对软组织行手法治疗；对椎动脉型呈急性发作者，不做旋转而作牵引按压复位，较为安全。张之虎报告 127 例颈椎病非手术治疗，主要采用直流电醋离子导入、超短波治疗、间动电流疗法、颈牵引、穴位注射并配合中药口服，结果表明神经根型适于用牵引等综合治疗，83.8% 有效，交感型和椎动脉型适于用推拿按摩，有效率为 69.7%。李起鸿介绍用 4~6kg 持续牵引 30~60 分钟，每日 1~2 次；部分病人采用星状神经节或椎体前外侧与椎间盘内封闭，大多能迅速消除疼痛及肌肉痉挛。韦贵康介绍手法治疗颈性血压异常 135 例，有效率为 90.3%。张思敬介绍采用快速阿是穴中药"颈宁"注射配合感应点电疗 366 例，对神经根型、椎动脉型和混合型有效率分别为 90%、95% 和 86%，而对脊髓型者仅 50%。金明卿用 0.5% 普鲁卡因加醋酸强的松龙混悬液行

颈椎旁压痛部位封闭治疗颈椎性高血压病 35 例，仅 1 例无效。他还指出，此病的发病率朝鲜族女性较汉族女性高出将近 4 倍,可能与劳动习惯（头顶重物）有关。周明志采用"颈椎提牵侧旋手法"治疗 1146 例颈椎病，有效率为 96.9%。葛梦林采用"定点旋转复位法"治疗颈椎病性眩晕及呕吐 34 例，均获得满意疗效。任玉衡介绍了大重量牵引治疗颈椎病 1266 例，共牵引 124401 次，牵引的常规重量是自身体重，最大牵引重量是 185kg，最长牵引时间 14.5 分钟，优良率为 72.4% 有效率为 97.2%，副作用是极少数患者开始时头晕加重等，但未发生过意外。陈鸿儒认为塑料颈领可稳定颈部活动，抑制骨质增生。徐印坎对用旋转治疗颈椎病有不同看法，认为正常的颈部旋转功能在颈$_{1,2}$占 50%，旋转对下颈椎的作用有限；并认为上位颈椎连结不牢固，大重量牵引可能造成颈$_{1,2}$的脱位。胥少汀介绍采用 4~8kg 牵引治疗 643 例神经根型颈椎病疗效较好，他认为各种方法都能有效，就不必用大重量牵引及旋转。赵定麟介绍国外对脊髓型颈椎病保守治疗有效率为 36%，还是可取的。并提出颈部旋转治疗手法应象外科手术训练一样严格要求，才能掌握好。

与会者一致认为颈椎病的治疗应以非手术疗法为主，对颈型、神经根型、交感型、椎动脉型的疗效都较好。对脊髓型，早期也可用非手术治疗，无效时可考虑手术治疗。这次与会人员中患病率虽然高达 30%，但手术治疗者绝无仅有，即使其中个别长期脊髓型患者，也经手法治疗而改善，这也从一个侧面说明了非手术疗法的有效性。

（张长江）

七、颈椎病的手术方法

会上还讨论了各种手术方法的适应证、手术原则及其评价。

颈椎病的手术适应证可概括为：凡经非手术疗法无效，又无手术禁忌者，可考虑手术治疗，

详见附件二。但诊断不够明确，手术指征不十分肯定时，最好先用非手术疗法观察一段时间，不要轻易进行手术。

颈椎病的手术方法可分为前路（包括前方及侧方途径）和后路两大类。手术的原则是在减压的基础上进行自体骨移植，以求得颈椎的稳定。手术途径的选择取决于每个病例的病理特征。

前路手术的方式有：（1）颈椎间盘切除，椎体间植骨融合术；（2）颈椎骨性减压术；（3）颈椎椎体开槽（窗）术；（4）颈椎侧前方减压术；（5）颈椎横突孔前壁切除椎动脉减压术；（6）椎间盘单纯切除不植骨；（7）颈椎人工椎间关节植入；（8）前路椎管扩大术。

后路手术的方式有（1）颈椎椎间关节开孔、骨赘切除或椎间盘髓核摘除术；（2）颈椎广泛性椎板切除减压术；（3）颈椎管探查术；（4）颈椎管成形术（或椎管扩大术）。

前路或后路途径的选择问题，可根据颈椎管测量、脊髓碘油造影以及后骨赘突向椎管的大小来权衡。一般有发育性椎管狭窄或椎管内病变者以首选后路为好；椎间盘突出者以首选前路为好。椎管矢状径小于 10mm 者采取后路，大于 12mm 者先用前路，介于 10~12mm 者先前路或先后路均可。若碘油脊髓造影显示脊髓后方有压迹提示黄韧带肥厚皱褶引起压迫时宜用后路，若椎体后骨赘大于 3mm 者宜用前路。

关于手术中颈椎定位问题，北医三院采用 1.5cm 长的注射针头扎于椎间盘内作手术台旁 X 线照相定位。乔若愚提出术中用手指触摸颈$_6$横突前结节作为定位标志，不必摄 X 线片，并未发现错误。但一些人认为颈$_6$横突前结节万一有解剖变异则可发生错误。陈鸿儒主张椎间盘内扎针后在 X 线电视下观察定位。黄仲麟提出颈$_7$胸$_1$椎体前方有一斜坡可作为定位标志。

关于颈椎间盘切除的节段多少问题，乔若愚等主张少切，根据病变节段和造影病变范围而定。张潭澄提出如上、下椎间盘有病，中间一节正常的也应一并切除。张之虎主张多节段切除减压，

因曾遇到有的病例少切或漏切，经第二次补做后疗效提高。

关于植骨取材问题，张之虎指出椎体间植骨的自体骨融合率为 84.4%，而异体骨为 71.7%，建议采用自体骨。赵定麟采用局部旋转植骨亦获得满意效果。异体骨可发生吸收，影响椎体的稳定，继发成角畸形与椎管矢状径改变，从而降低疗效，不宜采用。

关于椎体后骨赘的处理，乔若愚、徐印坎主张要尽量彻底切除。董方春观察到骨赘如不切除，在椎间植骨融合后仅有约 1/3 病例能吸收或变钝，而且平均需时 19 个月，所以椎体后骨赘明显者应作骨性减压。段国升指出颈脊髓的前后径为 9mm（8.2~9.8mm）且椎管的代偿性很小，当脊髓型颈椎病的后骨赘超过 3mm 时，即可出现症状，宜前路切除骨赘。赵定麟对因钩椎关节增生引起椎动脉和脊神经根受压者采取钩突切除术（侧前方减压术）共 30 例，获得满意疗效。

在手术的关键环节，如钩椎关节椎间孔区、横突孔前壁切开区以及椎体后骨赘切除区，其解剖结构险要而范围狭窄，手术时应十分细致谨慎，包括必要时用显微外科技术，以避免意外损伤。

大家一致同意神经根型颈椎病绝大多数都能用非手术疗法治愈，故手术指征应严格掌握。对脊髓型颈椎病则多数人主张在诊断确定后早期手术治疗，因为非手术治疗能改善或控制症状者仅占少数。对诊断明确的椎动脉型颈椎病也同样抱有积极的看法，并认为疗效满意。对交感型颈椎病的诊断和认识还不一致，手术治疗的报道仅见于北医三院的病例。

手术治疗的优良率各家报道不同。其原因很多，可能与各家对病例的选择和疗效评判的标准不统一有关。北医三院提出的评判标准为：（1）病人主观症状的改善；（2）上肢功能以手功能的恢复为重点；（3）下肢功能以行走功能的恢复为主；（4）膀胱功能以排尿控制为主。

器械的改良与手术疗效也很有关。椎体开骨槽有三面刀、直角刀、骨钻、环锯等，国外引进的气动骨钻对椎板减压或椎管成形术以及钩椎关

节骨赘和椎体后骨赘的切除提高了安全性。

（董方春）

中华外科杂志、解放军医学杂志两编委会联合主办的"第二届颈椎病专题座谈会"，于1992年10月5日至10日在青岛举行。来自全国28个省、市、自治区的310个医疗单位的代表参加了会议，与会代表各抒己见，气氛非常活跃。

第一次颈椎病专题座谈会（1984年，桂林）至今已有8年，其诊断水平及治疗技术均有很大发展。与会代表包括骨科、神经外科、神经内科、放射科、理疗科、中医科等多学科的同道，从而使座谈会的讨论更加广泛、深入。这对于今后颈椎病的进一步研究及诊断、治疗水平的提高，将产生积极影响。本次座谈会根据近年来颈椎病的研究及大量临床实践，从五个方面进行了重点讨论，现将讨论内容概述如下：

第六节　第二届颈椎病专题座谈会纪要

一、颈椎病的定义及诊断原则

经过讨论，多数代表同意第一次座谈会确定的有关颈椎病定义的基本内容。即：颈椎椎间盘组织退行性改变及其继发病理改变累及其周围组织结构（神经根、脊髓、椎动脉、交感神经等），并出现相应临床表现者为颈椎病，其英文名称为Cervical spondylosis。在文字表述上，有代表主张将"椎间盘组织退变"改为"椎间关节退变"或"椎间盘退变"。概而言之，这个定义包含了三个基本内容。（1）颈椎间盘退变或椎间关节退变；（2）累及其周围组织；（3）出现相应的临床表现。

经过激烈的争论，最后与会代表一致认为：在确立颈椎病的诊断时必须同时具备下列条件：（1）具有颈椎病的临床表现；（2）影像学检查显示颈椎间盘或椎间关节有退行性改变；（3）影像学征象与临床表现相应，即影像学所见能够解释临床表现。各种影像学征象对于颈椎病的诊断具有重要参考价值，但仅有影像学检查所见的颈椎退行性改变不应诊断为颈椎病。放射科医师可根据X线表现，对颈椎的退行性变进行描述，而颈椎病的诊断则应由临床医师做出。

二、关于颈椎病的分型

经过热烈讨论，与会代表一致认为第一次座谈会的分型方案仍然适用。即根据不同组织结构受累而出现的不同临床表现，将颈椎病分为颈型、神经根型、脊髓型、椎动脉型、交感型及其它型（目前，主要指食管压迫型）。

颈型颈椎病可依据：（1）颈部症状及压痛点；（2）X线有颈椎曲度改变、不稳定等表现；（3）除外颈部其它疾患（如落枕、肩周炎、肌筋膜炎等）。有代表提出颈痛除可因椎间盘退变刺激窦椎神经而引起（称椎间盘源性疼痛）外，还可由其它原固引起，而这些原因常常不易与椎间盘退变因素相鉴别，因而在临床工作中应加注意，严格按照前述诊断依据进行鉴别。

神经根型颈椎病的诊断依据仍沿用第一次座谈会制定的标准。即：（1）与病变节段相一致的根性症状与体征；（2）压颈试验或臂丛牵拉试验阳性；（3）影像学所见与临床表现一致；（4）痛点封闭无显著疗效；（5）除外颈椎外病变（如胸廓出口综合征、网球肘、腕管综合征、肘管综合征、肩周炎等）。

本次会议对第一次座谈会所制定的脊髓型

颈椎病的诊断标准做了一些修改：为了避免重复，将原标准中的第一条概括为脊髓损害的临床表现；将第四、第五条取消 修改后的标准为：（1）具有颈脊髓损害的临床表现；（2）影像学检查显示椎管狭窄、颈椎退行性改变；（3）应除外肌萎缩侧索硬化、椎管内肿瘤、末梢神经炎等其他疾病。

在讨论椎动脉型颈椎病的诊断标准时许多代表提出了各自不同的看法。有代表对椎动脉型是否存在提出了疑问，认为钩椎关节增生达到 1cm 时才能对椎动脉构成压迫，而这种情况实际上很少见。有代表认为，椎动脉型颈椎病的发病机制中可有交感神经因素参与作用，因而椎动脉型不如称之为神经血管型。也有代表提出，椎动脉型与交感型同属一种类型，因为椎动脉周围有大量交感神经纤维组成椎动脉丛，椎基底动脉供血不全的表现可能系因交感神经受到刺激引起椎动脉痉挛面产生。但多数代表主张目前仍按原来方案进行诊断。但考虑到椎动脉血流图对此型诊断的实际意义不大，故将原方案中第七条"椎动脉血流图及脑电图仅有参考价值"取消，并建议在诊断标准前面加上"关于椎动脉型颈椎病的诊断还是一个有待研究的问题"。具体诊断标准如下：（1）颈性眩晕，可有猝倒史；（2）旋颈征阳性；（3）X 线片有异常所见；（4）多伴交感神经症状；（5）应除外眼源性、耳源性眩晕；（6）除外椎动脉 V_1、V_3 段供血不全、神经官能症与颅内肿瘤等；（7）确诊、手术前需行椎动脉造影或数字减影椎动脉造影（DSA）。此外，有代表提出单光子发射断层扫描（SPECT）对于诊断椎动脉供血不全亦能有所帮助。

交感型颈椎病的诊断，有的代表认为此型十分含糊，也有人提出，近二十年来国外已将其归入钩椎关节病的范畴，但多数代表仍同意继续沿用原来标准，但将第一次座谈会所订诊断标准中的食管压迫型归入其它型之内。

部分代表认为，急性颈椎间盘突出症、发育性颈椎管狭窄症、颈椎后纵韧带骨化症应与颈椎病区分而列为独立的临床疾病。因为这些疾患的发病原因与颈椎病有所不同，病理特点与颈椎病的定义亦不相符合。不应将它们混为一谈。急性颈椎间盘突出症是指有轻重不等的颈部外伤史。影像学检查证实有椎间盘破裂或突出而无颈椎骨折或脱位，并有相应临床表现者。至于慢性颈椎间盘突出症与颈椎病的关系，代表们则提出了不同看法，有人认为慢性颈椎间盘突出症应划入颈椎病之中。有人则认为慢性颈椎间盘突出症与颈椎病并不相同，前者一般发病年龄较轻、病情发展较迅速、病损范围仅 1~2 个椎间隙，X 线检查亦无椎间关节退行性改变可见，二者应属不同的两种疾病。会议对发育性颈椎管狭窄的诊断问题统一了以下看法：（1）椎管测量应采用侧位 X 线平片；（2）测量椎体及椎管的中矢径，并以二者的比值作为诊断依据；（3）椎管中矢径与椎体中矢径的比值 ≤ 0.75 为发育性颈椎管狭窄，出现相应的脊髓受累症状者为发育性颈椎管狭窄症。有代表指出：发育性颈椎管狭窄症患者之所以出现临床症状，通常的原因是合并有椎间盘退变；颈椎管狭窄可能是颈椎病的发病基础。在确立诊断时椎管狭窄及椎间关节退变这两个因素都应予以注意、当影像学检查证实有椎间盘退变性改变存在时，应同时列出"颈椎病"的诊断。

有代表提出将颈椎失稳症作为一个独立的诊断名称；认为有些脊髓病患者的主要致病因素就是颈椎失稳，且单纯颈椎融合即可获得满意疗效。但多数代表认为，颈椎不稳定在颈椎病患者中很常见，是一个值得重视的问题。但它是颈椎椎间关节退变过程中的一种病理现象，是椎间盘退变的继发改变，也是颈椎病发病机制中的重要因素之一。所以仍应属于颈椎病的范畴，有代表提出，颈椎不稳定的判断可以根据以下条件做出：即椎体后缘连线与滑移椎体下缘的连线的交点至滑移椎体后缘之距离 ≥ 2mm 或椎体间成角 >11° 或椎体滑移（向前＋向后）达 2 ~ 3mm 为不稳定。

三、关于颈椎病的手术治疗问题

与会代表就颈椎病手术治疗的原则及各型颈椎病的手术指征展开了热烈讨论，认为目前颈椎病的手术治疗主要是前路、后路两大类术式。前路手术的目的是：（1）彻底减压；（2）稳定颈椎。其手术指征为：（1）无椎管狭窄的脊髓型颈椎病；（2）其它各型颈椎病经系统非手术治疗后疗效不巩固或无效者（含节段性不稳定）。手术方式主要是椎间盘切除加椎体间植骨，另外还有椎体次全切除加相邻间盘切除加大块植骨。但后者对技术条件要求较高。手术切除范围可根据：（1）神经根损害的节段；（2）X线片显示的退变及不稳定节段；（3）脊髓造影有梗阻的节段；（4）CTM、MRI显示有间盘突出的节段来决定。术中采取颈部中立位、清醒麻醉（针麻、局部浸润、颈浅丛阻滞）、减少操作震动、右侧颈前横切口等措施，均有助于减少并发症、提高疗效。植骨方式则多种多样，可根据具体情况选择。后路手术的目的是扩大椎管、解除后方脊髓的压迫，同时尽可能减少颈椎后部结构的损伤。后路手术的范围应依据：（1）椎管中矢径与椎体中矢径的比值 <0.75 的节段；（2）神经系统损害节段；（3）脊髓前、后方受压的节段；（4）CT，CTM、MRI所示脊髓受压的节段来确定。

与会代表一致认为绝大多数颈椎病应采取非手术治疗，而只有少数（主要是脊髓型者）需要手术治疗。因此，在确定每一位患者是否手术时，应考虑以下原则：（1）颈椎手术比较复杂，有一定风险，因此手术指征应从严掌握；（2）颈椎手术是以减压与重建稳定性为目的，对于脊髓本身不可逆转的病损没有治疗意义；（3）在选择手术治疗时应考虑患者的职业、年龄、患者机体状况对手术的耐受性、以及患者对手术治疗的态度；（4）颈椎病的病理机制及临床表现比较复杂，应根据不同的病情选择适当的手术方式。

1. 颈型的手术指征：同意第一次座谈会确定的方案，即颈型颈椎病原则上不需要手术治疗。

长期非手术治疗无效且严重地影响正常生活或工作的个别病例，可以考虑手术治疗。

2. 神经根型的手术指征：原则上应采取非手术治疗，具有下列情况之一者可以手术治疗：（1）经正规而系统的非手术治疗 3~6 月以上无效或非手术治疗虽然有效但反复发作且症状严重，影响正常生活或工作者；（2）由于神经根病损导致所支配的肌肉进行性萎缩者；（3）有明显的神经根刺激症状，急性的剧烈疼痛、严重影响睡眠与正常生活者。

3. 脊髓型的手术指征：已确立诊断的脊髓型颈椎病患者，如无手术禁忌症，原则上应采取手术治疗。然而对于椎管较宽而症状较轻者，可先采取适宜的非手术治疗，并定期随诊，无效或逐渐加重者则行手术治疗。

4. 椎动脉型的手术指征仍沿用第一次座谈会的规定。

5. 交感型的手术适应证目前尚难确定。

第一次座谈会确定的手术禁忌证均属一般外科手术的禁忌证，而非颈椎病手术特有的禁忌证。故不再作为专项列出。

关于手术方式问题，许多代表介绍了各自的手术治疗经验，但普遍认为不同手术方式各有其适应证，原则上应以达到减压与稳定为目标，对于不同病例可针对其具体情况，选择损伤少、操作简便的术式。

四、关于非手术治疗问题

关于非手术治疗，讨论非常活跃。许多代表介绍了硬膜外封闭治疗颈椎病的经验，主要用于脊髓型以外的其它各型颈椎病。常用药物为 1% 普鲁卡因或利多卡因，加上皮质类固醇、维生素 B_1、B_{12}" 等，取得了较为满意的疗效，有代表还将这一疗法用于脊髓型颈椎病，但是疗效不巩固。对于颈椎病引起的急性疼痛症状，有代表报告采取脱水疗法，即甘露醇加激素（地塞米松 10~15mg/日）静脉滴注，持续一周。据称能有效地缓解症状。有代表报告了大量或长期应用类固醇引起骨缺血性坏死和硬膜外粘连的病例并建议慎用类固醇类药物。

本次座谈会上有的代表介绍了手法治疗颈椎病的经验，也有代表报告大剂量短时间牵引治疗颈椎病的体会。多数代表认为手法治疗有引起急性脊髓损伤的危险。因此手法治疗应制定较明确的适应证和禁忌证，特别是旋转手法的禁忌证。经过热烈的讨论与会代表一致认为：手法治疗之前应进行 X 线检查，有下列情况之一者应视为禁忌证。（1）明显的节段性颈椎不稳定；（2）发育性颈椎管狭窄；（3）后纵韧带骨化症。与会代表充分肯定了非手术治疗方法的应用价值，同时指出，应加强非手术治疗的研究工作。不同治疗方法应有各自的适应证、禁忌证，在治疗方法、疗程设计和疗效评价等方面应进一步规范化、科学化。

五、关于颈椎病病情及疗效评价的标准问题

为了客观地评定脊髓病损的程度，利于评估各种治疗方法的效果，便于交流和研究，需要制定我国有关脊髓型颈椎病病情的评定方法与标准。与会代表讨论了，"颈椎病脊髓功能状态评定法（40 分法）"。该评定方法主要从患者生活自理能力以及疾病痛苦程度等五个方面进行评估（附表）。根据患者能否实现日常生活活动。将计分分为四个等级，与中残联制定的肢体残疾标准相一致。

与会代表认为"40 分法"除适用于脊髓受损的颈椎病，亦适用于后纵韧带骨化症、发育性颈椎管狭窄症等，但不适用于神经根型、椎动脉型、交感型及颈型颈椎病。且此评定方法也有一些不足之处，比如由尿失禁变为排尿困难，评分增加 3 分，但是从生活质量的提高来看，对患者的实际意义并不大（仍需要导尿）。因此有代表建议以"控制排尿能力"替代"括约肌功能"进行评定。另外也有代表认为，上肢能力不需分左右两侧评定，应将是否应用辅助器具予以说明。有些代表则认为仍以两侧分别评定为宜，但应改

为利侧手、非利侧手。有代表建议性功能情况也应包含在评分之内，总之，"40 分评分法"的建立使颈椎病的病情及疗效评价有了一个统一的评定标准，可以供作大家参考、试用，并在今后实际应用中不断改进、完善。

附件 1

（40 分评定标准试行方案）

附表　颈椎病脊髓功能状态评定法（40 分法）

项目	评分	功能状态
Ⅰ.上肢功能（左右分别评定，每侧 8 分，共 16 分）	0	无使用功能。
	2	勉强握食品进餐，不能系扣写字。
	4	能持勺进餐，勉强系扣，写字扭曲。
	6	能持筷进餐，能系扣，但不灵活。
	8	基本正常。
Ⅱ.下肢功能（左右不分，共 12 分）	0	不能端坐、站立。
	2	能端坐，但不能站立。
	4	能站立，但不能行走。
	6	拄双拐或需人费力搀扶勉强行走。
	8	拄单拐或扶梯上下楼行走。
	10	能独立行走，跛行步态。
	12	基本正常。
Ⅲ.括约肌功能（共 6 分）	0	尿潴留大小便失禁。
	3	大小便困难或其它障碍。
	6	基本正常。
Ⅳ.四肢感觉（上、下肢分别评定，共 4 分）	0	有麻、木、痛、紧、沉等异常感觉或痛觉减退。
	2	基本正常。
Ⅴ.束带感觉（指躯干部，共 2 分）	0	有紧束感觉。
	2	基本正常。

一级肢体残疾：完全不能实现日常生活活动，0~10 分；二级肢体残疾：基本不能实现日常生活活动，11~20 分；三级肢体残疾：能够部分实现日常生活活动，21~30 分；四级肢体残疾：基本能实现日常生活活动，31~40 分。治疗前后分别评分，以计算出改善率，即（改善分／损失分）×100%（改善分＝术后分－术前分，损失

分 =40 分 – 术前分）

六、对今后工作的建议

代表的发言还涉及到一些对今后工作有重要参考价值的建议，归纳如下。

1. 椎动脉型及交感型颈椎病的诊断、治疗与研究。目前对上述两型颈椎病的发病机制说法不一，缺乏客观研究资料。诊断方面也缺乏客观依据，因而在治疗上也很棘手。有待于今后深入的研究。

2. 颈椎节段性不稳定（或称失稳）是近 10 多年来脊柱外科领域中新的进展。虽然大多数临床医生已经认识到这种病理现象，然而就其定义、诊断标准、临床意义等方面而言，仍然含糊不清。争论坡多，需要在现有的基础上做深入的实验研究及临床观察。

3. 非手术治疗是颈椎病的重要治疗手段，治疗方法又多种多样。不同的非手术疗法应有其特有的适应证及禁忌证。疗效的评估也应有系统的观察与客观的依据。目前，这种缺乏客观依据，标准不统一，科学分析不够的局面亟待解决，因此，非手术治疗有许多问题有待研究、讨论与统一。

4. 非手术治疗的疗效评定标准、以及神经根型、交感型、椎动脉型、颈型颈椎病的疗效评定标准尚不统一，急待制定统一的标准，以利于比较、研究，提高治疗水平。

5. 加强基础理论研究，颈椎病的病理生理改变、椎间盘及椎间关节退行性改变的机制、原因以及其生物力学变化等，仍有待于进一步研究，应当积极借用现代科学手段，从生物化学、生物力学、组织学等方面进行研究，以提高认识水平和改进治疗方法，应当加强流行病学的调查研究，搞清颈椎病在我国的发病状况，这不仅能对本病的预防、治疗和研究工作有指导，对于今后卫生工作方针政策的制定也具有重要价值。

附件 2

颈椎病的诊断标准（修改方案）

一、颈椎病的定义

颈椎椎间盘组织退行性改变及其继发病理改变累及其周围组织结构（神经根、脊髓、椎动脉、交感神经等），出现相应的临床表现为颈椎病。

二、一般原则

1. 临床表现与影像学所见相符合者，可以确诊。

2. 具有典型颈椎病临床表现，而影像学所见正常者，应注意除外其它疾患后方可诊断颈椎病。

3. 仅有影像学表现异常，而无颈椎病临床症状者，不应诊断颈椎病。

三、各型颈椎病诊断标准

除上述原则外，各型颈椎病的诊断依据分别为：

1. 颈型：（1）主诉头、颈、肩疼痛等异常感觉。并伴有相应的压痛点。（2）X 线片上颈椎显示曲度改变、或椎间关节不稳等表现；（3）应除外颈部其他疾患（落枕、肩周炎、风湿性肌纤维组织炎、神经衰弱及其它非椎间盘退行性变所致的肩颈部疼痛。

2. 神经根型：（1）具有较典型的根性症状（麻木、疼痛），且范围与颈脊神经所支配的区域相一致。（2）压颈试验或臂丛牵拉试验阳性。（3）影像学所见与临床表现相符合；（4）痛点封闭无显效（诊断明确者可不做试验）。（5）除外颈椎外病变（胸廓出口综合征、网球肘、腕管综合征、肘管综合征、肩周炎、肱二头肌腱鞘炎等）所致以上肢疼痛为主的疾患。

3. 脊髓型：（1）临床上出现颈脊髓损害的表现。（2）X 线片上显示椎体后缘骨质增生、椎管狭窄。影像学证实存在脊髓压迫。（3）除外肌萎缩性脊髓侧索硬化症、脊髓肿瘤、脊髓损伤、继发性粘连性蛛网膜炎、多发性末梢神经炎。

4. 椎动脉型：关于椎动脉型颈椎病的诊断问题是有待于研究的问题。（1）曾有猝倒发作、并伴有颈性眩晕。（2）旋颈试验阳性。（3）X 线片显示节段性不稳定或钩椎关节骨质增生。（4）多伴有交感症状。（5）除外眼源性、耳源性眩晕。（6）除外椎动脉 I 段（进入 C_6 横突孔以前的椎动脉段）和椎动脉Ⅱ段（出颈椎进入颅内以前的椎动脉段）受压所引起的基底动脉供血不全。（7）手术前需行椎动脉造影或数字减影椎动脉造影（DSA）。

5. 交感神经型：临床表现为头晕、眼花、耳鸣、手麻、心动过速、心前区疼痛等一系列交感神经症状。X 线片有失稳或退变，椎动脉造影阴性。

6. 其它型：颈椎椎体前鸟嘴样增生压迫食管引起吞咽困难（经食管钡剂检查证实）等。

附件 3
颈椎病手术适应证（修改方案）
一、一般原则

1. 一般而言，颈椎病的手术指征是相对的。颈椎手术比较复杂、有一定风险，因此手术指征应严格掌握。

2. 目前认为，颈椎病手术治疗主要达到减压与重建稳定的目的，对于脊髓本身不可逆转的病损没有治疗意义。

3. 在选择手术治疗时应考虑患者的职业、年龄、患者机体状况对手术的耐受性，以及患者对手术的态度。

4. 颈椎病的病理机制及临床表现比较复杂，应根据不同的病情选择适当的手术方式。

二、各型的手术适应证

1. 颈型：原则上不需手术，只有极个别病例经长期非手术疗法无效、而且严重地影响正常生活或工作者，可考虑手术。

2. 神经根型：原则上采取非手术治疗，具有下列情况之一者可以采取手术治疗。（1）正规而系统的非手术治疗 3 ~ 6 月以上无效，或非手术治疗虽然有效但反复发作，而且症状比较严重，影响正常生活或工作者。（2）由于神经根病损导致所支配的肌肉进行性萎缩者。（3）有明显的神经根刺激症状，急性剧烈疼痛、痛苦严重，影响睡眠与正常生活者。

3. 脊髓型：原则上脊髓型颈椎病已确诊、又无手术禁忌症，应手术治疗，对于椎管较宽而症状较轻者，可以采取适宜的非手术治疗，并定期随诊，无效或加重则手术治疗。

4. 椎动脉型：具有下列情况者可考虑手术：（1）颈性眩晕有摔倒症状，经非手术治疗无效者。（2）经选择性椎动脉造影或 DSA 证实者。

5. 交感型：症状严重影响病人生活，经非手术治疗无效且证实为节段性不稳或椎间盘膨出者可考虑手术。

6. 其它型（目前主要指食管受压者）：如因骨赘压迫与刺激食管引起吞咽困难，经非手术疗法无效者，应将骨赘切除。

颈椎病病情及疗效评定执行附件 1 标准（40 分评分法，试行方案）

（孙　宇　陈琪福）

第七节　第三届全国颈椎病专题座谈会纪要

【编者按】本刊编辑部分别于 1984 年 5 月和 1992 年 10 月先后在桂林市和青岛市召开了全国颈椎病专题座谈会。两次专题座谈会的学术纪要分别刊登于《中华外科杂志》1984 年第 12 期、1985 年第 1 期和 1993 年第 8 期。2008 年 4 月，本刊编辑部会同 SICOT 中国分会、同济大学附属东方医院，在上海召开了第三届全国颈椎病专题座谈会。会议结合近 20 年来颈椎外科及相关学科

通讯作者：赵定麟

的进展，对颈椎病的定义、临床分型、诊断标准、手术方式、疗效评价以及其他若干临床问题进行了进一步讨论。

本纪要归纳总结了本次会议的研讨情况，并以 1992 年第二次全国颈椎病专题座谈会的学术纪要为基础，根据近年来颈椎外科的临床进展，提出了若干修订意见。本纪要中提出的修订意见只是初步意见，我们希望脊柱外科同道们就有关问题开展深入讨论，以使有关内容更加成熟和完善，更具临床指导价值。

由中华外科杂志编辑部、SICOT 中国分会、同济大学附属东方医院共同举办的"第三届全国颈椎病专题座谈会"于 2008 年 4 月 4—6 日在上海举行。来自全国各地和港台地区的包括骨科、神经外科、放射科、康复医学及中医科等学科的 400 余位专家学者出席了本次会议，围绕颈椎外科实验研究、影像学进展、颈椎病诊治现状、颈椎病手术方式、手术并发症等议题进行了广泛学术交流。

会议根据近十几年来颈椎病诊断水平及治疗技术的发展，结合临床实际情况，对 1992 年 10 月在青岛举办的"第二届全国颈椎病专题座谈会"会议纪要中关于颈椎病的定义、颈椎病的分型及诊断标准、颈椎病的手术治疗与非手术治疗、颈椎病病情及疗效评价标准等问题进行了重点讨论，并就相关内容提出的修订意见书面征求了部分专家的意见。现概述如下。

一、颈椎病的定义

（一）共识与争议

多数专家认为，《第二届全国颈椎病专题座谈会纪要》中关于颈椎病定义的基本内容是明确的。但有专家认为，考虑到近十几年来除 X 线平片、动力侧位片外，CT、CTM、MR、MRA 等均有明显进展，且为阳性发现，因此有必要在定义中加以补充，进一步明确。也有专家认为，原有的定义已涵盖了影像学表现特征，再提出影像学改变似无必要；还有专家认为，临床表现包括症状、体征和影像学检查所见，因此在临床表现中强调影像所见似更实际。

（二）修订意见

颈椎病是指颈椎椎间盘组织退行性改变及其继发病理改变累及其周围组织结构（神经根、脊髓、椎动脉、交感神经及脊髓前中央动脉等），并出现与影像学改变相应的临床表现者，其英文名称为 Cervical Spondylosis。

这一定义包含 4 个基本内容：（1）颈椎间盘退变或椎间关节退变；（2）累及其周围组织；（3）出现相应的临床表现；（4）相应的影像学改变。

二、颈椎病的分型及诊断标准

（一）共识与争议

对于颈椎病的临床分型及相应的诊断标准，讨论热烈，争议亦较多。特别是对于交感神经型颈椎病和其他型颈椎病，专家们提出了许多不同意见。

1. 交感神经型颈椎病争议焦点：许多专家认为，仅靠症状而无特定的病理解剖部位，而且交感神经症状散布于诸型之中，更无定位特征，难以明确诊断，亦难以设计治疗方案（含手术），因此建议取消此分型；也有专家认为临床上许多患者的症状难以用椎动脉型解释，而是仅表现为交感神经症状，因此应保留此分型；有专家提出，由于椎动脉和交感型颈椎病在临床症状方面有较显著的相似性，常常很难区分，因此建议统称为交感或椎动脉型。另有专家鉴于对伴有交感症状的脊髓型和（或）神经根型患者施以颈前路减压术后，其伴发之交感神经症状也随之消失，因此认为此种现象与后纵韧带上可能附着的交感神经节后纤维受刺激有关。

2. 其他型颈椎病的争议焦点：部分学者提出，这一分型中，除了食管受压型颈椎病之外，应当补充颈椎不稳定（失稳）型及脊髓前中央动脉受压型。

提出颈椎不稳定（失稳）型的理由是：颈椎

与腰椎在结构上相似，既然在腰段有腰椎不稳定这一诊断并有其独立的诊断标准和治疗措施（包括手术），那么对于颈椎有类同的病理解剖及病理生理表现者，亦应有与此相类似的诊断。根据临床观察，这一分型的诊断标准可为：（1）症状介于颈型、根型与椎动脉型之间；（2）症状时隐时现，与体位不当、过劳和颈部过度活动（含推拿及练功等）相关；（3）侧位 X 线片动力片及 MR 检查显示椎节不稳（前后滑移 >2 mm）及椎动脉曲折与狭窄；（4）牵引及制动有效；（5）个别病例可行椎节撑开融合术或人工髓核植入术。

提出脊髓前中央动脉受压型的理由是：事实上，临床病例中，此种情况并非罕见，目前高清晰螺旋 CT 与 MR 技术已能发现和证实脊髓前中央动脉受累概况，而且随着影像学技术的提高，将被普遍确认，因此建议列为一种分型。

这一分型的诊断标准为：（1）以脊髓前方受压所致的运动障碍为主；（2）多伴有头颅供血不全及交感神经症状，且波动性大，屈颈时加剧；（3）MR 所见为硬膜囊前方中部受压征；（4）MRA 及 CTM 显示脊髓前中央动脉受压征，包括变细、中断等；减压术后则缓解；椎动脉亦多受波及；（5）牵引及制动疗法有效；（6）非手术疗法无效或反复发作已影响生活质量或工作时，可行手术疗法。

不赞成补充上述两种分型的专家认为：（1）关于颈椎不稳定（失稳）型：尽管颈椎不稳定在颈椎病患者中十分常见，是一个值得重视的问题，但它是颈椎椎间关节减退过程中的一种病理现象，是椎间盘退变的继发改变。由于颈椎间盘突出症已经是一个独立诊断，因此颈椎不稳症不应成为另一分型；从另一方面看，颈椎不稳是颈椎病的一个并发症，已经成为一个独立的诊断，不必再作为独立分型。也有专家认为，这一分型与颈型颈椎病不好区分。（2）关于脊髓前中央动脉受压型：脊髓前中央动脉难以获得明确的影像学特征；此种情况单独存在的机会很少，因此放在其他型中即可。也有

专家认为，脊髓前中央动脉受压较难用客观检查证实，能否在脊髓型颈椎病的形成过程中强调前中央动脉的重要性。

（二）修订意见

1. 颈型颈椎病：（1）主诉枕、颞、耳廓等下头部、颈、肩疼痛等异常感觉，并伴有相应的压痛点；（2）X 线片上颈椎显示曲度改变及椎间关节不稳等表现；（3）动力侧位 X 线或 MR 片显示椎节不稳或梯形变；（4）应除外颈部其他疾患（落枕、肩周炎、风湿性肌纤维组织炎、神经衰弱、忧郁症及其他非椎间盘退行性变所致的肩背部疼痛）。

2. 神经根型颈椎病：（1）具有较典型的根性症状（手臂麻木、疼痛），其范围与颈脊神经所支配的区域相一致；（2）压颈试验或臂丛牵拉试验阳性；（3）影像学（X 线、MR）所见与临床表现相符合；（4）除外颈椎外病变（胸廓出口综合征、网球肘、腕管综合征、肘管综合征、肩周炎和肱二头肌腱鞘炎等）所致以上肢疼痛为主的疾患。

3. 脊髓型颈椎病：（1）临床上出现颈脊髓损害的表现，以四肢运动、感觉及反射障碍为主；（2）影像学所见证实脊髓受压，并与临床症状相吻合；（3）除外肌萎缩性脊髓侧索硬化症、脊髓肿瘤、急性脊髓损伤、继发性粘连性蛛网膜炎、多发性末梢神经炎等。

4. 椎动脉型颈椎病：（1）曾有猝倒发作、并伴有颈性眩晕；（2）旋颈试验阳性；（3）多伴有头颅症状，包括视力模糊、耳鸣及听力障碍等；（4）X 线片显示节段性不稳定或钩椎关节骨质增生；（5）除外眼源性、心源性、脑源性及耳源性眩晕；（6）MRA 或椎动脉彩超显示第二段椎动脉（V-II）有局限性狭窄或扭曲征；（7）除外椎动脉 I 段（进入颈 6 横突孔以前的椎动脉段）和椎动脉 III 段（出颈椎进入颅内以前的椎动脉段）受压所引起的基底动脉供血不足；（8）手术前需行 MRA 或数字减影椎动脉造影（DSA）有助于明确诊断。

5. 交感神经型颈椎病：由于对此分型的诊断标准尚有较多争议，尚待进一步讨论，因此暂不提出修订意见。

6. 其他型颈椎病：（1）食管受压型颈椎病：吞咽困难，尤以仰颈时为甚；X 线平片显示椎节前方有明显之骨赘形成；钡餐检查显示食管受压征；多合并其他型颈椎病症状。（2）颈椎不稳定（失稳）型：确切含义待进一步讨论。（3）脊髓前中央动脉受压型：确切含义待进一步讨论。

7. 混合型颈椎病：具有前述诸型两种及两种以上颈椎病者，均属此型。多见于病程久、年龄较高者。

三、颈椎病的非手术治疗问题

会议交流了颈椎病非手术治疗的经验。会议就颈椎病非手术治疗问题形成的基本共识是：

1. 颈椎病非手术治疗的临床应用价值是值得肯定的，非手术疗法应视为颈椎病的首选和基本疗法。强调以下几个方面：（1）合乎生理要求的生活、工作体位是防治颈椎病的基本前提，包括避免高枕、埋（低）头、猛刹车和剧烈运动等。（2）持续、轻重量（1.5~2.0 kg）的头颈牵引应视为安全、有效的疗法，并在牵引下进行颈背肌锻炼。（3）针灸、理疗、按摩及药物均可酌情选用，但不提倡推拿、推搬和颈部体操，以防加重颈椎的退变、不稳和损伤。（4）游泳运动（尤其是蛙泳、仰泳）有利于颈椎康复；不提倡使颈椎过度活动的高强度运动。

2. 建议加强颈椎病非手术治疗的相关研究，以求进一步规范化、科学化。

3. 大量长期使用类固醇易引发骨缺血坏死和硬膜外粘连，因此应慎用。

4. 手法治疗颈椎病（特别是旋转手法）有引起急性脊髓损伤的风险，应当严格掌握适应证。

四、颈椎病的手术治疗问题

有关颈椎病手术原则、各型颈椎病的手术指征、手术入路、手术方式等问题，是本次会议讨论最为热烈的话题。经过讨论，会议就有关问题形成以下基本共识。

（一）手术疗法的基本原则

1. 颈椎手术比较复杂，有一定风险，因此应从严掌握手术指征。

2. 颈椎病手术以减压与重建稳定性为目的，对于脊髓本身不可逆转的病损没有治疗意义。

3. 在选择手术治疗时，对于患者的年龄、职业、机体对手术的耐受性以及患者对手术治疗的态度应给予必要的考虑。

4. 颈椎病的病理机制及临床表现比较复杂，应根据不同的病情选择适当的手术方式。

5. 应根据患者的具体情况，酌情保留椎体的活动度。如选择椎节成形术，需视患者椎体稳定性、经济状况以及受累节段数酌情选择，以单节段者为宜；应注意避免造成医源性不稳。

（二）各型颈椎病手术适应证

1. 颈型颈椎病：原则上不需手术治疗。但对于长期非手术治疗无效，而且严重影响正常生活或工作的个别病例，亦可考虑采用手术治疗，包括椎间融合术或人工椎间盘植入术以及或其他术式。

2. 神经根型颈椎病：原则上采取非手术治疗。具有下列情况之一者可采取手术治疗：（1）经 3 个月以上正规、系统的非手术治疗无效，或非手术治疗虽然有效但反复发作而且症状严重、影响生活质量或正常工作的患者；（2）由于神经根受压病损导致所支配的肌肉进行性萎缩者；（3）有明显的神经根压迫症状和持续性剧烈疼痛、严重影响睡眠与正常生活者。

3. 脊髓型颈椎病：凡已确诊的脊髓型颈椎病患者，如无手术禁忌证，原则上应及早手术治疗。但其中椎管较宽、且症状较轻者，亦可先采取有效的非手术疗法，并定期随访，无效或逐渐加重时则应及时手术。

4. 椎动脉型颈椎病：符合下列情况者可手术治疗：（1）颈性眩晕伴有猝倒症状，经非手术治疗无效者；（2）经 MRA 或 DSA 证实者。

5. 混合型颈椎病：该型患者症状复杂，以高龄患者居多，对于手术治疗应持谨慎态度。对于已影响正常工作、生活，经2~3个月非手术疗法无效者，应考虑手术治疗。

6. 其他型颈椎病：（1）食管受压型颈椎病：如因骨赘压迫与刺激食管引起吞咽困难，经非手术疗法无效者，应将骨赘手术切除。（2）脊髓前中央动脉受压征：经1~2个月非手术疗法治疗无效，已严重影响正常工作、生活的患者，可考虑手术治疗。（3）颈椎不稳定（失稳）型：因颈椎不稳引起头颈及肢体发作性脊髓或脊神经根或椎动脉症状，经较长时间保守治疗无效者，可行颈椎稳定手术。

（三）关于手术入路选择的基本共识

一般情况下，对于致压物位于椎管前方者，应选择颈椎前入路手术；对于致压物位于椎管后方者，应选择颈椎后入路手术。但对于椎管前方致压物广泛，致压过重，前入路减压风险较大的病例（例如前后方均有严重压迫脊髓的病例），亦可适当选择后入路减压，或者前、后路分期手术，或者一期前、后路同时手术。

（四）前入路、后入路以及前、后联合入路

1. 前入路：前入路减压术的主要优点是：（1）减压直接、彻底；（2）可即时恢复椎体高度、生理曲度与椎管内径；（3）椎体易稳定。对于椎管无明显狭窄的脊髓型颈椎病，前入路减压术效果最为理想；其次是各型颈椎病经非手术治疗后疗效无效或疗效不巩固者（含节段性不稳定）。

前入路减压术目前较为常用的术式包括：（1）单纯性髓核摘除术；（2）椎间盘切除+植骨融合术；（3）髓核摘除+人工椎间盘植入术；（4）椎节减压+cage植入术；（5）椎体次全切除+人工椎体、钛网与钛板、骨块与钛板；（6）潜式减压术、椎节撑开减压术及侧前方减压术等其他术式。

讨论中，有专家提出，"椎间盘切除+植骨融合术"这一术式应包括"生物椎间盘移植术"；对于合并后纵韧带骨化（OPLL）的患者，多数专家认为：由于致压物来自前方，因此仍以前路术式为佳；对于单纯性颈椎病，即使节段较多（4个以上椎体）或者合并OPLL，仍应选择前路直接减压，这可降低发生脊神经损伤的比例。

2. 后入路：后入路减压术的目的是扩大椎管、解除脊髓后方的压迫，同时尽可能减少颈椎后部结构的损伤。专家们认为，后入路术式主要用于以原发性与继发性椎管狭窄症为主、同时伴颈椎病或OPLL的病例；后路手术的范围应依据X线片、CT及MRI等影像学所示及术中所见脊髓受压的节段来确定；术中应保持C_2和C_7，棘突肌肉附着点的完整。

后入路减压术主要用于颈椎椎管狭窄症、单节段侧型髓核突出的患者，主要特点是对椎管狭窄者直接减压；对颈椎病或OPLL间接减压。目前较为常用的术式包括：半椎板切除，单开门，双开门，全椎板切除，钛板+侧块螺钉固定，钛板+椎弓根螺钉等。

3. 前、后联合入路：主要应用于合并颈椎椎管狭窄、颈椎病和严重OPLL的患者。优点是可从前、后两个方向同时直接减压。

需要注意的是，前、后联合入路术式风险较大，术中易发生意外，因此对于心肺功能不全以及高龄患者，不宜采用该术式。

（五）关于切骨减压范围

颈椎病手术的切骨减压范围主要根据以下因素来决定：（1）神经根损害的节段；（2）X线片显示的退变及不稳定节段；（3）脊髓造影有梗阻的节段；（4）CTM、MRI显示有间盘突出与脊髓受压的节段；（5）长节段减压者，应尽可能在中段保留一个椎节，以求维持椎节的生理曲度与稳定。

需要注意的是，对于减压范围的判定仍应强调临床为主的观念，术中应尽量保留椎体的正常结构，切勿盲目扩大减压范围。

（六）关于手术操作

对于麻醉方式基本无争议，以气管插管全身麻醉为首选麻醉方式，亦可根据实际情况酌情选择其他麻醉方式。

关于手术切口及术中操作，多数专家认为应

以右侧横切口为主，长度宜在 4 cm 以内；颈部周径较粗者可适度延长；切口以徒手牵引为宜，慎用自动拉钩；术中要轻柔操作，减少震动。有专家强调，小切口术式操作的关键是对颈深筋膜的松解和细心操作。

关于直视下小切口与内窥镜下微创切口两种术式的比较，多数专家认为，内窥镜下微创技术应用于颈椎疾患已经 20 余年，疗效稳定，但主要局限于早期病例，对于病变严重的多节段病例，常常因施术空间受限而难以获得满意的手术疗效。有专家提出"直视下小切口、以微创技术完成各分型颈椎病前路手术"的术式，得到多数专家的认同。这一术式是在秉承微创理念的基础上形成的，兼有技术简单、出血少、手术成本较低及适应范围较广的特点，有专家强调，术中使用显微镜能够减少对硬膜囊、神经根刺激，减轻术后局部反应，应提倡使用。

在关于手术经验、体会的交流中，专家们普遍认为，不同种类的手术各有其不同的适应证，原则上应以减压彻底、损伤小、便于恢复椎节高度与曲度，增加椎节稳定为基本原则和主要目标，对于不同病例可针对其具体情况，选择损伤少、减压充分和操作简便的术式。许多专家强调，次全椎体切除术可获得减压彻底之功效，并可同时对上下两个椎节减压。对于超过三个节段者，多数专家主张，可在中段保留一个椎体，以求维持颈椎之生理弧度，也有专家认为单椎节潜式切骨既可获得充分减压的功效，又可保证椎体的稳定性与生理高度和曲度，因此在切骨术中应力求多保留一定椎体节段，以免术后引发医源性颈椎退变。

（七）关于融合与非融合技术

对于颈椎病变椎体是选择融合技术还是非融合技术，是当前国内外颇具争议的前沿课题。本次会议对融合与非融合技术的临床意义、适应证、手术节段选择以及各自的优缺点进行了热烈讨论。

融合技术是颈椎外科传统技术，其有效性、安全性已得到充分证实。非融合技术应用于临床已有 30 年的历史，近年来呈现出快速发展的势头。专家们认为，非融合技术应用于颈椎病的早期病例为佳，手术节段以 1 ~ 2 个椎体为宜，由于临床观察时间尚较短，其远期疗效尚待观察和总结。讨论中，有专家对于非融合技术的减压范围有限、静态稳定性、目前尚无模拟颈椎间盘的三维能力、黏弹性、抗压剪力、重新分配和衰减负荷等多种功能以及费用问题提出了质疑。

五、关于颈椎病病情及疗效评价的标准问题

1992 年 10 月召开的"第二届全国颈椎病专题座谈会"制定了颈椎病脊髓功能状态评定法（40 分法），多年来的临床实践已经证明了这一评分法的有效性，但在使用中颇感复杂。本次会议上，有专家在原来的 40 分法的基础上，提出了新的评定法（详见附件）。这一评定法较日本的"JOA 分类标准"更加细化，较原来的"40 分法"更加简明、具体和实用，而且强调上肢功能的重要性。该标准不仅用于颈椎病，亦适用于颈椎外伤、OPLL 及颈椎椎管狭窄症等。但对波及椎动脉、脊髓前中央动脉及单纯脊神经根者则不适用。该评定法的具体细则见附件。

会议对这一新的评定法进行了讨论。有专家认为对于颈椎病的病情判定及疗效恢复评价有了一个更为简便、实用和更加适合我国具体情况的标准，可供临床参考、试用，并在今后实际应用中不断改进、完善。也有专家认为尚需充分讨论。

项目	功能状态	评分
上肢运动功能（左右分别评定，每侧5分，共10分）	无使用功能	0
	用匙进食困难	1
	用筷进食困难，不能持笔	2
	用筷进食较困难，勉强持笔	3
	可用匙进食，用筷稍困难，可持笔	4
	基本正常	5
躯干与下肢运动功能（左右不分，共6分）	不能端坐	0
	能坐轮椅（车），但不能站立	1
	能持拐站立，但不能移步	2
	持拐、搀扶下可平地行走	3
	可持拐、扶持上下楼	4
	基本正常，有跛行	5
	行走正常	6
两便功能（共4分）	尿失禁或尿潴留	0
	排尿严重困难，但可控制	1
	排尿轻度困难，尿频，无溢尿	2
	排尿正常，有便秘	3
	完全正常	4
四肢及躯干感觉（上下肢分别评定，共4分）	双腕以远、躯干、下肢无感觉	0
	上肢感觉障碍、麻、痛，下肢有位置觉存在	1
	上下肢感觉轻度障碍，躯干束带感明显	2
	上下肢感觉基本正常，有束带感或肢体轻度麻痛	3
	基本正常	4

说明：(1) 本标准将病情分为五级，0～5分严重，6～10分重度，11~15分中度，16~20分轻度，21～24分为正常或基本正常。(2) 本标准不仅用于颈椎病，亦适用于颈椎外伤、OPLL及颈椎椎管狭窄症等，但不适用于波及椎动脉脊髓中央动脉及单纯脊神经根的患者。

（李增春　陈德玉　吴德升　赵　杰　王新伟
卢旭华　郭永飞　于　彬　刘忠汉　赵定麟）

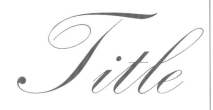

第三篇

颈椎椎管狭窄症、颈椎后路手术并发症及翻修术

第一章 颈椎椎管狭窄症的概述、病因学、临床表现及诊断

第一节 颈椎椎管狭窄症概述与病因学

一、颈椎椎管狭窄症概述

早于20世纪50年代提出腰椎椎管狭窄症后，半个世纪以来已为大家所重视，并从腰椎延伸至胸段及颈段椎管；尤其是近二十多年来，我们发现先天发育性颈椎椎管狭窄不仅是颈椎病发生与发展的基础，而且其本身就可以引起一系列独特的症状和体征，在治疗上也具有相应的要求。因此，从20世纪60年代开始，我们认为应将此种先天发育性椎管狭窄、且伴有主诉及临床症状者列为一独立性疾患加以诊断及治疗，半个世纪后的今天已被大家所认可。

先天发育性颈椎椎管狭窄症系由于胎生性椎管发育不全，以致颈椎椎管矢状径狭窄，导致脊髓及脊神经根受刺激或压迫，并出现一系列临床症状者。

因后天伤病所造成的颈椎椎管狭窄，属于后天获得性（继发性），此种继发性椎管狭窄症，由于其病因、临床症状及诊断等各不相同，且均较复杂，将在颈椎病等各个有关章节中阐述。

在正常状态下，颈椎椎管内径（前后矢状径及左右横径）均有一定大小，以容纳椎管内的脊髓神经等组织。但如其内径小于正常，尤其是矢状径绝对值小于12mm者，称为椎管相对狭窄，小于10mm者则属绝对狭窄。如以椎体与椎管两者矢状径比值来计算，小于1∶0.75属正常椎管，大于1∶0.75者则为椎管狭窄，并由此而引起一系

列症状。

本病的治疗仍以非手术疗法为主，但久治无效者仍应手术扩大椎管矢径。本病合并颈椎病者并非少见，因此在诊断、病程及病情判定和治疗方法上，尤其是手术入路的决定，均应全面考虑。

二、颈椎椎管狭窄症病因学

引起椎管矢状径狭窄的发病因素是多方面的，除椎管本身发育扁平外，尚与以下因素有关：椎板肥厚、椎弓根短、小关节肥厚或向椎管方向增生等，当然黄韧带肥厚亦与先天发育有关。现将诸因素分述于后。

（一）先天发育性因素

椎管先天发育性因素主要是软骨发育不全(Achondroplasia)。此种原因在临床上较为多见，且是构成发病的主要因素。作者通过对数千例手术病例的观察，发现此种因素与家族及地区有一定关系，某些地区及家族较为多发；今后将会从基因研究中不断加以验证。

由于椎管发育性狭小，致使椎管内容积缩小，并引起局部的有效间隙下降，以致椎管内的脊髓组织处于临界饱和状态。在后天稍遇某些继发性因素，包括外伤性水肿、椎节松动不稳、髓核突出（或脱出）和骨刺形成等均易激惹椎管内的脊髓组织而引起神经症状。矢状径愈小、

病情愈重;反之,致压物愈大,症状亦愈明显(图3-3-1-1-1、2)。在此基础上,如果同时伴有后纵韧带骨化或其他病理解剖性因素,不仅病情重,且治疗困难,预后亦差。

(二)后天一般附加性因素

指无明显器质性改变者;主要是椎节松动与不稳,并由此而引起的椎体间关节、后方两侧小关节及钩椎关节的位移。尽管位移的程度很小,对一个大椎管可以说毫无影响,但对于椎管狭窄者,却可以立即出现脊髓或脊神经根的刺激或压迫症状。

此外,后方黄韧带亦可因椎节松动而出现内陷,以致增加椎管内压力,并构成先天性椎管狭窄症发病的诱发性及动力性因素。

(三)后天继发性因素

实质上是在前者基础上出现器质性病变者,其病理改变主要是退变的髓核后突、骨刺形成最为多见,并可诱发神经症状(图3-3-1-1-3)。在此基础上,如再出现黄韧带肥厚、骨化等改变,则必然引起椎管更加狭窄而加剧症状,甚至引起不全性瘫痪(图3-3-1-1-4)。其与前者不同的是此种因素与发育椎管狭窄共同参与构成其发病的直接因素,并具有持续性这一特点。一般情况下,非手术疗法常难以使其根除(图3-3-1-1-5)。

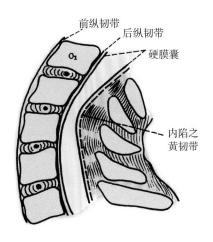

图 3-3-1-1-1 发病机制之一示意图 颈椎椎管狭窄时,如黄韧带松弛或肥厚,后伸时可压迫脊髓

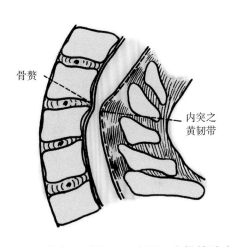

图 3-3-1-1-2 发病机制之二示意图 在椎管狭窄基础上,如椎管前方有骨刺或髓核突出,则脊髓更易受累,尤以仰伸位时为甚

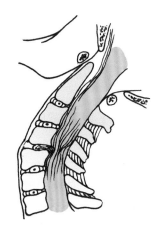

图 3-3-1-1-3 发病机制之三示意图 持续性髓核突出或脱出,更易诱发神经症状

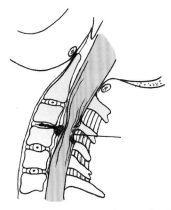

图 3-3-1-1-4 发病机制之四示意图 前后加压病情加剧,在前者致压因素存在情况下,如后方黄韧带出现骨化或钙化成为持续性致压物时,后果更为严重

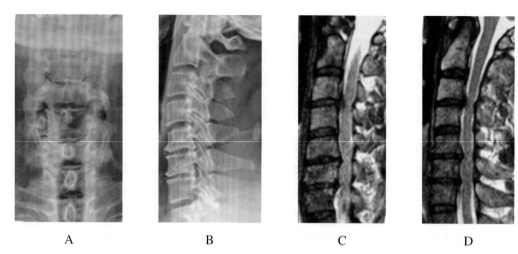

图 3-3-1-1-5 临床举例 男性，51 岁，发育性颈椎管狭窄伴颈椎病临床典型病例（A~D）
A、B.正侧位 X 线片；C、D. MR 矢状位，见颈椎骨发育性狭窄状态，
且伴有多节段椎节退变，已对硬膜形成前后夹攻状

第二节 国人颈椎椎管矢状径标准值
及其与发病关系的临床观测

一、国人颈椎椎管矢状径的标准值

（一）研究概况

早于 20 世纪 60 年代末及 70 年代初即正式开始对颈椎椎管矢状径进行了系统的研究。开始选用尸体骨标本，但发现与临床实际误差较大，且难以说明临床问题，因此又侧重难度较大的临床研究。首先是采用 X 线平片测量正常人颈椎椎管矢状径，按标准距离（投照球管距 X 线片盒为 180cm，如距离太近，可使影像放大）获得清晰的标准 X 线侧位片，并与 CT 及 MR 检查所得数据加以对比观察。

（二）探讨国人椎管特点

既往大多依照国外文献标准值计算，其标准值一般定为 15mm，但此数字并不符合国人。

颈椎共 7 节，各节的矢状径相差较大，而不能采用总平均值的办法。由于颈髓膨大中心点位于 C_{5-6} 椎节处，因此，我们选用第 5 和第 6 颈椎管的矢状径作为代表较合适。以此前提，我们选择这一节段作为测量标准，并对其与椎管相关的局部解剖特点进行观测，结果表明：

【颈髓测量】

在 C_{5-6} 处系颈膨大的中心点，其矢状径平均为 8~9 mm。

【手术中观察】

在对颈椎外伤行颈后路减压术中的观测显示：颈椎黄韧带的厚度一般为 2mm，但在 C_{5-6} 处剪力较大，成年人一般增厚到 2.5 mm 左右。但头颈向后仰伸时，其向椎管内的隆突一般为 2~3 mm。

【根据影像学检查（动力性侧位片、CTM 及 MR）与颈椎前路手术中所见】

椎体间关节纤维环的膨隆和椎体间关节松动（正常人占半数）所引起的矢状移位范围一

般在 1 mm 以上。

【X线片较实体标本测量】

一般放大 10%~20%，即 1.0~3.0 mm。

（三）国人颈椎椎管矢径标准值

归纳以上数据，如将此平均值与最低值分别相加，所得和数分别为 14mm 和 10mm（表 3-3-1-2-1）。以此和数值为基础，凡高于平均值者可视为正常椎管，而低于平均值者则为异常；尤其低于最小值者为绝对异常。另外再参考临床上多见的颈椎椎管狭窄症及伴有颈椎病者在 $C_{5~6}$ 水平处

的矢状径平均值小于 14 mm，一般在 13.0 和 13.1 mm 以下，最低值为 9.6 mm。而正常人组平均为 15.7mm 和 15.9 mm，最小值为 12.1 mm。根据这一结果，赵定麟、张文明于 20 世纪 70 年代即提出第 5、第 6 颈椎椎管矢状径：

大于 14 mm，为基本正常椎管；

12~14 mm，为临界状态椎管；

10~12 mm，为相对狭窄椎管；

小于 10 mm，为绝对狭窄椎管。

当然在下此结论前，尚应考虑到被测对象的身材大小等而加以适当修正。

表 3-3-1-2-1　颈椎各有关数据之平均值与最小值

项　目	平均值（mm）	最小值（mm）
颈髓矢状径	8	7
黄韧带内突	2	1
椎间关节松动	2	1
X 线片放大	2	1
合　计	14	10

二、颈椎矢状径值与发病关系

赵定麟、陈德玉等通过对数千例因颈椎椎管狭窄或颈椎病行颈椎前路或后路手术病例的观察，发现颈椎椎管的内径，尤其是矢状径，不仅与颈椎疾患的发生与发展，而且与诊断、治疗、手术方法选择和预后判定等均有着十分密切的关系。因此，我们曾对其中包括正常人和因颈椎病或椎管狭窄施术的患者的椎管矢状径进行了对比。其结果表明：

（一）颈椎病患者的椎管矢状径明显为小

从表 3-3-1-2-2 及图 3-3-1-2-1 可以看出：正常人颈椎椎管矢状径在 $C_{3~7}$ 处较因颈椎病等已施术者宽 2.6~3.2 mm。从而表明，颈椎椎管矢状径大小与颈椎椎管狭窄症及颈椎病的发病有着直接关系。

（二）国外研究之数据亦相似

笔者将对活人测量的数据与国外文献中，主要是欧洲人及日本人的测量结果加以对比，则显示：无论是正常人组或颈椎病变组，其标准值均低于欧洲人，但高于日本人。在 $C_{4~7}$ 这一段，平均比欧洲人小 1.2~2.0 mm；比日本人大 0.2~0.9 mm（图 3-3-1-2-2）。

这一组材料也同时表明：无论是中国人、欧洲人或日本人，颈椎病患者的椎管矢状径均较无颈椎病症状的正常人为小，尤其是在颈椎病最易发生的 $C_{5~6}$、$C_{6~7}$ 和 $C_{4~5}$ 这三节，其平均值差 2.7mm 以上。这充分说明，颈椎病的发生与发展，除了各后天获得性因素，诸如外伤、劳损和退行性变等有关外，先天性发育性椎管狭窄又是发生与发展的解剖学基础。这种狭窄主要表现在矢状径上。因此，测量颈椎椎管矢状径的标准值与个体值，

对颈椎病的诊断、治疗方法选择以及预后判定等，均有着重要意义。

另一方面，在对大量临床病例观察中，我们发现椎管较大的患者，对非手术疗法大多反应较好，预后亦佳，治疗后的复发率亦低。在系统、正规保守疗法治愈或明显好转的146例中，其椎管矢状径有132例，即占90%的病例超过14 mm，1~3年后复发者仅9例，占6%。而小椎管者，由于整个椎管内压力都处于饱和或临界状态，尤其是矢状径10 mm以下的绝对狭窄者，保守疗法则难以奏效，大多需要手术治疗。

表3-3-1-2-2　二组椎管矢状径平均值、标准误差和范围

组　别	部　位						
	C_1	C_2	C_3	C_4	C_5	C_6	C_7
	值（mm）						
	X ± SD	X ± SD	X ± SD	X ± SD	X ± SD	X ± SD	X ± SD
手术组	19.6 ± 1.10 18.1~23.0	16.8 ± 0.91 14.0~19.1	14.8 ± 0.72 11.8~18.9	13.3 ± 0.60 10.2~17.3	13.0 ± 0.52 9.6~16.9	13.1 ± 0.41 9.6~16.8	13.3 ± 0.39 10.1~16.3
正常组	21.6 ± 1.4 18.2~23.3	19.1 ± 1.2 14.0~21.1	17.0 ± 1.1 12.3~21.4	16.5 ± 1.0 12.0~20.8	15.7 ± 1.1 12.1~20.6	15.9 ± 1.1 12.1~18.6	16.4 ± 1.2 11.9~18.9

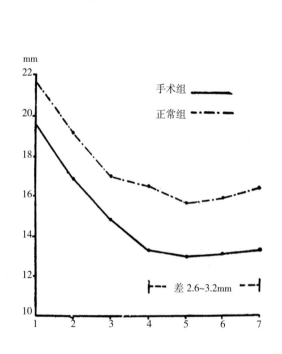

图3-3-1-2-1　手术组与正常组矢状径曲线对比示意图

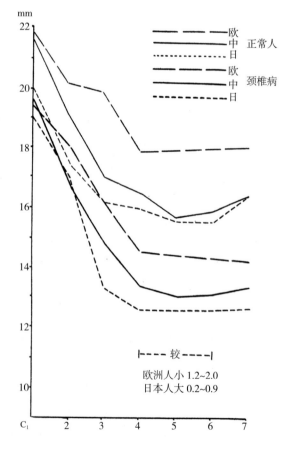

图3-3-1-2-2　中国人与日本人、欧洲人两组颈椎管矢状径对比曲线示意图

第三节　颈椎椎管狭窄症的临床表现

一、颈椎椎管狭窄症临床症状概述

在临床上，本病常与颈椎病相混淆，事实上，两者容易并存，因为颈椎病的发病机制，绝大多数是建立在椎管狭窄这一病理解剖基础上的；而椎间盘突出、脱出及骨赘形成，又是椎管狭窄症的诱发因素。因此对于临床医师来说，关键是要分清何者在先，何者为后，此对治疗方法的选择及预后至关重要。通过大量病例的观察，我们发现发育性或原发性颈椎椎管狭窄症，一般具有以下特点。

二、感觉障碍

（一）概况

绝大多数，甚至超过 95% 以上的病例均具有此组症状。主要表现为四肢麻木、皮肤感觉过敏或感觉分离等现象，此主要是由于脊髓丘脑束及其他感觉神经纤维束受累所致。

（二）症状

特点如下所述。

【发生较早】

此组感觉障碍症状大多在本病的早期即首先出现，其与颈椎病，尤其是脊髓型者明显不同的是：后者的感觉障碍症状出现较晚。

【上肢先发】

其中 90% 以上的病例感觉障碍先从上肢开始，以手臂部尤为多发，亦可能先从肩部开始。

【麻、痛为主】

患者多主诉在本病初发时有手指（多在指尖）或手臂部疼痛及麻木感，尤以刺痛为多见。

【症状持续】

当感觉障碍出现后，一般持续时间较长，可有阵发性加剧；此多与各种诱发因素有关。经非手术疗法治疗后可出现缓解期。

三、运动障碍

多在前者症状出现后数周或数月出现，其中大多是在检查时发现。主要表现为锥体束征，患者多从步态沉重、下肢无力、抬步困难、易跪倒及束带感等症状开始，并随着病程的发展症状日益加重，以致完全瘫痪。

四、肌肉萎缩

单纯发育性颈椎椎管狭窄患者，其肌肉萎缩症状一般较之单纯脊髓型颈椎病者出现要晚，但合并脊髓型颈椎病时，则此组症状不仅出现要早，且其程度也多为明显，范围亦较广泛。其原因主要是由于发育性椎管狭窄系多节段之故，因而脊髓一旦出现各种附加因素致使其受累，则往往是数个节段同时出现。在检查时其平面一般不会超过椎管狭窄最高节段的神经支配区，此与脊髓侧索硬化症时的肌肉萎缩平面常高至 C_2 水平以上者明显不同。与此同时，尚应注意除外合并枕颈部畸形之病例。

五、反射障碍

（一）深反射

多呈亢进状，包括上肢的二头肌反射、三头肌反射及桡反射；下肢主要是膝反射和踝反射，多呈对称性活跃或亢进。

Title Ⅲ

第三篇　颈椎椎管狭窄症、颈椎后路手术并发症及翻修术

（二）浅反射

亦多呈现减弱或消失，临床上主要是腹壁反射、提睾反射及肛门反射等。

（三）病理反射

多为阳性，包括 Hoffmann 征、掌颏反射及 Babinski 征阳性。

六、颈椎椎管狭窄症其他临床表现

（一）大小便障碍

多在中后期出现，以尿频、尿急及便秘为多见；后期则可引起尿潴留，甚至大小便失禁，但后者在临床上甚为少见。

（二）植物神经症状

以胃肠及心血管症状居多，约占全部病例的 30% 左右（术前不易被发现和确诊，大多在术后治愈或明显好转获得证实属于此种原因）。

（三）颈部防卫征

此类患者常使颈部保持自然仰伸位（功能位），可前屈，怕仰伸，但如同时伴有明显退行性变，椎节后缘有骨刺形成者，亦怕前屈。

第四节　颈椎椎管狭窄症的诊断依据、鉴别诊断与预后

一、颈椎椎管狭窄症诊断概述

发育性颈椎椎管狭窄症的诊断与治疗虽说与颈椎病有其相似之处，但实质上不尽相同，尤其是当二者合并出现时，如何在诊断上确定何者为主？何者在前？不仅对治疗方法的选择上至关重要，而且对于疗效及预后的判定亦具有重要意义。否则将难解难分的两种疾患混为一谈，不仅直接影响对病情的正确判定与合理诊治，而且也不利于自身学术水平的提高。

现就其诊断、鉴别诊断及治疗分述于后。

二、颈椎椎管狭窄症诊断依据

本病之诊断主要依据以下特点。

（一）临床症状表现

早期以感觉障碍为主，中期以后则出现运动障碍症状，并随着病情的进展而占主导地位。

【感觉障碍】

发育性颈椎椎管狭窄者以感觉障碍为早发症状，开始以上肢为主；随着病情的发展而逐渐波及躯干及下肢。主要表现为手指或前臂麻木及疼痛感、或其他异常感觉，并于头颈仰伸时加重，前屈时减轻；但合并颈椎病者，颈椎伸屈均可加重。

【运动障碍】

一般在中后期出现，主要表现为锥体束症状。但继发性颈椎椎管狭窄者则可于早期出现，且有时可有不全性瘫痪症状，尤多发于外伤后，甚至诸如急刹车、坐地跌倒或其他轻微外伤，均可诱发症状。

【其他症状】

反射改变一般较之前二者出现为晚，但继发性颈椎椎管狭窄者可较早出现。植物神经症状一般亦较少见。

（二）影像学检查

【X 线平片检查】

常规 X 线平片，主要是侧位片上可清晰地显示颈椎椎管矢状径，凡在标准投照距离 180cm 摄出之平片上矢状径小于 12mm 者，即具有诊断价

值，12~14mm 者有诊断参考意义，而在 10mm 以下者完全可以确诊。此外亦又依据椎体与椎管的比值，大于 1:0.75 即属异常，大于 1:0.6 者具有诊断意义，比值在 1:0.5 以上者完全可以确诊。

【CT（或 CTM）及 MR 检查】

可清晰地显示椎管矢状径的大小、形态及其与脊髓受压之关系。CT 主要显示骨组织，而 MR 则对软组织影像较为清晰，因此二者结合起来最为理想。此不仅有利于诊断，更有利于对椎管内组织状态的判定，以决定治疗方案及术式的选择。

（三）除外诊断

可根据临床检查及影像学结果除外颈椎其他相似病变。

此外，对本病之诊断应树立以临床为主的观点，不能仅凭椎管矢状径的大小确诊。作者曾遇多例 X 线平片上显示椎管矢径正常，但却具有典型的颈椎椎管狭窄症状者，后经手术证实其硬膜囊属于肥大型，于后路减压术后原症状消失。对此类病人的确诊务必小心，缺乏临床经验者切勿随意手术，以防误诊、误治而造成不良后果。

三、颈椎椎管狭窄症鉴别诊断

（一）与颈椎病的鉴别

尽管在临床上颈椎椎管狭窄症与颈椎病经常伴发，甚至 80% 以上的颈椎病是建立在椎管狭窄这一病理解剖基础上的。但单发者亦可遇到，因此对二者亦应加以区别，尤其是发育性椎管狭窄症应与脊髓型颈椎病进行鉴别。尽管二者均有可能进行手术，但手术途径是一前一后，大方向不一样。即便是两者伴发，亦需决定主次，以便安排治疗实施计划（表 3-3-3-4-1）。

（二）原发性（发育性）颈椎椎管狭窄症与继发性颈椎椎管狭窄症鉴别

二者后期较为相似，但由于其致病因素明显不同，在诊断、治疗方面截然不同，因此需加以鉴别（表 3-3-3-4-2）。

（三）与脊髓侧索硬化症的鉴别

近年来发现脊髓侧索硬化症发生率日渐增多，且其年龄大多较为年青，需对其加以鉴别，见表 3-3-3-4-3。

（四）与其他疾患鉴别

除以上三种疾患外，尚需与后纵韧带骨化症（OPLL）、特发性、弥漫性、肥大性脊柱炎，椎管内肿瘤，脊髓空洞症及末梢神经炎等相鉴别，除依据上述各种疾患的临床特点外，尚应依据影像学所见进行鉴别。

四、颈椎椎管狭窄症预后

轻型病例预后较佳，椎管狭窄严重、伴有明显脊髓损害或治疗延误者，其预后则较差；以颈椎病为第一诊断者，治疗效果介于前二者之间。总体看来，本病预后不如单纯脊髓型颈椎病者，因为凡是有颈椎椎管狭窄之病例，其胸段及腰段椎管亦多呈狭窄状，往往需多次手术方可解决根本问题。

表 3-3-3-4-1　发育性颈椎椎管狭窄症与脊髓型颈椎病之鉴别要点

鉴别要点	发育性椎管狭窄	脊髓型颈椎病
好发年龄	较为年青	多在 55 岁以后
起病速度	缓慢	较快
早发症状	上肢或手部麻、痛等	下肢无力，易跌倒
临床表现	以感觉障碍为主	以运动障碍为主
深反射	以活跃为多见	大多明显亢进
浅反射	可正常或减弱	减弱或消失
病理反射	阴性多于阳性	多为阳性反应
X 线平片	显示椎管狭窄	主要显示骨刺及不稳
CT 及 MR	椎管狭窄征为主，硬膜囊多呈均匀受压征	显示椎骨前方有骨性或软骨性致压物

表 3-3-3-4-2　发育性椎管狭窄症与继发性椎管狭窄之鉴别要点

鉴别要点	发育性椎管狭窄	继发性椎管狭窄症
发病原因	先天发育椎管狭小	波及椎管的占位病变
好发年龄	较为年青	多在 55 岁以后
早发症状	以上肢麻、痛为主	无规律且多样化
临床表现	以感觉障碍为主	多表现运动障碍
反射障碍	较轻	多较明显
X 线平片	显示椎管矢径狭窄	椎管的骨赘增生、韧带钙化等
MR 检查	硬膜囊均匀性受压	硬膜囊局限性受压居多

表 3-3-3-4-3　发育性椎管狭窄症与脊髓侧索硬化症鉴别要点

鉴别要点	发育性椎管狭窄	脊髓侧索硬化症
好发年龄	较为年青	可能更为年青
早发症状	肢体麻痛为主尤以上肢明显	肢体无力为主手部早发
感觉障碍	明显	可无
运动障碍	较轻	明显，上肢较重
肌肉萎缩	无、或较轻	明显，尤以双手
影像学检查	显椎管狭窄	可无阳性所见
其他症状	全身情况一般较佳	多伴有发音障碍，舌偏斜及吞咽困难等症状

（吴德升　张兴祥　沙卫平　赵定麟）

第二章　颈椎椎管狭窄症的治疗

第一节　颈椎椎管狭窄症疗法的概述及选择

一、颈椎椎管狭窄症疗法概述

本病早期以非手术疗法为主，但经正规的非手术疗法久治无效，或无法根治而影响工作及生活质量时，则需行手术治疗。由于本病的病理解剖基础是器质性（骨性）椎管狭窄，因此保守疗法常难以解决根本问题。除非症状较轻或发病时间较晚的年迈者，尤其是全身实质性脏器有病变之患者。对半数以上重型病例，仍应选择手术疗法。

二、颈椎椎管狭窄症非手术疗法

（一）病例选择

主要用于本病的早期阶段及在手术疗法前后作为辅助疗法。

（二）具体措施

以颈部保护为主，辅以理疗及一般对症措施。牵引疗法适用于伴有颈椎间盘突出及颈椎节段性不稳之病例。推搬及推拿疗法对此种病例应视为禁忌证。平日应注意颈部体位，不可过伸，更不宜长时间或突然过度屈颈，尤其是在有骨刺情况下，易引起脊髓损伤（图3-3-2-1-1）。

（三）药物疗法

口服复方丹参（或丹参片）及静脉推注凯

时（每7~10d 一个疗程），有助于本病的症状改善。此外在病情发作时可予以止痛镇静剂，并定期投予神经滋养药物。

三、颈椎椎管狭窄症手术疗法

（一）手术适应证

主要是以下几种病例。

【严重之椎管狭窄之病例】

指椎管矢径 10mm 以下者，一般均需手术，尤其是影响正常生活及工作之病例，应设法争取及早施术。

【中度椎管狭窄者】

指椎管矢径在 10~12mm 之间者，凡经正规

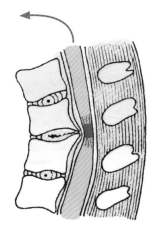

图 3-3-2-1-1　椎管狭窄合并骨刺情况下，如突然前屈，由于后方硬膜囊壁的张应力增加，易压迫脊髓示意图

非手术疗法无效者均应考虑手术。

【轻度椎管狭窄症】

一般无需手术，仅少数伴有继发因素者方考虑手术。

（二）视诊断顺序不同选择相应手术入路

【以本病为第一诊断者】

原则上从后路行减压及椎管扩大成形术。根据作者经验，选用半椎板切除椎管扩大成形术疗效最为稳定，损伤小，且对脊柱的稳定性破坏最少（图3-3-2-1-2）。此外单开门、双开门（中央开门）及Z字形成形术亦有一定效果，可酌情选择。单纯全椎板切除或扩大式全椎板切除等，其早期疗效尚好，但后期由于椎管后方瘢痕形成，以及瘢痕的钙化与骨化则又易形成一个新的、狭窄的骨性椎管，从而影响远期疗效。从理论上讲，前路切骨扩大椎管疗效虽好，但操作难，危险性大，一般不宜选择。

【将椎管狭窄症作为第二诊断，而颈椎病为第一诊断者】

原则上应先从前路施以兼具椎管扩大之根治性减压术，术后恢复满意者即可；如仍有椎管狭窄症状，则应在1~3月后再酌情行后路减压术。

（三）手术疗法的注意事项

【手术时间宜早】

对有手术适应证者，应争取早日施术。时间拖得愈久，椎管内有效间隙愈小，施术难度及危险性也愈大，且疗效亦受到明显影响。

【操作时要耐心、细心】

由于椎管内呈饱和状态，尤其是严重型病例，常使手术器械无法进入椎管内，甚至超薄型椎板咬骨钳也难以伸入。在此情况下首先要耐心，并选择相应的器械，包括尖头四关节咬骨钳、电钻及气钻等，切勿急躁，细心而耐心地操作。

【一定要轻柔】

众所周知，脊髓组织十分娇嫩，稍许碰撞即可出现严重后果。因此在操作时尽可能地轻柔，设法避免碰及脊髓及脊神经根组织，在对其企图牵开时（尤其是脊髓组织），必须以0.1mm的幅度进行，原则上不应超过1.5~2mm，尤其是椎管严重性狭窄者，易因对冲性的压应力而引起脊髓损伤，此在临床上并非少见。

【术中保持低温】

在操作过程中，最好采用5℃~10℃的低温无菌生理盐水进行低压冲洗，此既可保持术野清洁，又可使局部获得有利于使神经组织减少反应的低温效应，且同时兼具有止血作用。

【每一步均应小心】

在操作全过程中应步步小心，除不可直接检查误伤脊髓组织外，尚应注意：吸引器头子

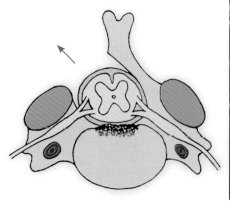 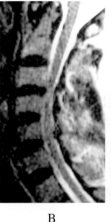 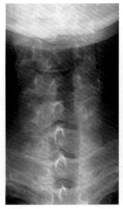 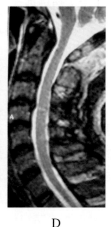

| A | B | C | D |

图3-3-2-1-2 临床举例 半椎板切除椎管扩大成形术（A~D）

A.示意图 显示半椎板切除椎管扩大成形后硬膜囊向后侧方位移而获减压效果；B.术前MR矢状位示椎管狭窄，颈髓受压；
C.术后正位X线片；D.术后MR矢状位片示颈椎管狭窄状态明显改善

不可直接在硬膜囊上吸引，应选择特制的神经组织吸引器头子，防止台上器械滑入切口内，脑棉务必清除干净，在对术野冲洗时不应直接对脊髓喷射，以免误伤。

第二节 颈椎椎管狭窄症手术疗法概况

一、颈椎椎管狭窄症手术疗法概述

颈椎椎管狭窄症中的严重型大多需手术治疗，尤其是发育性椎管狭窄者。根据本病的发病机理，最为有效之手术是颈后路椎管扩大术，或称之为椎管成形术。常规的颈椎椎管成形术，是指通过颈部后路切口显示椎节后方骨性结构并再对椎管行扩大减压术的术式。这种已经开展多年的传统性手术，近年来已逐渐定型。此类术式不仅用于颈椎椎管狭窄症，且对颈椎骨折脱位合并神经损伤、颈椎椎管内肿瘤及蛛网膜粘连需行松解术等同属一类，亦可选用。而对来自椎管前方的致压物由于无法直接起到切骨减压作用，故在选择上应考虑到具体情况，除非前方致压物偏向一侧、并有可能进行操作者，否则一定要十分慎重不宜选择。

二、颈椎椎管狭窄症具体病例选择

在临床上主要选择以下病种。

（一）颈椎发育性椎管狭窄者

指原发性颈椎椎管狭窄症患者，其中包括以下两种情况。

【椎管矢状径明显狭小】

绝对值小于10mm、伴有明显感觉障碍症状者，原则上先施后路减压；因为此时脊髓后方受压更为明显（而后再酌情行前路减压术）。但对个别病例，可能因为椎管前方致压物明显、并以运动障碍症状为主者，仍以先行前路减压术为宜。

【椎管矢状径相对狭小】

即矢径大于12mm，并以运动障碍为主者（大多在椎管前方有致压物），一般宜先行前路减压，而后再酌情行后路减压。当然对感觉障碍为主者，仍应先行后路手术。

（二）合并颈椎病、黄韧带或后纵韧带钙化等继发性椎管狭窄者

亦可酌情先行后路减压术，并可在术中同时切除钙化之黄韧带，但对椎节后方之骨赘或钙化之后纵韧带，则需先自前路切除；术后再根据病情的恢复等具体情况酌情是否行颈后路减压术。

（三）严重之继发性、粘连性蛛网膜炎者

椎管长时间狭窄本身即可引起本病，二者合并或因其他因素，包括医源性因素时，则可在行椎管成形术之同时，对蛛网膜下腔加以探查及粘连松解。由于近年来新型造影剂的问世及MR的广泛应用，此种病例已明显少见。

（四）其他

包括颈椎骨折脱位、椎管肿瘤及颈髓中央空洞症等均需从后路手术。

三、颈椎椎管狭窄症手术体位及切口

（一）体位

临床上多取后方中线入路，因此常用的体位主要是俯卧位，亦有人习惯侧卧位者；而坐位施术目前已少有人采用，主要是因为有可能引起致命的气栓病。现分述如下。

【俯卧位】

为最常用之体位，视患者病情不同可选择以下两种方式之一：

1. 一般颈后路手术者　可让其直接俯卧于手术床上。于手术床之头侧另加一向外延伸的头圈固定头颈部。该头圈用钢元制成或是制式产品，外方包以海绵及纱布；不用时可以取下，使用时将其直接插于手术床的头板处，患者前额及面部

置于头圈上，使患者双眼、鼻、口及面部处于暴露状态，以便于台下观察，全麻及手术时间长者，双眼应用凡士林纱布保护，并保持呼吸道通畅及供给氧气。该头圈中部有1~2个可控制的杵臼状关节，可使其上下升降、旋转及向侧方倾斜。在术中使用时，将其放置略低于手术台平面位置，以使头颈部略向前屈，如此则有利于手术操作和椎板之暴露（图3-3-2-2-1）。

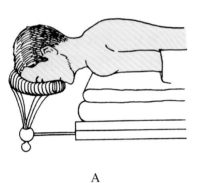 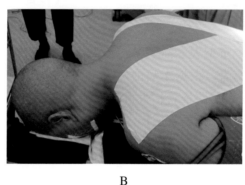 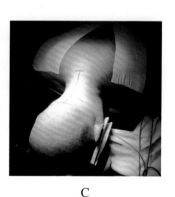

A　　　　　　　　　B　　　　　　　　　C

图 3-3-2-2-1　临床举例　颈椎后路手术常用体位（A~C）
A.示意图；B.侧方观图；C.前上方观

2. 涉及高位颈椎或颈椎椎节不稳者　为防止术中意外，应让患者卧于预制的石膏床上，该石膏床颜面部呈敞开状，以便于观察及必要时采用气管插管及供氧，颈部亦应略向前屈（图

3-3-2-2-2）。病情需要时，亦可在颅骨牵引下施术。

【侧卧位】

即让患者侧卧于手术床上，一般多为半侧

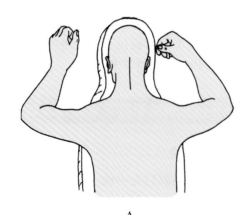 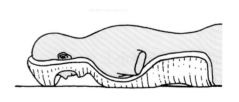

A　　　　　　　　　　　　　　B

图 3-3-2-2-2　高位颈椎及椎节不稳者，手术应卧于预制的石膏床上示意图（A、B）

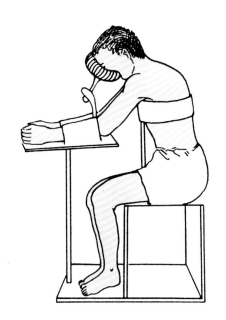

图 3-3-2-2-3 坐位行颈椎后路手术（少用）示意图

椎板减压术，或为单纯性根性减压施行开孔（钥匙孔 -Keyhole）手术之病例。

【坐位】

即让患者坐于定型之手术椅上，将头颈部固定后施术。此虽有利于保持呼吸道通畅，但术中如遇静脉破裂，易引起空气栓塞而发生意外（图 3-3-2-2-3）。

（二）切口

一般多取后路正中切口，长度视减压范围而定（图 3-3-2-2-4）。上方最高起自枕骨粗隆部或在粗隆部上方，下端止于 C_7 至 T_1 棘突之间，长约 10~14cm；少数病例如病情需要亦可采用正中旁切口，或 S 形纵行切口、L 形切口或横切口等。

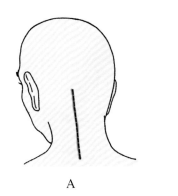

A

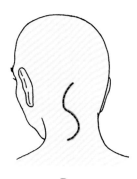

B

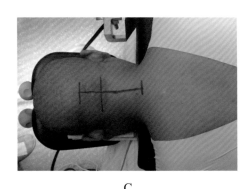

C

图 3-3-2-2-4 临床举例 颈后路切口（A~C）
A、B 示意图：A. 颈后路纵形切口；B. 颈后路"S"形切口（少用）；C. 临床举例

四、颈椎椎管狭窄症手术暴露棘突及椎板

（一）切开皮肤、皮下及用梳式自动拉钩快速撑开

【切开皮肤及皮下组织】

麻醉生效后选用锐刀（片）快速全层切开皮肤及皮下组织，在此过程中，术者和助手用手掌尺侧压住切口两侧以减少出血量（图 3-3-2-2-5）。

【快速撑开】

当确认皮肤及皮下全层切开后，应选用锐性梳式自动拉钩迅速将切口撑开，因拉钩本身对局部皮缘有一定压力而起止血作用（图 3-3-2-2-6）。对明显之出血点可钳夹止血，或用双极电凝等。

（二）显露术野

主要为以下两个步骤。

【切开椎旁筋膜、分离椎旁肌】

根据手术需要可切开及分离一侧或双侧椎旁肌。操作时先用锐刀片自切口中部棘突后部偏(斜)向一侧切开椎旁筋膜（一节一节地进行操作以减

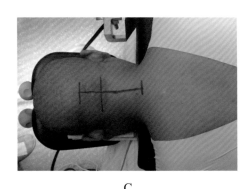

少出血）。之后术者用锐性骨膜剥离器将同侧椎旁肌自棘突的侧壁上剥下（图 3-3-2-2-7）；助手用钝性骨膜剥离器将止血纱条塞至深部起止血作用（纱布条尾部留于切口外方）。按此法依序向上、向下

进行，其范围视深部手术需要而定，一般手术自 C_2 至 C_7 段，仅行枕颈及寰枢椎手术者为枕骨粗隆至 C_{3-4} 椎节处。完成一侧后再按同样步骤切开剥离对侧椎旁肌，并按同法纱条充填止血。

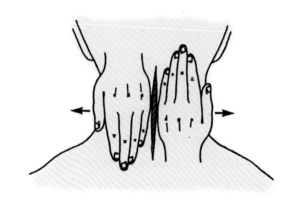

图 3-3-2-2-5　术者与助手用手掌尺侧压住切口两侧以减少出血示意图

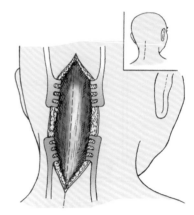

图 3-3-2-2-6　自动拉钩快速撑开切口示意图

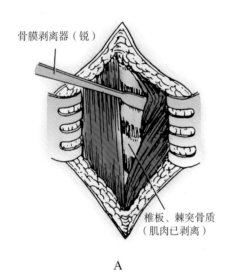

骨膜剥离器（锐）

椎板、棘突骨质（肌肉已剥离）

A

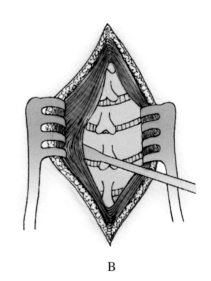

B

图 3-3-2-2-7　用骨膜剥离器将椎旁肌自棘突上剥离示意图（A、B）
A. 先剥离一侧；B. 再剥离另侧

【暴露椎板】

将先填塞的纱条分两条一组向外抽出，与此同时用深部拉钩牵开椎旁肌群、并继续用尖刀或锐性骨膜剥离器将残留的椎旁肌向侧方剥离，以充分显示椎板（必要时可达小关节外侧）。一侧完毕后再用止血纱条充填，并根据需要将对侧按

同法操作之。双侧完成后即可迅速拔出止血纱条，并用深部椎板自动拉钩将双侧椎旁肌牵开以显露椎板及棘突。如仅需暴露一侧椎板时，则可用单椎板拉钩牵开之。操作中如局部出血较多，除可采用纱条充填及自动拉钩牵拉外（图 3-3-2-2-8、9），尚可用冰盐水冲洗，或以双极电凝法止血。

五、颈椎椎管狭窄症手术定位

主要有以下两种方式。

（一）根据棘突特点定位

颈椎各节棘突多不相同。寰椎仅有后弓而无明显的棘突可见；第 2 颈椎棘突呈分叉状，既大又宽，可以此定位。$C_{3\sim5}$ 棘突亦均呈分叉状，但较 C_2 明显为小，尤以 C_3 为著。C_6 已无分叉，呈单棘突状。C_7 之所以又称为隆椎，主要因其棘突既大又长，亦作为体表及术中定位的标志之一。

（二）X 线定位

一般无需选用此种方式，唯对发育畸形或 2 次以上后路施术者则需通过术中 X 线定位拍片

或 C- 臂放射线机透视加以确认，以防判断失误（临床上此种现象并非罕见）。

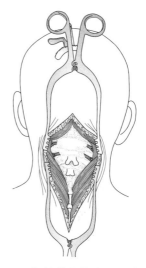

图 3-3-2-2-8　用深部拉钩将椎旁肌群牵向两侧示意图

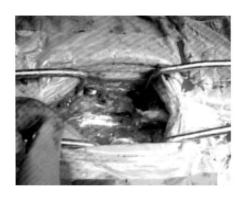

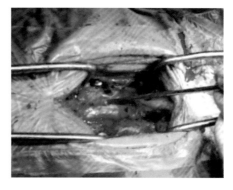

A	B

图 3-3-2-2-9　临床举例　视病情需要显露相应节段椎板（A、B）
A. 冰盐水止血；B. 电凝止血

第三节　颈椎椎管狭窄症各种常用的术式

一、颈椎半椎板切除术

颈椎半椎板切除术是通过将椎节一侧的椎板切除达到减压目的的术式，近年来在临床上应用较多，主因其对椎节的稳定性影响较小。

（一）具体病例选用

主要用于以下三种情况。

【局限性椎管狭窄】

大多为椎板骨折后骨折碎片塌陷引起继发性椎管狭窄者，其次为黄韧带局限性肥厚及钙化的

病例。如双侧均有病变，则需行全椎板切除术。

【椎管探查】

对颈椎损伤后伴有一侧神经症状者及椎管内新生物经 CT 或 MR 等证明局限于椎管后方一侧者，可通过半椎板切除先行椎管探查，并酌情决定再做更进一步的处理；对处理困难者，仍需将另侧椎板切开。

【椎板本身病变】

包括椎板局部肿瘤、囊虫病及炎症等需局部切除者。

（二）特种器械

主要是特种薄型椎板咬骨钳（图 3-3-2-3-1A）、小圆尖咀，咬口处呈齿状之四关节尖嘴咬骨钳（图 3-3-2-3-1B），此钳又称寰椎后弓咬骨钳；以及其他颈椎器械。习惯使用电（气）钻者，则需备用相应的微型钻头及成套设备等。

（三）手术步骤

【定位及确定手术范围】

按前法定位，并按术前对病情之判定而确定施行切骨范围。

【开窗】

按前法用薄型咬骨钳或微型电钻（或气钻），选择一较宽之椎板间隙开一缺口（图 3-3-2-3-2）。或是采用四关节尖嘴咬骨钳纵向将椎板中段咬除作为窗口，亦可仅仅咬除外板（图 3-3-2-3-3）。

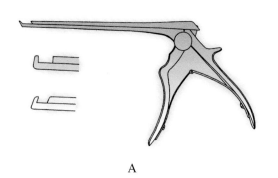

A

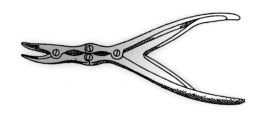

B

图 3-3-2-3-1　特制器械示意图
A. 特制冲击式颈椎椎板咬骨钳示意图；B. 寰椎后弓咬骨钳示意图

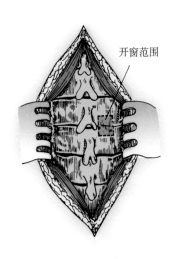

开窗范围

图 3-3-2-3-2　椎板开窗部位示意图

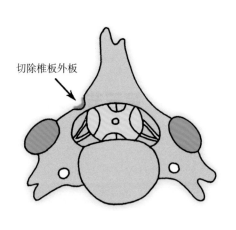

切除椎板外板

图 3-3-2-3-3　切除椎板外板示意图

【全椎板切除（开）】

从开窗处按预定范围向上或向下切除椎板及其下方的黄韧带以暴露一侧之硬膜囊。在操作时一定要小心，因为在病理状态下，硬膜囊易与椎板形成粘连，每次切骨前，应先用神经剥离子进行松解分离，以防误伤。对椎管狭窄者，尤其绝对狭窄者，即使是薄型冲击式咬骨钳，也易因其头部在进入椎管内占有一定空间而引起对脊髓的压迫，甚至造成瘫痪。因此对此种病例应尽量选用微型电钻或气钻；作者喜欢采用尖头四关节咬骨钳，其对椎管内组织损伤机会较少，但切勿向深部滑动，以防误伤。此外，有经验的医生亦可采用骨凿，但务必掌握好分寸（图 3-3-2-3-4）。仅在此处开一小口，称之为钥匙（Key）孔术，亦对局部根性压迫起到减压作用（图 3-3-2-3-5）。

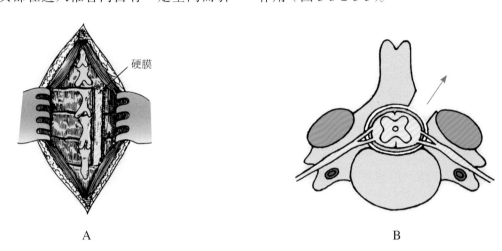

图 3-3-2-3-4　切开、切除一侧椎板示意图（A、B）

A. 切开一侧椎板；B. 半椎板切除横断面观

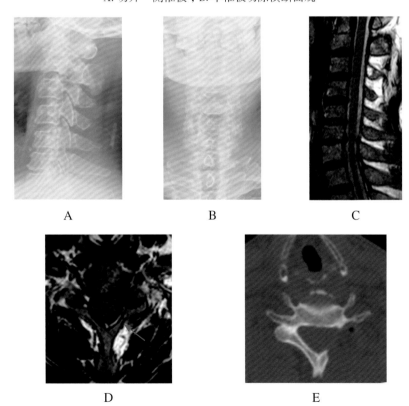

图 3-3-2-3-5　临床举例　男性，60 岁，因颈椎椎管狭窄及颈椎病行 C$_{6-7}$ 钥匙孔术（A~E）

A、B. 术前正侧位 X 线片；C、D. 术前 MR 失状位 T$_2$ 加权及水平位观；E. 术后 CT 水平位扫描显示切骨减压范围（自李立钧）

【椎管内探查及处理病变组织】

对局限性椎管狭窄者手术至此即可，而对椎管内肿瘤、椎板塌陷性骨折等，可在直视下边探查、边操作情况下将其逐块切除。如术中发现病变范围较大，或病变位于硬膜内者，则需改为全椎板切除术以扩大视野范围。

【缝合切口】

术毕用明胶海绵敷于椎板处（硬膜囊外方），而后依序缝合切开诸层。

（四）术后处理

同一般颈后路手术。因本手术对颈椎的稳定性破坏及影响不大，故可早日起床活动，仅一般颈围保护 2~3 周即可。

（五）预后

同前，预后较佳，但超过五个椎节者，可能出现颈椎不稳症。

二、颈椎半椎板切除椎管成形术

（一）概述

这是近十余年来笔者团队开展较多的术式。由于来自日本的颈椎椎管后方开门术之远期疗效欠满意，主要是术后易出现再关门及椎板下方骨痂生长过度的发生率高，易成为再手术的原因之一。因之在对诸术式的试探中，笔者团队发现：如果在切除半椎板的基础上尽可能多地扩大椎管周壁，切除范围同样可以达到增加椎管有效空间的目的。基本上与笔者团队开展二十年的"次环状减压术"（用于胸腰段）的原理、途径及操作技术相一致。

（二）具体病例选择

主要是各种原因所引起的椎管狭窄症需行减压者均可选用本手术。在具体病例选择上应注意以下两点。

【自何侧施术】

脊髓受压以远两侧症状相似者，左右侧均可；两侧症状轻重不一者，一般是选择症状较重的一侧进入椎管；但如果重的一侧临床表现十分严重，接近完全性瘫痪者，则宜从症状稍轻的一侧进入。

【合并有蛛网膜下腔病变者】

不宜选用本术式，因其暴露范围小，难以操作。

（三）特种器械

与一般半椎板切除术者相似。为薄型冲击式椎板咬骨钳及各种神经外科分离器械。

（四）操作步骤

【定位及半椎板切除】

均与前述一致。

【椎管成形术】

用薄型神经剥离子将硬膜囊后壁及手术侧之侧壁进行分离松解，再用特种薄型、尖头的颈椎椎板冲击式咬骨钳，将残存的椎板及棘突前方的后弓壁逐块逐块地切除，直达对侧椎管后壁。当感到咬骨钳前方"打滑"，表明切骨范围合乎要求，椎管后方已获最大范围的减压效果。再用此种特薄型咬骨钳切除侧方之残留椎板，必要时切除小关节内侧壁骨质（亦可用小骨凿切除侧方骨组织），以使其从侧方获得最大限度的减压效果（图 3-3-2-3-6、7）。

【闭合切口】

术毕以冰盐水反复冲洗局部，检查硬膜囊波动恢复及其位移情况，留置明胶海绵 1~2 块后依序缝合切开诸层。

（五）术后处理

同一般颈后路手术。因对颈椎的后结构破坏不多，故较其他术式早日起床活动。

此种术式由于最大限度地维持了颈椎本身解剖状态，因而对其稳定性影响最小，且减压范围恒定，疗效大多较为理想。据作者百余例的体会，有效率可达 95% 以上，尚未遇到术中或术后发生意外及症状加重者。

（六）预后

近期疗效大多较为稳定，因其对颈椎椎节的稳定性影响小，因此远期疗效亦多满意，少有复发者。

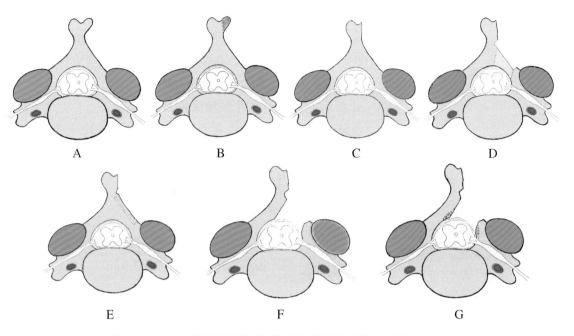

图 3-3-2-3-6　半椎板切除椎管成形术操作步骤示意图（A~G）

A. 术前状态；B. 切除术侧棘突（半）；C. 术侧半棘突已切除；D. 切除术侧椎板范围；E. 先切除外层椎板；
F. 再切除内层椎板；G. 切除后壁及侧壁（术侧）骨质，扩大减压范围

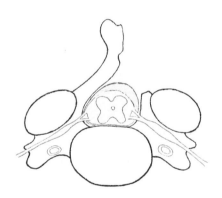

图 3-3-2-3-7　减压效果示意图

椎管成形术已完成，硬膜囊向外膨出

三、颈椎常规双侧椎板切除（减压）探查术

（一）概述

即以切除颈椎双侧椎板达到减压或暴露椎管为目的之术式。这种已沿用数十年的术式较为简便，因此在临床上至今仍广泛选用，尤其是基层医院。但其对椎节的稳定性影响较大，多需同时辅以椎节内固定及植骨融合术，否则预后欠佳。

（二）具体病例选择

【先天性、发育性颈椎椎管狭窄症】

对临床上较为多见的先天性、发育性颈椎椎管狭窄症，伴有神经受压症状者，当非手术疗法无效时，既往大多采用此种术式，目前已为前种术式所取代，除非伴有椎管内其他病变者。

【颈椎骨折脱位】

除椎板骨折需开放复位外，凡颈椎各型骨折脱位包括以椎体压缩或碎裂为主，凡是伴有脊髓受压需后路减压者，均需先行前路手术，后行全椎板切除术。

【其他】

包括继发性粘连性蛛网膜炎、椎管内肿瘤、黄韧带钙化、囊虫病、脊髓空洞症、椎管前方有致压物因各种原因不能自前路施术者等，均可从后路通过切开椎板施术。

（三）特种器械

同前。需蛛网膜下腔探查者，尚需备用相

应之精细的神经外科器械。

（四）手术步骤

【定位及确定施术范围】

同前。

【开窗】

同前。

【椎板切除】

从双侧开窗处，按预定范围向两侧切除椎板及黄韧带以暴露硬膜囊（图 3-3-2-3-8）。每次切骨前，先用神经剥离子进行松解分离，以防对硬膜囊造成误伤。对椎管绝对狭窄者，可采用尖头四关节尖嘴咬骨钳，呈平行状咬开椎板；由于冲击式咬骨钳易因其头部在进入椎管内占有一定空间而引起对脊髓的压迫，在使用时应加注意。亦可选用微型电钻或气钻将椎板磨除。

【椎管内探查】

对怀疑椎管内肿瘤等病变者，可在直视下探查，如病变位于硬膜囊内，则应将其切开探查。具体手术操作方法如下。

【脑棉保护术野】

术者双手用消毒盐水冲洗干净后，再取冰盐水冲洗术野，并将脑棉放置于拟行切开探查的硬膜囊处加以保护，仅中央留一长条状切开探查区（宽×长约 1×3cm）。

【定点牵引】

用细针细线缝合两侧硬膜作定点牵引（两侧各 1~4 针，见图 3-3-2-3-9）。

【切开硬膜】

用尖刀先切开硬脊膜（避开血管支），通过透明的蛛网膜观察蛛网膜下腔有无病变及异常；对有异常者则应将蛛网膜切开（图 3-3-2-3-10、11）。

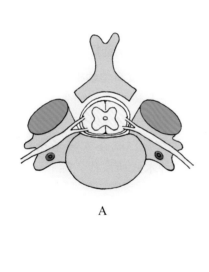

A

B

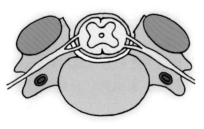

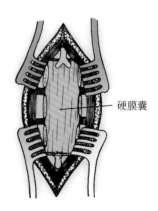
硬膜囊

C

D

图 3-3-2-3-8　全椎板切除术示意图（A~D）
A. 双侧椎板开槽；B. 松解后取出后结构；C. 横断面观；D. 后方观

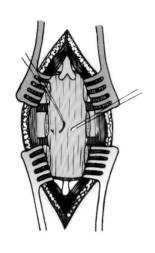

图 3-3-2-3-9　定点缝合示意图
先在两侧硬膜囊上作定点缝合，用以牵引

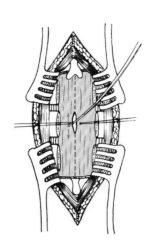

图 3-3-2-2-10　切开硬膜示意图
在牵引下切开硬膜囊壁，通过蛛网膜观察蛛网膜下腔有
无病变，并扩大切口范围，显露蛛网膜下腔及下方脊髓

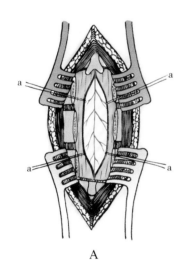

A

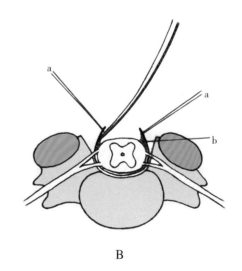

B

图 3-3-2-3-11　显露蛛网膜下腔示意图（A、B）
A. 后方观；B. 横断面观，如蛛网膜下腔有粘连，可用薄型神经剥离子松解
a. 硬膜（已牵开）；b. 蛛网膜

【切开蛛网膜】

先在中央处将蛛网膜切一小口，而后用一干净之小棉片放置在蛛网膜下腔内，再向上、向下剪开硬膜及蛛网膜，长约 2~3cm。溢出之脑脊液低压吸引之，但吸引器头切勿进入硬膜囊内，以防误伤。周围渗血亦不可流至硬膜囊内，以防引起继发性蛛网膜下腔粘连。

【处理病变】

对蛛网膜下腔内病变应酌情处理；当发现有束带状之粘连物时，可用脑膜剪切断，但不宜过多牵拉。对两侧齿状韧带张力过大者，可用尖刀切断。对椎管内之肿瘤则应尽力将其摘除，但在切除过程中切勿对脊髓组织加压。对脊髓空洞症者，可于后中线处做正中切开、引流之。在操作过程中，对脊髓本身不宜牵拉，切忌误伤脊髓本身及其血管。

【缝合硬膜囊】

不宜过松，亦不可过紧，一般二针间隔

1.5~2mm，距切口边缘约 1mm 左右。硬膜囊外放置明胶海绵一小块保护之，具有止血作用。

【椎节内固定及植骨融合】

对前方椎体间关节不稳定者，可采用椎弓根钉内固定术或椎板夹固定术，并酌情行植骨融合术，一般取髂骨制成片状置于两侧椎板处，其长度上下超过减压椎节各一节以上；骨片两端用钢丝（或用可吸收之缝线）与棘突结扎固定之；此骨片切勿对椎管形成压迫。对颈椎前方较稳定、且减压范围不超过小关节者，一般无需辅加植骨融合，原椎板处多于一年后形成一骨性管壁。对椎节需撑开之病例可采用"H"形植骨术，后者多用于椎节不稳及伴有骨折的情况下（图 3-3-2-3-12）。

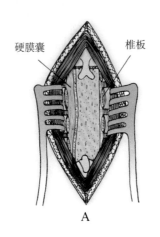
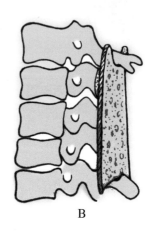

硬膜囊　　　　椎板

A　　　　　　　　　　　B

图 3-3-2-3-12　颈椎条状髂骨块（H 型）植骨融合术示意图（A、B）
A. 正面观；B. 侧面观

（五）术后处理

同一般颈后路手术。拆线后卧石膏床，或用 Halo- 装置及头 - 颈 - 胸石膏固定 3 个月。

（六）预后

此种术式最大之问题是对椎节稳定性的影响，尤其是植骨融合失败之病例，以致易引起颈椎的成角畸形，因此在选择此种术式时应注意。

四、颈椎后路扩大性椎板切除（减压）术

（一）概述

此种术式是在前者基础上、向椎板两侧扩大减压范围、并达两侧小关节的一部或大部。推荐此种手术的学者认为：单纯性椎板切除减压术，包括术中将双侧齿状韧带切断，也难以对来自椎管前方压迫的颈椎病取得满意的疗效，此主要是由于双侧小关节后壁以及脊神经根本身的牵拉与固定所致。因此，主张采取将双侧椎间孔后壁切开的广泛性颈后路减压术这一术式。从减压角度来看，此种术式当然较为彻底，但如果对颈椎的稳定性破坏过多，势必影响远期疗效。因此在选择时需全面加以考虑。

（二）病例选择

与前者基本相似，但其病变范围大多较前者为广泛，需要更多地暴露椎管或是扩大减压范围之病例。

（三）特种器械

特种器械同前。

（四）术式

其术式是在前者基础上再进一步扩大减压范围，具体操作如下。

【保护硬膜囊及根袖】

用冰盐水冲洗清除积血后，将脑棉覆盖于硬膜囊外，再用神经剥离子于两侧椎板及小关节下方小心松解之，以防粘连引起误伤。

【扩大减压范围】

一般用薄型冲击式咬骨钳、或是鹰嘴钳、或安全凿、或用微型电钻等器械，将两侧小关节逐块切除以达到扩大减压之目的。此时如椎管前方有致压物或椎管狭窄时，除硬膜外，双侧脊神经根连同根袖可向后膨出。清除碎骨片及凝血块后，除去棉片，再次用冰盐水反复冲洗（图 3-3-2-3-13）。

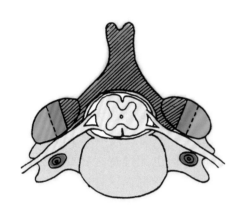

图 3-3-2-3-13　颈椎扩大性椎板切除减压术示意图

【椎管内探查】

按前述之情况及方法酌情行切开硬膜囊探查及清除病变。由于本术式对椎管的暴露较佳，故亦可从侧后方对椎管前方的骨赘或 OPLL 进行切除。但操作时务必小心，对硬膜囊不可过多牵引，以防误伤。

【椎节固定或植骨融合】

对椎节明显不稳者，应行后路椎弓根钉固定＋植骨融合术，或单纯之植骨融合术。对节段较少者可酌情用自体髂骨片植入，节段较长者则需用胫骨片或腓骨片移植，以增加局部的稳定性。

（五）术后处理

同一般颈后路手术，拆线后用 Halo- 装置或头 - 颈 - 胸石膏固定三四个月。

（六）预后

较前种术式问题更多，术后易出现 C_5 脊神经根刺激症状等，因此在选择时务必严格手术

适应证，以防引起成角畸形。

五、单（侧方）开门式椎管成形术

（一）概述

颈椎椎管开门式成形术最早由平林（1977）和中野（1978）等人报道，此可能与 OPLL 及严重椎管狭窄疾患在日本多见有关。早期的术式是通过将椎板一侧全切断，另侧仅外板切断、并造成骨折及移位而扩大椎管矢状径，从而获得扩大椎管矢状径及减压目的。之后又不断有新的术式出现，现将临床上较为常见的、有代表性的术式列举于后，主要有单（侧方）开门式椎管成形术、双（正中）开门式椎管成形术、"Z"字成形术及棘突悬吊式等数种。其中单开门椎管成形术在临床上最为多用。一方面是此种术式在操作上较为简便，另一方面其有效率较为稳定；但亦有其不足之处，因此不断有新的术式出现。

（二）具体病例选择

【原发性椎管狭窄症】

即椎管矢状径比值大于 1：0.75，或绝对值低于 12mm 者，其中尤以一侧症状为重、另侧较轻者更适用于本法。

【继发性椎管狭窄症】

多见如下。

1.OPLL 症　因从前路切除十分困难，且风险大，易发生意外，因此有不少临床医师考虑选择后路减压。

2. 骨源性颈椎病　对骨源性颈椎病前路减压术后疗效欠满意者，除伴有原发性椎管狭窄者外，多系因各种局部病变所致的继发性椎管狭窄。

3. 黄韧带钙化症　虽不多见，但可引起椎管狭窄症的一系列症状，需从后路减压（包括切除）。为更多地保留颈椎后结构的完整性（连接上下两个棘突之间的黄韧带可不切除），此种术式较之椎管后壁大面积的切除更为理想。

（三）特种器械

与椎板切除术相似，主要为薄型椎板咬骨钳和四关节尖头咬骨钳等。

（四）手术步骤

【切除一侧椎板之外板】

先用椎板咬骨钳在椎板上缘（预定骨质折断处）咬一缺口，之后用四关节尖嘴咬骨钳将一侧椎板之外板纵向切除。邻近小关节处之外板骨质较硬，在切除时应小心，亦可用电钻操作（图3-3-2-3-14）。

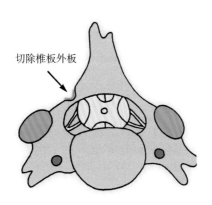

图 3-3-2-3-14　先将一侧椎板之外板切除示意图

【切开另侧椎板全层】

按前者同法切除椎板外板，使椎板厚度减少，之后用薄型冲击式咬骨钳将另侧椎板完全切断，并显示硬膜囊。此为本手术之关键步骤，操作时为防止误伤脊髓或脊神经根，应边切除边用神经剥离子松解，并小心切断黄韧带。椎板切断部位一般距小关节内侧缘2~3mm。其椎节数视椎管狭窄范围而定（图3-3-2-3-15）。

【扩大椎管矢状径】

当另侧椎板被完全切断后，可通过对棘突加压而扩大该椎板切开处间距，如此则达到扩大椎管矢状径之目的。此时，另侧外板切开侧形成骨折状。为防止术后椎板恢复原位，可于椎板内层与硬膜囊之间放置肌肉组织或脂肪块充填，或将棘突等后结构用钛缆等固定至对侧小关节处（图3-3-2-3-16）。

被切开的椎板间隙越大，该段之椎管矢状径亦增加越多。其宽度每增加1mm，矢状径约增加0.5mm。但也无过宽之必要，因为掀起之椎板有自行还纳之倾向，且增加造成对侧完全骨折的机会，甚至出现向椎管内移位等不良后果。因此，一般6~8mm即足矣。

【固定椎板或切除棘突】

将椎管矢状径扩大后，为维持其有效间隙的间距，防止再关门，最好将棘突缝合固定至椎板骨折侧的椎旁肌中，以降低关门率。亦有人主张将棘突切除，以减少受力（还纳）面积（图3-3-2-3-17）。目前有条件者可采用椎板支持钛板

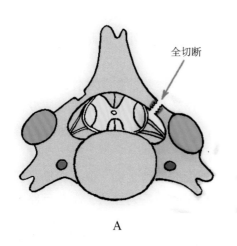

A

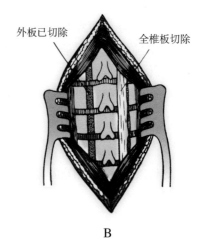

B

图 3-3-2-3-15　再切开对侧椎板示意图（A、B）
A. 水平位观；B. 后方观

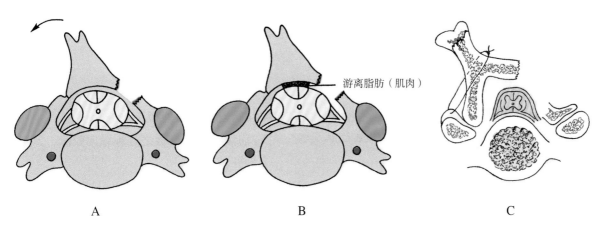

图 3-3-2-3-16　扩大椎管矢径示意图（A~C）

A.将椎板连同棘突一起翻向一侧以扩大椎管矢状径；B.于硬膜囊后方与椎管壁之间留置游离脂肪（或肌肉等）；
C.将棘突固定至对侧小关节处

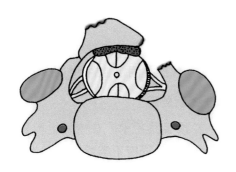

图 3-3-2-3-17　亦可同时将棘突切除示意图

（如 Arch、Centerpiece 等）固定开门之椎板，维持开门之椎板位置稳定性，防止再关门，确保减压效果（图 3-3-2-3-18）。

【闭合切口】

依序缝合切口诸层。

（五）术后处理

按一般颈椎后路手术，因对正常结构破坏较少，可早期戴石膏领或颌 – 胸石膏下床活动。本法作者曾施术数十例，发现其易再关门，个

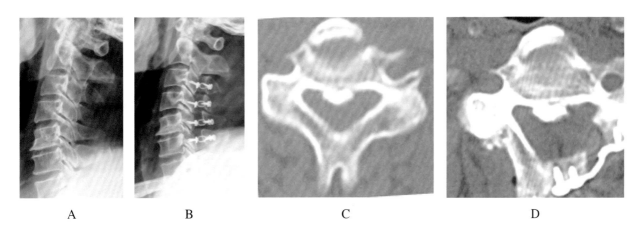

图 3-3-2-3-18　临床举例　Arch 钛板固定开门侧椎板（A~D）

A. 术前 X 线侧位片；B. 术后 X 线侧位片；C. 术前 CT 扫描所见；D. 术后 CT 扫描所见

别病例于一年后发现在切除椎板侧有骨痂形成压迫脊髓而出现症状（经手术证实），故在选择时应加以考虑。

（六）预后

80% 以上的病例有效，但术后易出现"关门"或椎板切开处有骨痂形成，以致重新引起症状者，甚至症状明显加重。

因此，术前请认真考虑有无更好的术式。

六、双（正中）开门式椎管成形术

（一）概述

在前者基础上提出此种术式，即从棘突正中将椎管矢径扩大，不仅明显增加了椎管的径，且"关门率"较低，但其在操作上难度较大，易误伤，应注意。

（二）手术病例选择

与前者基本相似。在具体病例选择上应注意以下情况：

1. 椎管严重狭窄者不宜选用，尤其是脊髓受压症状严重者；

2. 黄韧带钙化者，亦不宜正中切开，因在施术过程中容易损伤前方的硬膜及脊髓组织。

3. 需做蛛网膜下腔探查者，因正中开门术术野深在，可供操作的范围有限。

（三）特种器械

多选用微型电（气）钻及四关节尖头咬骨钳等。

（四）施术步骤

【切除双侧椎板外板】

按前法将两侧椎板之外板纵向咬除。

【劈开棘突】

可将棘突切除（或保留），自中线将棘突至椎板后缘全层切开。一般多选用微型电（气）钻，对棘突已切除者则以四关节尖头咬骨钳咬断较为方便（图 3-3-2-3-19）。

【扩大矢状径】

将棘突向两边分开（双侧椎板内板呈不全骨折状），间距约 0.8~1.2cm 为佳。

【植骨块嵌入】

对保留棘突者可取髂骨等骨块植入局部，并用钛（钢）丝穿孔固定、结扎（图 3-3-2-3-20）。

（五）术后处理

同一般颈后路手术。有植骨块者颈部不宜过早活动，尤其是固定不牢者。

此法从扩大椎管矢状径角度来说，较之前者为理想，且符合脊髓之圆柱形结构，使其获得较均匀的减压。

（六）预后

此种术式预后大多较好，复发率亦低。

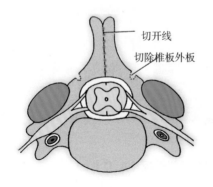

图 3-3-2-3-19 后路中央开门式椎管成形术示意图

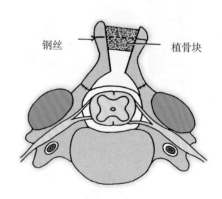

图 3-3-2-3-20 术毕，扩大椎管矢径，将植骨块嵌于分开之棘突间并固定示意图

七、颈椎后路"Z"字成形术

"Z"字成形术是先将棘突切除。再将椎管后壁用微型锯等器械切成"Z"形的术式。早期由山口提出，系将每节椎板呈"Z"形切开，此后向两侧掀开，而达到扩大椎管矢状径之目的（图3-3-2-3-21）。以后宫坂等人又提出采用大"Z"字形椎板切开成形术，即将3~4节椎板作为一个整体，仅一个"Z"字形切开即可达到扩大椎管矢状径之目的。

此种术式在操作上主要采用微型电（气）钻，一点点地先将椎板外板切除，再切除内板之一部，而后将残存之椎板呈"Z"字型切开，再撑开，达扩大椎管之目的。其手术适应证等与前者类同。本法在实施过程中一定要细心、耐心，否则，稍有疏忽即可造成难以挽回的后果，初学者不宜选用。

八、棘突漂浮（悬吊式）及黄韧带椎管成形术

此法实质上保留棘突完整及连续性的双侧椎板切除减压术，由于保留了椎管的后方骨性结构，并使其呈漂浮状，可向后方位移，因而获得疗效。其为日本学者都筑等人最早提出，从扩大椎管矢状径角度来看当然彻底，但椎板切除过多难免损伤较大，影响椎节的稳定性。因此在选择上应全面加以考虑。

利用黄韧带的椎管成形术（图3-3-2-3-22），虽术式似乎简单，但由于黄韧带本身质地较软，术后难以维持椎管的形态，在选择时应注意。

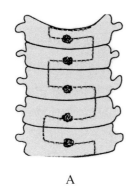
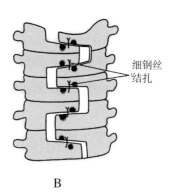

细钢丝结扎

A   B

图 3-3-2-3-21 切除椎板外板后行 Z 形切开扩大椎管矢径 + 内固定示意图（A、B）
A. 术前；B. 术后

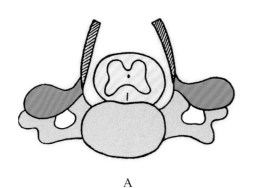
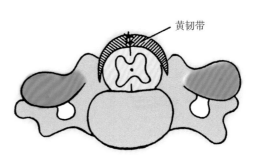

黄韧带

A   B

图 3-3-2-3-22 黄韧带椎管成形术示意图（A、B）
A. 将黄韧带自中线切开，并向两边分开；B. 再将黄韧带适当缝合

第四节　先天发育性与继发性颈椎椎管狭窄症及伴颈椎病各种术式（前路、后路及前后路）与临床举例

一、严重型颈椎椎管狭窄症前路减压+融合术及陈德玉术式要点及临床举例

（一）前言

从颈椎前方切除致压物及扩大椎管虽然符合施术原则，但难度极高，上海长征医院骨科自1976年由赵定麟、张文明等首创颈前路根治性切骨减压术后，近四十年来不断发展及创新，力求技术上精益求精，一代代年青医师不断涌现，现将专心致志攻研前路手术的陈德玉所探索成形的"陈德玉颈椎前路切骨术式"归纳成文，阐述于后。

（二）陈德玉颈前路切骨手术技巧与施术要点

【双手持匙】

在切骨时，尤其是邻近椎管刮除深部骨质时，一定要双手持匙较为平安、稳妥。

【旋转手法切骨】

椎管前方致压骨大多坚硬，可用刮匙头部作为力点，以旋转手法呈水平位刮除骨质，既安全，又有效。

【保护后纵韧带完整】

后纵韧带为安全带，对正常的后纵韧带务必加以保护，切勿伤及，以免术后形成硬膜外血肿。

【对骨化、挛缩之后纵韧带需小心切除】

由于后纵韧带后方为硬膜及颈髓，加之病变后纵韧带已对其构成压迫，因此在切除时务必小心，陈德玉设计的带钩槽式硬膜拉钩可方便切除病变组织（图3-3-2-4-1~3）。

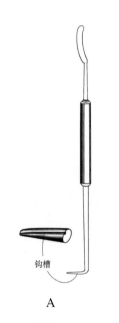

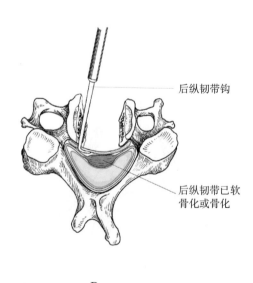

后纵韧带钩

后纵韧带已软骨化或骨化

钩槽

A　　　　　　　　　B

图 3-3-2-4-1　陈氏沟槽式后纵韧带拉钩及操作要领示意图（A、B）
A. 器械外观；B. 将拉钩从侧方插至后纵韧带深部，并沿沟槽切开

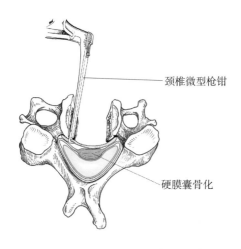

颈椎微型枪钳

硬膜囊骨化

图 3-3-2-4-2 扩大减压范围示意图
再用薄型咬骨钳从两侧剪开后纵韧带，扩大减压范围

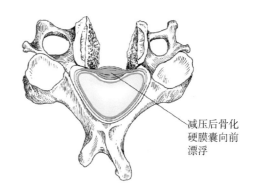

减压后骨化
硬膜囊向前
漂浮

图 3-3-2-4-3 硬膜囊漂浮示意图
两侧后纵韧带切开后，硬膜囊即呈现漂浮状，
从而获得减压效果

（三）临床举例

[例1]图 3-3-2-4-4 女性，48 岁，发育性颈椎椎管狭窄症伴颈椎病、伴不全性瘫痪，行前路扩大椎管 + 内固定。

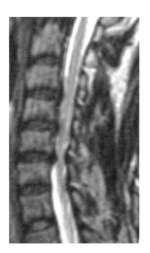

A

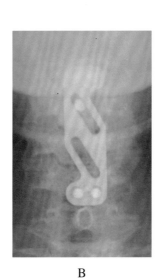

B

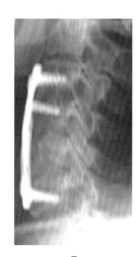

C

图 3-3-2-4-4 临床举例 例 1（A~C）
A. 术前 MR 矢状位，显示原发性椎管狭窄伴 C_3~C_4，C_4~C_5，C_5~C_6 髓核后突；
B、C. 颈前路 C_4、C_5 双椎体切除 + 植骨 + 钛板螺钉植入固定术后 X 线正侧位片，原症状消失

［例2］图 3-3-2-4-5　中年男性，颈椎椎管狭窄症伴颈椎病前路施术。

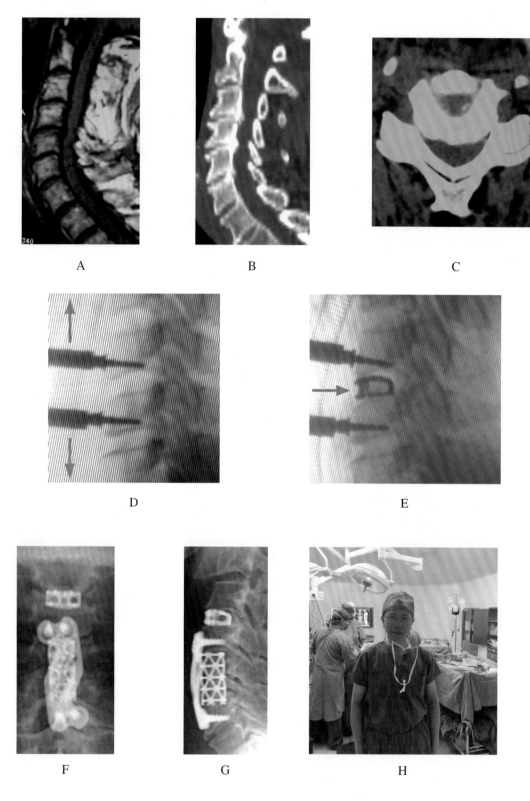

图 3-3-2-4-5　临床举例　例2（A~H）

A、B. 术前 MR 及 CT 矢状位，显示颈椎椎管狭窄、脊髓前后受压；C. 术前 CT 横断面观，见椎管明显狭窄；
D~G. 前路手术，先行 C₃、C₄ 局部潜式减压术，Cage 植入，显示术中在牵引下置入 Cage，再行 C₅ 椎体切除，钛网＋碎
骨块置入嵌至椎节，并以钛板螺钉固定，正侧位 X 线片显示固定满意；H. 手术结束，可松口气了！

［例 3］图 3-3-2-4-6　颈椎椎管狭窄伴颈椎病前路减压植骨固定术。

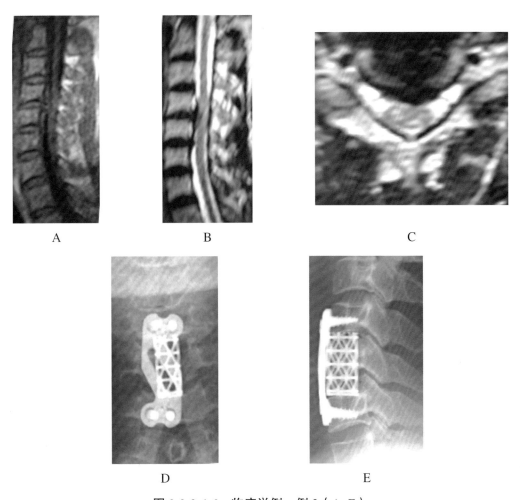

A　　　　　　　　B　　　　　　　　C

D　　　　　　　　E

图 3-3-2-4-6　临床举例　例 3（A~E）
A~C. 术前 MR 矢状位，T_1、T_2 加权及 MR 横断面观均显示 C_{4-6} 椎管狭窄，脊髓前后受压；
D、E. 颈前路 C_5 椎体次全切除 + 钛网 + 植骨 + 钛板内固定术后 X 线正侧位片

［例 4］图 3-3-2-4-7　女性，43 岁，颈椎椎管狭窄症伴颈椎病行颈前路减压 + 内固定术。

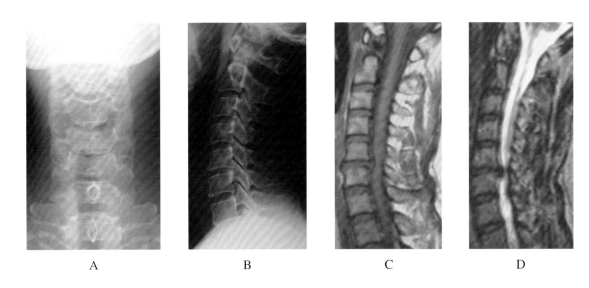

A　　　　　　　　B　　　　　　　　C　　　　　　　　D

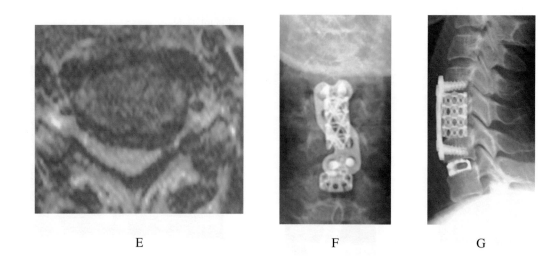

E   F   G

图 3-3-2-4-7　临床举例　例 4（A~G）

A、B. 术前正侧位 X 线片；C、D. 术前 MR 矢状位，T_1、T_2 加权；E. 术前 MR 水平位观；
F、G. 前路 C_5 椎体次全切除减压 + 钛网 + 植骨 + 钛板内固定 +C_6、C_7 椎节潜式减压及 Cage 植入术后 X 线正侧位片

［例 5］图 3-3-2-4-8　男性，62 岁，颈椎椎管狭窄 + 颈椎病，行前路减压 + 内固定术。

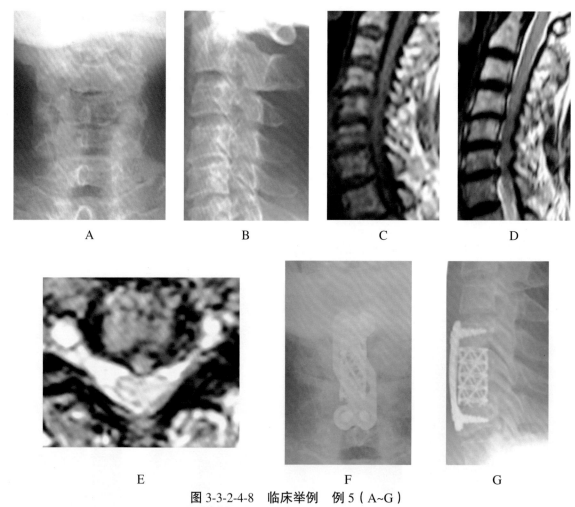

A   B   C   D

E   F   G

图 3-3-2-4-8　临床举例　例 5（A~G）

A、B. 术前正侧位 X 线片；C、D. 术前 MR 矢状位片；E. 术前 MR C_5 水平位观，显示硬膜囊前后双向受压；
F、G. 颈前路 C_5 椎体切除减压、扩大椎管矢径 + 钛网 + 植骨 + 钛板内固定术后正侧位 X 线片

［例6］图 3-3-2-4-9　男性，45 岁，颈椎椎管狭窄 + 颈椎病，前路手术减压及扩大椎管矢径。

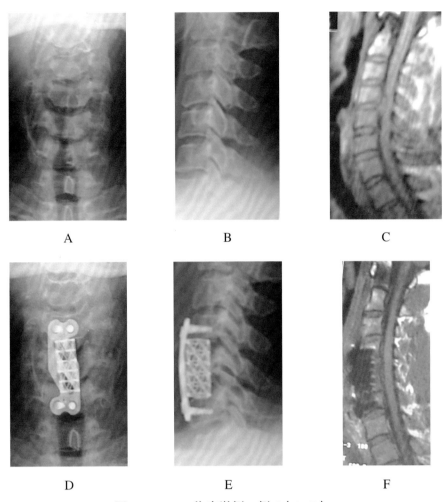

图 3-3-2-4-9　临床举例　例 6（A~F）

A、B. 术前 X 线正侧位片；C. 术前 MR 矢状位观，显示椎管狭窄，C_4~C_5 及 C_5~C_6 髓核后突，致硬膜囊受压；

D、E. 颈前路 C_5 椎体切除、扩大椎管矢径，钛网植入 + 植骨 + 钛板螺钉固定术后正侧位 X 线片；

F. 术后一年 MR 矢状位观，见椎管矢径扩大，硬膜囊已无致压征

［例7］图 3-3-2-4-10　成年男性，轻度颈椎椎管狭窄 + 颈椎病，前路多节段潜式减压 +Cage 内固定术。

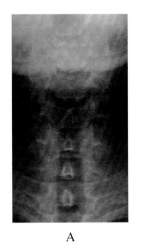
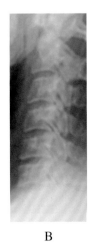
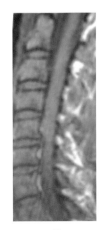

A　　　　　　　　　　　B　　　　　　　　　　　C

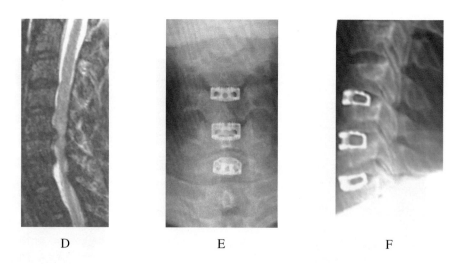

D   E   F

图 3-3-2-4-10 　临床举例　例 7（A~F）

A、B. 术前正侧位 X 线片；C、D. 术前 MR 矢状位观，T_1、T_2 加权，显示椎管受压主要来自前方 C_4~C_5、C_5~C_6 及 C_6~C_7 椎节髓核后突；E、F. 对 C_4~C_5、C_5~C_6 及 C_6~C_7 行椎节潜式切骨减压 +Cage 植入，术后正侧位 X 线片观，见椎节高度与曲度已恢复正常状态

　　［例 8］图 3-3-2-4-11 　男性，54 岁，临床诊断：颈椎椎管狭窄 + 颈椎病，在全麻下行前路多节段潜式减压 +Cage 植入术。

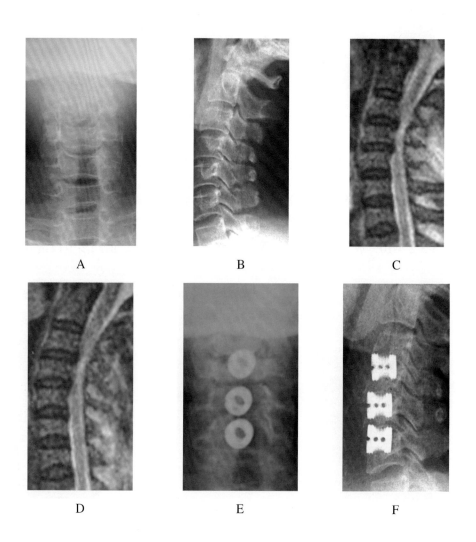

A   B   C
D   E   F

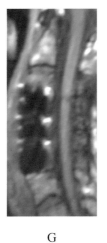

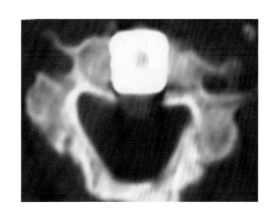

G　　　　　　　　　　　　　　　　　　　H

图 3-3-2-4-11　临床举例　例 8（A~H）

A、B. 术前正侧位 X 线片；C、D. 术前 MR 矢状位观，显示 C₃~C₄ 及 C₅~C₆ 前方受压，且颈髓已有变性征；
E、F. 前路多节段潜式切骨减压 +Cage 植入后正侧位 X 线片，已恢复椎节原有高度；G. 术后 10 月 MR 复查矢状位观；
H. 术后 10 月 CT 水平位扫描；前两者均显示减压满意，椎管矢径扩大，诸椎节已无致压征，原临床症状消失

［例 9］图 3-3-2-4-12　颈椎椎管狭窄症 + 颈椎病，行前路减压固定术。

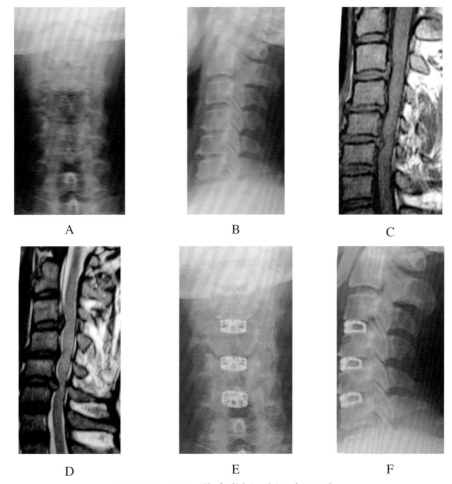

A　　　　　　　　　　　　B　　　　　　　　　　　　C

D　　　　　　　　　　　　E　　　　　　　　　　　　F

图 3-3-2-4-12　临床举例　例 9（A~F）

A、B. 术前 X 线正侧位片；C、D. 术前 MR 矢状位，T₁、T₂ 加权，显示 C₃~C₄、C₄~C₅ 及 C₅~C₆ 节段硬膜囊前后受压，尤
以 C₅、C₆ 为甚，颈髓显示变性改变；E、F. 全麻下行前路多节段潜式减压 +Cage 内固定，术后 X 线正侧位片，
显示椎节高度与曲度恢复正常

［例10］图 3-3-2-4-13　男性，45 岁，颈椎椎管狭窄 + 颈椎病，行前路减压 + 固定术。

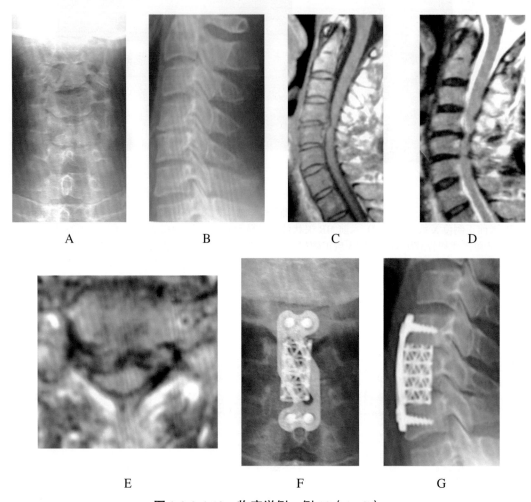

图 3-3-2-4-13　临床举例　例 10（A~G）

A、B.术前正侧位 X 线片；C、D.术前 MR 矢状位观，T_1、T_2 加权；E. MR 术前水平位观；前两者均显示 C_4~C_5 及 C_5~C_6 节段处于前后受压状态；F、G.前路 C_5 椎体次全切除 + 钛网植骨 + 钛板术后 X 线正侧位片

［例11］图 3-3-2-4-14　女性，45 岁，颈椎椎管狭窄 + 颈椎病，行前路减压及椎管扩大术。

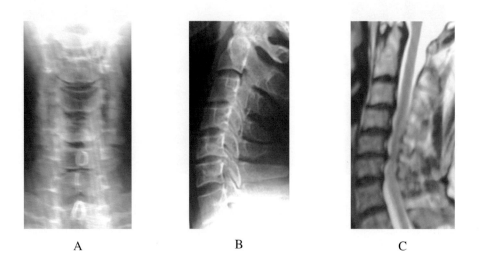

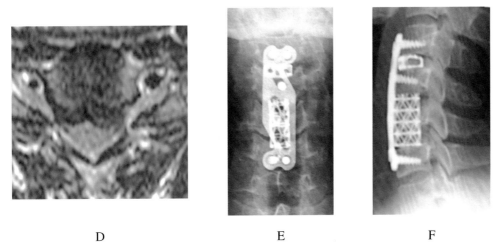

D   E   F

图 3-3-2-4-14 临床举例 例 11（A~F）
A、B. 术前正侧位 X 线片；C、D. 术前 MR 矢状位及水平位；
E、F. 颈前路 C_3~C_4 潜式切骨减压 +Cage 植入 +C_5 椎体切除 + 钛网、植骨 + 多节段钛板螺钉固定，术后正侧位 X 线片

［例 12］图 3-3-2-4-15 男性，64 岁，颈椎椎管狭窄伴颈椎病，行前路减压 + 椎管扩大术。

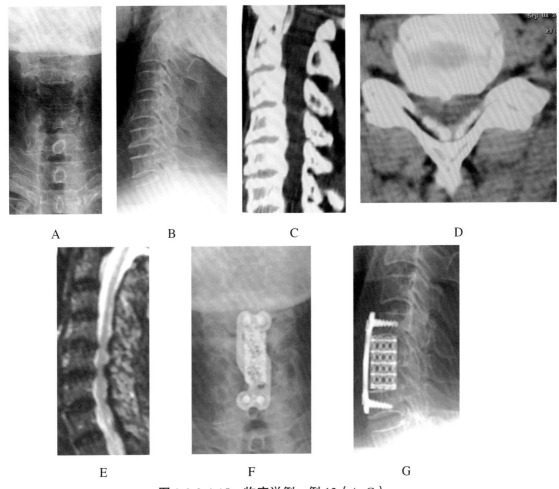

A   B   C   D

E   F   G

图 3-3-2-4-15 临床举例 例 12（A~G）
A、B. 术前正侧位 X 线片；C、D. 术前 CT 扫描矢状位及水平位，显示椎管狭窄；E. 术前 MR 矢状位；
F、G. 颈前路 C_5 椎体次全切除减压、扩大椎管矢径 + 钛网植骨 + 钛板固定术后正侧位 X 线片

［例13］图 3-3-2-4-16　男性，58 岁，因颈椎病及颈椎椎管狭窄症行颈前路切骨减压＋内固定术。

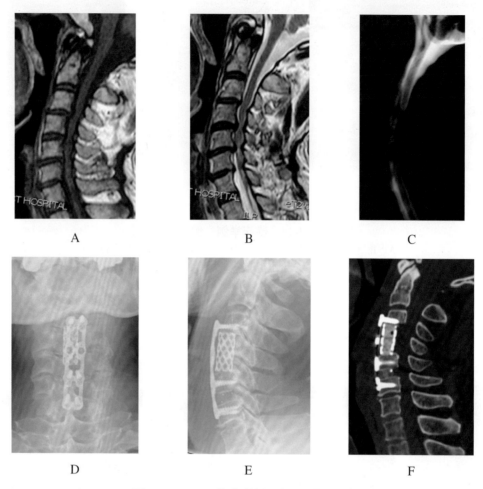

A　　　　　　　　　　B　　　　　　　　　　C

D　　　　　　　　　　E　　　　　　　　　　F

图 3-3-2-4-16　临床举例　例 13（A~F）

A、B.术前 MR 矢状位 T$_1$、T$_2$加权；C.术前 MRS 矢状位；D、E.前路 C$_4$ 椎体切除＋减压＋内固定术后正侧位 X 线片；
F.术后 CT 矢状位扫描显示减压彻底，椎体矢径扩大（自李立钧）

二、颈椎椎管狭窄症后路减压+固定术者

［例1］图 3-3-2-4-17　成年男性，发育性颈椎椎管狭窄前后路施术减压。

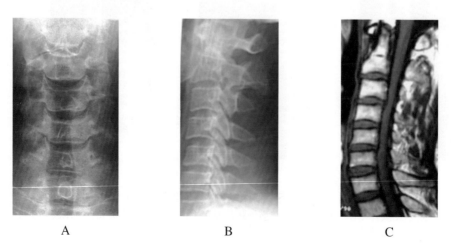

A　　　　　　　　　　B　　　　　　　　　　C

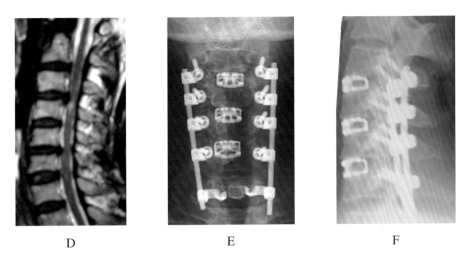

D   E   F

图 3-3-2-4-17　临床举例　例 1（A~F）

A、B. 术前正侧位 X 线片；C、D. 术前 MR 矢状位，T_1、T_2 加权；E、F. 先行颈椎前路 C_{3-6} 多节段潜式减压 +Cage 植入，
稳定椎节；再行后路减压（C_{3-7} 椎板切除）及侧块螺钉内固定，术后 X 线正侧位片

［例 2］图 3-3-2-4-18　男性，53 岁，发育性颈椎椎管狭窄后路减压术。

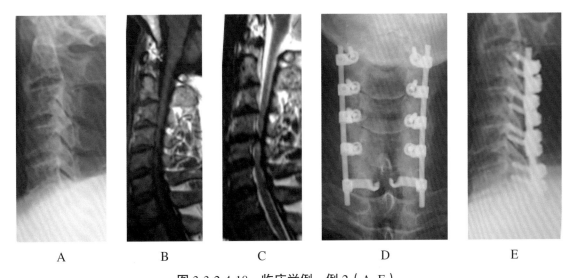

A   B   C   D   E

图 3-3-2-4-18　临床举例　例 2（A~E）

A. 术前颈椎侧位 X 线片；B、C. 术前 MR 矢状位，显示 C_{3-6} 原发性椎管狭窄；
D、E. 后路 C_{3-7} 侧块螺钉固定、适度撑开 +C_5、C_6 椎板切除减压，术后 X 线片正侧位观

［例3］图 3-3-2-4-19 颈椎椎管施后路减压术。

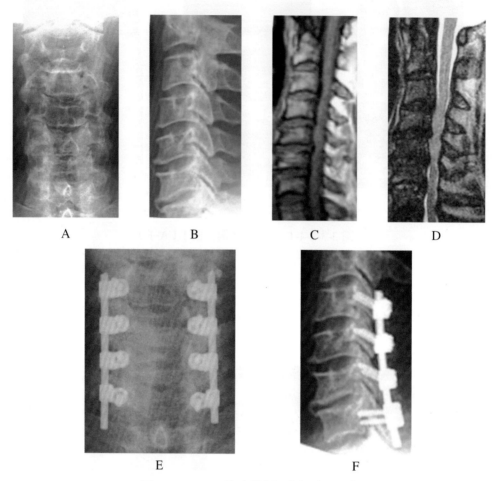

A   B   C   D

E   F

图 3-3-2-4-19 **临床举例 例** 3（A~F）

A、B.术前正侧位 X 线片；C、D.术前 MR 矢状位片，见颈椎椎管狭窄，以 C$_{4~7}$ 段为明显；

E、F.行颈后路 C$_{4~7}$ 侧块螺钉固定，适度撑开 +C$_{4~7}$ 椎板切除减压，术后正侧位 X 线片所见椎节曲度与高度已恢复

［例4］图 3-3-2-4-20 继发性椎管狭窄症颈后路施术。

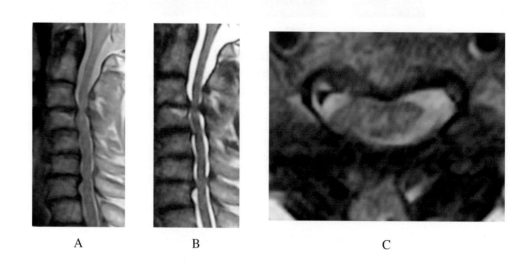

A   B   C

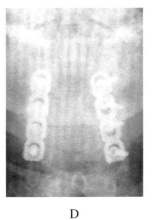

D

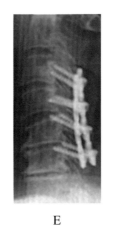

E

图 3-3-2-4-20 临床举例 例 4（A~E）

A~C. 术前 MR 矢状位 T_1、T_2 加权及水平位，显示 C_3~C_4、C_4~C_5 及 C_5~C_6 多节段前后受压征伴原发性椎管狭窄；
D、E. 后路 C_{3-6} 侧块螺钉固定，适度撑开、锁紧固定，并行 C_{3-6} 椎板切除减压术

［例 5］图 3-3-2-4-21 颈椎椎管狭窄伴颈椎病行后路减压固定术。

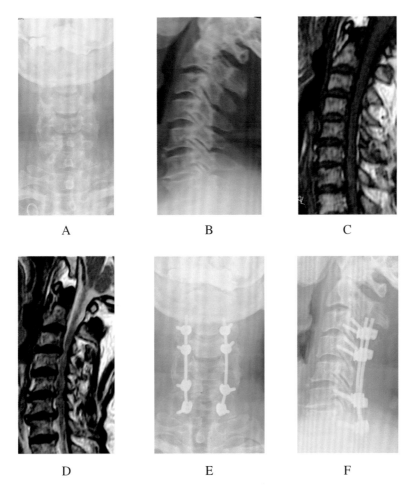

| A | B | C |

| D | E | F |

图 3-3-2-4-21 临床举例 例 5（A~F）

A、B. 术前正侧位 X 线片；C、D. MR 矢状位 T_1、T_2 加权；
E、F. 行颈后路减压 + 内固定术后正侧位 X 线片（自李立钧）

三、颈椎椎管狭窄症伴颈椎病行前、后路施减压术者

〔例1〕图 3-3-2-4-22 男性，63 岁，发育性颈椎椎管狭窄症 + 颈椎病、伴严重不全性瘫痪行前后路减压及固定术。

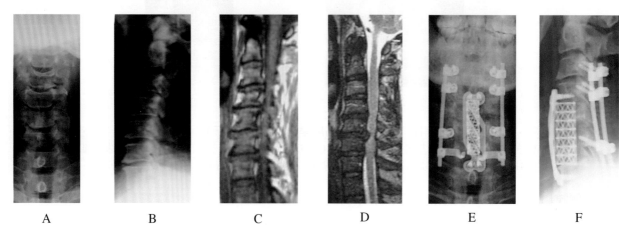

A   B   C   D   E   F

图 3-3-2-4-22 **临床举例 例** 1（A~F）

A、B.术前正侧位 X 线片；C、D.术前 MR 矢状位，T_1、T_2 加权，显示发育性椎管狭窄及椎节退变；E、F.先行前路 C_5 及 C_6 椎体次全切除 + 钛网、植骨 + 钛板固定，再行颈后路 C_3~C_4 及 C_6~C_7 侧块螺钉 + 椎板切除椎管扩大减压术，术后正侧位 X 线片

〔例2〕图 3-3-2-4-23 男性，70 岁，发育性椎管狭窄伴 $C_{3~4}$ 椎间盘突出 + 颈椎病行双向减压术。

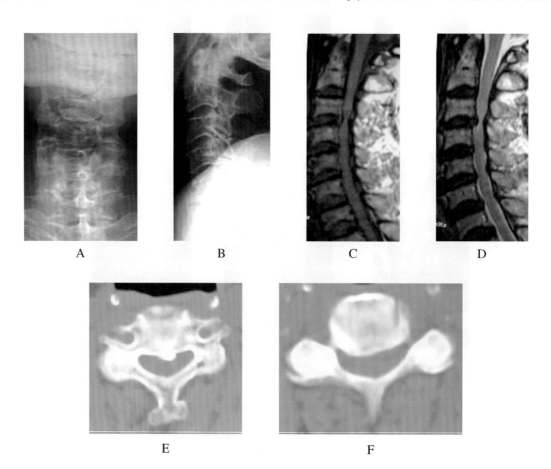

A   B   C   D

E   F

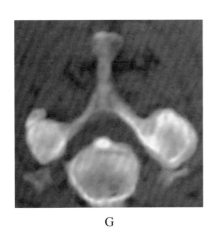
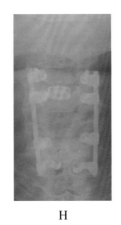
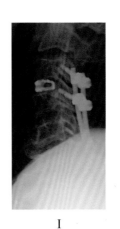

G   H   I

图 3-3-2-4-23　临床举例　例 2（A~I）

A、B. 术前正侧位 X 线片；C、D. 术前 MR 矢状位片，显示椎管发育性狭窄，伴 C₃~C₄ 髓核后突及其他多椎节不稳征；E~G.CT 水平位扫描，见多椎节椎管呈发育性狭窄征；H、I. 全麻下先行前路 C₃~C₄ 髓核摘除 +Cage 植入，再行颈后路 C₃~C₄ 及 C₅~C₆ 侧块螺钉固定、撑开 + 椎板切除减压，术后正侧位 X 线片显示颈椎已恢复原有曲度与高度，术前症状逐渐消失

[例 3] 图 3-3-2-4-24　男性，56 岁，因"颈部不适伴左上肢无力 2 年余，右上肢放射痛 1 月"入院。患者缘于两余年前无明显诱因出现颈部疼痛不适，伴活动受限，继之出现左上肢放射痛、麻木等，患者当时未予重视，其后渐出现左手虎口区、骨间肌及大小鱼际肌肉萎缩肌力减弱。肌电图检查示：左上肢神经源性损害。颈椎 MR 示 C₅~₆~₇ 椎间盘变性、突出，颈椎椎管狭窄。拟诊：颈椎病及颈椎椎管狭窄症，全麻下行颈椎前路 + 后路减压融合内固定术；术后恢复满意，原有症状基本消失。

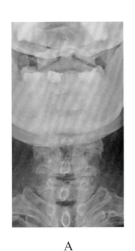
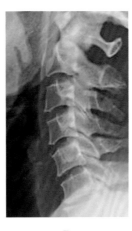
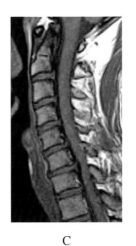

A   B   C

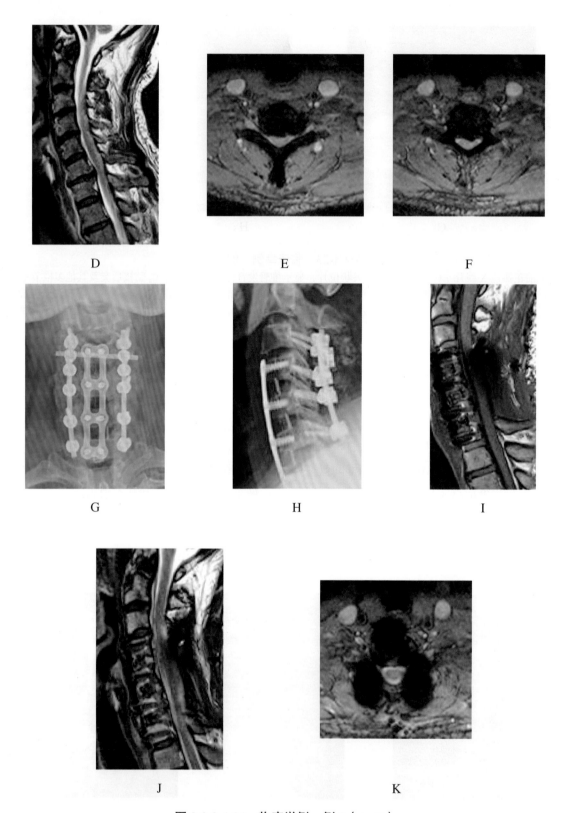

图 3-3-2-4-24　临床举例　例 3（A~K）

A、B.术前颈椎正、侧位 X 线片；C、D.术前颈椎 MR 矢状位 T_1、T_2 加权相；E、F.颈椎 MR 水平位 T_1、T_2 加权相；
G、H.术后正侧位颈椎 X 线片；I、J.术后三月 MR 矢状位 T_1、T_2 加权；K.术后三月 MR 水平位观（自严力生　鲍宏玮等）

（陈德玉　袁　文　倪　斌　严力生　吴德升　赵定麟）

参 考 文 献

1. Anderson PA;Matz PG,Groff MW,et al. Laminectomy and fusion for the treatment of cervical degenerative myelopathy.J Neurosurg Spine[J],2009,11(2): 150–156.

2. Aydogan M,Ozturk C,Mirzanli C,et al. Treatment approach in tandem (concurrent) cervical and lumbar spinal stenosis.Acta orthopaedica belgica[J],2007,73(2): 234.

3. Bailes JE. Experience with cervical stenosis and temporary paralysis in athletes. J Neurosurg Spine 2:11–16, 2005.

4. Boden BP, Tacchetti RL, Cantu RC. Catastrophic cervical spine injuries in high school and college football players. Am J Sports Med 34:1223–1232, 2006.

5. Highsmith JM,Dhall SS,Haid Jr RW,et al. Treatment of cervical stenotic myelopathy: a cost and outcome comparison of laminoplasty versus laminectomy and lateral mass fusion.J Neurosurg Spine[J],2011,14(5): 619–625.

6. Hirabayashi S,Yamada H,Motosuneya T,et al. Comparison of enlargement of the spinal canal after cervical laminoplasty: open–door type and double–door type.Eur Spine J[J],2010,19(10): 1690–1694.

7. Hirai T,Okawa A,Arai Y,et al. Middle–term results of a prospective comparative study of anterior decompression with fusion and posterior decompression with laminoplasty for the treatment of cervical spondylotic myelopathy.Spine[J], 2011,36(23): 1940–1947.

8. Hyun SJ, Rhim SC, Roh SW. The time course of range of motion loss after cervical laminoplasty. Spine (Phila Pa 1976) 34:1134–1139, 2009.

9. Jimenez JC, Sani S, Braverman B. Palsies of the fifth cervical nerve root after cervical decompression: Prevention using continuous intraoperative electromyography monitoring. J Neurosurg Spine 3:92–97, 2005.

10. Kimberly A,Is a Nursing CDMM,Is a Statistician VP,et al. Fluoroscopic epidural injections in cervical spinal stenosis: Preliminary results of a randomized, double–blind, active control trial.Pain Physician[J],2012,15: E59–E70.

11. Konya D, Ozgen S, Gercek A. Outcomes for combined anterior and posterior surgical approaches for patients with multisegmental cervical spondylotic myelopathy. J Clin Neurosci 16:404–409, 2009.

12. Leet AI,Sampath JS,Scott Jr CI,et al. Cervical spinal stenosis in metatropic dysplasia.J Pediatr Orthoped[J],2006,26(3): 347–352.

13. Nurboja B,Kachramanoglou C, Choi D. Cervical laminectomy vs laminoplasty: is there a difference in outcome and postoperative pain?Neur osurgery[J],2012,70(4): 965.

14. Okada M, Minamide A, Endo T. A prospective randomized study of clinical outcomes in patients with cervical compressive myelopathy treated with open–door or French–door laminoplasty. Spine (Phila Pa 1976) 34:1119–1126, 2009.

15. Orabi M,Chibbaro S,Makiese O,et al. Double–door laminoplasty in managing multilevel myelopathy: technique description and literature review.Neurosurg Rev[J],2008,31(1): 101–110.

16. Radcliff KE,Limthongkul W,Kepler CK,et al. Cervical laminectomy width and spinal cord drift are risk factors for Postoperative C5 Palsy.J Spinal Disord Tech[J],2012.

17. Schnake KJ,Schaeren S, Jeanneret B. Dynamic stabilization in addition to decompression for lumbar spinal stenosis with degenerative spondylolisthesis. Spine[J],2006,31(4): 442–449.

18. Sekhon LH. Posterior cervical decompression and fusion for circumferential spondylotic cervical stenosis: Review of 50 consecutive cases. J Clin Neurosci 13:23–30, 2006.

19. Shimer A,Lee JY, Tannoury C. Laminoplasty.Oper Tech Orthop[J],2007,17(3): 169–173.

20. Sivaraman A,Bhadra AK,Altaf F,et al. Skip laminectomy and laminoplasty for cervical spondylotic myelopathy: A prospective study of clinical and radiologic outcomes.J Spinal Disord Tech[J],2010,23(2): 96.

21. Suk KS,Kim KT,Lee JH,et al. The surgical treatment of the cervical myelopathy with laminectomy and posterior fusion by using lateral mass screw fixation.Journal of the Korean Orthopaedic Association[J],2009,44(1): 123–129.

22. Takeuchi K , Yokoyama T , Ono A , et al. Cervical range of motionand alignment after laminoplasty preserving or reattaching thesemispinalis cervicis inserted into axis . J Spinal Disord Tech2007 ; 20 : 571 – 6 .

23. Takeuchi T, Yasuhiro S. Importance of preserving the C7 spinous process and attached nuchal ligament in French–door laminoplasty to reduce postoperative axial symptoms. Eur Spine J 16:1417–1422, 2007.

24. Woods BI,Hohl J,Lee J,et al. Laminoplasty versus laminectomy and fusion for multilevel cervical spondylotic myelopathy.Clin Orthop Relat R[J],2011,469(3): 688–695.

25. Yang HS,Chen DY,Lu XH,et al. Choice of surgical approach for ossification of the posterior longitudinal ligament in combination with cervical disc hernia.Eur Spine J[J],2010,19(3): 494–501.

26. Yue WM, Brodner W, Highland TR. Persistent swallowing and voice problems after anterior cervical discectomy and fusion with allograft and plating: A 5 to 11 year follow–up study. Eur Spine J 14:677–682, 2005.

27. Yukawa Y,Kato F,Ito K,et al. Laminoplasty and skip laminectomy for cervical compressive myelopathy: range of motion, postoperative neck pain, and surgical outcomes in a randomized prospective study. Spine[J],2007,32(18): 1980–1985.

28. 藏磊, 刘忠军, 党耕町 , 等 . 颈椎病伴椎管狭窄手术入路的选择 . 中国矫形 外科 杂志 [J],2006,14(9).

29. 陈宇、陈德玉、王新伟、等 . 严重颈椎后纵韧带骨化症前路和后路手术比较 . 中华骨科杂志 [J],2009,28(9): 705–709.

30. 黄平、陈德玉 . 颈前路减压后颈椎重建的研究进展 . 中国矫形外科杂志 [J],2009,17(11): 841–842.

31. 王成才、徐文韵、陈德玉 . 颈椎 OPLL 与非 OPLL 患者经前路手术的麻醉管理分析 . 中国医学创新 [J],2009,6(035): 22–23.

32. 王义生 . 颈椎外科手术入路选择及并发症的防治 . 中华外科杂志 [J],2009,47(8): 625–627.

33. 徐广辉、张咏、满毅、等 . 脊髓型颈椎病手功能评价 . 中国矫形外科杂志 [J],2010(16): 1332–1335.

34. 杨海松、陈德玉、卢旭华、等 . 颈椎间盘突出致脊髓半切综合征的临床诊治 . 脊柱外科杂志 [J],2009(3): 129–131.

第三章 颈椎后路翻修术

第一节 颈椎后路翻修术概述及早期翻修术

一、颈椎后路翻修术概述

颈椎后路翻修术是指对以往颈椎后路手术后存在的或由此而新出现的问题进行纠正的手术。近年来，随着颈椎外科的广泛开展，此类翻修手术有不断地增加的趋势。颈后路手术以后，许多患者由于症状复发或症状持续存在往往需要再次手术治疗。翻修手术指征主要根据术后残留症状，按出现时间可以分为早期翻修和晚期翻修手术。

二、早期翻修术病例选择与手术指征

（一）持续根性症状

对于具有明确手术指征，已行后路减压手术，但术后症状未能解除的患者应进行再次影像学检查，以明确原因。除常规颈椎 X 线片检查外，应首选核磁共振（MR）检查，后者常能明确病因，但有些情况下还必须进行脊髓造影后 CT 成像（CTM），尤其是要明确是否与骨性因素有关或需要矢状位重建者。随着颈后路内固定系统应用的不断增多，由于技术因素，颈椎固定螺钉突入椎管亦有发生，此时，CT 检查亦可明确，见例 1（图 3-3-3-3-1）。发生此种情况时，如螺钉占据椎管较少，可没有症状，然而部分患者可有根性刺激症状，这种医源性神经根压迫需

要翻修纠正。有些患者的持续根性症状原因比较复杂，则需认真分析，方能找出原因。这些残留症状可能是手术未能切除致压源，或手术节段错误所造成，针对这些情况，翻修效果较好。如果诊断和治疗均正确，但症状仍持续存在，此种情况则不属翻修范围，应查找其他可能的原因。

短颈肥胖患者减压手术操作时容易发生定位错误，因为术中往往难以得到清晰的 X 线透视图像，因此，术后一旦发现这个问题，应该进行翻修手术。如果手术操作节段正确，但减压不充分而根性症状持续，且较明显，亦需要进行翻修。若操作正确，减压充分，但术后仍不能有效缓解症状者，应对患者进行解释并行非手术治疗，不宜进行翻修手术。

（二）脊髓功能障碍症状持续存在

对颈后路手术减压后，患者脊髓功能障碍表现无改善者，则应行 MR 检查，以明确是否减压彻底，同时采用过伸过屈侧位像以明确颈椎是否稳定。有些患者颈髓压迫性因素与脊髓本身之变性并存，手术只能解除压迫，但对变性、囊性改变之脊髓效果甚微，后者使神经功能障碍难以改善，见例 2（图 3-3-3-3-2）。Epstein 报道脊髓病变的减压手术有效率最高只能达到 75%，因此在术前一定要向患者解释清楚，并强调手术目的是解除神经压迫，改善患者生存质

量，有时则仅能阻止疾病进展。如果首次手术未得到充分减压或出现脊柱不稳，应考虑进行翻修手术。第一次手术已得到充分减压而症状仍持续存在不能缓解者，则症状主要由于脊髓软化引起，即使翻修后患者症状也不会得到有效改善，不宜再次手术。

（三）神经功能恶化

如果术后患者症状在24~48h内出现恶化，应急诊行MR检查，以明确是否减压不彻底、血肿形成或出现其他致压因素。

【血肿形成】

如果术后神经功能恶化较快，并迅速加重，首先应该考虑的是局部血肿压迫可能。早期手术探查可沿原手术入路，如有血肿，应予清除，并仔细止血。术中应慎用明胶海绵，我们曾遇到硬膜外使用明胶海绵后出现粘连并产生压迫的病例。如果术中使用内固定而术者对内固定操作不熟练或固定不确切时，较易发生内植物置放不准确或移位，尤其是术中透视影像不清晰的条件下，加之经验不足，则更易发生。因此，术后随着发生症状的恶化，还应该考虑植入物的位置和可能发生的移位，应行清晰的影像学检查，一旦明确，则应翻修。

【术后早期感染】

术后早期出现神经功能症状恶化还应排除感染，这种情况尤其需要积极处理。如果患者在使用激素期间，早期症状可能被掩盖，应严密观察，密切注意切口变化及患者全身情况，以便尽早做出诊断。伤口出现分泌物，原无发热的患者出现发热，主诉疼痛，都应进一步检查排除感染的可能。在白细胞计数正常时，应注意是否白细胞分类及C反应蛋白的升高。感染早期翻修手术的关键是清除坏死和感染组织，充分引流。感染坏死组织在应用抗生素前做细菌培养。口服抗生素往往效果不理想，在培养及药物敏感试验结果未到前，应根据临床经验，足量静脉给予抗生素，待细菌培养和药敏结果出来后，有针对性选用敏感抗生素。是否取出或更换植入物应综合患者具体情况而定，包括患者的免疫力，牵涉到的组织及手术治疗的时间。我们的处理原则是在治愈感染以后再行重建手术。如果植入物未直接与脓性组织接触可以考虑大量生理盐水（4~6L）脉冲灌洗，仍保留植入物，放置引流后关闭伤口。必要时在2~3d后再次开放伤口进行清创，并静脉用细菌敏感的抗生素。对可疑伤口感染者，则应加强观察，除加强抗感染措施外，必要时也可及早手术探查。

第二节　颈椎后路手术晚期翻修术

一、复发或出现新的症状

与腰椎不同，颈椎间盘突出的晚期复发比较少见。如果出现复发在同一节段及同侧，则表明第一次手术不彻底，有残留物。在这种情况下应再次手术解除神经根受压。如果在不同部位同侧或对侧出现压迫，则应作为一个新的独立的问题行半椎板切除加关节突部分切除，摘除脱出之髓核。另外，很少见的是同一节段对侧出现压迫症状，此时，除行半椎板切除和关节突部分切除减压外，同时必须进行后路融合，以免产生颈椎不稳症。

二、脊髓功能障碍症状的进展

如果脊髓病变症状进展，术者首先应该确定首次手术是否彻底减压。如果影像上显示减压不充分并与患者症状体征相符合，则应再次进行充分减压手术。症状复发则可能由于持续进展的后凸畸形或相邻节段的病变所引起，虽同样需要翻修手术，但其术式则有所不同，在减压同时，应行稳定性手术。有时，脊髓病变症状进展是由于椎板切除减压上下极处理不佳，随着硬膜囊减压后膨胀和脊髓后移，在椎板切除之上下极形成折点，产生继发性压迫，症状明显者亦要翻修。

三、椎板切除术后不稳

有些患者术后早期症状得到了缓解，但随后症状复发，或在早期后路手术后逐渐出现脊髓病变症状，则应详细检查，尤其需要注意颈椎矢状位序列。X线检查除包括常规颈椎正侧位片外，必要时拍摄动态位颈椎过屈、过伸侧位片以排除迟发性颈椎不稳。对于颈椎不稳引起症状患者应考虑再次手术以稳定之。

四、颈椎正常生理弧度消失或出现后凸畸形

颈椎生理曲度是否得到有效恢复对颈椎后路减压术后效果有明显影响。尽管颈椎具有很大的活动度，但后凸畸形会牵拉脊髓，尽管椎板切除或者椎管扩大成形，脊髓也难以向后漂移获得减压，而且椎板切除后，颈椎稳定性下降，易产生额外的运动，尤其在屈曲位时，椎体后缘会对脊髓产生压迫。后凸畸形不仅压迫脊髓，更重要的是会压迫脊髓的血管，使脊髓血运障碍，而产生相应的临床表现。有时后者受压产生的脊髓功能障碍更明显更广泛，而单纯后路减压并不能改变脊髓前方的压迫，除非随之进行前方的骨切除或在矢状位进行重建固定，纠正这种畸形，方能免除脊髓受到这种继发性损害，见例3（图3-3-3-3-3）。

后凸畸形治疗目的主要是对神经组织减压及尽可能恢复颈椎生理前凸，可采用关节突钢丝固定和条状腓骨移植重建生理曲度，亦可采用侧块螺钉系统固定，后者固定强度大，临床

效果更加确切。如果仍不能恢复正常的生理前凸，则应考虑前路减压并做前后路固定。然而，我们曾经采用后路减压及侧块钢板固定进行了13例颈椎变直或轻度后凸的翻修手术，结果无一例需要行前路手术。但手术只能恢复到术前最大的过伸位前凸弧度，而很难恢复到理想的前凸弧度。如果术前检查提示颈椎为僵硬的后凸畸形，应选择前路手术矫正，然后再行后路固定。

五、后路重建失败

椎板切除术后融合骨块和（或）内固定出现断裂很少见，一旦出现植骨或内固定断裂，并有不稳趋势或患者有明显症状时，则可考虑行翻修术。然而我们碰到过两例断裂，均发生在长钢板的末端，但患者无主诉不适，随访X线片检查，亦无不稳征象，故未做处理。

钢丝固定断裂可改用侧块钢板，如果早期行钢板固定而出现螺钉固定失败，则可以采用改变钉道或延长融合固定至相邻节段。在此特别需要强调椎板下钢丝断裂的取出，其容易损伤硬膜。因此，在椎板上开槽很有必要，在取钢丝时要将钢丝紧紧拉住，并使钢丝维持在椎板下方，以减少硬膜损伤的几率。

六、术后迟发感染

如果为迟发性感染，治疗主要根据感染的定位，应尽早而积极的处理，原则与早期感染相同。由于距原手术时间长，往往植入骨融合不佳或坏死，而宿主骨缺乏。最好的办法是移除疏松的植骨及内固定，然后清除坏死组织，并用新鲜自体骨植骨并加用内固定重建，前提必须是彻底清创，否则会再次失败。

由于血肿引起晚期感染少见，处理主要是彻底清创并估测稳定性，如果固定仍稳定可以保留内固定，并不一定非要取出，如有松动，内固定物应考虑取出。所有钉道应该刮除，并清除膜性及坏死组织。如果需要重建则必须遵循

清创彻底、有效抗感染、充分引流的情况下实施，植骨应选择自体骨，提高植骨存活率。

七、翻修术前必要的影像学资料

（一）X线片

翻修手术前屈伸侧位X线必不可少，此将有助于判断颈椎稳定性，并使翻修术后得到最大的前凸弧度。如果这种生理前凸无法满足，则可以先行前路手术。

（二）CT扫描

为很好鉴别脊髓、蛛网膜下腔、硬膜及骨组织之间的相互关系，可以采用脊髓造影后CT成像。这种CT图像具有很好地区别骨性边缘、显示小关节切除范围及椎动脉位置等优点。而小关节间隙与椎间隙情况有助于判断首次手术是否已行融合。

（三）MR

MR可以明确颈脊髓受压状况，而增强MR具有椎间盘碎片不能增强而瘢痕组织可以得到增强的优点，从而得到很好鉴别。对所有颈椎后路手术后需要翻修的患者应行完善的影像学检查，以明确是否减压充分以及颈椎的稳定性。

第三节　颈椎后路翻修术手术疗法、并发症及临床举例

一、翻修术术前准备

由于翻修手术往往较首次手术复杂，因此，务必做好充分术前准备。明显的矫形则应作脊髓监护。患者颈椎严重不稳或需要作长节段融合，估计手术时间较长，术前患者必须进行足够时间的俯卧位训练。对年龄偏大者，还需进行心肺功能检查，了解其代偿能力，并做相应处理。

术前术者仔细阅读X线片，明确骨性标记有助于安全显露。为减少手术创伤，定位准备，应准备术中透视。CT有助于确定固定物位置及是否伴有解剖异常，这些因素不仅影响手术操作，还可能影响术后减压和融合效果。

除非严重脊髓病变，预防性应用激素务必慎重。如果怀疑感染，应坚持静脉使用抗生素，直到有明确的培养结果。

二、颈椎后路翻修术的手术技巧

手术入路的设计应遵照能充分减压脊髓和神经根，并进行稳定的原则，尽量采用原切口，从正常解剖组织向原手术操作区域显露；利用骨性标记作为手术操作起始区，尽可能术中摄片以保证定位准确，如果不需要减压，尽量减少瘢痕组织内操作。对需要融合的区域则应尽量从骨组织上去除瘢痕，以准备充分和良好的植骨床。需要减压者，手术要显露硬膜，以确保减压充分及安全。

颈椎后路翻修术方法很多，对于单节段者，通常可采用经关节突或棘突绳技术来固定融合。传统植骨方法采用双侧小关节间植骨或棘突间双面皮质髂骨块植骨，但目前在施行椎板切除术后或涉及多个节段时，多使用侧块钢板及螺钉内固定的方法，以获得即刻稳定，术后无需使用外固定。

三、颈椎后路翻修术的并发症

（一）脑脊液漏

任何翻修手术，显露应从正常硬膜向瘢痕

粘连区域。这样可以预防手术突然进入硬膜外区域操作而不能发现。如果一旦发现脑脊液瘘则术中应立即进行修补。修补方法同一般手术。

（二）神经功能恶化

颈后路翻修手术难度较大，尤其需要扩大减压者，即使手术指征正确，术后仍可能出现神经功能恶化。有学者报道，即使治疗方法妥当，术后症状恶化率也约在4.5%，必须引起高度重视。

（三）内固定或移植骨断裂伴不稳

术中必须仔细操作，使内植入物固定确切，同时充分有效植骨，达到远期融合之目的，以将内固定和植骨失败率降低到最低程度。

四、颈椎后路翻修术临床举例

［例1］图3-3-3-3-1　男性，29岁，车祸致椎体爆裂骨折，行前路减压植骨固定术后，症状无改善，二次行后路减压固定，因螺钉进入椎管及症状恢复不理想，再次行翻修手术。

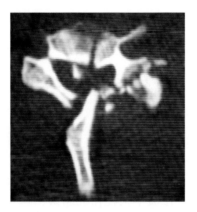

A

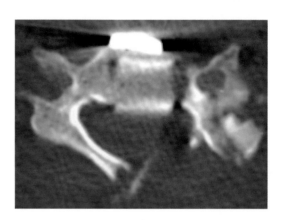

B

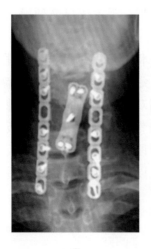

C

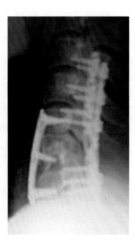

D

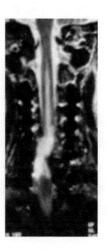

E

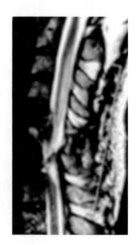

F

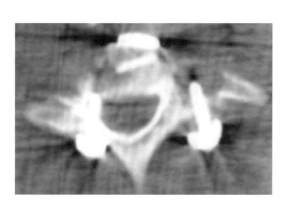
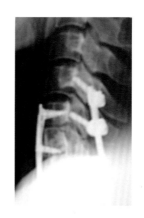

G   H

图 3-3-3-3-1 临床举例 例 1（A~H）

A. 术前 CT 扫描见椎体爆裂骨折，椎管内有占位骨片，致继发性外伤性椎管狭窄；B. 第一次术后 CT 扫描，显示植骨块过深；
C、D. 行后路减压，侧块钛板固定术后颈椎 X 线正侧位片；E. 第二次术后冠状 MR T_2 加权像；F. 第二次术后矢状位 MR
T_2 加权像；G. 第二次手术后 CT 影像，螺钉进入椎管；H. 行后路翻修术去除原固定钛板、螺钉后行 Cervifix 内固定

[例 2] 图 3-3-3-3-2 颈椎病伴 C_6~C_7 骨折脱位前后路减压术后，椎板切除时上极处理欠佳，产生二次致压，再次手术翻修。

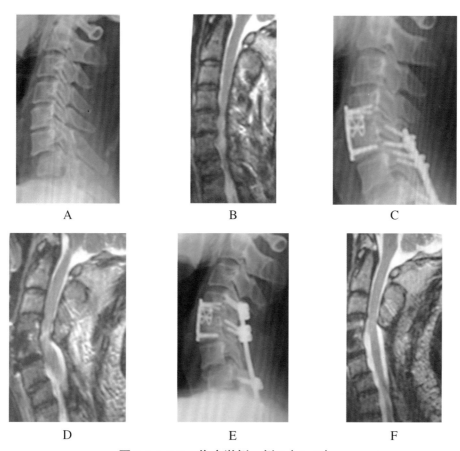

A   B   C

D   E   F

图 3-3-3-3-2 临床举例 例 2（A~F）

A. 术前 X 线片示 C_6~C_7 骨折脱位；B. 术前 MR 矢状位检查示 C_6~C_7 骨折脱位并 C_4~C_5 及 C_5~C_6 椎间盘突出；C. 颈椎前后
路联合手术减压固定术后；D. 术后 MR 检查显示后路椎板切除上极处理不佳（切除范围不够），形成二次致压；E. 再次
后路翻修手术行减压及内固定术后 X 线侧位片；F. 再次手术翻修后 MR 检查显示脊髓受压缓解

［例3］图 3-3-3-3-3　颈椎后路手术致后凸畸形行前路翻修病例。

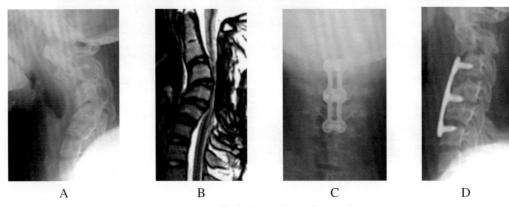

A　　　　　　　B　　　　　　　C　　　　　　　D

图 3-3-3-3-3　临床举例　例3（A~D）

A. 男性，18 岁，因颈髓血管瘤行颈后路全椎板切除肿瘤摘除术，术后一年余颈椎 X 线侧位片示颈椎后凸畸形明显；
B. 颈椎 MR 检查示脊髓受压明显；C、D. 患者症状为四肢不完全瘫痪，二便障碍，随行颈前路翻修，术后颈椎 X 线正、
侧位片显示畸形已明显改善，翻修术后患者不完全性瘫痪及二便障碍症状均有改善

［例4］图 3-3-3-3-4　男性，49 岁，原发性椎管狭窄伴上颈椎 OPLL 曾行颈后路切骨减压，因减压范围不够于半年后再次手术。

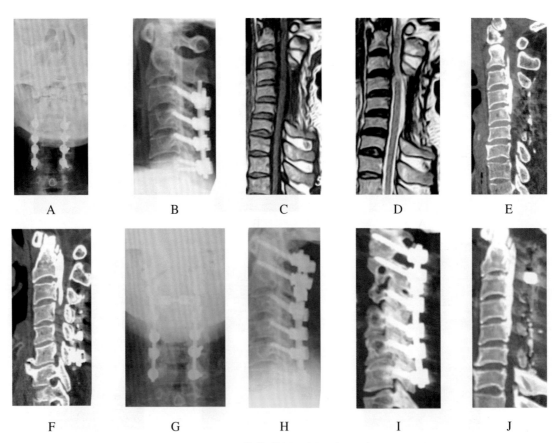

A　　　　　B　　　　　C　　　　　D　　　　　E

F　　　　　G　　　　　H　　　　　I　　　　　J

图 3-3-3-3-4　临床举例　例4（A~J）

A、B. 第一次术后正侧位 X 线片；C~F. 第一次术后 CT 扫描及 MR T_1、T_2 加权像，显示上颈段有明显致压征，以 C_2~C_3 为主，
伴 OPLL；G、H. 上颈段切骨减压及侧块螺钉固定术后正侧位 X 线片；
I、J. CT 矢状位扫描显示上颈段椎管已获扩大，术前症状消失

（赵　杰　沈　强　丁　浩　陈德玉　谢幼专　林　研　赵定麟）

参 考 文 献

1. 陈德玉.颈椎伤病诊治新技术,北京：科学技术文献出版社,2003
2. 池永龙.脊柱微创外科学.北京：人民军医出版社,2006
3. 李明豹,卢旭华,吴强.脊柱外科手术并发脑脊液漏的相关因素分析及防治措施［J］.脊柱外科杂志,2009,7（6）
4. 赵定麟.现代脊柱外科学.上海：上海世界图书出版公司,2006
5. Alai NN, Skinner HB, Nabili ST,.Notalgia paresthetica associated with cervical spinal stenosis and cervicothoracic disk disease at C4 through C7. Cutis. 2010 Feb; 85（2）: 77–81.
6. Altaf F, Derbyshire N, Marshall RW.Cerebral venous sinus thrombosis following cervical disc arthroplasty.J Bone Joint Surg Br. 2010 Apr; 92（4）:576–8.
7. Chao S, Pacella MJ, Torg JS The pathomechanics, pathophysiology and prevention of cervical spinal cord and brachial plexus injuries in athletics. Sports Med. 2010 Jan 1; 40（1）: 59–75.
8. Douglas–Akinwande AC, Rydberg J.Accuracy of contrast–enhanced MDCT and MRI for identifying the severity and cause of neural foraminal stenosis in cervical radiculopathy: a prospective study.AJR Am J Roentgenol. 2010 Jan; 194（1）: 55–61.
9. Duggal N, Rabin D, Bartha R.Brain reorganization in patients with spinal cord compression evaluated using fMRI.Neurology. 2010 Mar 30; 74（13）:1048–54.
10. Hao–Peng Li, Xi–Jing He, Dong Wang,etal.neurological intermittent claudication: classification and implication. SICOT Shanghai Congress 2007
11. Kikuike K, Miyamoto K, Hosoe H, Shimizu K.One–staged combined cervical and lumbar decompression for patients with tandem spinal stenosis on cervical and lumbar spine: analyses of clinical outcomes with minimum 3 years follow–up.J Spinal Disord Tech. 2009 Dec; 22（8）: 593–601.
12. Kurzbuch AR, Rilliet B, Vargas MI, Boex C, Tessitore E.Coincidence of cervical spondylotic myelopathy and intramedullary ependymoma: a potential diagnostic pitfall, J Neurosurg Spine. 2010 Mar; 12（3）: 249–52.
13. Li–Xin Xu, Gang Liu, Tian–Dong Yu, etal.Clinical application of the posterior fixation of cervical spine. SICOT Shanghai Congress 2007
14. Minamide A, Yoshida M, Yamada H.Clinical outcomes of microendoscopic decompression surgery for cervical myelopathy.Eur Spine J. 2010 Mar; 19（3）: 487–93.
15. Ming Liu, Xiao Wang, etal. Prevention and treatment of complications caused by expansive single open–door laminoplasty. SICOT Shanghai Congress 2007
16. Sasamori T, Isu T, Morimoto D.Hypertrophic synovial mass resulting in C8 radiculopathy––case report, Neurol Med Chir（Tokyo）. 2010 Jan; 50（1）: 73–6.
17. Song X, Wang K, Zhang G.［Flavectomy of cervical vertebrae in treating cervical spinal canal stenosis］, Zhongguo Xiu Fu Chong Jian Wai Ke Za Zhi. 2010 Feb; 24（2）: 197–201.
18. Tao Wang, Long–Wen Bai, Shao–Rong Yan.unilateral open–door laminoplasty for cervical spondylotic myelopathy. SICOT Shanghai Congress 2007
19. Xin–Kui Li.Postoperative radiological observation of cervical laminoplasty. SICOT Shanghai Congress 2007
20. Yoshii J, Traynelis VC.Achondroplasia and cervical laminoplasty. J Neurosurg Spine. 2009 Oct; 11（4）: 417–20.

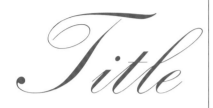

第四篇

颈胸段后纵韧带与黄韧带骨化症

第一章　颈椎后纵韧带骨化症（OPLL）

第一节　颈椎后纵韧带骨化症（OPLL）的概述、历史简介、特点、发病率、病因及病理特点

一、颈椎OPLL概述

颈椎后纵韧带骨化症（Ossification of the Posterior Longitudinal Ligament, OPLL），是指因颈椎的后纵韧带发生骨化，从而压迫脊髓和神经根、产生手足及躯干的感觉异常、运动麻痹、膀胱直肠功能障碍等神经症状的疾患。由于病程为慢性进行性，治疗又较困难，自1980年起，被日本的厚生省指定为日本的"特殊疾病"之一。目前还没有明确骨化究竟是如何发生的，也有人认为这可能是全身各关节周围的韧带和椎体的后纵韧带骨化的表现形式之一。因为在日本人中，骨化症的发病率较高，故有学者认为该病具有地域特殊性，亦有"日本人病"之称。近来，世界各国都有关于该病的报告，尤其是东亚国家中的发病率与发现率亦日益增多。由于其可以引起颈椎椎管的明显狭窄，并导致高位、进行性四肢瘫痪等严重后果，因此，近年来日益为临床学者所重视。

二、颈椎OPLL历史简介

日本学者最早于1938年报告一例颈椎后纵韧带骨化的患者，但一直未引起大家的注意。直到二十年后，即1960年日本学者Tsukimoto又报告一例，此后，Suzuki（1961）、Koizum（1962）、Yokoi（1963）、Kambara（1964）等都相继报道过。因当时仅在日本人中发现，故被称为"日本人病"。1964年，由寺山等学者建议，被正式命名为"颈椎后纵韧带骨化症"（Ossification of the Posterior Longitudinal Ligament, OPLL）。

在国内，OPLL在20世纪70年代末已为大家所发现，20世纪80年代初已有多篇论文对此病进行报导，表明此种病患在国内亦较为多见；但欧美等国则较少发现。

三、颈椎OPLL一般特点

后纵韧带骨化通常发生在第2颈椎以下椎节，有局限于一个椎体的分节型，有累及数个椎体的连续型，也有前两者合并的混合型，以及骑跨于两个椎体的局限型。连续型与混合型的骨化清晰可见，容易诊断。而对分节型与局限型的病例，如果不是十分注意的话，就会误诊。症状有手足麻木、颈部疼痛、项背部疼痛、手足运动麻痹、膀胱直肠障碍等，从非常轻微的症状起，到不能行走、甚至不能进食的重症病人，各式各样的都有。发病年龄一般在40岁以上，50~70岁尤多。男多于女；病程一般进展缓慢，有的数年之后症状仍然轻微，但也有初起仅手足麻木，6个月就发展成不能行走而达到严重瘫痪的程度。

四、颈椎OPLL发病率

颈椎后纵韧带骨化的发生率，地区不同差异甚大。日本公共卫生部的一个专门机构，除对本国以外，前后曾对新加坡、台湾、香港、菲律宾、朝鲜、美国、马来西亚、德国等国家和地区进行调查，显示亚洲各国（东亚）的颈椎后纵韧带骨化的发病率与日本人的发病率相似，但白人的发病率较低，其中在30岁以上的日本人群中发病率达到1.9%~4.3%，韩国为3.6%，中国为1.6%~1.8%，台湾地区为2.8%。

依性别而论，男多于女二者之比约为4:1。发现年龄多在中年以后，以50~55岁前后居多，约占90%左右，其中少数病例可波及上胸椎，下胸椎则少见，但腰椎却较前者为多见。

五、颈椎OPLL病因学

总的看来，颈椎后纵韧带骨化的病因至今仍未明了，尽管以日本为主的学者对此进行了多年研究，但至今仍停留在推测及学说阶段，目前，主要有以下观点：

（一）椎间盘变性学说

日本学者铃木及寺山等人认为：当椎间盘变性后发生后突，椎间盘变性后后纵韧带所受应力增大，在其周围组织变性修复过程中，引起局部组织的增生、钙盐沉积而导致骨化。亦有学者如滨田等人认为：连续性后纵韧带骨化的椎间盘变性程度较轻，而间断性者骨化的椎间盘变性则较重。因此，他认为连续型后纵韧带骨化系全身因素所致，与椎间盘变性无关，而间断型后纵韧带骨化则由椎间盘变性所致。

（二）全身骨质肥厚相关学说

许多学者发现，在颈椎后纵韧带骨化症的患者中，约占23.9%的病例合并有脊椎特发性弥漫性肥大性关节炎（DISH）；6.8%合并黄韧带骨化；2%合并强直性脊柱炎；因此推测其与全身骨关节肥厚性改变相关。

（三）糖代谢紊乱学说

我国有文献报告，颈椎后纵韧带骨化病人中有15.6%合并糖尿病。日本学者报告颈椎后纵韧带骨化合并糖尿病占12.4%，而糖耐量试验异常者达28.4%。糖尿病患者后纵韧带骨化的发生率也较正常人高。

（四）创伤学说

有人在临床观察中发现，在喜欢脊柱弯曲的病人易引起后纵韧带骨化，因而表明其与脊柱的动静力学的负荷有关。当颈椎活动量较大，易引起后纵韧带附着部的损伤而发生反应性骨化。尤其是当颈椎反复前屈动作时，由于反复使后纵韧带受到牵拉而引起后纵韧带损伤，并导致骨化的因素。

（五）其他学说

主要是钙代谢异常学说和遗传学说。前者有人发现在甲状旁腺机能低下和家族性血磷酸盐低下性佝偻病（Familial Hypophosphatemic Rickets）患者中，常出现钙代谢异常及后纵韧带骨化现象，因此推测二者相关。后者主要是由于发现在后纵韧带骨化症患者的二级亲属中，本病的发生率高达30%，明显超过一般人群的发生率。

六、颈椎OPLL病理解剖特点

颈椎后纵韧带骨化性改变后的病理解剖主要表现在以下几个方面。

（一）后纵韧带本身的病理改变

【概述】

早期从正常后纵韧带到韧带完全骨化为一延续过程，但术中或尸检时所采取到的材料绝大多数为病变后期，其特点如下。

【后纵韧带宽而厚】

已骨化的后纵韧带显示较正常状态的后纵韧带明显增厚，且两侧均较宽，以致使椎管矢状径变窄，对脊髓或神经根产生不同程度的刺激或压迫性改变。以致产生一系列临床症状。

【后纵韧带内可有异常骨化组织】

骨化为一延续过程，但在跨越椎间盘水平处，此种骨化特征可出现中断，多由纤维性软骨组织所取代。而仍保持后纵韧带的延续性。

【骨化的后纵韧带可波及深部组织】

在后纵韧带骨化过程中，常与硬脊膜囊形成粘连，并渐而引起硬脊膜一并骨化，从而为手术疗法增加了难度及意外的发生率。

（二）脊髓神经的病理改变

当增厚、变宽及骨化之后纵韧带长时间作用于脊髓，则其可因受压而变扁，或呈新月形。以致神经组织在体积减少的同时，神经组织的数量及前角细胞数量也减少，并在白质中出现脱髓鞘现象。由于脊髓对慢性压迫的耐受性较急性压迫的强。因此，颈椎后纵韧带骨化造成椎管严重狭窄及脊髓变形，甚至可超过椎管矢状径的一半，甚至更多，但病人在临床症状上却无任何症状，

步态亦正常。当然，发病较急者，则症状多较明显。骨化的后纵韧带也可先压迫脊髓前动脉，造成沟动脉供血不全，并引起脊髓的中央性损害，而首先出现上肢麻痹；如病变波及锥体束外侧部分时则出现下肢瘫痪症状。

（三）颈椎骨质及椎节所引起的改变

主要分为以下两种情况。

【后纵韧带骨化区】

在此段的颈椎节段呈现稳定状，并随着时间的推移而日益坚固。

【非骨化区】

骨化间断处的颈椎节段活动代偿性增强，产生节段性不稳，退行性改变发生早而明显。由于后纵韧带骨化使数节颈椎融合，当头颈部受到外力作用时（包括颈部外伤及重手法按摩），如果作用力集中于骨化区两端与非骨化区邻接的节段，容易使该椎节和颈髓受损而出现严重后果。

第二节　颈椎后纵韧带骨化症的临床特点及分型

一、颈椎OPLL临床症状特点

（一）一般概况

颈椎后纵韧带骨化症的发生与发展一般均较缓慢，因此患者早期可不出现任何临床症状。但当骨化块增厚增宽到一定程度引起颈椎椎管狭窄时，或是病变进程较快及遇有外伤时，或后纵韧带骨化虽不严重但伴有发育性椎管狭窄症时，则可造成对脊髓或脊髓血管的压迫，因而患者多在中年以后出现症状，但近年来随着影像诊断学技术的改进，年轻患者早期后纵韧带骨化的诊断率也随之提高。

（二）颈部症状

病变早期颈部可无痛，进而可逐渐出现轻度

酸痛及不适；颈椎活动大多正常或轻度受限，以头颈后伸受限为明显；当被动活动超出其正常活动范围时，可引起颈痛或酸胀感。

（三）神经症状

【概述】

主要是脊髓压迫症状，其特点是不同程度的、可有间歇期的、慢性、进行性痉挛四肢瘫痪，一般先从下肢开始渐而出现上肢症状；少数病例亦可先出现上肢症状、或四肢同时发病。

【上肢症状】

主要是一侧或双侧手部或臂部肌力减弱，并又出现麻木、无力及手部活动灵活性减退，严重者不能拿笔、持筷或捏取细小物品；握力大多减退，肌肉呈中度或轻度萎缩，尤以大小鱼际为明

显，检查又发现有痛觉障碍；霍夫曼氏征多为阳性。

【下肢症状】

主要表现为双下肢无力，抬举困难，拖地而行或步态颤抖不稳，有踩棉花感。内收肌痉挛明显者，行路呈剪式步态。同时可有双下肢麻木、无力及痉挛，严重者不能自行起坐及翻身，完全瘫于床上。下肢肌张力增高，腱反射亢进或活跃，髌阵挛阳性，病理反射多为阳性，可有深感觉及浅感觉减退。

【其他症状】

主要是尿道括约肌功能障碍，表现为排尿困难或小便失禁；排便功能亦多低下，每 3~5 天一次，常有便秘及腹胀。胸腹部可有束带感。并易于查出痛觉障碍平面，腹壁反射及提睾反射减弱或消失。

二、颈椎OPLL分型

（一）依据脊髓受累程度的分型

【概述】

脊髓及脊神经根受累的程度不一，甚至可毫无改变者。临床上一般是根据神经组织受累的程度不同而分为以下五型（图 3-4-1-2-1）。

【脊髓横断瘫痪型】

指脊髓受累水平以下运动及感觉呈横断性障碍，这是后纵韧带骨化症中常见的、也是较为严重之类型。其症状包括四肢麻木、运动障碍、手指精巧活动受限、步行困难及排尿失控等表现。

【布郎氏（Brown–Sequard）征】

表现为一侧运动麻痹而对侧感觉障碍，此在后纵韧带骨化症中较为常见。但在临床上所遇到的典型病例较少，大多为症状互相交叉发展，并逐渐过渡到症状日益明显的典型。

【袜套样麻痹型】

手与足的指、趾部感觉异常（麻木、异物感），并伴有手足的运动障碍等，呈套状。此乃由于脊髓的外周部分受到自外向内的压迫时所致，亦是临床上常见的类型。

【脊髓中央管型】

后纵韧带骨化症患者，在受到外伤时，比普通正常人更容易引起瘫痪。其中包括脊髓中央管损伤，表现为手部严重瘫痪，而足部却几乎没有症状，或轻度运动障碍。

【神经根型】

严格地说，该类患者在临床上是很少遇到的。如有颈项部疼痛或一侧上肢疼痛的话，则需考虑为神经根的损害。

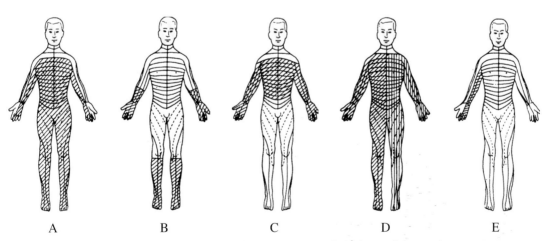

图 3-4-1-2-1　脊髓受损分型示意图（A~E）
A. 脊髓横断性瘫痪；B. Glove-Stocking 瘫痪；C. 脊髓中央管性损伤；D. Brown–Sequard 瘫痪；E. 根性损害

（二）OPLL 的影像学分型及测量

【矢状面分型】

Hirabayashi 依据 X 线、CT 及 MR 检查将 OPLL 在矢状面上分为局限型、分节型、连续型和混合型四个类型（图 3-4-1-2-2）。

1. 局限型 骨化仅局限于椎间隙水平，骑跨于二个椎体后缘上方及下方，临床症状大多较为严重。

2. 分节型 一个或二个椎体后方有骨化物存在，但不连续，是早期的骨化类型，但由于多合并有椎间盘的变性与突出，故而临床上可以表现出较严重的症状与体征。

3. 连续型 表现为骨化物连续于几个椎体后方穿越数个椎间隙，可呈梭条状；与骨化阴影的大小相比，其临床症状并不十分严重（图 3-4-1-2-3）。

4. 混合型 为分节型与连续型两者的结合，其在 OPLL 中最为多见，症状也大多较重。

在前者分类的基础上，Epstein 增加了第 5 型即 OPLL 演化型（OPLL in Evolution, OEV）。主要表现为后纵韧带肥厚，可伴或不伴后纵韧带内的点状钙化，其可出现于多个椎间隙，常由椎体后缘向邻近椎间隙水平发展。OEV 型的发病年龄较之典型的 OPLL 年轻约 10 年。OEV 早期并不易诊断，对于疑有 OEV 者可行 CT、MR 检查或者 CTM 以及 Gd-DPTA 造影后 MR 检查，有助于早期发现（图 3-4-1-2-4）。

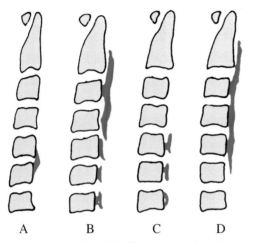

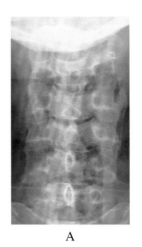

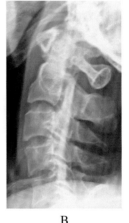

图 3-4-1-2-2　骨化后纵韧带之分型示意图（A~D）

A. 局限型；B. 混合型；C. 分节型；D. 连续型

图 3-4-1-2-3　临床举例　连续型 OPLL 临床病例（A、B）

A. X 线正位片难以确定；

B. X 线侧位片可清晰显示自 C$_{2-5}$ 连续性 OPLL 征

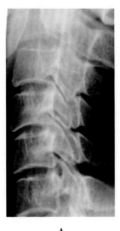

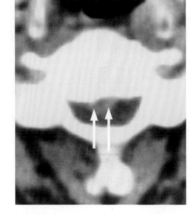

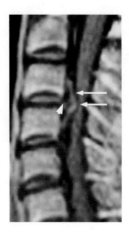

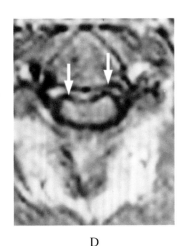
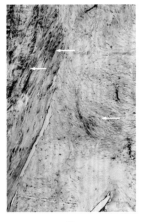

D　　　　　　　　　　　　　　　　E

图 3-4-1-2-4　临床举例　演化型 OPLL（A~E）
A. X 线表现为轻度椎管狭窄；B. CT 表现为后纵韧带肥厚；C、D. MR 表现为后纵韧带肥厚同时呈
高信号改变；E. 组织学切片显示肥厚的后纵韧带内存在钙化灶

【横断面分类】

Hirabayashi 主要依据 CT 横断面将 OPLL 横断面的表现分为三种类型，即矩形、卵圆形及带蒂型，亦有人将其分为方型、蘑菇型及山丘型，与上述分型相似。其不同形状是由于后纵韧带在椎间盘水平的自然增宽，而在沿椎体方向变窄，在不同的横断面切层上，即形成不同的形态。我们则根据横断面 CT 的不同表现将其分为基底开放型及基底封闭型（图 3-4-1-2-5）。基底开放型是指在横断面上骨化物界限位于双侧颈长肌内 2mm，而基底封闭型是指骨化物在横断面上占据椎管的整个左右径线。此种分型的临床意义在于通常在前路椎体次全切除减压术中一般减压槽的宽度以两侧颈长肌为界，因此开放型

OPLL 的基底部宽度不超过这一范围，手术从前路减压切除骨化物是有较大可行性的。而封闭型 OPLL 前路手术往往由于减压宽度不够，骨化物不能完全切除，得不到彻底减压，影响手术疗效，甚至由于残留致压导致患者神经症状加重的可能。

【脊椎椎管狭窄率测量】

取侧位 X 线平片或侧位断层片，测量、并计算因椎管骨化而致的狭窄程度（骨化面积比椎管面积）；如狭窄率超过 40%，则大多伴有脊髓症状（图 3-4-1-2-6）。此外，也有学者提出采用 CT 横断面图像，通过计算骨化物横断面面积所占椎管容积的比例来评估骨化的严重性，较前者更为准确（图 3-4-1-2-7）。

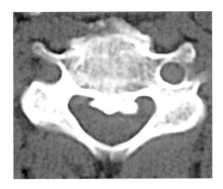
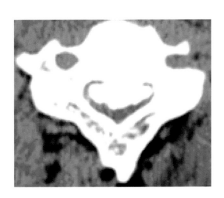

A　　　　　　　　　　　　　　　　B

图 3-4-1-2-5　临床举例　骨化物横断面分型（A、B）
A. 基底开放型骨化物；B. 基底封闭型骨化物

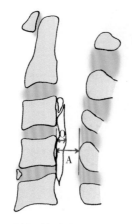

图 3-4-1-2-6　颈椎椎管狭窄率之测量 O/A × 100%

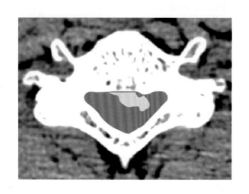

图 3-4-1-2-7　临床举例 椎管侵占率的计算
（骨化物面积 / 椎管横断面面积 × 100%= 骨化物侵占率 %）

三、颈椎后纵韧带骨化的影像学表现

（一）X 线摄片

颈椎侧位片上，可见椎体后方有异常高密度阴影。可呈连续的条索状、片状或局灶性。细小的骨化影单凭 X 线平片可能会漏诊，颈椎侧位断层片可观察到比椎体密度更高的白色棒状或条索状凸出物、粘附在椎体后方（图 3-4-1-2-8）。

（二）CT 扫描

颈椎 CT 扫描，对于诊断 OPLL 有极其重要的意义，已成为目前诊断 OPLL 的一项常规检查。CT 横切面上，可显示骨化物的形态、在椎管内的突出程度、对脊髓的压迫程度。另外，从 CT 值也可看出骨化的成熟程度，早期的点状钙化亦可在 CT 扫描上得到显示。此对治疗方法的选择，尤其是手术方式的选择，操作程序的计划至

关重要（图 3-4-1-2-9）。CT 三维重建技术即可显示高密度的骨化影，又可立体显示骨化的后纵韧带的形态、范围及椎管狭窄程度（图 3-4-1-2-10、11）。CT 扫描的另一重要目的是对骨化物进行详细分型，并计算椎管占位率。

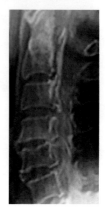

图 3-4-1-2-8　临床举例 OPLL 在颈椎侧位断层片呈高密度条索状（棒状）阴影

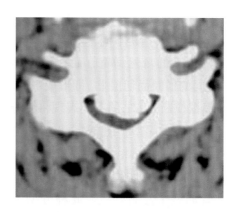

图 3-4-1-2-9　临床举例 OPLL 在 CT 横断面扫描上表现为高密度影

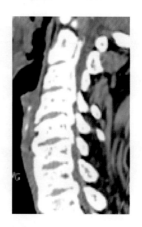

图 3-4-1-2-10　临床举例 CT 矢状位重建显示 OPLL 的形态及椎管狭窄程度

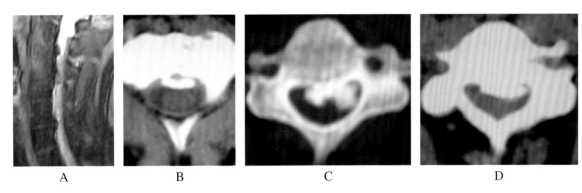

A   B   C   D

图 3-4-1-2-11　临床举例　CT 扫描时显示骨化之后纵韧带（A~D）

A.矢状位观；B~D.横切面观

（三）MR

近年来，MR 已普遍应用于对颈椎及颈髓疾患的诊断。对于 OPLL 来说，尽管因为骨化阴影在 MR 图像上表现为低信号，很难与其周围的硬膜囊、正常的后纵韧带等相区别；但可以发现脊髓受压的程度及变细的脊髓形态，并且可观察到脊髓脱髓鞘等的变化。近年来，有人主张利用 Gd-DPTA 造影后行 MR 检查，可发现 OPLL 的早期病变即后纵韧带的增生肥厚改变。此外，对于 OPLL 合并有颈椎间盘突出以及颈椎病性脊髓病变、颈椎椎间盘突出、脊髓肿瘤等的鉴别诊断也具有重要意义（图 3-4-1-2-12、13）。

（四）OPLL 的其他检查

【脊髓造影】

OPLL 的脊髓造影可显示病变范围，颈髓受压程度，以及是否合并其它部位或其它韧带的骨化，对决定手术部位有一定意义。下行性造影用小脑延髓池侧方穿刺法，上行性则用腰椎穿刺法。从摄片所见的狭窄、阻塞征象等来决定手术部位；亦可在造影的同时作 CT（CTM）检查，从脊髓造影的 CT 横断面上了解狭窄的情况。

【EMG 检查】

肌电图检查对诊断神经损伤的平面与范围亦有其意义，可酌情选用。

四、颈椎OPLL的Ranawat分类系统

（一）分类

为了便于评价不同治疗方法对 OPLL 的临床疗效，常采用 Ranawat 分类系统对患者进行术前

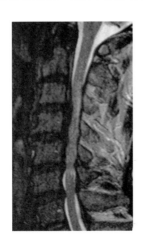

图 3-4-1-2-12　临床举例　MR T$_2$ 加权可见椎体后缘低信号骨化影，脊髓受压变细

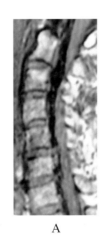
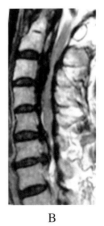

A   B

图 3-4-1-2-13　临床举例　颈椎后纵韧带骨化 MR 矢状位所见（A、B）

A.连续型 T$_1$ 加权；B.分节型 T$_2$ 加权

术后的功能评价。

Ⅰ类 患者无神经损伤症状，只有在术后才被确诊为 OPLL。

Ⅱ类 神经根性症状或轻度的脊髓型症状。

Ⅲ A 类 患者有中到重度的脊髓压迫症状或四肢瘫。

Ⅲ B 类 患者有严重的脊髓症状或四肢瘫。

（二）评分

每一类之间记为 1 分，患者术后评分减去术前评分即为手术效果评分。如术前为Ⅲ A 类，术后为Ⅱ类，则手术效果评分可记为 +1。Ranawat 系统可以快速地进行术前术后的评价。

（陈　宇　王新伟　石　磊　陈德玉）

第三节　颈椎后纵韧带骨化症的诊断及鉴别诊断

一、颈椎OPLL诊断

OPLL 的诊断主要依据影像学检查。

（一）临床表现

老年人慢性脊髓神经压迫症状，体检时应注意是否为 OPLL 或合并有 OPLL。

（二）影像学检查

为诊断 OPLL 的主要方法，主要依据 X 线平片或断层片上椎体后缘的高密度影；不能明确诊断或骨化影较小者可行 CT 或 MR 检查，必要时可酌情行 CTM 或 Gd-GDPA 检查。椎管造影检查目前已少用。

值得注意的是，颈椎 OPLL 常合并有黄韧带骨化、胸椎 OPLL 或腰椎 OPLL，故而诊断时应注意不要漏诊（图 3-4-1-3-1）。Park 等报道在其手术治疗的 68 例颈椎 OPLL 患者中有 23（33.8%）例患者同时合并胸椎 OPLL 或 OLF，其中 6 例患者有明显的胸段脊髓压迫症，需要手术治疗。

此外，对于准备进行前路手术颈椎 OPLL 患者而言，尤其要注意诊断患者是否合并硬膜囊骨化，对于硬膜囊骨化的诊断主要依赖于术前 CT 上特征性的影像。Hida 首先于 1997 年描述了两种硬膜囊骨化的 CT 影像，一种表现

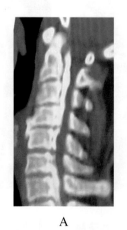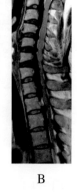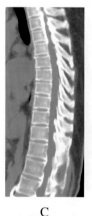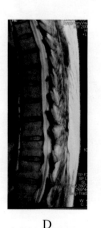

| A | B | C | D |

图 3-4-1-3-1　临床举例　颈椎后纵韧带骨化合并胸椎后纵韧带骨化及黄韧带骨化（A~D）
A. 颈椎 CT 三维重建；B. 颈椎 MR；C. 胸椎 CT 三维重建；D. 胸椎 MR 矢状位（T₁ 加权）

为单影征，为大块状均匀高密度骨化物，在9例此种患者中只发现1例合并硬膜囊骨化；第二种是双影征，其特点是高密度骨化物被中间一层低密度影分为前后两层，其特异性较强，12个患者中有10例合并硬膜囊骨化（图3-4-1-3-2）。Hida认为中间低密度影代表肥厚而未骨化的韧带，说明此种骨化物发生模式起源于韧带外围，由外向内生长，往往合并硬膜囊骨化；而单影征骨化物由内向外生长，涉及硬膜囊的可能性较小。作者也曾对一组进行前路手术的

OPLL患者的CT影像学特点进行回顾性分析，结果显示CT双影征对于诊断合并硬膜囊骨化的特异性达到96.9%，而其敏感性仅为55.0%，尤其是在椎管狭窄率大于60%的严重OPLL患者中，即使术前CT没有表现为双影征，仍有较大的可能性合并硬膜囊骨化。对于此类患者，术前对前路手术切除骨化物的难度及并发硬膜囊缺损、脑脊液漏的可能性应有充分估计，充分告知患者及家属手术的风险及相关并发症的可能性。

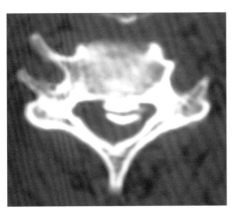

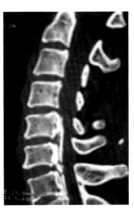

A　　　　　　　　　　　　B

图3-4-1-3-2　临床举例　颈椎后纵韧带骨化合并硬膜囊骨化CT影像特点（A、B）
A. CT横断面骨化物呈典型的"双影征"；B. CT矢状面重建骨化呈"层状结构"

二、颈椎OPLL鉴别诊断

由于OPLL的临床症状无特殊性，因而颈椎的所有疾患都应与其鉴别，特别应予以鉴别的是脊髓型颈椎病、颈椎椎间盘突出症、颈椎肿瘤等疾患。

（一）脊髓型颈椎病

颈椎后纵韧带骨化症与脊髓型颈椎病，两者的发病年龄相仿，临床症状亦极相似，二者又可合并存在，故而两者应予鉴别。术前对脊髓型颈椎病或OPLL进行鉴别和明确诊断，对于手术方式的选择和手术风险的评估具有重要意义。对于脊髓型颈椎病其致压物多为突出椎间盘和增生骨赘，选择前路手术切除致压物的难度和风险相对

较小，而OPLL患者的致压物为骨化之后纵韧带，前路手术切除的难度和风险均较大。

二者的鉴别主要依赖于影像学检查。脊髓型颈椎病患者X线平片上常表现为椎间隙狭窄、普通的骨赘增生，节段性不稳等退变性改变，椎体后缘无明显可见的条索状韧带骨化影。MR检查可见脊髓压迫主要是位于椎间隙水平的椎间盘和骨赘，椎体后缘脊髓压迫相对较轻，无低密度骨化影。CT及其三维重建检查可排除OPLL诊断。但两种疾病有时也可同时存在，此类患者比较其MR及CT影像学检查结果可发现，MR上脊髓受压的范围较CT上的后纵韧带骨化范围大，对于此类患者而言，手术需要同时考虑解除后纵韧带骨化、突出椎间盘和增生骨赘对脊髓的压迫（图3-4-1-3-3）。

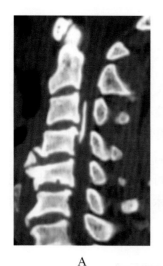 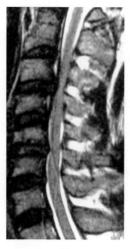

A   B

图 3-4-1-3-3 临床举例 颈椎后纵韧带骨化合并脊髓型颈椎病（A、B）
A. CT 三维重建显示 C$_3$~C$_4$ 椎体后缘后纵韧带骨化；
B. MR 显示 C$_3$~C$_7$ 水平椎管狭窄，脊髓不同程度受压

（二）颈椎间盘突出症

是由于椎间盘病变后突压迫脊髓与神经根从而产生神经症状，常因剧烈活动、外伤等诱发。发病年龄多在 30~50 岁之间，较 OPLL 为轻，急性期可有剧烈疼痛。影像学特点为不伴有广泛椎节退变或轻微退变的髓核突出。

（三）颈椎肿瘤

主要是髓外肿瘤，颈段髓外硬膜下肿瘤表现为慢性进行性双侧上下肢瘫痪，亦可伴有上肢及躯干部疼痛。X 线平片上可见两侧椎弓间距增大。CT 及 MR 可以明确地显示出肿瘤的形态及侵占的范围。老年人硬膜外肿瘤大多是转移性瘤，故伴有剧烈的颈部疼痛。在 X 线平片与 CT 扫描上均可显示骨质破坏。

（四）颈椎结核

颈椎结核在脊柱结核所占比例并不高，早期除了颈部疼痛以外，其他如低热、盗汗、消瘦等典型的结核病全身症状并不明显；疾病发展到晚期由于骨质破坏、颈椎不稳、椎管内脓肿等可产生脊髓压迫症状。对于颈椎结核患者，术前通过 X 线、CT 及 MR 检查可明确诊断，但同时需要警惕患者可能同时合并 OPLL 等其他疾病。作者就曾遇到一例患者在相同颈椎节段合并发生结核和 OPLL 两种疾病，尤其是在术前 MR T$_2$ 加权相上由于颈椎结核椎管内脓肿表现为高信号，掩盖了本该表现为低信号的 OPLL，对于该患者术前如未诊断明确，术中一旦发生硬膜囊撕裂损伤，则可能发生结核性脑膜炎等严重并发症（图 3-4-1-3-4）。

（五）脊髓变性性疾病

脊髓变性的病例也可有某种程度的颈椎增生及部分 OPLL 存在，但其具有双侧上下肢肌力明显低下等特点，肌萎缩性侧索硬化症的早期即有此种表现。此外，脊髓变性性疾患一般没有感觉障碍，即使有感觉障碍也非常轻微；但肌肉萎缩、肌无力等症状则呈进展状。此时应辅以肌电图及肌肉活体组织检查等来确定病变的部位。

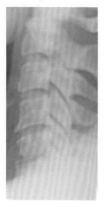   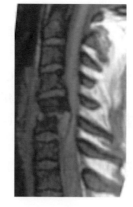   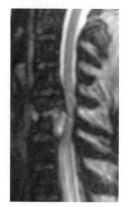

A   B   C

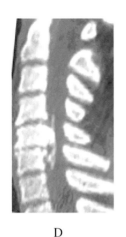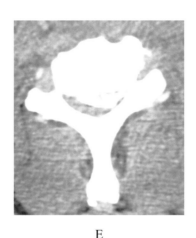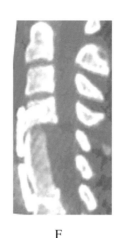

D   E   F

图 3-4-1-3-4　临床举例　颈椎后纵韧带骨化合并颈椎结核（A~F）

A. 术前 X 线提示 $C_{5~6}$ 椎间隙高度丢失，椎体骨质破坏；B、C. 术前 MR 显示 $C_5~C_6$ 椎体及
$C_{5~6}$ 椎间盘炎性破坏，椎管内硬膜外脓肿；D~E. 术前 CT 显示 $C_{5~6}$ 水平同时合并 OPLL；
F. 前路结核病灶清除 + 骨化韧带切除减压植骨融合内固定术后 CT 三维重建

（陈　宇　王新伟　潘孟骁　陈德玉）

第四节　颈椎后纵韧带骨化症的治疗概述、疗效及预后

一、颈椎OPLL治疗概述

由于 OPLL 多病程长，症状重，手术风险及难度大，预后多欠理想，其治疗远较单纯的颈椎间盘突出症或颈椎病的难度为大。因此，在制定治疗方案，特别是选择手术疗法时，必须对患者的全身状况、颈椎椎管局部的病理解剖特点及脊髓受损的程度等，全面予以判定，而后再决定是否手术以及手术方案的选择。

颈椎 OPLL 自然史的研究对其治疗方法和手术时机的选择具有重要意义。颈椎 OPLL 的发病是一个连续的过程，后纵韧带骨化灶可向椎管内横向和纵向生长，其横向发展的速度约为 0.4mm/y，而纵向延伸的速度约为 0.67mm/y。然而，研究也表明骨化可以存在很长时间而没有脊髓压迫症状。Matsunaga 等在一项研究中，对 207 例颈椎 OPLL 患者平均随访 10 年 3 个月，初诊时无脊髓症状的 170 例患者，随访结束时仍有 37 例（66%）患者无脊髓症状。Yamaura 等随访初诊时没有脊髓症状的 22 例患者，六年后仅三例在随访期间出现脊髓压迫症状，其结果提示无症状的 OPLL 患者在长期随访中脊髓症状的发生率较低。因此，对于无症状的 OPLL 患者其影像学上虽存在后纵韧带骨化灶，但一般无需进行特殊治疗，即使是对于一些症状较轻的 OPLL 患者也不建议进行预防性手术治疗。

二、颈椎OPLL非手术疗法

（一）适应证

颈项部疼痛及颈部活动受限等局部症状为主，或仅有轻度神经症状，宜选择保守治疗。

（二）方法

主要包括以下几方面。

【药物】

主要为解痉止痛、消炎镇痛剂和肌肉松弛剂等对症药物以及为了改善神经症状的神经营养类药物，此类药物既可口服给药亦可注射给药。

【外敷药】

可缓解局部疼痛，具有温热效应与清凉效应的膏药都可显效。

【温热理疗法】

如石蜡疗法等，对缓解局部症状有效。

【局部制动】

可维持颈椎的稳定、矫正颈椎的不良位置与姿势及防止颈椎的非生理性运动；方法主要是颈围制动，2~3 个月后症状多获缓解。

三、颈椎OPLL手术疗法

（一）手术适应证

【基本要求】

OPLL 手术治疗的基本原则是减压、解除骨化后纵韧带对脊髓及神经根的压迫，以提供神经、脊髓恢复的生物学及生物力学环境；但操作时一定要细心、耐心和精心，否则易造成手术失败。

【病例选择】

手术适应证包括：

1. 临床症状重，骨化明显，椎管狭窄明显者；
2. 症状进行性加重者；
3. 保守治疗无效者；
4. 合并有脊髓型颈椎病、椎管狭窄、椎间盘突出或椎节不稳者。

（二）颈椎后纵韧带骨化症手术入路方式的选择

颈椎后纵韧带骨化症手术治疗的基本原则是减压、解除骨化后纵韧带对脊髓及神经根的压迫，以及重建颈椎生理曲度和高度，为神经、脊髓恢复提供良好的生物力学环境。手术入路包括前路

减压、后路减压及前后联合入路减压，而具体手术方式包括前路颈椎间隙减压、前路椎体次全切除减压、后路全椎板切除减压、后路椎管扩大成形等。对于如何选择手术入路及方式目前国内外学者均存在较大争议。前路手术可以切除骨化物、直接减压、疗效确切，但手术难度高、风险大、并发症多；而后路手术无法切除骨化物，通过扩大椎管容积以达到间接减压效果，但手术相对安全，并发症少。以往国内学者一般认为对于骨化范围在三个椎体以内，骨化物厚度小于 5mm，椎管狭窄率小于 50% 的 OPLL 患者可选择前路手术直接减压，否则应选择后路手术间接减压，以减少手术并发症的发生率，提高手术安全性。

近年来随着对疾病认识的加深，手术技术的不断进步以及手术工具的改进，国内外学者对于颈椎 OPLL 的手术方式选择的观念均有较大的改变。日本学者提出对于椎管狭窄率大于 60% 的巨大 OPLL 患者后路手术往往无法达到有效的减压效果，应尽量选择前路手术切除骨化物、直接减压。Fujiyoshi 等研究后提出一条新概念，即定义 C_2 和 C_7 椎管中点连线为 K 线，当颈椎后纵韧带骨化物没有越过 K 线时，记录为 K-line(+)，可根据具体情况选择入路手术；当颈椎后纵韧带骨化物超过 K 线时，记录为 K-line(-)，宜选择颈前入路手术方式（图 3-4-1-4-1）。陈德玉所带领的课题组在对 OPLL 患者前路、后路手术方式的研究基础上，我们根据手术减压节段、骨化物涉及范围及颈椎曲度三方面因素制定了一套新的术式选择标准（图 3-4-1-4-2）。对比以往国内对 OPLL 前后路手术选择的标准，新标准不再将椎管狭窄率和骨化物厚度作为前后路选择指标，而是将手术减压节段作为前后路手术选择的指标，其中对于骨化物仅涉及椎间隙水平的初始型骨化可选择经前路椎间隙减压，同时将颈椎曲度作为后路手术方式选择的重要指标。

四、颈椎OPLL手术疗效及预后

颈椎 OPLL 患者手术疗效差异加大，总体而

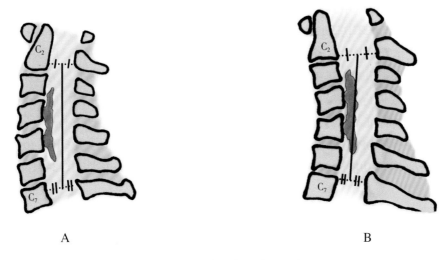

图 3-4-1-4-1 K 线示意图（A、B）

A. K 线即 C_2 椎管中点至 C_7 椎管中点连线，OPLL 骨化物未达 K 线记录为 K-line(+)；B. OPLL 骨化物超过 K 线记录为 K-line(−)

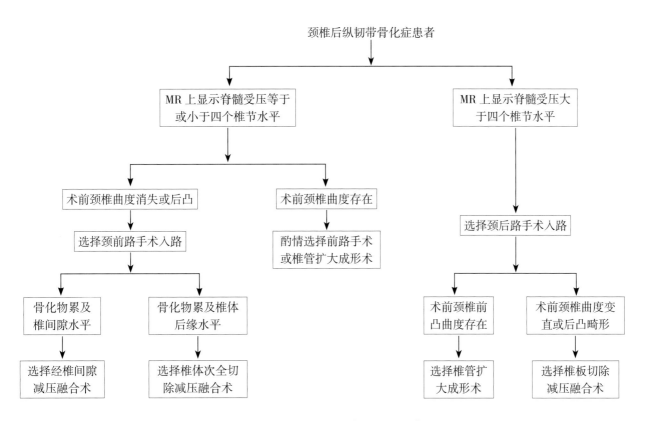

图 3-4-1-4-2 OPLL 术式选择路径示意图

言其疗效可能随着 OPLL 骨化严重程度的增加而下降，但此外还受到患者年龄、病史长短、骨化类型、手术方式、并发症等多方面因素的影响。以往认为 OPLL 患者的手术疗效要明显差于颈椎病患者，但随着对疾病认识的加深，手术技术的

进步，尤其是手术方式的选择更趋于合理，此类患者的手术疗效正在不断提高。

国内外多位学者对颈椎 OPLL 患者的前路和后路手术疗效的比较进行研究。国外学者前路手术以 1~4 节段椎体切除减压联合髂骨或腓骨植骨为主，很少使用内固定；术中为了避免硬膜囊破裂和脊髓损伤，通常均选择不切除骨化物的漂浮法减压。后路手术均为椎管成形术，未使用内固定植骨融合。陈德玉等课题组也对近年来所手术治疗 164 例 OPLL 患者的疗效进行了相关研究。尽管不同作者手术方式选择的标准不同，但除了 Tani 以外，研究结果显示对于所有 OPLL 患者而言前路和后路手术的临床疗效（神经功能改善率）无明显差异

（图 3-4-1-4-3）。其原因在于 Tani 的研究中所有患者均为严重的 OPLL 患者，其中前路手术组患者的椎管狭窄率为 52%-76%，后路手术组患者的椎管狭窄率为 55%-81%。因此，为进一步研究不同严重程度 OPLL 患者前后路手术的疗效差异，我们根据椎管狭窄率是否超过 60% 将患者分为轻度和严重 OPLL 患者，结果显示严重 OPLL 患者的前路手术的疗效明显优于后路手术（图 3-4-1-4-4）。

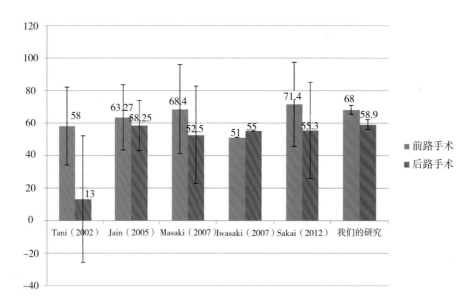

图 3-4-1-4-3　不同研究中 OPLL 患者颈椎前路和后路手术的神经功能改善率比较

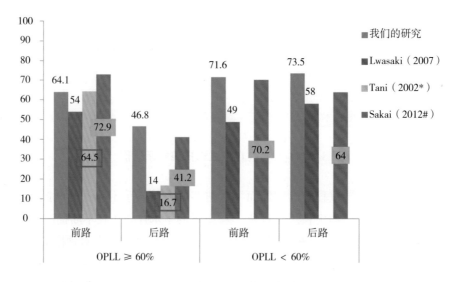

图 3-4-1-4-4　不同研究中轻度和严重 OPLL 患者前路和后路手术的神经功能改善率比较

五、影响颈椎OPLL患者疗效的相关因素

有研究表明，患者的年龄，症状持续时间和合并糖尿病等临床因素可能影响手术的疗效。老年患者神经功能的自我修复能力较差，脊髓长时间受压所引起的不可逆性损伤，以及糖尿病所致神经微血管病变可降低手术减压治疗的效果。同时，Pavlov 比值、椎管狭窄率、骨化分型以及脊髓高信号等反映 OPLL 疾病特征的影像学指标也可能影响手术的疗效。Pavlov 比值被用来判断是否存在广泛颈椎管狭窄，前路手术由于减压范围所限，难以对广泛的颈椎管狭窄进行充分减压，可能影响手术疗效；而 OPLL 的骨化分型，尤其是多节段的连续型和混合型骨化，其骨化程度重，范围广，往往手术疗效较差。此外，椎管狭窄率和脊髓高信号是用来衡量韧带骨化严重程度以及脊髓损伤程度的重要指标。脊髓高信号常见于脊髓受压严重的 OPLL 患者，目前认为非特异性水肿、炎症反应、缺血、脊髓软化、灰质坏死及胶质增生等是其可能的病理基础，然而其临床意义尚未完全得到证实。

作者曾对所治疗的 48 例前路手术的 OPLL 患者的临床和影像学资料进行分析研究影响手术疗效的相关因素，根据患者术后一年的 JOA 评分计算神经功能改善率（Improvement Rate, IR）[IR =（术后评分 − 术前评分）/(17 分 − 术前评分）× 100％]，评价手术疗效，其中优 20 例（IR ≥ 75％），良 15 例（50％ ≤ IR<75％），中 8 例（25％ ≤ IR<50％），差 5 例（IR<25％），并以此分为疗效优良组 35 例（IR ≥ 50％），疗效不佳组 13 例（IR<50％）。选取年龄、性别、症状持续时间、术前 JOA 评分、合并糖尿病、Pavlov 比值、椎管狭窄率、骨化分型、CT 双影征、脊髓高信号、手术范围以及骨化物处理等 12 个可能影响手术疗效及并发症的因素，其数据分别进行 Wilcoxon rank sum test 检验或 Chi-Square test 检验，初步筛选影响因素。初步筛选结果术前 JOA 评分和骨化物处理方式二个因素在两组患者中的差别具有统计学意义（表 3-4-1-4-1）。结合以往文献报道结果，我们将症状持续时间、术前 JOA 评分、合并糖尿病、椎管狭窄率、脊髓高信号以及骨化物处理方式等六个因素赋值后，纳入 Logistic 回归模型进行多因素分析。结果在本研究中骨化物处理方式是影响 OPLL 患者前路手术疗效的唯一因素（表 3-4-1-4-2）。

在此项研究中，初步筛选发现两组患者的术前 JOA 评分和骨化物处理方式差别明显。JOA 评分是比较综合、客观评价患者神经功能障碍程度的指标，一定程度上反映了脊髓损伤的程度和潜在的恢复能力。然而赋值纳入 Logistic 回归模型进行多因素分析时，术前 JOA 评分对手术疗效并不具有明显影响，因此将术前 JOA 的赋值标准定为 8 分是否恰当值得商榷。骨化物的处理方式是研究中所得出唯一对手术疗效影响具有统计学意义的因素。前路椎体次全切除减压术中对韧带骨化灶的处理方式可分为直接切除和骨化灶漂浮。前者减压直接，作用迅速，效果明显；而后者主要针对骨化物与硬膜囊粘连紧密或同时合并硬膜囊骨化难以分离的患者，依靠后纵韧带自身特性及脑脊液搏动使骨化韧带漂浮前移，理论上亦可达到减压目的。然而，采用此种处理方法要取得理想的减压效果须有两个前提条件：首先，椎体开槽减压需有足够宽度，使骨化灶与周围骨壁充分游离；其次，骨化物需进行充分处理、磨薄，以便随脑脊液搏动获得理想漂浮。因此，OPLL 前路手术彻底切除骨化物、充分减压是获得良好手术疗效的关键。

表 3-4-1-4-1 前路手术治疗颈椎后纵韧带骨化症患者的相关因素

因　素	疗效优良组	疗效不佳组	总　计	P　值
年龄 (y)	56.3 ± 6.0	50.4 ± 9.0	54.3 ± 8.0	0.8410
性别（%）				
男	25	8	37	0.6215
女	10	1	11	
症状持续时间（y）	3.6 ± 1.3	3.9 ± 1.6	3.7 ± 1.1	0.7782
术前 JOA 评分	9.6 ± 1.6	7.3 ± 1.9	8.7 ± 1.6	0.0436
合并糖尿病				
是	4	2	6	0.4658
否	31	11	42	
Pavlov 比值	0.71 ± 0.05	0.74 ± 0.08	0.72 ± 0.05	0.6839
椎管狭窄率（%）	37.2 ± 7.6	39.1 ± 10.5	37.8 ± 7.3	0.6233
骨化分型				
局限型	20	7	27	0.9531
分节型	15	6	21	
CT 双影征				
有	10	3	13	0.9465
无	25	10	35	
脊髓高信号				
有	12	2	14	0.0954
无	23	11	34	
手术范围				
1 个椎节	13	5	18	0.7479
2 个椎节	22	8	30	
骨化物处理				
切除	25	7	32	0.0001
漂浮	10	6	16	

表 3-4-1-4-2 Logistic 多因素回归分析

因　素	赋　值	OR　值	回归系数	P　值
症状持续时间	<1y(0) / ≥ 1y(1)	0.2368	1.9653	0.1427
术前 JOA 评分	<8(0)/ ≥ 8(1)	1.8346	2.1657	0.1018
合并糖尿病	否 (0) / 是 (1)	0.7954	1.8349	0.4634
椎管狭窄率	<50% (0)/ ≥ 50% (1)	0.9346	1.4768	0.5234
脊髓高信号	无 (0) / 有 (1)	0.2523	1.3658	0.2456
骨化物处理	切除 (0)/ 漂浮 (1)	5.0612	2.4549	0.0067

（王新伟　陈　宇　陈德玉）

第五节 颈椎后纵韧带骨化症的前路手术疗法及陈德玉术式

颈椎后纵韧带骨化症患者的脊髓压迫主要来自位于椎管前方的韧带骨化症,前路手术既可直接切除骨化物减压,解除压迫,又能融合固定,稳定手术节段,是理想的治疗方式,但同时手术具有相当的难度和风险。日本学者Yamaura最早于二十世纪七十年代开始前路手术切除后纵韧带骨化,随后为了减少手术并发症,增加手术安全性,将切除后纵韧带骨化改进为采用骨化物漂浮的方式。中国国内以往曾将前路手术减压的安全界限定位骨化症厚度<5mm,椎管狭窄率<50%,但随着手术技术的提高,手术工具的改进以及手术经验的丰富,目前严重的后纵韧带骨化前路手术已非不可能,并能取得更为理想的手术疗效。前路手术的方式主要包括经椎间隙减压植骨融合内固定术和椎体次全切除减压植骨融合内固定术。

一、前路经椎间隙减压植骨融合内固定术

(一)适应证

对于早期的局限型或节段型后纵韧带骨化,患者可能仅仅有轻微的神经症状,后纵韧带骨化不严重,主要位于椎间隙水平,而椎体后方无明显骨化或骨化物不致压者。

(二)术前准备

采用该手术方式,术前必须根据患者的影像学资料对手术进行正确的评估,确定能否通过经椎间隙减压达到切除骨化物、彻底减压的目的,制定好手术节段及范围。如术中经椎间隙减压无法完成切除骨化物,应将椎体次全切除减压作为手术备选方案。由于经椎间隙减压手术视野较小,应准备好手术所需的精细手术器械、良好的光源照明,条件允许可在显微镜下操作

进行手术。

(三)手术步骤

【间盘切除】

根据术前CT、MR的影像学检查结果确定需要手术减压的节段,常规颈前路入路暴露。对于早期局限型或节段型后纵韧带骨化且骨化物位于椎间隙水平时,可选取经单个或多个椎间隙骨化物切除减压手术,切除相应椎间盘至后纵韧带。用钻磨尽量将相邻椎体后缘磨除潜行扩大减压,尽量扩大手术视野及操作空间,而后将骨化物磨薄。

【分离并切除骨化后纵韧带】

寻找未骨化韧带作为突破口,直视下用自制后纵韧带钩插入韧带下,旋转分离将后纵韧带适当提起,并配合使用小刮匙和1~2mm的超薄枪状咬骨钳逐步切除骨化韧带。而后进一步潜行扩大减压上位椎体后下缘和下位椎体后上缘的骨化物,可选用磨钻磨除,亦可选用小刮匙缓慢刮除,可切除大部分椎体后缘的骨化后纵韧带,直至用神经剥离子探查椎体后缘无明显压迫,硬膜囊膨隆满意为止。

【骨融合内固定】

植入预装有自体骨的椎间融合器;如减压碎骨不足可采用人工骨,植骨后采用前路钢板内固定。

(四)术后处理

可于术后24~48h拔出引流管,对于经椎间隙减压植骨融合患者术后无需长时间佩戴颈托,可早期进行功能锻炼。

(五)临床举例

[例1] 图3-4-1-5-1 前路经椎间隙减压治

疗局限型颈椎 OPLL。

男性，38 岁，四肢麻木伴行走不稳半年余。X 线检查显示颈椎曲度轻度后凸；CT 三维重建显示 C₅₋₆ 局限型后纵韧带骨化；MR 显示 C₅₋₆ 水平脊髓受压明显。经椎间隙扩大减压椎间植骨融合术后患者症状完全消失，术后 CT 三维重建显示骨化物完全切除。

[例 2] 图 3-4-1-5-2 前路多节段经椎间隙减压治疗早期分节型颈椎 OPLL。

男性，45 岁，颈背部疼痛不适、双手麻木 1 年余，严重影响患者日常生活工作。X 线检查显示颈椎前凸曲度消失，呈反曲；CT 三维重建显示 C₃₋₆ 分节型后纵韧带骨化，C₃₋₄、₄₋₅、₅₋₆ 椎间隙水平骨赘增生明显；MR 显示脊髓受压部位主要位于 C₃₋₄、₄₋₅、₅₋₆ 椎间隙水平，而 C₄、₅ 椎体后缘水平压迫不明显。经椎间隙扩大减压椎间植骨融合术后患者症状完全消失，一个月后即返回工作岗位。

（六）基本认识

颈椎后纵韧带骨化（OPLL）的发生、发展是一个缓慢的病理过程，不同的病理阶段患者的临床症状和影像特征表现各异。以往 OPLL 患者来就诊时往往病程较晚，脊髓受压已非常严重，

神经症状明显，椎体后缘存在典型的后纵韧带骨化。Hirabayashi 根据骨化物在矢状面的不同形态和范围，将其分为局限型、分节型、连续型和混合型骨化。Epstein 在此基础上提出，由于颈椎退变后增生的骨赘也可能波及后纵韧带导致相应椎间隙水平的后纵韧带骨化，并命名为萌芽型后纵韧带骨化（OPLL in Evolution, OEV），此类患者其椎体后缘水平无明显骨化物。Mizuno 等通过病理组织学研究发现在部分患者其退变增生肥厚的后纵韧带组织（Hypertrophy of the Posterior Longitudinal Ligament, HPLL）中存在点状的钙化灶，随着病情进一步加重可发展成为典型的后纵韧带骨化，因此 HPLL 是一种早期的后纵韧带骨化。

近年来随着国人对日常生活质量要求和就诊意识的提高，在临床工作中早期后纵韧带骨化（EOPLL）患者越来越常见。我们认为对于 EOPLL 的定义还应当同时考虑患者的神经症状和骨化物影像学表现，因为这些才是我们考虑对患者是否进行手术以及采取何种手术方式的关键因素。EOPLL 患者一般相对年轻，其临床症状并不严重，以颈背部疼痛、肢体麻木为主要症状，肢体肌力下降、肌张力增高、行走不稳等锥体束症状较轻，由于严重影响患者正常生活工作，其希

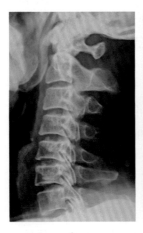 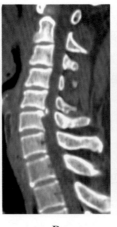 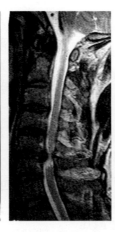 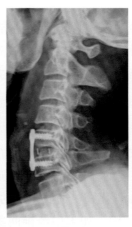 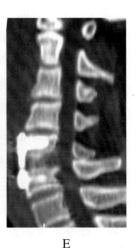

A   B   C   D   E

图 3-4-1-5-1 临床举例 经椎间隙减压植骨融合治疗局限型颈椎 OPLL（A~E）

A. 术前 X 线侧位示颈椎曲度轻度后凸；B. 术前 CT 矢状面重建显示 C₅₋₆ 局限型后纵韧带骨化；C. 术前 MR 显示 C₅₋₆ 水平脊髓受压明显；D. 术后 X 线侧位示手术行 C₅₋₆ 经椎间隙减压植骨内固定术；E. 术后 CT 矢状面重建显示骨化物完全切除

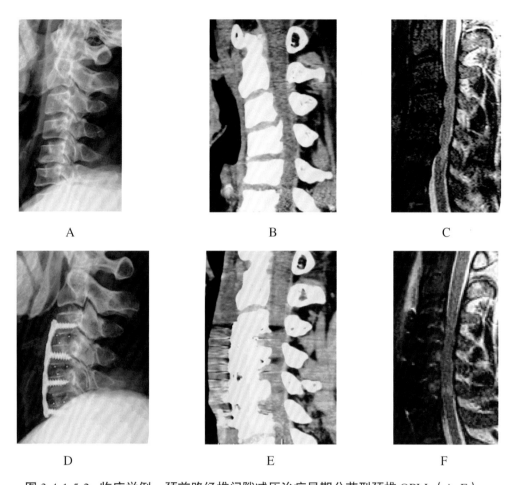

A　　　　　　　　　　　B　　　　　　　　　　　C

D　　　　　　　　　　　E　　　　　　　　　　　F

图 3-4-1-5-2　临床举例　颈前路经椎间隙减压治疗早期分节型颈椎 OPLL（A~F）

A. 术前 X 线侧位片示颈椎生理曲度变直；B. 术前 CT 三维重建显示 $C_{3~6}$ 分节型后纵韧带骨化，C_{3-4}、C_{4-5}、C_{5-6} 椎间隙水平骨赘增生明显；C. 术前 MR 显示脊髓受压部位主要位于 C_{3-4}、C_{4-5}、C_{5-6} 椎间隙水平，而 $C_4~C_5$ 椎体后缘水平压迫不明显；D. 术后 X 线侧位片示颈椎生理曲度得到恢复；E. 术后 CT 三维重建显示椎间隙水平骨化物完全切除，椎体后缘水平部分骨化物残留；F. 术后 MR 显示脊髓形态恢复良好，残留骨化物未对脊髓形成明显压迫。

望通过较小的手术创伤改善症状。影像学表现上其椎体后缘水平虽然也存在骨化的后纵韧带，但并不对脊髓造成明显压迫，其压迫主要来源于位于椎间隙水平的退变椎间盘、相邻椎体后上下缘增生骨赘以及相应水平的骨化后纵韧带。对于这些患者，通过经椎间隙扩大减压可达到去除上述致压因素，充分减压的目的。

经椎间隙扩大减压在去除椎间隙水平致压因素后，通过潜行减压可以切除大部分椎体后缘水平的骨化后纵韧带，扩大减压范围。此外，术中通过逐个椎间撑开可有效恢复椎间高度及颈椎生理曲度，扩大椎管容积，进一步增加减压效果。经椎间隙减压避免了传统椎体次全切除减压的大

范围切骨，减少手术创伤、术中出血少，手术时间缩短。采用椎间植骨融合的手术方式结合颈椎前路钢板固定，能够为颈椎提供充分即刻稳定性，患者术后恢复快，能够尽快返回工作岗位，符合患者的手术要求和目的。融合术后颈椎长期稳定，避免应力刺激，一定程度上抑制了骨化物继续生长。

当然，由于经椎间隙扩大减压并不一定能够完全切除椎体后缘水平的后纵韧带骨化，因此采用该种手术方式治疗的关键在于术前正确的诊断和评估患者病情。如患者术前神经症状已非常严重，肢体肌力下降、行走不稳等锥体束症状明显，亦或术前 MR 检查显示患者在椎体后缘水平的骨

化物对脊髓造成明显的压迫，我们建议还是选择通过椎体次全切除减压，完整切除后纵韧带骨化，彻底减压为宜。此外，该手术方式对初学者难度较大，对有经验者亦必备良好深部照明条件和精细的减压工具，否则减压不易彻底并有加重脊髓损害之可能。

二、前路椎体次全切除减压植骨融合内固定术

（一）适应证

原则上对于减压范围（包括后纵韧带骨化及退变的骨赘和椎间盘）不超过4个椎节的患者均可选用前路手术，包括局限型或节段型后纵韧带骨化，以及骨化范围不超过4个椎节的严重连续型和混合型后纵韧带骨化，尤其是术前颈椎生理曲度消失预计后路间接减压效果不佳的患者。

（二）术前准备

同一般颈前路手术，但由于 OPLL 患者的前路多节段椎体次全切除减压植骨融合手术可能较一般颈椎病患者的耗时要长，需要患者多进行术前气管推拉训练以减少术后声音嘶哑、饮水呛咳等并发症。根据患者术前影像学资料制定详细的手术方案，对患者是否可能合并硬膜囊骨化应进行预判，准备好磨钻及骨化物切除所需的精细手术器械，术中最好能进行诱发电位监测。

（三）手术步骤—陈德玉颈前路直接切除 OPLL 技术简介

【椎体切除】

根据术前 CT、MR 的影像学检查结果确定需要手术减压的节段，常规颈前路入路暴露。切除相应椎间盘后用咬骨钳将椎体大部咬去，用磨钻尽量将椎体后壁和骨化物磨薄。在此过程中，注意椎体次全切除需要有足够的宽度，以便下一步分离并切除骨化物，寻找到未骨化的后纵韧带薄弱处作为突破口。

【分离并切除骨化后纵韧带】

从椎间隙水平近椎体后外侧骨化薄弱处寻找突破口，直视下用自制后纵韧带钩插入韧带下（图3-4-1-5-3），旋转分离将后纵韧带适当提起，并配合使用小刮勺和 1~2mm 的超薄枪状咬骨钳逐步切除骨化韧带。术中对于硬膜囊本身亦有骨化者，尽可能将其彻底分离，切除骨化后纵韧带，同时保留硬膜囊的完整，硬膜囊骨化部分在减压后向前漂浮。如果硬膜囊骨化与韧带骨化粘连紧密而无法分离者，可采用骨化物漂浮法，将骨化物与四周骨壁充分游离，剩余骨化物也可逐渐向前漂浮。少数患者必要时可连同硬膜囊一并切除，但尽可能保持蛛网膜完整，对于减压后出现的硬膜囊缺损，可采用明胶海绵及生物蛋白胶进行封堵。

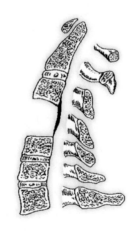

A

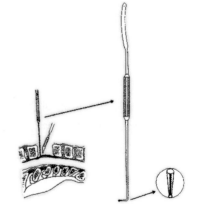

B

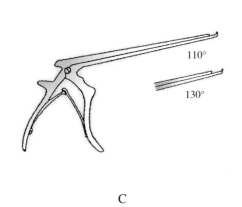
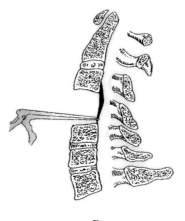

C   D

图 3-4-1-5-3　陈德玉直接切除 OPLL 技术标准术式示意图（A~D）
A. 先施行椎体次全切除；B. 后纵韧带切除钩钩起后纵韧带，尖刀切开；C、D. 超薄枪钳直接咬除 OPLL

【植骨融合内固定】

选取合适长度的预装有自体骨的钛网植入减压槽内；自体骨多来源于局部减压所获得的碎骨，目前一般较少采用自体髂骨或腓骨移植，避免供骨区相关并发症。植骨后采用前路钢板内固定。

（四）术后处理

术后患者可早期活动，对于 2~3 个节段椎体次全切除减压术的患者，术后需严格佩戴颈托，紧密随访，防止出现钛网沉陷、内固定失败等并发症，影响患者手术疗效。

（五）临床举例

［例1］ 图 3-4-1-5-4　女性，59 岁，颈部疼痛 20 年，症状加重伴上肢麻木无力，行走不稳 2 年。术前 X 线片示颈椎退变，C_5、C_6 椎体后缘高密度骨化影；CT 示 $C_{5~6}$ 后纵韧带骨化；术前 T_2 加权 MR 影像示 $C_{5~6}$ 水平脊髓受压严重。手术行 $C_{5~6}$ 椎体次全切除减压植骨内固定术，术后 CT 及 MR 检查显示骨化物完全切除，脊髓形态恢复满意，术后 6 个月随访神经功能恢复满意。

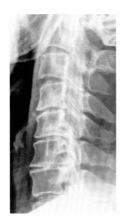
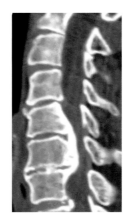
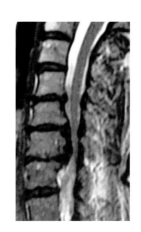

A   B   C

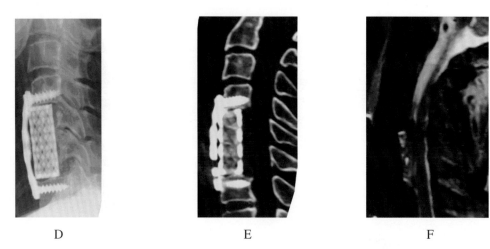

图 3-4-1-5-4　临床举例　颈前路椎体次全切除减压治疗局限型颈椎 OPLL　例 1（A~F）

A. 术前 X 线片示颈椎退变，曲度变直，C_5~C_6 椎体后缘高密度骨化影；B. 术前 CT 示 C_4~C_7 后纵韧带骨化；
C. 术前 T_2 加权 MR 影像示 C_5~C_7 脊髓受压严重；D. 术后 X 线示 C_5~C_6 椎体次全切除、钛网 + 钛板重建；
E. 术后 CT 示骨化韧带切除；F. 术后 MR 示脊髓受压解除。

〔例 2〕　图 3-4-1-5-5　男性，71 岁，四肢麻木无力、行走不稳 4 年，加重半年。术前 X 线片示颈椎退变，呈轻度后凸畸形；CT 示 $C_{3~5}$ 连续型后纵韧带骨化；术前 T_2 加权 MR 影像示 $C_{3~5}$ 脊髓受压严重。手术行 $C_{3~5}$ 椎体次全切除减压植骨内固定术，术中骨化物完全切除，未发生脑脊液漏，术后 3 个月随访神经功能恢复满意。

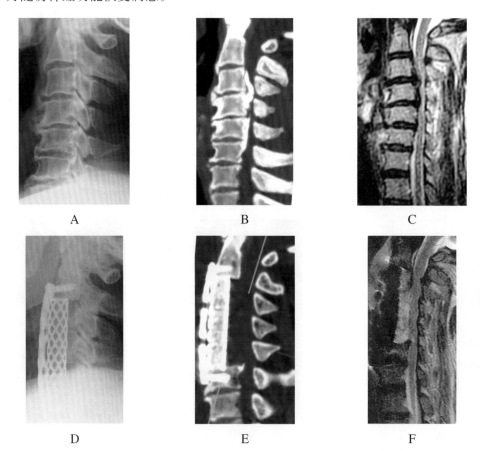

图 3-4-1-5-5　临床举例　颈前路多节段椎体次全切除减压治疗严重的连续型颈椎 OPLL　例 2（A~F）

A. 术前 X 线片示颈椎退变，呈轻度后凸畸形；B. 术前 CT 示 $C_{3~5}$ 后纵韧带骨化；C. 术前 T_2 加权 MR 影像示 $C_{3~5}$ 脊髓受压严重；
D. 术后 X 线示 $C_{3~5}$ 椎体次全切除、钛网、钢板重建；E. 术后 CT 示骨化韧带切除；F. 术后 MR 示脊髓受压基本解除

（六）基本认识

颈椎后纵韧带骨化的发生、发展是一个缓慢的病理过程，患者在临床上表现为起病隐匿，无明显或轻微神经症状可能持续较长的病程时间。多数患者往往在骨化发展到一定程度并对脊髓形成明显压迫，产生严重的神经功能障碍时方才就诊，此时骨化物体积可能已占据椎管相当大的容积，因此临床上椎管狭窄率大于 50%，范围跨越多个椎节的严重型颈椎后纵韧带骨化并不少见。以往由于手术器械和技术的限制，前路手术直接切除骨化物解除脊髓压迫具有相当大难度和风险，国内学者一般将骨化物厚度 <5mm，椎管狭窄率 <50%，骨化物范围 <3 个椎节作为前路手术的安全界限。然而，以往的临床实践经验发现后路手术对于严重的多节段颈椎后纵韧带骨化症患者往往不能获得满意的疗效。分析原因：其一，颈椎后纵韧带骨化症的致压物来自于椎管前方，尤其严重颈椎后纵韧带骨化对脊髓压迫程度重、范围广，后路手术扩大椎管容积间接减压的作用非常有限；其二，颈椎生理性前凸存在是后路手术后脊髓向后漂移获得间接减压的基础，而颈椎后纵韧带骨化患者往往颈椎生理性前凸已消失或呈后凸，后路手术后脊髓向后漂移不足，减压效果不理想。Yamazaki 等研究指出当颈椎后纵韧带骨化患者颈椎曲度 < 10° 时，后路减压就不足以解除骨化物对脊髓的压迫。自 2006 年开始，我们尝试采用颈椎多节段椎体次全切除对部分严重的颈椎后纵韧带骨化症患者直接切除骨化物减压，患者颈椎管狭窄率达 50%~97%，平均 68.4%，经前路直接切除骨化后纵韧带减压后，术后神经功能 JOA 评分明显提高，平均恢复率达 63.2%，高于后路间接减压，与文献报告结果基本一致。此外，前路手术较后路手术创伤小，术后患者恢复快，对手术疗效满意度高。

为提高该手术方式治疗严重颈椎后纵韧带骨化的安全性，在患者清醒状态下采用纤支镜辅助下的气管插管，同时术中摆放体位时对患者颈椎的搬动也需十分小心谨慎。严重颈椎后纵韧带骨化症患者的脊髓受压往往已十分严重，麻醉过程中颈椎过度仰伸或轻微外伤均可能使脊髓损伤进一步加重甚至导致患者完全性瘫痪。术中使用磨钻处理椎体后壁和韧带骨化物时需尽量将其磨薄，保持骨化物与骨槽周壁的连接性，维持骨化物稳定，减少振动对脊髓的刺激。同时，术前应通过 CT 检查对骨化的范围及程度进行详细评估，那个部位骨化程度严重，那个部位骨化物较宽，对此做到心中有数。一般情况下骨化物的切除应从椎间隙水平近椎体后外侧骨化薄弱处开始逐步小块切除，避免大块切除因操作不慎而增加脊髓损伤风险。在骨化物切除过程中对硬脊膜及其硬膜外间隙静脉丛的保护，减少其损伤对骨化物成功切除也极为重要。严重后纵韧带骨化症患者的韧带与硬膜囊粘连紧密，或硬膜囊本身亦有骨化，硬膜外静脉丛在受压情况下处于曲张状态，术中极易损伤，一旦损伤硬膜囊和硬膜外静脉丛导致术中出现脑脊液漏和大量出血而影响手术视野，将使得韧带骨化物切除十分困难。我们采用自行设计的颈椎后纵韧带切除钩辅助分离并切除后纵韧带骨化物，该钩尖端细而圆钝，可插入后纵韧带下，并将后纵韧带及骨化物钩起，在后纵韧带与硬膜间形成一间隙，便于切除韧带骨化，保护硬膜囊及硬膜外静脉丛，提高手术安全性。此外，提倡在严重颈椎后纵韧带骨化手术中应用脊髓诱发电位监测以提高手术安全性。

（陈德玉　陈　宇　王新伟）

第六节　颈椎后纵韧带骨化症的后路手术疗法

一、颈椎OPLL后路手术疗法概述

早期后路单纯椎板切除术被用来治疗颈椎后纵韧带骨化症，但该术式对颈椎的稳定性破坏较大，术后继发颈椎后凸畸形的发生率高达60%以上，无法获得理想的远期疗效，临床上已较少使用。20世纪70年代末，日本学者先后报道了单开门椎管扩大成形术和双开门椎管扩大成形术。由于其在扩大椎管容积同时，最大程度的保留了颈椎后部结构，较之单纯椎板切除减压术能够更好的维持颈椎稳定性，使患者能够获得相对良好的远期疗效，椎管扩大成形术成为治疗颈椎后纵韧带骨化的主要手术方式。然而，长期随访研究也发现后路椎管扩大成形术后，50%~70%患者骨化物范围扩大，平均每年增厚0.3mm，纵向扩大1mm，平均超过10%的患者术后出现症状反复或加重。此外，后路手术时无法有效地恢复患者颈椎生理前凸，因此对于术前颈椎曲度已变直或出现后凸畸形的患者来说，后路手术往往难以获得充分的减压效果。近年来，也有学者主张采用后路全椎板切除或半椎板切除植骨内固定术治疗颈椎后纵韧带骨化症患者来减少术后骨化物进展和后凸畸形的发生率。

二、颈椎椎管成形术

（一）概述

椎管成形术的目的是扩大与恢复颈椎椎管内径，其优点在于在扩大椎管矢状径、脊髓减压的同时，尽可能保留了颈椎后部骨性结构，从而维持了术后的稳定性，另外在一定程度上也减轻了术后硬膜外疤痕的形成。最早由平林（1977）和中野（1978）等人报道。现临床上较为常见的术式主要有：单（侧方）开门式椎管成形术、双（正中）开门式椎管成形术、"Z"字成形术、半椎板切除椎管成形术及棘突悬吊式等多种，国内使用较多的是单开门椎管成形术。

（二）适应证

部分局限型或节段型后纵韧带骨化，及减压范围超过3个椎节的严重连续型和混合型后纵韧带骨化患者，但术前颈椎曲度不佳或呈后凸畸形的患者不宜选用椎管成形术。

（三）术前准备

对于严重的多节段连续型和混合型后纵韧带骨化，其脊髓受压已非常严重，任何轻微的颈椎外伤甚至体位改变均有可能加重脊髓损伤，此类患者术前应进行颈部仰伸试验，观察患者神经症状是否加重。术前麻醉插管时应避免颈部过度仰伸，必要时进行清醒下纤维支气管镜辅助插管。根据患者术前影像学资料制定详细的手术方案，确定手术减压范围，准备好磨钻及所需的精细手术器械，术中诱发电位监测可提高手术安全性。

（四）手术步骤
【单开门式椎管成形术】

1. 铰链侧处理　用尖嘴咬骨钳或磨钻去除铰链侧椎板与侧块交界处的外板,注意保留内板（图3-4-1-6-1）。

2. 开门侧处理　按前所述先去除椎板外板，之后用薄型冲击式咬骨钳将内侧骨板完全切断，并咬断椎板下黄韧带显示硬膜囊。此为本手术之关键步骤，操作时小心误伤脊髓或脊神经根（图3-4-1-6-2）。

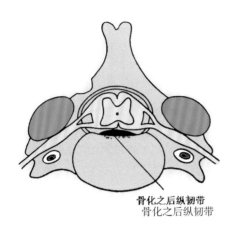

图 3-4-1-6-1　磨钻去除铰链侧椎板与侧块交界处外板示意图

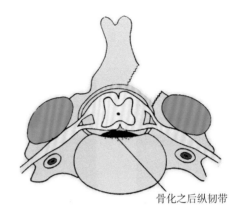

图 3-4-1-6-2　咬骨钳将开门侧全层骨板完全切断示意图

3. 扩大椎管矢状径　当开门侧椎板被完全切断后，可用特制的棘突椎板夹持钳掀开椎板，扩大椎管容积。此时，铰链侧内层骨板形成不全骨折状（图 3-4-1-6-3）。

4. Arch 微型钢板固定　将椎管矢状径扩大后，为维持其有效间隙的间距，防止再关门，选用 Arch 微型钢板固定开门侧椎板和侧块，保持椎板开门状态。可根据骨化物大小、椎管矢状径调节开门宽度，一般掀开 6~12mm（图 3-4-1-6-4、5）。

【双开门式椎管成形术】

从棘突正中将椎管矢径扩大，不仅可明显增加了椎管的矢状径，且"关门"率较低，但在操作上难度较大，此方法日本学者使用较多。

1. 双侧铰链　按前法将两侧椎板与侧块交界处外侧骨板咬出或磨除，保留内侧骨板形成铰链。

2. 劈开棘突　可将棘突切除（或保留），自中线将棘突至椎板后缘全层切开。一般多选用微型电（气）钻，对棘突已切除者则以四关节尖头咬骨钳咬断较为方便（图 3-4-1-6-6）。

3. 扩大矢状径　将棘突向两边分开（双侧椎板内板呈不全骨折状），间距约 0.8~1.2cm 为佳（图 3-4-1-6-7）。

4. 放入植骨块　对保留棘突者可取自体髂骨骨块或人工骨植入局部，并用钢丝或丝线穿孔固定、结扎，目前已有针对这一术式的微型钢板，可固定棘突和植骨块（图 3-4-1-6-8）。

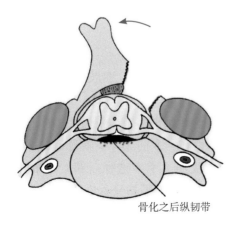

图 3-4-1-6-3　提拉棘突，骨拔撬起离断的椎板示意图

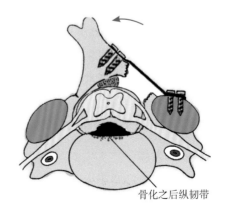

图 3-4-1-6-4　椎板掀开后采用 Arch 微型钛板固定示意图

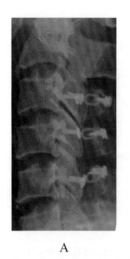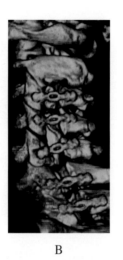

A   B

图 3-4-1-6-5 临床举例 颈后路单开门椎管扩大成
形术 Arch 微型钛板固定 (A、B)
A. X 线示 C_3~C_7 椎管扩大成形术；
B. 术后 CT 三维重建显示椎板开门，椎管容积扩大

图 3-4-1-6-6 咬除双侧椎板外板并劈开棘突示意图

切开线
切除椎板外板

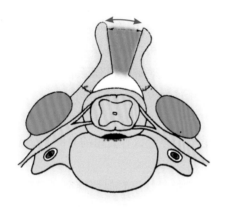

图 3-4-1-6-7 将棘突掀向两侧，扩大椎管容积示意图

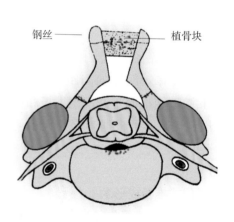

钢丝   植骨块

图 3-4-1-6-8 将植骨块嵌于分开之棘突并以钢丝固
定示意图

【颈椎后路 "Z" 形成形术】

"Z" 形成形术是先将棘突切除、再将椎管后
壁切成 "Z" 形的术式（图 3-3-2-3-21）。

【半椎板切除椎管成形术】

在切除半椎板的基础上尽可能多地扩大切除
范围以达到增加椎管有效空间的目的。

（四）术后处理

基本同一般颈后路手术，注意观察神经根
麻痹、神经功能恶化等术后并发症的发生。对
于进行椎管成形术手术的患者术后仅普通颈围
保护 1~2 周即可，应鼓励患者早期进行颈部功能
锻炼。

（五）临床举例

患者男性，62 岁，四肢麻木无力伴有行走
不稳进行性加重二个月。术前 X 线和 CT 检查结
果可明确诊断颈椎多节段混合型 OPLL，但术前
颈椎前凸存在，术前 MR 检查显示 C_3 至 C_7 水平
脊髓广泛受压。手术选择后路 C_{3-7} 单开门椎管
成形术，术后 CT 平扫显示椎管容积增加，术后
MR 检查显示脊髓向后漂移，减压效果理想（图
3-4-1-6-9）。

后路单开门椎管成形术是多节段颈椎后纵韧

带骨化治疗方法之一，由于骨化症位于脊髓前方，前路手术可以直接达到进行病灶切除，但是前路手术的手术难度和风险大，并发症相对较多，因此后路手术被普遍用于治疗多节段的颈椎后纵韧带骨化。

（六）基本认识

后路手术的手术方式选择包括：椎管成形术和椎板切除减压术，单纯椎板切除减压术可能导致生理弯曲异常，颈椎不稳定以及椎管再狭窄等问题而被椎管成形术所逐渐取代，传统的椎管成形术是由 Hirabayashi 和 Satomi 报道的，采用缝合线将棘突和椎旁肌缝合，以使"门"保持打开状态，但是术后"门"的再次关闭和牵拉导致的

颈部酸痛影响患者手术疗效。随后的改良手术中不可吸收缝合线将"门"固定在每个节段棘突使其保持开启状态，然而后续的瘢痕组织容易使椎管再狭窄。而微型钛板的临床应用，使后路单开门椎管成形术得以在临床广泛推广。

既往有学者研究显示，颈椎管狭窄症患者行单开门减压和桥接钢板内固定术后疗效确切，JOA 评分改善明显。微型钛板是近年来应用于临床的一种新的固定材料，多用于颌骨、手骨、足骨等骨折，其可以在椎板成形术中有效的维持"门"的开启状态，微型钛板生物相容性好、固定稳定，且具有良好的延展性。有学者研究显示经过单开门椎管成形术联合微型钛板固定治疗的 OPLL 患者，JOA 评分、颈椎曲度、颈椎矢状

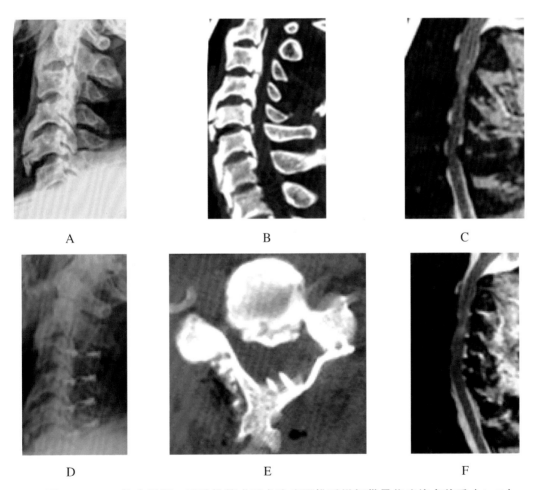

A   B   C

D   E   F

图 3-4-1-6-9 临床举例 后路椎管成形术治疗颈椎后纵韧带骨化症施术前后（A~F）
A. 术前 X 线片示颈椎退变，椎体后缘长节段 OPLL；B. 术前 CT 示 C_2~C_7 多节段混合型后纵韧带骨化；
C. 术前 T_2 加权 MR 影像示 C_3~C_7 脊髓广泛受压；D. 术后 X 线示手术行颈椎单开门椎管成形术；
E. 术后 CT 示椎管横截面容积扩大，微型钛板固定置入维持开门状态；F. 术后 MR 示脊髓受压解除

径均较术前明显改善,术后 24 个月无"再关门"现象的发生。

因此,单开门椎管成形术联合微型钛板固定治疗多节段 OPLL 疗效确切,可以维持椎管"开门"状态,能维持颈椎的稳定性,保持椎管的扩张状态,是一种治疗连续型 OPLL 的有效方法,但其远期疗效尚需进一步观察。

三、颈椎椎板切除植骨融合内固定术

颈椎椎板切除植骨融合内固定术与椎管成形术相比,其优点是减压更加彻底,同时附加植骨融合内固定可以为术后神经功能恢复提供稳定的生物力学环境,减少颈椎后纵韧带骨化症患者术后骨化物进展和后突畸形的发生率;然而临床实践发现此种手术方式术后轴性疼痛、神经根麻痹的发生率明显高于椎管成形术,为此有学者提出采用半椎板切除有限减压的手术方式来减少此种并发症的发生率,但其手术疗效仍有待进一步研究。

(一)适应证

减压范围超过 3 个椎节的严重连续型和混合型后纵韧带骨化患者,术前颈椎曲度不佳或呈后凸畸形的患者可选用椎板切除减压植骨融合内固定术。

(二)术前准备

基本与后路椎管成形术术前准备相同,对于行椎板切除减压植骨融合术的颈椎后纵韧带骨化症患者,术后并发轴性疼痛、神经根麻痹的发生率相对较高,术前应就此类并发症的发生、处理及预后情况与患者进行良好的沟通。

(三)手术步骤

【椎板切除减压】

颈椎后路常规切口暴露单侧或双侧椎板,先用尖嘴咬骨钳或磨钻在侧块和椎板交界处进行开槽,咬除或磨除椎板外层骨板,再用超薄枪状咬骨钳咬除内层骨板,而后用神经剥离子小心分离,按顺序逐步切除椎板及椎板下黄韧带。可根据患者病情及术者的需要切除全椎板或半椎板减压。

【内固定及植骨融合】

颈后路椎板切除术多选用侧块螺钉固定或椎弓根螺钉固定,对于半椎板切除患者可以酌情固定单侧或双侧。对于术前颈椎曲度不佳或后突的患者,可通过进行内固定部分恢复颈椎前凸曲度,使脊髓成分后移,达到减压效果。而后用磨钻将侧块部分外层骨皮质去除,准备植骨床,将椎板切除之碎骨进行植骨。

【缝合切口】

术毕用明胶海绵敷于椎板处硬膜囊外方,然后依序逐层缝合,放置负压引流管,保持引流通畅。

(四)术后处理

基本同一般颈后路手术,加强对神经根麻痹、神经功能恶化等术后并发症的观察,并做出及时处理。术后普通颈围保护 2~3 周即可起床活动。

(五)临床举例

患者男性,55 岁,双手麻木无力伴有行走不稳进行性加重二年。术前 X 线和 CT 检查结果可明确诊断颈椎 OPLL,并且颈椎前凸曲度消失呈后凸畸形,术前 MR 检查显示 C_{2-3} 至 C_{6-7} 五个椎间隙水平脊髓受压。手术选择后路 C_{3-7} 椎板切除减压植骨融合内固定术。术后 X 线检查显示颈椎前凸曲度得到部分恢复,术后 MR 检查显示脊髓向后漂移,减压效果充分(图 3-4-1-6-10)。

(六)基本认识

颈椎后纵韧带骨化的发生、发展是一个缓慢的病理过程,患者在临床上表现为起病隐匿,无明显或轻微神经症状可能持续较长的病程时间。多数患者往往在骨化发展到一定程度并对脊髓形成明显压迫、产生严重的神经功能障碍时方才就诊,此时骨化物范围已跨越多个椎节并占据相当大的椎管容积,因此临床上多节段的严重颈椎 OPLL 并不少见。对于此类患者由于手术器械

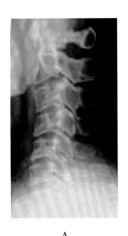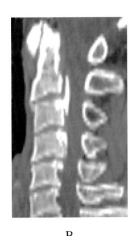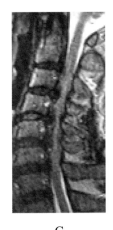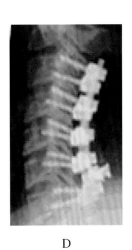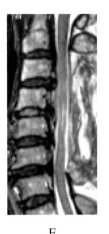

A   B   C   D   E

图 3-4-1-6-10 临床举例　椎板切除减压治疗颈椎后纵韧带骨化症施术前后（A~E）

A. 术前 X 线片示曲度消失呈后凸畸形；B. 术前 CT 提示 C_2~C_4 水平后纵韧带骨化；C. 术前 T_2 加权 MR 影像示 C_2~C_3 至 C_6~C_7 五个椎间隙水平椎管狭窄，脊髓受压；D. 术后 X 线示手术行 C_3~C_7 椎板切除减压侧块螺钉固定术，术后颈椎曲度改善；E. 术后 MR 示脊髓向后漂移，减压满意

和技术的限制，前路通过椎体次全切除直接切除骨化物解除脊髓压迫，重建颈椎稳定性具有相当大难度和风险。而后路手术通过扩大椎管容积，脊髓向后膨胀、漂移可达到间接减压的目的，与前路手术相比相对安全，难度较小，国内多数学者以往一般将骨化物厚度 >5mm，椎管狭窄率 >50%，范围 >3 个椎节作为后路手术的选择指证。然而，后路单纯椎板切除减压术或椎管成形术其术后患者颈椎缺乏即刻稳定性，长期随访结果显示患者术后颈椎继发后凸畸形、OPLL 进展以及椎管成形再关门等原因可导致患者再次出现神经症状。因此对于多节段的颈椎 OPLL，后路椎板切除联合钉棒系统固定是一种有效的治疗方式，其在有效减压的同时可提供颈椎即刻稳定性及长期稳定性，避免颈椎继发后凸畸形，而且恢复颈椎稳定性后理论上可减少 OPLL 进一步发展的可能性。

作者曾对该手术方式治疗颈椎 OPLL 的疗效进行过研究，研究发现颈椎 OPLL 患者术前颈椎曲度和横断面骨化分型是影响患者手术疗效两个重要因素。由于后路手术是间接减压，减压效果取决于脊髓向后漂移的程度，因此颈椎曲度对于后路手术的疗效至关重要。Yamazaki 等研究指出：OPLL 患者颈椎曲度 <10°时，脊髓向后漂移往往不足以解除前方骨化物对脊髓的压迫。而后路手术由于患者处于俯卧位，颈部常常处于屈曲

状态，尽管该手术方式术中纵向连接杆安装前进行预弯，但对颈椎生理曲度的恢复仍有限。横断面骨化物分型国内尚无统一标准，在进行研究时作者采用国内较为多用的横断面分型，分为矩形、山丘形和蘑菇形，其中蘑菇形与国外文献中所描述的弥散型或三角形同为基底较窄并呈膨胀性生长的骨化物，蘑菇形患者手术疗效的优良率明显低于其他两型，而矩形和山丘形患者的疗效相对较好。由于蘑菇形骨化物往往起始阶段较小，随着骨化物膨胀性的生长对脊髓压迫呈进行性加重，临床上可表现为症状持续时间长，近期症状加重速度快；与其他两型患者比较，在治疗时神经功能障碍更明显，脊髓受压程度更重，并出现不可逆性病理改变，因此手术疗效差。

此外，研究发现该手术方式术后最主要的并发症是 C_5 神经根麻痹。Sakuara 等统计既往文献结果显示 C_5 神经根麻痹在颈椎后纵韧带骨化患者中的发生率平均达 8.3%（3.2%~28.6%），目前对其发病机制尚不完全清楚，一般认为与减压后脊髓漂移、神经根牵拉有关。而 Kurosa 等认为 OPLL 患者骨化物与神经根粘连是其发生率较高的可能原因。在作者所统计的病例中该并发症的发生率高达 13.0%，研究表明前方骨化物的存在增加了脊髓向后漂移的程度，骨化物越大，漂移

越多，神经根牵拉越严重。颈肩部的轴性疼痛也是后路手术的常见并发症，多数学者认为其发生与后路手术颈后肌群的剥离有关，而 Hosono 等研究提出减压后硬膜囊膨隆相邻节段 C_7 椎板继发卡压可能是其原因，因此建议将后路减压范围扩大至 C_7 上缘。

（陈德玉　陈　宇　王新伟）

第七节　颈椎后纵韧带骨化症合并椎间盘突出手术治疗

颈椎后纵韧带骨化症是指发生在颈椎后纵韧带组织的异位骨形成。其起病隐袭，进展缓慢，早期并不压迫脊髓和神经根，因此易被忽视。颈椎间盘突出则与其不同，其发病多有明显的诱因，起病急，病程短，病情进展快。部分颈椎后纵韧带骨化患者可同时伴有颈椎间盘突出，后者在患者神经压迫症状和体征的出现或加重过程中起主要作用，不容忽视。既往对于 OPLL 患者的治疗多聚焦于骨化的后纵韧带，讨论骨化物切除与否及如何切除的问题。但近年来在临床实践中我们发现，OPLL 和椎间盘突出二者并存时椎间盘突出亦能成为主要致压因素而导致症状的出现或加重，对于这类患者的临床特点及手术方式尤其特殊性。

一、颈椎OPLL合并椎间盘突出症诊断

当颈椎后纵韧带骨化和椎间盘突出二者同时存在时，首先应确定责任病灶，明确是哪种因素更主要的导致了患者临床症状的出现，应根据不同的致压因素选择相应的手术治疗方案。在颈椎后纵韧带骨化合并椎间盘突出的诊断上，我们通过患者临床特点及影像学检查两个方面来确定。

（一）临床特点

后纵韧带骨化是一种缓慢进展的疾病，只有当骨化物生长到一定程度压迫脊髓产生较明显的临床症状时，才被患者重视，因此起病隐袭，病程较长，病情逐渐加重，患者发病年龄相对较大。临床表现以四肢麻木无力、走路不稳等锥体束征为特点。而颈椎间盘突出多有明显的诱因，起病急，病程短，病情进展快，发病年龄相对年轻化，可以表现为锥体束征，也有一部分患者表现为根性症状。

（二）影像学检查

影像学检查在鉴别脊髓压迫主要来自突出的椎间盘还是骨化的后纵韧带方面有较大的优势，X 线平片、CT 三维重建和 MR 三者缺一不可。X 线和 CT 结合可清晰显示骨化物的类型、骨化物累及的节段及椎管狭窄的严重程度。此类患者骨化的类型多为节段型和混合型，这与节段型和混合型骨化的患者部分椎间隙仍保留了运动功能有关，当受外力作用时由于应力集中于未融合节段导致椎间盘的突出而压迫脊髓。连续型骨化的患者由于骨化物使多个椎节"融合固定"，成为一体，因此椎间盘发生突出的机会很少，即使发生也是出现在骨化节段之外的具有运动功能的椎间隙。CT 显示骨化物多比较均匀，呈片状，骨化物对脊髓压迫不明显，因此发病前一般无明显的临床表现或者症状比较轻微。MR 检查因有良好的软组织对比度，对突出的椎间盘阳性分辨率较高，矢状位扫描可发现椎体后缘连续或分节的低信号影，压迫硬膜囊，部分严重者椎体后缘亦有脊髓压迫征象，但是压迫最严重处均在椎间盘突出的水平。MR 横断面扫描可更清晰的显示脊髓压迫主要来自突出的椎间盘，而非骨化的后纵韧带，此时可见骨化的后纵韧带在 T_1、T_2 加权均呈低信号改变，而突出的椎间盘在 T_2 加权为低信号，

但在 T_1 加权为等信号或略高信号改变。

二、颈椎OPLL合并椎间盘突出症手术方式

颈椎 OPLL 合并椎间盘突出患者的手术方式较为灵活多样，采用何种手术方式取决于外科医生术前对患者疾病特点的判断及手术方案的制定。对于颈椎 OPLL 合并椎间盘突出症患者，如 MR 检查显示脊髓压迫主要位于椎间盘突出水平，而骨化后纵韧带对脊髓压迫不明显者，可采用单纯经椎间隙减压治疗椎间盘突出，后纵韧带骨化可二期处理或随访；对于 MR 检查显示后纵韧带骨化和椎间盘突出对脊髓均造成明显压迫者，对于范围在 3 个椎节以内局限型或分节型骨化物，可选择前路椎体次全切除减压术同时切除骨化物

和突出椎间盘，而对于范围超过 3 个椎节的连续型或混合型骨化物，可先前路手术切除突出椎间盘，一期或二期后路手术治疗后纵韧带骨化。

三、颈椎OPLL合并椎间盘突出症临床举例

［例1］ 图 3-4-1-7-1 女性，67 岁，颈部酸痛不适 5 年，加重伴左上肢疼痛、无力 10 天。该患者术前 X 线和 CT 影像学检查发现患者为多节段混合型后纵韧带骨化，MR 检查显示患者除了 C_{5-6} 椎间隙水平因椎间盘突出导致脊髓受压严重以外，其他节段脊髓受压不严重。因此患者左上肢疼痛、无力症状主要是由于 C_{5-6} 椎间盘突出引起，手术行前路 C_{5-6} 经间隙减压植骨内固定术，术后左上肢疼痛消失，肌力较术前改善。

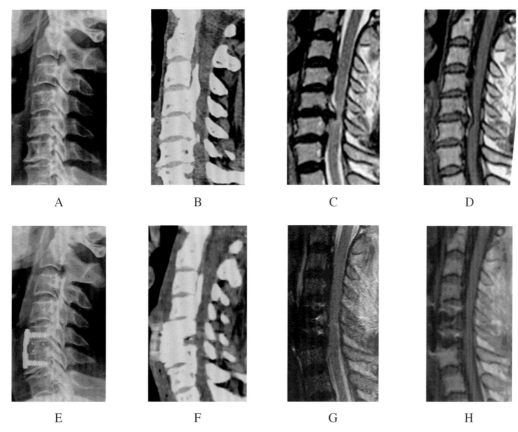

A B C D

E F G H

图 3-4-1-7-1 临床举例 颈椎后纵韧带骨化合并颈椎间盘突出 例 1（A~H）
A. 术前 X 线中立侧位片示 C_3~C_6 水平椎体后缘片状骨化物；B. 术前 CT 三维重建示 C_3~C_7 混合型后纵韧带骨化；
C、D. 术前 MR 示 C_{5-6} 椎间盘突出，相应水平脊髓受压明显；E. 术后 X 线中立侧位片；
F. 术后 CT 三维重建；G、H. 术后 MR 示 C_{5-6} 间隙水平压迫解除

［例2］ 图 3-4-1-7-2 男性，57岁，四肢麻木无力，行走不稳4年。该患者术前X线和CT影像学检查发现患者为 C$_{4~6}$ 多节段分节型型后纵韧带骨化，MR检查显示患者除了后纵韧带骨化外，C$_{3~4}$、C$_{4~5}$、C$_{5~6}$ 水平椎间盘突出明显，并对脊髓造成明显压迫。手术行前路 C$_{4~6}$ 椎体次全切除减压术同时切除骨化后纵韧带及突出椎间盘，术后患者神经功能明显改善。

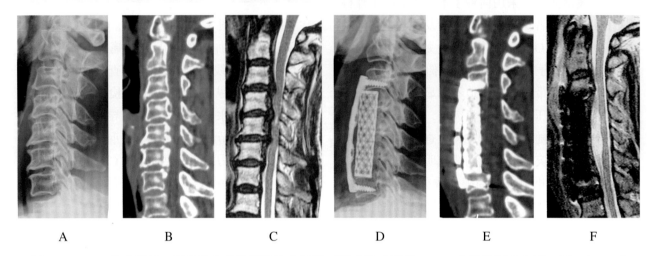

A   B   C   D   E   F

图 3-4-1-7-2 临床举例 颈前路多节段椎体次全切除减压术治疗颈椎 OPLL 合并椎间盘突出 例2（A~F）
A. 术前 X 线侧位示颈椎退变，骨赘增生；B. 术前 CT 矢状位重建显示多节段分节型后纵韧带骨化；
C. 术前 MR 显示脊髓受压程度；D. 术后 X 线侧位；E. 术后 CT 矢状位重建显示骨化物完全切除；
F. 术后 MR 显示脊髓形态恢复良好

［例3］ 图 3-4-1-7-3 女性，73岁，四肢麻木无力，行走不稳2年，症状进行性加重2个月。该患者术前 CT 和 MR 影像学检查发现患者为 C$_{2~5}$ 多节段混合型后纵韧带骨化，MR 检查显示患者除了后纵韧带骨化外，C$_{3~4}$ 水平椎间盘突出明显，并对脊髓造成明显压迫。手术一期行前路颈椎间隙减压切除 C$_{3~4}$ 椎间盘，术后患者神经功能部分改善，术后3个月二期行后路椎板切除减压植骨内固定术。

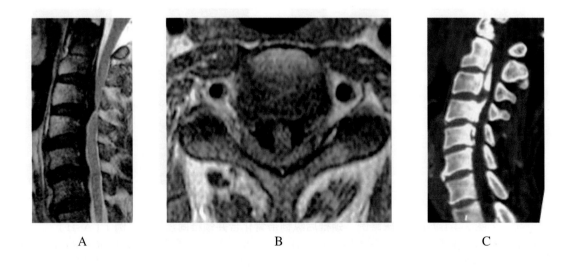

A   B   C

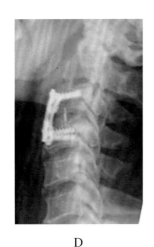 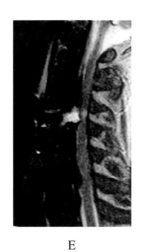 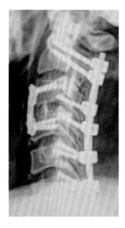

D   E   F

图 3-4-1-7-3   临床举例   前路经椎间隙减压联合后路椎板切除植骨内固定术治疗
颈椎 OPLL 合并椎间盘突出   例 3（A~F）

A、B. 颈椎 MR 显示 C₃ 椎体后缘片状低信号影，C₃₋₄ 突出的椎间盘和椎体后缘骨化物均压迫脊髓，但 C₃₋₄ 间盘处脊髓卡
压最严重；C. CT 矢状位重建显示 C₃、C₄ 后缘后纵韧带骨化，椎管狭窄率达 60%，C₃₋₄ 间隙水平骨化物中断；D. 一期前
路 C₃₋₄ 经椎间隙减压治疗颈椎间盘突出；E. 术后 MR 显示脊髓形态好转，但骨化物仍压迫脊髓；
F. 二期后路椎板切除减压植骨内固定术治疗颈椎 OPLL

四、颈椎OPLL合并椎间盘突出症基本认识

随着手术治疗颈椎后纵韧带骨化症病例的不断增多，临床实践中我们注意到部分颈椎后纵韧带骨化患者合并有颈椎间盘突出，其临床特点与颈椎后纵韧带骨化不完全相符，尽管影像学上两者并存，但以颈椎间盘突出的临床表现为主。20世纪 90 年代，Hanakita J. 就提出了后纵韧带骨化可增加颈椎间盘突出的发生率，其统计了 29 例节段型颈椎后纵韧带骨化的患者，79% 伴有颈椎间盘的突出，之后许多学者也注意到颈椎后纵韧带骨化和椎间盘突出常同时存在。

对于伴有颈椎后纵韧带骨化的颈椎间盘突出症患者，引起当前临床症状的致压因素主要在于突出的椎间盘而非骨化物，我们建议首先给予椎间盘突出节段的减压，对于骨化物一期不予勉强前路切除，符合"压迫在哪里，就在哪里减压"的减压原则。尤其韧带骨化尚未对脊髓造成压迫者，其仅仅表现为椎体后缘的片状骨化影，对其手术治疗还是保守治疗目前尚存在争议。而对于间盘突出的邻近节段骨化物对脊髓亦有压迫者，如果骨化少于 3 个节段且椎管狭窄率不超过

50%，可考虑给予椎体次全切除减压，同时将突出的间盘和骨化的后纵韧带切除。对于骨化严重，椎管狭窄率超过 50% 的患者，局部骨化物"三角形"或"伞形"突出压迫脊髓者，亦或超过 3 个节段的后纵韧带骨化患者，受到技术和设备条件的限制，以后路椎板切除减压或椎管成形术较为安全。由于前方突出的椎间盘对脊髓卡压严重，如果单纯后路减压而不处理间盘，尤其颈椎生理前凸消失甚至出现后凸者，术后其可继续压迫脊髓，影响疗效。因此对于伴有后纵韧带骨化的颈椎间盘突出症患者，无论采取什么样的手术方式，去除严重突出的椎间盘是必须要解决的问题。

由于外科医师手术经验的增加和手术器械的精细化，伴有后纵韧带骨化的颈椎间盘突出症经椎间隙亦可以做到有效减压。需要强调的是术前应对患者的临床特征、影像学资料仔细分析，找出致压物的关键所在；术中注意一般先用小的髓核钳取出突入到椎管内的髓核，以此为突破口然后进行扩大减压操作。因突出髓核对硬膜囊的推挤作用，硬膜囊和骨化物之间粘连多不明显，即使存在粘连，经细心分离后多数可避免损伤硬膜囊。减压过程要耐心、仔细，避免暴力操作对硬

膜囊和脊髓造成直接损伤。

患者术后的疗效与减压是否彻底、脊髓受压的严重程度等有关。去除致压因素、做到彻底减压是取得满意疗效的基础。MR T_2 加权脊髓内高信号的出现提示脊髓缺血，如果不伴有 T_1 加权低信号的改变，对术后疗效无显著影响。上述对伴有颈椎后纵韧带骨化的颈椎间盘突出症患者的手术方式只是处于初步探索阶段，随访时间仍较短，术后长期是否会因骨化物的继续进展而产生新的临床症状有待进一步随访观察。

（陈德玉　陈　宇　杨海松）

第八节　颈椎后纵韧带骨化合并椎间不稳的手术疗法

以往在治疗颈椎后纵韧带骨化症患者时，外科治疗主要针对致压骨化物采用前路直接切除和后路间接减压。然而，临床上我们发现越来越多的颈椎 OPLL 患者有时也同时合并椎间盘突出、椎节不稳等退变性的病理改变，其中椎间不稳在以往手术方案的制定时并未得到强调，在这部分患者中单纯针对骨化后纵韧带进行手术，可能难以达到满意的治疗效果。为此，我们设计、应用了一种单开门椎管成形联合短节段侧块螺钉固定的后路杂交技术治疗颈椎后纵韧带骨化合并椎间不稳的患者。

一、颈椎OPLL合并椎间不稳诊断

（一）颈椎后纵韧带骨化症的诊断

术前常规行颈椎正侧位 X 线片、计算机体层摄影 CT 以及磁共振成像 MR 可明确诊断颈椎后纵韧带骨化症。

（二）颈椎不稳的诊断

节段性颈椎不稳的诊断标准：通过测量患者颈椎伸屈动力位 X 线片，椎体水平位移 > 3.5mm 或椎体角度变化 > 11°，即诊断该节段颈椎不稳。

二、颈椎OPLL合并椎间不稳手术方式

常规静吸复合全麻，患者俯卧于特制石膏床上，颈后正中切口，向两侧剥离椎旁肌，显露双侧椎板。高速球形磨钻于 $C_{3~7}$ 双侧椎板与侧块移行处开一骨槽，打磨右侧骨槽至椎板内层皮质形成铰链侧，从左侧骨槽切断全层椎板，并将椎板向右侧掀起，并用微型 ARCH 钢板固定开门侧。通过术前颈椎伸屈动力位 X 线片明确颈椎不稳节段，于该节段铰链侧置入钉棒系统固定，关节突关节植入松质骨。术后患者佩戴费城颈托 2 个月。

三、颈椎OPLL合并椎间不稳典型病例

男性患者，56 岁，颈部疼痛，四肢无力，行走不稳二年。该患者术前 X 线和 CT 影像学检查发现患者为 $C_{2~7}$ 多节段混合型后纵韧带骨化，但在 $C_{3~4}$、$C_{4~5}$ 水平骨化物中断。MR 检查显示患者脊髓广泛受压，其中 $C_{3~4}$、$C_{4~5}$ 水平受压最为严重。此外，在进行颈椎伸屈动力位 X 线检查时发现患者 $C_{3~4}$、$C_{4~5}$ 水平存在明显椎间不稳。因此手术采用一种后路多种术式（杂交技术），通过椎管成形术对椎管狭窄进行广泛加压，同时针对 $C_{3~4}$、$C_{4~5}$ 水平椎间不稳进行侧块螺钉固定（图 3-4-1-8-1）。

大量的基础研究表明，机械应力刺激是 OPLL 致病及骨化进展的重要因素。体外研究显示，反复、轻微的机械应力刺激可以诱导 OPLL

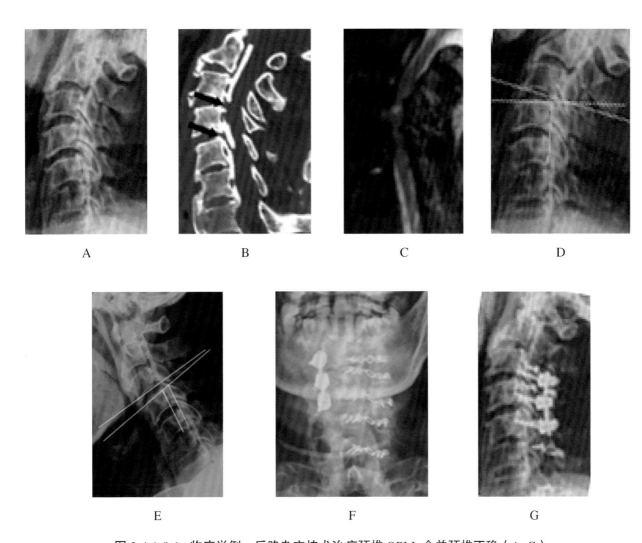

图 3-4-1-8-1　临床举例　后路杂交技术治疗颈椎 OPLL 合并颈椎不稳（A~G）

A. 术前 X 线侧位片示颈椎退变，椎体后缘多节段 OPLL；B. 术前 CT 三维重建示 C_2~C_7 混合型后纵韧带骨化，骨化物在 C_{3-4}、C_{4-5} 水平中断；C. 术前 MR 示 C_{3-4}、C_{4-5} 水平脊髓受压最重，并伴有高信号改变；D、E. 术前 X 线动力位片示 C_{3-4}、C_{4-5} 水平存在明显椎间不稳；F、G. 术后 X 线正侧位片示后路椎管成形及侧块螺钉固定满意

患者后纵韧带细胞中多种生长因子的 mRNA 转录。张伟等运用 DIGE 联合质谱鉴定技术分析周期性机械应力刺激诱导 OPLL 患者后纵韧带细胞差异表达蛋白，发现经应力刺激后多种蛋白表达发生变化，也验证了机械应力在 OPLL 的发生发展过程中起重要作用。

四、颈椎OPLL合并椎间不稳基本认识

现有的临床研究表明，颈椎不稳引起的动态因素与 OPLL 患者发病关系密切。Matsunaga 等对 247 例 OPLL 患者长期随访后发现，颈椎病症状明显并需要手术治疗的患者，其颈椎活动度明显高于仅有轻微临床症状的患者。Koyanagi 等研究发现在连续型或混合型的后纵韧带骨化中，骨化的后纵韧带将相应的椎体连接"固定"变成一个整体，当遭受创伤时，它们作为一个整体进行活动，外力多作用于骨化灶边缘，引起该处脊髓损伤，如连续型 OPLL 两端及混合型 OPLL 间断处。颈椎不稳节段与 OPLL 类型的关系可以概括为两种情况：

1. 混合型 OPLL 的不连续节段；

2. 连续型 OPLL 的上下相邻节段（图 3-4-1-8-2）。

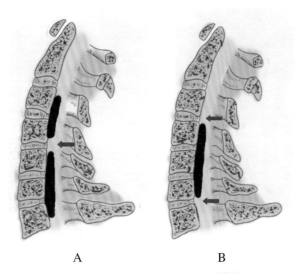

图 3-4-1-8-2　颈椎不稳节段与 OPLL 类型关系示意图（A、B）

A. 混合型 OPLL 的间断节段；
B. 连续型 OPLL 的上下相邻节段

Onari 等报道了一组共 30 例的 OPLL 患者，仅行颈前路椎间融合术，而未切除骨化物为脊髓减压的，术后平均随访 14.7 年，结果显示单纯颈前路椎间融合术而不行椎管减压，通过消除动力性因素的作用，同样可以取得满意的疗效，证明了颈椎不稳引起的动态因素与 OPLL 患者脊髓病的发病密切相关。

椎管成形术是治疗颈椎 OPLL 症的主要手术方式。该技术操作简单，手术风险相对较低，在扩大椎管容积的同时，最大程度地保留了颈椎后部结构，较之单纯椎板切除减压术能够更好地维持颈椎稳定性，使患者能够获得相对良好的远期疗效。但对于颈椎 OPLL 症患者来说，椎管成形术后颈椎不稳可能进一步加重 OPLL 的发展，影

响患者预后。部分随访时间超过 10 年的临床研究发现，椎板成形术后，50%~70%患者出现骨化进展，平均每年增厚 0.3mm，纵向扩大 1mm，超过 10% 的患者术后出现症状反复或加重。此外，椎管成形术仍在一定程度上破坏了颈椎的稳定性，长期随访显示，约 8% 的患者术后出现后凸畸形，可引起脊髓损害，导致手术远期效果差。因此，有些作者认为颈后路椎板切除融合内固定术更适用于颈椎 OPLL 的治疗。但多数文献认为，颈后路椎板切除融合内固定术虽然有效地改善了神经功能，避免了骨化进展及后凸畸形，然而其手术并发症较高，如 C_5 神经根麻痹，严重影响患者的生活质量。

椎管成形术联合侧块螺钉固定，在行椎管减压的同时，为不稳节段提供即刻稳定，消除动力因素作用，为脊髓功能恢复提供稳定环境，有效地避免了骨化进展及后凸畸形。最大程度地保留了颈椎后部结构，维持颈椎生理弧度，减少了如神经根麻痹等并发症的发生。作者随访一组患者均获得了满意的脊髓功能改善，仅一例患者术后出现 C_5 神经根麻痹，尚未观察到轴性痛、骨化进展、颈椎后凸等并发症，也证实了该技术的安全性及有效性。

总之，椎板成形术联合侧块螺钉固定为颈椎 OPLL 症伴颈椎不稳的治疗提供了一种比较安全、有效的手术方法，在达到充分椎管减压同时稳定颈椎不稳节段，为脊髓的功能恢复提供了一个稳定的环境，避免了后凸畸形及骨化进展。

（陈德玉　陈　宇　王新伟）

第九节　颈椎后纵韧带骨化症伴脊髓损伤的临床特点及治疗

一、颈椎OPLL伴脊髓损伤概述

颈椎后纵韧带骨化症患者具有起病隐匿、椎

管狭窄率高、年龄一般较大、多数伤前多无明显自觉症状等特点。颈椎 OPLL 在较轻的外力作用下即可出现较严重脊髓损伤表现，X 线及 CT 多

无骨折或脱位，MR 显示 T$_2$ 加权像多有髓内高信号区，且多数颈髓信号改变平面较高，其病情复杂、变化快、愈后差。原因简要概括为两个方面：OPLL 导致的静态脊髓压迫是导致脊髓压迫的原发因素，动态因素（如外伤）则可能导致神经功能迅速恶化的主要因素。

脊髓损伤治疗之关键在于如何最大限度地把损伤限制在直接受伤部位，防止继发损伤以保留白质内传导束功能，减少损伤灶周围的灰质神经元的进一步丧失。准确的诊断、及时有效的围手术期处理、合理的手术方案以及持续的康复治疗是脊髓损伤患者的生命线，亦是治疗者的系列课题及难点，需要系统的规划及实施。

二、颈椎OPLL伴脊髓损伤临床特点

韧带骨化使相邻椎节形成一整体，运动范围减小，颈椎管虽因韧带骨化而明显狭窄，在外伤前临床上多数并无明显的脊髓受压症状。然而，由于脊髓对外伤的缓冲能力大大降低，轻微的外部力量即可导致严重的颈髓损伤。不同的骨化使颈椎承载应力环境发生不同变化，故而 OPLL 患者外伤后颈髓损伤平面等特点不一而同。Koyanagi 等报道指出连续型和混合型 OPLL 外伤颈髓损伤通常发生在骨化物边界处，节段型骨化外伤后脊髓损伤易发生在突出的椎间盘水平。原因在于骨化之韧带使多个椎体形成一整体，使骨化边缘、骨化物成熟区与未成熟区交界处成为外伤应力相对集中区，从而伤后出现急性脊髓损伤出血、水肿。相对而言，连续骨化韧带连接的各椎体后方的脊髓组织得益于骨化物之保护，其活动度较少，在日常的正常活动中脊髓所受外界应力冲击很小，其脊髓功能障碍主要来自于骨化物的持续致压，脊髓缓慢之缺血、变性。所以，在骨化物的持续致压、椎管进行性狭窄基础上，外伤使原有的脊髓缺血范围明显增大，MR T$_2$ 加权脊髓高信号改变范围明显大于狭窄区域（图 3-4-1-9-1）。连续型及混合型 OPLL 伤后颈髓信号改变跨度多数达 2~4 个节段，甚至更多。仔细分析脊

髓信号改变可见位于骨化物后方脊髓高信号区边界相对清楚、可见脊髓软化灶、信号强度较高并接近脑脊液，而骨化物边缘之高信号主要为脊髓急性损伤之表现如边界模糊、脊髓水肿反应区大、信号强度略高。分节型、局限型颈髓损伤多数位于椎间盘平面，损伤跨度相对小，保留之脊髓功能多，尤其是上位颈髓功能多数未受影响，其伤后颈髓信号改变在 1~2 个节段（图 3-4-1-9-2）。

三、颈椎OPLL伴脊髓损伤围手术期管理

伤后 8h 以内甲基泼尼松龙（MP）冲击治疗被试验及临床证实是减轻脊髓继发损伤的有效方法，并可显著提高患者的脊髓功能恢复。围手术期气管切开与否取决于患者脊髓损伤的平面以及对呼吸影响情况，对于合并颈椎 OPLL 的高位的颈脊髓损伤术前的预防性气管切开有助于术后的呼吸管理。手术前后的全身营养支持、电解质管理应予特别重视，尤其是动态监测血钾、血钠浓度；防止出现难治性低钠血症。

四、颈椎OPLL伴脊髓损伤治疗方案

考虑颈椎后纵韧带骨化特殊的脊髓损伤机理，OPLL 伴急性颈髓损伤手术与否、手术时机、手术方式等争论颇多。Koyanagi 等提出在没有对照组下手术优越与否尚无定论。而 Chen 等报道指出对 OPLL 伴不完全脊髓损伤患者，手术组比非手术组脊髓功能改善率明显提高。目前多数学者仍然认为在综合考虑患者颈髓损伤的症状、MR 或 CT 所显示的颈髓损伤病理状况，尤其是 MR T$_2$ 加权高信号变化位置及范围，以及恰当的术前治疗后，条件允许下选择手术仍是有效改善患者颈髓功能的可行途径。合适的手术时间，多数作者指出在条件允许下伤后一周左右最佳。原因在于 OPLL 合并颈髓损伤往往有慢性脊髓受压变性区及急性颈髓损伤水肿区，在脊髓损伤休克期内急诊手术理论上虽可达到解除压迫，提供脊髓恢复之机会，但实践证实在急性水肿

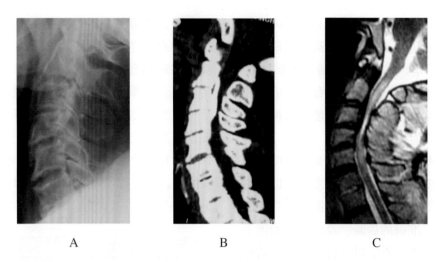

A   B   C

图 3-4-1-9-1　临床举例　男性，72 岁，踩空跌伤致四肢瘫痪（Frankel A 级），
面部皮肤擦伤，符合过伸伤特点（A~C）

A. 颈椎 X 线示颈椎退行性改变，可见 C_{2-4} 椎体后缘连续性 OPLL；B.CT 矢状位重建可见 C_2 下半 ~C_5 上半
后纵韧带骨化呈连续型与 $C_{3、4}$ 椎体已形成整体；C.MR 可见脊髓高信号大于骨化范围，高达齿状突水平

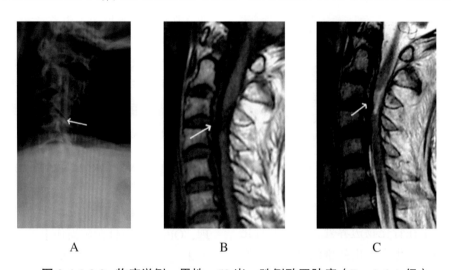

A   B   C

图 3-4-1-9-2　临床举例　男性，58 岁，跌倒致四肢瘫（Frankel A 级）
伤后三天行气管切开呼吸机支持呼吸（A~C）

A. 颈椎 X 线可见颈椎明显的 C_{2-5} 椎体后缘混合型 OPLL，C_{3-4} 交界处可见骨化不全；
B、C.MR T_1、T_2 加权均可见 C_{3-4} 平面脊髓损伤

区趋于稳定前若贸然手术反而可能加重脊髓损伤。早期手术对于脊髓功能的恢复率相对高于晚期手术患者，虽然统计学上并无显著的差异。手术方式选择决定于颈髓损伤程度及位置、骨化类型、颈椎曲度等。前路手术可直接去除致压之骨化韧带，适合于节段性骨化或颈髓损伤位于椎间盘位置，手术风险大、手术操作要求高，但效果确切，并可改善颈椎生理曲度。颈髓损伤跨度大、骨化韧带前路无法切除者等，临床

仍以后路减压为主要手术方式。后路手术包括椎板单、双开门术、椎板成形术、半椎板或全椎板切除术等亦可达到增加椎管容积间接减压之目的，但其减压效果相对有限，尤其是恢复颈椎生理曲度欠佳。手术与否、手术减压方式、是否需要内置物、内置物类型取决于综合考虑患者的颈脊髓损伤情况、颈椎生理曲度、甚至是手术医院的条件、手术医生的技术水平等综合因素。其原则在于去除致压物、增加颈椎管的有效容积提

供脊髓恢复的有效空间、尽可能恢复颈椎生理曲度、重建颈椎的稳定性及减少远期的颈椎后凸畸形改变等。

五、颈椎OPLL伴脊髓损伤并发症及防治

连续型、混合型 OPLL 患者，骨化多数可达 C_3 或以上水平，外伤后骨化边界脊髓急性坏死、变性区多达 $C_{2,3}$ 或以上水平，脊髓功能甚至生命中枢受影响，直接影响患者之愈后，患者死亡率高。合并颈椎 OPLL 颈脊髓损伤 MR T_2 影像有高位脊髓信号改变患者在伤后二周左右是出现严重的酸碱平衡失调、肺部感染衰竭甚至死亡的高发时段。其中，部分病例经积极的治疗后脊髓功能相对改善，但仍有可能因顽固性低钠无法纠正并最终导致患者死亡。OPLL 伴颈髓损伤尤其是高位颈髓损伤患者，脊髓损伤后可能出现顽固性血钠离子浓度异常，其原理与脊髓损伤后钠、钾、钙离子通道等病理生理变化有关。各离子浓度的变化可引起一系列的继发的心肺功能改变，使病情愈趋复杂。临床纠正顽固性低钠非常困难，需综合检测分析各离子浓度、酸碱平衡并调整。若调整不当，将最终影响患者的胃肠功能、心肺功能等，是导致患者死亡的重要因素。

故而，伴颈椎 OPLL 颈髓损伤患者，术前综合治疗尤为重要。激素冲击治疗同时应防治消化道应激性溃疡出血；高位颈髓损伤密切注意各电解质浓度变化，尤其是钠离子浓度并及时纠正；联合应用静脉内外营养改善患者全身条件，创造较好的手术条件，并选择合适的手术时间及方式，为患者的脊髓功能恢复创造条件。

（陈德玉　陈　宇　何志敏）

第十节　颈椎后纵韧带骨化症手术并发症

一、颈椎OPLL手术并发症概述

手术治疗颈椎后纵韧带骨化症较之常规颈椎病手术具有更高的手术难度和风险，相应并发症的发生率也较高，因此对手术治疗颈椎后纵韧带骨化症相关并发症有更好的了解，有助于对病患提供咨询服务，选择合理的手术方式，提高手术效果。但是，颈椎 OPLL 手术并发症的总体情况并不明确，以往文献亦有 OPLL 手术治疗（前路或后路）并发症报告，但并未对此进行专门的阐述。因此，本章节将对颈椎 OPLL 手术并发症的相关文献进行一次较为系统的回顾，对相关并发症的发生率及其预后进行总结。

1975 年到 2010 年，英文发表与颈椎 OPLL 患者的手术并发症相关，且包括 10 个以上案例的文献共计 27 篇，包括 1558 个患者。其中，男女比例自 1.7∶1 到 23∶1 不等，平均年龄自 49.7 岁到 64.4 岁不等。其中 13 篇为前路手术，8 篇为后路手术，6 篇既包括前路和后路手术。平均随访时间 6 个月到 14.3 年不等。神经功能评分系统包括日本骨科协会 JOA 评分或 Nurick Scale 评分。术前神经功能 JOA 评分平均为 7.6 到 9.5 分不等或 Nurick 分级 2.3 到 3.7 级不等，术后 JOA 评分平均恢复率从 32.8% 至 63.3% 不等。

文献报告并发症发生率差异较大，5.2% 到 57.6% 不等。在这 27 篇文献中，手术并发症共有 340 起（发生率达 21.8%）。主要的并发症包括：脑脊液漏（CFL），神经功能缺损（包括运动神经无力或麻痹，如 C_5 麻痹和知觉无力或麻痹），轴性痛（包括颈部疼痛或僵硬），内植物并发症（包括骨移植物或工具，脱落或失效，如钢板、螺钉、和保持架，以及随之而来的无症状或症状不愈

合），声音嘶哑，吞咽困难，呼吸困难及血肿。此外，与手术不相关的死亡或体内并发症，如心脏、呼吸、或末梢血管并发症也被涉及，并发症所占比

例见图 3-4-1-10-1。前、后路手术并发症的发生率分别为 25.4% 和 24.3%，差异无统计学意义（P<0.05）。

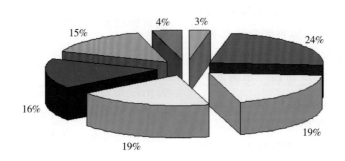

图例	比例
■ 血肿（0.5%）3%	■ 脑脊液漏（5.1%）23%
□ C_5 神经根麻痹（4.2%）19%	□ 其他神经功能障碍（4.1%）19%
■ 轴性痛（3.5%）16%	▨ 植骨及内固定并发症（3.5%）16%
■ 声音嘶哑、吞咽困难、呼吸困难（0.8%）4%	

图 3-4-1-10-1　颈椎 OPLL 手术并发症比例图
（括号内为该并发症占总病例数 1558 例患者的比例，括号外为该并发症占总并发症比例）

二、脑脊液漏

　　15 篇文献中共计 80 例患者并发脑脊液漏，发生率在所有 1558 个患者中约占 5.1%，在单篇文献中脑脊液漏的发生率 0.9%~22.7%。但在前路手术脑脊液漏的发生率明显要高，为 11.9%；而在后路手术中脑脊液漏的发生率为 2.7%，存在统计学差异（p<0.0001）。在 80 例患者中，30 例患者在术中进行了修补手术，术后未见明显脑脊液漏，仅有五例患者术后再次出现脑脊液漏，并接受了二次手术修补。文献报道脑脊液漏自行停止时间一周到三个月不等，对手术疗效无明显影响。

三、神经功能障碍

　　神经功能障碍是颈椎 OPLL 最常见手术的并发症。在 20 篇文献报道的 1184 例患者中，有

131 例患者术后出现神经功能障碍，发生率达到 11%，单篇文献报道的发生率为 1.4%~21.4%。在该类并发症中，术后 C_5 神经根麻痹最常见，有 66 例，在 1558 例患者中的发生率为 4.2%。C_5 神经根麻痹在前路手术患者中的发生率为 1.4%~10.6%（平均 5.2%）；而后路手术患者中的发生率为 4.6%~41.6%（平均 16.3%）；前路和后路手术方式导致该并发症的发生率有显著的统计学差异（p<0.0001）。

　　文献报道，多数术后出现神经功能障碍的患者都获得了完全康复，恢复时间自一周到三个月不等。但也有 27 例患者（20.6%）没能痊愈，其中 10 例为 C_5 神经根麻痹。在总结 131 例术后出现神经功能障碍的患者中，除了那些因血肿压迫造成的神经功能障碍的患者需要紧急手术外，仅有三例患者（2.2%）接受了再次减压手术，其中两例患者在手术后神经功能痊愈，另一例患者部分好转。

四、轴性痛

轴性痛不仅是一种局部的术前症状，也是一种颈椎手术常见的病症。在 Kawaguchi 等报告的 45 例前路手术患者中，有六例患者术前有轴性痛症状，但 20 例患者术后并发轴性痛。在使用后路手术的三篇文献中，总计 162 例患者中有 56 例（34.5%）患者术后出现轴性痛，单篇文献报道的发生率为 24.5%~44.4%。不过，没有患者需要额外手术来缓解该症状。

五、植骨及内固定相关并发症

在 13 篇文献报道的 709 例患者中，有 51（7.1%）例出现植骨或内固定相关的并发症。包括 16 例内固定并发症及 35 例植骨不融合、形成假关节（Pseudarthrosis）。大部分该类并发症的病例（51 例中有 40 例）可能通过再次前路椎体切除术、采用自体髂骨或异体腓骨融合、使用前路钢板固定，得到解决。仅在 1 篇文献中报道有 2 例患者采用后路侧块螺钉固定术出现了螺钉松动，但无临床症状。

16 例内固定并发症患者中有 6 例接受再次手术，另外 10 例佩戴颈托直到植骨融合。在植骨不融合患者中，有 26 例植骨断裂，9 例产生假关节，所有患者均为前路手术，其中 22 例采用腓骨植骨，四例采用髂骨植骨，其余 9 例未提及植骨来源。26 例植骨断裂患者中有 12 例，

以及 9 例假关节患者通过再次手术均获得了植骨融合。

六、声音嘶哑、吞咽困难、呼吸困难

在五篇文献报道中，110 例前路手术患者中，有四例并发声音嘶哑，一例出现吞咽困难。在所有 730 例前路手术的患者中，其发生率是 0.68%。所有声音嘶哑、吞咽困难患者均为术后短暂出现，一般在两个月内自然缓解。

两篇文献中报道了 8 例患者术后出现短暂呼吸困难，主要是由前路手术术后喉头水肿造成，总体发生率接近 0.5%。这些患者中，有一位患者是因术后血肿压迫导致呼吸困难，通过紧急气管切开插管获得痊愈，另一例患者因脑脊液漏造成呼吸困难，经过一周的腰大池穿刺引流治疗，同样得到痊愈。

七、血肿

在四篇文献报道中，总计 464 例患者中 9（1.9%）例术后并发血肿压迫，其中前路手术患者的发生率为 1.1%，后路手术患者的发生率为 2.9%，不同手术方式的发生率没有明显差异（p>0.05）。尽管该并发症的发生率相对较低，但一旦发生必须通过紧急手术来清除血肿，以防止出现不可逆的脊髓损伤。

（陈　宇　顾庆国　王新伟）

第十一节　临床举例

［例1］图 3-4-1-11-1　男性，43岁，严重型后纵韧带骨化症、伴不全性瘫痪，前后路施以减压及内固定术。

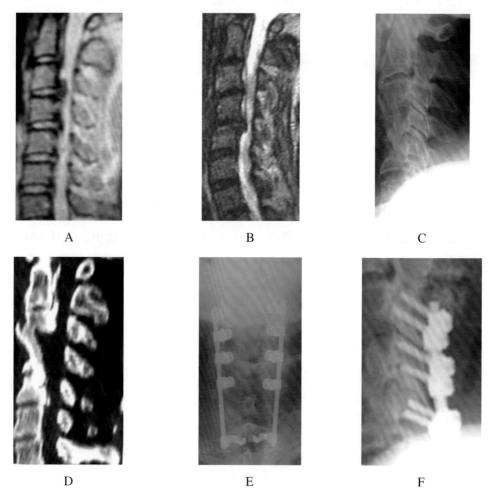

图 3-4-1-11-1　临床举例　例 1（A~F）
A、B. 术前 MR 矢状位观，T_1、T_2 加权；C. 颈前路切骨减压术后 X 线侧位片；D. 同前，CT 扫描矢状位观；
E、F. 又行颈后路 C_3~T_1 椎板切除、减压 + 侧块螺钉固定术，术后正侧位 X 线片；术后症状明显改善

［例2］图 3-4-1-11-2　男性，60 岁，颈椎 OPLL（$C_{3\sim6}$ 节段），行前路切骨减压术。

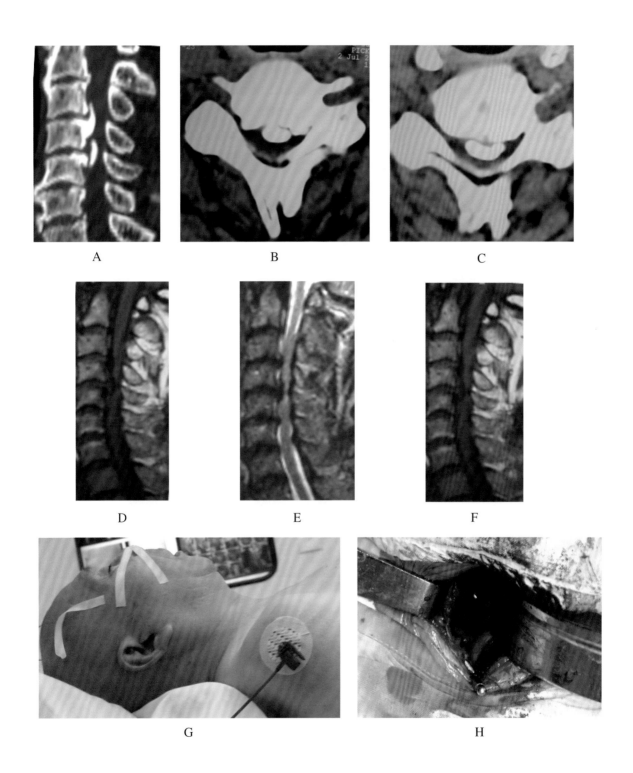

A

B

C

D

E

F

G

H

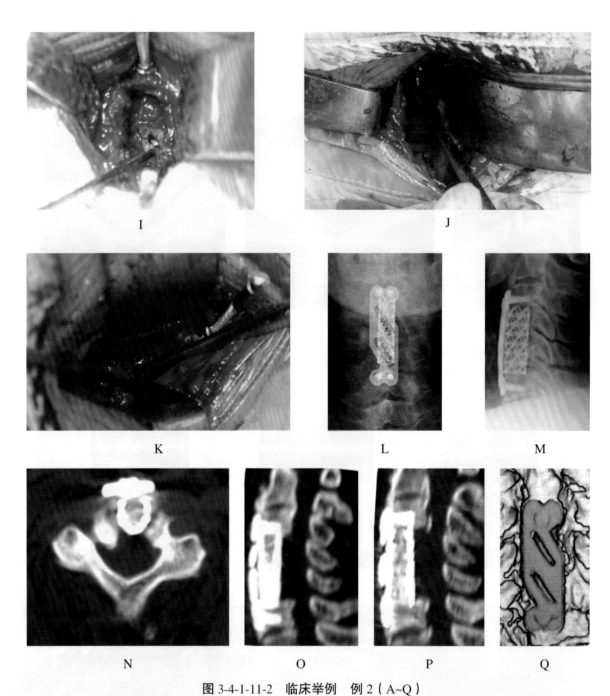

I

J

K

L

M

N

O

P

Q

图 3-4-1-11-2　临床举例　例 2（A~Q）

A. 术前 CT 扫描矢状位观；B、C. 同前，水平位观；D~F. 术前 MR 矢状位观；G. 手术体位；
H~K. 术中，左前横切口；L、M. 前路切骨减压 + 钛网、植骨及钛板螺钉内固定术后正侧位 X 线片；
N. 术后 CT 水平位观；O、P. 同前，矢状位观；Q. CT 重建

［例3］图3-4-1-11-3 男性，51岁，后纵韧带骨化（OPLL）。

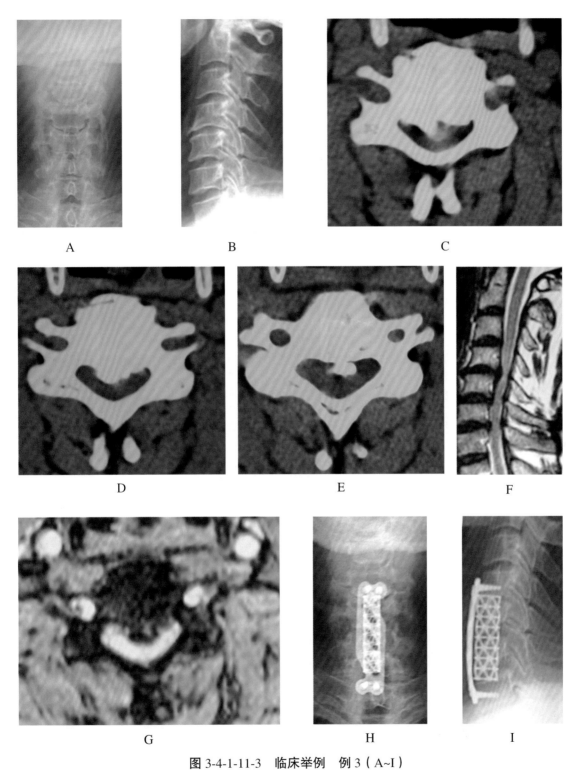

图3-4-1-11-3 临床举例 例3（A~I）

A、B. 术前X线；C~E. 术前CT横断面；F、G. 术前MR矢状位及水平位；

H、I. 颈前路切骨减压（C_5~C_6椎体次全切除）+ 钛网植骨 + 钛板螺钉固定术后正侧位X线片

［例4］图 3-4-1-11-4　男性，45 岁，经椎间隙减压治疗局限型后纵韧带骨化症。

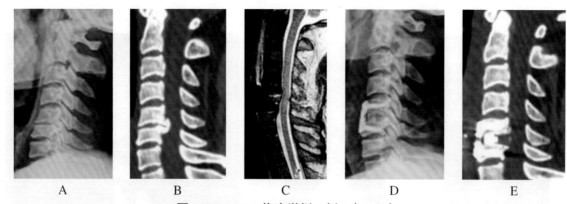

图 3-4-1-11-4　临床举例　例 4（A~E）

A. 术前侧位 X 线片；B、C. 术前 CT 及 MR 矢状位，显示 C_5~C_6 后缘骨化灶；

D. 前路骨化灶切除 + 椎体钛板螺钉撑开固定后 X 线侧位片；E. CT 扫描显示骨化灶已切除

［例5］图 3-4-1-11-5　男性，46 岁，经椎间隙前路减压治疗早期后纵韧带骨化症。

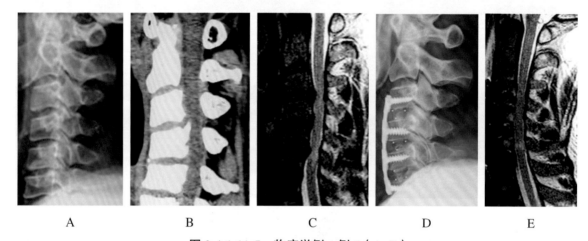

图 3-4-1-11-5　临床举例　例 5（A~E）

A. 术前侧位 X 线片；B、C. 术前 CT 及 MR 矢状位，显示 C_{3-6} 多节段 OPLL，硬膜囊受压明显；

D. 前路切除 OPLL+Cage 植入 + 钛板固定后 X 线侧位片；E. 术后 MR 矢状位显示切骨减压满意

［例6］图 3-4-1-11-6　男性，71 岁，行前路减压治疗严重后纵韧带骨化症。

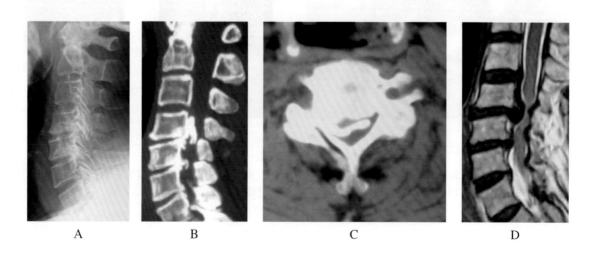

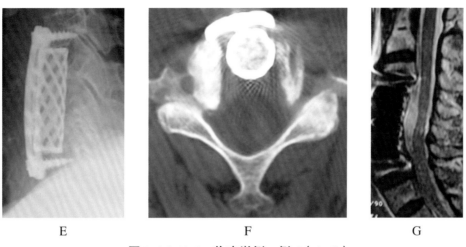

E   F   G

图 3-4-1-11-6 　临床举例　例 6（A~G）

A. 术前侧位 X 线片；B、C. 术前 CT 矢状位及水平位显示 C₄~C₅ 椎体后缘骨化明显；D. MR 矢状位见硬膜囊严重
受挤压，脊髓已有液化灶；E. 前路切骨减压 + 钛网（植骨）+ 钛板撑开固定术后 X 线侧位片；
F. 术后 CT 水平位见切骨减压彻底；G. MR 矢状位，显示硬膜囊前方已恢复原状

［例 7］图 3-4-1-11-7 　男性，60 岁，行前路减压治疗严重后纵韧带骨化症。

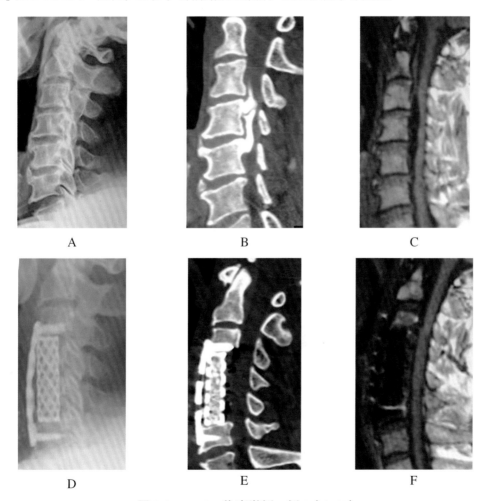

A   B   C

D   E   F

图 3-4-1-11-7 　临床举例　例 7（A~F）

A. 术前 X 线侧位片；B、C. 术前 CT 及 MR 矢状位显示 C₃ 下方至 C₅ 上缘 OPLL 及骨刺致硬膜囊受压明显；
D. 颈前路切骨减压 + 钛网 + 植骨 + 钛板撑开固定术后 X 线侧位片；E、F. 术后 CT 及 MR 显示椎管已恢复原状

［例8］图3-4-1-11-8 女性，49岁，行前路减压治疗连续型严重后纵韧带骨化症（连续型）。

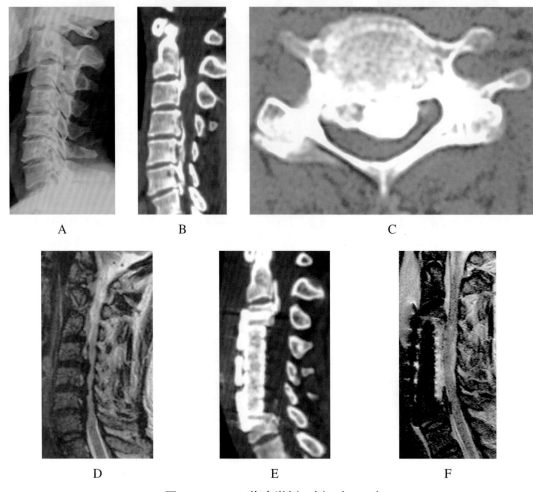

图 3-4-1-11-8 临床举例 例 8（A~F）

A.术前侧位 X 线片；B、C.术前 CT 扫描，矢状位及水平位，显示多节段 OPLL，椎管已减少 1/2 左右；
D.MR 矢状位观；E、F.行前路 C$_{4-6}$ 多节段椎体切除（开槽）+ 钛网 + 植骨 + 钛板撑开固定，
CT 及 MR 矢状位显示减压满意

［例9］图3-4-1-11-9 女性，52岁，行前路减压治疗混合型严重后纵韧带骨化合并硬膜囊骨化症。

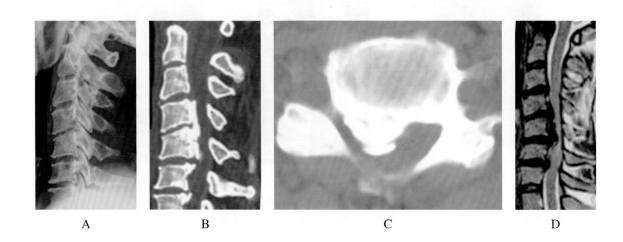

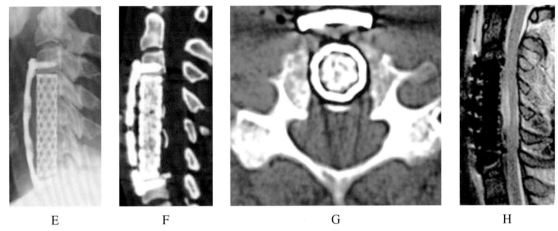

E　　　　　　　F　　　　　　　G　　　　　　　H

图 3-4-1-11-9　临床举例　例 9（A~H）

A. 术前 X 线侧位片；B、C. 术前 CT 扫描，矢状位及水平位显示骨化范围及程度；D. 术前 MR 矢状位观；
E. C₄~₆ 椎体次全切除 + 钛网 + 植骨 + 钛板撑开固定后 X 线侧位片观；F~H. 术后 CT 及 MR 复查显示减压效果满意

［例 10］图 3-4-1-11-10　男性，行前路减压治疗严重后纵韧带骨化症。

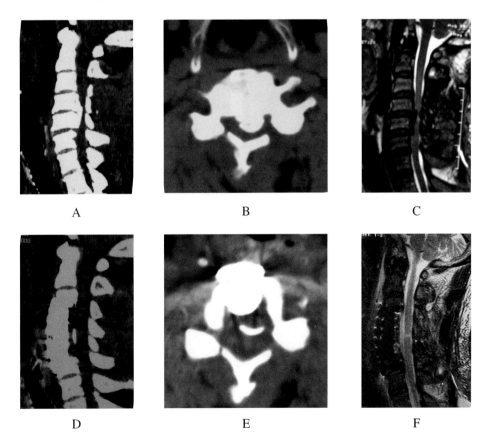

A　　　　　　　　　　　B　　　　　　　　　　　C

D　　　　　　　　　　　E　　　　　　　　　　　F

图 3-4-1-11-10　临床举例　例 10（A~F）

A、B. 再次手术前矢状位及水平位 CT 扫描所见；C. 再次手术前 MR 矢状位显示脊髓受压严重；
D、E. 行前路 C₄~C₅ 椎体次全切除减压 + 钛网植骨 + 钛板固定术后矢状位及水平位 CT 扫描所见；
F. 术后 MR 矢状位现 显示减压满意

［例 11］图 3-4-1-11-11　OPLL 后路减压＋内固定术。

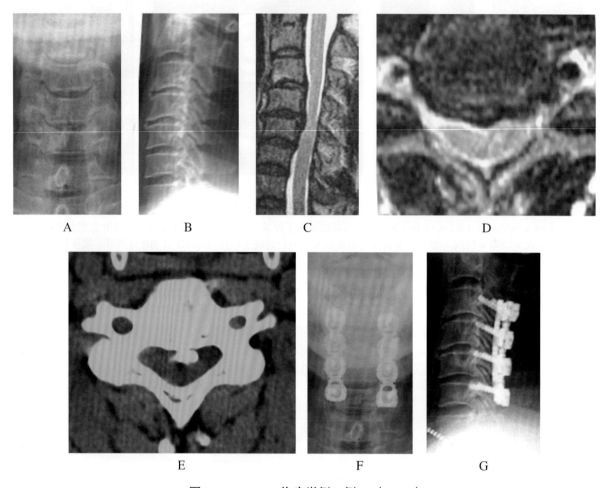

图 3-4-1-11-11　临床举例　例 11（A~G）

A、B. 术前正侧位 X 线片；C、D. MR 矢状位及横断面所见；E. 术前 CT 横断面观；
F、G. C_{3-6} 后路椎板切除减压＋侧块螺钉固定，术后正侧位 X 线所见

［例 12］图 3-4-1-11-12　OPLL 后路减压＋内固定术。

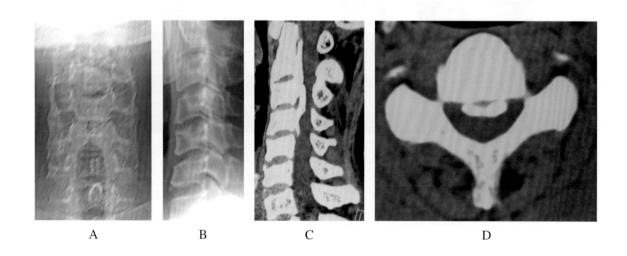

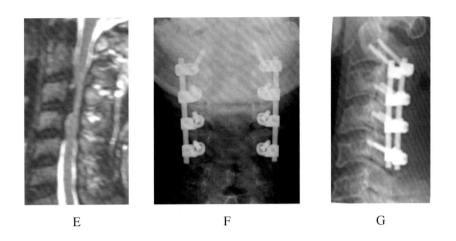

E F G

图 3-4-1-11-12　临床举例　例 12（A~G）
A、B. 术前正侧位 X 线片；C、D. 术前 CT 扫描矢状位及横切面观；E. 术前 MR 矢状位观；
F、G. 颈后路椎板切除减压 + 侧块螺钉内固定术后正侧位 X 线片

［例 13］图 3-4-1-11-13　女性，68 岁，OPLL 后路减压 + 内固定术。

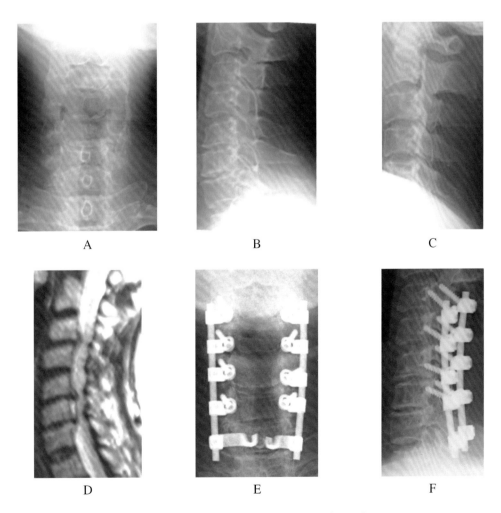

A B C

D E F

图 3-4-1-11-13　临床举例　例 13（A~F）
A、B. 术前正侧位 X 线片；C. 术前 X 线断层片；D. 术前 MR 矢状位；
E、F. 颈后路 C$_{3~7}$ 椎板切除减压 + 侧块螺钉内固定术后正侧位 X 线片

［例 14］图 3-4-1-11-14　男性，43 岁，多发性 OPLL。

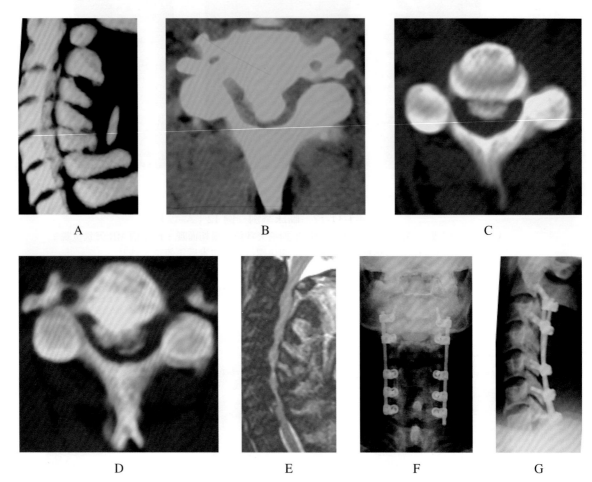

图 3-4-1-11-14　临床举例　例 14（A~G）
A. 术前 CT 矢状位；B~D. 术前 CT 横断面观；E. 术前 MR 矢状位观；
F、G. C_2~C_7 后路减压 + 侧块螺钉内固定术后 X 线正侧位片

［例 15］图 3-4-1-11-15　男性，48 岁，弥漫型 OPLL 行后路减压 + 内固定术。

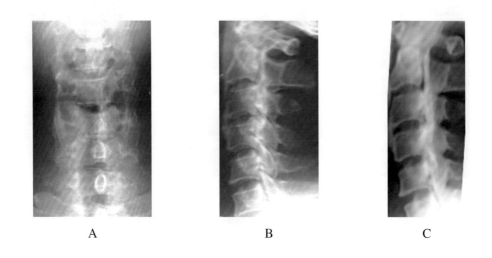

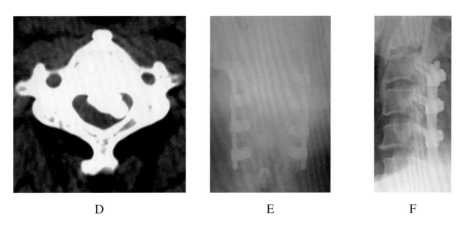

D   E   F

图 3-4-1-11-15　临床举例　例 15（A~F）

A、B. 术前正侧位 X 线片；C、D. 术前 CT 扫描矢状位及横切位；

E、F. 颈后路 C₂ 下缘至 C₆ 椎板切除减压 + 侧块螺钉内固定术

［例 16］图 3-4-1-11-16　女性，52 岁，颈椎后纵韧带骨化（OPLL）致不全性瘫痪半年余行颈后路减压内固定术。

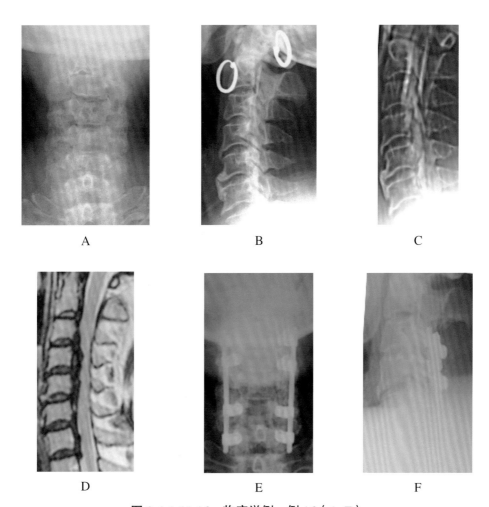

A   B   C

D   E   F

图 3-4-1-11-16　临床举例　例 16（A~F）

A、B. 术前 X 线正侧位片；C. 术前 CT 矢状位扫描；D. 术前 MR 矢状位，显示颈椎椎管严重狭窄；

E、F. 颈椎后路侧块螺钉固定 + 扩大减压术，X 线正侧位所见，术后症状明显改善

［例17］图3-4-1-11-17　女性，58岁，因OPLL来院治疗。

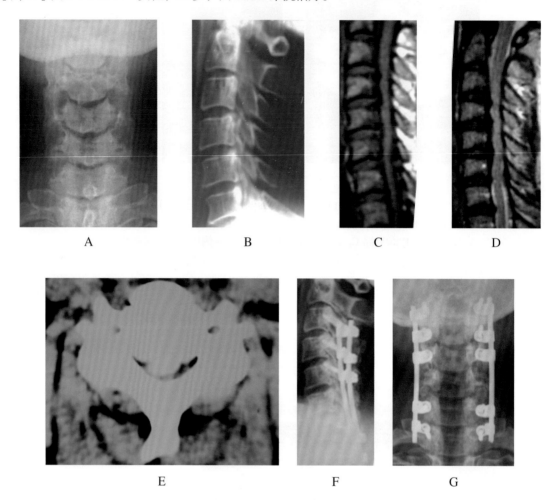

图 3-4-1-11-17　临床举例　例 17（A~G）

A、B. 术前 X 线正侧位片；C、D. 术前 MR 矢状位所见（T_1、T_2 加权）；E. CT 横断位见骨化物占据椎管 2/3 空间；
F、G. 颈椎后路侧块螺钉固定后行椎管扩大减压术，正侧位 X 线片显示固定与减压范围

［例18］图3-4-1-11-18　女性，70岁，因双手麻木及步态不稳两年，拟诊后纵韧带骨化症入院施术。

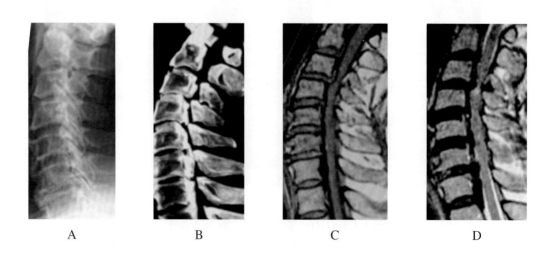

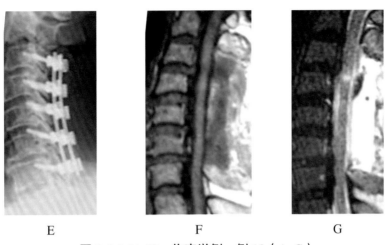

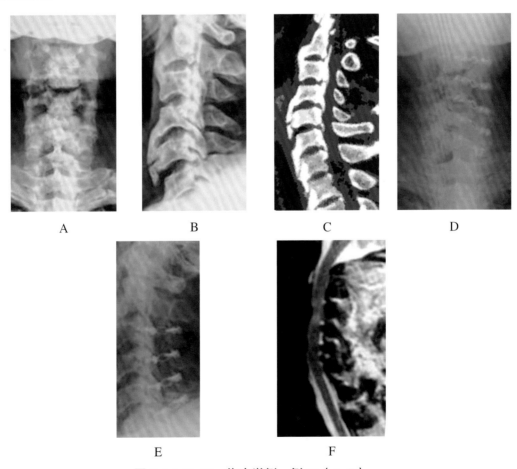

E   F   G

图 3-4-1-11-18 临床举例 例 18（A~G）
A. 术前侧位 X 线片；B. 术前 CT 矢状位扫描；C、D. 术前 MR 矢状位，T_1、T_2 加权；
E. 后路切骨减压 + 侧块螺钉固定后 X 线侧位片；F、G. 术后 MR 矢状位，T_1、T_2 加权，显示椎管已获减压

［例 19］图 3-4-1-11-19 男性，62 岁，颈肩痛十年，四肢麻木二个月，诊断后纵韧带骨化症行后路减压 +mini 钛板固定。

A   B   C   D

E   F

图 3-4-1-11-19 临床举例 例 19（A~F）
A、B. 术前正侧位 X 线片；C. 术前 CT 矢状位扫描，显示 C_{2-7} 后纵韧带连续性骨化症；
D、E. 颈后路椎管成形术 + 钛板固定；F. 术后 MR 矢状位显示椎管矢径扩大，硬膜囊向后漂移

（陈德玉 严力生 赵 杰 王新伟 赵定麟）

参 考 文 献

1. Banerji D,Acharya R,et al. Corpectomy for multi-level cervical spondylosis and ossification of the posterior longitudinal ligament. Neurosurgical Review.1997; 20 (1):25-31.

2. Cardoso MJ, Koski TR,et al.Approach-related complications after decompression for cervical ossification of the posterior longitudinal ligament. Neurosurg Focus. 2011 Mar;30(3):E12.

3. Chang H, Kong CG, et al.Inter- and intra-observer variability of a cervical OPLL classification using reconstructed CT images.Clin Orthop Surg. 2010 Mar;2(1):8-12.

4. Chen DY, He ZM,et al.Clinical characteristics and results of cervical spinal cord injury in the patients with ossification of the posterior longitudinal ligament.Zhonghua Wai Ke Za Zhi. 2007 Mar 15;45(6):370-2. Chinese.

5. Chen J, Wang X,et al. Rotational stress: role in development of ossification of posterior longitudinal ligament and ligamentum flavum.Med Hypotheses. 2011 Jan;76(1):73-6.

6. Chen Y, Chen D,et al.Significance of segmental instability in cervical ossification of the posterior longitudinal ligament and treated by a posterior hybrid technique.Arch Orthop Trauma Surg. 2013 Feb;133(2):171-7.

7. Chen Y, Chen DY, Wang XW, et al. Anterior corpectomy and fusion for severe ossification of posterior longitudinal ligament in the cervical spine. Int Orthop, 2009,33(2):477-482.

8. Chen Y, Wang X, Posterior Hybrid Technique for Ossification of the Posterior Longitudinal Ligament Associated With Segmental Instability in the Cervical Spine.J Spinal Disord Tech. 2012 May 10.

9. Chen Yu, Chen Deyu, Wang Xinwei, et al. Surgical treatment and results of ossification of posterior longitudinal ligament of cervical spine. Orthopedic Journal of China. 2006, 1: 34-37.

10. Chen Yu, Guo Yongfei, Chen Deyu, et al. Diagnosis and surgery for ossification of the posterior longitudinal ligament associated with dural ossification. Eur Spine J. 2009,18:1541-1547.

11. Chen Yu, Guo Yongfei, Chen Deyu, et al. Long-term outcome of laminectomy and instrumented fusion for cervical ossification of posterior longitudinal ligament. Int Orthop, 2009,33(6):1075-1080.

12. Chen Yu, Guo Yongfei, Chen Deyu, et al. Surgical strategy for multilevel severe ossification of posterior longitudinal ligament in the cervical spine. J Spinal Disord Tech. 2011.224（1）: 24-30.

13. Chikuda H, Seichi A,et al.Acute cervical spinal cord injury complicated by preexisting ossification of the posterior longitudinal ligament: a multicenter study.Spine (Phila Pa 1976). 2011 Aug 15;36(18):1453-8.

14. Epstein NE.Evaluation and treatment of clinical instability associated with pseudoarthrosis after anterior cervical surgery for ossification of the posterior longitudinal ligament.Surg Neurol. 1998 Mar;49(3):246-52.

15. Fujimori T, Iwasaki M, et al.Patient satisfaction with surgery for cervical myelopathy due to ossification of the posterior longitudinal ligament.J Neurosurg Spine. 2011 Jun;14(6):726-33.

16. Fujimori T,Le H,et al.Is there a difference in range of motion, neck pain, and outcomes in patients with ossification of posterior longitudinal ligament versus those with cervical spondylosis, treated with plated laminoplasty? Neurosurgical Focus.2013 Jul; 35 (1): E9.

17. Fujiyoshi T, Yamazaki M, et al.Static versus dynamic factors for the development of myelopathy in patients with cervical ossification of the posterior longitudinal ligament.J Clin Neurosci. 2010 Mar;17(3):320-4.

18. Hai-song Yang, Xu-hua Lu, De-yu Chen et al. Mechanical strain induces Cx43 expression in ligament fibroblasts derived from ossification of posterior longitudinal ligament. Eur spine J. 2011 20:1459-65.

19. Hai-song Yang, Xu-hua Lu, De-yu Chen et al. Up-regulated expression of Cx43 in ligament fibroblasts derived from ossification of posterior longitudinal ligament. Spine.2011 Feb 9. Published online [Epub ahead of print].

20. Hirakawa H, Kusumi T,et al.An immunohistochemical evaluation of extracellular matrix components in the spinal posterior longitudinal ligament and intervertebral disc of the tiptoe walking mouse. J Orthop Sci. 2004;9(6):591-7.

21. Hirano Y, Mizuno J, et al.Minimally invasive central corpectomy for ossified posterior longitudinal ligament in the cervical spine.J Clin Neurosci. 2011 Jan;18(1):131-5.

22. Hsieh JH, Wu CT,et al. Cervical intradural disc herniation after spinal manipulation therapy in a patient with ossification of posterior longitudinal ligament: a case report and review of the literature.Spine (Phila Pa 1976). 2010 Mar 1;35(5):E149-51.

23. Kalb S, Martirosyan NL,et al. Analysis of demographics, risk factors, clinical presentation, and surgical treatment modalities for the ossified posterior longitudinal ligament.Neurosurg Focus. 2011 Mar;30(3):E11.

24. Kamioka Y, Yamamoto H,et al. Postoperative instability of cervical OPLL and cervical radiculomyelopathy.Spine (Phila Pa 1976). 1989 Nov;14(11):1177-83.

25. Karasugi T, Nakajima M, et al.A genome-wide sib-pair linkage analysis of ossification of the posterior longitudinal ligament of the spine.J Bone Miner Metab. 2013 Mar;31(2):136-43.

26. Kawabata S, Okawa A, et al.Updates on ossification on posterior longitudinal ligament. Electrophysiological diagnosis of spinal cord dysfunction in ossification of posterior longitudinal ligament.Clin Calcium. 2009 Oct;19(10):1435-40.

27. Kawaguchi Y, Nakano M, et al.Ossification of the posterior longitudinal ligament in not only the cervical spine, but also other spinal regions: Analysis Using Multidetector Ct of the Whole Spine.Spine (Phila Pa 1976). 2013 Jul 23.

28. Kimura A, Seichi A, et al.Perioperative complications of anterior cervical decompression with fusion in patients with ossification of the posterior longitudinal ligament: a retrospective, multi-institutional study.J Orthop Sci. 2012 Nov;17(6):667-72.

29. Koyanagi I, Iwasaki Y, et al.Acute cervical cord injury associated with ossification of the posterior longitudinal ligament.Neurosurgery. 2003 Oct;53(4):887-91; discussion 891-2.

30. Kudo H, Yokoyama T, et al.Interobserver and intraobserver reliability of the classification and diagnosis for ossification of the posterior longitudinal ligament of the cervical spine.Eur Spine J. 2013 Jan;22(1):205-10.

31. Lee SE, Chung CK, Jahng TA, et al.Long-term outcome of laminectomy for cervical ossification of the posterior longitudinal ligament.J Neurosurg Spine. 2013 May;18(5):465-71.

32. Lei T, Shen Y,Cerebrospinal fluid leakage during anterior approach cervical spine surgery for severe ossification of the posterior longitudinal ligament: prevention and treatment.Orthop Surg. 2012 Nov;4(4):247–52.

33. Li H, Dai LY.A systematic review of complications in cervical spine surgery for ossification of the posterior longitudinal ligament.Spine J. 2011 Nov;11(11):1049–57.

34. Lin D, Ding Z, et al.Cervical ossification of the posterior longitudinal ligament: Anterior versus posterior approach.Indian J Orthop. 2012 Jan;46(1):92–8.

35. Liu K, Shi J, Jia L, Yuan W.Surgical technique: Hemilaminectomy and unilateral lateral mass fixation for cervical ossification of the posterior longitudinal ligament.Clin Orthop Relat Res. 2013 Jul;471(7):2219–24.

36. Odate S, Shikata J, et al.Anterior corpectomy with fusion in combination with an anterior cervical plate in the management of ossification of the posterior longitudinal ligament.J Spinal Disord Tech. 2012 May;25(3):133–7.

37. Okada S, Maeda T,et al.Does ossification of the posterior longitudinal ligament affect the neurological outcome after traumatic cervical cord injury?Spine (Phila Pa 1976). 2009 May 15;34(11):1148–52.

38. Onishi E, Sakamoto A,et al.Risk factors for acute cervical spinal cord injury associated with ossification of the posterior longitudinal ligament.Spine (Phila Pa 1976). 2012 Apr 15;37(8):660–6.

39. Ozer AF, Oktenoglu T, et al.Long-term follow-up after open-window corpectomy in patients with advanced cervicalspondylosis and/or ossification of the posterior longitudinal ligament. Journal Of Spinal Disorders & Techniques. 2009 Feb; 22 (1):14–20.

40. Seichi A, Hoshino Y,et al.Neurological complications of cervical laminoplasty for patients with ossification of the posterior longitudinal ligament–a multi-institutional retrospective study.Spine (Phila Pa 1976). 2011 Jul 1;36(15):E998–1003.

41. Seichi A.Updates on ossification of posterior longitudinal ligament. Image diagnosis of ossification of posterior longitudinal ligament and associated diseases.Clin Calcium. 2009 Oct;19(10):1426–34.

42. Sohn S, Chung CK.Increased bone mineral density and decreased prevalence of osteoporosis in cervical ossification of the posterior longitudinal ligament: a case-control study.Calcif Tissue Int. 2013 Jan;92(1):28–34.

43. Son S, Lee SG,et al.Single stage circumferential cervical surgery (selective anterior cervical corpectomy with fusion and laminoplasty) for multilevel ossification of the posterior longitudinal ligament with spinal cord ischemia on MR.J Korean Neurosurg Soc. 2010 Oct;48(4):335–41.

44. Sudo H, Taneichi H,et al.Secondary medulla oblongata involvement following middle cervical spinal cord injury associated with latent traumatic instability in a patient with ossification of the posterior longitudinal ligament.Spinal Cord. 2006 Feb;44(2):126–9.

45. Sugita D, Yayama T, Uchida K, et al.Indian hedgehog signaling promotes chondrocyte differentiation in enchondral ossification in human cervicalossification of the posterior longitudinal ligament.Spine (Phila Pa 1976). 2013 Jul 23.

46. Sugrue PA, McClendon J Jr, et al.Surgical management of cervical ossification of the posterior longitudinal ligament: natural history and the role of surgical decompression and stabilization.Neurosurg Focus. 2011 Mar;30(3):E3.

47. Tani S.Diagnosis and management of ossification of the posterior longitudinal ligament of the cervical spine.Brain Nerve. 2009 Nov;61(11):1343–50. Review. Japanese.

48. Tian W, Han X,et al.Use sagittal reconstruction CT for making decisions regarding the surgical strategy for cervical ossification of the posterior longitudinal ligament.Zhonghua Wai Ke Za Zhi. 2012 Jul;50(7):590–5. Chinese.

49. Wang Xinwei, Chen Yu, Chen Deyu, et al. Removal of posterior longitudinal ligament in anterior decompression for cervical spondylotic myelopathy. J Spinal Disord Tech. 2009.22（6）: 404–407.

50. Wang XW, Yuan W,et al.Surgical options and clinical outcomes of cervical ossification of the posterior longitudinal ligament.Zhonghua Wai Ke Za Zhi. 2012 Jul;50(7):596–600. Chinese.

51. Wimberley DW, Vaccaro AR,et al. Acute quadriplegia following closed traction reduction of a cervical facet dislocation in the setting of ossification of the posterior longitudinal ligament: case report.Spine (Phila Pa 1976). 2005 Aug 1;30(15):E433–8.

52. Wu JC, Liu L, et al.Ossification of the posterior longitudinal ligament in the cervical spine: an 11-year comprehensive national epidemiology study. Neurosurg Focus. 2011 Mar;30(3):E5.

53. Xing D, Wang J, et al.Qualitative evidence from a systematic review of prognostic predictors for surgical outcomes following cervical ossification of the posterior longitudinal ligament.J Clin Neurosci. 2013 May;20(5):625–33.

54. Xinwei Wang, Deyu Chen, Wen, Yuan, et al. Anterior surgery in selective patients with massive ossification of posterior longitudinal ligament of cervical spine: technical note. Eur spine J. 2011 Aug 31. Published online [Epub ahead of print]

55. Yamazaki M, Okawa A,et al.Intraoperative spinal subarachnoid hematoma in a patient with cervical ossification of the posterior longitudinal ligament. Spine (Phila Pa 1976). 2010 Apr 20;35(9):E359–62.

56. Yang Haisong, Chen Deyu, Lu Xuhua, et al. Choice of surgical approach for ossification of the posterior longitudinal ligament in combination with cervical disc hernia. Eur Spine J 2010,19:494–501.

57. Yoo DS, Lee SB, et al.Spinal cord injury in cervical spinal stenosis by minor trauma.World Neurosurg. 2010 Jan;73(1):50–2; discussion e4.

58. Zhao X, Xue Y, et al.Extensive laminectomy for the treatment of ossification of the posterior longitudinal ligament in the cervical spine.Arch Orthop Trauma Surg. 2012 Feb;132(2):203–9.

59. 陈德玉、陈宇、卢旭华、等. 颈椎后纵韧带骨化症合并硬膜囊骨化的前路手术治疗. 中华骨科杂志,2009,29:842–846.

60. 陈德玉、陈宇、卢旭华、等. 前路多节段椎体次全切除治疗严重颈椎后纵韧带骨化症. 中华医学杂志,2009,89:2163–2167.

61. 陈德玉、陈宇、王新伟、等. 后纵韧带钩椎辅助下颈椎后纵韧带骨化物切除术. 中华骨科杂志,2007,27:434–437.

62. 陈德玉、何志敏、陈华江、等. 伴颈椎后纵韧带骨化的颈脊髓损伤临床特点与疗效[J]. 中华外科杂志,2007,45:370–372.

63. 陈德玉、陈宇、王新伟、等. 颈椎后纵韧带骨化症的手术治疗及疗效分析[J]. 中国矫形外科杂志,2006,14(1):9–11.

64. 陈德玉、何志敏、等. 伴颈椎后纵韧带骨化的颈脊髓损伤临床特点与疗效[J]. 中华外科杂志,2007,45（6）:370–372.

65. 陈德玉、贾连顺、宋滇文、等. 增生后纵韧带切除扩大减压治疗脊髓型颈椎病. 中国矫形外科杂志.2001,8:738–739.

66. 陈宇,陈德玉,王新伟,等.严重颈椎后纵韧带骨化症前路和后路手术比较.中华骨科杂志,2008,28:705-709.

67. 陈宇,陈德玉,王新伟,等.后路椎板切除联合钉棒系统固定治疗颈椎后纵韧带骨化症的疗效分析.脊柱外科杂志.2009,7:4-8.

68. 陈宇,陈德玉,等.颈椎后纵韧带骨化术后 C5 神经根麻痹 [J].中华骨科杂志,2007,27(8):572-575.

69. 陈宇,陈德玉,等.颈椎后纵韧带骨化症 MR 分型与手术疗效的关系 [J].中国脊柱脊髓杂志,2007,17(3):186-189.

70. 陈宇,陈德玉,郭永飞,等.颈前路椎体切除植骨融合术后钛网沉陷的临床研究.脊柱外科杂志,2010,4:198-202.

71. 陈宇,陈德玉,王新伟,等.颈椎后纵韧带骨化症后路术后 C5 神经根麻痹.中国脊柱脊髓杂志,2006,16:833-835.

72. 崔志明,贾连顺,等.下颈椎不稳对颈椎后纵韧带骨化症早期发病的影响 [J].中国临床康复,2002,06(16):2402-2403.

73. 冯达州,陈理瑞,等.颈椎间盘突出症合并颈椎后纵韧带骨化的诊治 [J].国际医药卫生导报,2011,17(16):1969-1972.

74. 何志敏,陈宇,陈德玉,等.颈椎后纵韧带骨化症术后骨化进展分析.中华骨科杂志.2010,8:731-736

75. 何志敏,陈宇,陈德玉,等.颈椎后纵韧带骨化组织临床与病理分析.中国骨肿瘤骨病.2010,3:219-222

76. 康辉,贾连顺,等.颈椎后纵韧带骨化症伴发育性椎管狭窄的临床特点及治疗 [J].中国矫形外科杂志,2007,15(23):1763-1764.

77. 李阳,张颖,等.分期后路-前路联合手术治疗颈椎后纵韧带骨化症伴重度脊髓型颈椎病的疗效分析 [J].中国脊柱脊髓杂志,2010,20(3):187-191.

78. 李忠海,赵杰,等.二期前后路手术治疗颈椎后纵韧带骨化症的疗效分析 [J].中国骨与关节损伤杂志.2009,24(11):124-127.

79. 廖秉州,赵新建.颈椎后路单开门治疗后纵韧带骨化外伤后不全瘫 [J].中国现代手术学杂志,2007,11(2):117-118.

80. 刘永盛,樊长安,等.颈椎后纵韧带骨化症合并黄韧带骨化的诊断与治疗.骨与关节损伤杂志,2000,15(6):407-408.

81. 刘郑生,王岩,等.前路漂浮法治疗颈椎后纵韧带骨化症初步报告 [J].中国矫形外科杂志,2004,12(11):822-824.

82. 刘忠军,党耕町,等.应用单开门椎板成形术治疗颈椎后纵韧带骨化症 [J].中华骨科杂志,1999,19(6):276-271.

83. 马维虎,徐荣明.一期前后联合手术治疗严重颈椎后纵韧带骨化症 [J].脊柱外科杂志,2003,1(4):198-200.

84. 缪锦浩,陈德玉,等.颈后路椎板成形联合髓核摘除术治疗颈椎后纵韧带骨化症伴颈椎间盘突出症 1 例报道 [J].中国矫形外科杂志,2011,19(3):28-30.

85. 邱惠斌,庞清江,等.颈椎侧块钢板内固定治疗下颈椎不稳的疗效 [J].现代实用医学,2003,15(5):283-285.

86. 任斌,蔡林,等.前路手术治疗合并邻近椎间盘突出的颈椎后纵韧带骨化症 [J].中国骨与关节杂志,2012,01(1):46-49.

87. 申勇,王林峰,等.MR 信号强度及临床表现对判断颈椎后纵韧带骨化症预后的作用 [J].中华骨科杂志,2009,29(3):212-215.

88. 田纪伟,王雷,等.颈椎后纵韧带骨化症手术并发症探讨 [J].中国矫形外科杂志,2007,15(15):1139-1142.

89. 王昕,王丽琴.颈椎后纵韧带骨化症的 X 线和 CT 诊断 [J].内蒙古医学杂志,207,35(12):1113-1115.

90. 王新伟,陈德玉,袁文,等.后纵韧带切除在颈前路减压中的作用 [J].第二军医大学学报.2004,25:311-313

91. 王新伟,袁文,陈德玉,等.前路根治性减压治疗严重颈椎后纵韧带骨化症.中华外科杂志.2008,46:263-266.

92. 杨大龙,申勇,等.无脊髓压迫症状颈椎后纵韧带骨化患者的影像学特点及临床意义 [J].中国脊柱脊髓杂志,2011,21(1):24-27.

93. 杨海松,陈德玉,史建刚.伴颈椎后纵韧带骨化的颈椎间盘突出症的手术治疗.中华骨科杂志.2010,30(1):98-103.

94. 余可谊,田野,等.颈椎术后并发脑脊液漏的原因和处理 [J].中国脊柱脊髓杂志,2005,15(12):740-743.

95. 元虎,陈继良,等.改良 Z 型椎管扩大成形术治疗颈椎后纵韧带骨化症 [J].中国矫形外科杂志,2008,16(7):504-506.

96. 张绪林,廖秉州,等.颈椎后纵韧带骨化外伤后不全瘫的手术治疗 [J].临床骨科杂志,2002,5(3):233.

97. 郑若昆.颈后路单开门手术治疗颈椎间盘突出合并颈椎后纵韧带骨化 6 例 [J].郑州大学学报(医学版).2003,38(6):1008-1009.

98. 周方宇,李锋,等.一期前后路联合手术治疗多节段颈椎间盘突出合并后纵韧带骨化症 [J].中国组织工程研究与临床康复.2010,14(4):726-731.

第二章 颈椎黄韧带骨化症（OLF）

第一节 颈椎黄韧带骨化症（OLF）概述、病因及病理特点

一、颈椎OLF概述

人们对黄韧带骨化的现象认识并不晚，最早于1912年Le Double首次报道了黄韧带骨化症(Ossification of Ligamentum Flavum，OLF，又称Ossification of Yellow Ligament，OYL)，1920年Polgar描述了黄韧带骨化的X线表现，此后陆续有多位学者报道。随着脊髓造影、CT扫描及MR检查的快速发展，黄韧带骨化症的发现率越来越高，已被公认为是一种独立的临床性疾病，并日益引起临床医生的关注。

黄韧带骨化症系指由于脊柱黄韧带的骨化，压迫相应脊髓和（或）神经根，从而产生系列神经症状者。黄韧带骨化症多见于老年人，发病以50~60岁年龄组较高，且随着年龄的增加有增高的趋势，男女发病率之比约为2:1。黄韧带骨化的发病率，各家报告差别较大，据一项1048例的流行病学调查资料显示，黄韧带骨化的发生率为4.8%。

黄韧带骨化以胸椎和腰椎居多，颈椎黄韧带骨化症则较少见。而颈椎黄韧带骨化的病人多伴有脊柱其他韧带，如前纵韧带、后纵韧带或棘上韧带骨化等。

颈椎黄韧带骨化中，以$C_{5~6}$最为多见，$C_{4~5}$与$C_{6~7}$次之，病变范围多为1~2个椎节，与后纵韧带骨化症不同的是，多节段黄韧带骨化十分少见。在同一节段内，两侧黄韧带均骨化与单侧骨化的发生率相近。

二、颈椎黄韧带大体解剖与生理功能

黄韧带是连接脊柱邻位椎板的韧带，在人体所有韧带中弹力纤维含量最高，因外观呈黄色而得名。黄韧带起自第2颈椎下缘，止于第1骶椎上缘，参与椎管后壁组成。其下缘附着于下一椎板的上缘和后上表面以及上关节突的前内侧，上缘则附着于上一椎板的下缘和前下表面以及下关节突的前内侧，再加上椎板上缘略微向前倾斜，使得椎管后壁非常光滑（图3-4-2-1-1）。从后面观，黄韧带分为左右对称的两半，在中线与棘间韧带相互融合，外侧一直扩展到椎间孔并构成后壁，在椎间孔的外侧与小关节囊融合。一般将黄韧带分为两部分，椎板间部及关节囊部，在黄韧带的中线处，几乎每一水平都有小静脉穿过。

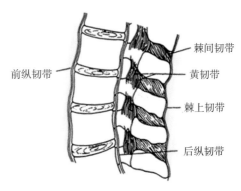

图 3-4-2-1-1　脊柱椎节主要韧带示意图

黄韧带中弹力纤维含量高达 60%~80%，颈椎段弹力纤维呈纵向排列。当脊椎处于最大屈曲位时可比中立位拉长 35%~45%，而最大伸展位时，黄韧带则增厚，并缩短 10%。正常情况下由于韧带的预张力作用，当脊椎过伸时不致发生皱褶或弯折 (Buckle) 而凸于椎管。生物力学研究也表明黄韧带被拉长 70% 时才被破坏，这样黄韧带一方面可保证脊柱在正常范围内自如活动，另一方面又可在外力过大时将能量吸收，从而稳定脊柱并保护脊髓。

三、颈椎OLF病因学

黄韧带骨化的发病原因及机制尚不清楚。但临床发现黄韧带骨化最初多发现于韧带的椎板附丽处，手术中亦发现骨化灶多见于椎板间。基于这一现象，推测其可能与局部的力学环境有关，因为该处是黄韧带最易受损伤之处。各种使黄韧带椎板附丽部位负荷异常增强的因素都有可能造成韧带的损伤，从而使韧带附丽处出血、炎性反应、纤维化等，反复的损伤和反应性修复过程导致韧带的增生、肥厚以致骨化。但黄韧带骨化中的运动性损伤因素绝非唯一性因素，因为在人体脊柱活动度最大的颈段，黄韧带骨化发生的机率并不高。黄韧带骨化症在日本、东南亚等以食稻谷这些含糖量较高食物为主的地区人群中多发，同时，发现在韧带骨化症患者中合并糖尿病的比例较高，推测黄韧带骨化与糖代谢等全身情况有关。另外，黄韧带骨化可能还与钙代谢异常以及家族性遗传等众多因素关系密切。也有人提出该病与遗传因素，如 HLA 抗原系统、种族差异均有关。

四、颈椎OLF病理特点

（一）概述

黄韧带骨化多起始于椎板上缘韧带附着处以及上关节突的内侧，并逐渐向上方、前方和中线方向发展，引起椎板的增厚，继而形成对硬膜囊、神经根的压迫。其病理变化主要表现在以下方面。

（二）黄韧带增宽增厚

黄韧带骨化时韧带增厚并增宽，同时其脆性增大，弹性下降，并可与周围组织形成粘连。

（三）骨化形成

病理组织学研究表明，黄韧带骨化方式主要是软骨内成骨。在病变早期，纤维结构排列紊乱，胶原纤维显著增生，弹力纤维极度减少。在肿胀的胶原纤维中，有许多纤维软骨细胞及大量岛状骨化灶，骨化灶中有骨小梁及骨髓腔及哈佛氏管。正常情况下黄韧带的营养血管存在于椎板边缘的中线部及上关节突的前部，而当骨化灶形成时，在骨化灶边缘亦可发现大量的新生血管组织。

（四）钙化与骨化

曾有作者发现黄韧带钙化灶中亦有软骨化生及软骨内骨化，因而考虑黄韧带的钙化和骨化属同一病理过程中的不同阶段；但更多的人则认为，黄韧带钙化和骨化是两个截然不同的病理过程。钙化灶内为骨砂样或石灰乳样结节，光学显微镜下观察为纤维或软骨基质中的钙盐沉积（图 3-4-2-1-2）；钙化灶周围有较多巨噬细胞、组织细胞、淋巴细胞浸润，其表现呈肉芽肿样异物反应；对钙化灶进行 X 射线衍射分析发现，其成份为羟基磷灰石、焦磷酸钙、磷酸钙等矿物质组成的结晶体。而骨化灶在镜下则发现以骨小梁、骨髓结构为特征（图 3-4-2-1-3）。

（五）周围组织的病理改变

颈椎黄韧带骨化后厚度的增加以及形成的结节突起，可引起骨性椎管狭窄。黄韧带椎板间部位增厚为主者，造成椎管中央部狭窄，而靠近关节囊部位的黄韧带骨化为主者，多形成靠近两侧的神经根管部狭窄；骨化明显或骨化部位介于椎板间与两侧神经根管之间者，则形成椎管中央部及神经根管部同时狭窄，骨化增厚的黄韧带压迫局部颈髓及神经根，出现充血、水肿、直径变细、脱髓鞘等病理改变。神经系统的损害，除局部受到的机械压迫之外，还与血管性改变引起的长期轻度微循环障碍有关。

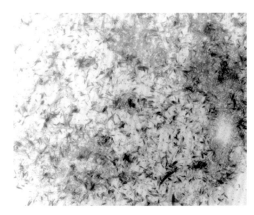

图 3-4-2-1-2　临床举例　黄韧带钙化电镜下见钙盐沉积

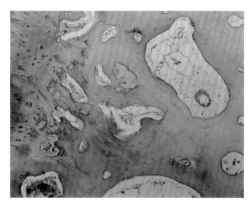

图 3-4-2-1-3　临床举例　黄韧带骨化 HE 染色可见骨小梁及骨髓结构

第二节　颈椎黄韧带骨化症的临床与影像学特点

一、颈椎OLF临床特点

（一）局部症状

可出现颈部酸胀、乏力、僵硬，并伴有颈部疼痛、僵直、活动受限、酸胀等症状。

（二）脊髓压迫症状

颈椎黄韧带骨化症在临床上表现为颈椎管狭窄引起的脊髓压迫症状。脊髓压迫症状的程度及范围与病变程度及病程成正比。

【感觉障碍】

由于致压物主要来自椎管后方，故感觉障碍出现最早且为最主要之表现。患者大多以肢体疼痛、麻木起病，尤以上肢及手指麻木多见。随病变范围的不同可出现脊髓受损平面节段性感觉障碍，神经根分布的区域性感觉障碍和脊髓半切综合征（Brown-Sequard）等多种表现（图 3-4-2-2-1）。少数患者可有胸部束带感。

【运动障碍】

运动障碍多在感觉障碍等出现后 2~3 个月出

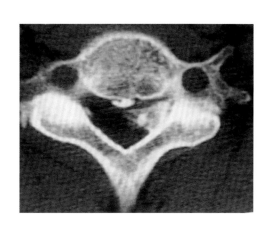

图 3-4-2-2-1　临床举例　CT 扫描显示左侧巨大的黄韧带骨化，患者表现为典型的神经根放射性疼痛和脊髓半切综合征

现，下肢肌力有不同程度减退，患者出现行走不稳，行走踩棉花感觉。

【其他】

病变严重者可出现大小便功能障碍和性功能障碍。

（三）锥体束征

脊髓受压明显时，患者出现锥体束征阳性，表现为四肢腱反射亢进，肌张力增高，膝踝阵挛阳性，病理反射阳性等。

二、颈椎OLF影像学特点

由于本病临床表现常与颈椎病，颈椎管狭窄症等相同，不具特征性，故诊断主要依靠影像学检查。

（一）X线平片

X线平片黄韧带骨化阴影常与椎体影像重叠而难以辨别。在侧位片上，可见椎板腹侧或椎板之间有密度增高之骨化块阴影，下缘位于下一椎板上缘，上缘终止于该椎板中1/2处，其形状常为三角形，如骨化灶较小或辨认有困难的，可摄断层片以进一步明确诊断。

值得提出的是，X线片上还常可观察到其他不同部位、不同韧带的骨化现象，有文献表明，在颈椎黄韧带骨化患者中，有近一半发生脊柱不同部位韧带骨化，如胸椎黄韧带骨化，颈椎后纵

韧带骨化等（图 3-4-2-2-2）。除此之外，尚可观察到其他颈椎疾病，如颈椎退行性改变，发育性椎管狭窄以及先天性颈椎畸形等。

脊髓造影表现为与骨化水平相一致的完全性梗阻或不完全性梗阻，在X线片上常可见不完全梗阻的压迫源来自于硬膜囊的后方。

（二）CT扫描

CT扫描能最为直观地显示OLF。较为多见的征象为：起自椎管后外侧壁（椎板上、下缘或关节突前内侧）的单侧或双侧板状或结节状高密度影突入椎管内，压迫硬膜囊及脊髓（图 3-4-2-2-3），双侧骨化者可相互部分融合，还可与椎板和关节囊融合，形成"V"形骨化影，严重者椎管呈三叶草形或窄菱形。其CT值与骨相同，如作CT脊髓造影检查，可见颈髓硬膜囊受压移位情况，进一步判定其受压程度（图 3-4-2-2-4）。

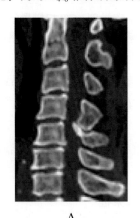

图 3-4-2-2-2　临床举例　X线侧位片显示 C_{6-7} 水平黄韧带骨化，同时 C_{4-6} 椎体后缘后纵韧带骨化

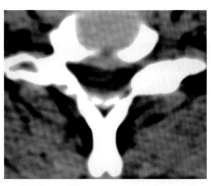

图 3-4-2-2-3　临床举例　CT 扫描显示双侧黄韧带骨化

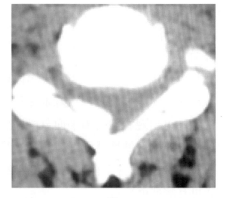

A   B

图 3-4-2-2-4　临床举例　颈椎黄韧带骨化 CT 图像（A、B）

A. 矢状面观；B. 横断面观

（三）MR 检查

MR 检查在 MR 的 T_1 及 T_2 加权矢状面图像上增厚。骨化之黄韧带常呈低信号影凸向椎管，造成颈椎背侧硬膜囊压迫。颈椎黄韧带退变增厚时，在 T_1、T_2 加权时也呈等信号、低信号突向椎管，但两者在形态上常不尽相同，黄韧带退变时常为多节段、半圆形阴影，而骨化灶则为单节段三角形影，而且压迫程度更为严重（图 3-4-2-2-5~7）。

有学者指出，黄韧带骨化灶与其他骨组织一样含有骨髓及脂肪组织，在 T_1 加权上也可呈高信号影，并有人对在 MR 图像上呈不同信号程度的黄韧带骨化组织进行相应的病理及免疫组化研究，发现 MR 上是等信号强度区域为肥厚之韧带中增生的小血管，标志着骨化进展期的开始。

尽管在横断面图像上，MR 显示颈椎黄韧带骨化不及 CT 扫描清晰，但其可直接进行矢状面成像，除显示骨化灶对脊髓压迫程度之外，还可反映出脊髓受压后的信号变化情况，判断疾病预后。

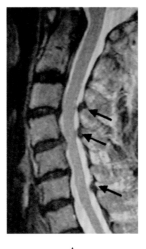
A

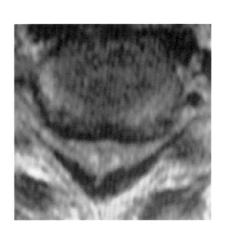
B

图 3-4-2-2-5　临床举例　颈椎黄韧带骨化 MR 图像（A、B）
A. 矢状面观；B. 横断面观

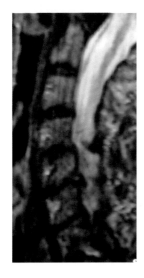

图 3-4-2-2-6　临床举例　MR 显示颈椎黄韧带骨化，脊髓后方压迫严重

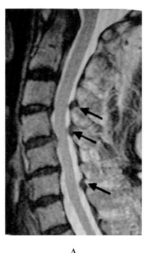
A

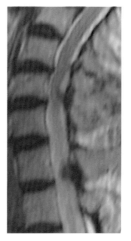
B

图 4-4-1-2-7　临床举例　颈椎黄韧带骨化 MR 所见矢状位（A、B）
A. T_2 加权像；B. T_1 加权像

第三节 颈椎黄韧带骨化症的诊断与鉴别诊断

一、颈椎OLF诊断

主要根据患者主诉及影像学所见，并结合临床症状作出诊断。

（一）临床表现

除局部症状外，主要为脊髓受压引起的感觉及运动功能障碍，且感觉障碍常早于运动障碍而出现。

（二）影像学表现

X线片、脊髓造影、CT及MR可发现来自椎管后方的骨性压迫。黄韧带钙化在X线正位片上可见阴影常与椎体影像重叠而难以辨认，侧位片可见椎板后方或椎板之间豆粒大小钙化阴影，

其形状多为圆形或椭圆形，也可为三角形，多为一节、二节，少有多节段者（图3-4-2-3-1）。如摄斜位片则可见钙化阴影位于椎间孔前方。当颈椎后伸时可见钙化影向椎管内凸入。其CT值平均为182HU，介于水与骨之间，若同时行脊髓造影可进一步判定其病变程度。这些影像学特点与骨化病灶是不一样的。

二、颈椎OLF鉴别诊断

与颈椎黄韧带骨化相比，颈椎黄韧带钙化更为常见，两者在临床与影像学表现较为相似，应注意两者鉴别，必要时可从CT及MR对比中加以辨别（图3-4-2-3-2）。现将鉴别要点列表3-4-2-3-1。

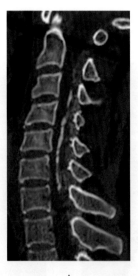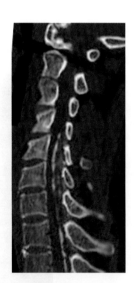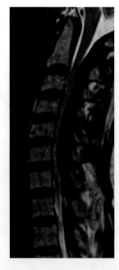

A   B   C

图 3-4-2-3-1 临床举例 长节段颈胸段黄韧带骨化（A~C）
A、B.CT 三维重建；C.MR 矢状位观 T$_1$ 加权

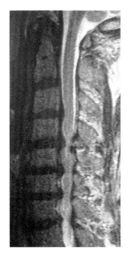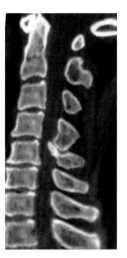

A   B

图 3-4-2-3-2 临床举例 MR 与 CT 区别（A、B）
A. 患者 MR 表现为广泛的颈椎退变，前方 C_{3-4}、C_{4-5}、C_{5-6}、C_{6-7} 椎间盘突出压迫硬膜囊及脊髓，后方 C_{4-5} 水平脊髓受压；B. CT 三维重建明确诊断为黄韧带骨化

表 3-4-2-3-1 黄韧带骨化症与黄韧带钙化症之鉴别要点

鉴 别 项 目	黄韧带骨化症	黄韧带钙化症
性别	男性多见	女性多见
病变水平	全脊椎均有，下胸椎多见	仅见于下颈段
病变部位	椎板附着部	椎板间
病变形态	棘状，板状或结节状	圆或椭圆形
与椎板关系	连续，不随姿势变化移动	不连续
与硬膜关系	常粘连或融合	不粘连
合并全身其他部位钙化	无	多见

第四节 颈椎黄韧带骨化症的治疗及预后

主要分为非手术治疗及手术治疗两种。

一、颈椎OLF非手术治疗

（一）适应证

对症状较轻、骨化早期（增生肥厚为主）的非症状性患者，可采用非手术治疗。

（二）具体治疗的方法

包括颈部制动、颈托固定、理疗以及以缓解局部症状及营养神经等为主的药物治疗等。但该类患者如已引起明显的临床症状，则非手术治疗往往效果不佳。

二、颈椎OLF手术治疗

（一）适应证

经保守治疗无效，或病情进展迅速者，在无明确手术禁忌证的情况下，均应考虑手术治疗。

（二）手术入路选择

由于致压物来自后方，因而通常认为，当脊髓或神经根受压症状明显时，均应行颈椎后路手术，彻底切除增厚骨化的黄韧带，这是解除压迫、恢复脊髓功能的直接有效措施。

（三）体位、麻醉与显露术野

【体位】

俯卧位，为便于切口暴露，力争消除颈背交界处皱折，双肩用宽胶布呈交叉状斜向牵引至下方，患者最好卧于术前预制好之石膏床上更为安全，且对术后翻身及搬运也较方便（图3-4-2-4-1）。

【麻醉】

多选气管插管全身麻醉；局部浸润麻醉亦有效，可视患者全身状态酌情选用。

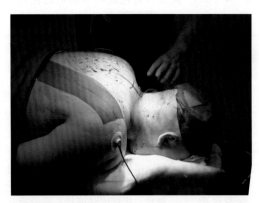

图 3-4-2-4-1　体位
下颈段黄韧带骨化症施术卧于石膏床上最为安全，双肩用宽胶布交叉固定，后正中切口

【显露术野】

按常规颈后路正中切口（见图 3-4-2-4-1），切开皮肤、皮下及深筋膜，锐性分离骶棘肌，显露施术之棘突、椎板及两侧小关节。冰盐水及电凝止血后，清除术野异物。

（四）手术方式

包括单纯椎板切除减压术和椎管成形术。

【椎板切除术】

双侧病变者须行全椎板切除术（图 3-4-2-4-2），而单侧病变者亦可行单侧椎板切除术（图 3-4-2-4-3）。一般单间隙骨化者至少应切除上、下椎板两个节段（图 3-4-2-4-4）。

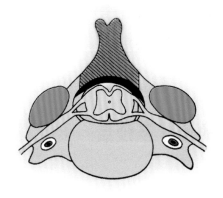

图 3-4-2-4-2　OLF 行全椎板切除术示意图

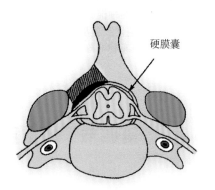

图 3-4-2-4-3　OLF 行单侧椎板切除术示意图

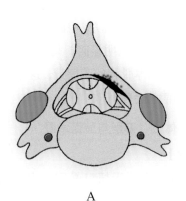

A

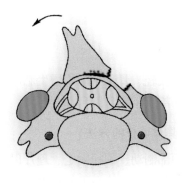

B

图 3-4-2-4-4　一侧性 OLF 半椎板成形术示意图（A、B）
A. 术前横断面观；B. 术后横断面观

【椎管成形术】

对于广泛的多节段黄韧带骨化，在骨化侧行椎板切除，骨化黄韧带切除后，同时行半椎板切除椎管成形术。

黄韧带骨化多较局限，故而切除减压范围均较小，因而术后一般无需植骨及内固定，但如切除范围较大之个别病例亦可考虑植骨及内固定术。

【侧块螺钉 + 棒（板）撑开及固定】

根据施术椎节范围先行侧块螺钉固定及适度撑开，如此操作可避免在减压术中椎节位移所引起的损伤，且有利于减压及切除钙（骨）化之黄韧带。

术中切除椎管后结构及病变之黄韧带是本手术之关键，由于硬膜囊处于临界状态，其易受损，因此在切除两侧椎板时，尽可能不用椎板咬骨钳，以免增加椎管内压力。笔者习惯采用锐性刮匙，按水平位方向刮（切）除椎板，既安全又有效。亦可采用三关节咬骨钳成水平位在椎板两侧边缘处将其咬断，如椎板较宽，三关节开口不足以咬住时，亦可用薄型椎板咬骨钳或刮匙先将椎板上下缘部分切除后再用三关节咬骨钳水平位切骨，一般先切除外板，再切除内板。

当显露钙（骨）化之黄韧带后，则需小心将其切除，为安全起见，可用神经拉钩在边缘处将黄韧带钩住，轻轻抬起，并用神经剥离子从边缘到深部逐渐松解，直达显露硬膜囊，再分段将病变黄韧带切除，依序逐段切除全部病变之黄韧带，此时受压之硬膜囊会逐渐膨起，恢复原有的形态和搏动。

（五）放置侧块固定横连接，闭合切口

减压术毕，用冰盐水冲洗术野，清除凝血块等异物后用明胶海绵保护术野。按节段多少放置 1 或 2 根横连接，以加强侧块螺钉的稳定性。之后依次缝合诸层，并在深部留置引流管（条、片），

24~48h 后拔除。

（六）手术注意事项

由于黄韧带骨化灶常与椎板缘连续且与硬膜囊粘连，甚至椎板间隙常消失，故在手术操作时要十分仔细，应先从邻近正常椎板间隙进入，以神经剥离子小心将硬膜与粗糙的骨化物分离或一侧椎板开槽，另侧切开，向开槽侧将椎板翻开切除，或将椎板磨薄后，以超薄型咬骨钳逐渐将骨化黄韧带切除。防止脊髓损伤及脑脊液漏的发生，有硬膜囊破损时，应进行手术修补。采用磨钻操作，可提高手术安全性。

（七）并发症

由于黄韧带骨化灶常与椎板缘连续且与硬膜囊粘连，甚至椎板间隙常消失，故在手术操作时要十分仔细，应先从邻近正常椎板间隙进入，以神经剥离子小心将硬膜与粗糙的骨化物分离或一侧椎板开槽，另侧切开，向开槽侧将椎板翻开切除，或将椎板磨薄后，以超薄型咬骨钳逐渐将骨化黄韧带切除。防止脊髓损伤及脑脊液漏的发生，有硬膜囊破损时，应进行手术修补，否则可形成脊髓疝出，甚至需要再次手术（图 3-4-2-4-5）。

三、颈椎OLF预后

黄韧带骨化患者的预后一般均较好，但脊髓变性不可逆者，则症状缓解有限。

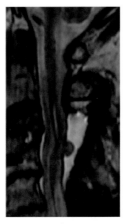
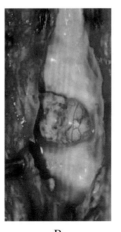

A　　　　　　　　　　　　　B

图 3-4-2-4-5　临床举例　OLF 术中硬膜囊破损造成硬膜囊疝出，该患者需再次手术将脊髓复位，修补硬膜囊（A、B）

A. 术后 MR 矢状位观；B. 再次手术术中照片

第五节　临床举例

[例1] 图 3-4-2-5-1　女性，65 岁，四肢麻木无力，伴行走不稳进行性加重二年。术前 X 线检查显示颈椎退变，MR 检查显示颈脊髓在 C$_{4-6}$ 水平前后方均明显受压，CT 检查明确脊髓前方致压物为椎间盘突出及椎体后缘骨赘增生，脊髓后方致压物为黄韧带骨化，因此该患者诊断为颈椎病合并 OLF。手术方式选择后路椎板切除减压联合侧块螺钉固定融合术，术后患者神经症状改善明显。

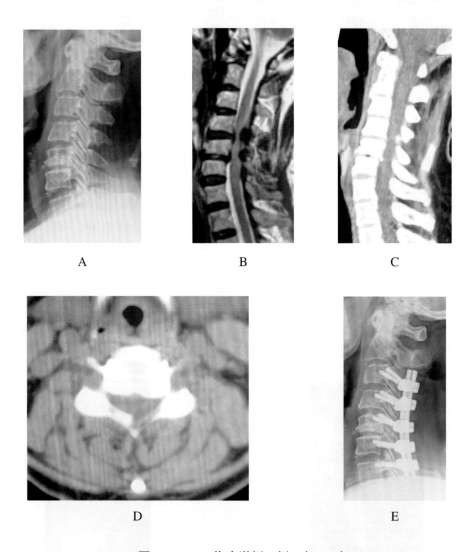

A　　　　　　　　　　B　　　　　　　　　　C

D　　　　　　　　　　　　　　　E

图 3-4-2-5-1　临床举例　例 1（A~E）
A. 术前侧位 X 线显示颈椎退变；B. 术前 MR 显示 C$_{4-6}$ 水平脊髓前后方均明显受压；
C、D. 术前 CT 平扫及三维重建检查显示脊髓前方致压物为椎间盘突出及椎体后缘骨赘增生，脊髓后方致压物为黄韧带骨化；
E. 术后 X 线侧位片

[例2]　图3-4-2-5-2　男性，33岁，颈部疼痛，四肢麻木无力伴行走不稳一年。术前X线检查显示颈椎曲度变直，后纵韧带骨化；MR检查显示患者 $C_{2\sim7}$ 水平椎管广泛狭窄，其中以 $C_{3\sim4}$ 水平狭窄最为明显，脊髓受压严重致高信号改变；CT检查显示椎管前方 $C_{3\sim7}$ 连续型后纵韧带骨化，同时椎管后方 C_3 椎板下黄韧带骨化，因此该患者诊断为OPLL合并OLF。手术方式选择后路椎板切除减压联合侧块螺钉固定融合术，术后MR显示脊髓压迫解除，形态恢复良好，患者神经症状改善明显。

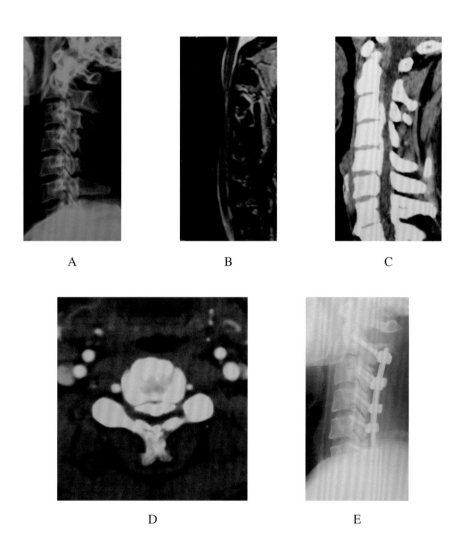

A　　　　　　　　　　B　　　　　　　　　　C

D　　　　　　　　　　　　E

图3-4-2-5-2　临床举例　例2（A~E）
A. 术前X线显示颈椎退变，$C_{2\sim7}$ 椎体后缘可见高密度骨化影；
B. 术前MR显示 $C_{2\sim7}$ 水平椎管广泛狭窄，其中以 $C_{3\sim4}$ 水平最为明显，脊髓前后方受压严重致高信号改变；
C、D. 术前CT平扫及三维重建检查显示椎管前方 $C_{3\sim7}$ 连续型后纵韧带骨化，伴 C_3 黄韧带骨化；E. 术后X线侧位片

［例3］ 图 3-4-2-5-3　女性，65岁，双上肢麻木疼痛一年，行后路椎板切除减压侧块螺钉固定术治疗颈椎黄韧带骨化。

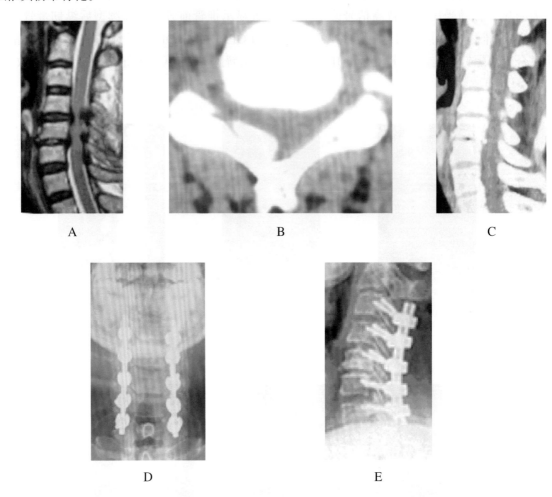

图 3-4-2-5-3　临床举例　例 3（A~E）

A. 颈椎 MR T$_2$ 加权矢状位片示 C$_4$~C$_7$ 水平脊髓前后受压；B、C. 颈椎 CT 提示 C$_{4~5}$ 水平黄韧带骨化；
D、E. 颈后路全椎板切除内固定术后颈椎正侧位 X 线片

［例4］图 3-4-2-5-4　女性，19岁，突发右上肢无力、麻木感，确诊为颈胸段黄韧带骨化。

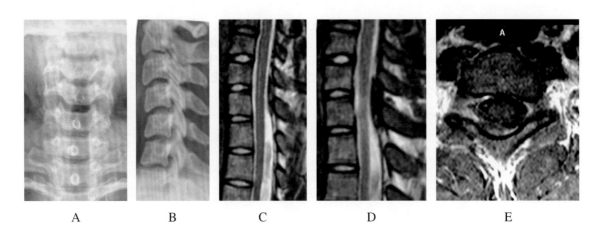

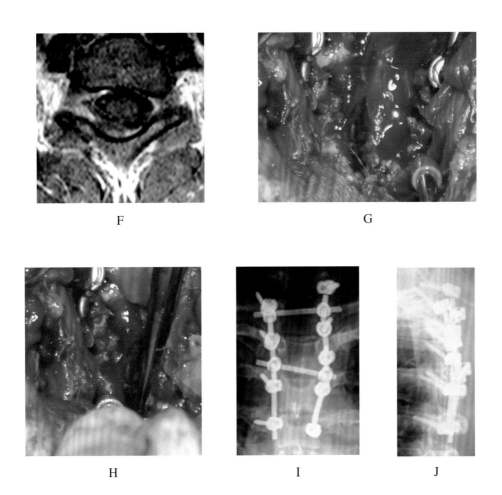

F　　　　　　　　　　　　　　G

H　　　　　　　　　I　　　　　　　　　J

图 3-4-2-5-4　临床举例　例 4（A~J）

A、B.术前正侧位 X 线片；C、D.MR 矢状位观，显示下颈段至 T_1 黄韧带钙化征；

E、F.MR 颈胸段水平位观，见黄韧带（偏左）钙化灶；G.术中，先行侧块螺钉固定，适度撑开后再后路减压；

H.先用骨神经剥离子轻轻钩起，再用刮匙刮除骨化之黄韧带，显露硬膜囊；

I、J.减压完成后放置横连接杆，术后摄 X 线正侧位片

［例 5］图 3-4-2-5-5　男性，65 岁，因颈椎黄韧带骨化症来院治疗。

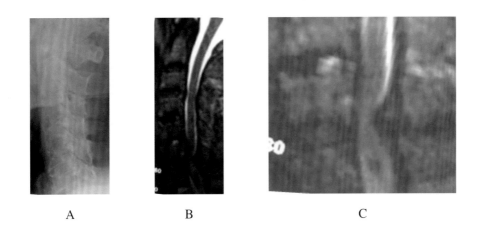

A　　　　　　　B　　　　　　　　　　　C

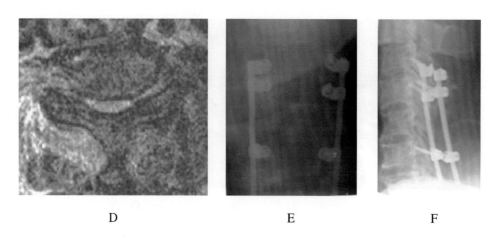

D   E   F

图 3-4-2-5-5 临床举例 例 5（A~F）

A. 术前 X 线侧位片，显示颈椎发育性椎管狭窄；B. MR 矢状位显示 C_6~C_7 处黄韧带骨化；C. MR 矢状位，骨化处放大观；
D. 同前，MR 水平位观；E、F. 颈后路侧块螺钉固定后行颈后路切骨减压，并切除骨化之黄韧带，X 线正侧位观

［例 6］图 3-4-2-5-6 男性，55 岁，颈椎黄韧带骨化症。

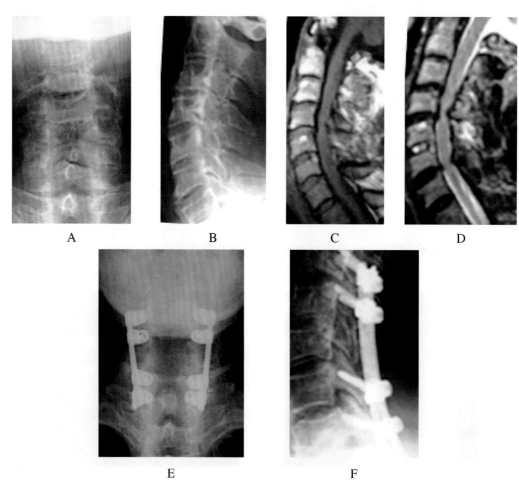

A   B   C   D

E   F

图 3-4-2-5-6 临床举例 例 6（A~F）

A、B. 术前 X 线正侧位片；C、D. MR 矢状位观（T_1、T_2 加权），显示 C_4~C_5 及 C_6~C_7 处黄韧带骨化症；
E、F. C_4~T_1 侧块螺钉固定，后路减压，切除骨化之黄韧带，颈椎正侧位 X 线片显示固定减压范围

［例7］图 3-4-2-5-7　后纵韧带骨化合并黄韧带骨化行后路切骨减压 + 侧块螺钉固定。

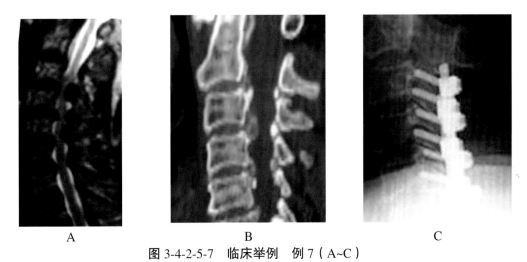

A　　　　　　　　　　　　　B　　　　　　　　　　　　　C

图 3-4-2-5-7　临床举例　例 7（A~C）

A. 术前 MR 矢状位（T_2 加权），显示 C_3~C_4、C_4~C_5、C_5~C_6 及 C_6~C_7 硬膜囊前后均受压，以后方为剧；
B. 术前 CT 矢状位扫描；C. 后路切骨减压 + 侧块螺钉固定术后 X 线侧位片

［例8］图 3-4-2-5-8　女性，74 岁，C_3~C_4 黄韧带骨化伴颈椎病行后路手术 + 侧块螺钉固定。

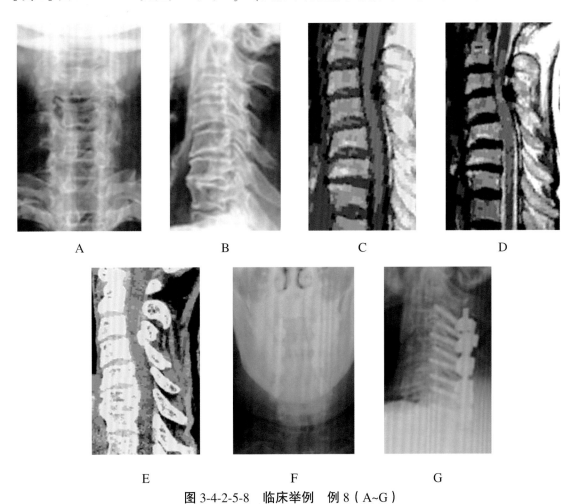

A　　　　　　　B　　　　　　　C　　　　　　　D

E　　　　　　　　　　F　　　　　　　　　　G

图 3-4-2-5-8　临床举例　例 8（A~G）

A、B. 术前 X 线正侧位片；C、D. 术前 MR 矢状位观；E. 术前 CT 扫描、矢状位，显示 C_3~C_4 黄韧带骨化症；
F、G. 后路减压，切除钙化物，予以侧块螺钉固定后正侧位 X 线片

［例9］图 3-4-2-5-9　女性，65岁，颈椎黄韧带骨化行后路切骨减压＋侧块螺钉固定。

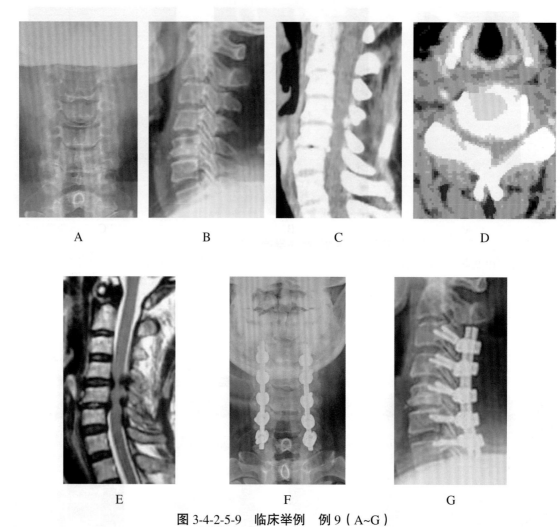

A　　　　　　B　　　　　　C　　　　　　D

E　　　　　　F　　　　　　G

图 3-4-2-5-9　临床举例　例9（A~G）

A、B.术前 X 线正侧位片；C~E.术前 CT 及 MR 所见，矢状位及水平位，显示黄韧带骨化范围及部位；
F、G.后路切骨减压＋侧块螺钉固定后正侧位 X 线片。

（倪　斌　陈德玉　陈　宇　王占超　沈　强　赵定麟）

1. Chen Yu, Chen Deyu, Wang Xinwei, et al. Surgical treatment and results of ossification of posterior longitudinal ligament of cervical spine. Orthopedic Journal of China. 2006, 1: 34–37.

2. Chen Y, Chen DY, Wang XW, et al. Anterior corpectomy and fusion for severe ossification of posterior longitudinal ligament in the cervical spine. Int Orthop, 2009,33(2):477–482.

3. Chen Yu, Guo Yongfei, Chen Deyu, et al. Long–term outcome of laminectomy and instrumented fusion for cervical ossification of posterior longitudinal ligament. Int Orthop, 2009,33(6):1075–1080.

4. Chen Yu, Guo Yongfei, Chen Deyu, et al. Diagnosis and surgery for ossification of the posterior longitudinal ligament associated with dural ossification. Eur Spine J. 2009,18:1541–1547.

5. Wang Xinwei, Chen Yu, Chen Deyu, et al. Removal of posterior longitudinal ligament in anterior decompression for cervical spondylotic myelopathy. J Spinal Disord Tech. 2009.22（6）：404–407.

6. Yang Haisong, Chen Deyu, Lu Xuhua, et al. Choice of surgical approach for ossification of the posterior longitudinal ligament in combination with cervical disc hernia. Eur Spine J 2010,19:494–501.

7. Chen Yu, Guo Yongfei, Chen Deyu, et al. Surgical strategy for multilevel severe ossification of posterior longitudinal ligament in the cervical spine. J Spinal Disord Tech. 2011.224（1）：24–30.

8. Hai–song Yang, Xu–hua Lu, De–yu Chen et al. Up–regulated expression of Cx43 in ligament fibroblasts derived from ossification of posterior longitudinal ligament. Spine.2011 Feb 9. Published online [Epub ahead of print].

9. Hai–song Yang, Xu–hua Lu, De–yu Chen et al. Mechanical strain induces Cx43 expression in ligament fibroblasts derived from ossification of posterior longitudinal ligament. Eur spine J. 2011 20:1459–65

10. Xinwei Wang, Deyu Chen, Wen, Yuan, et al. Anterior surgery in selective patients with massive ossification of posterior longitudinal ligament of cervical spine: technical note. Eur spine J. 2011 Aug 31. Published online [Epub ahead of print]

11. Takayuki Fujiyoshi, Masashi Yamazaki, Junko Kawabe, et al. A new concept for making decisions regarding the surgical approach for cervical ossification of the posterior longitudinal ligament The K–line. Spine.2008,33(26): E990–E993

12. Yang J, Ni B, Xie N, et al. Surgical treatments of myelopathy caused by cervical ligamentum flavum ossification. World Neurosurg. 2011,75(3–4):546–550.

13. Ossification of the ligamentum flavum of the cervical spine. Miyazawa N, Akiyama I, Lorenzo, et al. J Neurosurg Sci, 2007,51(3):139–144.

14. Nakajimi K, Miyaoka M, Sumie H, et al. Cervical radiculomyelopathy due to calcification of the ligamentaflava. SurgNeurol, 1984, 21:479–488.

15. Stoltman HF, Blackwood W. The role of the ligamentaflava in the pathogenesis of myelopathy in cervical spondylosis. Brain, 1964, 87:45–50.

16. Kim K, Isu T, Nomura R, et al. Cervical ligamentum flavum ossification. Two case reports. Neurol Med Chir (Tokyo). 2008,48(4):183–187.

17. Kobayashi S, Okada K, Onoda K, et al. Ossification of the cervical ligamentum flavum. Surg Neurol. 1991,35(3):234–238.

18. Mak KH, Mak KL, Gwi–Mak E. Ossification of the ligamentum flavum in the cervicothoracic junction: case report on ossification found on both sides of the lamina. Spine. 2002,27(1):E11–14.

19. 陈德玉，贾连顺，宋滇文，等 . 增生后纵韧带切除扩大减压治疗脊髓型颈椎病 . 中国矫形外科杂志 .2001,8:738–739

20. 王新伟，陈德玉，赵定麟，等 . 切除与不切除后纵韧带颈椎减压术后的 MR 观察 . 中国脊柱脊髓杂志 .2003,13:597–599

21. 王新伟，陈德玉，袁文，等 . 后纵韧带切除在颈前路减压中的作用 . 第二军医大学学报 .2004,25:311–313

22. 陈德玉，陈宇，王新伟，等 . 颈椎后纵韧带骨化症的手术治疗及疗效分析 . 中国矫形外科杂志，2006，14：9 – 11

23. 陈宇，陈德玉，王新伟，等 . 颈椎后纵韧带骨化症后路术后 C5 神经根麻痹 . 中国脊柱脊髓杂志，2006，16：833 – 835

24. 陈宇，陈德玉，袁文，等 . 颈椎后纵韧带骨化合并硬膜囊骨化的 CT 影像特点及临床意义 . 脊柱外科杂志 . 2006，5：319 – 322

25. 陈宇，陈德玉，郭永飞，等 . 颈椎后纵韧带骨化症 MR 分型与手术疗效的关系 . 中国脊柱脊髓杂志，2007，17：186 – 189

26. 陈宇，陈德玉，王新伟，等 . 颈椎后纵韧带骨化症术后 C5 神经根麻痹 . 中华骨科杂志 . 2007，27:572 – 575

27. 陈宇，陈德玉，王新伟，等 . 颈椎后纵韧带骨化症前路手术的多因素分析 . 中国矫形外科杂志 . 2007，15:1453 – 1456

28. 陈德玉，何志敏，陈华江，等 . 伴颈椎后纵韧带骨化的颈脊髓损伤临床特点与疗效 . 中华外科杂志，2007,45:370–372.

29. 陈德玉，陈宇，王新伟，等 . 后纵韧带钩辅助下颈椎后纵韧带骨化物切除术 . 中华骨科杂志，2007,27:434–437.

30. 陈宇，陈德玉，王新伟，等 . 严重颈椎后纵韧带骨化症前路和后路手术比较 . 中华骨科杂志，2008,28:705–709.

31. 王新伟，袁文，陈德玉，等 . 前路根治性减压治疗严重颈椎后纵韧带骨化症 . 中华外科杂志 .2008,46:263–266

32. 陈德玉，陈宇，卢旭华，等 . 前路多节段椎体次全切除治疗严重颈椎后纵韧带骨化症 . 中华医学杂志，2009,89:2163–2167.

33. 陈德玉，卢旭华，陈宇，等 . 颈椎病合并颈椎后纵韧带骨化症的前路手术治疗 . 中华外科杂志 ,2009,47:610–612

34. 陈德玉，陈宇，卢旭华，等 . 颈椎后纵韧带骨化症合并硬膜囊骨化的前路手术治疗 . 中华骨科杂志 ,2009,29:842–846.

35. 黄平，陈德玉，卢旭华，等 . 颈椎后纵韧带骨化症手术时间的初步探讨 . 中国矫形外科杂志 .2009,17:1459–1461

36. 陈宇，陈德玉，王新伟，等 . 后路椎板切除联合钉棒系统固定治疗颈椎后纵韧带骨化症的疗效分析 . 脊柱外科杂志 .2009,7:4–8

37. 杨海松，陈德玉，史建刚等 . 伴颈椎后纵韧带骨化的颈椎间盘突出症的手术治疗 . 中华骨科杂志 .2010,30(1):98–103.

38. 王成才，陈德玉 . 颈椎后纵韧带骨化症前路减压植骨融合术的麻醉处理 . 临床军医杂志 . 2009,37:1005–1006

39. 王成才，徐文韵，陈德玉 . 颈椎 OPLL 与非 OPLL 患者经前路手术的麻醉管理分析 . 中国医学创新 .2009,6:22–23

40. 陈宇，陈德玉，郭永飞，等 . 颈前路椎体切除植骨融合术后钛网沉陷的临床研究 . 脊柱外科杂志 ,2010,4:198–202

41. 何志敏，陈宇，陈德玉，等 . 颈椎后纵韧带骨化症术后骨化进展分析 . 中华骨科杂志 .2010,8:731–736

42. 何志敏，陈宇，陈德玉，等 . 颈椎后纵韧带骨化组织临床与病理分析 . 中国骨肿瘤骨病 .2010,3:219–222

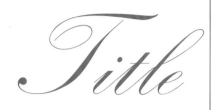

第五篇

颈椎的融合与非融合技术

第一章　颈椎融合技术

颈椎是人体诸关节中最为灵活、最为复杂和最为多样化的关节。正因如此，其患病率高，也更易外伤，一旦患病或外伤，为便于早日康复，既往多采用颈椎椎节融合术方式，或是将伤病椎节的致压物切除后再行融合。历史上也曾有过椎间盘切除后不融合之术式，终因疗效不佳而为大家所反对。

椎间融合后必然促使相邻节段的活动功能与应力增加而加剧其退变程度，多则5~10年，少则一两年即可在邻节出现对神经致压性退变而不得不再次手术。在此前提下，颈椎椎体间人工关节和人工椎间盘也就应运而生。即在减压同时，彻底切除椎节致压物后置入人工假体，既能维持椎节的高度及生理曲度，又保存或恢复了椎节的活动功能，从而直接减缓了相邻椎节的负荷与退变。

鉴于这一思路，我们早于32年前，即1979年前后就开展了颈椎人工关节及人工椎间盘的研究，包括材料选择、人工关节的设计和临床应用，施术者已达百余例。三十年后的今天，这些患者手术关节仍然保留其生理活动，也减缓了邻节的退变程度。

十余年后欧美各国也发现人工椎间盘具有此种可减缓相邻椎节的退变的优势而开展这方面的研究，目前处于积极发展和推广中。

但非融合技术在具有理想一面之同时，也仍有其不足之处，需深入认识。尤其是当今欧美各国医疗器械公司大力推广的人工椎间盘，并将目光瞄准年轻医师，由于其价格昂贵，使医疗费用呈几何数字上升，必然会引起保险行业的担忧和反对，在2008年、2009年AAOS大会中充分反映出两种不同的声音和见解。

在2008年上海举办的"第三届全国颈椎病专题座谈会"的纪要中亦明确提出：关于颈椎病变椎体是选择融合技术还是非融合技术，是当前国内外颇具争议的前沿课题。本次会议对融合与非融合技术的临床意义、适应证、手术节段选择以及各自的优缺点进行了热烈讨论。

融合技术是颈椎外科传统技术，其有效性、安全性已得到充分证实。非融合技术应用于临床已有三十年的历史，近年来呈现出快速发展的势头。专家们认为，非融合技术应用于颈椎病早期病例为佳，手术节段以1~2个椎节为宜，由于临床观察时间尚短，其远期疗效尚待观察和总结。

第一节　颈椎前路传统的融合技术

所谓传统的颈椎前路融合技术是指已沿用五十多年的椎体间融合技术，手术方式较多，骨之来源各异，目前在临床应用中主要有以下几类。

一、取自体髂骨的颈椎融合术

（一）手术病例选择

【椎节需要撑开者】

椎节减压术对患者当然有效，但椎节如不撑开，必然塌陷使椎管重新受压，疗效当然欠佳，其病理解剖因素是由于椎节短缩使后纵韧带及黄韧带等突向椎管而形成新的致压因素。因此椎节撑开既可恢复椎节高度，又扩大了椎管矢状径而提高疗效。

【骨质缺损者】

因 OPLL、颈椎骨折脱位（尤以椎体碎裂者）、颈椎肿瘤或其他病变对椎骨进行广泛切除引起骨缺损者，多需从自体髂骨取骨植回椎节局部，此较之异体骨、钛网等既易于融合，又经济、方便。

【翻修术病例】

对植入骨滑出、内固定物折断等，以及因各种原因需将原融合器或人工椎间盘、钛网等取出后之空隙，亦可从髂骨取材修补。

（二）不适应病例

主因取骨局部有炎症、肿瘤等病变，或既往取骨较多使局部骨质大面积缺损者，或局部神经有嵌压症状怕引起加重者，或患者强烈要求选用代用品等病例，均不宜选择本术式。

（三）麻醉与体位

【麻醉】

多选用局部浸润麻醉；如在颈椎手术术中取骨，按原麻醉方式（全麻为多）施以切骨术即可。

【体位】

如与颈部手术无矛盾，患者多取自然平卧位，施术侧（取骨侧）略加垫高即可。

（四）手术步骤

【显露髂骨嵴】

沿髂嵴做一弧形切口（图 3-5-1-1-1），长度视取骨多少决定，一般为 3~5cm；切开皮肤、皮下和骨膜组织，并用锐性骨膜分离器将髂骨内、外板附着之肌肉剥离（图 3-5-1-1-2），使髂骨嵴完全显露，并用纱条填塞止血。

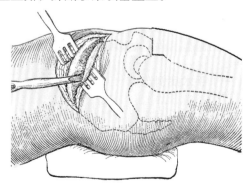

图 3-5-1-1-2　显露髂骨示意图

仰卧位，取骨一侧的骨盆略垫高。沿髂嵴作切口，其长度视取骨多少而定。切开皮肤、皮下组织和骨膜，包括髂骨外侧肌肉附着处。沿髂骨外板骨膜下将骨膜和所附着的肌肉一同剥离，用纱布填塞，压迫止血

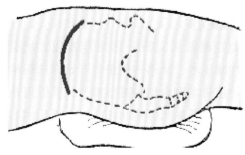

图 3-5-1-1-1　髂骨取骨切口示意图

【凿取骨块（条、片）】

依据颈椎手术局部所需，切取同等大小（或略大一些）骨块，一般单椎节植骨所需骨块的宽×高×深（前后径）为14mm×8mm×12mm，尽多地在皮质骨处切取以保证骨质的强度；如系多节段槽形减压术，则需条状取骨（图3-5-1-1-3），长度取决于骨槽的长短，其宽×深（前后径）×高＝

12mm×11mm×25mm~12mm×12mm×60mm；对骨缺损者，其规格应与缺损处测量相一致，或略大。切取时应避开局部神经支，先在髂骨板上做标志，用平凿沿髂骨嵴切取，尽可能多地保留内板；青少年取骨则需保留骨骺线的完整（即在深部切取）。可参阅本书第一卷第四篇第三章相关内容。

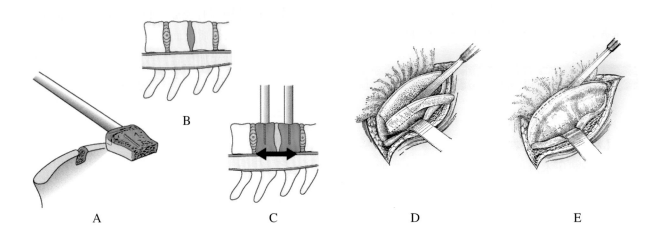

图 3-5-1-1-3　取骨、植骨示意图（A~E）
A~C.根据植骨的需要，从髂骨取方形（扁方形）骨块植入椎节（可在牵引下植骨）；
D.亦可从外侧骨板上分次凿取条状的骨块；E.多用于多节段开槽减压病例及双椎体次全切除者，骨块要厚

【闭合切口】

创面渗血可用明胶海绵压迫止血，出血不止者则用骨蜡，或用纱条填压止血。而后以冰盐水冲洗术野，清理异物和血块后依序缝合诸层，操作时应避开局部神经支。

二、自体胫骨或自体腓骨的颈椎融合术

（一）手术病例选择

其病例选择范围与前者基本相似，由于该处骨质以密致骨为主、较坚硬，缩短概率小，既往二十年前曾被广泛用于颈椎手术；但随访观察发现其撑开效果较髂骨骨块等并无显著优势，加之切骨较难和影响腓骨自身的生理功能等因素，目前已较少选用自体胫骨和腓骨；但对于髂骨不能取材之病例，此处取骨仍不失为一种选择。

（二）麻醉、体位及手术步骤

【麻醉及体位】

同前，平卧位，肢体取自然体位即可，视术中需要，供肢亦可呈屈曲状以便操作；

【手术步骤】

可参阅本书第三卷第二篇第三章相关内容。

三、颈椎手术中局部骨块利用技术

（一）颈椎椎节局部旋转植骨术

【概述】

赵定麟及张文明于1976年首创之颈椎前路根治性减压术，从第一例患者开始即选用椎节局部旋转植骨术融合切骨减压椎节，其原理是将施术椎节前方呈横长竖短状切骨，在减压术后，再将此骨块旋转90°，即呈竖长横短状植回原处，既可"弃物"利用，又可使病节撑开，且有利于

椎体间关节骨性融合。

【特种器械】

主为赵定麟设计之带刻度直角凿（亦可用其他工具代替），凿分为以下三部。

1. 直角凿体　长 18cm，刃薄而锋利，呈直角状。刃边分别为 0.9cm 和 1.1cm 或 1.1cm 和 1.3cm 大小两种规格，分别用于体型大、小两类患者。自刃部向上 2.5cm 处为实体空心状。再向上至 13.2cm 处有一 2.5cm 长之带刻度的空心槽。每间隔 0.1cm 有一分划，以便术中观察进凿的深度。两把为一套。当两者并用时，于凿体碰合处（即凿刃相对应的一角），分别有与凿体平行的长条状槽沟（阴凿）与隆突（阳凿），使两者可以嵌入并拢成一体。带隆突的凿体中央插有深度指示器，而另一凿则无。

2. 深度指示器（即凿芯）　底部为 0.7cm×0.6cm 之平板，厚 0.2cm，中央与一长柄相连。柄长 13cm，用时插入凿体中心孔内。当凿刃与平板底部平行，柄的顶端恰好位于凿柄上之空心槽零点处。用其凿骨时，由于凿刃向骨质深部推进，而凿芯则受下方平板的阻挡仍停留骨外原处，柄的顶端在空心槽中的读数即为进凿的深度。

3. 嵌骨器　为一长方形实体，长 17cm，一端稍大，其截断面为 8.5mm×11mm，另端为 11mm×12mm，用于植骨时嵌骨。

【局部旋转植骨手术步骤】

1. 进凿　取带芯直角凿一把，呈横长竖短状置于病变椎间隙前方正中，凿刃的长边与椎间关节上方椎体下缘平行，距离 3~4mm；而其短边则位于椎间隙左侧，在颈长肌内侧跨越椎间隙；用小锤轻轻叩击凿柄，使凿刃逐渐进入骨质，并根据深度指示器上端在空心槽内的刻度了解深度，一般达 1.5cm（大骨骼者达 1.7cm）。此后再将另一配套的直角凿（无凿芯），置于前者相对应的位置。即刃的长边在下一椎体的上缘 0.25~0.35cm 处；刃的短边则位于右侧颈长肌内缘，并跨越椎间隙。通过第一把凿的隆突与第二把凿的槽沟使两者呈嵌合状，并按前凿同一深度徐徐打入。此时前凿可能向外弹出，应

稍许叩击以维持原深度。

2. 取骨　确认两凿深度均达 1.5cm（或 1.7cm）后，术者将两凿稍许向外撬起，即可使凿下的长方形骨块取出。此骨块的体积：高×宽×深一般为 0.9cm×1.1cm×1.5cm（大号凿者，各边多 2mm），即包括上一椎体的下缘、椎间盘和下一椎体上缘，由前纵韧带将此三层联结在一起。骨块取出后，由于局部系松质骨，可有不同程度的渗血，以明胶海绵压迫止血。而后依据病情需要用刮匙或髓核钳等摘除椎间隙内残留或突出的髓核与骨质。

3. 旋转植骨　一般均在减压术毕进行，用撑开器或徒手牵引头足两端使椎间隙拉开，再将取出备用的骨块旋转 90°，即横取竖放，并用嵌骨器垂直状叩击嵌进椎间隙，其深度与椎体前缘平行或凹入 0.1cm。

4. 检查骨块的稳定性　非全麻者，可让患者活动颈部，观察植入骨块有无变位，对变位者应重新放置；必要时（如骨块碎裂等）则需取自体髂骨或选用椎间融合器。

本法优点是无需自身体他处取骨，因此减少了另一次手术的痛苦与并发症。术式简单易行，且方形骨块不易滑出；因该骨块为手术区局部组织而易被利用、愈合快。如需对深部行切骨减压，因其呈长方形，对角线长，亦易进行。如骨块碎裂起不到支撑作用时，则需取髂骨或选用其他方式融合椎节。

（二）颈椎柱状骨条椎节植骨融合术

【术式简介】

即用环锯作椎节切骨减压时，可将取出之圆柱状骨条，按直径×长度＝9mm×15mm（或 11×17mm）将其修剪，再以条状平行植入椎间隙，或呈竖状（即高度剪成 12~13mm），将椎节撑开，此项技术既可避免从身体另处取骨，又不浪费自身材料，且有利于局部愈合。

【操作步骤】

1. 环锯切骨减压　即对病节用环锯切骨减压，目前多选用第三代环锯，直径 11mm，内径

9mm，旋入深度 15mm~18mm。操作时要细心，以防骨芯折断。当达预定深度时，可将圆柱状骨条自根部折断取出。

2.修整柱状骨条　将圆柱状骨条自椎间隙取出后加以修整，切除多余之椎间盘，但连于上下椎骨的纤维环应尽量保留。依据植骨方式可将骨条修剪成相应大小及长度，椎节撑开植骨者，其规格为 9mm×9mm×13mm。

3.嵌入椎节　将预制之圆柱状骨条呈竖状嵌入已完成切骨减压之椎节内，多在牵引下进行，底部垫以明胶海绵。剪下之碎骨可放于椎节两侧。对椎节稳定性较差，患者又需早日下床活动者，可辅以颈椎前方钛板螺钉固定技术。

四、其他方式的椎节融合术

除前述临床上常用的自体髂骨、腓骨、胫骨和局部旋转植骨术外，尚有以下数种。

（一）同种异体冷藏骨

为经过处理、保存之尸骨，大多经灭菌、低温冷藏和其他各种方式处理，并制成相应规格，包括颈椎椎间植骨大小供应需方，在十多年前市场呈现供销两旺。但随着市场规范和法制完善等，由于材料来源十分困难，且涉及诸多风险与伦理学问题，致使供应渠道难以通畅，甚至中断，目前已少用。

（二）干燥骨

与前者相似，唯经脱水脱脂等处理，保存期较长；虽强度降低，货源较前者为多，目前临床仍在选用中，适用经济条件较差又不愿由自身他处取骨的病例。

（三）其他代用品

既往曾选择过多种代用融合材料，包括小牛骨及不锈钢等，由于有显而易见的缺陷，目前已少有问津者。

第二节　颈椎前路界面内固定融合术

一、界面固定概述

骨与关节相邻的两个关节界面之间予以固定称为界面固定（Interface fixation），为近二十年来在临床上广泛开展的一项外科融合技术，它不仅用于四肢关节外科，且在脊柱伤患的手术治疗中，亦早已被视为具有独特作用的新技术，尤其是颈椎鸟笼式空心内固定器（TFC），在 1995 年问世，被笔者首次用于颈椎病后，各种新型设计不断涌现，其不仅具有对椎节实施有效地制动、固定、撑开及恢复椎节高度等功效，而且安全度高，其疗效明显优于传统的植骨融合术。

二、界面内固定用于脊柱外科的基本原理

用于脊柱外科的界面内固定技术，其基本原理主要是以下四个方面。

（一）撑开－压缩机制

通过 Cage 上螺纹（丝）的旋入而使小于螺纹外径的椎节开口逐渐撑开。因椎节周围肌肉、韧带及纤维环均处于张应力增加状态，以致形成椎节稳定的"撑开-压缩张力带"作用。此时植入物与周围骨质呈嵌合状紧密接触，不易滑出或滑入。螺纹愈深，其撑开作用愈大，握持力也愈强；但在操作时，千万不可超过各椎节组织的有效耐受度。

（二）恢复与增加椎节的高度

植入的 Cage 在使椎节获得撑开效果的同时，其高度亦可增加 5%~10%。减去局部缺血坏死所致的高度丢失，至少仍可获得较其他植入物为优的疗效。尤其是螺纹较高的 Cage，其作用愈明显。

（三）稳定椎节

植入的 Cage 对椎节上下椎骨具有较强的握持力，加之上下两端拱石（Keystone）状结构的抗旋转作用，可使椎节处于高稳定状态及良好的抗剪力效应，术后早期即具有近似正常或高于病节的稳定性。

（四）与界面强度相关的因素

植入的 Cage 螺纹愈深，长度愈大，与骨组织接触面愈多。骨组织本身的密度愈高，其界面强度亦愈大，因而抗拔力亦随之增高。因此，其不易滑动，更难以滑出。

三、用于颈椎前路手术界面内固定的材料与形状

随着科技发展，新型材料和新颖设计的界面内固定物不断问世，尤其是材料的改进，使之更有利于患者。目前 CESPACE 已用于临床，其特点是在设计上具有表面凹槽和纯钛涂层，有利于骨性愈合，并可避免取骨植骨，从而有利于患者的恢复（图 3-5-1-2-1）。其后又有聚醚醚酮（Peek-Optima）制成的 Cage 问世。此种医用材料是在航天及电子等高端领域广泛应用二十年后方做为人体植入物进入临床，从 1999 至今已十余年，颇受大家重视。

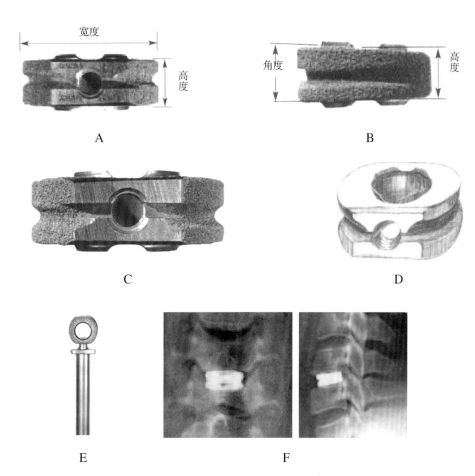

图 3-5-1-2-1　CESPACE 椎间植入器（A~F）

A~E 示意图：A. 正面观，高度分为 4mm、5mm、6mm、7mm，宽度 14mm 及 16mm；B. 同前，侧方观；前后向角度为 5°；C. 同 A，放大观；D. 同前，立体观；E. 椎间器持钳；F. 临床病例：植入后 X 线正侧位观

现将聚醚醚酮材料与非聚醚醚酮材料加以对比，阐述于后。

（一）聚醚醚酮的特点

【聚醚醚酮材料优点】

1. 弹性模量 与人体骨骼组织相匹配，因为皮质骨弹性模量为 12GPa，而 Peek-Optima 为 3~6GPa，在众多材料中两者最接近。

2. 抗磨损性与抗衰老性能 均优于其他同类材料。

3. 抗蠕变性能 测试显示在持续高压状态下，Peek-Optima 不出现任何延展性改变，其抗蠕变模量为 3.5GPa（23℃），较为理想。

4. 抗腐蚀性能 为 Peek-Optima 另一特点，其在无机酸、有机酸和醇类等不同腐蚀性溶剂中显示有较好的对抗性。

5. 生物相容性良好 经动物试验观察表明 Peek-Optima 无组织排异反应，无致畸、排异及基因突变等反应。

6. 其他 如抗水解作用，即高压水蒸气状态（高温灭菌消毒）无不良反应，各种机械性能均无改变。同时，Peek-Optima 亦具有良好的抗辐射性能，即对各种粒子照射（包括用于消毒灭菌的 γ 射线），不易变脆，机械之稳定性保持正常。

【聚醚醚酮的元件形状】

用于颈椎手术的元件形状设计主要有以下几种。

1. 扁方 Cage 依颈椎椎间隙形态所设计之产品均为扁平状，规格为高度×宽度×长度=4mm×12mm×12mm~9mm×14mm×14mm 视高度不同又分成 5~6 种规格。同一种规格又有 0° 及 5°之分（图 3-5-1-2-2）。

2. 方形、长方形或叠加形人工椎体 其形态大小与 Cage 相似，唯其高度较 Cage 明显为高；视高度不同分为多种规格，其可为单一结构，亦可呈叠加状（图 3-5-1-2-3）。

3. 圆柱形 从螺钉式细长形到鸟笼式圆柱形可有多种规格，其使用范围除颈椎外，尚用于胸腰椎，但其强度次于钛合金，因此在对腰椎选

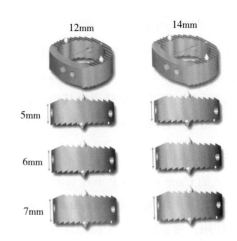

图 3-5-1-2-2 扁形 Cage（Peek 材料）不同规格示意图

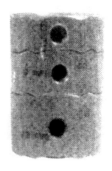

图 3-5-1-2-3 三种规格的人工椎体，可叠加

用时应全面考虑。鉴于其弹性模量理想，亦有 PEEK 材料的腰椎椎节融合器问世。

（二）非聚醚醚酮材料

非聚醚醚酮材料种类较多，包括传统的骨组织（以髂骨为多，见前节内容）、医用不锈钢、钛合金、镍钛记忆合金及可降解的碳纤维等，各具优缺点，临床上以自体髂骨及钛合金应用较广，主因前者取材方便、经济实用，且融合效果佳，因此适合低收入人群。而钛合金类则因其无磁性、强度高，且可制成各种形状的元件，因而操作方便，颇受临床医师欢迎。而可降解碳纤维则因其副效应，目前已少用。

非聚醚醚酮材料制成的产品，其形状与前者相似，且大多为最早之原创者，本处不再赘述。

四、界面内固定的临床应用

（一）临床病例选择

【颈椎病】

各型颈椎病，凡需行椎节融合术者均可选用此项技术，尤其是脊髓型、混合型及根型等，在对椎节切骨减压术后凡需恢复椎节的高度、生理曲度和稳定性者均可选用界面内固定材料制成之元件完成融合术。

【外伤及其他】

1. 颈椎骨折脱位　包括急性颈椎间盘突出症，在切骨减压术后，有骨缺损者，亦可选用界面内固定技术修复缺损。但对伴有碎骨存留者应慎重，大多选择钛网＋钛板技术。

2. 其他　因肿瘤或其他疾患行椎节切除减压术后者，亦可酌情选用。

（二）手术步骤

【椎节减压】

1. 麻醉、体位、切口、显露椎体前方及定位　均同一般颈前路手术。

2. 椎节减压　可采用椎节椎间盘切除术，单椎节潜式切骨减压术，或采用环锯切骨减压技术切除椎节致压骨质。总之，视病情不同选择其中某一术式即可，但务必清除作用于神经或血管上之致压物。

3. 扩大减压　除对椎节局部致压骨在直视下切除外，选用环锯减压者，可在环锯连同钻芯一并取出后，用弧形刮匙对椎体后缘作扩大性减压处理。

【攻丝或试模】

视手术特点及产品设计及其要求不同酌情选用相应规格之丝锥对环形骨孔进行攻丝（主用于圆柱形 Cage），其深度控制在距后纵韧带 2~3 mm 以前位置，切勿过深，以防误伤深部组织（图 3-5-1-2-4）。但扁形 Cage 则需选用试模决定 Cage 之规格，从小号开始，逐级增大测试，包括高度、宽度和深度等；要求规格匹配，既能恢复椎节高

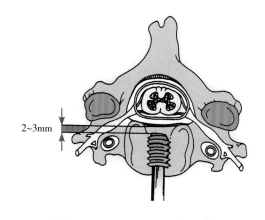

图 3-5-1-2-4　Cage 深度示意图
圆形 Cage 攻丝深度距后纵韧带 2~3mm 以内为准

度和曲度，又可保持椎节稳定，不会滑入或滑出。

【植入相应规格之界面内固定器及闭合切口】

1. 圆柱形 Cage　一般身材者多选用直径 14mm、长 10 mm 之假体，先将从椎节局部刮除之骨赘等碎骨（泥）充填 Cage 之中，加盖后再旋入椎节。在操作时应注意深度，以与椎体前缘骨性表面同一水平为宜。由于上下椎节不在一个平面上，应以低的椎节为准（图 3-5-1-2-5、6）。

2. 扁形 Cage　一般多选用宽×高×深＝12mm×4mm×9mm~14mm×9mm×10mm 之规格，Cage 中部可放置碎骨块或人工骨。

3. 与其他椎节固定器并用　视手术种类不同，界面内固定器可与钛板、钛网（亦可单独使用或钛网加钛板，多用于病变较重需椎体切除者，见图 3-5-1-2-6）及各种类同病例（图 3-5-1-2-7）。

【闭合切口】

依序缝合切开诸层，留置皮片引流 24h。

五、界面内固定注意事项

（一）病例选择

此种技术主要用于对需要行颈椎前路减压术的病例，除颈椎病及急性颈椎间盘突出症外，陈旧性颈椎损伤伴有脊髓受压症状者亦可酌情选用。但对于急性损伤，尤其是椎体粉碎性骨折者，一般优先选用钛网＋锁定钢板更为安全。

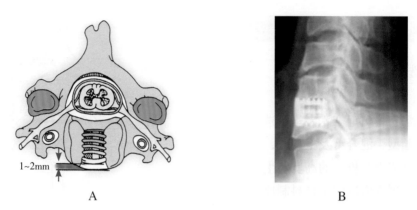

A

B

图 3-5-1-2-5　临床举例　圆柱形 Cage 植入部位及临床病例（A、B）

A. CHTF 植入深度，其前缘应与椎体前缘平行，或距椎体前缘平行线 1~2mm 以内，示意图；B. 临床病例

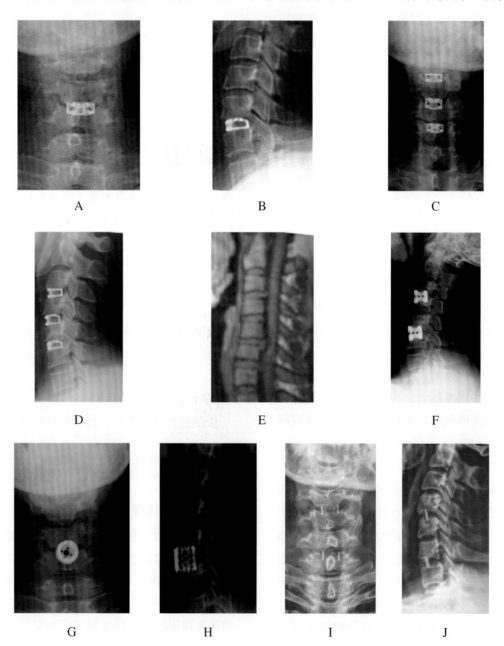

A

B

C

D

E

F

G

H

I

J

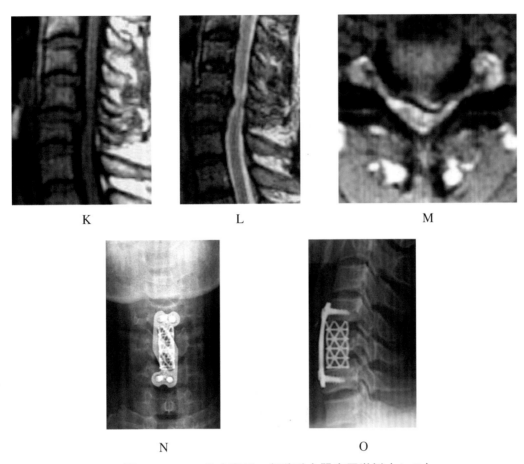

K   L   M

N   O

图 3-5-1-2-6　临床举例　各种融合器应用举例（A~O）

A、B.单节 Synth-Cage 术后正侧位；C、D.同前，三节植入；E.跳跃型颈椎病术前 MR 表现；F.鸟笼式 Cage 术后侧位；
G、H.CHTF Cage 正侧位片；I、J.SOLIS-Cage（Stryker）正侧位片；K~O.为严重脊髓型颈椎病行 C5 椎体切除 + 钛网撑
　开 + 钛板固定（K、L.为术前 MRT1、T2 加权；M.MR 水平位观；N、O. C5 椎体切除、钛网置入 + 植骨 + 钛板固定）

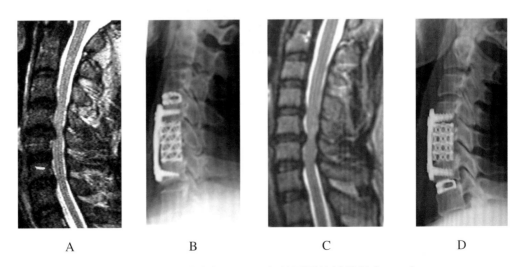

A   B   C   D

图 3-5-1-2-7　临床举例　Cage 与钛网及钛板并用（A~D）

病例 1（A、B）　A.术前 MR 矢状位，显示 C3~C6 三节段退变；
　　　　　　　 B.C3~C4 减压后 Cage 植入，C5 椎体次全切除（C4~C5 及 C5~C6 椎节同时减压）、钛网植入，再加钛板固定；
病例 2（C、D）与前例相似，MR 矢状位显示 C4~C7 退变（C），行 C5 椎体次全切除，钛网 + 钛板固定，C6~C7 椎节减压 +Cage（D）

（二）应明确疗效主要取决于对椎节的减压

尽管此项技术可使椎节固定、恢复原有高度及撑开而获得疗效。但真正促使神经功能改善的先决条件，仍以切除对脊髓或神经根形成压迫的骨性或软骨性致压物为主。

（三）植入物规格的选择

以不超过椎体矢状径的 3/5~4/5 为宜，过长的植入物有伤及脊髓的危险。国人一般多选择长度 10mm 的规格，超 14mm 者，易伤及脊髓，尤其是在 C_{2-3} 及 C_{3-4} 椎节，此处椎间隙坡度较大，上下椎节前缘表面差距较多，甚至达 5~6mm 之巨。

（四）切忌植入物过深

依据颈椎前路之强度特点，植入物前缘与椎体前缘平齐为宜，尤其是圆形 Cage，既有利于恢复椎节之生理曲度与高度，且可防止植入物向后方滑移和向椎体中部下沉。

（五）注意对椎节周壁骨质的保护

椎节周壁骨组织是构成植入物压应力的主要支撑面，因此，应注意千万不可在提升或用刮匙切骨减压时误将周壁骨质一并切除；尤应注意年龄较大、骨质疏松之病例，其中女性更为多见。选用扁形 Cage 者，应注意保护椎节上下两面的软骨终板。

六、界面内固定技术特点

通过大量临床材料表明此项技术明显优于传统的植骨融合术，其主要特点如下。

（一）无需再取骨，避免了另一次手术损伤

从髂嵴处取骨有可能引起比原来伤病更为痛苦的症状，且其发生率在 10%~30% 之间。临床医师都在设法避免此种令人头痛的结局，界面固定则圆满地解决了这一难题。

（二）早期制动确实、可使患者早日下床及重返社会

绝大多数患者可于术后次日下床，并逐渐在室内外行走，减少了因长期卧床所引起的各种并发症与心理障碍。由于患者可早日下地活动，不仅颈椎局部及全身功能康复快，且可早日重返社会，从而提高了其生活质量与康复的信心，同时也减少了家人和亲友们的负担。

（三）材料新颖、安全

钛金属是当前与人体相容性最佳的植入材料，不仅无毒，无致畸及致癌作用，且无磁性或呈弱磁性状态，因此对当前临床上经常使用的 MR 检查及通过机场安检门时，将无明显影响。近十年来出现的 PEEK（聚醚醚酮）材料更为优越。而在人体可降解的碳纤维多聚体材料制作的各种产品，近年来发现其降解产物有毒性而已停用。

（四）设计合理，可以恢复颈椎高度和生理曲度

空心、柱状、螺纹和多孔形态，完美地解决了颈椎施术椎节所需要的早期制动和后期的骨性融合这一基本要求。且稳定性明显优于其他任何方式。

在颈部仰伸位状态下将植入物旋入椎节的同时，椎节亦随之被撑开。不仅恢复了椎节高度和扩大了椎管矢径，且可使退变的椎管内结构迅速恢复原有的张应力，从而对神经组织的康复创造了基本条件。

（五）界面内固定后植入物均可获得骨性融合

多年前，有些学者认为于椎节内放置金属内固定物，必然影响局部的正常骨性融合，但临床及实验材料表明，其骨性愈合的速度反比一般植骨术为快，且对维持椎节高度和生理曲度明显有效。作者近十余年来在临床上观察了大批病例，其中有 80% 以上患者在术后三个月即已出现骨性融合。当然目前所选用的 Peek 材料更为理想。

七、界面内固定临床病例选择

每种界面内固定均有其优点，包括形状设计、材料选择、价格及使用要求等均不相同，但作为临床医师应本着对患者负责的态度全面加以

考虑，根据我们数十年的临床实践，以下几种使用较多。

（一）圆柱状鸟笼式 Cage

此种 Cage 种类较多，最早由赵定麟、严力生在 1995 年用于临床，至今已 20 年，包括 CHTF、BAK 等，其最大优点如下。

【可与环锯减压同步进行】

即在环锯钻孔减压＋刮匙扩大切骨范围之后，选用直径大一号（2mm 左右）之 Cage 旋入，既安全、方便，又稳定。由于环锯入口处较为固定，位于椎间正中处，且沿椎间隙垂直旋入，直达椎管前方，操作上较为简便；同时可辅以刮匙对深部增生之骨赘切（刮）除。

【手术时间较短】

选用第三代环锯，即有舌状定位装置便于沿椎间隙切骨，直达椎管前壁，加上选用不同角度刮匙可切除两侧骨赘，之后再旋入 Cage，所需时间较短，每节十余分钟，较其他术式节省一半时间。

【价格便宜】

因无需辅以钛板，而 Cage 每枚从 2000~9000 元（人民币），较之其他固定方式均低。可能由于价格较低，加之无需另加钛板，许多国外厂家已无供货，正如廉价药品一样。

【使用得当，不会下沉】

Cage 旋入过深，由于该处为松质骨，加上患者以老年人为多，因而甚易引起下沉，如将 Cage 前缘与椎体前缘平行，因该处以皮质骨为主，故较稳定（图 3-5-1-2-8）。但术后颈部不可过久、过多屈曲，例如每天 8~10h 打麻将（或桥牌等），则易引发 Cage 下沉，见下述临床举例例 9（见图 3-5-1-2-17）。

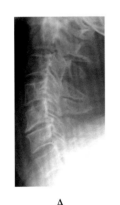 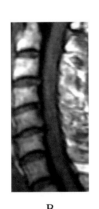 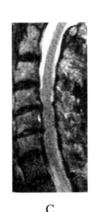 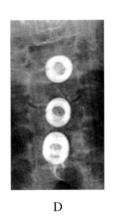 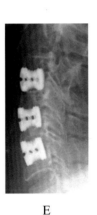

A　　　　　　B　　　　　　C　　　　　　D　　　　　　E

图 3-5-1-2-8　颈椎病前方潜式减压＋鸟笼式 Cage 植入（A~E）

A. 术前侧位 X 线片；B、C. 术前 MR 矢状位，显示 C_3~C_4、C_4~C_5、C_5~C_6 椎节后方有致压物；
D、E. C_3~C_4、C_4~C_5、C_5~C_6 行椎间盘切除＋环锯潜式减压，置入鸟笼式 Cage，Cage 前缘与椎节前缘平行，一般不易下沉

（二）IntroMed Cage

如图 3-5-1-2-1~3 所示可以看出，此种产品的优点主要有以下几方面。

【最早使用 Peek 材料】

由于 PEEK（聚醚醚酮）的弹性模量介于椎体皮质骨与松质骨之间，因此最适用于脊柱椎节的植入物，尤其是颈椎，可制成扁形、方形、长方形等 Cage（椎间融合器），临床使用较为方便。

【品种较多、便于选择】

除扁形 Cage 单独用于椎节融合外，也可叠加在一起，便于调节椎间隙撑开高度（间距），此对颈椎外伤、肿瘤和翻修性手术更具有优越性，可用于椎体次全切除或全切除者。

【安全度高，尤其对老年患者】

由于老年人，尤其是更年期后女性，骨质疏松者居多，且病变大多在 3 节或 4 节；如采用一般钛板，每节至少二枚螺钉，而 3~4 节则需 6~8 枚，不仅费用多，且增加对正常骨组织的损伤；而该产品设计除了上下缘各有两个螺孔外，位于钛板中间，有长形开槽，便于将中间 1~2 节 Cage 固

定至钛板上，从而减少了对骨质的过多损伤。

【产品价格合理】

产品定价较为合理，尤其是钛板价格仅为其他产品价格的1/2~2/5，对自费患者可减轻负担。

（三）Stryker Cage

我们选用较多的Cage，主要有以下优点。

【有倒刺、可单独使用】

许多设计之Cage均需与钛板合用方较安全，如此则需患者加倍支出；而带倒刺之Cage则可单独使用，笔者曾使用数十例，约二百余个椎节，至今尚未见滑出者。当然患者要求增加保险系数与钛板并用，我们亦不反对。

【其他】

1. 价格合理　此在众多扁形、Peek材料系列的Cage中，Stryker Cage的定价属于最低者；

2. 工具配套合理　包括撑开器，各种试模等设计均较实用、合理。

八、界面内固定临床举例

［例1］图3-5-1-2-9　男性，55岁，因屈颈时有全身电击感及MR发现脊髓有液化灶入院施术。

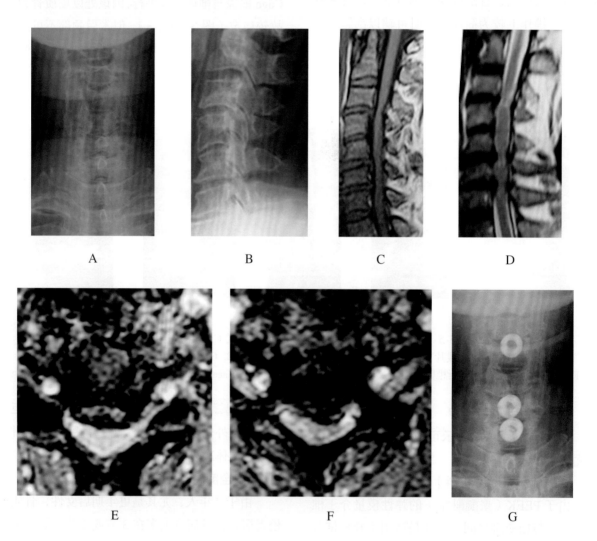

A　　　　　　　B　　　　　　　C　　　　　　　D

E　　　　　　　　F　　　　　　　　G

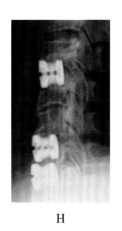
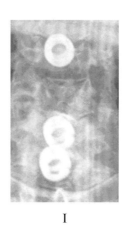
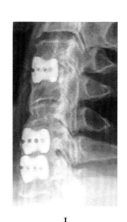

H   I   J

图 3-5-1-2-9　临床举例　例 1（A~J）

A、B.术前 X 线正侧位片，显示 C$_{4~5}$ 先天性融合畸形；C、D.MR 矢状位显示 C$_{3~4}$、C$_{5~6}$、C$_{6~7}$ 椎节不稳及髓核突出，C$_3$ 和 C$_4$ 及 C$_5$ 和 C$_6$ 处脊髓有变性改变；E、F.颈椎 MR 水平位显示颈髓明显受压征；G、H.C$_{3~4}$、C$_{5~6}$、C$_{6~7}$ 环锯减压 + 刮匙扩大减压，鸟笼式圆形 Cage 旋入，术后正侧位 X 线片；I、J.术后六年随访显示颈椎外观曲度及高度正常

［例 2］图 3-5-1-2-10　男性，65 岁，因脊髓型颈椎病入院。

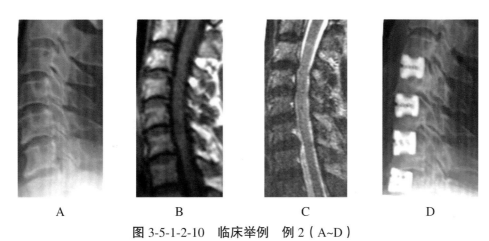

A   B   C   D

图 3-5-1-2-10　临床举例　例 2（A~D）

A.术前 X 线侧位片；B、C.术前 MR 矢状位（T$_1$、T$_2$ 加权）；D.C$_{3~4}$、C$_{4~5}$、C$_{5~6}$ 及 C$_{6~7}$ 前路环锯切除减压及髓核摘除术，术后以鸟笼 Cage 固定，X 线侧位片见椎节已撑开

［例 3］图 3-5-1-2-11　女性，51 岁，混合型颈椎病入院。

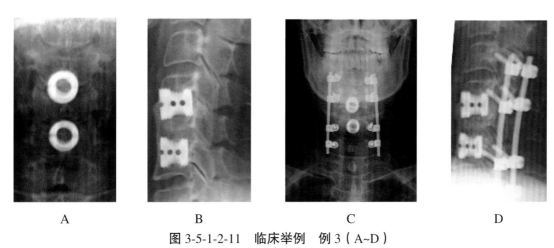

A   B   C   D

图 3-5-1-2-11　临床举例　例 3（A~D）

A、B.因 C$_{4~5}$、C$_{5~6}$ 椎节不稳先行前路鸟笼式 Cage 融合；C、D.半年后因颈椎椎管狭窄症行颈后路减压及 C$_{3~6}$ 侧块螺钉固定

［例 4］图 3-5-1-2-12　男性，67 岁，老年多节段颈椎病伴颈髓液化灶。

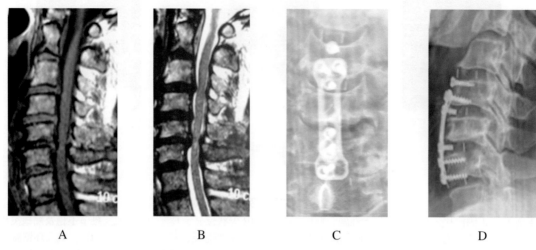

| A | B | C | D |

图 3-5-1-2-12　临床举例　例 4（A~D）

A、B. 术前 MR 矢状位观，显示 C_{3-4}、C_{4-5}、C_{5-6} 及 C_{6-7} 多节段退变，髓核后突及骨质增生，C_5、C_6 段颈髓有液化灶；
C、D. 因年龄较高，为减少对骨质的损伤，在颈前路减压及髓核摘除术后选用 Intromed Cage 将椎节撑开，恢复其高度及曲度，
再以配套的钛板固定，仅用 4 枚螺钉固定钛板，C_{3-4} 下缘螺钉起界面固定（Interface fixation）作用

［例 5］图 3-5-1-2-13　男性，70 岁，因混合型（以脊髓型为主）颈椎病来院诊治。

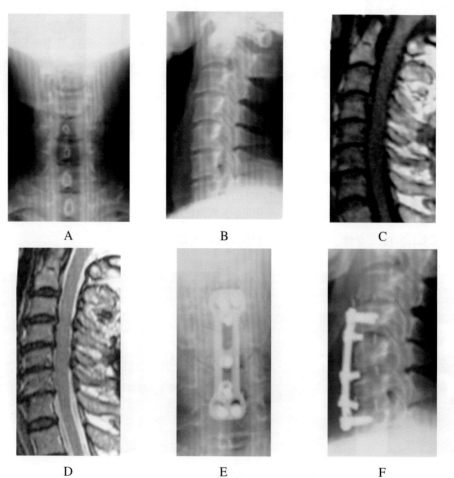

| A | B | C |
| D | E | F |

图 3-5-1-2-13　临床举例　例 5（A~F）

A、B. 术前正侧位 X 线片；C、D. MR 矢状位观，显示 C_3~C_7 4 个节段退变；E、F. 因高龄、骨质较疏松，对病变椎节切
骨减压后以 Intromed Cage 及钛板固定，仅 4 枚螺钉旋入骨质，颈椎正侧位 X 线片显示固定满意

［例6］图 3-5-1-2-14 男性，71 岁，脊髓型颈椎病因该患者高龄，为避免过多损伤正常骨组织，在切骨减压后选择 Intromed Cage 及钛板固定，仅用四枚粗螺纹椎体螺钉即固定 C_3~C_7 四个椎节。

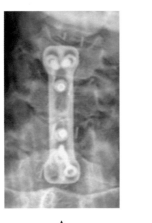 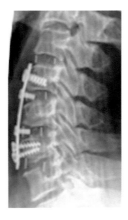

A   B

图 3-5-1-2-14 临床举例 例6（A、B）

［例7］图 3-5-1-2-15 男性，55 岁，因脊髓型颈椎病及 C_4 椎体血管瘤入院。

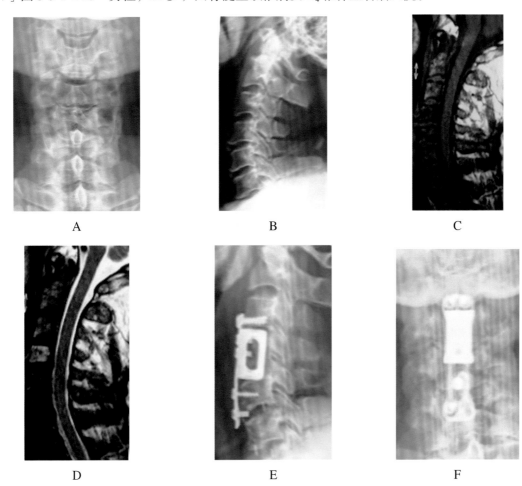

A   B   C

D   E   F

图 3-5-1-2-15 临床举例 例7（A~F）
A、B. 术前 X 线正侧位片；C、D. MR 矢状位观，显示 C_4 椎体血管瘤改变及下颈椎退变；
E、F. 对 C_4 椎体行全切除术，置入人工椎体，并对 $C_{5~6}$、$C_{6~7}$ 椎节潜式减压 + 钛板固定，X 线正侧位片显示固定状态

［例8］图 3-5-1-2-16　女性，45岁，脊髓型颈椎病。

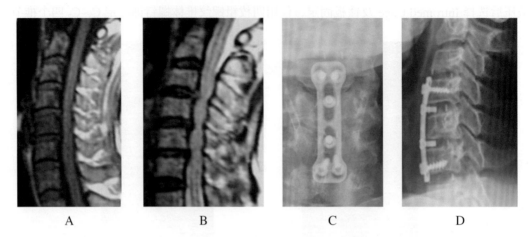

A　　　　　　　B　　　　　　　C　　　　　　　D

图 3-5-1-2-16　临床举例　例8（A~D）
A、B. MR 矢状位观，显示 C$_3$~C$_7$ 四节段退变；C、D. 切骨减压，摘除髓核后
用 Intromed Cage 及钛板固定，X 线正侧位片显示固定满意

［例9］图 3-5-1-2-17　女性，36岁，因脊髓型颈椎病行颈前路 C$_{3-4}$、C$_{4-5}$ 减压 +Cage 植入术，术后症状消退，半年后复查时发现 Cage 下沉，追问病史，得悉该患者嗜好打麻将，每日超过6小时。

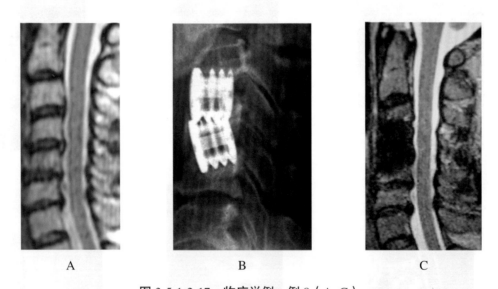

A　　　　　　　　　B　　　　　　　　　C

图 3-5-1-2-17　临床举例　例9（A~C）
A. 术前 MR 矢状位，显示 C$_{3-4}$、C$_{4-5}$ 髓核后突，颈髓受压；B. 半年后 X 线侧位片显示 Cage 下沉；
C. 术后 MR 矢状位，显示 C$_{3-4}$、C$_{4-5}$ 颈椎节后方减压区无再受压征

第三节　颈椎人工椎体

一、颈椎人工椎体概述

对颈椎骨质切除较多或骨质缺损范围较大者，既往多以植骨术取代，骨块多来自髂骨或胫腓骨。但如病变范围更为广泛，患者又不愿自体取骨，或是根性疼痛剧烈需要将颈椎椎节持续撑开者，势必求助于具有撑开功能的人工椎体。在此前提下，促使人工椎体的发展和更新换代，并逐渐受到临床医师的重视；此项技术的并发症一般较少，因而临床上受益病例逐年增多，尤以脊柱椎体肿瘤、椎体畸形等患者更受欢迎。在颈椎外科上，除肿瘤外，亦多用于颈椎病伴 OPLL 前方减压术后、各种翻修性手术或多节段颈椎病广泛减压术后等。

二、颈椎人工椎体设计

（一）当前概况

当前人工椎体的设计有多种，包括美国专利产品 "The Rezaian Spinal Fixator" 等，构造精巧，但其材料为高强度不锈钢，术后妨碍 MR 检查。近年来欧美各国已有不同设计，但大多用于胸腰段病例，而专为颈椎所设计之产品则十分缺乏。国内所设计之高强度钛合金＋中空式人工椎体，规格较为齐全，除用于胸、腰、骶段椎体外，颈椎亦有大小及型号不同之产品。为便于阐述，本节仅介绍由赵定麟、陈德玉、赵杰等所研制的由非磁性材料生产的颈段人工椎体。

（二）材料

为生物相容性佳，且对 MR 检查和通过安全检查门无影响的高强度钛合金，磁性微乎其微。

（三）形状设计

由以下两个部件构成，另配刀杆式调节器一枚（图 3-5-1-3-1）。

【人工椎体体部】

为中空之柱状结构，周壁有三个条形开槽，其长度为体长的 1/2。体部长度分为 12mm，13mm 和 14mm 三种规格；体部直径为 11mm，壁厚 1.5mm；内腔直径为 8mm，在内壁上有同向性螺母凹纹结构。于体部两端各有三个固定螺孔，每孔一枚螺钉，旋紧后对调节固定器起制动作用。

【人工椎体调节固定器】

位于体部两端，远侧圆形平板上有三根锐刺（椎节固定刺），近端则为与体部内方螺母相配合的同向性螺丝，每端长度为体部长度的 2/5，旋转后起撑开或缩紧作用。

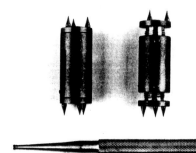

图 3-5-1-3-1　人工椎体设计
可调式中空人工椎体（上左：初始状态；上右：撑开状态）及两用可调刀杆式调节器（下）

三、颈椎人工椎体病例选择

颈椎人工椎体主要用于以下情况。

（一）颈椎骨缺损者

主指颈椎前路手术（减压术为主）后骨质广泛缺损者，例如颈椎病合并颈椎畸形需节段切除者，OPLL 合并颈椎病需做椎体次全切除、椎体全切除、开槽减压、椎体粉碎骨折、骨块清除后残留骨缺损者，以及其他病例，如陈旧性损伤伴畸形，颈椎前路手术失败后需行翻修性手术伴骨缺损者等。此时如采用植骨术往往难以修复及保持椎节稳定，此时均可选用人工椎体。

（二）颈椎肿瘤

凡椎体肿瘤切除后引起骨缺损时，多选用人工椎体更为方便、有效，并可酌情附加植骨。

四、颈椎人工椎体术前准备与手术步骤

（一）术前准备

【一般准备】

对患者全身情况有一全面判定。由于颈椎人工椎体置换术的失血量多在 400~800ml 左右，术前需有充分的准备。

【人工椎体选择】

术前根据 X 线片测量选择相配合之人工椎体一套，大、中、小三枚，术中测量后选用。

（二）手术步骤

【切除病变】

1. 麻醉与体位　多为全身麻醉、切口及显露椎体等同前，为与颈部皮纹一致的横切口，长度 20~25mm 即可。充分松解颈深筋膜后，自内脏鞘与血管神经鞘间隙钝性分离进入直达椎节前方。

2. 切除病变椎体（节）　显露病变椎节后，视病变范围大小及节段不同，应将其尽可能彻底地切除直达后纵韧带前方。在操作中应注意止血，并避免误伤脊髓及脊神经根或侧方的椎动脉。椎节两侧减压范围要略大于人工椎体直径，一般病例无需超过椎体外缘，但对范围广泛的椎体肿瘤术前难以精确判定，术中则需酌情处理，亦应注意，切勿伤及椎动脉。

【选择与准备人工椎体】

根据椎节切除范围（主要是长度及椎节矢径），可用长度测量器测量椎节缺损长度。依此长度选择相应尺寸的人工椎体，用旋转调节杆按顺时针方向或反时针方向测试人工椎体的灵活性，并记住撑开时的旋转方向以便在撑开操作时无误。人工椎体的有效伸展长度不应大于人工椎体长度的 50%，以防降低其牢度，与此同时，将可从椎节局部取下之碎骨片（粒）充填至中空的人工椎体内用作植骨材料。

【植入人工椎体、嵌紧（撑开）】

1. 撑开椎节　先用椎节撑开器将施术椎节撑开 2~3mm，切勿过度；

2. 先插入一端　将选择好内有碎骨的人工椎体之一端呈水平状放入椎节的一端切面上，并将此端之锥形固定刺插入椎节内、嵌紧，人工椎体表面（其外缘）比椎体前缘低 1~2mm。

3. 再嵌入另一端　在一端稳定的基础上再将人工椎体另端用小锤叩击（可通过其他器械作为力点），使固定刺嵌入另端椎体切面内；人工椎体呈水平位处于施术椎节内，两端锥形固定刺亦与椎管呈平行状；

4. 调节位置　C- 臂 X 线机透视后酌情调节人工椎体的位置、方向与深度，满意后用调节杆旋转调节孔将椎节撑开，达预定要求即可，切勿撑开过度（图 3-5-1-3-2）。

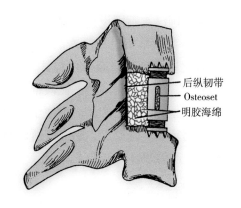

后纵韧带
Osteoset
明胶海绵

图 3-5-1-3-2　人工椎体临床使用示意图
可调式中空人工椎体置入后可迅速恢复椎节高度

5.嵌紧人工椎体　当人工椎体撑开满意，无滑出可能时，需将体部上下三对固定螺丝中的一对至两对旋紧，使其呈固定状态，而后通过椎节撑开器反向操作使人工椎体在椎节内嵌紧。

【植骨或植入替代品】

当人工椎体稳妥后，将可利用之碎骨置于人工椎体两侧，但病变骨切勿利用。亦可酌情植入替代物，包括国外已形成产品的 BMP 骨粒等，其均具有成骨及生骨效应。

【闭合切口】

术毕清理术野，并以冰盐水反复冲洗，留置硅片（管）引流（24~48h），依序缝合切开诸层。

五、颈椎人工椎体术后处理

（一）同颈前路手术

按颈椎前路手术常规处理。

（二）注意颈部保护

术后早期戴颈围或颌 - 胸支具 3~4 周，颈椎不宜过多活动，以防引起人工假体滑出。

六、其他人工椎体设计

各大公司均有相应之人工椎体设计，但多为用于胸椎及腰椎的人工椎体设计，除本设计外目前尚无其他类型颈椎非磁性人工椎体之设计。

七、颈椎人工椎体临床举例

［例 1］图 3-5-1-3-3　男性，62 岁，C_4~C_5 先天性融合畸形伴脊髓型颈椎病行前路减压 + 人工椎体植入术，术后神经功能恢复满意。

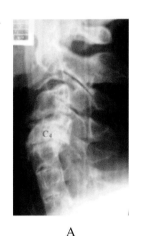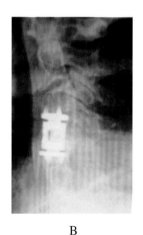

A　　　　　　　　B

图 3-5-1-3-3　临床举例　例 1（A、B）
A.术前侧位 X 线片；B.同前，术后

［例 2］图 3-5-1-3-4　男性，45 岁，C_4~C_5 骨折脱位伴颈髓损伤。

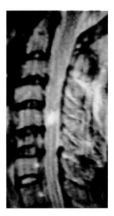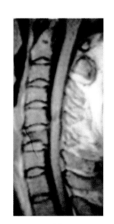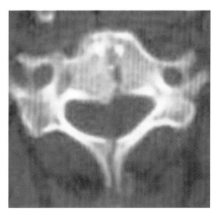

A　　　　　　　　　B　　　　　　　　C

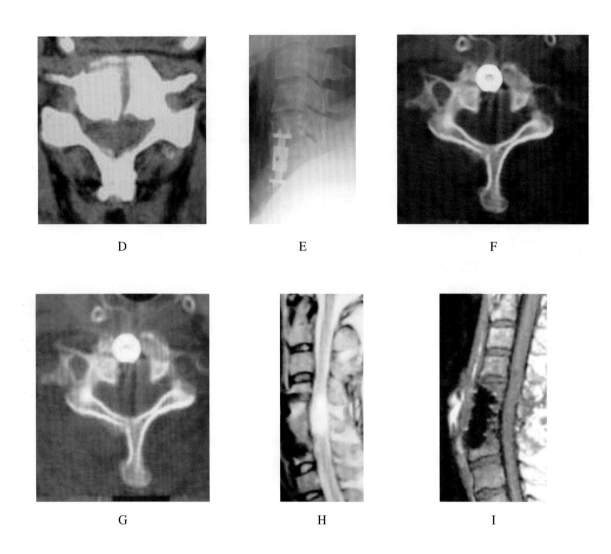

图 3-5-1-3-4　临床举例　例 2（A~I）

A、B. MR 矢状位观（T$_1$、T$_2$ 加权）；C、D. C$_6$ 椎体 CT 水位观；E. C$_6$ 椎体次全切除后置入人工椎体，X 线侧位显示已恢复椎节高度；F、G. CT 水平位扫描，显示人工椎体位于椎节中央、偏前；H. 三个月后 MR 矢状位显示椎节高度及曲度均恢复正常；I. 一年后 MR 矢状位见脊髓内液化灶已基本消退

　　[例 3] 图 3-5-1-3-5　男性，21 岁，颈椎外伤，减压、钛板固定术后，因 C$_4$~C$_5$ 位移，症状加重要求行翻修术。

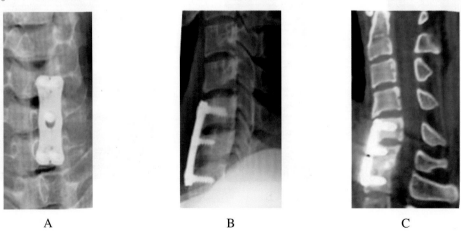

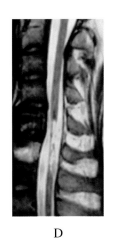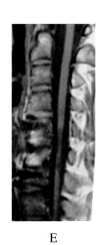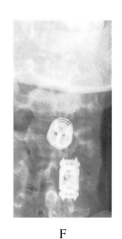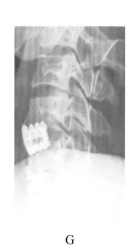

D   E   F   G

图 3-5-1-3-5　临床举例　例 3（A~G）

A、B. 来院时正侧位 X 线片所见；C. CT 矢状位扫描所见；D、E. MR 矢状位显示 C₄~C₅ 有致压征；F、G. 摘除钛板，C₄~C₅ 潜式减压，C₆ 椎体次全切除，并将人工椎体植入 C₆ 椎体处，撑开，恢复椎节高度，C₄~C₅ 以 CHTF Cage 固定，术后 X 线正侧位片显示复位满意

（赵定麟　王新伟　陈德玉　赵　杰）

第二章 颈椎非融合技术

第一节 颈椎椎节非融合技术之一：记忆合金颈椎椎体间人工关节

近十年来风靡欧美各国的人工椎间盘逐渐向国内拓展；但我国早于 20 世纪 70 年代末 80 年代初已由上海长征医院赵定麟、张文明设计并用于临床，并已有近三十年之久的长期随访观察病例，并积累了丰富的临床经验；现系统介绍于后。

一、材料选择

在 20 世纪 70 年代我们即认识到，正常人椎节的可动性保证了人体的生理功能，一旦因病变使颈椎椎体间关节失去活动，不仅患节失去正常的活动功能，而且促使相邻椎节的退变（图 3-5-2-1-1）。在此前提下，如何保持或是恢复病变椎节的生理活动将具有重要意义。因此促进了颈椎人工椎体间关节问世。

当年，笔者可以利用的材料较为有限，通过对多种样品的挑选，在对比了各种材料性能之后，决定选用新颖的形状记忆合金。该材料由上海钢研所提供，型号为 NT-2 医用形状记忆合金，代号为 47121；该种金属具有耐磨、耐蚀和耐疲劳特性，生物相容性优良，对组织无损害，适合在人体中长期存留；在 4℃ ~10℃ 冷水中此种金属可自由变形，而在正常体温 36℃ ~37℃ 左右时则恢复原形（图 3-5-2-1-2）。且该材料基本上无磁性，对 MR 检查和通过安检门无反应。其载荷为 16.4kg/mm^2（图 3-5-2-1-3）；疲劳强度 $\cong$ 2.5×10^7 次（图 3-5-2-1-4）。当年（三十多年前）根据上述特性笔者认为其是作为颈椎椎体间人工关节的最佳材料。

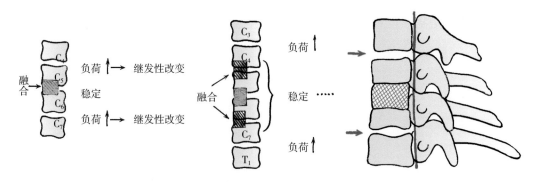

图 3-5-2-1-1 椎间关节融合的作用与副作用示意图

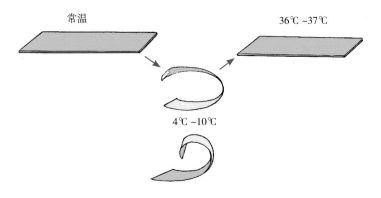

图 3-5-2-1-2　记忆合金特性示意图

在体温状态下定形，4℃~10℃可自由变形，进入人体又恢复原形示意图

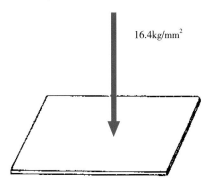

图 3-5-2-1-3　负荷强度示意图

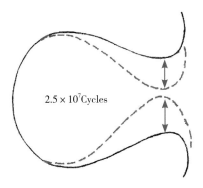

图 3-5-2-1-4　疲劳强度 2.5×10^7 Cycles 示意图

二、形状设计

（一）基本要求

设计用于颈椎的人工关节除具有类似颈椎关节的活动（伸屈为主，伴侧向和旋转等）功能外，主要是该设计元件必须具有支撑强度，不能向前脱出伤及食管和气管，从事颈椎外科的医师都知道，伤及食管易引起可以致命的食管瘘；伤及气管则会立即丧命。同样更不可向后滑移，如果元件滑至（入）椎管则会伤及脊髓而引起高位截瘫，其后果更为严重。

（二）形状设计——Ω 形人工颈椎体间关节问世

取 0.8mm×8mm（厚 × 宽）之钢片加工成 Ω 形。其双臂间最大距离分别为 14mm、15mm 和 16mm 三种规格。上、下弓臂上各有一个 2mm 长且突向外前方之倒刺，防止元件向前滑出。两端尾部各有一垂直挡板，防止元件向后滑动进入椎管；此挡板长 6mm，上下中央各有一缺口，以便于在使用时挟取。弓的内凹深度分别为 16mm、17mm 和 18mm，小于颈椎椎体矢状径的平均值，以防元件植入椎间隙后及其后部进入椎管对脊髓造成压迫（图 3-5-2-1-5）。

此种元件设计十分简便、实用，既具有伸屈功能，而且当头颈侧向或旋转活动时，由于上方弓板的弹性与支撑，亦可满意地完成；元件的压缩曲线见图 3-5-2-1-6。

三、病例选择

（一）适用病例

主要用于需行颈椎椎节前路正中减压的病例。

【颈椎病】

应选择颈椎病早期、中期及骨赘相对较少、椎节较为稳定之病例。一般多为一节或二节，超

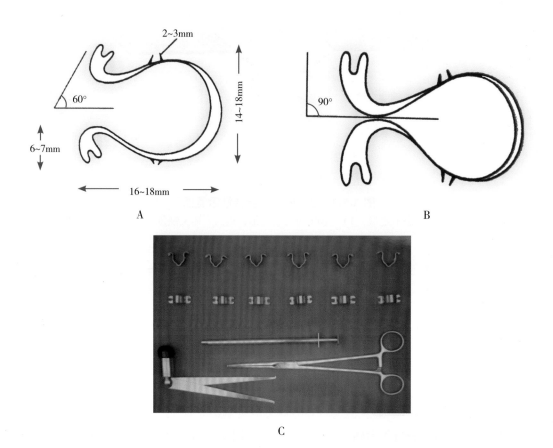

图 3-5-2-1-5 颈椎椎体间人工关节的形状设计及其在正常温度下之外形示意图及实物照片（A~C）
A. 自然状态；B. 温室下压缩后状态；C. 各种规格实物照片，上排侧方观；第二排为后方观，第三排为椎节深度测量器，
下方为持钳，最下方为椎节高度测量器

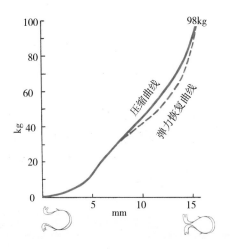

图 3-5-2-1-6 Ω 元件压缩曲线示意图

过三节者不宜选择，仍以融合术为主。

【颈椎损伤】

主要为稳定之陈旧性颈椎骨折脱位需行前路减压术者，1~2 个椎节均可，切骨减压后可留置

人工关节使其保留，恢复颈椎椎节原有功能。此组病例在临床上并非少见，约占 1/3 左右。

（二）不宜选用病例

【新鲜损伤颈椎不稳定者】

对损伤早期病例，包括过伸性损伤及椎体骨折脱位不宜选用，即便是伴有急性椎间盘脱出者，亦不宜选择非融合技术，以免因颈部整体外伤而影响疗效。

【大重量牵引后】

此种牵引后可引起椎节韧带撕裂或松弛，而易使植入的人工关节在术后滑出。

【患者病情不能合作者】

凡因精神异常或伴有脑外伤、术后易躁动者均不应选用，以免术后植入物变位、滑出。

【减压术毕椎体前缘开口较大者】

指术中前方切骨过多，以致椎节前方上下垂

直径间隙超过 15 mm，术后易引起滑出而使手术失败。

四、施术过程

（一）显露施术椎节

麻醉及体位均同一般颈椎前路手术，沿颈部横行皮纹作一不超过 2.5cm 长之横行切口，直达椎前筋膜，X 线拍片或 C- 臂透视确定施术椎节（图 3-5-2-1-7）。

（二）切骨减压

于椎体前方凿骨开窗，或采取环锯切骨技术时，其上下切除骨质范围不应大于 10~11mm，否则植入的人工关节易向外滑出。亦可选用直径（外径）在 11~12mm 以内的环锯切骨，之后对椎节后方骨赘或髓核切除；椎体中心处骨质稍许刮除，最深处不超过 3mm。之后检查切骨后椎节前方直径，不可超 13mm，否则，植入物易脱出。无论何种方式椎前开窗，其椎间隙内髓核、纤维环及软骨板均应清除干净，并切除椎体后缘骨赘等致压物；彻底减压后，底部之后纵韧带呈漂浮状态（图 3-5-2-1-8）。

（三）选择人工关节

清除术野后，用冰盐水反复冲洗局部，并准确测量施术椎节椎体之矢状径及减压范围，同时参考患者的身材高低而选择相应大小的人工关节。人工关节矢状径切勿过长，以防突向椎管压迫脊髓；上下径不可过小，否则植入后会因松动、滑出而失败。

（四）人工关节植入前变形处理

先对其弹性、加工等再次进行检查，之后将其放至 4℃ ~10℃ 水中；手术者用食指和拇指钳挟上下弓臂部，使其间隙变小到原来的 1/3 左右，如此形状则使其在植入时较容易地通过狭窄的椎间隙外口（图 3-5-2-1-9）。

（五）人工椎体间关节植入

用血管钳钳挟于人工关节挡板上、下缺口处，使开口呈闭合状，缓慢地将变扁的人工椎体间关节送入椎间隙深部，直至挡板恰巧位于椎体外方为止（图 3-5-2-1-10）；于椎管前方应垫以明胶海绵起止血作用。

（六）人工关节恢复原形

植入之人工关节因受人体体温作用而迅速恢复原形，因其双臂呈弧形，并具有倒刺，因此不仅具有使椎节撑开和支撑作用，且不易向外滑出。植入时切勿使其偏斜或扭曲（图 3-5-2-1-11）。

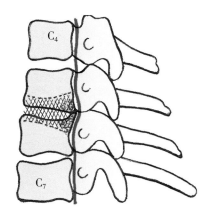

图 3-5-2-1-7 病变椎节及切骨范围示意图

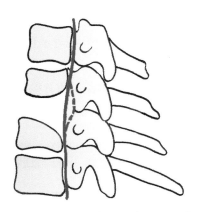

图 3-5-2-1-8 完成切骨减压后示意图
彻底减压后底部之后纵韧带自然向前浮起

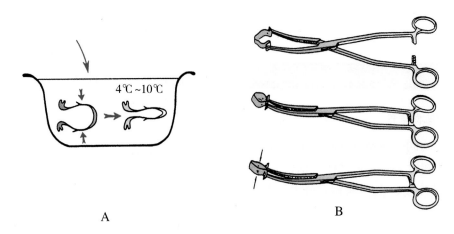

图 3-5-2-1-9　植入前变形处理示意图（A、B）
A.冷水中变形；B.持出备用

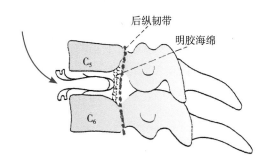

图 3-5-2-1-10　将变形人工关节植入施术椎节
（矢状观）示意图

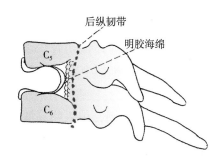

图 3-5-2-1-11　受体温之作用，人工关节迅速恢复
原形，两侧倒刺刺入椎体骨质中（矢状观）示意图

（七）植入术后

【观察颈部活动时人工关节之稳定性】

使患者自主（颈丛麻醉者）或被动活动（全麻病例）颈部，观察施术椎节之运动度，人工关节有无滑出及变位现象（图 3-5-2-1-12）。

【闭合切口】

依序缝合颈部各层组织，留置橡皮片引流条一根，24~48h 后拔出。

五、术后观察

（一）对植入物的稳定性的观察

术后一周及此后每三个月至半年拍颈椎正位与侧位（过伸与过屈）X 线片，以观察植入物之稳定性。注意有无向外滑出征（图 3-5-2-1-13）。

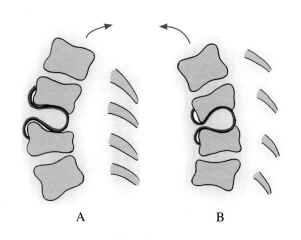

图 3-5-2-1-12　检查人工关节稳定性示意图（A、B）
植入术后让患者自由伸屈活动，观察人工关节有无滑动
A.头颈仰伸；B.头颈前屈

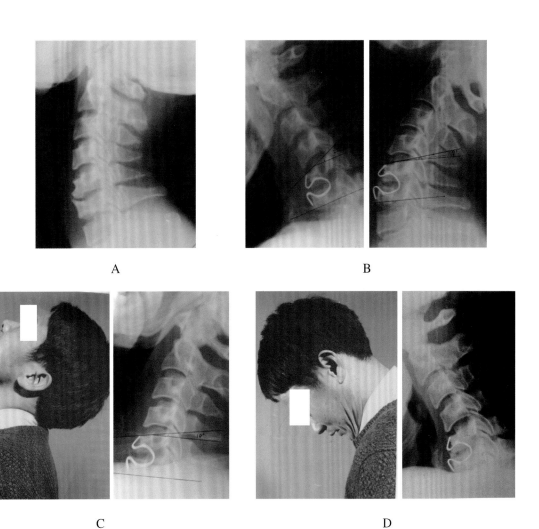

图 3-5-2-1-13　临床举例　例 1　男性，35 岁，外伤性颈椎病（A~D）

A. 颈椎侧位 X 线片示 C_5~C_6 椎体骨赘增生明显；B. 术后颈椎伸、屈侧位 X 线片示人工关节固定良好；

C、D. 两年后随访患者颈部活动正常，颈椎伸、屈侧位 X 线片示人工关节固定良好，无滑脱及断裂

（二）对吞咽有无影响

可于术后 5~7 日，酌情口服钡餐透视或拍片，判定人工关节对食管有无刺激与压迫（图 3-5-2-1-14）。

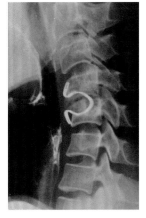 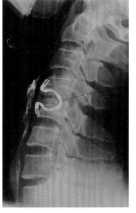

图 3-5-2-1-14　临床举例　口服钡餐在屈伸位观察人工关节对吞咽活动无影响（A、B）

A. 屈颈位；B. 仰伸位

（三）活动度观察

早期屈伸活动度约为 6°~10°，4~6 年后基本维持于 5° 左右。26 年后随访病例（图 3-5-2-1-15）椎节呈保持活动状态，其活动度超过 3°。

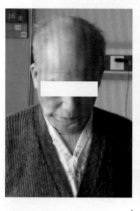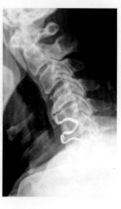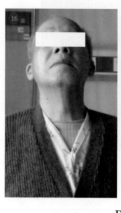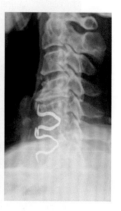

A   B

图 3-5-2-1-15　临床举例　例 2　男性，26 年前行 C$_{5\sim6}$、C$_{6\sim7}$ 切骨减压 + 颈椎人工椎体间关节植入术，至今颈部活动良好（A、B）

A. 颈椎前屈位 X 线片侧位观及人体像；B. 颈椎仰伸位 X 线侧位片及人体像

（四）金属疲劳断裂

一般不易断裂，但仍有少数病例可在应力最大的后方折曲处断裂。由于此时局部已为纤维组织或软骨样组织所包绕，故不会滑出，亦不影响减压术疗效，因而也勿需取出。

六、并发症

在下一节（本章第二节）一并阐述。

七、本设计特点

（一）无需从身体他处取骨

既免除另次手术的痛苦与意外，又缩短了术时。

（二）保留了椎节的活动

这完全符合医疗原则，减少了邻节过早地出现退变。

（三）具有一定的撑开作用

不仅可防止椎节向前成角畸形，且可恢复或保持颈椎椎节的高度。

（四）对 CT 及 MR 检查无妨碍

此种材料对 CT 及 MR 检查均无影响。

（五）失败后可补救

本手术万一失败，仍可再行植骨融合术或界面固定术进行补救。

（六）新的元件设计

新的设计其后方为铰链式，空心处为弹簧或丝状球（图 3-5-2-1-16，国家专利局专利号为：ZL 2006 2 0039792.4，授权公告日为 2007 年 5 月 30 日），新型设计应较前者更为安全、实用和耐用。

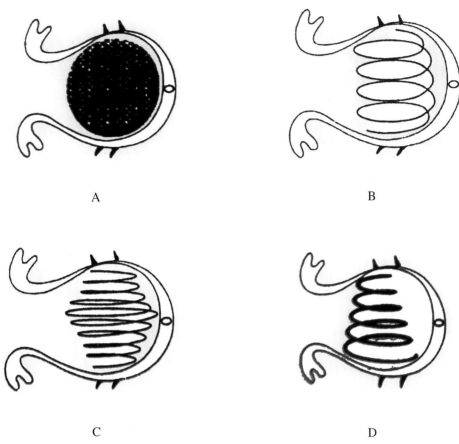

A B

C D

图 3-5-2-1-16　新型颈椎椎体间人工关节设计示意图（A~D）

第二节　颈椎椎节非融和技术之二：记忆合金颈椎人工椎间盘

由赵定麟和张文明所设计的颈椎人工椎间盘主要用于单纯椎间盘切除术后或经椎间隙单椎节潜式切骨减压术术后之患者。此设计的目的与前者相似，主要是保留颈椎椎节的生理功能。

一、椎间盘材料与设计

（一）材料

与前者基本同一材质，均选用 NT-2 医用形状记忆合金，代号 47121。

（二）形状设计

为与椎间盘外观相似的舌形元件，上方呈盘状，在中央处稍许隆突，呈半球形，元件长度分别为 14mm、15mm 和 16mm，宽度为 11.5mm、12mm 和 12.5mm，后面呈弧形与下方条片相连。下方条片宽度为 8mm，在中央偏前处两侧各有一个 3mm 长、基底 1.5mm 宽的倒刺（刺尖成 70°角朝向前方），下方条片长度分别为 18mm、

19mm 和 20mm。于条片之前方与一 5~6mm 长的挡板相连。如此，形成类似挂钩状结构，呈 形。上下间距分别为 2mm、3mm 和 4mm，使其具有相应之弹性。挡板可防止元件滑向椎节后方，下方斜刺则防止其向外滑出（图 3-5-2-2-1）。

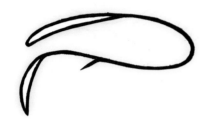

图 3-5-2-2-1　新型记忆合金人工颈椎间盘示意图

二、病例选择

（一）椎节不稳症

包括各种类型之颈椎间盘突出、脱出症者均可，以单椎节病变者最佳，两个椎节亦可，但 3 个椎节以上者不宜。

（二）伴有椎节后缘骨刺的椎间盘脱出症

无论引发何型颈椎病，凡需椎间盘切除，同时做潜行切骨减压术者，亦可在减压后酌情选用人工椎间盘技术。

（三）其他型颈椎病

除前两者外，其他各型，包括脊髓型、根型等早期病例均可选用人工椎间盘技术，但其病变程度较人工椎间关节所选病例为轻，病程亦短，年龄多较年轻。

三、施术过程

（一）麻醉与体位

同一般颈前路手术，全麻为宜，微创切口（less invasive），沿颈部横纹作 2.2~2.5cm 切口（图 3-5-2-2-2）。

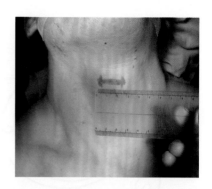

图 3-5-2-2-2　临床举例　微创切口
颈前路微创切口，沿皮纹，长度 2~2.5cm

（二）手术步骤

【切开椎节摘除髓核】

定位后确认需施术椎节，先将椎节前方前纵韧带呈口字形切除。显露下方纤维环，再将纤维环口形切除。分别用小号、中号及稍大号之髓核钳摘除髓核，至达清除为止。之后依序刮除椎节上下软骨板，但应注意保留骨性终板。

【切除椎节后方骨赘及脱出之髓核】

颈椎单纯性不稳症患者勿需此步操作，但椎节后方有突出之髓核时，可通过髓核钳将其挟出。髓核脱出有粘连或是椎体边缘有骨刺形成者，则需用不同规格之角度刮匙将骨性或软骨板致压物刮出。其操作要领是先用小角度刮匙将骨赘头部刮除（图 3-5-2-2-3），再更换稍大角度刮匙刮除余下之骨赘，之后再依同法刮除另侧椎节后缘骨赘（图 3-5-2-2-4）。而后用碘剂造影，显示椎节后方减压范围（图 3-5-2-2-5），并用冰盐水反复冲洗术野，底部可垫半片明胶海绵。

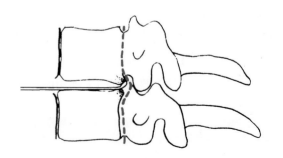

图 3-5-2-2-3　切骨手法之一示意图
先用小角度刮匙切除椎间隙一侧边缘骨刺

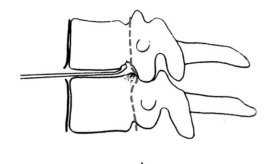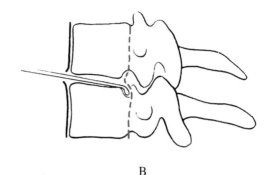

A   B

图 3-5-2-2-4　切骨手法之二示意图（A、B）
A. 再分别用各种角度刮匙扩大切骨范围，将一侧骨赘彻底切除；B. 再切除另侧骨赘

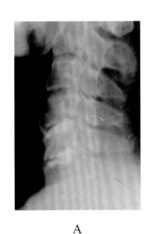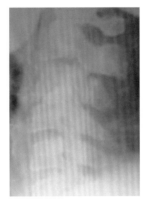

A   B

图 3-5-2-2-5　术中检查　施术椎间隙碘剂造影显示椎节后方减压范围（A、B）
A、B. 均为侧位 X 线观

【选择人工椎间盘】

根据身材，颈椎椎体大小等不同选择相应规格之人工椎间盘，置于 4~10℃之生理盐水中，并加以检查后备用。

【人工椎间盘植入】

先将人工椎间盘下方倒刺压平，用挟钳持住人工椎间盘的前方，在台下助手将头颈持续牵引状态下缓慢植入（选用颈椎椎节牵开器亦可，唯易引起椎体中部钻孔出血），直达前方挡板紧贴于前纵韧带前方为止（图 3-5-2-2-6）。停止牵引，让患者自由活动头颈并观察人工椎间盘有无向外滑动或滑入现象。

【闭合切口】

检查人工椎间盘稳定、无滑出或滑入可能后，以冰盐水冲洗术野，按常规缝合诸层，并留置皮片或皮管引流一根，24~48h 后拔出。

四、术后观察

与一般颈前路手术相似，此外应定期拍片观察人工椎间盘位置，注意有无异常。术后早期每三个月复查一次，三年后改为半年，五年后可每年随访一次，至今最长病例已达 27 年（图 3-5-2-2-7），功能良好。

五、并发症

除颈椎前路手术一样并发症外，颈椎椎体间人工关节与人工椎间盘两组病例主要并发症为以下两大类。

（一）人工植入物滑出

【概述】

本设计一般不易滑出，只有当存在以下情况

时，再加上患者颈部过度仰伸，则有滑出之可能，人工椎间盘我们尚未遇到，椎体间关节曾有一例。

【椎节开口与人工间盘不匹配】

如果术中椎间隙开窗过大，或是所选择的植入物过小时，则有可能发生。

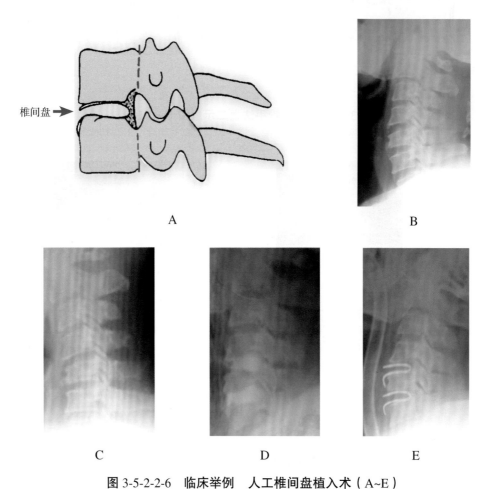

椎间盘 →

A   B

C   D   E

图 3-5-2-2-6　临床举例　人工椎间盘植入术（A~E）
A. 示意图；B、C. 术前过伸过屈侧位 X 线片；D. C₄~C₅ 及 C₅~C₆ 椎节后缘潜式减压术后碘剂造影显示椎节后缘骨赘已切除；
E. C₄~C₅ 及 C₅~C₆ 椎节植入人工椎间盘后术中拍片显示位置满意

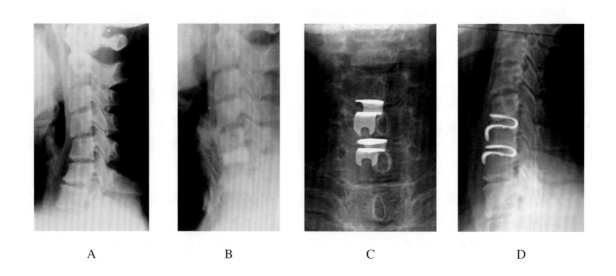

A   B   C   D

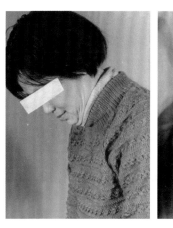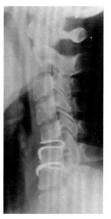

E

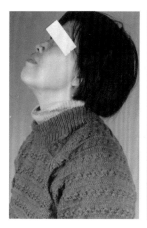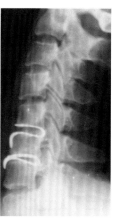

F

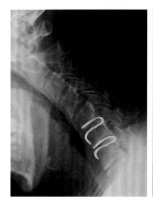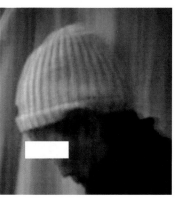

G

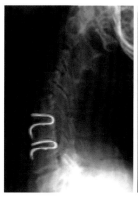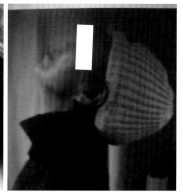

H

图 3-5-2-2-7　临床举例　C₅~C₆、C₆~C₇ 根型颈椎病，切骨减压及颈椎人工椎间盘植入术 （A~E）
A. 术前显示 C₅~C₆、C₆~C₇ 椎节不稳及骨刺形成；B. 切骨减压术后碘剂造影侧位片，显示减压范围；
C、D. 术后三个月正侧位 X 线片；E、F. 术后半年随访颈椎前屈、仰伸侧位 X 线片及人体像；
G、H. 24 年后随访颈椎屈伸位 X 线片及人体像，显示相邻椎节尚无明显退变加剧征

【椎节松弛者】

主要由于术前保守疗法时，曾行大重量牵引造成椎间韧带损伤或松弛者（包括徒手牵引用力过大过猛者），本组一例滑出者即因此原因所致，

再次手术取出人工关节，改用髂骨块植骨融合术。

【术后伴有剧烈恶心呕吐症状者】

笔者发现镇痛泵之主要副作用之一为患者恶心、呕吐，因此笔者不赞成选用此种注射剂，尤

其是颈前路手术，风险较大。

【颈部异常活动】

如果颈部制动不确实或术后过多活动者亦易滑出。

【植入物取出】

植入物向外滑出超过 1/4 长度时，即应考虑施术取出，以防误伤食管及气管，或更换较大一号再植入，或行椎节融合术。

（二）人工植入物断裂

根据设计要求人工间盘一般不易断裂。但人工椎体间关节由于间距大，金属元件易疲劳，如果加工时金属材料有裂隙，或热处理不当时，则易发生金属疲劳断裂，此种情况多于术后三个月以后出现，椎体间关节曾发生五例。由于此时局部已被纤维组织包绕，无向外滑出之虑；且该种金属与人体组织相容性较佳，故无需特意取出。

六、讨论

随着外科技术的高选择和有限外科的发展，对各种植入物的设计与生产也提出了新的要求。处于生理状态下的颈椎间盘具有自身独特功能，一旦失去此种功能不仅对颈椎本身带来不良影响，且可波及头颅。因此，笔者设计了这一植入物，试图恢复或部分恢复颈椎间盘的生理作用。

此种植入物具有一定弹性，经测定其开口距离半量压应力为 14kg，足以承受头颅之重量，对垂直方向的外力起到相应的缓冲作用。该间盘的上面为一盘状物，在下方关节面相对固定的情况下，可使上一椎体的下关节面在人工间盘盘状面上作屈伸、侧向及旋转式运动。此外，该植入物尚恢复了该椎间隙在病理状态下的最大间距，从而缓解了因椎管短缩而对脊髓及脊神经根的压力及因此而产生的各种症状。

尽管本设计具有满意的临床疗效，但涉及每个病例的椎节是融合好或是非融合好这一敏感课题，尚需进一步观察和判定。

新的设计如图 3-5-2-2-8 所示，国家专利局专利号为 ZL 2006 2 003 9791 X（授权公告日：2007 年 11 月 7 日），正在开发中。

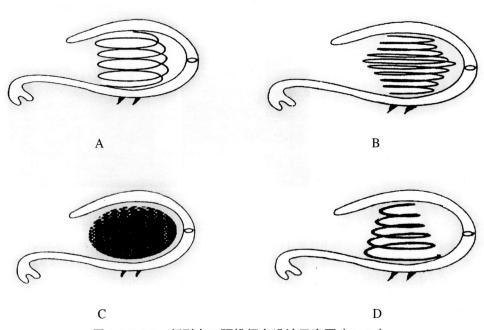

A

B

C

D

图 3-5-2-2-8　新型人工颈椎间盘设计示意图（A~D）

（赵定麟　张文明　吕士才　张文林　万年宇　刘大雄　王义生　陈德玉　袁　文　严力生　赵　杰）

第三节　颈椎人工椎间盘现状

一、颈椎人工椎间盘现状概述

目前世界各国均有颈椎人工椎间盘的设计和产品，且大致相似，以非限制型为多；为便于阐述，选择源自法国的 Mobi-C 人工椎间盘产品为例。从整体来看，该产品设计合理，疗效较佳，除在本国有 50% 以上的市场占有率，仅 2008 年在世界各国施术已有八千余例，也是美国 FDA 批准"双椎节段人工椎间盘置换术临床研用"的产品。我国北京、上海、杭州、沈阳、长沙等地亦在开展中。因各种产品大同小异，其他设计本节不再另行赘述。

由于国人的传统观念，大多不愿手术，加之经济负担、医保报销范围（欧美等大多数国家将植入物列入医疗保障范围内）等原因，早期要求施术者甚少，大多在病程后期方去医院，因此，当非做手术不可时，其病变已到致压骨十分广泛和明显的后期病例，患病椎节多在三节以上，少有一二节者。由于这一原因，适应人工椎间盘置换术者的人选较发达国家明显为少。但由于我们是人口大国，比例再低，加起来其数量也仍然可观，因此应对当前世界科技进展有一全面了解和接轨，尽多地熟悉和掌握最新的理念、新的设计与临床现状，当然更应发展我国的民族产业。

同时本节对人工椎间盘相关的基本知识，包括手术病例选择、施术步骤、随访及并发症等一并阐述于后。

二、适用人工椎间盘的病例选择

（一）单节段髓核突出或脱出、伴有临床症状者

此组病例选用人工椎间盘最为理想，尤其是其临床表现以颈型、根型或椎动脉型为主的中青年患者。为进一步判定其临床疗效，可先予以徒手牵引，如症状立即减轻或消失，则为最佳手术适应证病例。

（二）单节段椎节退变、椎体后缘骨赘形成，伴有脊髓前中央动脉症候群者

此组病例年龄多在 30~40 岁的中青年人群。MR 所见不如临床症状为重，对牵引有效。如图 3-5-2-3-1 所示一例 31 岁女性患者，其常规 X 线片及 MR 虽非十分严重，但行走已打飘，四肢发麻、无力，双腿发软，步行有踩棉花感，且双侧踝阵挛征为强阳性（图 3-5-2-3-2），属典型脊髓前中央动脉症候群。其椎节不稳定范围虽广，但以 C_5~C_6，C_6~C_7 两节为明显，且此段颈髓属颈膨大范围，C_5~C_7 后方有明显骨性及软骨性致压物，因此选此两节行椎间盘及骨刺切除 + 人工椎间盘植入较为理想。

（三）其他病例

包括外伤性颈椎椎间盘突（脱）出症早期病例（不伴有骨折脱位之单、双节段者），三个节段病变者亦可对其中一两节行关节置换术，单节段颈椎外伤病例后期、椎节咬合基本正常者亦可酌情选用。

三、不宜选择或需慎重选择者

（一）多节段病变者

一般超过四个椎节，表明其属于颈椎病后期，此时其关节、韧带等均处于硬化状态，非融合技术显然不宜。

（二）颈椎骨折脱位早期病例

亦不宜选择，即便是单节段骨折脱位，由于

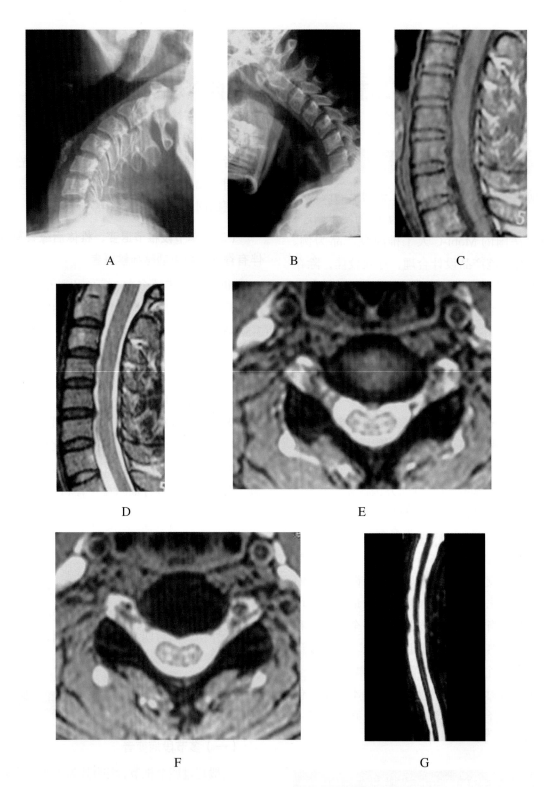

图 3-5-2-3-1　临床举例　女性，31 岁，早期痉挛性瘫痪，踝阵挛阳性，临床诊断：脊髓前中央动脉综合征（A~G）

A、B. 术前颈椎屈伸位 X 线侧位片，显示颈椎多节段不稳定；

C、D. 术前 MR 侧位观，见硬膜囊受压，以 C_5~C_6 为明显，且伴有软骨性突出物；

E、F. 术前 MR 横断面观，见脊髓前中央动脉受压征；

G. 术前颈髓水成像，显示多节段硬膜囊受压征，以 C_5~C_6 为主

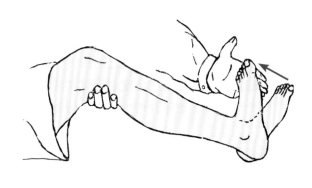
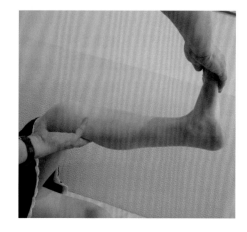

| A | B |

图 3-5-2-3-2　踝阵挛检查（A、B）

A. 示意图；B. 临床病例检查

局部损伤多较严重，尤其是周围关节囊及韧带均伴有损伤，以致施术椎节处于松动状态，人工椎间盘植入后容易滑出。

（三）其他病例

包括精神状态欠佳不能合作者，术前曾行推拿或大重量牵引致使椎节松动者，由于韧带松弛而在术后易滑出者。

四、施术步骤

（一）麻醉与体位

与前者相似，颈椎自然仰伸位，颈后垫一沙袋，不可过度仰伸（图 3-5-2-3-3）。为便于术中透视，可用宽胶布将双肩向下牵引。沿颈横纹作微创切口，长约 2~2.5cm。

（二）切除椎间盘及骨赘

显露手术椎节后，按前述方法将病变之椎间盘切除，包括髓核、纤维环及软骨板，但应保留终板，切勿损伤。并酌情切除椎节后方骨赘，包括增生的钩椎关节和钩突，尽可能地使其松解，消除压迫，对骨赘出血可以明胶海绵填塞即可。

（三）放置人工椎间盘前的准备

【确定中线/测量宽度】

首先确认患者在手术台上体位正确。有经验者可目测，或将测宽器插入椎间隙进行测量（图 3-5-2-3-4）。宽度应当以双侧钩突内缘为准，切不可骑跨至钩突上，更不可超越，以防伤及椎动脉。一旦确定了宽度，将测宽器放置在椎体中央，并可在中线位置上做记号。

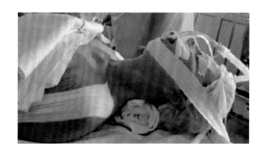

图 3-5-2-3-3　术中体位

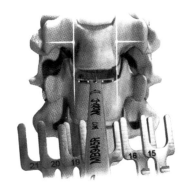

图 3-5-2-3-4　测量椎节宽度模型图

用椎间隙宽度测量器测量其宽度

【中线定位】

中位针可放置于距上椎体边缘上方 5~7mm 的椎体内（因人体差异可酌情调节，如相邻两节均施术时，可使其居中，或略向上移 1~2mm），以此来确定中线位置。之后用 X 射线透视机确定中心点是否正确，随即拔除中位针（图 3-5-2-3-5）。如局部渗血，可用明胶海绵或骨蜡封塞。

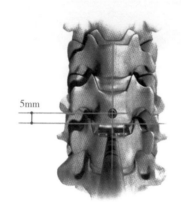

图 3-5-2-3-5　确定中线模型图
放置中位针于上位椎体深部以明确中线位置

【用 Caspar 撑开器撑开椎节】

Caspar 针定位后，连接 Caspar 牵引器，将其逐渐撑开；无经验者可借助平行撑开钳将椎间隙撑开，撑开钳需平行插入，并将终板平行撑开。椎节一旦获得平行撑开（图 3-5-2-3-6），将 Caspar 撑开器锁紧，再移去平行撑开钳。临床经验丰富者可省去此步操作。

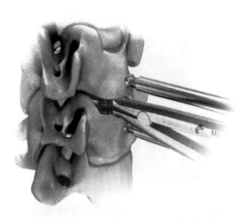

图 3-5-2-3-6　放置平行撑开器模型图

【彻底切除椎间盘并测量深度】

彻底切除椎间盘，同时注意切除所有骨赘。操作时先用小号髓核钳摘除髓核，再分别选用大号髓核钳摘除残余髓核。之后用神经剥离子探查底部，如有骨赘则用角度刮匙将其清除，对增生之钩突需小心切除其增生部分，切勿向外、向后扩大切除范围，以防伤及脊髓、脊神经根和血管。不建议使用磨钻，以防发生意外；对终板千万不要过度处理，以求保持终板应有的强度。之后测量深度，可用移动测深器（图 3-5-2-3-7）插入椎间隙，向后直达后纵韧带前壁，然后测定前后深度（图 3-5-2-3-8）。

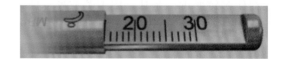

图 3-5-2-3-7　移动式深度测量器头部用具拍照

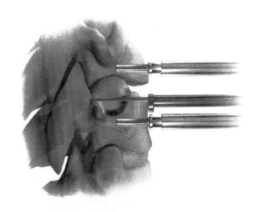

图 3-5-2-3-8　用测深器测量深度模型图

【选择与放置试模】

根据之前测量的宽度和深度选取试模，其高度分为四种，即 4.5mm、5mm、6mm 和 7mm。选用时从小号开始（图 3-5-2-3-9），轻轻地将试模打入椎间隙，直到试模固定于相对于上下椎体的中心位置。C-臂 X 线透视显示位置满意后松开撑开器，判定张力和适合度。如果空间过于宽松，应更换型号稍大的试模再次进行测试，直达松紧适度，大小匹配为止。进口产品多为欧美人种设计，偏大，因此在宽度与深度选择时宜选用小规格的。

【选择人工椎间盘】

1. 植入器选择　内植物如图 3-5-2-3-10 所示。其植入器有两种不同设计,以滑动式内植物植入器为佳,因国人体格小,侧抓式所形成过宽间距易伤及两侧颈长肌而不建议选用(图 3-5-2-3-11、12)。

2. 组装内植物　按确定好的大小,拆开内植物的无菌包装,在特制的平台上组装。分解后呈三件状态(图 3-5-2-3-13),将其放入内植物安装平台内,如图 3-5-2-3-14 所示,上、下终板的平坦部分朝向内植物安装平台中央。放置完毕后,确认三个组件前壁上的标记线均为可见。

【内植物的置入】

先将内植物放置在施术椎节前方中央,使之与终板平行,并与椎体前方表面保持接触,用木槌缓慢地轻敲将假体植入。其正确位置是前后位与中线一致。之后用 C- 臂 X 射线机检查验证内植物位置。确认植入物位置正确后即可放松撑开器,使其处于自然状态。当透视显示人工椎间盘位置良好,则需通过将撑开器反向操作,变成压缩器,将人工椎间盘两侧骨面压紧,使倒刺嵌入到椎体骨质内以求保持其稳定性(图 3-5-2-3-15)。

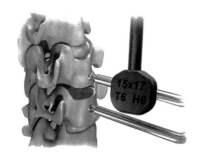

图 3-5-2-3-9　选用试模模型图
选择相应规格试模准备插入椎间隙

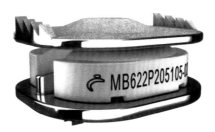

图 3-5-2-3-10　元件设计图
Mobi-C 非限制型颈椎人工椎间盘

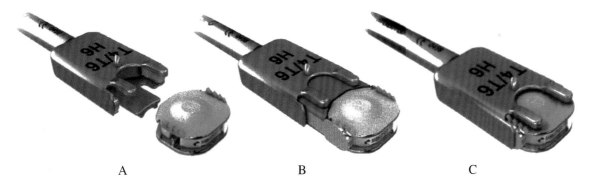

A　　　　　　　　　　B　　　　　　　　　　C

图 3-5-2-3-11　滑动式植入器模型图(A~C)
A. 分离状;B. 组合状;C. 使用状

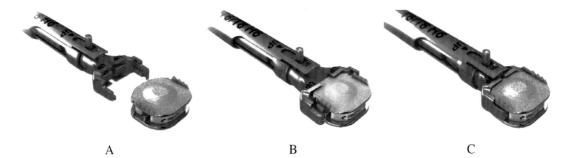

A　　　　　　　　　　B　　　　　　　　　　C

图 3-5-2-3-12　侧抓式植入器模型图(A~C)
A. 分离状;B. 组合状;C. 进入椎间隙前状态(使用状)

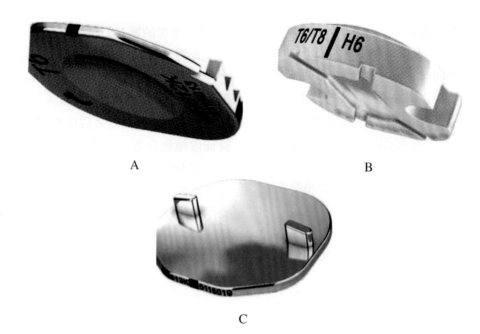

A   B

C

图 3-5-2-3-13　内植物（人工椎间盘）之分解状态（A~C）
A.上终板（上盖）；B.人工髓核（衬里）；C.下终板（底座）

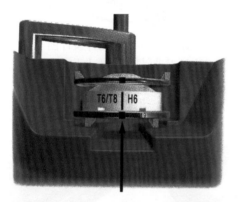

图 3-5-2-3-14　检查标记线模型图
组装完成后，三部分组件前壁上的标记线均清晰可见

【检查植入物之稳定性】

用冰盐水冲洗术野，止血后可请台下麻醉师或助手将患者头颈作被动屈伸、侧向及旋转，如人工椎间盘位置正常，可在表面留置明胶海绵1~2片，否则需加以调整。凡位移的，大多因为型号较小，可选用增大一号元件（主要是高度）。

（四）闭合切口

依序缝合诸层，椎前留置橡皮片（管）一根，24~48h拔除，其他按颈前路手术术后常规处理即可。

五、定期随访观察

术后 2~5d 内拍颈椎伸屈片（见图 3-5-2-3-16、17）。有吞咽不畅时，可酌情钡餐吞服、透视或拍片观察人工椎间盘对食管有无影响（除非滑出，一般不会有影响）。之后定期随访，早期每间隔 1~3 月，两年后可适度延长，见图 3-5-2-3-18 为术后观察三年余之病例，显示人工椎间盘功能正常。对三节段施术者，术后随访观察时间可适当缩短（见图 3-5-2-3-19~22）。

六、并发症

主要是术后人工椎间盘滑出，Mobi-C 植入物设计在 8000 例中仅有两例，占 0.025%，此两例均发生于个性十分活跃、好动之民族，可能与术后活动量过大过猛有关，当然也不否定与手术技术上的缺陷有关。

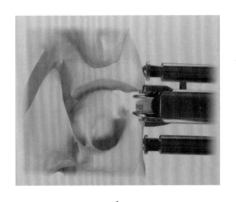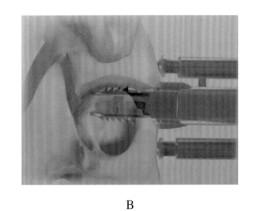

A   B

图 3-5-2-3-15　人工椎间盘植入示意图（A、B）
A. 进入椎节前；B. 滑入椎节

七、临床举例

［例1］图 3-5-2-3-16　女性，51 岁，混合型颈椎病，以头昏、眼花，左下肢跛行、无力及下肢静脉曲张为主，伴左侧踝阵挛（++）。

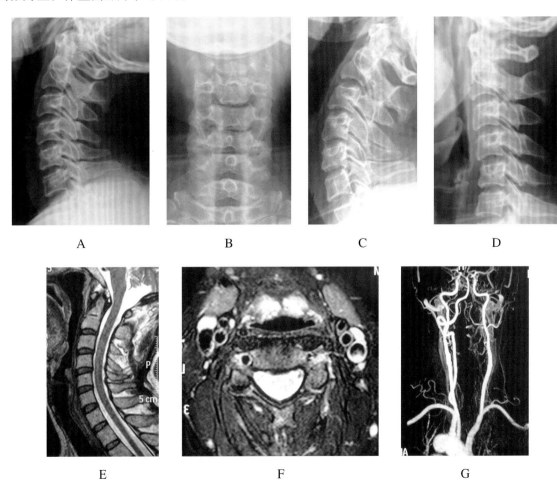

A   B   C   D

E   F   G

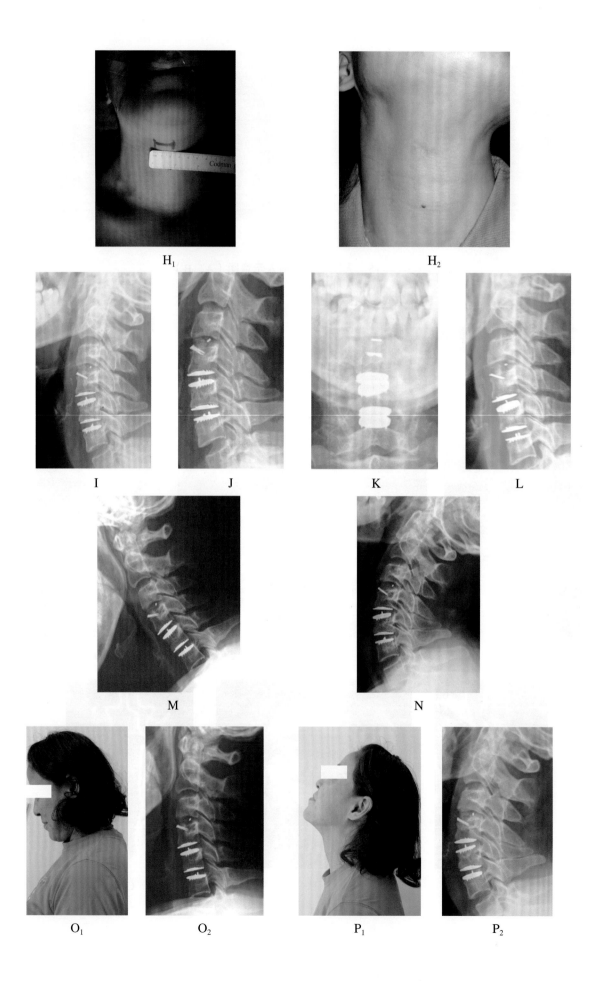

H_1

H_2

I   J   K   L

M   N

O_1 O_2 P_1 P_2

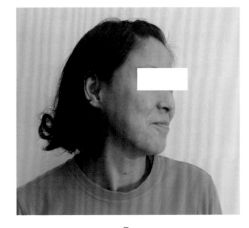
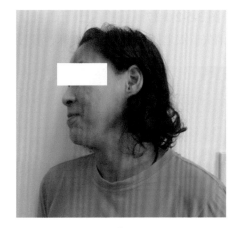

Q_1　　　　　　　　　　　　　　　　Q_2

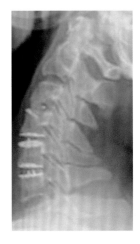
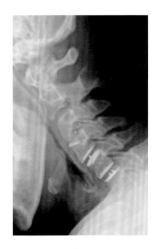

R_1　　　　　　　　　　　　　　　　R_2

图 3-5-2-3-16　临床举例　例 1（A~R）

A、B. 术前正侧位 X 线片；C、D. 术前颈椎侧位动力片，显示 C_3~C_4、C_4~C_5、C_5~C_6 椎节不稳；

E. 术前 MR 显示硬膜囊前、后受压征，符合颈椎侧位动力片所见；F. 显示硬膜囊中央处受压明显、并偏向左侧；右侧横突孔严重狭窄；

G. MRA 显示右侧椎动脉缺失；H. 微创切口（H_1 为原切口，H_2 为一年后随访时原切口已不显，基本消失）；

I、J. 行颈前路减压术 +C_{3-4}Peek 材料 LDR ROI-C 植入（下方带倒刺片），C_4~C_5 和 C_5~C_6 行 LDR Mobi-C 盘植入，术后原症状完全消失，下肢静脉曲张明显减轻，踝阵挛消失。X 线正侧位片显示植入物位置满意；K、L. 术后一周伸屈正侧位 X 线片；

M、N. 术后一月随访颈椎屈伸位 X 线片；O、P. 术后二月摄入体像与 X 线屈伸位；Q. 头颈部活动自如；

R. 术后三年随访，颈部活动自如，颈椎侧位片显示伸屈功能满意

［例 2］图 3-5-2-3-17　女性，已行 C$_5$~C$_6$、C$_6$~C$_7$ 椎节减压及 LDR 型人工椎间盘植入术，术后次日原有症状消失，双上肢有力，无痛、麻，第三日下地，步态自然，已无打飘及踩棉花感，踝阵挛消失。

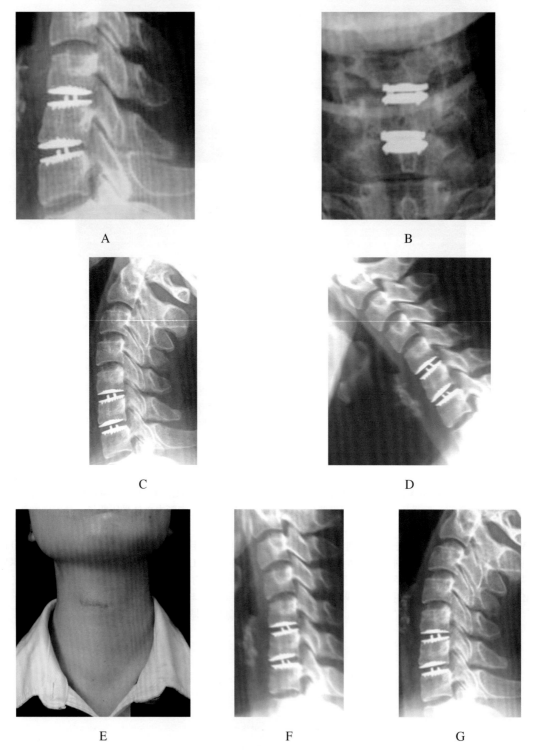

图 3-5-2-3-17　临床举例　例 2（A~G）

A、B. 颈椎 X 线正侧位观，显示植入物位置理想、满意；

C、D. 术后两个月颈椎伸屈活动满意，动力性侧位片显示椎间盘位置如常；E. 术后 3 个月切口淡化；

F、G. 随访 3 年，生活工作正常，无不良主诉；X 动力性侧位片，显示屈伸活动满意（自严力生、梁伟等）

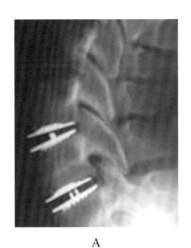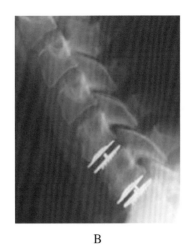

A　　　　　　　　　　　　　　B

图 3-5-2-3-18　术后三年病例（A、B）
显示人工椎间盘稳定，伸（A）屈（B）功能正常

［例 3］图 3-5-2-3-19　女性，45 岁，因多节段颈椎病（混合型）施术。

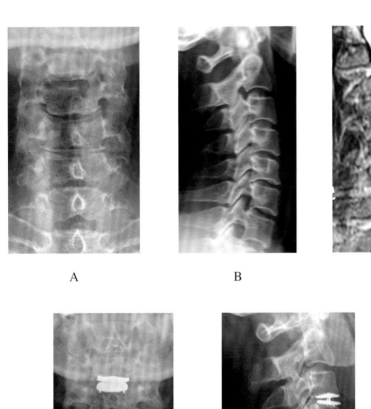

A　　　　　　　　　　B　　　　　　　　　　C　　　　　　　　　　D

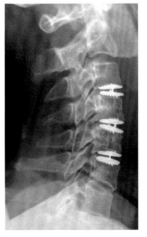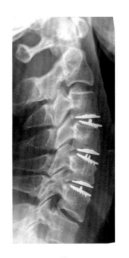

E　　　　　　　　　　F　　　　　　　　　　G

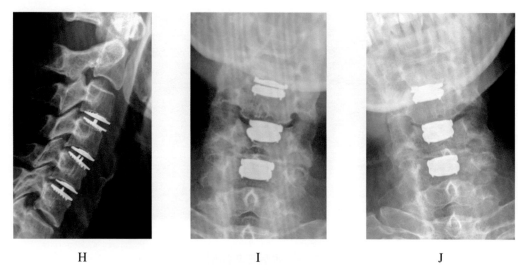

H   I   J

图 3-5-2-3-19 临床举例 例 3 （A~J）

A、B.术前正侧位 X 线片；C、D.术前 MR 矢状位及水成像；E、F.行 C$_{3~4、4~5、5~6}$ 三节段椎节潜式减压 + 人工椎间盘植入
术后正侧位 X 线片；G、H.术后四年随访疗效满意，无不良主诉，颈椎活动自如，X 线侧位片观；
I、J.X 线正位片显示侧向活动良好

［例 4］图 3-5-2-3-20 女性，49 岁，因根性颈椎病入院诊治。

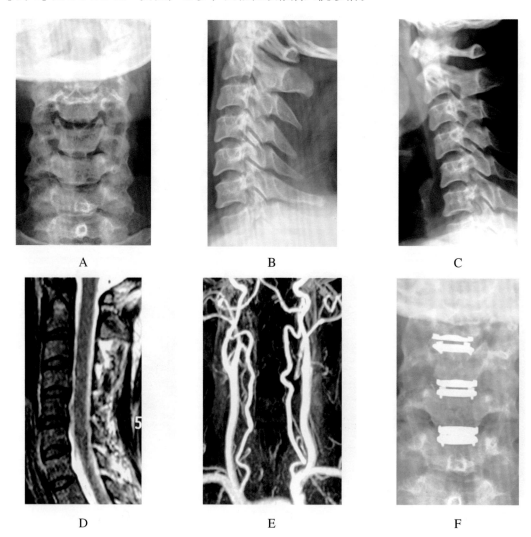

A   B   C

D   E   F

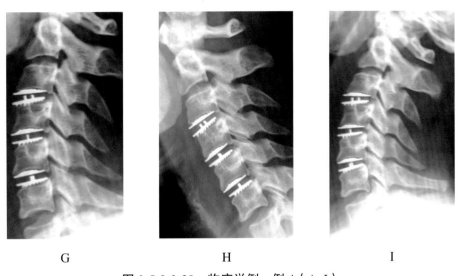

G   H   I

图 3-5-2-3-20　临床举例　例 4（A~I）

A、B. 术前正侧位 X 线片；C. 术前屈颈位 X 线片，显示 C_{3-4}、$_{4-5}$、$_{5-6}$ 三节松动、位移；D. MR 矢状位，T_2 加权；
E. MRA 显示双侧椎动脉折曲；F、G. 行 C_{3-6} 三节潜式切骨减压 + 人工椎间盘植入术后正侧位 X 线片；
H、I. 术后一年复查，原症状消失，颈椎屈伸自如

［例 5］图 3-5-2-3-21　女性，69 岁，因混合型颈椎病经正规非手术疗法好转十年，近一年来持续发作影响基本生活及工作，要求手术。

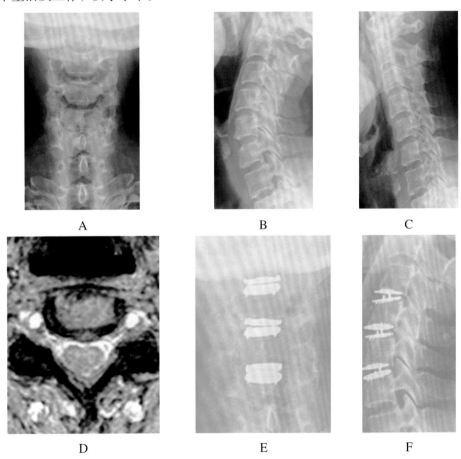

A   B   C

D   E   F

图 3-5-2-3-21　临床举例　例 5（A~F）

A、B. 术前正侧位 X 线片；C. 术前屈颈位 X 线片，显示椎节不稳（C_{3-4}、$_{4-5}$、$_{5-6}$）；D. 术前 MR 水平位显示脊髓前中央动脉
受压征；E、F. 行 C_{3-6} 多节段椎节潜式减压 + 人工椎间盘植入术后正侧位 X 线片，术后原症状明显改善，踝阵挛消失

［例6］图 3-5-2-3-22　男性，58 岁，因头晕 4 年，逐渐加重久治无效、伴双踝阵挛入院要求手术。

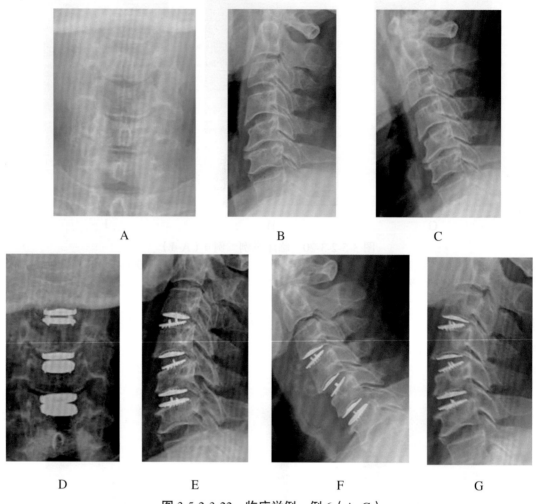

图 3-5-2-3-22　临床举例　例 6（A~G）
A~C. 术前正侧位及过屈位 X 线片；D、E. 术后正侧位片显示人工关节位置满意；
F、G. 颈椎屈伸自如，原症状及双踝阵挛消失

［例7］图 3-5-2-3-23　女性，50,岁因头昏、颈肩酸胀不适伴右上肢、右下肢疼痛、麻木十年余入院。检查后拟诊颈腰综合征而行手术治疗，术后原症状消失，面部色斑全退，自感年轻 20 岁。

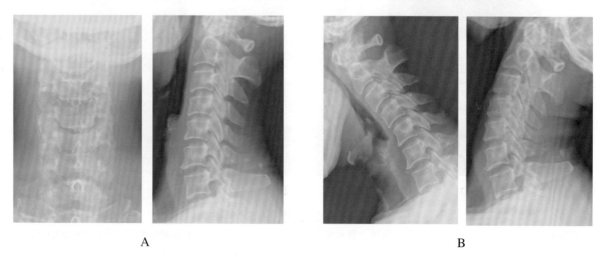

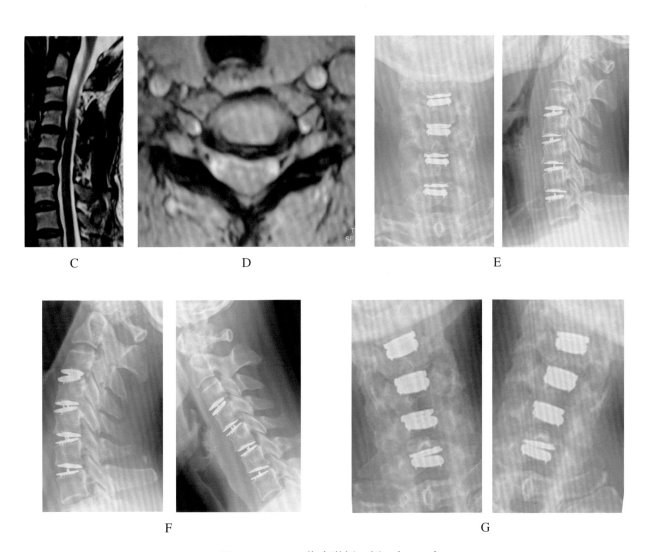

图 3-5-2-3-23　临床举例　例 7（A~G）

A. 术前正侧位颈椎 X 线片；B. 术前颈椎侧位动力片，显示 $C_{3-4、4-5、6-7}$ 椎节不稳征；C. 术前颈椎 MR 矢状位 T_2 加权示前方硬膜囊多节段受压；D. 水平位 MR 显示脊髓前中央动脉受压；E. 微形切口行 $C_{3~7}$ 四节段椎间隙减压及人工椎间盘植入，术后正侧位 X 线片；F. 术后一年余随访颈椎伸屈位 X 线侧位片；G. 同期颈椎左右侧弯片；术后随访三年半，疗效满意

（赵定麟　倪　斌　陈德玉　王新伟　严力生　赵　杰）

第三章　对颈椎融合与非融合技术的认识及笔者观点

第一节　对颈椎融合与非融合技术的认识

一、颈椎融合与非融合技术概述

在本篇第一章中对颈椎传统的融合技术、界面内固定及人工椎体等促使椎节融合、制动和固定技术加以阐述；第二章则是对非融合技术进行阐述，包括30年前我国已开展的颈椎人工关节和人工椎间盘的研制与临床应用，以及近代欧美的产品，内容力求全面。但世界之大，发展之快，日新月异的更新速度必将不断带来新的设计，我们仍将拭目以待，期望有更多的发明与创新造福人类。

由于认识的角度不同，认识水平不同和临床经验的差别，近十年来，每次大型会议，包括国外的AAOS、JOA、SICOT等，融合与非融合这一课题始终是大家最感兴趣的临床课题，也是最热烈讨论的话题之一。因此，在当前脊柱外科发展到目前状态下应该如何认识和抉择？究竟是选择融合技术、还是选择非融合技术呢？

在赵定麟带领下，早于20世纪70年代末上海长征医院即开始研究这一课题，并从1980年初即正式用于临床，有观察达三十年之久的手术病例，曾获国家发明奖、国家科技进步奖的颈椎人工关节和随后的人工椎间盘等均做了大量临床研究。因此，近年来国外热烈讨论的非融合技术实质是从我国最早开始的（至少比国外早10年），难怪在2009年12月11日在重庆举办的第二届非融合技术国际会议上，当笔者应邀报告《我国

颈椎非融合技术三十年回顾与展望》专题时，一位外国学者开玩笑地称赞赵定麟教授："You are grandfather！"可见我国的脊柱外科并不落后于国外，尤其是临床医学。笔者曾在世界各地讲学及在国际会议上介绍相应专题（图3-5-3-2-1~50）；鉴于既往所做工作，包括学术上和学会方面，在2010年SICOT/SIROT大会上（瑞典、哥德堡）被授予学术成就贡献奖（章）（图3-5-3-2-51~53）。之后又在太原脊柱功能重建学术会上介绍本专题，并于成都在COA-2010国际会议上获得优秀论文奖（图3-5-3-2-54~56）。

同样在既往的三十多年中，本人对椎节融合技术也做过大量的临床研究和设计，包括用于临床的椎节局部旋转植骨术、环锯骨芯变位植骨术、新型界面内固定物"CHTF"的研制（国家专利局证书号：ZL 99 2 44879-3）和可调式、空心钛制人工椎体的发明（国家专利局证书号：ZL 99 2 25869-3）。近年来对国外产品也直接接触并在临床上应用，并在近年AAOS会议（2007，2008，2009）有关这个专题的讨论和Poster内容均尽可能参与，发现大家对颈椎的融合与非融合技术有共识，更有争议，现分述于后。

二、共识的观念

非融合技术是在融合技术基础上发展而来，可以说是对前者的改进与发展，因此两者具有共

同特点。

（一）手术适应证一致，但有所差别，均为治疗颈椎病的一种手段

无论是颈椎融合技术或是非融合技术，均属治疗颈椎病的一种方法，其手术适应证基本一致，均为经非手术疗法久治无效、影响正常工作与生活者。但在具体病例选择上两者有所差异，非融合技术主要选择病程短、病变轻、年龄小和具有相应经济实力者，而其他不适合非融合技术大部分病例则为颈椎融合术的手术适应证。当然，非融合术者由于某种原因（例如经济条件不允许等）也可选择融合术。

（二）椎节融合后，相邻节段退变速度与程度必然加剧

在正常状态，各个椎节分担颈椎活动的全部功能，一旦其中一节或数节融合术后，这些椎节的活动功能必然转嫁至其他椎节，尤其是相邻椎节更为明显。过多的活动，超过该椎节原有负荷必然加速该椎节的退变速度与程度，并由于椎节的远达效应，非相邻椎节亦会波及，在一般情况下大多在 3~5 年以后。如患者长时间屈颈或经常遭遇头颈部外伤，包括猛刹车等，邻节的退变可提速到术后 1~2 年以内。

（三）非融合技术是在融合技术之后发展起来的新技术

经过半个世纪的颈椎融合技术的临床应用，表明融合术具有治疗作用，同时，也使融合椎节的工作量转移到邻近椎节，并加剧其退变不得不再次手术。鉴于这一因素，一种新的术式，即在对患病椎节进行切骨减压之同时，免除融合而用人工椎体间关节或人工椎间盘取代。由于恢复和保留了椎节本身的活动功能，从而减慢相邻椎节的退变，这就是我们在三十年前研发颈椎椎体间人工关节和人工椎间盘的主导理念。

（四）非融合技术具有高选择性

对一般病例，融合术并无特别要求，但非融合技术是将患病椎节重新恢复其原有的活动功能，必然有其相应的要求。

【节段少】

颈椎共有七个椎节，去除上颈椎约有五个椎节易引发退变性颈椎病，早期从一两个椎节开始，此时病情也轻，适合于选择非融合技术，如超过三个椎节，表明已进入后期。

【病变轻】

与前者类同，只有病变早期或中期，病情较轻，仅表现为髓核突出或脱出引起的椎节不稳症，此时虽有各种症状与体征，但骨赘较少，且多局限于椎节一侧或两侧后缘，其症状更多地来源于椎节不稳。由于骨赘小，手术也易于切除。

【配合佳】

非融合技术在其具有活动功能之同时也必然带来稳定性差的缺点，因此要求患者精神状态正常，能够与医护人员配合，尤其在术后早期 2~4 周内，否则，易引起人工椎间盘滑移，甚至脱出椎节而失效。

【需有相应之经济实力】

目前市场所供应的人工椎间盘大多需要 4~6 万元（人民币）左右，而且与国外不同，不列入医疗保险报销范畴，这就要求患者具有相应的支付能力，一节尚好，二节加倍可能难度较大。

（五）非融合技术一旦失败，仍可选用融合技术

此表明非融合技术留有后路，其早期后果并无明显差异，因此如在术前告知患者这一现状并获得同意，术后一旦失败，所引发的医疗纠纷相对较少。

三、争议的焦点

综观融合术与非融合术两种技术，对以下问题是形成争议的焦点。

（一）风险性，非融合技术较融合术为大

椎节融合技术既是传统术式，又因其手术方式简单、效果明确和损伤小而较为安全，无论是用髂骨或人造材料均有一套有效的防滑出措施。

但非融合技术由于要恢复椎节的活动，无论何种设计，均有滑出和滑入的风险，其概率约1%~4%，远大于融合技术。其次是元件的断裂和分解，当前的设计其发生概率虽低，但也较"骨块植入物"为多见。

（二）围手术期要求高

对病情相似的病例，融合术者术后3~6周椎节基本融合、愈合，病情十分稳定，8周后可按正常人生活、工作而无影响，但非融合者围手术期至少推延到3~4月以后，且在心理上需要长时间的自我照顾和呵护，此时患者怕滑出的心理障碍在术后相当长时间内难以克服，因此在日常生活上要求较多。

（三）经济负担差别大

当年笔者所研发的人工关节和人工椎间盘收费低廉，约10~20元，换算今日市值也不过500~1000元。但当前人工椎间盘由于是新产品，因此，研发费、市场推销开支和举办各种邀请年轻医师参加的Workshop等而使产品价格数倍于融合技术费用，在多届AAOS会议上有人报告近五年来由于新技术开发，尤其是非融合技术产品

的应用而使颈、腰椎手术费用上升了5~7倍，以致使得各医疗保险公司不堪重负，叫苦连天。

（四）远期效果如何？

从笔者三十年前开始的临床病例来看，其对减缓病变相邻椎节的退变肯定有效，无论是颈椎椎体间关节或人工间盘，至少能减轻退变的程度达50%以上，这无疑对患者其后的生活质量具有重要意义。即便是人工关节折断或有碎裂，由于元件周围有纤维及软骨组织包绕，人工关节或人工间盘仍然十分稳定。但笔者此项设计毕竟较新，应用例数尚少，对其十年以上疗效仍需继续观察。

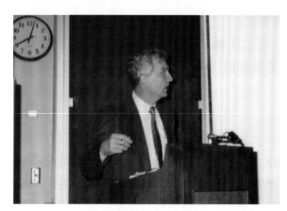

图 3-5-3-2-1　在美国 OKLAHOMA 大学讲学
骨科学会主席 Kopta 教授致欢迎辞

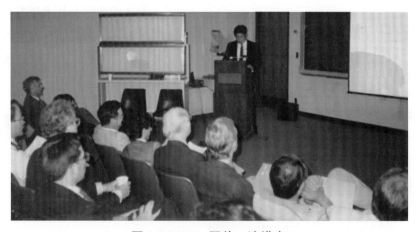

图 3-5-3-2-2　同前，演讲中

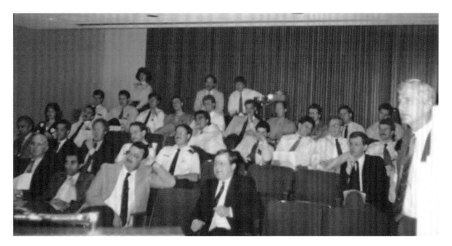

图 3-5-3-2-3　同前，提问

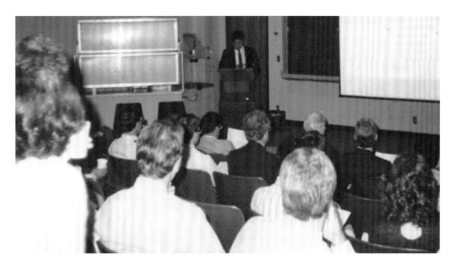

图 3-5-3-2-4　同前，答疑

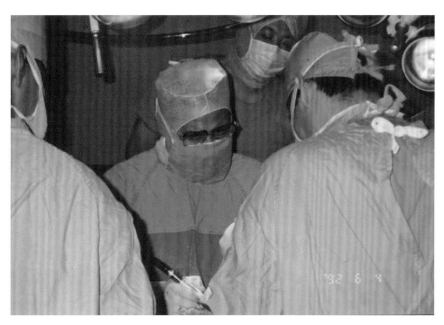

图 3-5-3-2-5　在 OKLAHOMA 大学医院参与手术

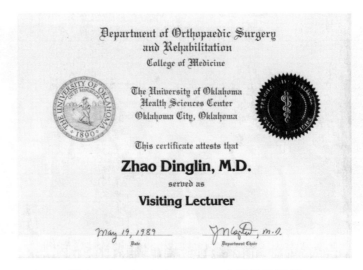

图 3-5-3-2-6　OKLAHOMS 大学讲学证书

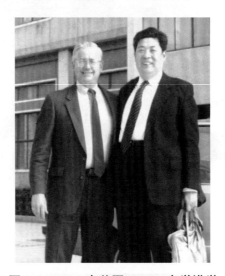

图 3-5-3-2-7　在美国 IOWA 大学讲学

应邀前往 IOWA 大学讲学，Cooper 教授亲自赴机场迎送

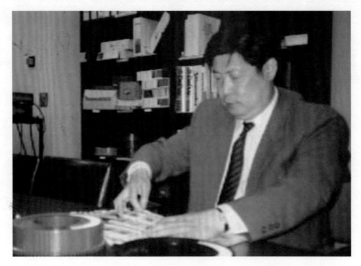

图 3-5-3-2-8　当年无 U 盘，均选择双幻灯演讲，准备中

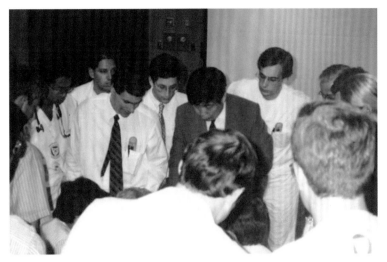

图 3-5-3-2-9　演示记忆合金颈椎关节特性

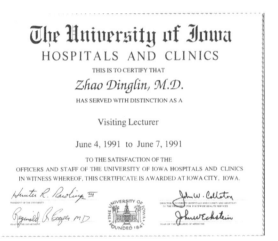

图 3-5-3-2-10　IOWA 大学讲学证书

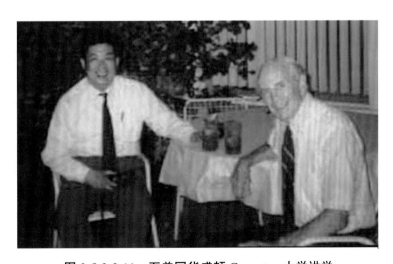

图 3-5-3-2-11　至美国华盛顿 Geogeton 大学讲学
应世界骨科教育学会（WOC）主席 Mckelvie 教授邀请至华盛顿首府 Geogetown 大学专题演讲，接待中

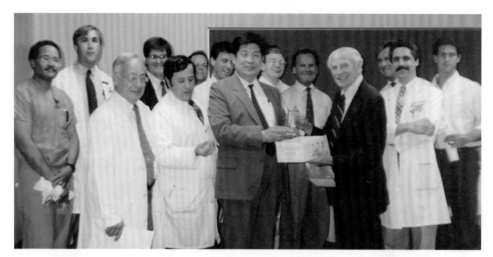

图 3-5-3-2-12　讲学后与全科同仁合影，获赠建校二百周年纪念杯

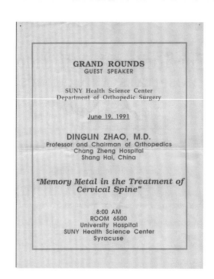

图 3-5-3-2-13　至纽约州立大学讲学

应 Hasen 教授邀请，赴纽约州立大学讲学，图示外宾讲学通知

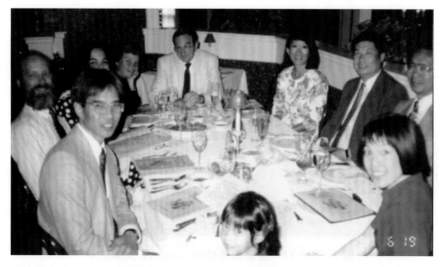

图 3-5-3-2-14　讲学后 Hansen 教授夫妇设宴招待，并与同事共进午餐

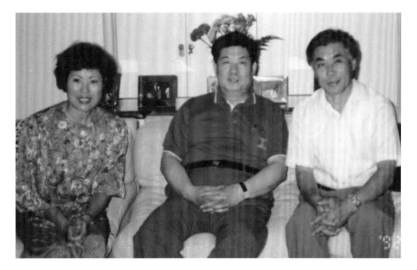

图 3-5-3-2-15 至新泽西医学院讲学

应 New Jersey 医学院 Casey 教授邀请前往美国新泽西大学讲学，并与 Casey 教授夫妇合影留念

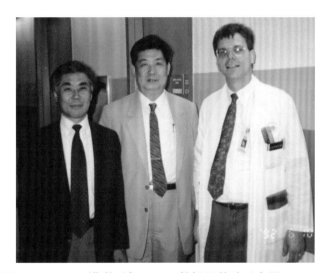

图 3-5-3-2-16 讲学后与 Casey 教授及其助手合影

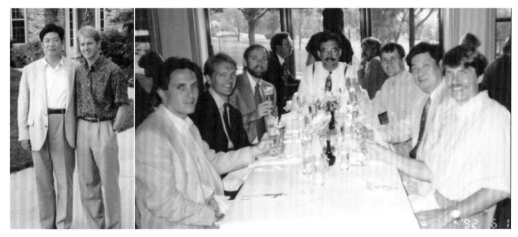

图 3-5-3-2-17 至 Madison 大学讲学

应 Zdeblick 教授邀请在美国 Madison 大学讲学后合影，并与同事共进午餐

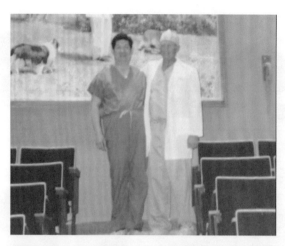

图 3-5-3-2-18　应邀至 Dallas 脊柱外科中心讲学

同时参与颈椎手术，术前与 Serby 教授合影

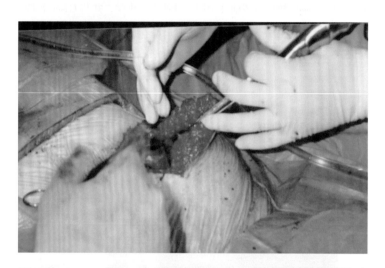

图 3-5-3-2-19　术中，右上为笔者双手，已将颈部肿瘤顺利取出

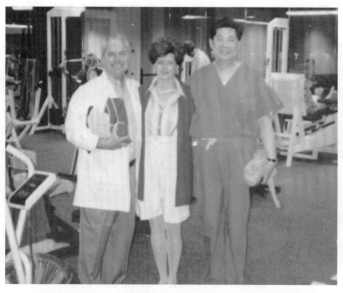

图 3-5-3-2-20　在体疗室与 McCoy 博士夫妇合影

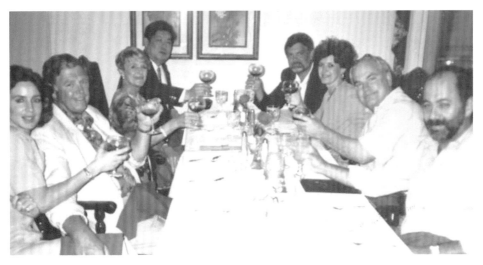

图 3-5-3-2-21　告别宴会，与 Dallas 脊柱外科专家及夫人们共聚一堂

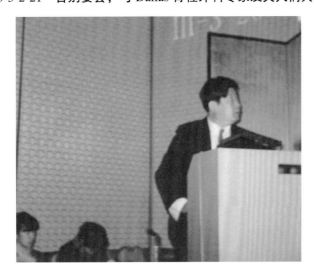

图 3-5-3-2-22　在 JOA 大会作报告

应日本 JOA 主席邀请在日本 62 届全国骨科大会上作学术报告（两个专题）

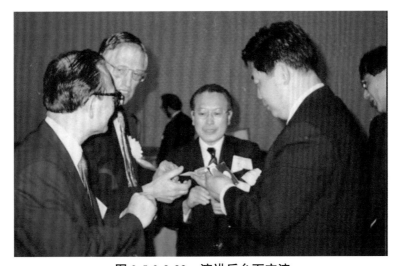

图 3-5-3-2-23　演讲后台下交流

演讲后立即引起日本、美国及韩国教授们兴趣，现场答疑，正中为 Kanada 教授，左两位为美国及韩国教授

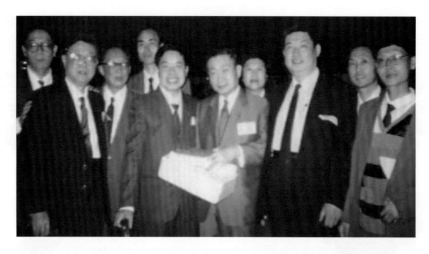

图 3-5-3-2-24　与大会主席 Toriyama 教授（中立者）合影

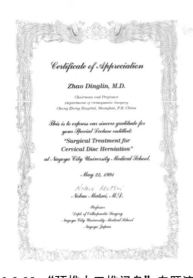

图 3-5-3-2-25　"颈椎人工椎间盘"专题演讲证书

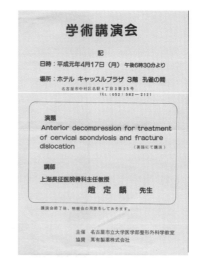

图 3-5-3-2-26　日本名古屋大学外宾演讲会议通知告示

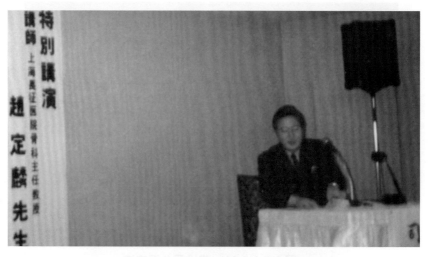

图 3-5-3-2-27　大会主席 Matsui 教授致欢迎辞

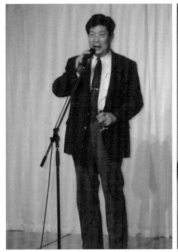
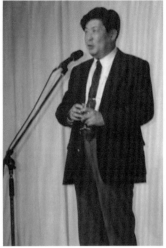

图 3-5-3-2-28　演讲中

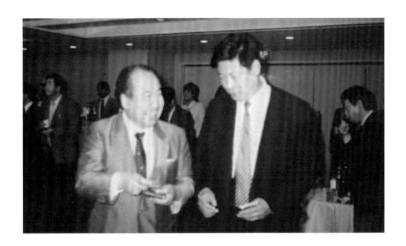

图 3-5-3-2-29　应届全日本骨科学会主席三浦隆行教授到会交谈

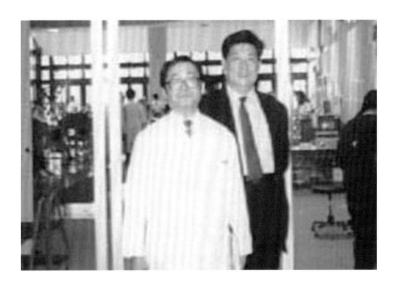

图 3-5-3-2-30　在日本爱知大学演讲后与 Niwa 教授合影

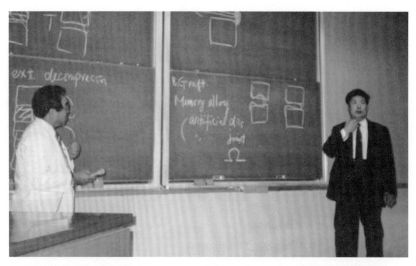

图 3-5-3-2-31　在日本兵库大学演讲后，Maruo 教授率先提问

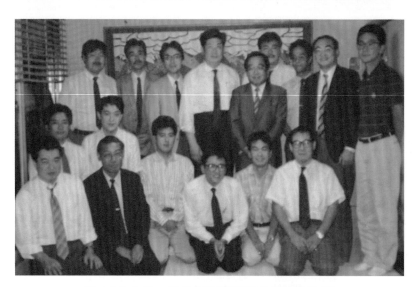

图 3-5-3-2-32　讲学与查房后与全科医师合影

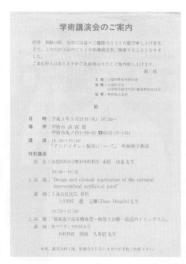

图 3-5-3-2-33　在日本国立山梨大学讲学
应 Akamatsu 教授邀请赴日本国立山梨大学讲学，此系外宾学术演讲通知

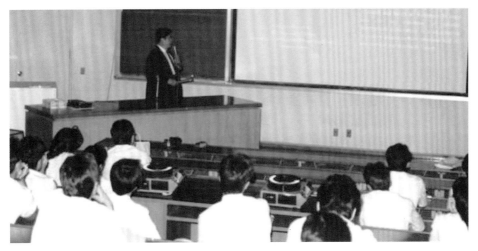

图 3-5-3-2-34　演讲中

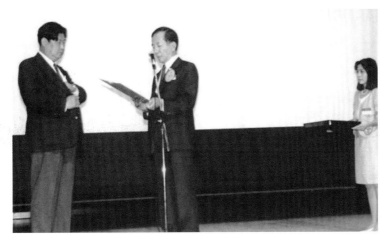

图 3-5-3-2-35　Akamatsu 教授授予演讲证书

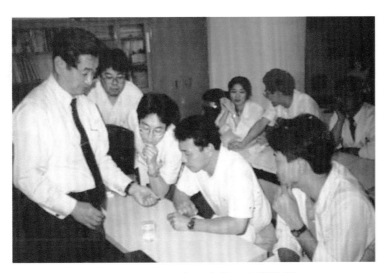

图 3-5-3-2-36　在日本藤田大学讲学
在日本藤田大学讲学后，Yoshizawa 教授请年轻医师仔细观察在冰水中的颈椎人工关节变形特性

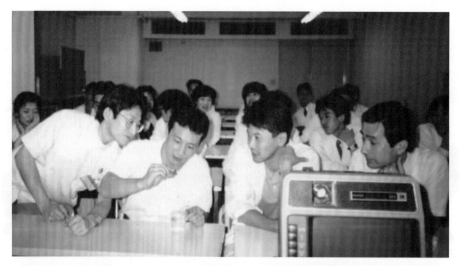

图 3-5-3-2-37　啊！真奇怪，一冷一热会变形！

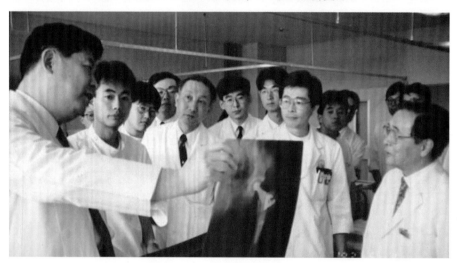

图 3-5-3-2-38　在日本岛根大学医院讲学后查房，右一为 Hirotani 教授

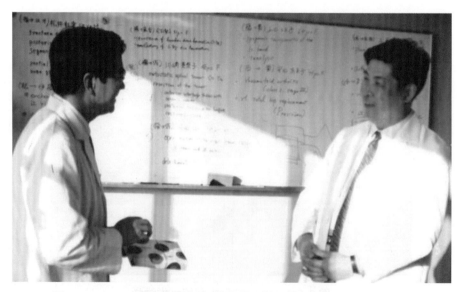

图 3-5-3-2-39　在日本志贺大学演讲完毕，先由 Fukuda 教授提问

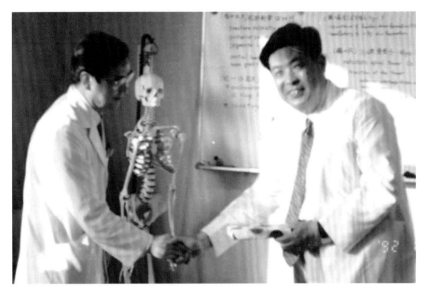

图 3-5-3-2-40　致谢，奉上讲学证书

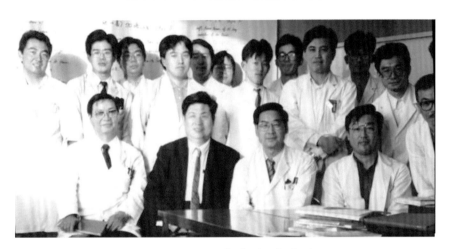

图 3-5-3-2-41　与全科同仁合影

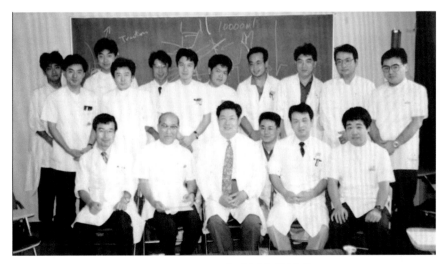

图 3-5-3-2-42　在爱媛大学讲学

在日本爱媛大学讲学后与全科合影，前排左二为 Shibata（柴田大清）教授

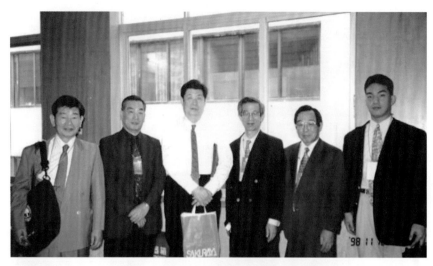

图 3-5-3-2-43　在骨科年会作报告
应邀在日本第 11 届全国骨科大会作颈椎融合术（CHTF 技术）学术报告后与日本朋友相会，左二为黄公怡教授

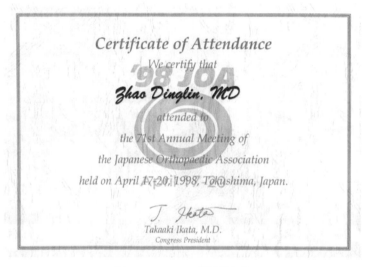

图 3-5-3-2-44　讲学证书

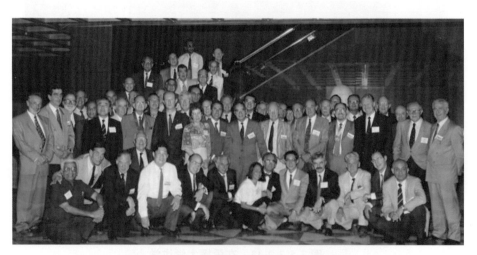

图 3-5-3-2-45　SICOT 各国分会主席合影
率团赴汉城出席 19 届 SICOT 大会时，各国代表团长合影（前排左第三人为本人）

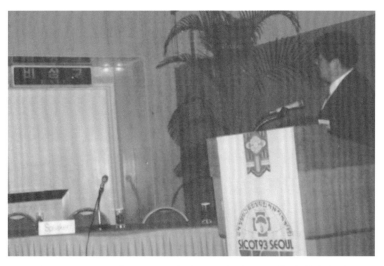

图 3-5-3-2-46　在 SICOT 大会作颈椎人工关节的学术报告

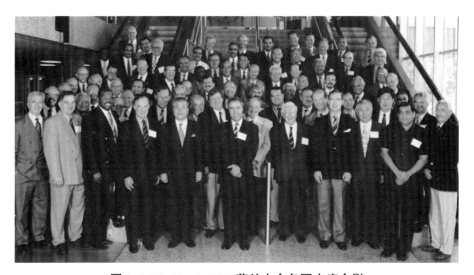

图 3-5-3-2-47　SICOT 荷兰大会各国主席合影

率团在荷兰阿姆斯特丹举行的第 20 届 SICOT 大会，全体理事会成员与各国代表团团长合影（第二排右二为本人）

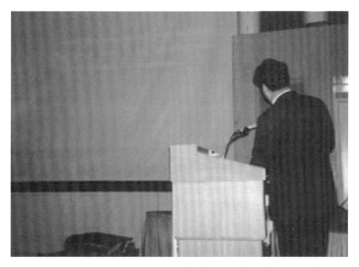

图 3-5-3-2-48　在会上作颈椎非融合技术的学术报告

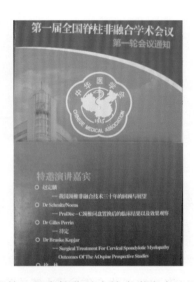

图 3-5-3-2-49　全国第一届脊柱非融合技术学术会议通知及特邀嘉宾概况

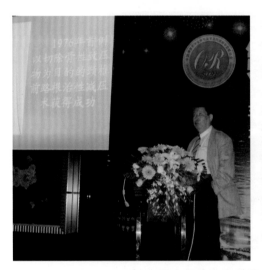
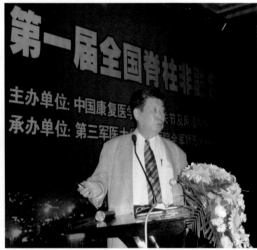

图 3-5-3-2-50　2009 年 12 月 11 日在全国首届脊柱非融合技术学术会议（重庆）上作报告

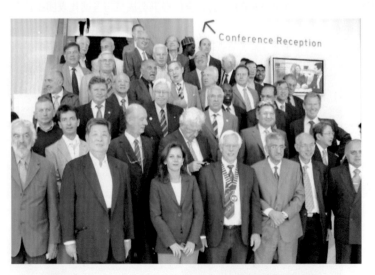

图 3-5-3-2-51　SICOT（2010）大会各国团长合影

2010年（8月29日~9月3日）出席在瑞典哥德堡举行的第五届SICOT/SIROT大会时与世界各国代表团团长合影

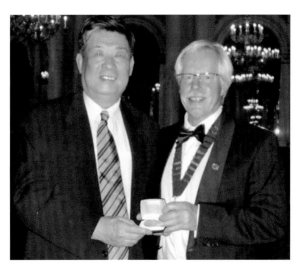

图 3-5-3-2-52　大会授予奖章

大会主席 Bunger 教授授予赵定麟教授学术成就与贡献奖章，表彰其在学术上的成就和为 SICOT 学会工作所作的贡献

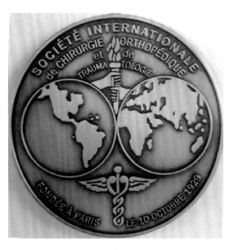

A 面

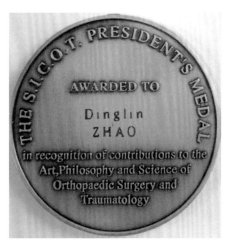

B 面

图 3-5-3-2-53　奖章 A、B 面

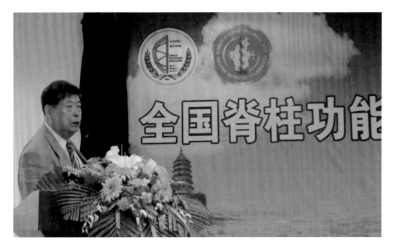

图 3-5-3-2-54　应邀在太原会议上演讲

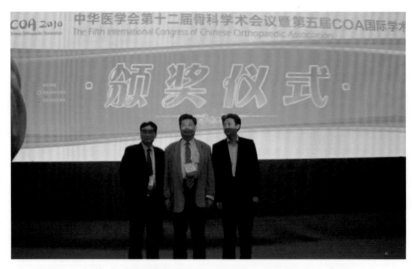

图 3-5-3-2-55　获 COA-2010 年国际学术交流优秀论文奖（右为王岩教授，左为邱勇教授）

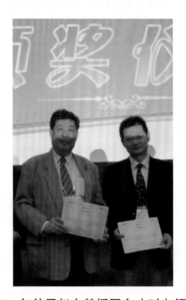

图 3-5-3-2-56　与幼子赵杰教授同台（时）领奖留影纪念

第二节　笔者个人观点

一、历史背景及结论

（一）非融合技术

笔者早于 20 世纪 70 年代末即开始研究颈椎的非融合技术，并于同一时期逐渐开始用于临床，

至 1985 年，先后获得国家发明奖及部级科技成果奖（国家发明奖及国家科技进步奖，证书号码为：85-0600 24 和 85-2h-326-1）。颈椎椎体间人工关节先用于临床，两年后颈椎人工椎间盘推向临床，至今已有 25 年以上的随访病例。

此项技术曾先后在美国 Oklahoma 大学、华盛顿 Georgetown 大学、纽约州立大学（Syracuse）、New Jersey 医学院、Madison 的 Wisconsion 医学院，在日本东京第 62 届 JOA 大会、名古屋大学、日本爱知大学、日本兵库大学、国立山梨医科大学、日本藤田学圆保健卫生大学、日本岛根 Shjimane 医学院、日本志贺 Shiga 大学、韩国第 19 届 SICOT 学术会议、欧洲 Amsterdam 第 20 届 SICOT 学术会议等作讲学、专题演讲等（见图 3-5-3-2-1~50）。

（二）融合技术

自 1976 年笔者首例以切除致压骨为目的的"颈椎前路根治性减压术"及"局部旋转植骨术"获得成功后，推动了颈椎外科的发展。为此，先于 1983 年获得部级科技进步二等奖（证书号：2148），再于 1991 年及 1992 年分别获部级及国家级科技进步二等奖（证书号分别为：91-2-133-1 和医 -2-011-01）之后于 1995 年首次将鸟笼式 Cage（BAK）用于颈椎椎节融合（欧美因 FDA 批文拖延，两年后方用于临床），1999 年发明椎间隙平行插入式定向安全环锯（专利证书号：383665），之后又设计了用于颈椎融合的 CHTF 椎节融合器（获 2000 年部级科技进步二等奖，证书号：2000-2-68-1）和颈椎后路椎板夹（专利号 ZL 99 2 25867 7），以及用于颈、胸、腰椎的空心可调式人工椎体等，均获专利。

（三）结论

鉴于上述背景，表明本人在颈椎的融合技术和非融合技术均作了一定工作，因此在讨论这一专题时，应该说具有发言权。

二、对比与评价

鉴于上述背景，结合本人多年临床工作实践，在对比与评价融合与非融合技术方面仅发表以下几点。

（一）从学术上来看

两者各有优缺点，可用下表表示（表 3-5-3-2-1）。

表 3-5-3-2-1　颈椎融合与非融合技术对比

项 目	融 合 技 术	非 融 合 技 术
意 义	传统技术，已证实其有效性	开展近四十年，近日加速，尤其国外、有多种设计推出
适 应 证	各型各期病例均可	以早期轻型病例为佳
手 术 节 段	一至多个椎节均可	一、两个椎节为宜
技术成熟度	已基本成熟	从材料到元件设计均在改进中
优 点	椎节稳定，安全，风险低，价格低	椎节可适度活动，逐年减弱，邻节退变延缓
缺 点	椎节失去活动功能，邻节易退变	费用昂贵、风险较前者略大；有一定滑出概率
每 节 费 用	数百至一万元人民币	4~6 万人民币
其 他	一般培训，易开展推广，疗效稳定	需重点培训，远期疗效有待观察

（二）从社会学角度评价

随着老龄化社会来临，人民生活水平与健康水平的提高，尽管医疗保险业迅速发展，但与人们的期望值仍有相当大的差距。用于人民医疗保健的开支明显低于欧美发达国家，当前连欧美诸国都难以承受的医疗开支，国人又如

何负担得了，何况这些开支均由个人承担。因此在病例选择上必须更加严格，尽力杜绝对有可能失效、需再融合之病例施术，这既能保护患者利益，又能保障医生和医院的太平与安宁，除非患者对非融合技术有强烈要求而经济条件又允许者。因为在众多颈椎椎节中仅其中一个

或两个节段微动，其作用远不如髋关节或膝关节活动功能那么重要，对生活质量的提高并无"立竿见影"之效，而费用付出却是昂贵的。因此每位医师均应沉思这一现实问题，并在决定手术前充分与患者沟通。

鉴于上述认识，从社会学角度考虑，在决策时务必具有国人习以为常的务实精神。

三、最佳病例选择

根据上述分析，笔者认为在对融合技术或非融合技术选择时，应全面考虑，综合判定，下述选择标准可供参考。

（一）非融合技术

主要选择年轻（20~40 岁）病例，1~2 个节段，症状明显，有手术要求，影像学证明骨刺较轻，位于椎节后方中央或中央旁，椎节相对稳定，无过度牵拉及推拿病史，患者能合作，以个性较为文静、心理素质良好者最为理想；当然也应具有相应经济实力。平日活动过度活跃者不宜。选用人工椎体间关节置换术者，其病变范围、病情及年龄可较人工椎间盘适度放宽，因其切骨减压范围较大，操作上相对易于掌握。

（二）融合技术

主用于病程长、年龄大、病变范围广泛、症状复杂及影像学改变明显者应选择融合技术；术时应强调彻底切骨减压，同时可立即恢复椎节的高度与曲度。

（赵定麟）

参 考 文 献

1. 陈德玉，赵定麟，贾连顺，肖建如，叶晓健，沈强．三种人工椎体置换治疗脊柱肿瘤的临床比较，中国矫形外科杂志 2001 年 8 卷 10 期
2. 陈德玉．颈椎伤病诊治新技术，北京：科学技术文献出版社，2003
3. 郭永飞，陈德玉，刘岩等．可调控式颈椎融合固定器实验山羊模型的建立［J］．第二军医大学学报，2008, 29（3）
4. 梁磊，王新伟，袁文．颈椎人工椎间盘手术相关问题的共识与争议［J］．中华外科杂志，2010, 48（9）
5. 邱水强，吴德升．可吸收性颈椎椎间融合器的研究进展［J］．上海交通大学学报（医学版），2008, 28（1）
6. 饶书诚，宋跃明．脊柱外科手术学（第三版）．北京：人民卫生出版社，2006
7. 沈强，贾连顺，赵定麟．颈椎间盘假体稳定性生物力学评价 中国临床康复 2003 年 7 卷 17 期
8. 宋鑫．颈椎人工椎间盘研究及临床应用进展［J］．生物骨科材料与临床研究，2008, 5（2）
9. 王新伟，陈德玉，赵定麟．椎体替代物的发展史及进展中国矫形外科杂志 2001 年 8 卷 8 期
10. 王新伟，赵定麟，陈德玉．可调式中空人工椎体治疗脊柱严重粉碎性骨折（附 9 例报告）骨与关节损伤杂志 2002 年 17 卷 3 期
11. 王新伟，赵定麟，陈德玉．可调式中空钛合金人工椎体动物实验研究第二军医大学学报 2003 年 24 卷 9 期
12. 王新伟，赵定麟，陈德玉．可调式中空钛合金人工椎体行椎体重建术的初步报告医学研究生学报 2003 年 16 卷 1 期
13. 王新伟，赵定麟，陈德玉．人工椎体植入位置的生物力学研究中华创伤杂志 2004 年 20 卷 2 期
14. 王新伟，邓明高，陈德玉．三种方法恢复颈椎生理曲度及椎间高度的比较［J］．颈腰痛杂志，2004, 25（1）
15. 赵定麟，陈德玉，沈强．可调式中空人工椎体的研制与临床应用中华骨科杂志 2001 年 21 卷 4 期
16. 赵定麟．现代骨科学，北京：科学出版社，2004
17. 赵定麟．现代脊柱外科学，上海：上海世界图书出版社公司，2006
18. 赵定麟．对颈椎病前路减压及内固定术相关问题的认识［A］．第三届全国颈椎病专题学术会议论文集［C］．2008.
19. 赵定麟．关于颈椎病若干临床问题的经验与建议［J］．中华外科杂志，2008, 46（5）
20. Ahn PG, Kim KN, Moon SW, Kim KS.Changes in cervical range of motion and sagittal alignment in early and late phases after total disc replacement: radiographic follow-up exceeding 2 years.J Neurosurg Spine. 2009 Dec; 11（6）: 688-95.
21. Hsieh JH, Wu CT, Lee ST.Cervical intradural disc herniation after spinal manipulation therapy in a patient with ossification of posterior longitudinal ligament: a case report and review of the literature.Spine（Phila Pa 1976）. 2010 Mar 1;35（5）:E149-51.
22. Liu H, Shi R, Liu X, Zhao X.［Preliminary clinical outcome of three-level artificial disc replacement with PRESTIGE LP for cervical disc degenerative disease］Zhongguo Xiu Fu Chong Jian Wai Ke Za Zhi. 2009 Dec;23（12）:1413-7. Chinese.
23. Lotfinia I, Vahedi P, Tubbs RS.Neurological manifestations, imaging characteristics, and surgical outcome of intraspinal osteochondroma.J Neurosurg Spine. 2010 May;12（5）:474-89.
24. Madsen KB, Jurik AG.MRI grading method for active and chronic spinal changes in spondyloarthritis.Clin Radiol. 2010 Jan; 65（1）:6-14.

25. Ming-Zhong Niu, Gao Lei, De-Min Luo.Stability recons-truction with titanium mesh and plate after cervical corpectomy. SICOT Shanghai Congress 2007.

26. Pang CH, Leung HB, Yen CH.Laminoplasty after anterior spinal fusion for cervical spondylotic myelopathy.J Orthop Surg（Hong Kong）. 2009 Dec; 17（3）: 269–74.

27. Pastor D.Use of electrical stimulation and exercise to increase muscle strength in a patient after surgery for cervical spondylotic myelopathy. Physiother Theory Pract. 2010 Feb; 26（2）: 134–42.

28. Qin W, Quan Z, Ou Y, Jiang D, Liu Y, Tang K.［Transpedicle screw fixation in upper cervical spine for treating atlantoaxial instability and dislocation］Zhongguo Xiu Fu Chong Jian Wai Ke Za Zhi. 2010 Feb; 24（2）: 202–5..

29. Scheer JK, Tang J, Eguizabal J.Optimal reconstruction technique after C-2 corpectomy and spondylectomy: a biomechanical analysis.J Neurosurg Spine. 2010 May;12（5）: 517–24.

30. Subach BR, Copay AG, Martin.An unusual occurrence of chondromyxoid fibroma with secondary aneurysmal bone cyst in the cervical spine.Spine J. 2010 Feb; 10（2）: e5–9. Epub 2009 Dec 29.

31. Tani S, Nagashima H, Isoshima.A unique device, the disc space-fitted distraction device, for anterior cervical discectomy and fusion: early clinical and radiological evaluation.J Neurosurg Spine. 2010 Apr;12（4）: 342–6.

32. Thomas JA, Tredway T, Fessler RG.An alternate method for placement of C-1 screws.J Neurosurg Spine. 2010 Apr;12（4）: 337–41.

33. Wei-Hu Ma, Rong-Ming Xu, Lei Huang.The early report of Treatment of the Bryan Cervical Disc Prosthesis Replacement in the treatment of cervical spondylosis. SICOT Shanghai Congress 2007.

34. Yu Chen, De-Yu Chen, Li-Li Yang.Clinical Study of Using a Polyetheretherketone（PEEK）Cage in Cervical Spinal Surgery. SICOT Shanghai Congress 2007.

35. Yu Sun.The application of bryan artificial disc replacement and some relative issues. SICOT Shanghai Congress 2007.

36. Zhuo-Jing Luo, Bing Lu, Ming-Quan Li,etal.Biomechanics of anterior decompression, bone grafting and instrumentation. SICOT Shanghai Congress 2007.

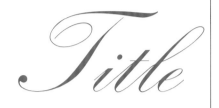

第六篇

颈椎手术并发症、疗效变坏、术中难题解码及颈椎病的康复和预防

第一章　颈椎前路手术并发症

任何一种手术均有其并发症及疗效不佳之病例。由于颈段手术大多属于集高风险、高难度和高科技于一体的减压及融合术。因此，一旦出现意外，其并发症也多较严重，甚至引起瘫痪及死亡。但根据作者近四十年中对数千手术病例的观察，发现颈椎前路手术的并发症，其发生率不仅低于颈椎后路手术，且其严重性亦较颈椎后路术式为轻，疗效不佳及变坏之病例亦少。问题的关键是施术者对手术的重视程度，包括充分的术前准备，每次手术都视为第一次手术的仔细操作及密切的术后观察等，这些都是预防并发症及提高手术疗效的最佳措施。现对手术暴露过程中的损伤及手术操作中的意外进行论述。

第一节　颈椎前路手术术前并发症（伤）及防治

一、颈椎前路手术并发症概述

近年来随着颈椎外科的蓬勃发展和先进技术的广泛应用，既往多见的手术并发症大有被形式各异的翻修术取代之趋势。尽管如此，作为外科医师都明白，任何一种手术都有其各种并发症，加之颈段手术属于集高风险、高难度和高科技于一体的术式。因此，一旦出现意外，其并发症也多较严重，甚至引起瘫痪及死亡。

本节主要对手术施术前、麻醉及暴露过程中的损伤进行阐述。

二、颈椎手术前损伤概况及防治措施

（一）发生概况

所谓术前并发症是指手术病例当日已正式启动接送程序，从手术室推车抵达病房床边开始到手术者正式切皮之前所发生的意外；包括从病房床上抬到手术室推车上，再搬运至手术台上期间所发生的损伤和意外，均属此范围。例如从推床上滚下、床单撕裂使患者摔下，同样麻醉诱导期，尤其是颈椎仰伸插管时所引发之颈椎过伸性损伤等。其发生概率虽低，但并非罕见，且影响手术

的正常运转，甚至造成手术中止而引发各种纠纷。

（二）致伤原因与损伤种类

【推床上跌伤】

手术室接送患者之推床大多较窄，如患者体胖、或推床重心太高、或患者未用固定带扎牢、或运送员缺乏经验等因素，均有可能使患者从推床上滚下，尤其是在走廊过道拐弯处及上下电梯时发生的机会更多。伤情视现场情况而定，以软组织挫伤为多，亦可能有头部血肿或脑震荡发生。

【床单撕裂患者坠落伤】

目前不少医院利用大床单将患者从一个床上搬至另一床上，此时如患者太重、或床单年限太久（加上多次高温高压消毒使其脆性增加）则有可能引发床单撕裂，患者从裂隙中摔至地下，从而引起或加剧脊椎伤患。笔者曾收治一位外院转来的此种重型病例。此种损伤大多臀部先着地，因此以局部挫伤为多见。

【头颈部过度屈伸】

此可见于以下两种情况。

1. 接送患者时　由于现场人手不够，如接送患者的护理员缺乏培训和经验则有可能直接将头颈部作为支点抬来抬去，强度的屈伸易引起颈椎、甚至颈髓损伤，尤其患者本身就是颈椎损伤、或椎管内有致压物、或椎管狭窄者，则更易引起或加重伤患。

2. 全身麻醉插管时头颈过仰　在全麻插管时允许颈部适度仰伸，但如果麻醉者无经验时，为了便于气管导管的插入而将患者头颈过度仰伸，此时由于颈椎病者多伴有椎管狭窄，前方有占位性致压物，后方再有肥厚的黄韧带，可因椎管内代偿间隙已经消失而招致脊髓过伸性损伤，重者由于脊髓的腹背两侧同时受压而出现瘫痪。其中高位者可因膈神经受累而死亡，国内外均有此类病例发生。

3. 搬动患者时头颈位置过伸　头颈体位应该由术者或第一助手搬放，并根据术前测得患者仰颈耐受限度放置体位及枕颈后方的沙袋。但如果由其他医师代放体位，则有可能头颈过仰而引起

过伸性损伤。

【牵引重量过大所致脊髓或脊神经根损伤】

其致伤原因是牵引重量过重（超过 7kg）所致过度牵引，多见于以下伤情。

1. 椎节严重不稳定者　指在颈椎病的基础上再伴有颈部外伤，尤其是前纵韧带及椎节已有撕裂者，术中如牵引力量过大，则易使脊髓被牵拉致伤。

2. 颈椎骨折脱位者　指椎节稳定性受损之完全性损伤病例，其发生率最高，尤其牵引重量过大者，此时由于椎节完整性遭受破坏后颈椎失去原有张力和保护之故（图 3-6-1-1-1）。

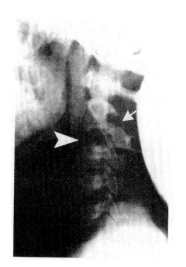

图 3-6-1-1-1　临床举例　过度牵引
大重量牵引后出现椎体间关节纵向脱位侧位 X 线片，
伴脊髓严重不全性四肢瘫

三、术前损伤的防治措施

（一）加强对基层护理人员的培训

凡承担搬运患者的护理员均应经过专业培训，持证安全上岗，尤应教育对重症患者和其他部位伤患应加以小心，包括颈椎、胸腰椎等易引发意外的伤患。

（二）加强与麻醉医师之间的沟通

为防止麻醉插管发生意外，手术医师在术

前一日务必请麻醉医师共同检测患者仰伸的耐受度，尤其是选用全身麻醉者，以便术中掌握，切勿超限仰伸。对椎管狭窄且骨赘明显者，特别是在 MR 影像检查时脊髓已出现液化灶者，应在手术申请单上注明，请执行麻醉者务必小心。对重症患者不应让进修、实习麻醉师单独操作，以防意外。

（三）检查搬运工具及床单的性能与强度

手术室护士长应督促护理班长，或亲自参与检查接送患者的推车及固定带等用具是否到位，并及时更换或补充新的用具，切不可因小失大。

（四）防止牵引过度致伤

主要有以下两方面

【明确患者颈部病理解剖状态】

术者术前应明确患者颈部的病理解剖状态，尤其是伴有颈椎外伤的颈椎病者，稍许加大牵引重量，就可加剧脊髓的病理生理改变，此种特点已被体感诱发电位所验证。

【术中切忌过重牵引】

笔者一贯主张轻重量牵引，除非椎节脱位复位需要，一般 1~2kg 重量足够维持颈椎的稳定，包括颈椎减压性手术术中。

第二节　颈椎前路手术暴露过程中并发（症）伤及其防治

一、颈椎前路手术概述

颈椎前方解剖复杂，不仅许多脏器密集，而且血管神经丰富以致既往被视为手术禁区。因此，在手术操作过程中切勿伤及局部重要器官、神经和血管。任何一步操作需小心。现将临床上常见的损伤分段、专题分述于后。

二、喉返神经损伤

（一）概述

近年来喉返神经损伤仍较多见，该神经主要支配环甲肌以外的喉部肌肉，损伤后引起声带麻痹而出现发音障碍，多为暂时性，伤后1~3月恢复。如被完全切断或是严重挫灭伤，则可遗留永久性症状，约占手术病例1%左右。

（二）致伤原因

大多见于以下三种情况。

【牵拉性损伤】

因为喉返神经十分敏感，稍许牵拉、甚至在手术暴露时稍加分离，即可引起局部水肿、渗出及充血等创伤性反应而出现声音嘶哑。因此术中避免牵拉，实际上也无暴露的必要。

【电烧伤或切割伤】

多因术中误将喉返神经切断或电凝器烧伤所致，事实上在手术时，当切断颈阔肌，将二腹肌及胸锁乳突肌牵开后，其下方为十分疏松的结缔组织，用手指稍许分离即达椎体前方，无需采用锐性分离或电凝止血。

【自动牵开器长时间的压迫】

在使用颈椎自动牵开器时，如持续牵拉时间过长、过久，且在此过程中为了更充分地暴露椎体与深部视野而增大牵拉力度时，易将该神经及周围组织一并受挤压致伤（包括食管等）。

（三）防治措施

针对上述原因，应采取以下措施加以预防。

【重视术前对气管食管的推移训练】

在术前让患者充分地将气管食管推过中线，既可减轻术中对喉返神经的压力，又可预防食管气管损伤。但目前有一种倾向，认为全麻情况下术前无需此训练；其实并非如此。

【术中无需有意显露喉返神经】

喉返神经较为深在，根本无需特意显露这根娇嫩的神经。笔者在第一例术中仅仅显露、保护喉返神经，术后却出现声音嘶哑，数周后方才恢复。从此以后三十余年间，经历千例以上手术，从未再显露该神经，也未再遇到此并发症发生。切口侧别的选择与喉返神经损伤率并无明显差别。

【注意术中牵引（拉）】

1. 颈椎拉钩徒手牵引时间不宜过久　术中在对气管食管牵引过程中，每次持续时间不应超过 20~30min，以防对喉返神经形成持续性压迫；

2. 避免使用锐性牵开器及自动拉钩　标准的 S 型或直角颈椎拉钩前方两端均为钝圆形，切不可选用带刺或锐角状拉钩，以防对各种组织误伤，包括喉返神经；因为手术时间较长及压力较大等原因，亦不应选用自动拉钩。

【慎用电刀及电凝器】

术中除对较粗的甲状腺下动脉及甲状腺中静脉进行结扎处理外，一般出血点采取钳夹止血方式即可达到目的。由于电凝易对周围神经血管造成误伤，因此不提倡使用。

三、食管损伤

（一）概述

食管在显露过程中亦易引起误伤，应尽早发现，及时处理，否则一旦形成食管瘘，易引发纵膈感染，后果将不堪设想。临床上有因此种并发症引起死亡病例，应高度重视。

（二）致伤原因

手术暴露过程中的食管损伤主要是在操作中的误伤。常见于下述情况。

【误将食管当成椎体前筋膜切伤】

在显露椎体前方切开椎体前筋膜时，如果助手未将食管与气管一并拉开，且牵拉下之食管外观与椎体前筋膜相似。如术者未做进一步详查，

则易将食管视为筋膜切开，大多见于自动拉钩情况下。

【牵拉刺伤所致】

主因使用锐性拉钩或自动拉钩牵拉过度所致，其早期可无症状，仅表现为食管壁挫伤性改变，但于术后进食时因局部刺激或压力突然增大而形成裂口。

【牵拉时用力过度】

术前对气管食管推移训练不够，术中为了良好的显露椎体，助手就拼命用力牵拉，以致将食管拉破，尤其是食管本身有炎症及水肿时。

（三）防治措施

主要根据前述不同原因采取以下相应措施。

【术中应细心耐心】

在施术操作中切不可操之过急，术者及助手均应仔细辨认各种组织，尤其是拟行切开的组织。椎前筋膜为一层薄膜，用镊子提起，证明与食管壁完全不同时方可剪开。

【其他】

1. 术前加强训练　术前气管食管推移训练一定要到位，尤其是短颈者；

2. 避免锐性拉钩及牵引过度　仍应强调避免使用锐性拉钩，包括边角较锐之 S 形拉钩；同时助手在牵引过程中用力适度，并有节奏地定时放松拉钩；

3. 立即修补　一旦食管损伤，应在术中立即缝合，闭合裂口，并加大抗生素用量及局部引流，必要时可请胸外科或耳鼻咽喉科医师协助处理。

四、气管损伤

（一）概述

气管损伤的机会较前者为少，主要因其有环状软骨而易于辨认。

（二）致伤原因

与前者相似，过度牵拉所致者更为多见，尤多见于颈椎节段较高之手术时。

【过度牵拉及刺伤】

是引起气管损伤的主要原因,使用锐性拉钩,牵引过度及拉钩下缘偏浅并触及气管时,则易使气管损伤。

【手术操作过程中误切伤】

甚为少见,主要是在显露椎体前方过程中误切,应注意避免。

（三）防治措施

以预防为主,一旦发生,应立即缝合,并注意局部出血及血液流向,避免血液吸入肺部,并请麻醉师协助处理。

五、颈部血管损伤

（一）概述

颈前路手术时,除两侧向头面部供血的颈动、颈静脉外,最易误伤的是甲状腺下动脉和甲状腺中静脉;椎动脉损伤更多见于减压手术时,因此将在下节中讨论。

（二）致伤原因

常见的原因是误伤,多见于下列情况。

【误伤】

1. 分离颈深筋膜时误伤 为显露椎体前方需锐性分离颈深筋膜及钝性松解内脏鞘与血管神经鞘间隙,在此过程中容易误将牵拉后变形（扁）的甲状腺下动脉或甲状腺中静脉当作筋膜剪开或撕断;

2. 电刀误伤 但在切割软组织时,稍不注意即可误伤甲状腺的下动脉及中静脉等。

【其他】

1. 结扎线头脱落 以甲状腺下动脉及甲状腺中静脉为多见,大多发生于结扎线过粗时;

2. 牵拉时刺伤 多见,包括较粗的颈动脉与颈静脉,多因锐性拉钩所致,或因刀尖误伤;

3. 在对横突孔显露时误伤椎动脉 主为颈前路侧前方减压术时,如果分离颈长肌过程中偏向后下方,则易误伤该血管。

（三）防治措施

除前述避免使用电刀和锐性拉钩外,尚应注意以下方面。

【熟悉颈部解剖】

应注意主要神经血管的正常位置、相邻关系及变异情况等,尤其是临床入门不久者,更应注意手术入路及暴露过程中各种组织的关系与界限等,做到术前心中有数。

【对切断之血管进行双重结扎】

在对甲状腺下动脉或甲状腺中静脉等切断时,两侧断端均需行双重结扎,结扎线不应过粗,以防滑脱,结扎处距断端至少2mm。

【按解剖程序操作】

任何手术均需按程序操作,尤其是风险大的部位,涉及椎动脉处的手术是最为险要的部位之一。因此,在处理颈长肌时,应牢记椎动脉的走行及其进入横突孔的部位,并注意其变异（术前常规做 MRA）。

六、喉上神经、舌下神经及迷走神经损伤

此三者损伤较少发生,偶尔可遇到,亦应注意。

（一）喉上神经损伤

喉上神经主要支配咽、喉及会咽部黏膜及杓状软骨肌、环甲肌、下缩肌。损伤后主要引起发音疲劳感、声音嘶哑及误吸。该神经一旦损伤,主要是对于从事舞台、音乐等与发音有关的工作者带来较多影响。

（二）舌下神经损伤

舌下神经系第十二对颅神经,当切口波及高位咽后部时,舌下神经像一根较粗的血管,横过切口下方。易误作血管而将其结扎,此致影响吞咽功能。

（三）迷走神经损伤

较为少见,因其位于颈动脉鞘内走行,除非损伤波及颈动脉时,否则不易伤及该神经。损伤后的主要症状是声音改变等。

七、胸膜损伤

（一）概述

见于下颈椎手术时，尤以 C_7~T_1 施术时为易。

（二）致伤原因

主要见于以下情况。

【牵拉时误伤】

对短颈者下颈段或颈胸段施术时，如拉钩方向偏下，则有可能伤及胸膜。

【器械误伤】

除手术刀、剪刀外，在使用刮匙时如果用力方向不当，或用力过猛、尤其是从椎节深部向外提升刮匙时，如突然朝向肺尖方向，则易伤及胸膜。

【病变波及上胸椎】

主为下颈段及颈胸段之炎症或肿瘤等病变波及颈胸交接处，如术前对其估计不足、或操作时对切口显露不充分则更易发生。

（三）防治措施

【调整麻醉】

全麻者无需另改用其他麻醉，颈丛麻醉或其他麻醉者则需立即行气管插管，并施以全身麻醉以求控制呼吸及对胸膜的处理。

【立即闭合裂口】

在直视下缝合一般易于操作，对显露不佳者应扩大切口；对裂口大无法缝合者，可行局部转移肌肉修补。术后胸腔闭式引流，并按胸部手术术后处理。

【预防感染】

加大抗生素用量，以广谱者为宜，以防引起后果严重的脓胸或纵隔炎。

八、霍纳氏综合征（Horner's Syndrome）

（一）概述

Horner's 综合征为上睑下垂、瞳孔变小及无汗三联症；其发生率较高，约占颈前路手术的 1%~3% 不等，多为暂时性。

（二）致伤原因

主因对颈长肌行分离牵拉时对外侧的颈交感神经干牵拉过度或误伤所致。尤其是在 C_2~C_3 至 C_6~C_7 处，交感神经干在横突前方走行。

（三）防治措施

主要是减轻对颈长肌的压迫及损伤，避免使用锐性拉钩及对颈长肌的电灼等。一旦发生，多为暂时性，术后 5~7d 内逐渐恢复。

九、其他损伤

（一）甲状旁腺或甲状腺损伤

术中发生大出血时则容易误伤，尤其腺体变位（异位症）时，应注意。

（二）颈丛或臂丛损伤

在拉钩向中线牵拉时，如果拉钩边缘太锐或放置过深，则有可能误伤颈丛或臂丛上部。一旦误伤，则视受损情况予以相应的处理。对撕裂伤者应立即修复。

（三）淋巴管损伤

在松解椎旁软组织时多见，应避免。

（四）奇静脉损伤

较罕见，亦因深部拉钩牵拉所致，应注意避免。

第三节 颈椎前路手术操作（包括切骨减压清除病变及内固定）时的并发症（伤）及其防治

一、颈椎前路手术操作概述

由于颈椎前路手术的主要目的是对椎管或神经根管或横突孔内病变组织的切除与对脊髓、脊神经根和椎动脉进行减压，而且有时是数种手术同时进行。在此过程中，如果减压不彻底，疗效必受影响。而要彻底，由于椎管、根管、横突孔的保留间隙已等于或接近于零。因此，不要说是操作上的失手，就是由于体位上的改变，手术器械的介入等均会使神经组织，尤其是脊髓因压力改变而出现损伤，其中某些损伤可能是无法逆转的，以致最后造成永久性后遗症。这一点应使每个参加手术的医护人员、患者本人及其家属均应有所了解，以求相互配合，使其发生率降低到最低限度。

二、切骨减压过程中手术工具（器械）引起的损伤概况

颈前路手术的难度，不仅是病变部位深在，手术困难，而且具体操作时例如在牵开或实施切除致压物时，由于直接挫伤、牵拉、血管损伤均可波及脊髓而造成脊髓损伤。其中，器械致伤占据重要地位，临床学家对此见解不一。国外在开展此项手术的早期，将大量出现的神经损伤都归罪于环锯技术，之后又认为高速钻头亦是罪魁祸首，但事实上各种器械均有其利弊之处。现将各常用技术及其器械的损伤情况阐述于后。

（一）高速磨钻技术所致误伤

【概况】

随着医疗条件的改善，高速磨钻已普及到地市医院，因此，目前已成为临床上较常用的切骨技术。因其在使用上较为方便，四肢矫形外科手术更为多用。

在脊柱外科方面，磨钻多被选用于对椎管壁切除减压及对椎节骨赘的切除，在操作时可因钻头的突然滑动而失手，并造成脊髓意外损伤。因此，有的操作者已从椎节中央入路切除骨赘改为从椎间隙外侧。即在骨赘较薄弱处进入椎管。这样虽减少了脊髓的损伤，但却增加了神经根损伤的机会。并易引起硬膜囊撕裂而出现脑脊液瘘，但磨钻引起椎动脉损伤者十分罕见。因此在脊柱外科手术时，尤其是涉及椎管处用磨钻切骨减压时，务必慎重。

【致伤原因】

主要有以下原因。

1. 操作经验不足　高速磨钻在经验丰富者手中，可以运用自如，如果操作经验不足，则易失手；尤其是骨赘将被切除的瞬间最容易突然"落空"而误伤深部组织，特别是脆弱的脊髓及脊神经根首当其冲；

2. 判断失误　主要是对深部组织的性质判断不当，特别是在头颈倾斜情况下。如果按原设想判断定位，并向深部切骨，则容易造成失误。

3. 其他

（1）工具质量问题：高速钻有电动与气动两种，高品位的价格较高（约数万美元），某些医院就用一般牙科钻取代，如此在操作上易出现各种问题；

（2）病变特点：某些病变本身手术难度较大，例如，伴有 OPLL 的颈椎病，由于骨化的后纵韧带之厚度及形态多呈不规则状，以致手术时难以

掌握。

【防治措施】

1. 慎重选择　术者必须明确认识此项技术的风险性及在向深部钻骨时，一旦失手所引起之后果；之后再权衡是选用此项技术或是改用其他术式。尤其是初学者，不宜将其作为初次尝试的选择。

2. 注意手技与质量

（1）注意手上功夫的训练：从事颈椎外科者必须注意自己手上功夫的养成，其不仅要求细巧，更要求稳准，一下是一下，没有再重复一次的机会，务必小心；

（2）注意磨钻的质量与性能：不同公司生产的高速磨钻均有其相应的标准及要求，术前应认真核对与检查；对不熟悉的工具不要轻易选用；

（3）采用补救措施　术中一旦失手引起神经损伤，除立即予以脱水疗法、局部冰盐水冷敷及加大地塞米松用量外，尚需考虑进一步减压措施；在有条件的情况下，应请富有经验的医师协助处理。

（二）环锯技术所致误伤

【概况】

在当前，环锯技术仍为临床上使用较多的切骨减压用具，因其操作方便，可以一次锯穿椎间隙抵达椎管，具有同时局部减压作用，但其并发症亦较多，易引起意外。

【常见的并发伤种类及其原因】

主要有以下几项。

1. 误伤脊髓　较易引起，除在操作时环锯钻入较深外，临床上曾有深达 4.7cm 的记录，大多系锯芯偏斜之故（图 3-6-1-3-1），以致环锯头部一侧抵达硬膜囊壁外，另一侧仍在椎骨内，当后者也抵达硬膜囊处时，则前者可能已刺伤脊髓；

2. 其他误伤

（1）误伤脊神经根：主要是环锯斜向侧方所致，除与手术者操作技术的掌握熟练程度有关外，术中如果患者头颈倾向一侧时更易发生，应引起注意；

（2）将后纵韧带切除：如后纵韧带与骨赘

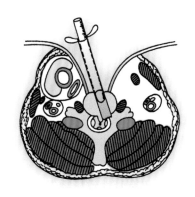

图 3-6-1-3-1　误伤示意图之一
如环锯偏向侧方时，易误伤脊髓和（或）神经根等

等组织粘连，环切时则易将对脊髓起保护作用的后纵韧带一并切除，随之形成硬膜外血肿而影响疗效；

（3）伤及硬膜囊引发脑脊液瘘：如环锯再向深部旋入时将硬膜囊切破，则出现脑脊液瘘；此时术野的鲜血可进入蛛网膜下腔而引起继发性蛛网膜粘连不良后果；

（4）椎动脉损伤：罕见，主要是其位于侧前方，环锯一般性偏斜难以对椎动脉构成威胁，但如对椎节定位判定失误则亦有可能发生。

【防治措施】

针对以上并发症（伤）其主要预防措施包括以下四项。

1. 消除错觉，用第三代环锯

（1）消除在认识上的错觉：消除认为环锯是绝对安全技术的错觉，临床材料表明，越是简便的术式，越容易出现轻敌念头，以致出现误伤；

（2）选用新一代环锯保持环锯沿椎间隙方向切骨：既往短刃式锯芯难以使环锯保持预定方向，而第三代环锯之锯芯为长舌状，可以插至椎间隙深部，使环锯沿着椎间隙内，可以较准确地等分切除两侧软骨板及其下方的骨质，经数百余例试用，无一例偏斜者。

2. 按要领操作

术前确定环锯切取深度（一般为 2~2.5cm），当环锯向椎节深部旋入时，1.5~1.8cm 属安全段，超过时应小心操作，尤其是超过 2cm 时，术者一定要细心操作，并随时检查锯芯有无转动，一旦发现锯芯转动，或是患者突然有痛感，则表示椎节已被钻穿。应小心将锯下的骨芯取出。

3. 宁断勿过

当环锯达预定深度，锯芯仍未随环锯旋转时，首先判定原来的深度预测是否准确，需否修正，如果决定不了，可在此水平上将其折断，取出骨芯。对因后纵韧带与前方骨赘或髓核粘连者当属理想。对底部仍有骨性致压物者，术者可以采用刮匙将其切除。

（三）冲击式椎板咬骨钳误伤

【概述】

在颈前路手术中用此技术切除椎节后方骨块时，因需将钳头插至椎管前壁与后纵韧带之间，必然增加对硬膜囊（脊髓）和神经根压力（图3-6-1-3-2）而引起误伤，因此，目前已很少选用此项技术切除椎管前方致压骨赘，除非椎管较宽畅时。

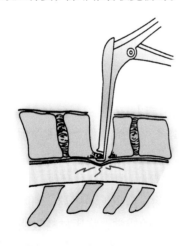

图3-6-1-3-2　误伤示意图之二
冲击式咬骨钳如使用不当，易对颈髓引起误伤，尤以椎管狭窄及钳头较厚者

【致伤原因】

主要由于以下原因。

1. 工具设计或选用不当　凡是需要从前路减压者，其椎管内有效间隙几乎为零，因此，如果使用钳头厚度1.2mm以上的冲击式咬骨钳时，由于操作时需插至椎体后缘与硬膜囊之间，这样就在无形中对脊髓增加了1.2mm以上的压应力，钳头的水平面积愈大，压力也愈高；

2. 深、角度不当

（1）向深部用力过大：颈前路手术遇有意外术野不清时，当向深部放置咬骨钳，如果用力较重，即易对脊髓造成损伤；

（2）钳头角度选择不当：骨赘的形态各异，咬骨钳的钳头有直角、锐角及钝角三种。如果所选择角度与骨赘的形态不相吻合，则必然增加局部压力而伤及脊髓；

3. 钳头断裂遗留　术中将冲击式咬骨钳钳头咬断残留在骨赘与硬膜囊之间时需立即取出，在此过程中如果急躁，则易伤及深部神经组织；

4. 向深部用力过大　颈前路手术遇有意外术野不清时，当向深部放置咬骨钳，如果用力较重，即易对脊髓造成损伤。

【防治措施】

1. 严格病例选择　建议尽量不选用此种技术切除椎管周壁处致压骨，但如习惯此类技术者，应选择以根性症状为主、椎管矢状径较宽畅者，对病程久、年龄大及椎管矢状径明显狭窄者绝对不应选用；

2. 挑选适用器械　应选用薄型、头部较窄之椎板咬骨钳；钳头有直角（90°）、锐角（60°~70°）及钝角（120°~140°）之分。此种器械较为理想；

3. 保持术野清晰　这是避免误伤的重要条件之一，遇有鲜血不断涌出时，可采取明胶海绵充填＋冰盐水冷敷数分钟的方式，一般多可以止血；

4. 切骨前先行韧带下松解分离　在切除椎管前壁前，应用一细圆头神经剥离子通过底部开口处，将骨赘与后纵韧带进行松解后再用薄型椎板咬骨钳将其切除；在松解时，如出现神经受压或刺激症状，表明脊髓已处于临界状态，应停止使用此项技术，改用角度刮匙为佳；

5. 一旦发生损伤时的处理　伤后早期大多表现为脊髓休克或脊神经根损伤症状，除应按原计划更换最佳方式完成手术外，应按脊髓伤常规处理。

（四）刮匙技术所致误伤

【概述】

刮匙为颈前路切骨减压手术最为多用的器

械，其规格甚多，除刮匙的口径外，刮匙之角度，以及柄的材质、长短等亦不相同，仅用于颈椎的刮匙不下四五十种之多，因此，如果使用得当，其是切除椎管前壁最为安全而有效的工具，如操作失误则可造成无法挽回的后果。笔者多年来一直将此技术用于最难以减压之部位，包括第六、第七颈椎、胸椎和腰椎翻修性手术病例，减压效果均感满意、有效。

【致伤原因】

临床上常见的致伤原因包括以下内容。

1. 刮匙头部滑向椎管　这是最为常见的致伤原因，如果操作者持匙不稳，则易使刮匙头部在用力刮除骨赘时突然滑向椎管深部而引起脊髓或脊神经根损伤；

2. 刮匙头反弹　被施术患者骨骼的硬度相差甚大，强体力劳动的壮年男性骨赘可如象牙般坚硬，在刮除时可将患者整体提起，此时术者稍一松手，刮匙头部可能从拟刮除部突然朝相反的方向反弹而伤及脊髓；

3. 判断失误　主要是在对所刮除组织判断不清的前提下，误将深部后纵韧带或硬膜囊当成骨赘进行刮切所致；

4. 术中患者突然骚动　如果全麻不够到位，或是颈丛麻醉，当切骨抵达椎节后缘，刮匙触后纵韧带刺激窦椎神经末梢时，患者可出现痛感而将头颈突然前伸或朝其他方向骚动；此时，刮匙头部在狭小的切口内必然撞击后方硬膜囊及深部组织而出现神经受损症状。

【防治措施】

1. 加强手上功夫的训练　颈椎外科是高风险、高技巧、高科技和富有挑战色彩的一门专业，在平日除了在理论上需要刻苦钻研，对其病理生理及病理解剖有一全面而深入的认识外，还必须注意手上功夫（Hand Work）的训练，就像是足球运动员重视足上功夫（Foot Work）的培训一样；在对椎节后方骨赘或是骨化的后纵韧带切除时，以轻柔的手法、精巧的技术、准确的定位来操作。选择规格、大小及角度适合的刮匙，并利用旋转手法，分片（块）地将压迫骨撬除；这样既安全、

又彻底，但要求精湛的手上功夫；

2. 利用杠杆力学的原理操作刮匙去切除骨赘　当用刮匙对颈椎椎节深部骨赘切除时，不是将刮匙悬空直接用刮匙头部对骨赘的切刮，而是利用杠杆力学原理，即将刮匙头部置于骨赘边缘；术者双手持住刮匙柄，将椎体前方开口处椎节边缘作为支点；当术者双手用力，刮匙头部向骨赘处产生平行向的作用力，并使骨赘呈小块状（或片状）被切除。如骨赘过硬，可将刮匙略加旋转（小于90°）；依此法向不同方向操作，直到骨赘全部切除；

3. 术中保持头颈部的稳定与固定　无论是何种麻醉，患者头颈部均应置于固定状态。非全麻者，对在刮骨时需要有人扶持，使头颈保持固定状态，尤其是在切除椎管前方骨赘时更应得到麻醉者的相应配合；对清醒状态下的患者应反复告诫患者切勿随意转动或抬起头颈部，以防引起严重后果；

4. 切除骨化之后纵韧带时应慎之又慎　对OPLL者施术时更需小心，一旦决定切除，首先判定切除范围，再分段对OPLL的骨质切除。对连续型者，一般将其开一长槽，以扩大视野；由于骨化之OPLL在椎管前壁内侧面处呈不平整状态，采用环锯技术亦不敢将其切穿，以防误伤脊髓。在此前提下，一般多选择长柄、小头角度刮匙将其刮除。首先选择突破点，以椎间隙处最为理想，对连续型后纵韧带骨化症者，应从骨化最轻的椎节开始，并逐渐向骨化明显的节段逐块前进。其操作要领如前所述，一定要在不增加椎管内压力的情况下切除致压物；

5. 双手平稳持匙　术者在对深部骨赘切除时，当将匙头放准位置后，即应双手持住匙柄，右力者应以右手为主；左手在持住匙柄的同时应紧贴患者胸部，在右手用力时万一患者骚动，双手及刮匙则可随着患者身体的活动而移动，如此则可以减轻受损的程度及机会。

（五）钛板固定技术

【钻头或螺钉拧入椎管】

主要由于术前未能准确估计螺钉长度导致钻

头或螺钉拧入过深，且术中未及时透视所造成，尤其是使用双皮质骨螺钉时。轻者刺破硬膜囊形成脑脊液漏，重者可损伤脊髓。

【螺钉拧入椎间隙】

由于钢板长度选择过长或过短，或螺钉钻入的角度太大，导致螺钉拧入邻近椎间隙或减压槽的植骨间隙内（图3-6-1-3-3）。前者可造成椎间盘损伤甚至由此引起术后螺钉松动、断裂，后者可造成植骨不融合。防治措施主要为选择合适长度的钢板，并仔细辨认植骨界面，螺钉拧入时不能过于偏斜，并在透视下确认。

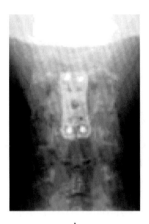 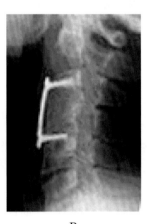

A   B

图3-6-1-3-3　临床举例　螺钉拧入椎间隙（A、B）
A.正位X线片；B.侧位X线片

【拧入植骨螺钉时骨块滑动】

行植骨块螺钉固定，在拧入钻头或螺钉时，用力不当，尤其是当植骨块选择较小、在减压槽内嵌夹不紧时，可造成植骨块向椎管方向滑动，如未能及时发现，可造成严重后果。

【椎体骨折】

多见于在安装椎体撑开器螺钉时，螺钉位置偏向椎体头侧或尾侧时，术中为了复位或良好显示减压间隙，用力将撑开器撑开，易造成椎体上、下缘的骨折。一旦发生，轻者可重新放置撑开器，重者如影响椎节稳定性，则不得不切除该椎体，扩大减压范围。

三、吸引器头对脊髓的损伤

（一）概述

并非少见，主要是术中当椎节深部已获减压，助手在对椎节深部吸引时，由于用力过重、过深或是吸引力过大而伤及深部的硬膜囊，尤其是吸引器头部对准硬膜囊直接吸引，则可引起脊髓或脊神经根误伤，应注意避免（图3-6-1-3-4）。

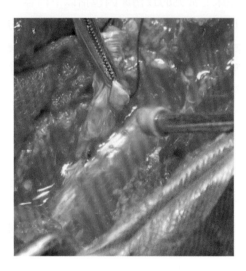

图3-6-1-3-4　临床举例　误伤之三
吸引器头部对准硬膜囊直接吸引，易引起脊髓或脊神经根误伤

（二）防治措施

【选用细长的神经外科吸引器头】

手术室护士长应该明确，脊柱外科手术的精细度应与脑外科同等对待，不应将用于普通外科的吸引器拿上手术台。每次手术至少准备两根以备管道堵塞时随时更换。

【吸引器头端套上导尿管】

目前国内使用的吸引器大多为金属材料，头部较硬。因此应在头部套以橡皮管以使其富有弹性，且较为安全。

【术中吸引器应由第一助手在可视下操作】

第一助手不仅视野清楚，对手术进度明确，且临床经验丰富，并对手术的风险性了解较多，安全性相对为高。

【采用低压吸引】

神经外科吸引器侧壁上一般均有一个调压孔，操作时，为避免对术野下方引起高压，尤其是在后纵韧带或硬膜显露的情况下，应将侧壁上调节孔呈放开状，以减轻因吸引力过强对深部组织所造成的损害。

【手不离胸】

即持吸引器的右手（或左手）尺侧掌面始终贴放于患者胸壁处，如此可增加持吸引器手的稳定性。

【吸引器头远离硬膜壁】

无论什么情况下，吸引器头均不可直接贴靠于硬膜壁上，长条形吸引器始终保持与硬膜囊纵轴呈平行状，可略有角度（＜40°）；如此既达到吸引目的，又不会触及硬膜及其下方的神经组织；当硬膜被切开时，在开口处应放置脑棉，并在脑棉上方低压吸引。

四、器械坠入椎间隙误伤脊髓

（一）概述

这是一种罕见的意外情况，手术时，小器械台置于患者头部上方。在操作过程中，万一器械从台上落下则有可能坠入椎间隙术野，此种"无巧不成书"的事并非罕见（笔者亲历一位整形外科老医生在装 H 型切皮刀刀片时，该刀片突然落下，将术者足背几根伸趾肌腱切断，不得不中止手术进行肌腱缝合术），尤其是长条状器械，例如骨膜剥离器、神经剥离子、骨凿及长镊子（爱狄森氏镊）等，重的一端常在下方而使深部组织（包括脊髓）突然受到冲击性损伤。

其预防措施如下。

（二）防治措施

【用过的器械及时归位】

小器械台上原则上不应有多余的器械。

【器械放置要注意稳妥】

对常用的器械，如果需要放在术者顺手的小器械台上以备随时取用时，每次放回一定要将其放在台子的中部，切勿随手一丢。

五、冲洗时压力过大所致的脊髓损伤

（一）概述

更为少见，在后纵韧带被切除情况下，如果用冲洗器将冰水向椎节深部冲洗时用力过猛，水流压力过高则易伤及硬膜囊内的脊髓神经，尤其是在蛛网膜下方有效间隙消失的情况下。

（二）防治措施

其预防要领主要如下。

【保持后纵韧带完整】

应尽量避免将具有安全保护作用的后纵韧带切除。

【冲水时切勿压力过高】

应避免高压快速冲洗，以防起高压水龙头作用。

六、内固定或植骨块误伤

（一）植骨块对脊髓的损伤

【概述】

此种损伤并非少见，尤其是在椎体间关节植骨融合时或其他植入物置入时，如果突然出现神经症状，则表明脊髓或脊神经根有误伤。

【致伤原因】

1. 植骨块或植入物过长：最为多见，尤以高位颈椎施术者，因颈段椎节曲度较大，植骨块易超过下位椎体后缘（图3-6-1-3-5）；

2. 叩击过重：对植骨块叩击过重，则易使其嵌入过深而压迫脊髓或血管而出现脊髓前中央动脉症候群症状；

3. 椎管前方有碎骨片残留者：更易引起脊髓损伤，主要是判断失误，仍按原深度植入骨块或替代物，以致引起脊髓或脊髓前中央动脉损伤；

4. 植入物旋入过深或碎骨块坠落：如果对界面固定物旋入过深，或是选用没有后盖的植入物，其中碎骨块则有落出之可能，临床上有类似情况发生。

【防治措施】

1. 减压术毕清除椎节内碎骨片及髓核碎片

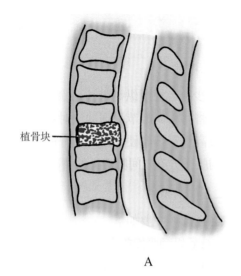
植骨块

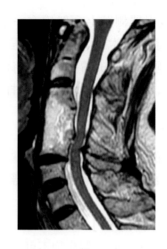

A   B

图 3-6-1-3-5　临床举例　误伤之四　植骨块误伤（A、B）
A. 示意图：植骨块过长，甚至伤及脊髓；B. 临床实例 MR 矢状位 T_2 加权像所见

减压术毕即用冰盐水反复冲洗术野，并在直视下用髓核钳及刮匙清除术野残留之凝血块、碎骨片及残留的髓核组织等，为植入物的置入做好准备；

2. 植入物长短适度　各种植入物均应长短相宜，植骨块最长不应超过 15mm，体格瘦小者应在 13mm 以内；界面内固定器由于其强度较大，支撑性能良好，一般选择长度 9~11mm 规格；超过 14mm 者切勿使用，因为植入物旋入椎节时上下缘不在同一水平面上，其差距可达 2~5mm，尤其是 C_{3-4} 以上，斜度更大；

3. 植骨块嵌入时注意安全操作　由于植骨块较小、术野深在，置入植骨块时多采用嵌骨器叩击的方式；先用嵌骨器大头，呈垂直状向下叩击；当植骨块尾部达到与椎节前缘平行时，再改用小于外口的另一头将骨块稍许叩向深部，一般低于椎体前缘 1~2 mm 即可，切勿过深，否则甚易滑至深部。

（二）界面内固定时攻丝或植入物旋入过深所致的脊髓损伤

在放置植入物之前用攻丝旋进椎节深部作准备时，如果攻丝过深，或下旋时失手，或是 Cage 旋入过深等均可伤及脊髓。从临床角度来看，这些低级错误完全可以避免，只要注意深度，在操作时避免过深即可。

由于施术椎节前方表面均有一定斜度，以致植入物旋入时在上、下椎体内有一定差距，尤其是上颈椎差距更大，可达 5mm 之多。因此，不仅所选择的植入物长度不应超过 11 mm，其深度应以植入物尾部（留在椎体表面之"头"部）与椎节上缘表面平行、或略低 1~2 mm，切勿过深，同时不应选用无后盖的界面内固定器。

（三）其他植入物过深伤及脊髓

临床上可以遇到的有以下情况。

【人工椎间盘植入过深】

此较少见，但如所选元件型号较小，或切骨过多有可能使元件滑入深部而发生意外。

【人工椎体倾斜或滑入椎管】

亦十分罕见，除非在植入时已发生倾斜，且植入角度超过 40° 者。

【钛网滑入椎管】

罕见，主因钛网较短，易在椎节撑开时发生（用钛网者应该压缩，或放置钛网椎节先行压缩）。

七、椎动脉的误伤

（一）概述

误伤波及椎动脉者国内外均有报道，失血量可高达 10000ml 以上。因此，手术操作时必须小心。一旦误伤，则有可能出现瓦伦贝尔格综合征（Wallenberg's Syndrome）。

（二）致伤原因

【分离颈长肌时误伤】

在颈前路侧前方减压术锐性剥离颈长肌时，如果尖刀、骨膜剥离器或薄型神经剥离子等误刺入上下两个椎节横突间时，则易伤及椎动脉。

【切除横突孔前壁时误伤】

在切除横突孔前壁时，如果先行松解，则有可能因椎动脉与横突孔前壁骨质粘连而被误伤。

【椎体次全切或全切时误伤】

椎体次全切除＋钛网植入术，目前较多采用，但无论何种切骨器械，一旦偏向或超过侧方，就有可能误伤椎动脉，尤其是血管变异者。

【其他原因】

包括下颈椎或颈胸段施术时对椎动脉第一段的过度牵拉，植骨块等偏斜时伤及椎动脉，颈椎钛板＋螺钉固定偏向外侧时亦易刺伤椎动脉。

（三）防治措施

椎动脉损伤是致命性的术中并发症，必须重视，强调以预防为主，主要措施如下。

【严格手术程序】

此最为重要，特别是在拟行颈前路侧前方减压术时，每一步均应严格地按程序进行，尤其是锐性器械切勿随意触及横突孔。牢记，临近心脏的动脉压力甚高，一旦误伤，喷射而出的大出血是很难控制的，尽管笔者开展颈前路手术三十余年，有千例以上临床经验，但来从未遇到过此种意外，不过失血万余毫升的个案教训曾有所闻，并不断提醒自己。

【椎体次全切除术时切骨范围不应过宽】

此种病例，两侧切骨宽度一般控制在16~18mm，以15mm以下为宜。身高低于1.65m者，同时应注意对两侧皮质骨及钩突的保留，切勿超过，尤其是在行人工椎间盘置放术前，一定要保持距离。

【处理横突孔前壁时应先行松解】

因椎动脉变异较多，钩椎关节增生时，横突孔变得狭小，并使横突孔与椎动脉之间原有的有效间隙消失。此时可用钝头、细扁之神经剥离子依序从下到上向横突后壁与椎动脉之间进行分离，并从手感中感觉到椎动脉的存在。

【其他防治措施】

1. 对椎动脉减压及牵拉过程中应小心操作 在对横突孔前壁及钩椎关节的切除时的每一步骤均要认真，一般用橡皮条或细纱条牵引、保护椎动脉，在牵拉时切勿用力过猛；

2. 采用钛（钢）板内固定时 应注意螺钉方向，一般斜向椎体中部，如遇椎节畸形，钉头亦不应超过椎体内侧边缘2mm；

3. 预先控制椎动脉 对于术中有可能引起椎动脉误伤的肿瘤病例等，可事先控制椎动脉，即在椎动脉第一段处游离并加以控制，必要时可咬开 C_6 横突孔。

【一旦误伤应予以缝合，非万不得已切勿结扎】

术中一旦误伤椎动脉，在对 C_6 横突孔下方采取指压止血的前提下，先将上下横突孔前壁切除，使该部椎动脉呈游离状态。对小的刺伤或裂口可用无损伤针缝合，撕裂较长缝合困难者则需静脉移植。由于施术部位深在、狭窄、操作十分困难，必要时应邀请显微外科医师协助。个别失血较多、缝合修补及静脉移植均感困难、甚至无法进行者，为挽救生命，只好将其结扎，此时应注意颅脑缺血所引起的症状。

八、对颈脊神经根的损伤

（一）概述

较前者多见，主要发生于通过椎间隙减压时，在对侧方骨赘刮除过程中误伤，或是侧前方减压术时器械波及根管前壁所致的损伤。伤后主要引起颈脊神经根症状，预后视损伤程度不同差别较大。

（二）致伤原因

【椎节深部减压时误伤】

较为多见，在前路减压术最后步骤是对椎管

前方施以扩大减压，此有利于患者的康复，但在操作时如患者头颈偏斜，或是操作刮匙时失手，或是椎板咬骨钳切除范围过宽等，均易误伤脊神经根。

【前、侧方误伤】

1. 处理前结节时误伤　颈椎侧前方减压时一般无需暴露横突前结节，但某些术式提倡从脊神经出口处插入腰穿针头判定切骨方向，如此则易伤及脊神经根。

2. 侧前方减压时误伤　侧前方减压术切除钩突时，最易伤及脊神经；因此务必注意凿骨方向及深度，必要时可改用小刮匙切骨更为安全。

（三）防治要领

【应掌握扩大性减压术的切骨限度】

在对颈前路扩大性减压术中，其两侧不应超过根管内口，如已超过，或磨钻、刮匙等工具滑至根管，应立即停止；尤其是在操作时手感告诉你磨钻或刮匙已向前方滑动，即应中止操作。

【无需通过神经根管逆行插入引导针】

笔者早于二十多年前，已在论文及专著中提出此种定位术式只有造成脊髓及脊神经根更多的损伤机会，不应采用。

【处理颈长肌时切勿超过横突前结节】

在颈前路手术时，除非肿瘤侵及此处，一般都不应向侧方做过多的剥离颈长肌，以防伤及此处的脊神经根及其血管丛。

九、硬膜破裂及脑脊液漏

在有后纵韧带保护的情况下，除非骨赘已与硬膜形成粘连，此种损伤在前路术中并不多见。选用环钻开窗时有可能将后纵韧带切除而发生硬膜破裂。

遇有破裂、脑脊液外溢时，可先将其吸净，并用一小块明胶海绵覆盖。裂口较大者当时虽可被封闭，但术后多因某种原因致使蛛网膜下腔压力升高而出现脑脊液瘘。经局部加压数天后，大多数病例可以自行停止，笔者尚未遇到超过十天未愈者。

十、椎静脉损伤

椎静脉损伤较为多见，在 C_5 以上椎静脉呈丛状、C_5 以下为两根静脉与椎动脉伴行。由于椎静脉壁菲薄，弹性差，因而易破裂，尤其是在行椎动脉减压时，稍许牵拉即会破裂，因此应特别小心。万一椎静脉破裂，可用明胶海绵压迫止血即可。

十一、睡眠性窒息

此为一种十分容易造成严重后果的并发症。可见于术中及术后，以 C_{3-4} 以上节段施术时多发，颈椎后路手术多于前路手术。主要症状为体位性低血压、心动过缓和呼吸机能不稳定。如能及早发现，减少手术与药物刺激，大多可以恢复，否则易引起死亡。

第四节　颈椎前路手术后早期并发症及其防治

一、术后早期并发症概述

术后并发症是三十年前阻碍颈椎前路手术发展的一大障碍。但随着此项技术的不断开展及在操作上的正规化规范化。术后并发症的发生率已日益降低。尽管如此，其仍有 2%~3% 的比例，应注意处理，尤应注意预防。

手术后并发症有早期与后（晚）期之分，早

期并发症主指喉头痉挛、颈深部血肿等易于术后早期发生者，常对患者生命构成危险；而后期并发症为术后经过一段时间发生者，相对较为安全，但亦可突变而危及生命。早期与晚期并发症多呈现延续过程，常难以截然分开。本节将对术后早期并发症阐述于后。

二、喉头痉挛

（一）概况

为颈椎前路手术术后最严重之并发症，可在术后即刻、或数小时内，或当夜发生，其发生原因主要是由于术中的牵拉及全麻时插管的刺激等因素。术后所有病例咽喉部多有疼痛与吞咽困难，大多在 3~5d 后消逝。严重的喉头痉挛发生概率虽低，但可因窒息而死亡，尤其是术后 24h 以内发生率最高。此时如处理得当则完全可以避免，否则后果不堪设想。

（二）致发原因

【术前未训练或训练不够】

一般在术前 3~5d 时即应开始气管推移训练，短颈者更早些。但是如果重视不够，或是只推皮而不推气管，这当然达不到目的，以致术中只好强行牵拉而术后引起反应、甚至气管裂伤。

【全麻时反复插管】

如遇新手在全麻气管插管时，因插不进而反复插管，以致喉头遭受刺激或损伤而呈现水肿及过敏状态。

【术中拉钩牵拉过久】

手术中气管受拉钩牵拉时间愈长，术后也愈加重创伤反应而引起喉头水肿与痉挛，尤其是手术时间超过 3h 以上者；短颈者发生概率更高。

【异常气味刺激喉头】

这亦是引起喉头痉挛的原因之一，不吸烟的患者当闻到烟味，可以反射性地引起喉头痉挛而出现窒息。其他刺激性气味，包括洗洁精、炒菜时油烟味、漂白粉及福尔马林等病房中常有的气味，均易使处于敏感状态的喉头痉挛。

【其他因素】

包括病房内陪客太多以致引起缺氧环境，鲜花过多（花粉过敏者并不少见）及冷空气的侵袭等均可刺激咽喉部而引起意外。

（三）防治措施

【术前充分的气管推移训练】

术前的气管推移训练不仅对预防术中损伤关系密切，而且对防止术后喉头痉挛等并发症亦至关重要，应认真对待。

【术中牵拉应适度】

术中对气管的牵引时间不应过久，一般以 2h 以内为宜，如手术复杂，超过 3h 以上时，在术中应每过 15min 放松休息一次。

【注意病房环境卫生】

包括病房内的空气流通、室温适度，术后 24h 以内应谢绝探视，并避免各种异常气味飘入病房，尤其是烟味，其刺激性较大。

【急救处理】

先判定患者呼吸困难是喉头痉挛或是颈部血肿所致。因喉头痉挛引起者，一般无颈部肿胀征，而颈部血肿所致者，颈部明显增粗。一旦明确因喉头部痉挛所致，应立即静脉推注或静滴地塞米松 5~10mg，多可缓解，如呼吸困难仍未缓解，已有严重呼吸困难，则需立即气管切开（视病情不同在病房或手术室进行）。

三、颈深部血肿

（一）概述

这是术后 24h 以内最容易发生、也相对较为多见的并发症，尤其是术后当晚；轻者影响疗效，重者则可能引起死亡，因此必须严加防范。其特点是呼吸困难＋颈粗明显，多发于术后当晚，因此手术医师在术后当日，或是睡在病房值班，或是与病房保持密切联系，以便随叫随到，予以及时处理（图 3-6-1-4-1）。

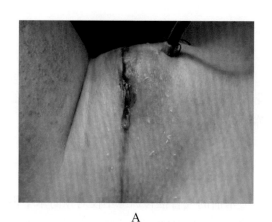
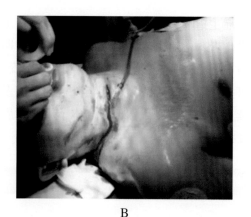

A   B

图 3-6-1-4-1　临床举例　颈前路术后血肿（A、B）
A. 术后 2h 发生颈前部血肿；B. 麻醉下切口深部引流

（二）致发原因

【结扎血管的线头脱落】

较为多见，术中在对甲状腺下动脉、中静脉以及椎前横血管处理过程中，如结扎线头欠牢或结扎线较粗则易发生。

【骨骼创面渗血】

亦较多见，尤其是骨骼创面较大的多节段减压术，由于椎节松质骨创面占 60％ 以上，常难以止血，因此局部渗血大多较多，如引流不畅则可有血肿形成，压迫气管引起窒息、死亡。

【颈长肌创面渗血或出血】

颈长肌处血管丰富，术中如果牵伤、切开或剥离后处理不当则易发生，尤其是术中血压较低，创面无明显渗血可见，但术后血压恢复正常则引发创面渗血或出血。

（三）防治措施

【高度警惕】

应强调预防为主的理念，一旦发生必须尽早确诊，因其症状常与术后创伤性反应相混淆，尤其是在夜晚易被忽视，以致出现呼吸困难、口唇紫绀与鼻翼煽动等严重症状时才被发现。在此种情况下，分秒的延误都可造成无法挽回的后果。

【术中注意止血】

术中每一步骤，特别是对血管及创面的处理，由于颈深部的压力较高，稍许渗血即可造成严重后果。因此术中对可见出血点应采取结扎或双极

电凝止血。对骨创面渗血，可取冰盐水冲洗＋明胶海绵压迫，或涂以骨蜡等多可达到止血目的。

【闭合切口前再次检查颈深部术野】

闭合切口前需再次检查创口深部及切口两侧有无出血点，并予以处理，同时需清除异物，并用冰盐水反复冲洗创面，吸干后再次检查，确认无出血点后方可依序缝合诸层。

【术后加强护理及观察】

由于此种并发症常难以预料，因此早期发现按急诊处理就显得更为重要。首先，要求气管切开包床边备用，并注意加强护理，密切观察病情，包括定时测量血压、脉搏及观察呼吸情况，尤其是熄灯以后的夜晚至次日凌晨，是意外情况发生的高发时间，必须把握住时机，以免血肿压迫气管引起窒息死亡。

【24h 后方可戴颈围】

为防止植骨块滑落，术者常常在术后立即戴上颈围。其实这对颈深部血肿的及早发现不利，因此术后 24h 以内，不应戴颈围，尤其是界面内固定者，施术椎骨大多比较稳定，更无必要。

【紧急情况下可就地处理】

在观察中一旦发生此种情况应按急诊处理，如果病情允许，立即送至手术室。情况紧急者（表现为鼻翼煽动、口唇发绀及呼吸困难）则可在病床上就地处理，包括立即拆开缝线及放出积血（块），待病情稳定后再送至手术室作做一步处理。

四、食管瘘

（一）概述

一种少见但后果严重的术后并发症，已在前节中谈及，大多因术中误伤或器械压迫所致，亦可见于术后因内固定物滑脱（以钉板为多，次为骨条）刺伤，一旦发生，可因化脓性纵膈炎等严重并发症而引起死亡，因此必须高度重视。

（二）致发原因

【术中食管损伤未被发现】

术中如果由于锐性拉钩、或自动拉钩时间过久（图 3-6-1-4-2）或刀尖对食管壁刺伤未被及时发现和处理，则于术后进食（水）而出现此处并发症。

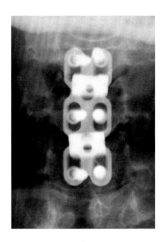

A

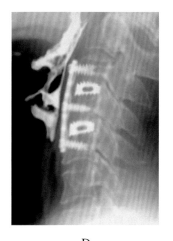

B

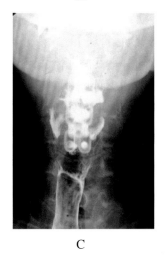

C

D

图 3-6-1-4-2　临床举例　颈椎病前路减压 +Cage+ 钛板固定术后第十天发现食管瘘，经钡餐吞咽（服）验证（A~D）

A、B. 术后 X 线正侧位片；C、D. 术后十天发现食管瘘，行钡餐检查摄正侧位 X 线片，显示钡剂外溢；可能与术中自动拉钩牵拉有关

【内固定物刺伤】

如果内固定物出现滑脱，首先波及食管，可因刺伤（螺钉或锐刺）、切割或单纯的压迫致使食管被侵蚀、溃破并继发感染（图 3-6-1-4-3）。

【植骨块刺伤】

较为多见，指植骨块过大或是边缘较锐，例如肋骨断端（曾有实例滑出椎节，刺伤食管引发食管瘘，继发纵隔炎并导致死亡）等均可刺伤食

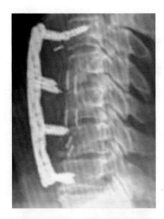

图 3-6-1-4-3　临床举例

老年患者颈前路减压术后疗效佳，拒戴颈托，且颈部随意活动而致钛板滑移，并压迫食管致管壁水肿及坏死；虽将钛板取出，但仍引发食管瘘；后经清创、鼻饲及换药而愈

管而继发纵膈感染等一系列不良后果。

（三）防治措施

【预防为主】

术中避免引起误伤食管，见前节。

【按病因处理】

视致发原因不同将其消除，包括取出或更换内固定物等。

【防治纵膈感染】

应酌情予以切开引流，并增大抗生素的应用剂量。

【稳定椎节及善后处理】

可通过颈部牵引稳定椎节，酌情对患节进行清创术，争取保留植骨块、或是取出骨块；待病情稳定后再行前柱支撑植骨。

【禁食及下胃管鼻饲】

已证明有食管瘘形成者，除对创口换药及引流外，应采取胃管＋鼻饲方式让食管休息，使其处于"无食可漏"状态，在创（瘘）口愈合后 1~2 周再停止鼻饲，食管钡餐透视及拍片无特殊发现后再试以口服流质，继续观察数日无漏后拔出胃管。

【食管修补或空肠吻合术】

对创口不愈且有恶化可能者，可行手术探查、瘘口修补术外，亦可选用空肠 - 食管吻合术，因

食管瘘的部位靠近咽部，此手术一般由耳鼻喉科实施。

五、植骨块滑脱或植入过深

（一）概述

植骨块滑脱较为多见，是一个令手术者常感头痛的问题。除了影响疗效及假关节形成外，后期可出现颈椎成角畸形而加重病情。滑出的骨块直接影响吞咽，甚至可因粘连而造成食管憩室，也有植骨块从食管咳出的个案报道。其发生率除与手术操作技术相关外，亦与植骨块的形态有关，因此，本节先按植骨块形态及其滑脱情况加以讨论。

（二）常见的植骨块形态

【圆柱状植骨块】

一般用环锯切取的骨块呈圆柱状，其滑脱率较高，占 2%~10% 不等。其原因主要是由于此种圆柱状结构自身具有旋转特点，易随着椎间隙的活动而转动，以致滑出。

【长条状植骨块】

多用于开槽式减压术，由于减压的范围多超过两个椎节。因此当上、下椎节不同步活动时，易使骨块的一端先向外滑出，并随着此种不平衡活动的延续，另端亦可部分或全部滑出，最后失去植骨融合固定的作用（图 3-6-1-4-4）。

此外取自身肋骨的条状骨块滑出概率亦高，因其四周皮质骨光滑，界面阻力小，椎节活动时易将其带出，并可造成周围软组织损伤。长条状骨块的厚度不应超过 1.2cm，否则易因向后滑动或后方增生而形成新的致压物（图 3-6-1-4-5）。

【方形植骨块】

较前两者为优，滑出率低，因其与椎节切骨面接触较多、阻力大之故，尤其是拱心石状植骨块更难以滑出，但其切取及嵌入技术上难度较大。

【局部旋转植骨块】

即在手术时，将椎节中央的骨块（用环锯时

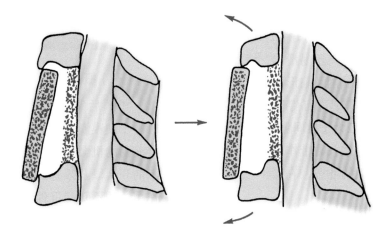

图 3-6-1-4-4　条形骨块易滑出示意图（A、B）

如植骨块跨越两节以上，易因上下椎节的不同步运动而易使条状骨块先是一头松动、滑出，接着另端亦随之脱出

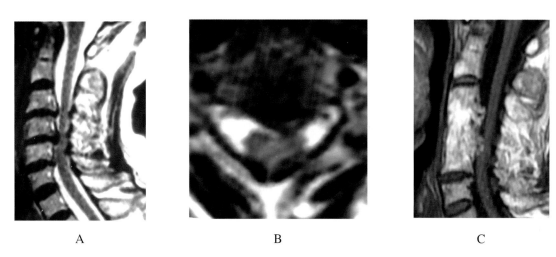

A　　　　　　　　　　　　B　　　　　　　　　　　　C

图 3-6-1-4-5　临床举例　条形骨块厚（深）度过多，以致对脊髓形成新的致压物（A~C）

A、B. 术前 MR 矢状位及水平位所见；C. 术后半年余 MR T_1 显示骨块过深而形成局部受压状态

为圆柱状，用直角凿者呈方块状）转换方向后植于局部。由于取材自椎节局部，骨质易被利用与取代。但在取骨过程中需精心计算，细心操作，对需大块植骨者本法不适用。

（三）骨块滑出后所造成之影响

视骨块大小不同、滑出的程度不同、有无锐面（刺）及骨质不同，其所引起之副作用亦不尽同。对于一般滑出之骨块，除非压迫食管、气管、并影响吞咽与呼吸时，一般无需手术取出，后期多被吸收，但应加强外固定，以防颈椎成角畸形。如已完全滑出，则需将其取出。临床上最为可怕

的是锐性骨块，例如肋骨条状纵向插入者，术后如向外滑出，则有刺伤食管、引起食管瘘之可能，并可继发严重的纵膈炎，亦有引起死亡后果的病例。骨块滑脱的远期影响是引起植骨不愈合与颈椎成角畸形。

（四）如何防治植骨块滑脱

【选用界面内固定替代植骨】

由于各种原因，椎节间界面固定技术已成为当前颈椎前路减压术后常用的术式之一。其兼具恢复椎节高度、早期稳定和后期骨性融合三种效应，且避免了自体取骨所引发的许多问题。

【锁定钛板稳定植骨块（或 Cage 或钛网）】

尤多用于外伤病例，因其与植骨块同时伴用，因此既具有植骨的优点又不易滑出，但此法仍需从患者自身取骨。而钛网及扁形（或方形）Cage 因融合效果不如自体髂骨而有待改进。

【植骨块上下径应大于椎间隙切骨高度】

此种撑开 - 压缩之张力带作用是减少植骨块滑出最为简便而有效的办法，在操作时需用椎节撑开器。

【植骨块边缘附加骨钉】

即在嵌入椎节间植骨块的四周（一般为上下缘）各旋入 1 或 2 枚螺纹状骨钉，亦起界面固定作用，可以防止骨块滑脱。

【术后颈部有效的制动】

对骨块欠稳妥者，术后早期应让患者绝对卧床休息，拆线后可辅以颌 - 胸石膏固定，待临床愈合后方可去除外固定。

六、植骨块骨折

（一）致发原因

超过 2cm 以上之条状骨块有可能折断，其发生率与长度呈正比，尤其是跨越 2~3 节段以上者，其不仅容易滑出，亦易折断，此主因上下椎节不同步运动所致，髂骨植骨块骨折的发生率高于腓骨，外伤为诱发因素。

（二）防治措施

【选择支撑强度较高之骨条】

除胫、腓骨骨条外，如取髂骨嵴骨条时，应选择三面皮质骨的髂嵴，至少两面需有完整的骨皮质。

【用强度不够的骨条时应附加外固定】

由于各种原因当用于支撑椎节的骨条强度不足以对抗颈部压应力时，在手术后应辅以颌 - 颈石膏等加以保护。

【一旦折断应酌情处理】

对无位移者可用石膏外固定保护，但不宜牵引。伴有骨条脱出者，可酌情处理（见前节），必要时可在后期行修正性手术。

七、脑脊液漏

（一）概述

于颈后路手术时较为多见，而颈前路手术时由于硬膜囊破裂的机会甚少，因此术后发生脑脊液漏的机会更少，但近年来由于椎体次全切除术的开展以及某些医师过分强调切除后纵韧带之作用，殊不知严重骨化之后纵韧带与蛛网膜常融（黏）合在一起，甚易被同时切除而引起此种并发症。其处理原则与颈后路手术一致，以局部加压为主（用半斤重沙袋加压即可）。

（二）致发原因

【一般原因】

脑脊液漏多发生于颈椎前路椎体次全切除减压治疗颈椎后纵韧带骨化的患者，尤其伴有硬膜骨化者。由于骨化之硬膜与后纵韧带粘连，术中难以分离，减压过程中容易导致硬膜缺损，术后出现脑脊液漏。在颈前路手术中，后纵韧带骨化患者术后脑脊液漏发生率为 4.3%~32%，远高于单纯颈椎病患者 0.5%~3%。脑脊液漏发生的主要原因如下。

【医源性损伤】

术中操作不当或由于硬膜囊与后纵韧带粘连严重，带钩剥离子钩起后纵韧带时不慎钩破硬膜囊；长期受压导致硬膜囊菲薄，部分与后纵韧带或突出的椎间盘粘连，减压时易撕裂硬膜囊；后纵韧带骨化合并硬膜囊骨化。

【患者本身病理因素】

如颈椎骨折脱位，碎骨片直接损伤硬脊膜；突出的椎间盘穿破硬膜及蛛网膜直接压迫脊髓；肿瘤的囊壁为硬膜囊的一部分，完整切除瘤体时需切除部分硬膜囊，从而造成硬膜缺损。

随着对疾病认识的加深及手术技术的进步，脑脊液漏的发生率有下降趋势，但仍然是需要引起每一位脊柱外科医师重视的并发症。

（三）防治措施

对于脑脊液漏的防治，术前应认真评估患者

颈椎影像学资料，评估致压物与硬膜的粘连程度，对合并硬脊膜骨化的后纵韧带骨化患者应更为重视；术中仔细分离致压物与硬膜之间的粘连，从粘连较轻处开始，逐步细致分离，伴有硬膜骨化时可行后纵韧带骨化块漂浮术。一旦发现硬膜缺损，可采用明胶海绵、脂肪或生物蛋白胶填塞于硬膜表面，但需要注意仔细止血，避免发生血肿；术后初予平卧位，6h后改为头高脚低卧位，头部抬高10°~20°。补充液体，调节水电平衡，防止

形成低颅内压综合征。早期选用高效广谱并易于透过血脑屏障的抗生素（推荐使用罗氏芬针）预防感染。补充白蛋白及少量血浆，促进硬脊膜缺口愈合。常压引流，保持引流通畅，术后24h间断夹闭引流管，并逐渐缩短夹闭间隔时间，待24h脑脊液引流量少于100ml，拔除引流管。拔除引流管后如发生间隙性脑脊液囊肿可反复穿刺抽吸及弹力绷带缠绕颈部适当加压包扎处理（图3-6-1-4-6），必要时给予腰大池持续引流。

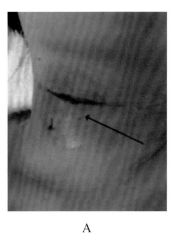 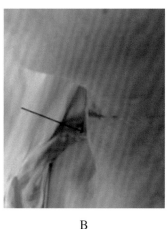 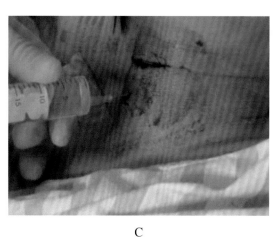

A   B   C

图3-6-1-4-6 临床举例 颈前路术后脑脊液漏（A~C）

A、B. 术后脑脊液流至皮下间隙内导致颈部肿胀（箭头所指）；C. 无菌操作下进行抽吸，可用弹力绷带适当加压包扎

第五节 颈椎前路手术后后（晚）期并发症

一、术后晚期并发症概述

所谓颈椎前路手术后后期（或晚期）并发症，是指术后1~3周以后所引起之并发症，尽管其应急要求不如前者，但仍需认真对待、积极处理，以防病情加剧及恶化。

随着高科技的发展，新型设计、新材料的金属内固定器不断地用于颈椎外科，在取得疗效的同时，亦出现某些新的问题，其中包括位置不良、

植入物折断、位移或松动等并发症，以及由此而增加的感染风险等。特别是在伴有骨质疏松症的骨骼上施术，器械植入后的失败率更高，每位术者均应全面认识与考虑。此类情况虽可在术后早期发生，但大多见于术后5~7d当患者开始增加活动量时发生，因此将其列在术后后期并发症范畴。

先将各种常用之颈椎前路内固定器并发症分述于后。

二、颈椎前路钛（钢）板的松动、断裂与滑脱

（一）临床概况

钛板技术多用于颈椎外伤前路减压术后，亦可用于颈椎病，并配合植骨块及 Cage 等。亦可同时与钛网＋碎骨块并用。其并发症除了前述之螺钉偏斜伤及脊髓或脊神经根外，术后并发症有螺钉松动、折断而引起钛板的脱落，并可继发食管或气管刺伤，以致形成纵隔炎而引起死亡。

（二）致伤原因

【钛（钢）板选择不当】

在急诊情况下，手术医师临时将普通钛（钢）板用于颈前路者并非罕见，但此种一般性钛（钢）板螺钉的滑脱率明显高于特制的颈椎锁定钛（钢）板（图 3-6-1-5-1、2）。其次是钛板的长度，由于国人手术大多在颈椎病的后期施术，以致手术的节段偏多；此时所用钛板大多偏短而易引起上下两端椎节内植物滑动，并波及钛板的稳定性。

【螺钉未进入颈椎椎体内】

由于颈前路手术视野较小，因此在选择螺钉进入点时，尤其是第二组进入点，易偏斜而刺入椎间隙，或是偏至颈长肌处，这当然起不到有效的固定作用。

【钛（钢）板与螺钉不配套】

新型锁定钛（钢）板系配套产品，并在临床上视病情需要加以选择。但在患者较多，消耗品种补充跟不上时，亦可能出现采取代用品或代用规格，以致螺钉容易松动，并随咽喉部活动而有可能向外旋出，临床上有螺钉穿过食管、进入气管，并在咳嗽时将螺钉咳出的实例。

【术后颈部活动过多或金属疲劳断裂】

1. 螺钉等滑出　术后早期如果颈部活动过多，或遇有外伤（包括急刹车等），均易引起螺钉与骨质间的嵌合关系发生位移，尤其是嗜烟者，发生率更高（图 3-6-1-5-3、4）。

2. 金属疲劳断裂　多发生于晚期，如钉板螺钉超过两年，其根部则易折断（图 3-6-1-5-5）。

（三）防治措施

【正规操作】

主要要求按手术程序及各种颈椎钛（钢）板的适应证及操作要求进行。一般情况下不应选用代用品，术后避免外伤，尤其是早期。

【安全第一】

对钻透椎体前后缘骨皮质进行钛（钢）板螺钉固定的术式，虽然有效，但其使脊髓处于危险

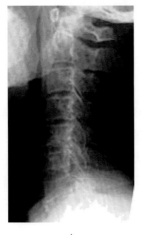 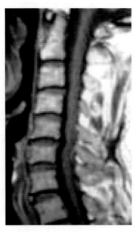 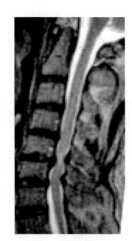

A   B   C

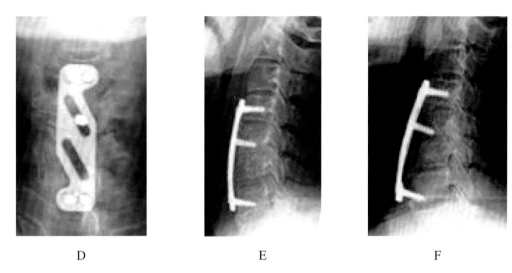

D　　　　　　　　　　　　E　　　　　　　　　　　　F

图 3-6-1-5-1　临床举例　颈前路减压 Orion 钛板固定术后三个月发生钛板脱出（A~F）
A. 术前颈椎侧位片；B. 术前颈椎 MR T$_1$ 加权；C. 术前颈椎 MR T$_2$ 加权；D、E. 术后颈椎正侧位片；
F. 术后三个月颈椎侧位 X 线片

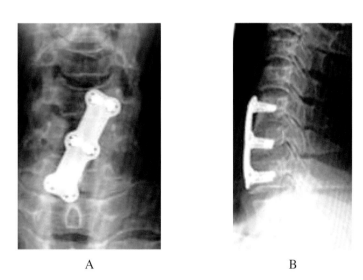

A　　　　　　　　　　　　　　B

图 3-6-1-5-2　临床举例　颈前路 AO 钛板固定术后，钛板位置偏斜（A、B）
A. 术后正位片示钛板位置倾斜；B. 术后侧位观钛板位置良好

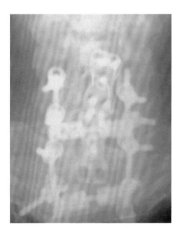

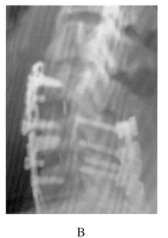

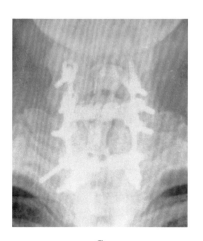

A　　　　　　　　　　　　B　　　　　　　　　　　　C

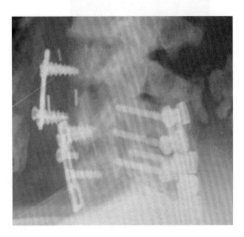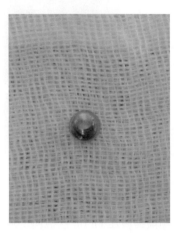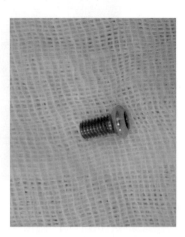

D　　　　　　　　　　　E　　　　　　　　　　　F

图 3-6-1-5-3　临床举例　男性，52 岁，因颈胸段 OPLL 及椎管狭窄伴严重型不全瘫而于四年前行颈胸段前
后路减压 + 钛板及侧块螺钉固定术，术后半年功能恢复，但于两周前咳血，并有螺钉咳出，X 片显示 C$_5$、
C$_6$ 前方钛板滑出，未见食管瘘征。（A~E）
A、B.四年前术后 X 线正侧位片；C、D.四年后颈椎正侧位片；E、F.咳出之螺钉系 Cage 固定钉

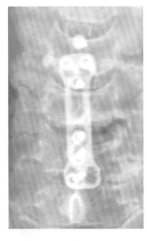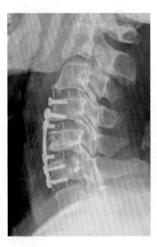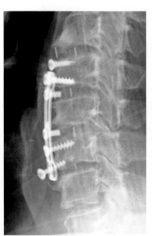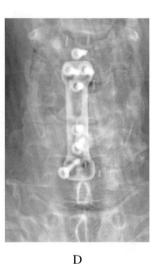

A　　　　　　　　　　B　　　　　　　　　　C　　　　　　　　　　D

图 3-6-1-5-4　临床举例　男性，67 岁，因颈椎病行颈前路 C$_{3~7}$ 四个节段椎间盘切除，
潜式减压及 Peek Cage+ 钛板植入，术后症状明显改善（A~D）
A、B.术后正侧位 X 线片显示内固定满意；C、D.21 个月后下端螺钉向前滑移，因无症状患者不同意取出，嘱密切观察

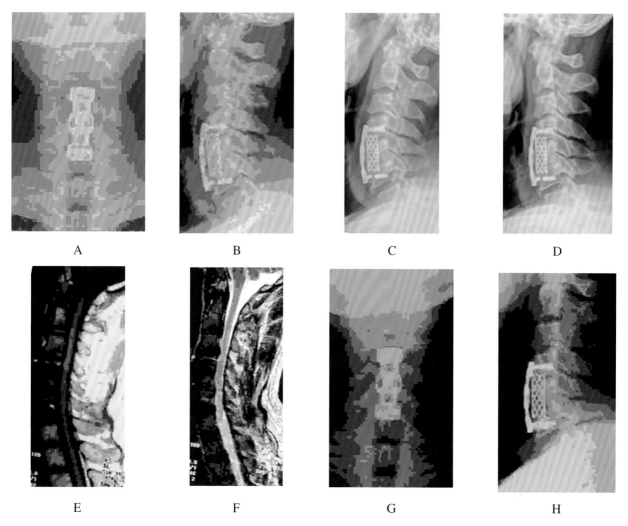

图 3-6-1-5-5　临床举例　男性，50 岁，因颈椎病行前路椎体次全切除 + 钛网 + 植骨 + 钛板固定术，
术后三年复查时发现螺钉断裂而行翻修术（A~H）

A、B. 正侧位 X 线片，显示下方螺钉折断；C、D. 颈椎动力位片见植骨已融合，无位移；
E、F. MR 矢状位，椎节显示颈髓无明显受压征；G、H. 更换钛板螺钉术后 X 线正侧位片

状态，因此作者持反对态度。

【配套使用】

临床上常遇到由于经济原因而选择廉价产品，甚至将两者重新组合降低总价；但所引发的并发症也接踵而来，笔者曾遇实例，深感遗憾！

三、界面内固定器所致并发症

（一）概述

自 20 世纪 90 年代初期欧美各国在腰椎广泛应用的界面内固定后，并在国内多家医院开展。

但在颈椎外科方面是由上海长征医院和海军 411 医院于 1995 年开始用于治疗颈椎病手术病例，之后在全国推广。其最大优点是可以有效地恢复颈椎高度，立即获得颈椎稳定，使患者早日下地活动，并避免了另一次取骨手术及其并发症，从而受到患者的欢迎。其主要并发症是植入物旋入过深、滑出脱落等。

（二）致伤种类与原因

【旋入过深】

如果在操作过程中在攻丝时或是将植入物旋得太深，不仅易造成对脊髓的压迫，且可造成

Cage 下沉。所选植入物过长亦可出现此种情况。

【植入物滑出】

除非植入的界面内固定器型号过小，或切除椎节骨质太多（多因技术欠熟练所致），一般难以滑出，作者在数百例中从未遇到。

【植骨块落出】

指嵌入空心界面内固定器中的碎骨块落至椎节深部、并有可能伤及脊髓者，主要见于没有后盖的界面内固定器（产品设计上的缺陷），十年前笔者曾收治两例。

（三）防治措施

【按操作要领施术】

按照患者椎节矢径选择相应规格植入物，其长度不超过椎节矢状径的 1/2，尤其是 C_3、C_4 以上。并注意攻丝旋入的分寸，切勿过头。

【掌握椎节减压术操作技术】

各种界面内固定设计，在技术上均有相应的切骨工具。无论何种技术，施术椎节均有周径与植入物相配合的通道，该通道不仅便于对椎管前壁的扩大减压，也是界面内固定物的支撑框架。因此，在操作时一定要保持该通道的"原型"与完整，如不小心将周壁骨质切除过多，则必然会造成植入物松动、甚至脱出。遇此情况应改用大一号的植入物或改作植骨融合术。

【切忌选用无后盖之融合器】

除非有安全措施，一般不宜选用无后盖之界面内固定器，早期问世的 TFC 现在已将原型改为锥状，这可能也是因素之一。

四、人工椎体所致并发症

（一）概述

颈椎人工椎体主要用于颈椎肿瘤及畸形病例，而在颈椎病者，除非其他手术失败引起骨缺损需要采用补救性措施者，临床上十分少见。

（二）致伤类型及原因

【椎体过度撑开】

视每种椎体设计不同，其撑开范围从椎体长度的 5% 到 60% 不等。如果撑开过度，则有可能引起脊髓的过伸性损伤。

【人工椎体折断】

大多因术后外伤或压应力过大所致，亦与材料质量选择或设计欠理想有关。多在固定螺丝与体部的结合部发生折断（或螺丝脱开）。

【人工椎体压迫硬膜囊】

如果人工椎体植入部位太深，尤其是颈段及上胸段，当假体的直径超过 15mm 时，则在安装时易压迫脊髓。

【人工椎体滑脱】

除病例选择不当及病变本身术后有进一步发展造成植入物松动外，大多因安装时深度不够，撑开距离过短及偏斜等所致。

（三）防治措施

主要要求以下几方面。

【严格手术适应证】

颈部人工椎体主要用于颈椎短节段（1 或 2 个椎体或椎间隙）骨缺损者，其相邻椎节骨质应属正常或基本正常，可以保证人工椎体两端稳定者。一般颈椎病患者无需使用，仅作为其他手术失败后补救措施之一。

【人工椎体的选择不当】

理想的假体应是能与植骨并用的钛制空心可调式人工椎体，但从强度上来讲，医用不锈钢可能更为坚固，但后者由于磁性关系影响 MR 检查而不为临床医师欢迎。不过笔者以为在真正需要高强度情况下，医用不锈钢的人工椎体也不失一种选择。主要用于腰椎，市场上有些产品其撑开作用不足 1/10，植入后易松动及滑出，不宜选用。

【严格手术操作程序】

从人工椎体的型号、尺寸及材料等到植入椎节后的观测与处理均应按要求进行操作，尤其是在安装人工椎体的过程要掌握深度、注意上下两端之插入钉的位置选择得当，而后再按椎节需要将人工椎体适度撑开。

【植入后立即确认】

人工椎体植入椎节后应立即行 X 光线检查，以确认其正位与侧位所处位置及其与椎管关系。

如发现植入物位置偏离原计划、侵及椎管、一端倾斜太多或撑开不够等，应立即予以纠正，以免造成术后处理上的困难。

【手术纠正】

术后如发现假体压迫或刺激硬膜囊、无支撑作用及刺伤周围组织时，应尽早施术予以纠正，并酌情更换其他规格或型号，或修正术式。

五、人工椎间盘滑出

此组手术病例逐年增加，滑出概率低于5%，约1%~3%。与病例选择、人工椎间盘之设计及操作技术相关。详见本篇第四章第六节内容。

六、骨愈合不良、假关节形成、成角畸形及骨折

（一）致发原因

【椎间隙骨缺损】

主要是在椎节切除减压术后于椎节局部未行植骨或替代物植入者。除非是椎节周围韧带完全骨化，患节较为稳定者不易发生。

【植骨块滑出】

骨块外移或滑出均影响椎节的愈合，并可引起成角畸形，尤其是骨块完全滑出者，如果滑出骨块被吸收，则成角程度更为明显。

【植骨块被吸收】

除滑出之骨块易被吸收外，人工骨或是异体骨更易被吸收，骨块体积较小者尤甚。吸收开始的时间愈早，对颈椎成角畸形影响也愈大。

【钛（钢）板松脱】

传统的颈椎钛（钢）板，目前已较少用于临床，而新型的锁定钛（钢）板虽较完全，但如果螺钉锁定不到位，或是螺钉旋入到椎间隙处，不仅起不到应有的固定目的，反会引起椎节松动与成角畸形，也是引起食管损伤的主因之一。

【骨质疏松】

骨质疏松者对植入刚度较大的植入物（界面内固定器及密质骨等），因应力遮挡作用，局部椎节可进一步萎缩、疏松、塌陷及成角畸形。

【其他因素】

包括术后制动时间不够、颈部外伤、吸烟、椎体终板未切除、植骨块位置偏前、儿童前路融合术、原有后凸畸形及全身性疾患均可引起或加剧假关节形成、椎节不稳及成角畸形。

【发生骨折】

十分罕见，国外曾有报导，见图3-6-1-5-6。

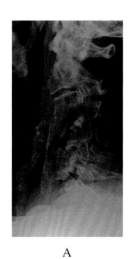 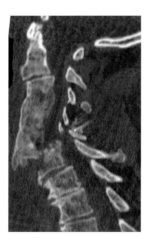 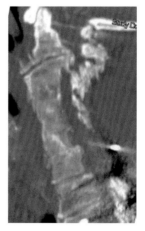

A   B   C

图3-6-1-5-6 临床举例 术后植骨块骨折（A~C）
A.颈前路减压植骨融合术后20年，外伤导致植骨块骨折；B.术前CTM矢状面观；C.翻修术后CT矢状位观

（二）防治措施

【纠正骨质疏松】

更年期后女性或其他原因所致骨质疏松者术前应先予以矫正，既可减少术中失血量，又对预防颈椎成角畸形等并发症有重要意义。

【避免椎间隙骨缺损】

对被切除之椎节处，尤其是超过椎节横径 2/3 者，务必选用适当的植骨块或替代物植入的方式进行修复，以求在避免颈椎成角畸形的同时，也恢复颈椎（前部）的高度，此对提高疗效关系密切。

【选择有利于患者的椎节植入物】

各家意见不一，从近期与远期两方面效果来看，以同时具有早期固定与后期植骨融合作用的界面内固定植入物最为理想，既可让患者早日起床活动，后期又可确保恢复颈椎正常高度与颈椎的稳定。三面皮质骨的髂骨植骨疗效虽佳，但需另开一刀取骨和卧床及颈部外固定时间较长，目前已被前者所取代。颈椎钛（钢）板＋植骨术式更适用于颈椎外伤。

【操作到位】

各种术式在操作上均有其相应的要求，尤其是容易滑脱的钛（钢）板，一定要将固定螺钉旋入椎体骨内，并将锁定螺丝旋紧，否则，螺钉一旦滑出，不仅引起颈椎畸形，纵膈感染等致命危险亦可发生。

【补救性手术】

视具体情况不同而决定进一步处理措施。

1. 植入物完全滑出者　早期发生者应将其取出，更换较为确实的植入物；

2. 植入物不全性滑脱者　视植入物对吞咽影响程度及潜在性危险而决定进一步治疗；食管明显受阻及锐性植入物已松动，有继续滑出倾向者，需及早再次手术，而对吞咽影响不明显的非锐性植入物以观察为主，病情有变再行手术；

3. 颈椎成角畸形超过 15°者　以及早纠正为妥，术后早期椎节尚未融合者较易矫正，以防对脊髓形成压迫；对已骨性融合之病例，静观其变化，一旦发生脊髓受损症状或是进行性加剧者，则需立即施以局部减压及畸形矫正术；

4. 植入物失去固定作用者　主指颈椎钛（钢）板等，当椎节已经融合，内固定物已无作用，一般可不取出，但患者有心理障碍或显示有松动时，可将其摘除；

5. 假关节已形成者　如有神经及颈部症状时，可行融合术，疗效大多较好。

七、颈部切口感染

（一）概述

由于颈部血循环丰富，其感染发生率低于 1%，浅在的感染易被控制，而深在的，尤其是波及椎管的炎症，则需将植骨块取出。蛛网膜下腔炎症，应按化脓性脑脊膜炎积极治疗。本病关键在于预防及早期诊断，尤其是术后高烧者，应及早确诊。

（二）致发原因

多由以下种因素所致，除各种共性原因外，颈部感染为主要相关因素。

【颌颈部毛囊炎】

以男性患者为多见，大多在下颌处，术前如不注意检查，可因胡须遮挡而被忽视，以致手术时方才发现，从而为局部感染提供了致病菌来源。

【局部消毒不彻底】

包括术前卫生处理不到位，手术皮肤消毒时范围不够及遗漏等，手术后的局部污染，如进食、饮水等亦直接相关。

【手术时围观者太多】

在手术时如果前来观摩手术者较多，此时，如果不按要求戴口罩、帽子，或是参观者碰及术者无菌衣（尤其是双肘部）等均易引起切口感染。

【其他原因】

较多，包括身体他处有炎性病灶，手术无菌技术未按要求，误伤食管和（或）气管透视时对切口污染等均可诱发感染。

（三）防治措施

【严格外科无菌技术原则与要求】

在操作时既要大处着眼，更需细节着手，包

括对手术患者的消毒与铺单，均应严格，以防有所疏漏。

【术前仔细检查手术区皮肤】

手术前日应再次仔细检查患者头颈部皮肤等处有无炎性反应，以防皮肤消毒时才发现切口区内有疖肿存在的尴尬局面。

【认真消毒铺单】

笔者发现有些手术者对术野消毒与铺无菌单巾缺乏应有的重视，包括消毒范围、铺巾及固定吸引器管等方面欠正规。例如用手巾钳去固定吸引管，这无疑可通过手巾钳头使无菌区与有菌区直接交通了，又如台上敷料被水浸透等。试想，一位不重视无菌技术的医生会严格手术操作程序吗？

【减少术中污染机会】

包括缩短手术时间，减少外伤刺激，限制入室观摩手术人数及空气过滤装置的应用等均有助于避免或减少术后感染的发生率。

【注意引流】

任何手术都是一种创伤，而创伤必然会出现渗血、分泌物以及由于体内留置物刺激所引起的渗出物等均需要引流。因此，术后置放引流条是必要的常规，并视局部情况选用橡皮片、半管或负压吸引等不同方式。

【抗生素的合理使用】

视病情需要酌情决定是否使用抗生素及其品种和剂量。原则上使用预防量、广谱品种，遇有炎症可能时方需加大剂量或更换高效品种。

【炎症早期及时处理】

早期可拆除 1~2 针缝线引流，浅在的皮下感染，引流后大多较好，深在之感染则需扩大引流，并酌情对深部做探查及相应处理。

【高度重视深部感染】

对深部感染需高度重视，因其与纵隔间隙相交通，一旦引起纵隔炎时则后果严重。此时除选用敏感之抗生素加大用量及支持疗法外，主要是对颈前部进行引流，并视术野具体情况而采取摘除植骨块、植入物及其他异物等相应处理。预后大多较好，但亦有致死之病例。

八、髂嵴取骨部残留痛

（一）概述

其所造成的后果，从小小的不适到患者认为比原发病还要痛苦相差甚大，其原因是多方面的。由于这令人头痛的后遗症，以致有些外科医生宁愿放弃局部植骨融合，而另选其他植骨来源，目前提倡的钛金属内固定及局部旋转植骨术等也是为了这一目的。

（二）致发原因

【局部血肿】

因髂骨本身渗血较多，切取骨块后的空隙正好形成血肿，并因压力不断升高而引起疼痛，后期血肿机化而出现牵拉痛，较为多见。

【股外侧皮神经受累】

亦多发，主因股外侧皮神经刚好从髂嵴前上方经过，在切取骨块时易受累，亦可在骨盆内受损而引起大腿前、外侧的麻木或疼痛，尤以活动时，患者常难以忍受而影响生活质量。多于术后数月减轻或消失。

【髂骨骨折】

切骨时如超过取骨范围，或用力过猛引起髂骨骨折，其为术后早期疼痛的主要原因，后期随着骨折的愈合则疼痛逐渐减轻或消失。

【局部感染】

少见，以肥胖者为多发。视炎症程度不同其疼痛的轻重不一。局部跳痛伴高热者表示有引起髂骨骨髓炎的可能，应及早处理。

【瘢痕收缩】

创口局部的瘢痕组织收缩为后期疼痛的主因，无论是血肿、炎症或其他创伤，其后期均有瘢痕组织形成，并出现挛缩性反应，以致对局部的末梢神经支造成压迫或牵拉。其是患者手术后期难以忍受痛苦的主要原因。

（三）防治措施

【避免取骨】

此为上策，可以采用局部旋转植骨、人工骨、钛合金植入物或其他代用品充填椎间隙，尤其是对老年、椎节周围已钙化或骨化患者。

【按要求切骨】

从切皮、分离骨膜及凿骨均应避开股外侧皮神经及其分支，注意止血，缝合时消除死腔。凿髂骨时最好采用电锯或锐利之薄形凿按要求切取，防止出现骨折现象。切骨创面需用骨蜡封住，放置明胶海绵并留置引流条。

【术后及时处理意外情况】

术后手术区出现血肿时应拆开缝线 1~2 针将其放出，有炎性反应者需注意引流及加大抗生素用量，对引流不畅者应扩大引流。

九、邻近椎节的退变问题

施术椎节的上方或下方椎节都可能同时进行着退变过程，尽管此时尚未构成需要手术处理的严重状态，但随着手术椎节的融合与骨化，以及局部生物力学特性的改变，将会引起迟发性病理改变。生物力学研究表明，已被融合椎节的活动将被均匀地分配到余下的椎间隙，相邻椎节的活动幅度也有可能稍大于其他椎节，因此在数年后，约有 10%~15% 的病例其相邻椎节出现新的问题，包括椎节不稳、椎间盘突出或骨赘形成，此时再根据病情决定采取何种疗法（图 3-6-1-5-7、8）。根据笔者数千例的临床经验，真正需要再次颈前路手术减压者不足 5%。但由于此类患者多伴有颈椎椎管狭窄，因此，需行颈后路减压者却占有相当大的比例。

十、颈前部皮肤疤痕直线性挛缩

主见于长形纵向（或斜向）切口病例（图 3-6-1-5-9），如切口长度超过 7cm，术中感觉方便，但术后部分发生疤痕挛缩，可能影响美观和颈部仰伸活动。笔者之所以提倡横行切口和对颈深筋膜充分松解，其主要目的也在于此。外科医师在技术上均应精益求精，以"雕刻 13 层象牙透孔球之技艺"来要求自己苦练技术，方能造福于患者。对严重疤痕挛缩者，可以采用 Z 字皮瓣成形术处理。

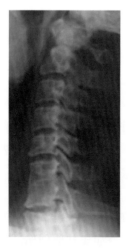

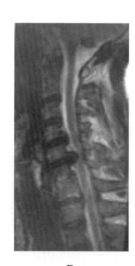
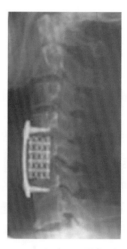

A   B   C

图 3-6-1-5-7 临床举例 女性，50 岁，颈前路自体髂骨融合术后三年临近节段椎间盘退变加剧，伴神经症状而再次行前路减压植骨融合内固定术（A~C）
A. 术前 X 线侧位片；B. 术前 MR 表示 C_4~C_5 及 C_5~C_6 椎节致压明显；
C. C_5 椎节切除减压 + 钛网 + 植骨 + 钛板固定术后 X 线侧位片

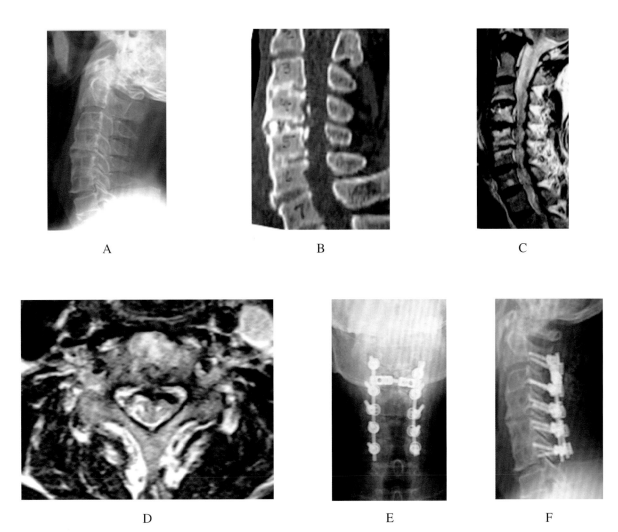

图 3-6-1-5-8　临床举例　男性，45 岁，因 C$_{3-4}$、C$_{4-5}$、C$_{5-6}$ 椎间盘突出在外院行颈前路减压植骨融合术（A~F）

A. 第一次术后颈椎侧位片；B. 术后 CT 矢状位重建示前方减压不充分，椎管内仍有致压物；C. MR 矢状位示椎节后方存在压迫；D. 同前，MR 横断面；E. 行颈后路减压内固定术后正位片；F. 同前，侧位片，神经功能恢复满意

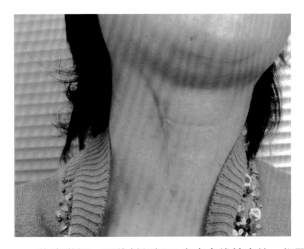

图 3-6-1-5-9　临床举例　颈前斜行切口疤痕直线性挛缩，仰颈已受限

第六节 颈椎手术后C₅神经麻痹

一、C₅神经麻痹概述

颈椎外科领域最常发生的神经并发症为 C₅ 神经根的单独损伤，在 CT 广泛应用于临床之前的年代，颈椎后纵韧带骨化前方减压，脊髓型颈椎病椎体次全切除减压椎体间固定术后，颈椎间盘突出术后以及椎板切除或椎管扩大成形术后，有些病例不但未收到预期疗效，反而出现三角肌及肱二头肌髓节性肌力下降或长期残留疼痛，或出现上肢髓节症状较术前恶化，包括单开门或双开门椎管扩大成形术后。其发生率可达 3%~4%，甚至 10%。C₅ 神经根麻痹的预后一般来说是良好的，但约有半数则残留肌力减弱。

二、C₅神经麻痹临床症状

这一并发症的主要症状为上肢近端肌肉无力致使上肢不能上举，肌力低下的程度与损伤的程度相一致，包括三角肌中部纤维、三角肌前部纤维、肱二头肌、冈上下肌、肱桡肌等。发病后 5~7 周开始出现恢复的倾向。C₅ 感觉区域在上臂近端外侧的范围较窄，故感觉异常及疼痛仅局限于该部。

三、前方手术C₅神经根损伤机制

大致原因有三方面。

（一）C₄、C₅ 椎间孔入口部致压

椎间孔内人为造成狭窄化而压迫神经根，根本的问题在于固定技术的拙劣，有的是椎间固定术中或术后立即出现麻痹，有的是术后迟发性 C₄、C₅ 间因旋转造成不稳定而向侧方滑移，多在植骨术后侧方倾斜时发生。

（二）减压范围不当所致

椎体切除范围不够，且偏向一侧，加之脊髓前移使前根与椎体及骨刺切除缘相碰撞，特别是由于 OPLL 减压的宽度不够而引起。

（三）浮骨块所致

OPLL 前方减压术后骨化块的前外侧浮起及旋转，游离骨化块的外端对其附近的神经根及前根产生一种牵引力（图 3-6-1-6-1），而硬膜骨化及增生的纤维组织则妨碍神经根的移动，骨化及上关节突形成对神经根的夹击状态。骨化块及脊髓前移缓慢则成为迟发性麻痹的成因。

四、后方减压术C₅神经根损伤机制

（一）椎板切除术后

切除缘对神经根及后根的碰撞，曾被指责与 C₅ 损伤有关，行椎管成形术时，掀起椎板的内缘与后根接触的危险性增高，可引起后根的刺激症状，如出现单开门的关门或椎管扩大成形部塌落于椎管内，会造成前、后根的损伤。

（二）后方减压使脊髓向后方移动

颈椎前弯其顶点位置恰好使 C₅ 神经根紧张。椎板切除使脊髓向后移动的程度以 C₄、C₅ 为最大，后方减压后发生神经根损伤者多为脊髓后方移动大的病例，这种牵引力，疑为麻痹的主因，亦有认为上关节突前方突出程度大者易于发生根损伤，上关节突起的位置与椎管的前后径有关，椎管狭窄有脊髓症状的病例易发生。钩椎关节切除的病例，其压迫因素为周边的纤维增生及硬膜骨化可产生某种程度的栓系效应，对此应予以注意。

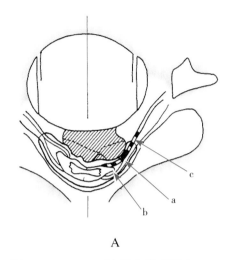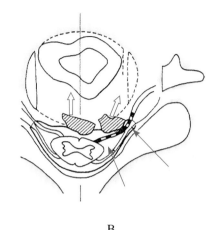

| A | B |

图 3-6-1-6-1　C₅神经麻痹病因之一　OPLL 前方减压术后骨化块上浮时前根麻痹示意图（A、B）

A. 术前　a. 此处前根受硬膜骨化与 OPLL 呈挤压栓系状态，b. 该处受牵引力作用而呈悬挂状态，c. 外侧神经根处于松弛状态；B. 术后　OPLL 骨化块前部切除，中间断开后一侧移向外侧而可损伤前根

五、C₅神经麻痹症状特点

（一）三角肌、肱二头肌的支配神经

问题是 C₅ 麻痹频发的部位位于何处，教科书上 C₅ 神经根单独支配的肌肉几乎没有，诸如三角肌、肱二头肌及肱桡肌由 C₅ 及 C₆ 神经根支配，而冈上、冈下肌是 C₄、C₅，及 C₆ 神经根支配，因此属于重复支配，但 C₅ 神经根占大部分。

（二）C₅ 神经根的易损性

支配三角肌及肱二头肌的 C₅ 神经根易遭受损伤的解剖学特点如下。

【神经根走行】

神经根从脊髓出来进入长的根袖内，靠上方走行的神经根短，当其走行接近水平并向前时，给神经根增加的牵引力则使其单位的长度被拉紧，特别是愈靠上方的神经根，被牵拉的强度愈大。

【钩突的作用】

C₄ 及 C₅ 神经根，特别是 C₅ 前根，其进入椎间孔的入孔部恰是钩椎关节的背侧，C₆ 以下的神经根依个体情况不同多由钩椎关节的头侧通过，C₄、C₅ 钩椎关节排列稍有紊乱，则椎间孔起始部的神经根就愈加紧张，C₅ 上关节突起内侧端之间的压迫率比 C₆ 以下的大，加之椎间盘切除及椎板扩大成形术时骨槽骨沟制作时物理损伤危险性都是很高的。

六、C₅神经麻痹预防

（一）主要预防措施

颈椎病前路手术减压麻痹预防方法，理论上明确为以下四点：

1. 术中避免损伤神经；

2. 确保减压幅度不偏于一侧；

3. 骨移植时不要破坏颈椎排列的对位对线；

4. 后续疗法适当。

三个椎间以上固定时要注意植骨的形态及支持性，而减少侧方移位的危险性，严格遵照上述四点可避免并发症的发生。并用 Sapphire 螺钉内固定可防止术后颈椎的不稳定。

OPLL 前方减压术目的是使骨化块整块上浮，

如将骨化块断开，上浮后对神经根的应力则较术前增加的可能性并不减少，在行骨化块部分切除或切断时要选好神经根走行的部位，以避免损伤。

骨化块偏于一侧时，将骨化块切开上浮则出现左右不均的技术问题，窄小的椎间孔内增生的纤维组织会将骨块拉向优势的一侧而硬膜骨化亦使神经根的活动性减少，遇到神经根固定状态时，神经根周围的硬性组织要在显微镜下切除。

（二）椎管扩大术注意要点

各种椎管扩大成形术都要注意到以下情况。

1. 术中避免神经损伤；

2. 确保恰当的减压幅度；

3. 防止单开门的关门及双开门的塌落，以及由于栓系而使脊髓向后移动的程度事先都要有所预测，前角前方的狭窄率达40%以上时，颈椎后凸则成为危险的因素，椎间孔起始部周围的骨化，韧带增厚，纤维组织增生的存在亦是最危险的因素。

七、C₅神经麻痹治疗

前方减压后上臂外侧出现疼痛时，行颈椎牵引以保持颈椎排列的对线，疼痛持续数日则为麻痹的前驱症状，轻度麻痹则采取术后康复疗法以阻止其进一步发展。

后方减压后脊髓向后移动引起的麻痹处理较为困难，颈椎牵引时要减少前凸。

术后出现麻痹时，是否追加手术要判断其发生的原因及肌力低下的程度，有否椎管扩大成形的植骨脱落或移位或椎间孔入孔部狭窄，对肌力试验不够3级的病例，有必要行再次固定或椎间孔开大术，其手术效果较等待要好。

亦有OPLL前方减压外侧骨化灶因神经根牵引而上浮缓慢者，骨化灶完全分离上浮一般需要6周。

（赵　杰　倪　斌　陈德玉
李临齐　王新伟　　赵定麟）

第二章　颈椎后路手术并发症及其防治

第一节　颈椎后路手术并发症概述及手术暴露过程中损伤

一、颈椎后路手术并发症概述

既往传统的观念认为颈后路手术的入路较易操作，术野显露较好，因而其并发症较颈前路为少见。但大量的临床材料表明，事实并非如此。根据作者数十年的经验，颈椎后路手术的并发症不仅在数量上多见，且其严重程度并不亚于后者。主要原因是由于颈后路手术范围广泛，并常涉及高位颈髓（指 C_4 以上），易引起各种并发症，尤其是在涉及椎管内组织时甚易引起误伤。因此，每位临床医师都需更加慎重地对待颈椎后路手术。此外，亦应注意手术病例的选择，符合手术适应证者，椎管成形术或颈后路椎板切除可以获得满意的疗效；而颈椎后突畸形者则可以造成失败，甚至加重畸形。现将有关并发症状分为以下三节加以讨论。

二、颈椎后路手术暴露过程中的损伤

颈后路手术入路虽较深在，但其手术途径较颈前路简单，且该处无重要组织、器官或大血管等，因此在入路上发生意外情况者相对为少。临床上可以遇到的并发症主要是以下三种情况。

（一）局麻注射针头误伤

国外颈后路手术大多选择全麻，而在国内局部浸润麻醉当前仍为颈后路手术较为多用的麻醉方法，作者亦乐于此种安全、易于操作的麻醉方式。但在操作时如果进针掌握不当，则易对椎管内之脊髓或脊神经根造成误伤，或误将麻药注入硬膜囊外，形成颈髓段硬膜外麻醉而出现更为严重的后果，甚至呼吸骤停，引起死亡。因此，手术者，尤其是局麻经验不足者尤需重视，因其不同于四肢手术时的局部浸润麻醉。颈后路术区之解剖多呈立体状结构，"盲区"多，对局麻针头穿刺不易操作，手术者应采用较为安全的局麻操作方法，以求减少并发症。

【致伤原因】

主要是临床经验不足所致，表现在：

1. 针头刺入过深　这是引起脊髓误伤最为多见的原因，特别是身体瘦小的女性，从皮肤到椎管的距离也仅数厘米（最短处仅 2.5cm），如果采用长针头，势必有可能刺入椎管而伤及硬膜、甚至脊髓而引起误伤；

2. 针头偏斜　大多因细软之针头所致，因为颈部诸层组织大多较为致密，尤其是项韧带、棘上韧带和棘间韧带；一旦钙化，在针头刺入时易受其阻挡致针头折曲使通道偏斜向一侧而引起误伤；

3. 用力过猛、突然失手　由于颈部韧带及肌筋膜组织致密，当向深部穿刺时如用力较大、较猛企图通过诸层时，则可因针头突然落空而刺向深部组织，以致有可能进入椎管引起误伤。

【防治措施】

此种损伤关键是预防，主要措施包括：

1. 熟悉颈部解剖　对颈后部解剖应有一全面了解，特别是不规则的棘突及椎管周围之骨性间隙的位置必须明确，诸如棘突之间、寰椎上下方及两个椎板之间（斜向）等处，在局麻针头进针时应避开。

2. 分层麻醉　在前面章节中已明确提出：对颈后路手术局部麻醉实施操作时，请务必采用分层麻醉法，即每切开分离一层之前，对每一层组织进行穿刺及浸润麻醉。如此不仅安全系数大，而且麻醉效果确实，以求减少病人痛苦，作者按此麻醉操作施术三十余年，从未发生此种并发症。

3. 操作时要双手持稳注射器　手术者用单手持注射器亦可（另手定位），但对关键部位，尤其是上颈椎或棘突处，应以双手持注射器为安全，以确保万无一失。

4. 一旦误伤　应立即停止进针，更不可注药，以防高位颈段（硬膜外或蛛网膜下腔）麻醉而引起呼吸心跳骤停，临床上有此种病例发生。此时应请麻醉医师密切观察病情，并随时准备气管插管控制呼吸，并准备复苏措施所需要的一切用具及药物，手术是否停止视病情而定。

（二）术野大出血及血容量急剧下降

由于枕颈部血管十分丰富，自皮肤切开直达显露椎板之前这一过程，如果止血措施不确实，或是手术拖延时间过长，可因在短期内突然失去相当数量鲜血，而引起血压下降，尤其是某些长期卧床的病例，其心脏及整个机体之代偿能力较差，易出现休克而影响手术的正常进行，甚至不得不停止手术。因此在切开每层组织时，均应采取有效的止血措施，以防意外。

【致发原因】

1. 操作不规范　对血管十分丰富的头颈部，如果在切开时不采用梳式拉钩边切边撑开或立即采用弹性皮缘铗等有效止血的技术，尤其是选用一般手术刀切开者，其失血量可能增多，特别是枕后部头皮及皮下出血更甚，易引起血压下降而出现休克征。

2. 有出血倾向者　临床上少见的隐性出血倾向者偶可遇到，此时不仅失血量大，而且止血困难。尤其是术前服用西洋参及野山参等各种补药较多者。

3. 血容量补充不及时　对没有临床经验者常常难以估计失血量，以致未能及时补充血容量，甚至术前根本未配血，以致术中临时配血做交叉试验而延误时间。

【防治措施】

1. 严格手术操作规程　即如颈后手术所要求那样，为避免此种情况发生，在对血管支十分丰富的头颈部切开之同时，应准备两把锐刺梳式自动拉钩备用，当切开皮肤及皮下时，即应将此拉钩置于切口内，并随着切口的延长及向深层分离而逐渐加大撑开力度，以达止血目的；按此种方式止血十分有效，并随着对椎边组织的不断分离最后将拉钩撑开于两侧小关节侧后方的肌肉附着处；这样不仅使术野清晰，而且暴露也较好。亦可采用脑外科手术之止血方式。

2. 术前不宜进补　许多患者怕手术"伤元气"，常常在术前，或是患病之后服用许多补药、补膏之类。此类药物大多具有扩张血管的作用，作者发现补得太多，术中出血量大，尤其是服西洋参者，而且止血较困难，多系较弥漫之渗血；因此术前至少一周要告诫患者切勿再继续进补。

3. 术前充分准备　除入院检查时发现出血及凝血时间延长者需请血液专科医师处理或是协同手术外，对一般病例亦应做术中万一失血量大的准备，不仅要配血（视病情 200~800ml 不等），而且在手术室，尽可能配备有电凝止血、明胶海绵及可吸收性止血纱布等用物；冰盐水可使毛细血管收缩而减少失血量，作者常规用于各种手术，止血效果颇佳。

4. 及时补充血容量　脊柱血管的血容量在正常和异常情况下可以相差 20 倍，因此，不同病情、不同手术及不同操作程序其失血量亦相差甚大。对出血量大者，应及时补充，早补比晚补好，并注意争取效果较好的带浆血和新鲜血。

（三）椎节定位判断错误

在临床上此种错误并非罕见，由于椎节判断错误而致使减压范围不够，或完全未获减压。事实上，只要在术中根据每节棘突的特点加以判定，基本上可以避免这一本来就不应发生的错误。个别解剖变异或两次以上施术者，术中不妨采取拍片或 C- 臂 X 线机透视决定。

【致发原因】

主要是以下三种因素：

1. 术中未认真定位　从后方看，由于各个颈椎棘突各有其解剖特点，因此在定位上多无困难，但如果不认真检查，尤其是在头颈仰伸状态下易漏数或重复数而引起失误。

2. 解剖变异　虽较为少见，但先天性椎节融合者临床上时有发生，对此类病例术前就应加以明确，并从 X 线侧位片上确定其骨骼特征，以备术中判定；手术时如果未能再重复检查、或是忘记再阅 X 线平片，仅凭想象、或是想当然，则甚易失误。

3. 再次手术者　对曾二次以上颈椎后路手术者，由于原来解剖结构已破坏，易使术者在判定时失误，尤其是曾多次手术、或同时行植骨融合术的病例，对其判定有一定困难，应注意。

【防治措施】

1. 术前认真读片明确棘突形态　对任何患者术前均应仔细读片，认真观察棘突形态及序列，以作为术中判定的依据，尤其是二次以上施术者，更应反复观察；

2. 术中认真检查　即根据每节颈椎棘突形态加以判定，例如 C_2 棘突最大，C_{2-5} 的棘突呈分叉状，C_7 的棘突最长等，并反复核对；如此则不易引起判定错误；

3. 慎重对待颈段畸形之病例　由于椎节先天融合等畸形更易引起判定错误，对此类颈椎形态变异者需要更加仔细判定，必要时可配合 C- 臂 X 线机术中透视或拍片。

（四）臂丛牵拉伤

主要是术中为了获得清晰的 X 线片而将患者双肩过度牵拉以致引起臂丛神经损伤。大多为可逆性，但仍应注意避免，以防个别病例成为难恢复性损伤。

（五）面额部皮肤压迫性坏死

主要是由于对头部固定不当所致。作者建议选用马蹄形头架，并敷以棉垫加厚包扎，如此则可避免此种并发症。

（六）视网膜动脉血栓形成

虽较少见，但后果严重，主要是由于眼眶及眼球等受压所致。因此要求术者亲自放置头架及固定面额部体位，尤其是当助手不太熟悉业务时。

（七）血管空气栓塞

主要见于坐位施术者，空气有可能通过动脉或静脉开口引起栓塞、并出现低血压症。但目前国内术者罕有采用这一手术体位者，从而明显降低了其发生率。

（八）V–Ⅲ段椎动脉损伤

较为少见，主要见于对 C_1 后弓向两侧剥离时，如果超过 1.5~2.0cm 安全范围时，则有可能伤及此动脉，一旦损伤，应立即将其显露修复，或予以结扎以控制出血。

（九）项韧带未行缝合所致颈部畸形

主要发生于对项韧带切开后而于术毕未将其缝合回原位，以致引起颈椎后凸畸形；应注意防止。

第二节　颈椎后路手术显露椎管后损伤

一、颈椎后路手术损伤概述

手术抵达椎管时，其风险随着时间的延续而逐渐增加，尤其是椎管矢状径狭小及病程久、病变复杂的病例。因此，每位施术者均应引起注意，尤其是在打开椎管的最初阶段更易引起误伤。现将较为常见的损伤简介于后。

二、硬膜损伤

（一）致伤概况

发育性椎管狭窄者，其硬膜外脂肪往往缺如，加之病情过久，局部多伴有粘连。因此，硬膜囊可直接与后方的椎板内层或黄韧带形成粘连；在此情况下，硬膜易因下列情况造成损伤。现就其多发致伤原因及防治措施分述于后。

（二）器械误伤

多见于对椎板下方未行分离，即直接用冲击式咬骨钳切除椎板的情况下，此时硬膜易被挟于钳口内而造成撕裂，此种现象在临床上最为常见，且开口多较大。避免的方法主要有：

【切除椎板前需先行分离】

即在每咬除一块椎板之前，先用神经剥离子对椎板下方加以分离松解，以防椎板咬骨钳插入时将硬膜挟于其中。

【操作细心耐心】

主要是对已被咬断之椎板在向体外提出时，手上动作切勿过猛，尤其在咬下之骨块刚刚脱离椎管原位的瞬间，术者应在边提升椎板咬骨钳之

同时，应仔细观察局部有无脑脊液溢出，有溢出者应终止操作，以减少撕裂之程度，并采取相应之修补措施。

【隔断切骨】

即对椎管稍宽者尽量用脑棉片或超薄型脑压板置于硬膜与椎板之间，而后再行切骨；如此操作最为安全。

（三）切除黄韧带时误伤硬膜

较前者少见。主要由于在暴露椎间隙时或在对两侧深部黄韧带切除时引起误伤，其裂口一般较小。主要预防措施是在直视下切除或切开黄韧带时，尖刀片之刀尖小心地刺入一定深度（一般不超过 3mm）后，再由内向外切开之。

（四）硬膜缺如或骨化

此在临床上并非少见，约占全部病例的 5% 左右（腰骶段椎管狭窄症者约在 10% 以上）。对此种病例在施术时应特别小心，并力争保持蛛网膜的完整，并在蛛网膜表面敷以明胶海绵或椎旁组织加以保护为妥。

（五）其他

包括在对硬膜囊切开前行定点缝合固定时，如牵拉力过大、缝针及缝线过粗等亦可引起。因此，对定点缝合时应选择细针细线，并予以稳妥固定。又如硬膜囊长时间受压引起部分缺损或是菲薄者，其本身即已成为事实，此时主要是保持蛛网膜的完整，以防脑脊液流出。我们曾发现术中蛛网膜保持完整，但于术后却出现脑脊液漏者，可能与局部失去椎板保护、遇到腹压骤升动作时而致使蛛网膜破裂之故。

三、颈脊神经根损伤

（一）致伤概况

此种损伤较易发生，尤以需根管同时减压者，其发生率自 1%~10% 不等，与病变程度及操作者技巧与手上功夫直接相关。

（二）致伤原因

主要由于在对椎管侧方或单纯性脊神经根管减压时，因切骨时器械误伤、或占有空间过大所造成。多见于使用冲击式咬骨钳或高速电钻时，亦可见于刮匙或其他切骨工具失手等情况下。为避免此种意外，应以防范为主。

（三）防治措施

【充分估计根管的状态】

对明显狭小或解剖状态变异者应考虑到手术的困难性，并在术前设计相应之对策。

【特殊器械准备】

术前手术者必须选择损伤较小的器械，尤其是涉及椎管之器械，应以安全为主。当前各国所生产的精品颈椎器械、包括 1 毫米厚之椎板咬骨钳（实际上是用于咬断削薄之骨片或韧带），可以大大降低脊神经损伤的发生率。

【术中良好的照明条件】

在术中操作时，应注意并要求台下给予较好的照明条件，切勿盲目或光线不佳状态下操作，尤其是对两侧椎板切骨时，应在直视下进行，以防误伤。

【术中注意病人反应】

除全麻者外，在局麻下施术之患者反应较敏锐，易配合。一旦器械触及神经根有痛感并呼叫时，应立即停止操作，并注意检查，切勿主观认为病人"娇气"而继续施术，以致引起或加重误伤，尤其是运动神经，可在不知不觉中受损。

【注意止血】

术中对脊神经根部之出血尽量采用冰盐水湿敷及明胶海绵压迫法（或再将脑棉置于明胶海绵外层，待出血停止后再行取出），切勿任意钳夹，更不宜使用电凝止血。

【蛛网膜下腔操作时更需小心】

根据手术需要，当切开硬膜囊行齿状韧带切断、或粘连松解术时，对神经应细心保护，切勿牵拉或挤压，以防引起误伤。

四、脊髓损伤

（一）致伤概况

颈后路手术时脊髓损伤的发生率并不比颈前路手术低，约为 2%~6% 左右。其损伤程度相差较大，高位颈髓受损后可在术中引起呼吸心跳骤停，主要是呼吸心跳中枢受累所致，应引起重视、并设法避免。

（二）致伤原因

其致伤原因与前者相似，以器械误伤为主，包括冲击式咬骨钳、吸引器头、器械坠落、钢丝弹跳或钢丝穿过椎弓、神经拉钩及高速电钻等均有可能误伤脊髓。其损伤程度与暴力的强度和持续时间呈正比，轻者引起脊髓震荡及脊髓休克，重者则引起挫伤而失去神经功能恢复的可能性，亦有术中意外死亡者。因此，应以预防为主。

（三）防治措施

其主要预防措施除前述各项外，尚应注意以下几点。

【术中对脊髓不应牵拉】

颈段脊髓实质不同于马尾段，稍许过重的牵引即有可能造成无法挽回的后果，尤其是第 4 颈椎以上之颈髓段，即便是在硬膜囊外牵拉也会出现同样后果。这对于习惯于腰椎手术而初次开展颈后路手术者尤应注意。

【吸引器头不可直接贴于硬膜上吸引】

与颈前路手术一样，直接在硬膜囊上吸引，由于局部产生负压效应时而易造成脊髓实质性损伤，尤其是颈椎椎管狭小者，其蛛网膜下腔处于或接近于消失状态更易发生。因此，当手术操作程序进入椎管时，一方面应减小吸引之负压压力，或放开置于吸引器中段压力调节孔处的手指；另一方面，在吸引时必须将脑棉放在硬膜或脊髓表面保护之。

【对椎管狭小者避免使用需在椎管内占位之器械】

例如一般较粗厚的、或是用于腰椎的冲击式咬骨钳原则上禁止使用，以特制薄型椎板咬骨钳为理想；但是在缺少先进设备情况下，根据作者临床经验，选用柄长、头小的四关节颈椎尖头咬骨钳（亦称之第一颈椎咬骨钳）呈水平位逐小块、逐小块地咬开椎板，并在保持对椎管内容物无致压作用、并与椎板呈平行的方向切骨则更为安全。

【保持手术野清楚】

因施术区深在，如局部积血或凝血块等遮盖术野，则增加误伤机会。此时不妨用冰盐水间断地冲洗术野，既使局部保持干净，又对脊髓起到降温保护作用，一举两得。

【切开硬膜囊时注意避免误伤】

单纯性椎管狭窄者无需切开硬膜囊，如因合并蛛网膜粘连或其他原因需显露蛛网膜下腔时，应按程序进行操作，并避开血管，尤其是脊髓上之血管，在粘连状态下如不小心则易误伤。一旦误伤，不仅影响脊髓之血供，且妨碍操作，并易引起或加重蛛网膜下腔的粘连形成。

【对椎体后缘之骨刺或突出之髓核不宜从后方切除】

尽管国内外有少数作者采用通过椎管后方去切除椎管前方的致压物、并获得成功，但这种术式对初学者毕竟不易掌握，如果加上缺少理想的器械设备条件，对脊髓的少许牵拉和压迫都可带来严重后果。

【在术中对脊髓传导功能进行监护】

在局麻情况下，可通过台下麻醉师对患者不间断地呼唤，并让患者活动手指与足趾，以判定脊髓传导功能。对全麻者则可采用诱发电位（以带叠加者为佳）或麻醉唤醒试验（选用笑气为主的复合麻醉，术中定时减轻麻醉深度，使其清醒，并让其活动足趾以判定脊髓传导功能是否存在）。

【皮质类固醇激素的应用】

有的学者认为术中采用皮质类固醇激素药物可以减轻或防止对脊髓的损伤。但大量的临床研究及观察，并未能够确定这一保护作用。

五、V-Ⅱ段椎动脉及脊神经根损伤

颈后路手术伤及椎动脉的机会极少，唯有颈椎侧块钢板螺钉内固定时，如果螺钉位置偏斜则有可能伤及V-Ⅱ段椎动脉或/及脊神经根。为避免这一意外，术中应采用双向影像定位，对螺钉的方向与深度应密切观察、并及时加以校正，以求杜绝这一严重意外的发生。

六、V-Ⅲ段椎动脉损伤

较前者相对容易发生，但由于在椎管狭窄症情况下波及此处的手术甚少，因此其损伤机会罕见。而涉及此处的手术主要是枕颈段肿瘤、寰椎沟环畸形等。主持此种手术者多系经验丰富的高年资医师，只要注意预防，一般不易发生。但为预防万一，术前仍应备血及准备其他相应措施。

七、睡眠性窒息

术中及术后均可发生睡眠性窒息，多见于手术平面超过C_4椎节以上者。其亦是涉及脊髓的严重并发症之一。主要表现为低血压、心动过缓及呼吸功能不稳定，可因呼吸功能完全障碍而死亡，因此必须引起注意。除要求避免对脊髓误伤外，应尽力减少各种对脊髓引起刺激的因素。

第三节　颈椎后路手术术后并发症

一、颈深部血肿

（一）致伤概况

颈后椎旁血肿不同于颈前路深部血肿，前者发生率较高，但其危险性大多数学者认为主要是感染而不是可立即引起致命的窒息，这样，似乎危险性较小一些；但近年来的临床观察表明，如果血肿过大，亦可因压迫脊髓引起急性损伤之可能，尤其是在术后早期（24~48h以内），甚至可引起死亡。因此对颈后路深部血肿请予以同等重视。

事实上颈后路手术病例大多有程度不同的血肿形成，少量者可以逐渐吸收，量多之血肿则势必影响减压术的近期与远期效果，而且是细菌繁殖的培养基，一旦引起感染，将使治疗复杂化；因此应着重于预防。

（二）致发原因

主要是由于以下原因引起。

【创面渗血】

包括椎旁肌群及骨面渗血均较多，如在术中未能获得理想的止血，术后则可因松除自动拉钩或皮肤铗而使创口撑开的力量突然消失而出现渗血或出血。

【对口径较大血管未行结扎】

术中对口径较大之静脉或动脉支应行双重结扎或缝合结扎；如未行结扎，则于术后可因起压迫作用的拉钩松除而出血。

【留有死腔】

术毕闭合切口时应注意消灭死腔，特别是切除棘突及椎板后椎旁及颈背筋膜下方的空隙应将其消灭，否则由于该腔之负压作用而易引起积血存留。

【引流不畅】

较为多见。内有渗血，外有压迫（厚敷料及枕头等均可构成局部高压状态），如果引流不畅，包括未放置引流管、或是放置作用不大的引流条（片）、或是引流管向外滑出、或是负压吸引管壁空隙数量不够或开口太小等等，均易引起堵塞而难以使积血排出而形成血肿。

（三）防治措施

【术中止血尽可能彻底】

一般性渗血，可通过冰盐水冰敷而停止，冰敷无效的个别部位，可置以明胶海绵止血。对活动性出血的部位则应予以结扎，包括静脉支。

【缝合时尽量消除死腔】

由于切口较深，且部分棘突及椎板切除后已留有空腔，因此在缝合时应采用10号线对椎旁肌作全层缝合。为避免打结后再缝合时操作不便，可俟数针缝完后一并打结结扎，如此则可较彻底地消除死腔。

【留置引流片（管）】

术后应常规于切口深部放置橡皮片（或橡皮管、或较软之硅胶导管做负压吸引）1~2根引流，24~36h后拔出。

【切口不宜开放】

除非是较大之血肿，一般多可向外引出或自行吸收，因此非病情十分需要（例如有神经压迫症状等），无需切开放血或减压。但如出现脊髓或根性受压症状时则需开放。

二、脑脊液漏

（一）引发概况

颈后路手术后的脑脊液漏（CSP）较颈前路为多见，实质上，其是硬膜囊损伤的延续，包括切开蛛网膜下腔探查者，约有 5%~10% 的病例可出现这一现象，大多为术后 2~3d 发生的迟发性脑脊液漏。

（二）致发原因

主要是以下两种原因：

【硬膜囊撕裂】

为脑脊液漏的主要原因，详见前节。

【腹压骤升】

在硬膜囊裂开、缺损或修复缝合后，术后如果腹压突然骤升，例如咳嗽、喷嚏、排便等均可使腹压升高，并引起脑脊液循环障碍以致蛛网膜下腔压力突然增高而使该薄弱部位发生脑脊液外溢，并可导致迟发性脑脊液漏。

（三）防治措施

【按要求闭合蛛网膜下腔】

除非硬膜缺损过多而又不能利用其他组织移植（以筋膜片为佳）取代者外，一般均应将切开之硬膜缝合，以维持脑脊液的正常循环。其缝合之间距一般为 2~3mm，每针距切开边缘约 1~2mm，如此则不易使脑脊液漏出。必要时亦可同时采用注射血栓素或冷沉淀素（Cryopre Cipitate）的方法，以使受损区形成纤维胶起到加强作用（对术中可能要用冷沉淀素之病例，可在术前采取自体获得方式备用。这样较为安全，并可避免反应）。

【于缝合处放置明胶海绵，或转移附近肌肉组织遮盖】

可单独使用明胶海绵，或是与周围组织缝合；此种方式较为简便，且对防止脑脊液漏的发生十分有效。

【术后局部加压及仰卧位】

由于切口外方之敷料较厚，取一般仰卧位即可达到增加局部压力的目的。但同时合并深部血肿者，则应避免这一体位。

【一旦有漏出现应采取加压包扎等有效措施】

迟发性者大多在术后第 2~3d 时发生。此时除加大抗生素用量及保持切口敷料干净外，局部应采取加压包扎措施。在更换敷料后，将其四周及中央用宽胶布加压固定，2~3d 后多可自行修复而停止。切忌用胶布或绷带对颈部作环状固定包扎，以防引起窒息。

【腰部引流】

对于难愈合的脑脊液漏者，可以考虑在下腰部行脑脊液引流的措施，如此可以降低脑脊液的压力而有利于颈部脑脊液漏的闭合。腰部引流一般持续 3d 左右，而后夹管下地行走，观察 1~2d 无引流物出现时，可考虑拔除引流管。

【闭合漏口】

如切口已经裂开，开口小者可用蝶形胶布在无菌条件下将其对拢固定，裂口较大者可缝合之。此时深部可垫以明胶海绵 1~2 小块，有利于局部粘着。

三、植骨块滑脱

（一）致发原因

颈后路植骨术并发症较之颈前路者为少见，因前者操作技术简便，又无需负重。但在已行椎板切除减压的情况下，为避免术后患节不稳及变形，多取髂骨块或义骨块植入。术中如果固定不确实，或是术后护理不当等，均可造成植骨块滑脱。单纯骨块滑脱虽对患者仅仅出现一般性反应，但如果滑脱之骨块压在已减压的脊髓之上时，则有可能引起瘫痪或死亡（尤其是高位者），为此应注意预防。

（二）防治措施

【植骨块应确实固定】

术后由于患者翻身等动作，颈部难以维持其固定状态，稍一不慎即可引起骨块滑脱。因此应采取较为确实的固定措施，包括术中的钢丝缝合

固定及术后选用颌 - 胸石膏等。

【双石膏床备用】

对高位颈髓施术者，术前应准备前后两个石膏床，以备术后翻身时使用，这样可将颈部的活动量降低到最低限度。

【必要时再手术】

当滑脱之植骨块有可能压迫或已经压迫脊髓者，应及早施术，并酌情再植入或取出。

四、C₅脊神经根麻痹

（一）致伤概况

C₅脊神经根麻痹，又名神经根病，其为颈后路手术较为多发的并发症之一，其发生率约占颈后路手术的 0.5% 左右，但为颈脊神经损伤的 5%~30% 不等，最高者可达 45%；主要引起根性疼痛及所支配肌肉的麻痹症状，以三角肌瘫痪为多发；此主要是因为三角肌为单一神经所支配，即第五颈神经根，因此易引起麻痹症状。其大多在术后 12h 以内发生，少有超过 48h 以后发病者。其中 80% 以上病例在术后半年内自行恢复，少数病例需要再行手术。

（二）致发原因

主要由于以下因素。

【C₅脊神经根的病理解剖特点】

众所周知，颈椎病和颈椎管狭窄之好发部位均以 C₅~₆ 节段最为多见；在椎管前方有退变增生的情况下，如对椎管后路行椎板切除减压术，脊髓和两侧的脊神经根必然向后方退缩以致两侧根袖解剖段处于高张力状态，尤其是前支，再加上 C₅ 椎间孔的距离最短，又是颈椎生理前凸的最高点，因此，局部压力必然更高以致引起受累（图 3-6-2-3-1）。在单开门手术时，以门轴侧为多见。

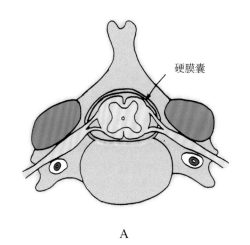

硬膜囊

A

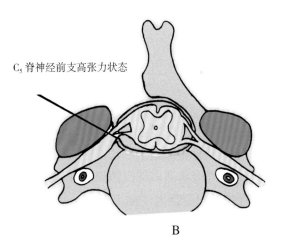

C₅脊神经前支高张力状态

B

图 3-6-2-3-1 C₅神经麻痹发生机制示意图（A、B）
A. 术前；B. 半椎板切除术后

【减压范围过宽】

如果对椎板两侧切除过多，特别是超过小关节 1/2 以上（包括单开门手术），不仅椎节稳定性减弱易诱发根性症状，而且致使硬膜囊及两侧根袖向后方位移更多，以致张力过高而受损更重。

【单开门手术时椎板掀开角度过大】

临床观察表明，单开门手术时如果椎板掀开后所形成之角度大于 60°时，则发生率明显增高；事实上，50°应是理想角度。

【其他】

包括术中误伤（以单开门术式时的开门侧为多发）、对硬膜囊或脊神经根牵引过重（企图切除椎管前方肿瘤或致压物时）等均可累及 C₅ 脊神经，但术中单独伤及 C₅ 脊神经根的机会较少，大多与其他节段脊神经根同时发生。

（三）防治措施

【充分认识这一并发症】

这是近年来才被人们注意的并发症，但至今并未完全为大家所认识，当术后发生此种现象时，往往以为是术中误伤，实际上此种误伤机会甚少，而由于 C_5 脊神经的解剖前因素更为重要。

【根据病情决定需否先行前路手术】

对同时伴有椎体后缘骨质增生之椎管狭窄者，应了解该患者最早出现的症状是什么？如果是运动障碍为早发症状，则应先行颈前路减压术，之后再行颈后路椎板切除，使椎管前后处于平衡状态则可消除或缓解这一并发症。

【在后路手术中注意预防】

目前常用的单开门术应注意：切骨位置应以椎板与小关节交界处为宜，掀开椎板时应保持门轴侧的连续性，其角度选择一般为 45°~55° 为宜，切勿超过 60°。

【非手术疗法】

以局部休息、投予消肿和促进血循的药物，并注意观察，大多在术后 1~3 周恢复。必要时辅以理疗或针灸疗法。

【手术疗法】

对超过六周仍未恢复者，则应酌情行前路切骨减压术或后路椎管探查手术，术中视存在问题而酌情处理，作者曾遇多例门轴侧前方骨痂形成引起 C_5 脊神经根受损者（除 1 例外，其余病例均系外院转来）。

五、植入物失效

（一）植入失效概况

植入物包括：颈椎椎板夹、颈椎椎节撑开压缩器、钢丝（以 C_{1-2} 为多）及椎弓根钉内固定器等，在术后早期或后期均有可能出现折断、脱钩等而失去固定、撑开或压缩作用，个别病例亦可能出现对脊髓的压迫或损伤。在此情况下，主要采取以下措施。

（二）酌情更改固定方式

对植入物内固定完全失效、而患者又需要继续制动者，可根据病情之特点及术后状态，酌情采取牵引或石膏固定等方式来维持颈部的稳定。

（三）急诊翻修手术

如内固定物对患者安全引起威胁，包括有脊髓损伤可能或已有征兆时，则需要按急诊进行翻修手术，术中视具体情况决定是重新放置、或是更换其他内固定植入物、或是干脆取出等。总之，需根据病情而定，但切忌延误治疗时机。

（四）观察处理

对某些不存在明显影响疗效之病例，可暂行观察；但应限制颈部过多活动，并酌情予以不同限度的制动与保护。

六、切口感染

较颈前路手术易发生，主要由于以下原因，并针对原因予以相应之预防措施：

（一）毛囊炎

在发际处之毛囊炎，手术前如不注意检查则不易发现。当已做好术前安排于次日施术并对患者行皮肤消毒准备时方才发现。此时可能因为怕影响原定计划而对局部仅行一般对症处理，之后仍按原计划施术。作者认为，如非急诊手术，仍以改期施术为妥。

（二）敷料未及时更换

术后患者长时间仰卧位，由于局部潮湿及通风不良，加之切口渗血等，从而为细菌繁殖提供了有利条件。如果能按常规于术后 24~36h 更换 1~2 次敷料，之后再酌情定期更换则可避免。

（三）血肿

前已述及，血肿对细菌繁殖极为有利，应按前述要求予以引流，以防其成为细菌培养基地。

（四）其他

创口感染涉及数百种因素，需加以区别，并

酌情采取相应措施。如一旦感染，除加大抗生素用量外，应拆除1至数针缝线予以引流，并根据局部情况决定是否需做进一步处理（包括内固定物或植骨块是否取出等均应全面考虑）。

七、皮肤压迫坏死

主要由于术后未及时更换敷料，以致敷料上渗血凝结成块，干燥后形成硬痂而对皮肤压迫所致，作者曾收治数例。亦可能由于其他原因所引起，轻者表皮潮红或坏死，重者可波及深层，需行坏死组织切除、植皮等处理。此并发症关键在于预防，也完全可以避免。

八、切口裂开

（一）裂开概况

颈后路手术术后切口裂口较颈前路手术多见，但其发生率一般仍在1%以下，其与多种因素有关，处理上视原因及裂开情况不同而有所差异。

（二）致发原因

与前述多种因素有关，主要是：

【切口感染】

除因创口引流需要将切口缝线拆开外，亦可能由于炎性反应局部张力过大而使创口裂开。

【深部血肿】

亦是引起切口裂开常见的原因，主要是由于局部压力较大，当血肿体积达到一定程度时则将切口撑开。

【其他】

有多种因素与切口裂开有关，包括全身营养状态不良、脑脊液外溢、切口缝合不佳及局部张力过大等均可引起切口裂开。

（三）防治措施

【消除好发因素】

包括积极处理局部血肿、良好的缝合、注意防治感染。

【尽早闭合裂口】

除非感染性裂口，一般均应争取及早闭合，包括全层V形缝合、蝶形胶布牵拉及其他各种促进切口愈合药物的应用等。

【后期处理】

对因切口裂开影响脊髓神经功能者，应在切口闭合后6~12周酌情做进一步处理。

九、颈椎不稳

主因局部切骨过多以致椎节失稳所致，其与多种因素相关，如内固定物失效或植骨块滑脱及不愈合等引起椎节松动则更易发生；轻者影响疗效，重者可加重病情。在治疗上视不稳定程度与所引起之后果而决定是观察、非手术疗法（辅以外固定与制动）或是手术疗法。对此种并发症仍然强调预防为主的原则；有关颈椎不稳内容，请参阅专节阐述。

十、颈椎成角畸形

颈椎后路减压术后成角畸形主要见于广泛切骨减压而又未行植骨融合术者，临床材料表明，当50%以上小关节被切除时，脊柱的稳定性将明显地降低、并易导致颈椎的成角（后凸）畸形；其畸形程度与切除范围大小呈正比。此外，C_2棘突为颈后肌主要附骊点，切除后易致颈椎生理前屈变小或消失，严重时亦可发生为后凸畸形。对此种畸形视程度不同而酌情选择相应之治疗方案。畸形较为轻度者，可采用石膏或支架保护；对畸形较为严重者，则需行畸形矫正（有脊髓受压症状者则需同时施以减压术）及植骨融合术。总之，其治疗原则与颈前路手术后之成角畸形基本一致，但具体术式则前后有别。

十一、假关节形成

颈后路术后假关节形成者较为少见，对一般病例以非手术疗法及观察为主；伴有神经或顽固性颈部症状者则需手术融合。

（陈德玉　袁　文　吴德升　廖心远　赵定麟）

第三章 颈椎手术疗效不佳和变坏原因分析及处理对策

第一节 以诊断及手术为主的因素

一、术后疗效不佳原因概述

在临床上，常可遇到颈椎手术后疗效不佳的病例，或是恢复到一定程度后即转入平台期（Plateau）。此时，大部分病例维持原状，而病情变坏者亦非少见；术后 1~2 年时约占颈前路手术病例 10%~15%，其中约 1~2 成反而恶化，或称之为"疗效变坏"（Deterioration）。随访十年以上者，可有 20%~25% 的恶化率。其原因十分复杂，尤其是术后改善一段时间原症状又复发、甚至加剧者。归纳其常见原因，从诊断、手术到手术后各种因素均有密切关系，现选择其中最为重要的几类分段讨论之。

二、诊断因素

主要是在诊断上判断不当所致。

（一）诊断错误

临床上亦有发生，主要是误将非颈椎病的其他伤患，例如侧索硬化症、脊髓空洞症及脊髓痨等误以为颈椎病进行颈前路减压术，特别是伴有椎节后缘有骨赘之病例。轻者手术无效或加重，重者可在术中突然死亡。

（二）诊断上主次判定不当

颈椎椎管狭窄与颈椎病两者经常伴发，前者以感觉障碍为主。如果对原发性椎管狭窄症者先行前路手术，后果当然常难以满意，而且在症状短暂改善后容易再现或加重，反之，颈椎病患者先行后路手术，亦难获得疗效。

三、手术入路选择不当

如前所述，对致压因素来自椎管后方者行前路手术，疗效当然不尽如人意，尤其是严重椎管狭窄者。由于手术创伤性反应及其他因素反会加重病情。在临床上更多是椎管前方有致压物，或是多节段病变，包括 OPLL 等，因怕前路施术损伤太大、易发生意外而选择后路减压。岂不知手术入路方向搞错难以奏效，甚至发生严重意外，包括四肢全瘫者已不是个例，笔者近十年内会诊及处理此类病情不少于五例。

四、术式选择不当

每位术者均应明确各种术式的适应证及病例选择上的要求。对椎动脉型者，仅仅选择前路手术减压而未行侧前方钩椎关节切除术，其疗效必受影响，甚至可于术后数月原症状复现。又如对以颈椎椎节不稳为主的病例，仅行椎间盘摘除而未行椎节固定融合术，亦未恢复椎节原有高度者。术后早期由于卧床休息及局部的减压作用而获得一定疗效，但患者一旦起床恢复正常生活，则可能由于椎节不稳和短缩的再现而使手术疗效逆转，因为在摘除髓核后椎节可能更加松动，症状也随之加重。因此在术前，必须对患者病情及其病理解剖与病理生理实质有一正确的判定。在此基础上再决定术式方可避免不良后果。

五、手术操作

其为诸原因之首，错纵复杂，难以全面阐述，仅将其中主要的因素分述于后。

（一）致压骨残留

此是最为常见的原因，除定位判断错误外，主要是由于：

【体位偏斜】

除非患者体位明显偏斜，当头颈部一般性偏斜时，术者常难以发现，尤其是在全麻情况下。尽管可以从肩部的体位状态加以判定，但稍许偏斜也会"差之毫厘，失之千里"。笔者曾发现多例，以致术后做 CT 扫描或 MR 时方才发现。

【拉钩牵拉时失衡】

当在牵引时，如经验不足或体力不济时，拉钩可能时松时紧，以致减压范围容易偏向术者一侧（右侧居多），尤其在下颈椎两侧颈长肌间距较大时。

【切骨范围不够】

由多种因素构成，术中患者躁动，麻醉不合要求，环锯太细，手上刮匙功夫欠佳，出血多及病情发生意外等，均易使术者出现"见好就收"的念头而影响扩大切骨范围。

（二）椎节定位错误

虽不多见，但后果严重，患者等于白开一刀。其原因如下。

【术者过于自信，术中未行拍片定位】

我们曾发现多例术中未行影像学定位，而仅凭个人术中判定，以致术后才发现开错了椎节，不得不开第二刀，甚至开第三刀者，笔者曾处理过此类患者。

【定位针头变位】

术中一般多选用注射针头插入椎节拍侧位片定位，但在等待过程中，由于局部肌肉收缩，针头很容易移位。等 X 线平片洗出确认针头位置时，常判断不准，如果又未再次拍片，则易将相邻椎节施行手术，此种情况虽较少见，但仍时有发生者。

【仅以骨刺部位来确定施术椎节】

施术椎节的判定应以临床症状及神经学定位为主，但如果仅依据 X 线平片所见，认为骨刺严重的椎节一定是脊髓受压的主要椎节。其实则不然，如果和 MR 图征对比，至少有 10% 以上的误差。因此术者如果经验不足，不妨做 MR 检查并和 X 线片加以对比，即可确定。

（三）术中对施术椎节未行融合固定

国外有学者主张前路颈椎间盘摘除后不采取植骨融合，同样可以取得疗效，且避免自体他处取骨、植骨及供骨区的各种并发症，但在此种情况下椎间隙通常会出现塌陷样改变，以致约有 50% 的病例椎间隙自行融合，这样不仅丢失了椎间隙的高度，而且由于可以形成后凸畸形及椎间活动的存在将会促进颈椎退变，所以，只有在不合并椎管狭窄、颈椎稳定性良好和生理前凸正常的单节段椎间盘摘除才可考虑此种不植骨的术式，否则，均应植骨融合，因为只有植骨或界面内固定等方可重建椎间隙和椎间孔的高度，消除后纵韧带及黄韧带皱褶形成等致病因素。

（四）植入物变位

由多种因素引发植入物（骨块、Cage、钛网、钛板、人工椎间盘等）变位、滑移，甚至滑出者，轻者影响疗效，重者可形成并发症而加剧病情，不得不再次手术。因此凡选用植入物之病例，不仅在操作时要十分小心，且术后亦应密切观察，防止变位。

（五）术式操作不到位

此亦为临床上较为常见的因素之一，毕竟颈椎前路手术属于高难度、高风险与高技巧的手术，因此某些术者在决定手术时，抱着"不求其优，但愿无过"的思路，以致在选择式时，仅仅"安全第一"，而不一定要求彻底切除致压骨，甚至不切除骨赘，只行"植骨融合术"，这当然影响疗效。在致压物残留的状态下，既便是施以椎节融合术，消除了椎节不稳的动力性致压因素；但静力性致压物仍然存在，以致病情有可能持续，或稍许改善后再加剧。因为固定后骨性致压物的吸收过程十分缓慢，甚至骨刺尚未减少，而脊髓却已出现变性，因此这是一个令人遗憾的结果。

第二节 手术后及其他相关因素与处理对策

一、假关节形成

这是植骨融合术最为多见的并发症，尤其是选用异种或异体骨者。术后三个月，在 X 线片上，如果发现植骨块与椎体间存在透亮间隙、缺少或没有骨小梁通过，或是在过伸过屈的侧位片上，融合节段棘突间活动度超过 2mm 时，即可初步从影像学上诊断为假关节。亦有少数病例于术后 3~6 个月时显示局部似乎已坚强融合，但以后仍有可能出现假关节。在多节段椎体间融合时，最下方节段发生假关节率最高。此外，吸烟者发生率更高。融合术后单节段者假关节发生率大约 10% 左右，而多节段是前者 5 倍，可高达 50%。尽管有症状者比例较低，但其明显影响疗效及椎节的稳定性。

二、施术椎节相邻节段退变的加剧

（一）概述

与手术椎节相邻、未行融合的节段，在术后，由于负荷转移，尤其是直接与融合椎节相邻的节段更易出现退变，以致引起失稳、椎间盘突出与脱出等。此种称为"术后邻节退变病"。

（二）融合椎节愈多，发生率愈高

单节段融合术后，邻节退变发生率甚低，一年后之发生率仅 5% 左右，而 2~3 节以上者，则高达 18%~20%。其原因是由于 2~3 节融合后的负荷是前者的 1~2 倍以上，由于应力过于集中，以致生物力学紊乱，最后造成椎节失稳。融合的椎节愈多，邻节退变发生率愈高。

（三）愈邻近融合节段愈易发生

相邻节段各椎节均可发生退变，但直接与融合椎节相邻之椎节发生率更高，占 70% 以上，尤其是两个融合椎节之间未施术者，约半数病例在手术后一年出现退变，且较为严重，并可波及椎管后方硬膜囊。此主要是由于来自上下两个方向的应力集中到一点，以致不堪重负之故。

（四）术后活动与发生率高低呈成正相关

术后注意对头颈部保护制动者，其发生率低，且轻；而频频活动头颈部者，由于应力反复增加，易引起椎节韧带－骨膜下撕裂损伤。因此，退变发生率不仅明显增高，且症状出现率亦两倍于前者，有外伤病史者尤甚。

三、融合椎节骨质增生

一般认为植骨融合后，可使椎节稳定并有利于骨刺吸收，同时也可防止新的骨质增生。但当减压不彻底时，减压融合区出现骨质增生，并招致椎管狭窄者并非少见，且易使脊髓或神经根受累，也是构成再次手术的原因之一。骨质增生与植骨处假关节两者互为因果。

四、椎节植骨融合处骨块塌陷与下沉

（一）概述

这也是术后效果不佳的原因之一，尤多发于老年（女性更好）多椎节施术者；如骨块或 Cage 放置位置偏向松质骨处（椎体中央区）则更易发生，并可因此而出现以下后果。

（二）椎节高度丢失

由于椎节之间骨质塌陷，首先引起椎节高度丢失，以致椎间孔变狭，椎节间韧带出现皱褶，并向内隆凸，而使椎管矢径减少，增加椎管内压。

（三）椎节成角畸形

多见，其与塌陷程度呈正比，好发于椎节前方塌陷较多之病例。成角畸形必然对椎节后方组织形成刺激或压迫，严重者可出现颈髓受压症状。

（四）加速椎节退变

由于椎节骨质塌陷所形成的向后成角畸形而使颈椎处于前屈状态，从而在无形中增加了未施术椎节内压力，以致引起椎节后方韧带-骨膜下间隙出血、机化和钙化等一系列退行性变，并随着成角畸形的加剧而加速这一进程。

五、其他各种相关因素

（一）外伤

术后外伤，既使是轻微的"地上一坐"式的跌倒，也可以引起颈部一系列创伤性反应，包括瘫痪，个别情况下亦可能死亡。笔者曾遇到术后恢复满意，但遇外力作用引起症状复发或是出现四肢瘫，甚至突然停止呼吸的病例（发生于其妻帮其洗脚时将下肢向头顶方向一推的情况下）。

（二）术后头颈部劳损及不良体位

头颈部急性与慢性劳损，以及各种不良的工作和生活体位不仅是颈椎病发病的重要因素，而且也是手术后疗效降低的原因之一，尤其是超强度的劳损及持续性屈颈位，既影响手术椎节疗效的巩固和进一步康复，而且也是邻近退变或是使原有退变加剧的重要原因。因此，对手术后患者应反复告诫其注意保护颈部。在正常情况下，头颈部活动以生活上基本需要为限，工作时亦应避免不合乎生理要求的体位与剧烈活动，包括长时间的低头打麻将、玩桥牌等，笔者曾发现多例因此种因素而恶化者。

（三）脊髓本身继发性改变

凡属外伤类病例，或是在手术前于硬膜囊内蛛网膜下腔已有继发性、粘连性改变时，既便是减压彻底，也难以使全部病例原有的脊髓外伤性损伤或粘连性蛛网膜下腔炎症完全控制，尤其是病情处于中后期者。由于结缔组织的收缩除直接引起神经组织的损害，更可引起向脊髓或脊神经根供血之微细血管的变形与阻塞等一系列病理改变，从而成为病情变坏及康复不佳的另一原因。此种情况虽较少见，但预后不佳。这也是许多临床医师不愿对病情严重者施术的一个主要原因，不仅手术风险大，而且术后短暂地恢复后可能又重新出现症状，甚至加剧的后果。此外，脊髓型颈椎病者如合并有脊髓血管变异、梗阻、甚至栓塞时，亦可由于继发性脊髓缺血而使疗效变坏。

（四）发育性椎管狭窄因素

临床观察表明，先天发育性椎管狭窄者在行颈前路减压术后，其变坏率是无椎管狭窄者的 10~20 倍，且占所有变坏病例的半数以上，尤其是在手术节段局部有椎管狭窄之病例，继发性椎管狭窄亦起相同作用。其原因除了局部病理解剖状态降低了其他各种因素致病的阈值而易使疗效变坏外，亦与前面提及的诊断及手术入路选择不当等密切相关。

（五）病变节段数量因素

病变节段愈多，行前路减压及融合术术后局部愈合率愈低，且出现压缩、塌陷及后凸畸形的机会亦多，并易使邻近椎节加速退变。以上多种因素相加则是构成术后疗效变坏的另一多发因素。为此有的学者认为病变超过 3 节以上者，应选择后路手术。实际上关键问题并不是前路与后路，而是在确认何种诊断在前（椎管狭窄或颈椎病）的前提下，选择有效的术式，较彻底地切除致压骨，同样可获得良好疗效。

（六）吸烟的影响

大量的研究已表明，烟中的尼古丁可引起椎管内血管的收缩以致血供量减少，脊髓神经又对缺血十分敏感，其反应程度与吸烟的数量成正比。因此，术后应劝患者戒烟，否则将直接影响疗效。

（七）嗜酒的影响

少量饮酒（葡萄酒 1~2 盎司以内）可使血管扩张而有利于病情的恢复，但嗜酒过量者，反使血管收缩，其后果与前者一样，亦直接影响对椎管内组织，尤其是脊髓组织的血供。因此，应告诫患者术后切勿饮酒过量，更不可酗酒。

（八）年龄因素

随着年龄的增加，尤其是 60~70 岁以后，由于人体自然老化的规律也必然反映在脊髓及颈椎椎节本身。因此，术后早期所取得之疗效，很容易被老年患者规律性变化而抵消，甚至加剧。此种情况下，预防衰老及扩张血管的药物将有助于病情改善，笔者发现国产的"凯时"（注射用）疗效较佳，尤其是术后病例更为明显。

六、处理对策

（一）概述

术后出现疗效不佳或症状复现及恶化者，首先应判明原因，而后再视具体原因酌情处理。其中属于器质性因素者，则应考虑需否手术，再根据患者全身情况决定手术入路及术式。属于动力性因素者，则应在各种防治措施下采取积极的非手术疗法。现将具体内容分述于后。

（二）手术疗法

【病例选择】

主要用于以下四种情况：

1. 开错椎节之病例 由于本来需要手术之椎节并未将致压骨切除，疗效当然不佳，甚至恶化，在此种情况下只有再手术方可解决致病因素；

2. 未切除致压骨者 目前仍可遇到此类病例，但较少见；此时对仍有神经症状者应再次手术切除致压骨，除压迫时间过久者外，疗效均较佳；

3. 减压不彻底者 主指切骨范围偏向一侧或偏离椎节中线者，或是术中仅行颈前路减压；而未对引起椎动脉与脊神经受压之钩椎切除者；

4. 因诊断主次颠倒者 主指以发育性颈椎管狭窄为主，而颈椎病为次者，此种情况下颈前路手术当然难以奏效，应选择颈后路减压方为上策。

【手术种类】

应根据病情而定，但其基本原则应该是：

1. 减压彻底 凡是对脊髓或脊神经根或是椎动脉各个致压的部位，均应将致压物切除。但在病例选择及术式操作上，一定要认真、细心，尤其是椎节半侧或大半侧已有植骨块或界面内固定物愈合者，在切除时十分困难，风险极大，尤其是青壮年患者。笔者曾有多例经验，在技术要求上绝对不同于初次手术病例，必须认真对待。

2. 恢复颈椎椎节的高度和稳定性 减压术毕应通过采取椎节固定的同时，恢复颈椎椎节原有的高度，此对修复椎管的生理状态至关重要，并可直接消除椎管内的某些软性致压物（内突的黄韧带与后纵韧带等）及增大椎管矢径。

3. 避免过多过大的手术损伤 在对术式的选择上应尽可能保证前两项要求的基础上，最大限度地减少对椎节的损伤程度。但对致压病变广泛者，仍应强调以切骨减压为主，并辅以内固定物。

【术式】

酌情选择相应术式，可根据不同因素采取相应术式。但某些修复、返修及重建性手术大多为不定型术式，需根据每例具体情况而定。

（二）非手术疗法

【意义】

非手术疗法并非消极的"保守"疗法，而是

通过让患者颈部制动（包括牵引、颈围及支具等），纠正不良体位及各种保健措施等促使颈椎本身的自我修复的代偿机制，从而达到使病变恢复、停止或延缓发展的作用。

【病例与方法选择】

1. 病例选择　前述各种病例均为非手术疗法适应证，除动力性因素致病者，尚包括拟行手术病例的手术前后；

2. 方法选择　基本上按照本书颈椎病非手术疗法内容进行，不赘述。

（三）"凯时"注射液对此类病例的应用

作者曾遇到多例术后疗效满意，但在三个月至一年后，可能因为某种"诱因"（例如长途旅行、外伤或持续性低头过久等）而使某些症状复现。既往我们采用"丹参"口服或静脉滴注，虽有作用，但疗效欠佳。近年来，由国外开始、国内也已开始生产的"凯时"，我们发现其作用明显优于其他药物，现简介如下：

【"凯时"之药理作用】

"凯时"原名为前列腺脂微球载体制剂（Lipo PGE1）其是把具有扩张血管和抑制血小板凝集作用的 PGE1（Prostaglandin E1）包裹在脂肪微粒中的制剂。由于脂微球的保护作用，从而降低了 PGE1 在肺部被灭活的剂量，减轻了对注射局部的刺激性，而且该药具有在病变血管处靶向聚集的特性，所以仅用传统的 PGE1 制剂 1/10~1/5 的剂量即可达到相同疗效。此药在临床上主要用于治疗慢性动脉闭塞症及其他伴有末梢循环障碍的疾病。而在颈椎病时，由于椎管大多伴有狭窄，易造成对脊髓及脊神经根机械压迫下引起神经症状，同时、也会出现神经组织的循环障碍，这构成了此药具有疗效的理论基础。本药之主要反应是用药后面部等处皮肤潮红，为血管扩张所致，一般无不良后果。

【临床应用】

本药为注射液，一般采用静脉点滴，亦可直接静脉推注，二者并用亦可。每天 1~2 次，10~14 次为一疗程，一般不应超过 21 次。

1. 静脉推注　"凯时"5μg+ 生理盐水 10ml 缓慢推注；

2. 静脉点滴　"凯时"5μg 溶于 200ml 之生理盐水中滴注；

3. 二法并用　即按前法将"凯时"半量静推，余下半量静脉点滴。

【疗效观察】

我们发现其有效率较高，约在 80% 以上，患者大多为术中减压彻底，术后恢复较好，但到一定阶段即停止不前者。我们知道，当颈椎病的致压物或是由于颈椎椎管有狭窄等均可引起脊髓及神经根的功能障碍。这除了致压骨（物）对神经组织直接的、机械性压迫外；循环障碍也是一个很重要原因。但在临床上，仅从影像学判断病变的部位与程度，并不与临床实际完全一致。因此，手术后常常残留某些症状而难以恢复、或是某些症状复现。应该说是机械性因素和循环障碍两者并存，术前以前者为主，但减压术后，则后者的致病因素相对加大；在此情况下，不妨先从血管因素考虑，并采用相应的药物予以治疗（至于循环障碍到底是动脉性、还是静脉性，视局部情况不同而异，一般在早期为静脉性，随着压力的升高而逐渐波及动脉）。由于"凯时"在具有强烈的扩张血管作用的同时，尚可抑制血小板凝集及改善红细胞变形的能力等，从而可以较全面地改善循环。综上所述，我们认为："凯时"作为一种辅助性药物对改善颈椎病术后因血流障碍所造成的各种症状，不失为一种较为安全、高效和切实可行的手段。

（赵定麟　沈　强　陈德玉　倪　斌　赵　杰）

参 考 文 献

1. 陈德玉. 颈椎伤病诊治新技术. 北京：科学技术文献出版社，2003

2. 陈宇，陈德玉，王新伟等. 颈椎后纵韧带骨化术后 C_5 神经根麻痹 [J]. 中华骨科杂志，2007,27(8)

3. 池永龙. 脊柱微创外科学. 北京：人民军医出版社，2006

4. 李明豹，卢旭华，吴强. 脊柱外科手术并发脑脊液漏的相关因素分析及防治措施 [J]. 脊柱外科杂志，2009,7(6)

5. 饶志诚，宋跃明. 脊柱外科手术学（第三版）. 北京：人民卫生出版社，2006

6. 王新伟，袁文，陈德玉等. 颈椎病术后早期神经功能严重恶化原因分析 [J]. 中华骨科杂志，2009,29(12)

7. 赵定麟，王义生. 疑难骨科学. 北京：科学技术文献出版社，2008

8. Asgari S, Bassiouni H, Massoud N. Decompressive laminoplasty in multisegmental cervical spondylotic myelopathy: bilateral cutting versus open-door technique. Acta Neurochir (Wien). 2009 Jul;151(7):739-49; discussion 749.

9. Bonaldi G, Baruzzi F, Facchinetti A.Plasma radio-frequency-based diskectomy for treatment of cervical herniated nucleus pulposus: feasibility, safety, and preliminary clinical results.AJNR Am J Neuroradiol. 2006 Nov-Dec;27(10):2104-11.

10. Chen Y, Chen D, Wang X, Lu X, Guo Y, He Z, Tian H.Anterior corpectomy and fusion for severe ossification of posterior longitudinal ligament in the cervical spine.Int Orthop. 2009 Apr;33(2):477-82.

11. Ikenaga M, Shikata J, Tanaka C.Anterior corpectomy and fusion with fibular strut grafts for multilevel cervical myelopathy.J Neurosurg Spine. 2005 Aug;3(2):79-85.

12. Li K, Qin H, Chen J.[Clinical application of percutaneous laser disc decompression in the treatment of cervical disc herniation]Zhongguo Xiu Fu Chong Jian Wai Ke Za Zhi. 2007 May;21(5):465-7.

13. Min JH, Jung BJ, Jang JS. Spinal cord herniation after multilevel anterior cervical corpectomy and fusion for ossification of the posterior longitudinal ligament of the cervical spine. J Neurosurg Spine. 2009 Mar;10(3):240-3.

14. Neo M, Fujibayashi S, Miyata M.Vertebral artery injury during cervical spine surgery: a survey of more than 5600 operations.Spine (Phila Pa 1976). 2008 Apr 1;33(7):779-85.

15. Ning X, Wen Y, Xiao-Jian Y. Anterior cervical locking plate-related complications; prevention and treatment recommendations. Int Orthop. 2008 Oct;32(5):649-55.

16. Sekhon LH, Ball JR.Artificial cervical disc replacement: principles, types and techniques.Neurol India. 2005 Dec;53(4):445-50.

17. Song X, Wang K, Zhang G, Hu G.[Flavectomy of cervical vertebrae in treating cervical spinal canal stenosis] Zhongguo Xiu Fu Chong Jian Wai Ke Za Zhi. 2010 Feb;24(2):197-201.

18. Thavarajah D, De Lacy P, Hussain R, Redfern RM. Postoperative cervical cord compression induced by hydrogel (DuraSeal): a possible complication. Spine (Phila Pa 1976). 2010 Jan 1;35(1):E25-6.

19. White BD, Buxton N, Fitzgerald JJ. Anterior cervical foraminotomy for cervical radiculopathy. Br J Neurosurg. 2007 Aug;21(4):370-4.

20. Yang C, Bi Z, Yuan S, Fu C, Cao Y, Shao M.[A comparative study of anterior decompression approach by using cervical retractor systems and traditional surgical approach to treat cervical spondylosis]Zhongguo Xiu Fu Chong Jian Wai Ke Za Zhi. 2008 Apr;22(4):394-8.

21. Yong-Fei Guo, De-Yu Chen, Yu Chen,etal.Influence of the titanium mesh subsidence to cervical curvature and surgical effect after anterior cervical corpectomy reconstructed with titanium mesh and bone graft. SICOT Shanghai Congress 2007

22. Yong-Fei Guo, De-Yu Chen, Xin-Wei Wang .Subsidence of titanium mesh after anterior cervical corpectomy reconstruction with titanium mesh and bone grafT SICOT Shanghai Congress 2007

23. Yukawa Y, Kato F, Ito K. Anterior cervical pedicle screw and plate fixation using fluoroscope-assisted pedicle axis view imaging: a preliminary report of a new cervical reconstruction technique. Eur Spine J. 2009 Jun;18(6):911-6.

第四章 颈椎前路手术施术要求及术中对各种技术难题处理与应变措施

第一节 颈椎前路施术的基本要求

常年在临床一线工作的骨科医师，不仅面临诊断、鉴别诊断、治疗方法、方式的选择，而且在手术前和手术中也需认真考虑各种问题，包括手术的基本目的与要求，手术中如何操作更为合理，遇到各种技术难题如何解决，如何选择和使用内固定等，根据笔者的数十年临床经验，分述于后。

一、恢复施术椎节的高度与曲度

由于椎节压缩，颈椎生理曲度改变，椎管狭窄，以致构成椎管内神经受压和产生各种症状的病理解剖学基础；其既是起自髓核突（脱）出的必然结果，又可反过来加剧病情的发展，并成为妨碍病情恢复的重要因素，其与骨赘或椎间盘突出所形成的压迫具有同等作用，甚至更为重要；术前采取颈部牵引有显效者更说明问题。

从病理解剖与病理生理的角度来看椎节的压（短）缩，在高度丢失的同时，首先是脊神经根及窦-椎神经受刺激或激惹。其次是后纵韧带、小关节囊及黄韧带自然突向椎管，在引起椎管狭窄及根管挤压的同时，硬脊膜及根管必然同时受压而引起脊髓和（或）脊神经根压迫的症状与体征，因此在手术时应首先予以纠正（图3-6-4-1-1~4）。

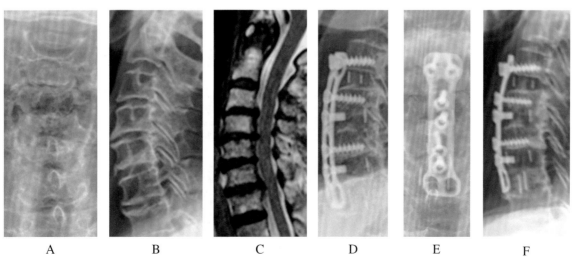

A   B   C   D   E   F

图3-6-4-1-1　临床举例　女性，79岁　恢复椎节高度举例之一（A~F）
A、B. 术前X线正侧位片显示椎节退变、椎间隙狭窄及侧凸；C. MR矢状位所见；D. 椎节减压+Cage植入+IntorMed钛板固定，椎节高度明显恢复，术后疗效满意；E、F. 6个月后随访，正侧位X线片显示侧凸改善，椎节仍维持原有高度

二、对病变椎节致压物务必彻底减压

颈椎病易合并椎管狭窄及后纵韧带骨化，此时必然加大手术的难度。对此种病例除一般减压术外，大多需选择椎体（次）全切术，并选用钛网或人工椎体恢复椎节高度与曲度。由于手术操作范围较大，失血多，应予注意（图3-6-4-1-5）。

对手技成熟者，亦可采取单椎节、经椎间隙的椎节后缘潜式切骨减压术，既可切除椎管后缘骨刺，又易恢复椎节高度，但在操作时务必小心，认真掌控刮匙，选择水平位旋转手法切骨最为安全（图3-6-4-1-6）。

三、切口微创化

从目前现有内固定材料来看，最长之钛板为60~70mm，微创切口似乎很短，长度仅20~25mm。但问题之关键是对颈深筋膜的松解是否充分，只要松解到位，加上颈部皮肤富有弹性，施术椎节可达四节，同时放置长度60~70mm钛板、人工椎体或钛网等，从C_2~C_3到C_7~T_1均无困难（图3-6-4-1-7、8，另见图3-6-4-1-3，图3-6-4-1-5）。笔者近年来基本上选择2~2.5cm长之微创切口，尚未遇到特别困难或失败之病例。

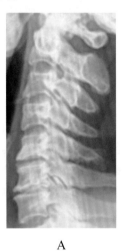 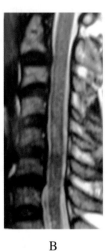 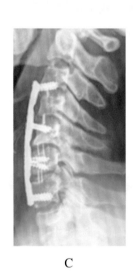

A B C

图3-6-4-1-2 临床举例 女性，51岁 恢复椎节高度举例之二（A~C）
A、B.术前X线及MR侧位观，显示椎节生理曲度减少，椎节狭窄，高度降低；
C.$C_{3~7}$四节段减压及内固定术后，颈椎生理曲度及椎节高度均恢复正常，疗效满意

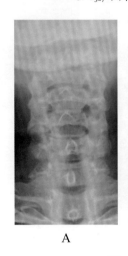 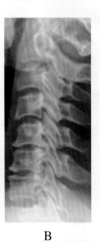 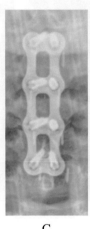 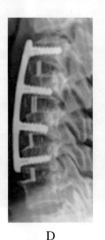 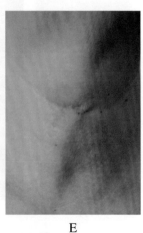

A B C D E

图3-6-4-1-3 临床举例 恢复椎节高度与曲度举例之三（A~E）
A、B.术前正侧位X线片示椎节狭窄及颈椎生理曲度消失伴椎节不稳；C、D.$C_{3~7}$四节段减压及内固定术后半年随访正侧位
X线片显示椎节高度及曲度恢复正常，已恢复工作；E.半年后切口已皮纹化

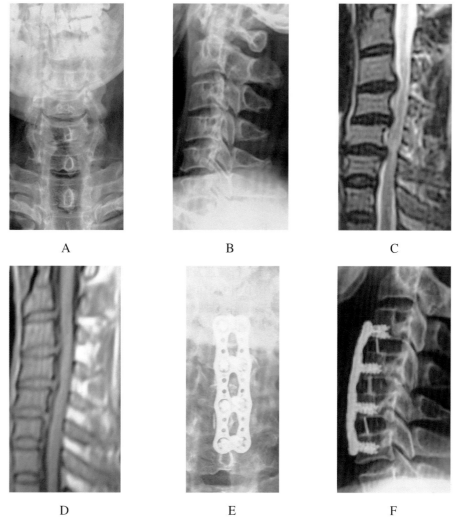

A　　　　　　　　　B　　　　　　　　　C

D　　　　　　　　　E　　　　　　　　　F

图 3-6-4-1-4　临床举例　恢复椎节曲度与高度举例之四（A~F）

A、B. 术前 X 线正侧位片显示椎节狭窄，颈椎正常曲度消失；C、D. MR 矢状位显示颈椎反曲及硬膜囊重度受压征；
E、F. 颈前路 C$_{3-4}$、$_{4-5}$、$_{5-6}$ 三个椎节后缘潜式切骨减压 +Cage 植入 + 钛板固定，正侧位 X 线片显示椎节高度及曲线均恢复正常

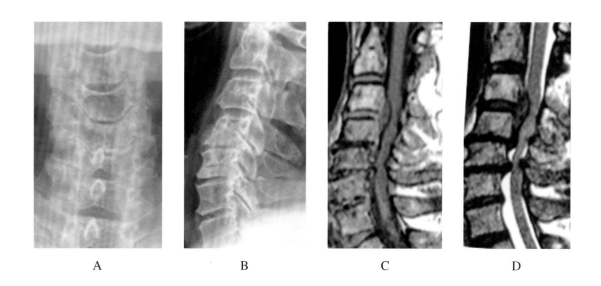

A　　　　　　　　　B　　　　　　　　　C　　　　　　　　　D

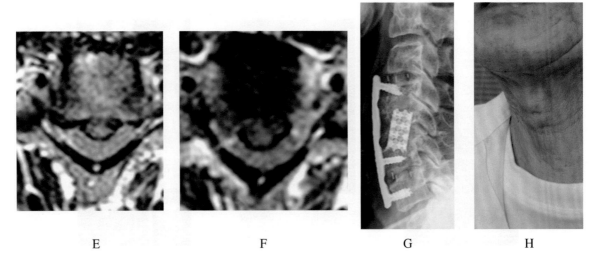

E   F   G   H

图 3-6-4-1-5 临床举例 男性，78 岁，脊髓型颈椎病合并颈椎椎管狭窄及
后纵韧带骨化症，行减压及固定术（A~H）

A、B. 术前正侧位 X 线片，显示多节段椎节狭窄；C、D. 术前 MR 矢状位所见（T_1、T_2 加权）；E、F. 同前，水平位观；
G. 行 C_5 椎体次全切除 +C_3~C_4，C_6~C_7 椎节潜式减压 + 钛网 +Cage+ 钛板内固定术，术后半年 X 线侧位片；
H. 半年后切口已皮纹化，原症状消失，恢复满意

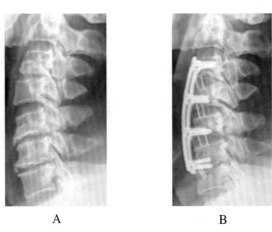

A   B

图 3-6-4-1-6 临床举例 多节段病变椎节潜式减压切骨术（A、B）

A. 术前 X 线侧位片显示 C_{3-4}、C_{4-5}、C_{5-6} 及 C_{6-7} 椎间隙狭窄及弥漫性骨质增生，C_4~C_5 椎节呈现不稳症；
B. 经多个单节段椎节后缘潜式切骨减压 +Cage 植入 + 钛板固定后 X 线侧位片显示狭窄椎节已撑开，高度恢复

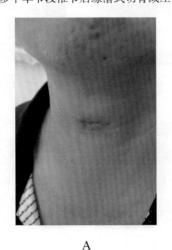 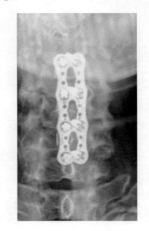 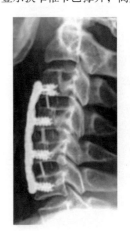

A   B   C

图 3-6-4-1-7 临床举例 微创切口之一行减压 +Cage+ 钛板融合术（A~C）

A. 随访时（术后十个月）切口已皮纹化；B、C. 术后正侧位 X 线片

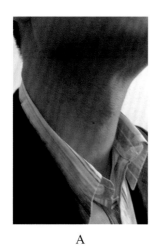 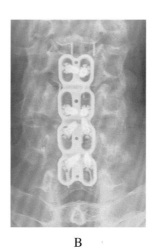 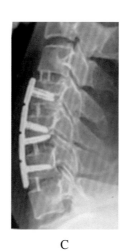

A   B   C

图 3-6-4-1-8　临床举例　微创化切口之二　另一例微创切口病例，C_{3~7} 共四节段减压、
Cage 植入及钛板固定一年后复查，恢复满意（A~C）

A. 切口已不明显；B、C. X 线正侧位片显示内固定部位及范围，疗效满意

第二节　增加植入物的稳定性，避免Cage滑出

一、选择防滑设计产品

由于钛板价格昂贵，对于因各种原因不用钛板者，应选择带刺防滑之 Cage。当前市场上许多公司产品设计均要求在使用 Cage 之同时附加钛板，否则 Cage 容易滑出，这虽对公司有利，但患者经济负担加重，更有某些产品 4 孔钛板和 6 孔、8 孔和 10 孔钛板的价格差距甚大，甚至可以翻倍。但在临床上由于各种实际而具体的原因，包括经济问题等常使植入物在选择上受制，如果患者仅能选用 Cage 者，则应选择较为安全稳定的产品，如 Stryker 之 Cage 上下两端有刺可以防止滑出（图 3-6-4-2-1、2A、B）。当然鸟笼式旋入之 CHTE 或 BAK 等更为安全，但目前各医院大多实行令人难以理解的"招标制"，使许多优秀、价廉之产品无法进入临床。对不安全、有滑动可能的 Cage，为安全起见，仍应附加钛板固定，即便是单椎节病变也只好如此（见图 3-6-4-2-2C、D），并争取患者理解。

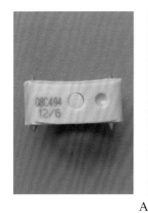 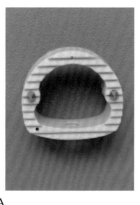 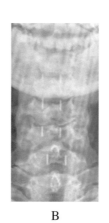 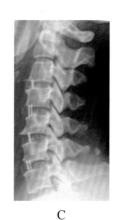

A   B   C

图 3-6-4-2-1　临床举例　Cage 的合理选择之一（A~C）

A. Stryker Cage 实物照片，箭头所指为 Cage 上下倒刺结构；B、C. C_{3~4}、C_{4~5}、C_{5~6} 及 C_{6~7} 共四个节段
内固定术后正侧位 X 线片，显示 Cage 稳定，无滑移征

二、术中发现钛板长度不足时的处理

国人施术病例大多在病程后期,不仅难度大,而且节段多。而进口钛板大多较短,此主要是由于外国病例施术椎节大多在一节或二节出现病变时即手术,因此其所设计和配置与选用的钛板大多为1~2节较短之钛板。当手术椎节多,台上发现现有钛板长度不足以遮盖所有施术椎节Cage时,笔者建议利用钛板上下两端之上下缘挡住Cage,必要时也可在Cage一端旋入钛板螺钉形成新的界面固定加强其稳定性(图3-6-4-2-3~5)。亦可因经济所限,有意选择短节段者,因为国外产品大多具有垄断性质,每增加两孔,价格相差甚大(图3-6-4-2-3-6)。

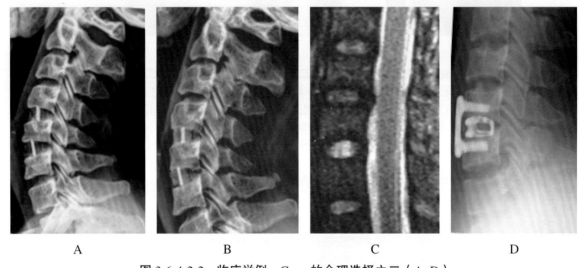

A　　　　B　　　　C　　　　D

图 3-6-4-2-2　临床举例　Cage 的合理选择之二(A~D)
A. 术后早期 X 线侧位片显示 C_{4-5}、C_{5-6} 双椎节 Stryker Cage 植入;B. 半年后复查,Cage 稳定,椎间隙仍保持撑开状态,椎节已骨化,原症状消失,恢复满意;但对不稳型 Cage、为安全起见,可酌情附加钛板;C. 另例 MR 矢状位显示 C_{5-6} 退变;
D. C_{5-6} 减压 + Cage 植入 + 钛板固定后 X 线侧位观

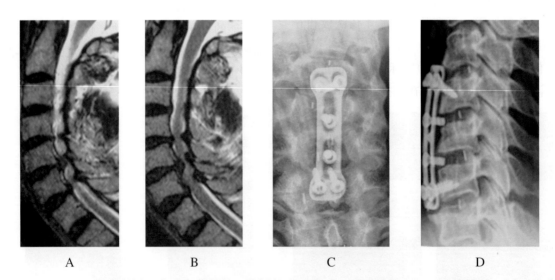

A　　　　B　　　　C　　　　D

图 3-6-4-2-3　临床举例　当病变节段长,钛板长度不足时,可用钛板上下两端遮挡 Cage(A~D)
A、B. 术前 MR 矢状位观;C、D. 已行 C_{3-4、4-5、5-6} 及 C_{6-7} 四个节段椎节减压,Cage 植入及钛板固定;此为最长钛板,但不足以同时固定四个椎节,其上端以钛板上缘遮挡 C_{3-4} Cage,而钛板下缘遮挡 C_{6-7} 椎节之 Cage,术后半年随访正侧位 X 片,显示固定满意

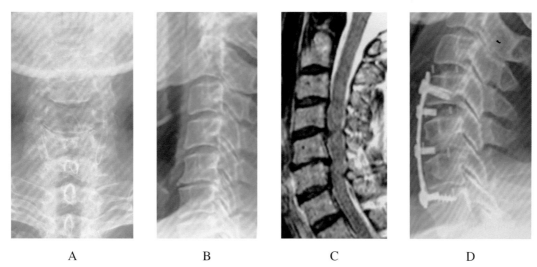

图 3-6-4-2-4　临床举例　多节段颈椎病（C₃~₄、₄~₅、₅~₆ 及 C₆~₇）减压、Cage 植入及钛板固定，
因钛板长度不足采取之应变措施（A~D）

A、B. 术前 X 线正侧位片；C. 术前 MR 矢状位；D. 减压 +Cage 植入 + 钛板固定，箭头所指为 Cage 下方界面
固定螺钉，加强 C₆~₇ Cage 的稳定性；C₃~₄ 之 Cage 亦为钛板上方边缘遮挡

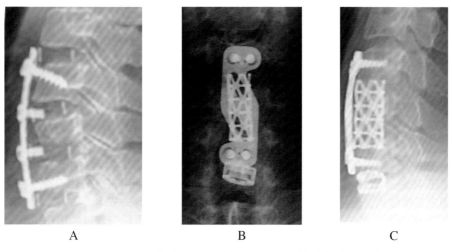

图 3-6-4-2-5　临床举例　利用钛板上下缘遮挡（A~C）

A. C₃~C₄ 及 C₆~C₇ Cage，防止其滑出；B、C. 亦可对附加之 Cage 加以遮挡；B. 术后正位 X 线片；C. 术后侧位 X 线片

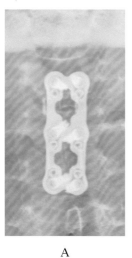 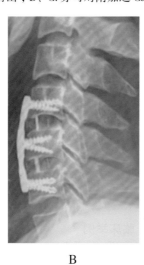

图 3-6-4-2-6　临床举例　对骨质疏松病例行
Cage+ 钛板固定时，Cage 应选择带刺防滑类
型（Stryker 等），钛板 + 螺钉可采取交叉固定
方式增加其稳定性（A、B）

A. 术后正位 X 线片；B. 术后侧位 X 线片

三、术中对骨质疏松病例内固定尤应小心

由于颈椎病需手术病例以老年人为多，有骨质较疏松，尤以更年后的女性病例，为防止内固定滑出，除在操作上尽可能在有效减压前提下保留原有更多骨质外，在选择钛板螺钉固定时，应选择操作时可一步到位的产品，例如 IntroMed 等，其在钛板中部即已设计具有固定椎节间隙 Cage 之装置，无需对每节椎骨都行螺钉钻孔操作及旋入螺钉，这对骨质疏松的老年患者十分安全（图 3-6-4-2-7）。此外，在螺钉选择上亦应注意，以粗螺纹为宜，其防滑出能力大于英制螺纹（图 3-6-4-2-8）。

在目前医院招标制度情况下，对骨科医师提供的只有某家公司一种钛板时，无奈之下，只好从手术技术上加以改进，例如将钻入之螺钉采用交叉固定方式，以求增加滑出阻力。如系 4 孔钛板，亦可采用上下两端螺钉交叉固定方式（见图 3-6-4-2-7）。

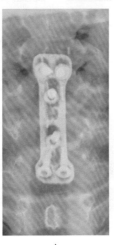
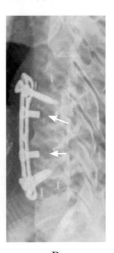

A   B

图 3-6-4-2-7　临床举例　对骨质疏松之老年病例尽量保留其原有骨质，本例因脊髓型颈椎病行 $C_{3\sim4}$、$_{4\sim5}$、$_{5\sim6}$ 及 $C_{6\sim7}$ 四个椎节减压 +Cage+ 钛板植入，在此状态下选择 IntroMed 钛板固定系统的优点是：在钛板上下两端将 4 枚螺钉斜位固定至椎体内，阻挡 $C_3\sim C_4$ 和 $C_6\sim C_7$ Cage 滑出，而中间二节（$C_4\sim C_5$ 及 $C_5\sim C_6$）两个 Cage 固定在钛板中央条形槽处（箭头所指处），从而减少了对椎骨钻洞所致的损伤（A、B）
A.术后正位 X 线片；B.术后侧位 X 线片

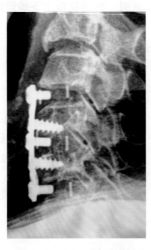

图 3-6-4-2-8　临床举例
一位 80 岁高龄骨质疏松患者，为防止螺钉滑出，进入椎骨之螺钉均选用粗螺纹（公制）

四、对椎节狭窄者可采取撑开措施

临床上骨质增生明显的病例，多伴有韧带硬化或钙化，在对椎节减压时常感困难，为此可采用椎节撑开器导入上下椎体中部予以撑开（图 3-6-4-2-9）。撑开器插入时需仔细定位，切勿钻入椎间隙伤及脊髓，也不可撑开过度而引发骨折。

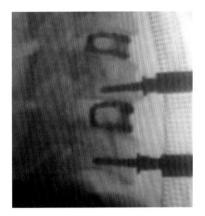

图 3-6-4-2-9　撑开下施术
对椎体周边增生明显、椎间隙狭窄者可将其撑开减压，并植入 Cage

第三节　对跳跃式致压病变可酌情处理

一、基本认识

两个病椎椎节之中间间隔一节或两节的跳跃式病变，在处理上常有所争议；从病理解剖与病理生理角度考虑，如果对两端病变在切除减压术后行非融合技术，此中间一节或两节尚未构成手术指征者，则无需手术处理。如果病变椎节行融合技术，术后必然加重加快邻节退变，而不得不再于首次手术后数月至一年再次施术。此时，这类患者和家属常与医生争议较多。笔者建议根据这一现实情况，如果中间一节伴有椎节不稳，患者可以理解时，应同时施术，否则应采取积极的非手术疗法慎重处理，尤以经济条件困难者。术后注意加强保护，避免外伤及长时间屈颈体位，并与患者及家属沟通，并在术前手术谈话记录中加以说明（图 3-6-4-3-1~3）。

二、临床举例

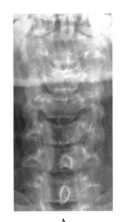 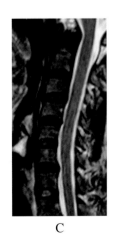 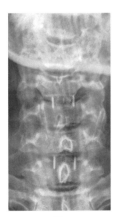 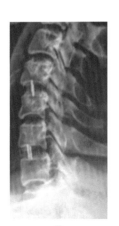

A　　　　　　　B　　　　　　　C　　　　　　　D　　　　　　　E

图 3-6-4-3-1　临床举例　跳跃式施术之一　$C_{4~5}$ 及 $C_{6~7}$ 跳跃式病变施术（A~E）
A、B. 正侧位 X 线片；C. MR 矢状位；D、E. 已行椎节后缘潜式切骨减压 + 带刺之 Stryker Cage 内固定，
术后 X 线正侧位片显示椎节高度与曲度恢复正常

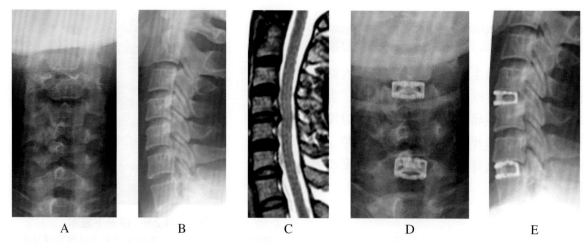

A   B   C   D   E

图 3-6-4-3-2 临床举例 跳跃式施术之二女性，52 岁，脊髓型颈椎病跳跃式病变施术（A~E）
A、B. 正侧位 X 线片；C. MR 矢状位观显示 C_{4-5} 及 C_{6-7} 髓核后突明显；
D、E. C_{4-5} 及 C_{6-7} 椎节潜式减压 +Cage 植入，原症状消失；D. 正位 X 线片；E. 侧位 X 线片

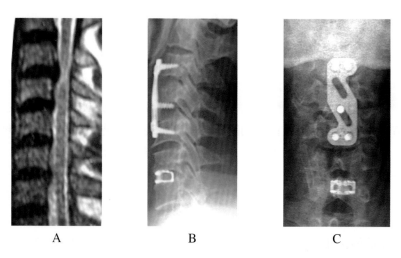

A   B   C

图 3-6-4-3-3 临床举例 跳跃式施术之三 C_{3-4}、C_{4-5} 及 C_{6-7} 跳跃式病变施术（A~C）
A. MR 矢状位显示 C_{3-4}、C_{4-5} 及 C_{6-7} 退变，以 C_{3-4} 为主，颈髓已受压变性；
B. 行 C_4 椎体切除 + 植骨 + 钛板及 C_{6-7} 椎节潜式减压 +Cage 植入；侧位 X 线片；C. 正位 X 线片

第四节 对病程较长、脊髓有液化灶者应及早处理

一、基本认识

脊髓长期受压，尤以颈椎病后期由于后突之髓核及椎节不稳等均易致使脊髓变性，尤其在外伤后更易发生，并在 MR 出现液化灶（图 3-6-4-4-1），表明预后欠佳，应争取尽早处理，尽可能改善脊髓血供状态，也许尚有逆转可能，否则难以恢复（图 3-6-4-4-2~4）。

二、临床举例

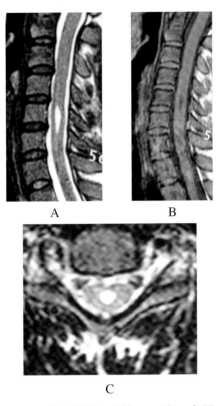

图 3-6-4-4-1　临床举例　女性，29 岁，在颈椎病基础上遇急刹车致颈髓损伤引发变性及液化灶（A~C）

A、B. MR 矢状位所见（T_2、T_1 加权）；C. MR 水平位观

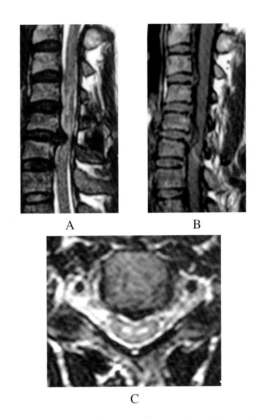

图 3-6-4-4-2　临床举例　女性，60 岁，因 $C_{5~6}$ 髓核急性脱出致脊髓受压而引起变性（A~C）

A、B. MR 矢状位观（T_2、T_1 加权）；
C. MR 横断面观，显示中央管处脊髓变性

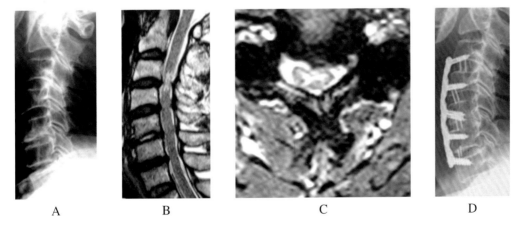

图 3-6-4-4-3　临床举例　女性，56 岁，多节段颈椎病，$C_{3~4}$ 椎节不稳及髓核后突而致使脊髓变性，$C_{4~5}$，$C_{5~6}$ 及 $C_{6~7}$ 处于致压状态，需立即手术（A~D）

A. 术前 X 线片侧位片，显示 $C_{3~4}$ 椎节不稳，$C_{5~6}$ 椎节狭窄及骨质增生、后突；
B. MR 矢状位观，显示 $C_{3~4}$ 段脊髓已有液化灶改变；C. $C_{3~4}$ MR 水平位，证实局部颈髓液化状态；
D. 因患者已出现严重之锥体束征，确诊后即予以 $C_{3~4}$、$C_{4~5}$、$C_{5~6}$ 及 $C_{6~7}$ 四个椎节潜式切骨减压
+Cage 植入 + 钛板固定

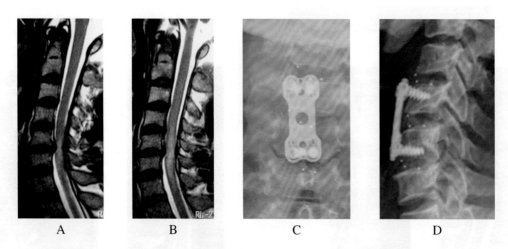

图 3-6-4-4-4　临床举例　颈椎病（C_{3-4}，C_{4-5}，C_{5-6}），伴脊髓液化灶（C_{5-6} 段），
短节四孔钛板固定三个椎节 Cage（A~D）

A、B. 术前 MR（T_2 加权）所见，显示硬膜囊受压及脊髓内液化灶情况；C、D. 椎节潜式减压 +Cage 植入 + 钛板固定，
用短钛板固定及遮挡 C_{3-6} 三个椎节 Cage，原锥体束征半年后消失，术后一年随访时 X 线正侧位片

第五节　颈椎前路减压数年后对椎管后方致压病变的影响

一、基本认识

　　颈椎病与椎管狭窄手术入路要求各异，临床上大多数病例是两者共存，在此情况下首选前路减压融合，或是首选后路需视病情而定，本书在多个章节将有所阐述。但选择前路施术者，其椎节后方致压物会产生何种改变，笔者通过多年观察发现，当颈椎前方按正规要求施以切骨减压，恢复椎节原有高度与曲度后，其后方致压性病理改变亦可以获得明显改善。因此，除非严重型病例，仍应先行前路（或后路）减压 + 融合术，观察数月后再决定是否需另侧施术，我们发现，只要前路（或后路）手术到位，尤其是恢复椎节的高度与曲度，其另侧致压状态及所引起之症状，大多可缓解。

二、临床观察

　　作者发现在众多临床病例中，约有 20%~30% 患者出现此种改变，亦可通过影像学加以证实。

三、临床举例

　　62 岁女性，因颈椎病伴椎管狭窄症（图 3-6-4-5-1A）于三年前行颈前路 C_{3-7} 多节段潜式减压 +Cage 植入 + 钛板固定术。术后症状改善，三年后再行 MR 检查，于矢状位上，不仅椎管前方致压物基本消失，且椎管后方受椎节前方高度恢复的作用，内陷的黄韧带亦随之返归原状（见图 3-6-4-5-1B）。

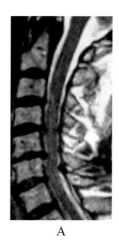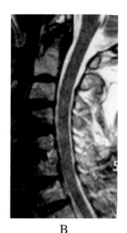

A   B

图 3-6-4-5-1　临床举例　女性，62 岁（A、B）

A. 三年前因颈椎病及颈椎管狭窄行前路减压 Cage 植入 + 钛板固定术；

B. 术后三年 MR 矢状位显示前方致压病变消失，椎节高度恢复，且椎管后方致压物亦基本消失

（赵定麟　陈德玉　袁　文　李国栋

范善钧　赵　杰　张玉发　林　研）

第五章　颈椎病康复疗法

第一节　颈椎病康复疗法的意义与作用

一、颈椎病康复疗法的临床意义

无论是颈椎病本身，还是颈椎病手术之后，均应进行康复治疗。在康复医学中，可将颈椎病引起的功能障碍分为三类，即功能不全或残损（Impairment）、残疾（Disability）和残障（Handicap）。功能不全是功能障碍的第一阶段，可以通过各种治疗，包括药物治疗、康复治疗及手术治疗等治愈。残疾是功能障碍的第二阶段，一般不可逆，需要医学工程的方法，例如应用辅助用具、支具、轮椅等配合适宜的训练，使之恢复一定功能。残障是功能障碍的第三阶段，此时残存的能力已经发挥，但仍不能适应生活及社会的需要。此时通过设法改变环境，创造对残疾人便利的生活环境和工作条件，使病人能过上正常或接近正常的生活。在以上三个阶段中，康复医学是恢复颈椎病人功能的一个重要手段。颈椎病康复医学的目的是消除症状体征，尽可能地恢复正常生理功能，使病人在身体、心理、生活、社会等各方面达到最大限度的恢复。

颈椎病的康复治疗方法，包括物理治疗法（简称理疗）、运动疗法（主要指医疗体育疗法）、作业疗法、支具和辅助用具的训练等。其中物理治疗和运动治疗是最常用的治疗方法。康复治疗的总的原则是针对不同类型的颈椎患者，采用适当的综合治疗方法，要求患者积极配合，坚持足够疗程，并注意消除可能加重病情的因素。所选择的治疗方法应有助于调整和改善颈椎节段与周围各组织的相互关系，恢复颈椎各椎体之间对应的生物力学关系和改善颈椎的稳定性。康复治疗一般属于非创伤性的治疗方法，治疗时无痛苦，病人乐于接受，治疗效果也较明显。但对症状明显的脊髓型患者以及病情较重久治无效或反复发作的其他类型的颈椎患者，手术治疗才是消除症状、恢复功能行之有效的治疗方法。

二、康复疗法对颈椎病的治疗作用

（一）概述

临床上，无论是应用天然的或人工的物理因子作用于人体，还是通过使用或不使用运动器具的运动，都可通过对局部的直接作用和通过人体神经、体液、内分泌等生理调节机制，达到预防、治疗和康复目的。合理选择具体的治疗方法可获得以下的治疗作用。

（二）消炎、消肿与止痛

某些物理治疗法具有一定的消炎、消肿及止痛作用，如低中频电疗法、高频电疗法、磁疗、紫外线或红外线疗法等有较明显的改善血液循环作用，适当的剂量可以增加组织的供养和营养，减少渗出，促进致炎致痛物质的排出，有助于充血的消退、水肿的吸收；中小剂量的高频电流还能提高机体的免疫力。即物理治疗法消炎消肿作用显著。

（三）缓解疼痛

疼痛是某些类型颈椎病的主要症状之一，表现在颈、肩等部位。针对产生疼痛的原因，选用适宜的物理治疗方法，祛除致痛因素，均可达到缓解和消除疼痛的目的。凡具有热作用的物理治疗法，通过改善局部血液循环、消炎、消肿缓解疼痛；也通过降低感觉神经的兴奋性，减少或干涉疼痛冲动的传入或改善局部组织的张力缓解疼痛。其他治疗方法，如临床上除广泛应用单纯的低中频电刺激疗法止痛外，还可以应用镇痛药物做直流电药物离子导入，如奴夫卡因、利多卡因导入，有明显的止痛作用。

（四）缓解肌肉痉挛和降低纤维结缔组织张力

高频电流的内生热效应较深而且明显，能够降低骨骼肌及纤维结缔组织的张力，缓解肌肉痉挛，使肌腱、韧带、关节囊等组织的伸展性增大。在颈部适当应用其他的温热疗法，如红外线疗法、蜡疗、超声波疗法等，有明显的缓解肌肉痉挛和纤维结缔组织张力的作用。

（五）松解粘连和软化瘢痕

音频电流可以刺激粘连的纤维组织，包括神经纤维、肌纤维及结缔组织等，使其活动而逐渐松解，加之电流的刺激作用能促进局部的血液循环，改善组织的营养、代谢，因而使粘连松解、瘢痕软化。直流电碘离子导入、超声波疗法和按摩、推拿疗法也具有同样的治疗作用。适当选择应用，尤其是颈椎病手术后症状复发等情况，应用中频电疗法可达到粘连松解、瘢痕软化及止痛的目的。

（六）促进神经、肌肉和关节运动功能恢复

适当应用某种形式的电流刺激变性的神经、肌肉组织，使之兴奋，发生收缩反应，这种电刺激所致的节律收缩运动，可以促进病区的血液循环，改善组织营养，延缓肌肉萎缩。在电刺激所引起肌肉收缩运动的同时，也向中枢输入了传入性冲动，可以促进神经功能的恢复。另外，电刺激所引起肌肉收缩运动，也可达到锻炼肌肉，增强肌力，矫治脊柱畸形等。刺激电流的种类很多，如低频脉冲或中频脉冲电流等，应用中应根据神经、肌肉病变的性质，选择针对性强的治疗电流。除了应用电刺激来促进神经、肌肉和关节运动功能恢复外，还可通过使用运动器具或不使用运动器具进行的各种运动促进功能恢复，这种治疗方法称运动疗法。不使用运动器具所进行的运动，主要有徒手体操及各种主被动活动等；运动器具的运动是利用器械的重力、阻力、牵拉力、杠杆作用或惯性作用等，以达到增强肌力，改善关节活动度，松解组织粘连等。

第二节　颈椎病的手法与物理疗法

一、颈椎病康复疗法概述

颈椎病的康复除与各种预防措施直接相关外，亦与各种非手术疗法互为补充，尤其是颈椎的制动与固定，适时的轻重量牵引等直接相关，甚至包括正常体位及避免外伤等。均有利于颈椎病患者的恢复。现仅从理疗及体疗角度对其加以阐述。

二、按摩疗法

（一）临床意义

通过临床实验，证明按摩疗法对颈椎病疗效明显。其主要治疗作用为：

1. 舒筋活络，减轻疼痛；

2. 缓解肌肉紧张及痉挛；

3. 通过手法牵引增大椎间隙和椎间孔；

4. 整复滑膜嵌顿和小关节半脱位；

5. 改善关节活动范围及松解粘连。

（二）手法操作的基本要求

手法操作时，必须掌握"轻、稳、准"的原则，切忌暴力强行屈伸和旋转头颈。因手法不当造成颈椎骨折脱位损伤脊髓引起截瘫甚至猝死者已屡有报道，应吸取教训。按摩每次约 15~30min 左右，每日 1~2 次，10 次为一疗程，一般对神经根型及椎动脉型颈椎病效果较好；对脊髓型效果较差，最好不要应用。

三、物理疗法

物理治疗如同颈牵引治疗一样都是临床上应用最多的一种治疗颈椎病的非损伤性治疗，例如电疗、光疗、超声治疗、磁疗等。通过物理治疗，能改善局部血液循环，放松痉挛的肌肉，消除炎症水肿和局部硬结，达到缓解症状的目的。

（一）电疗

有直流电和药物离子导入疗法、低频脉冲电疗、中频电疗、高频电疗等。种类较多，这里只介绍与颈椎病治疗有关的常用方法。

【直流电和药物离子导入疗法】

是应用低电压、低电流的平稳直流电作用于人体以治疗疾病的方法。应用的电压为 100V 以下，电流强度为 100mA 以下。目前，单纯应用直流电疗法较少，而是通过应用同性电荷相斥的原理，将电离的药物离子导入体内以达到治疗的目的。药物一般经汗腺开口或毛囊孔进入皮肤。直流电药物离子导入常用的药物 10% 碘化钾、陈醋、威灵仙、奴夫卡因等，其中以直流电陈醋导入或陈醋、威灵仙同时导入疗效较好。治疗方法为将导入用药适量均匀洒布于滤纸或纱布上，其上再放上一般直流电疗法的衬垫和铅板，将与药物极性相同的电极作为治疗电极固定于患者颈后部位，另一电极（不放药物）固定于患肩、臂或手背处。然后按直流电技术操作。每次治疗 20~30min，每日或隔日一次，一疗程为 20~30 次。视病情及治疗部位皮肤情况，间隔一定时间可重复治疗。

【电兴奋疗法】

是利用感应电和直流电流，以超强剂量、短时间地断续刺激，以兴奋组织治疗疾病的方法。交替应用感应电和直流电以断续刺激患部，引起组织过度兴奋，而后转入抑制达到治疗的目的，此外亦可单独应用感应电流以脉冲方式作用于颈背部肌肉，作为一种提高肌肉张力，加强肌力的锻炼性治疗法，用于恢复期、慢性期颈背肌力弱的病人。对急性或伴有肌肉痉挛的患者，电兴奋疗法有时可达到立竿见影之效。每次治疗 3~5min，每日 1~2 次。

【低频脉冲电疗】

应用频率 1000Hz 以下的脉冲电流治疗疾病的方法。常用的有经皮神经电刺激疗法、功能性电刺激疗法、神经肌肉电刺激疗法等，但以经皮神经电刺激疗法最常用。经皮神经电刺激疗法，又称 TENS，是一种方波脉冲电流，频率 2~160Hz，波宽 2~220μs，电流强度小于 20mA。经皮神经电刺激疗法主要起镇痛作用，50~60Hz 最适宜缓解疼痛，近年来证明 3~10Hz 的高强度刺激可加强镇痛效果。其镇痛机制一般用闸门控制学说及内源性吗啡样物质释放学说解释。治疗时，将电极固定于颈后，也可放于痛区或附近，或沿神经分布、经络穴位放置，每次治疗 30~60min 不等，每日或隔日一次。有心脏起搏器的患者禁用。

【中频电疗】

是应用频率为 1~100KHz 的电流治疗疾病的方法。常用的有音频电疗、干扰电疗和调制中频电疗等。这种电流无极性之分，也无电解作用，由于频率高达 1000Hz 以上，对皮肤内末梢神经刺激性较少，人体易耐受。音频电疗是一种等幅正弦交流电疗，常用频率为 2000Hz，其主要用于止痛、软化疤痕、松解粘连。干扰电疗属于低频调制的中频电流，是采用两路频率相差（0~100Hz）

的中频正弦电流交叉输入人体，两路电流在体内交叉形成干扰场，即在交叉部位形成"内生"调制的低频脉冲中频电流。因此，这种电流的治疗作用较深，主要用于止痛，通过差频的选择，产生运动阈电流，兴奋神经肌肉组织，引起肌肉收缩，促进功能恢复。调制的中频电疗，对皮肤的刺激性较小，作用较深，兼有低、中频电流的特点。常用的调制方式有连调、间调、交调和变调四种。调制的中频电流主要用于止痛和锻炼肌肉，增加肌力，防治废用肌萎缩。中频电疗每日治疗 1~2 次，每次 15~30min。

【高频电疗】

目前常用的有短波、超短波、微波等。短波电疗频率为 13.56MHz，超短波电疗频率为 40.68MHz，微波为 2450MHz。微波频率较高，只能深入组织内 3~5cm。高频电疗的主要作用是热效应，即能引起组织内温度升高 3℃~5℃，故又称透热疗法。利用高频电其深部热作用，使位于颈椎椎管、椎间孔横突间孔内的脊髓、神经根、椎动脉等组织的血供得以改善及增加组织营养，以利于受压迫损伤的脊髓和神经根组织恢复功能。此疗法对脊髓型和椎动脉型效果较佳。每日或隔日一次，每次 20min，10 次为一疗程，治疗 2~3 个疗程无效时，间隙 2~4 周可重复治疗。

（二）光疗

包括红外线、可见光及激光治疗等。

【红外线治疗】

可分近红外线和远红外线疗法。远红外线仅穿透皮肤达 2mm，其作用只能达到皮肤的表层组织。近红外线可穿透皮肤约 10mm，因此，作用较深。红外线的治疗作用主要为热作用，可以消炎、消肿和降低神经末梢的兴奋性。应用时采用颈后部局部照射，距离 30cm，每次 20~30min，每日 1~2 次，10 次为一疗程。

【可见光疗法】

一般多用红光，其作用与红外线相似，但穿透组织较红外线深。

【激光疗法】

是高亮度、高单色性、高定向性的光束。常用氦 - 氖激光。小功率及中强度激光能镇痛、消肿，降低神经末梢兴奋性和促进创面愈合的作用。应用低及中强度激光于颈后部局部照射或取穴照射，每日 1~2 次。治疗时应注意保护患者的眼睛。

（三）磁疗法

应用磁场作用于人体的穴位或患部治疗疾病的方法。磁场对人体的影响较复杂，临床应用表明，磁场具有镇痛镇静、消炎消肿等作用。磁疗的方法很多，如穴位磁片贴敷疗法、磁按摩法等。脉冲或脉动磁场法和交变磁场疗法临床应用最多。脉冲或脉动磁场法是在静磁疗法的基础上发展起来的，常用的有直流电脉冲感应磁疗机可产生脉冲或电动磁场，其电极有南北之分，两极可在同一磁头上，治疗时将磁头放于患部，或将患部置于两磁头之间进行。磁极表面强度可调，最高可达 1000mT，视治疗需要进行选择。每次治疗 20~30min。交变磁场疗法常采用电磁感应机产生频率为 5~10Hz 的低频交变磁场。治疗时选择适宜的磁头放置在患部或穴位，根据需要调节磁头的表面磁场强度，常用 30~50mT，每次治疗 20~30min，每日一次。

（四）超声治疗法

振动频率在 20KHz 以上，人耳不能听见，这种高频率的机械振动波称为超声波。医学上常用频率为 800KHz。超声波是一种压缩和伸展交替的机械振动波，对细胞有微细的按摩作用，能软化疤痕。另一方面，超声在传播过程中，当遇到密度较高的骨组织会发生反射，使周围组织的温度升高，有明显的热效应。治疗时，将超声治疗头作用于颈后及两侧颈部，采用接触移动法，在超声治疗头与人体皮肤之间需加油类接触剂，以免在超声治疗头与皮肤之间有空气间隙存在，产生反射。应用声强度为 0.8~1.2W/cm²，每日一次，每次 6~12min。

（五）温热疗法

指应用温热于治疗部位治疗疾病的方法。除高频透热疗法、红外线疗法、超声治疗等方法可产生热的治疗作用外，石蜡疗法、热敷袋、温浴、热蒸气浴等亦是常用的温热治疗法，对疼痛、缓解肌肉痉挛以及改善局部循环有益。石蜡疗法是温热疗法中应用较多的一种。其主要作用为温热作用和机械压迫作用。因石蜡含水少，治疗时机体所受的温热作为强而持久，局部组织温度升高亦持久而明显；另一方面，石蜡在逐渐冷却过程中，体积将逐渐缩小，对皮肤及皮下组织产生机械压迫，因此，具有良好的消炎、镇痛、缓解痉挛等作用。由于此疗法使组织受热作用强，作用深而持久，对神经根型和颈髓型颈椎病疗效较好。常采用蜡饼贴敷于后颈部，每次 30min，每日一次。

（六）中药熏蒸疗法

应用药物被加热产生的蒸气作用于机体以治疗疾病。这种方法同时具有物理治疗和药物的双重作用，药物由皮肤吸收到达患部，渗透作用较强。方法是用适当的药物加水煮沸后产生的蒸气（40℃~50℃）熏蒸患部，也可将药物碾成粉末，采用自动控温加热器加热来产生蒸气，以提高药物疗效和治疗安全性。每次 30~60min，每日一次。热蒸气湿度较高，应用时应注意控制温度，防止皮肤烫伤。

（七）中药电熨疗法

是近年来应用的一种中西医结合的物理治疗法。所谓"电熨"，是指在中药热敷的基础上再叠加上直流电或低频脉冲电流而得名。因此，该疗法兼具有中药熏蒸、温热疗法和低频脉冲的治疗作用。治疗过程中病人既有持续的温热感又有明显的电刺激感。临床应用表明，其治疗作用远胜于单纯的温热治疗或单纯的低频电疗。电熨疗法对神经根型颈椎病的疗效较好，对其他类型的治疗效果不稳定。治疗方法为，先将配置好的中药碾成细末，分装于两个布袋中并用细线将袋口缝牢，置药袋于蒸锅内加热，至热气透湿药袋为度，取出稍降温即作为电极的衬垫，其上再放上铅板电极。将两电极分别置于颈后部位和患侧的肩臂或手背处，治疗操作按药物离子导入疗法。每次治疗 15~30min，每日或隔日一次，15~20 次为一疗程。

第三节　颈椎病的运动与心理疗法等

一、运动疗法

（一）基本概念

运动治疗是指利用人体肌肉、关节的活动，促进功能恢复的方法。运动治疗是提高和巩固疗效、防止复发的重要康复手段，必须给予足够的重视。颈椎病的运动治疗方法主要是医疗体操，包括徒手操和器械运动。医疗体操对本病的主要治疗作用是通过颈背部的肌肉锻炼，增强颈背部肌肉力量以保持颈椎的稳定性；通过颈部功能练习，可恢复及增进颈椎的活动功能，防止颈椎关节的僵硬；通过颈部主、被动活动可改善颈部血液循环，促进炎症的消退；颈部肌肉锻炼还可解除肌肉痉挛，减轻疼痛，防止肌肉萎缩。

（二）医疗体操的基本运动形式或治疗操作方法

【被动运动】

指患者完全放松，由他人或患者的健肢或运动器械的机械力量，使关节活动，以缓解肌肉痉挛，牵伸挛缩的肌腱、韧带，恢复保持关节的活动度。

颈椎病被动运动治疗较多的是应用中医推拿按摩手法和西式手法治疗的一些手技，包括颈椎的被动屈伸、旋转、穴位推揉、棘突加压及弹拨、重压按摩和手法提升牵引等。旋转推拿对早期患者有效。操作者对颈椎的解剖、正常的生物力学运动及颈椎病的病理改变等应有充分的了解，操作中手法必须轻柔，使病人充分放松，防止发生意外。

【助力运动】

为主动与被动相结合的运动方式。治疗操作时先由患者做主动运动，至最大限度时，再由治疗操作者给以助力，使动作完成或增大。适于关节功能障碍、肌肉不全麻痹、软组织粘连等病人。

【主动运动】

即由患者的肌肉收缩完成的运动，这是医疗体操的主要运动形式。主动运动能够促进血液循环；增强颈部肌力；改善颈椎椎间关节功能，增加关节的活动范围；矫正不良体姿或脊柱畸形等。长期坚持，有助于促进肌肉、关节、肢体的功能康复。但对脊髓型颈椎病者不宜活动过多，以防引起意外，尤其是伴有椎管狭窄者。

【擦颈按摩】

体位同前，两手轮流擦颈项、肩部各 20~30 次，并用两手拇指或中指点按有关穴位，如太阳、风池、井、曲池、手三里、内关、会谷等。

【抗阻运动】

即患者作主动运动时，给以外加阻力，以提高肌肉收缩张力，促进肌肉功能的恢复。

二、心理疗法

由于本病的发生与发展与多种因素相关，尤其与颈椎的退行变化关系密切，这些变化随着年龄的增加而加重，一般不可逆转。在对本病缺乏充分的了解前，一旦得知患颈椎病后，自以为后果严重，情绪紧张，思想负担较重。如果再加上原治疗方法不正确，久治无效，患者将对本病的康复完全失去信心，而影响对该病的康复治疗。因此，在进行康复治疗的同时，对患者应进行心理治疗，使患者了解有关本病的一些基本概念及本病的发生、发展、转归，消除患者的顾虑，使患者积极、主动配合或参与治疗，这样才有利于疾病的康复。

三、其他疗法

（一）中药疗法

适当应用祛风、活血、补血中医药物煎服，以达到改善症状的目的；颈椎病急性发作期，可选用消炎镇痛类药物，有助于消炎止痛。

（二）针刺疗法

局部针刺或穴位封闭也有助于改善症状，选穴为下颈椎的脊穴、风池、肩颈部的阿是穴、曲池、合谷等，每日 1~2 次。

（三）专业或生活技能训练

对症状较重，影响到上下肢运动功能，从而影响工作、生活时，可适当进行恢复工作及改善日常生活自理能力等方面的作业疗法训练，为恢复工作和改善生活的自理能力创造条件。

（王新伟　陆爱清　王素春）

第六章 颈椎病的预防

第一节 家庭生活与工作岗位中的预防

一、颈椎病预防概述

众所周知，颈椎病是由于机体退变为主要原因所引起的疾患，因此，在今后相当长的时间内不仅难以根除，而且随着国人平均寿命的延长，其发病率将呈上升趋势。为此，在当前如能重视对颈椎病发病的预防工作，不仅对有可能发病的人数保持在一个相对稳定的水平上。

每位成年人，除了属于大集体生活的年龄或某些特种职业者外，大约有 1/2~2/3 的时间是在家庭中渡过的，尤其是每日工作后的双休日更增加了家庭生活的时间与空间。因此，预防颈椎病，首先应从家庭生活开始。尽管家庭生活不如工作时间紧张，但由于持续时间长，加之人体处于较为松弛状态，随意性大，常常在不知觉中由于头颈部的不良体位而构成颈椎病的致发原因或诱因。此外，众所周知，工作体位与颈椎病的发生和发展关系亦甚密切，尽管其时间不如在家庭中停留的时间长，但其强度大，尤其是患者每日处于高度紧张状态下，以致头颈部肌群多呈现工作所需要的被迫状态，因此易于疲劳和受损。

现将诸相关问题分述于后。

二、避免不良睡眠体位

睡眠体位在本书前面章节中曾对睡眠中有关问题加以讨论，但此处仍应强调占人生 1/3 时间的睡眠过程中颈部必须放在合适的位置上。主要应注意以下内容。

（一）保持良好的睡眠体位

在一般情况下，头颈保持自然仰伸位最为理想，腰背部平卧于木板（或以木板为底，上方垫以席梦思床垫亦可），使双膝、髋略屈曲（图3-6-6-1-1）。如此，可使全身肌肉、韧带及关节获得最大限度的放松与休息。对不习惯仰卧者，采取侧卧位亦可，但头颈部及双下肢仍以此种姿势为佳（图3-6-6-1-2）。俯卧位无论从生物力学或从保持呼吸道通畅来看都是欠科学的，应加以矫正。

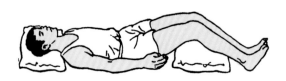

图 3-6-6-1-1 正确的仰卧睡姿示意图

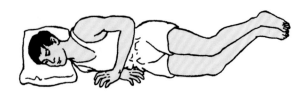

图 3-6-6-1-2 正确的侧卧睡姿示意图

（二）注意枕头的位置

在非手术疗法一章中详细阐述对枕头质量及形态的要求，请参阅。除了强调理想的枕头应该是质软、透气和可随意调整外，在日常生活中尚应注意以下三点。

【切忌高枕】

不仅在睡眠中不能高枕，即使是在休闲状态下，比如在床上看书、斜卧在沙发上等亦不可高枕，尤以中年以上者，以防使硬膜囊后方拉紧而对脊髓造成压迫，当然这样也增加了椎间盘内的压力；而加剧椎节的退变。

【也不可无枕】

不用枕头的习惯亦应克服，此种姿势必然使头颈部处于仰伸状态。在此种状态下，易使后方的黄韧带向椎管内陷入，以致压迫与刺激脊髓，尤其是椎管矢状径狭窄者，更易引起，应设法避免。

【枕头不宜放在头顶部】

此点亦常不被人注意，事实上，维持头颈部最佳生理曲线是将枕头的主要部分放在颈后处，而头顶部仅为薄薄的一层，否则易形成"高枕"状态。

（三）注意日常生活体位

从生物力学角度来看，在日常生活中各种动作均有正确与不正确之分，诸如刷牙、饮汽水、接电话及日常的各种坐姿等，不良的体位在增加颈部劳损及椎间隙内压的同时，当然也增加颈椎病的发生率；而正确的姿势则可减轻颈部的疲劳程度，当然也有利于颈椎病的防治。同时，对腰椎退变及劳损性疾患的防治也是有良好作用。

（四）家庭中应避免潮湿及寒冷

低温及湿度亦与颈部疾患的发生与发展亦密切相关，因此在家庭中亦应避免此种不良刺激。尤应注意以下两点。

【气候变化时，防止受凉】

除应注意在初夏或晚秋在户外休息时，由于气温多变，易受凉而引起颈部肌肉痉挛或风湿性改变外，更应避免在空调环境下冷风持续吹向身体，特别是头颈部，可以造成颈椎内外的平衡失调而诱发或加重症状。

【避免潮湿环境】

室内环境过于潮湿，必然易引起排汗功能障碍，并易由此引起人体内外平衡失调而诱发颈椎病，以及其他骨关节疾患；因此，应设法避免，尤其是在梅雨季节更应注意。

三、预防工作中不良体位

（一）避免被迫体位

【概述】

我们一再强调在平日工作时应避免在某一种体位持续过久，但由各种职业本身的要求。例如办公室秘书、刺绣工人、各种流水线的装配工、电脑操作者、打字员、外科医师及手术室护士等，这些长期低头工作者，由于颈椎的前屈，其椎间盘内压力随着时间的延长而可骤然升高，一旦超过其本身代偿限度则必然产生髓核后移，乃至后突。因此设法避免这一不良体位，但又必须保质保量完成工作。以下措施将有利于避免或减轻这一情况。

【定期改变头颈部体位】

因工作需要的被迫体位不可维持过久，例如低头状态工作（俯案书写或在自动流水线上装配等）15~20min 左右即应抬头平视数秒钟至半分钟，以便颈部肌肉放松。

【自我牵引】

如果在工作时颈部有不适感，并较为明显时，不妨用双手置于枕后部行自我徒手牵引。

【自行颈部按摩】

对已有颈椎病早期症状者，尤其是颈型或根型病例，在工作一段时间后不妨用自己双手对颈后肌群进行自我按摩；手法轻重适度，并在按摩同时使头颈前后左右活动（但不宜过快及用力过度），否则易引起颈部扭伤或是加剧退变。

（二）改善工作条件

【概述】

主要是工作场所与环境的条件，应该是随着我国四个现代化的高速发展而逐渐获得一定改善，但从每个人、每个工种来看并非都能尽善尽美。因此，每个单位或个人，在不影响工作的情况下应注意减少有害体位，并力争在与机体生理解剖要求相符的状态下从事智力与体力劳动。并应注意以下几点。

【扩大视野】

工作场所，尤其是办公室中的办公桌，最好是面窗而坐，如此有利于其对低头后仰视，不仅有利于颈部放松，且可调节视力，有利于消除颈部及双眼疲劳感。作者曾劝说过多位，均感到对防治颈椎病及提高工作效率十分有用。

【调节桌（工作台）椅高度】

对桌椅高度一定要根据个人身材高低加以调整。目前市场上出售之椅均属标准件，其高度并不适合每种身材，因此，凡身高在1米8以上或1米6以下者，均应通过椅子的高低、或前方加用脚垫而加以调整。

【保持腰椎生理曲度】

正常情况下，腰椎应呈前凸状，因此在坐位时亦应保持此种体位，包括驾车途中、制图、绘画及上网等，均应保持腰部的前凸曲度，如此才能保证头颈部的正常体位。

【酌情配备斜面台板或斜位阅读板】

可根据工作情况使用斜面台板或阅读板，如此可以减少屈颈程度而有利于对颈椎的保护。

（三）工间操（活动）

【概述】

工作1.5~2.5h以后来一段工间操，以全身活动为主，可使整个脊柱、全身内脏及四肢均获益，尤其是对长期固定在某一种体位工作者尤其重要。但在操作中应注意以下几点。

【室外活动更好】

视每个单位情况不同而定，凡在室外有场地的单位，最好能在空气及阳光下做工间操更有利于健康。

【量力而行、循序渐进】

工间操有多种形式和要求，其速度、强度及活动范围均不相同，每个人均应根据自己的体力及其他各种因素（年龄、全身状态、职业特点等）量力而行；对体质较弱者，应从轻量级开始，循序渐进，切勿急燥而引起副效应，甚至发生意外等。

【头颈不可活动过多过重】

由于颈椎病是退行性变所致，过频、过剧的活动必然会加剧其病理改变，并可诱发各种症状，因此在工间操时，活动头颈部时，以适量为度，切不可活动太多而引起副效应。

【严重者应作MR检查】

由于MR对软组织反应，尤其是骨内组织显示清晰，因此凡是病情较重、或于X线片上又无明确阳性所见者，应常规行MR检查以求及早明确诊断，以对治疗方法的选择及预后判定至关重要。

（三）外伤后应及早治疗

像任何伤患者一样，凡外伤后病情明确者，均应及早给予有效的治疗，其既是创伤本身的要求，也是预防引起或加重颈椎病的重要措施之一。其主要措施如下。

（四）局部制动

局部制动的方式与要求有多种，主要是以下几点。

【全身休息】

其是局部制动的前提。

【头颈制动】

除轻型颈椎病可用石膏颈围外，一般多需住院行牵引治疗（必要时颅骨牵引）；此种强制性措施的主要目的是将颈椎受损局部的创伤反应程度降低到最低水平，也是其局部愈合与修复的基本条件。

（五）脱水剂的应用

凡外伤涉及椎管并有可能引起水肿、充血及渗出反应时，均应给予脱水剂，轻者一般口服利尿剂（双氢克脲噻唑等）或静脉推注高渗葡萄糖液。重者则应使用地塞米松等类固醇药物。对减轻神经受损程度及骨刺形成速度具有直接作用。

第二节　重视并注意预防头颈部外伤及其他预防措施

一、头颈部外伤预防概述

前面章节中已反复强调头颈部外伤对颈椎病发病及发展的重要作用，因此，从预防的角度来看亦应如此。

头颈部外伤轻重不一，除直接撞击的明显外伤外，过度扭曲、牵拉或推搬性损伤亦不少见，包括高速公路上急刹车所引起的挥鞭性损伤等。总之，各种工伤、生活意外伤、交通事故，以及运动伤等，均应予以重视，并注意预防。此外，尚应积极开展科普教育，并注意预防其他与颈椎病发病相关的因素，包括对咽喉部炎症的积极治疗等；现阐述于后。

二、力求减少外伤强度

在何时、何地发生何种强度的外伤是不依人们的意志为转移，但应想方设法降低外伤的强度。例如在高速行驶中的汽车如突然刹车（或与另外车辆相撞），除涉及交通、车辆及道路等各种因素外，如果乘员在平时具有这方面意识，注意预防，既便发生意外，其伤势也大多要轻。现将当前临床上观察行之有效之措施分述于后。

（一）安全带重要性

【概述】

在高速公路上行驶车辆驾驶员（及乘客），均按规定要求用安全带将自己固定在座位上，以防止或降低突然刹车时由于惯性力作用使人体产生向前冲力所造成的损伤。此无疑是一种有效措

（六）其它相应的有效措施

视每种损伤的程度、部位与范围不同，酌情依据要求选择相应措施，包括各种手术与非手术疗法。

施，当然减轻了头颈部外伤的机会与程度。在安全带应用时应注意以下问题。

【固定确实】

安全带的长度有一定范围，在使用时务必使其搭扣扣牢，在另侧固定扣上，且不可用手拉住固定搭扣，以防万一刹车时措手不及。

【松紧适度】

固定带过紧不仅不舒服，一旦发生急刹车时反而易引起肠段损伤；当然更不可过松，因为这样起不到安全带的应有作用。

【后方坐位亦应系安全带】

在市内交通，由于车速多在 40km 以内，后方座位一般可以不系安全带；但在高速公路上，由于车速太快，特别是车速有可能超过 100km 以上时；作者曾遇到多例因急刹车引起车辆后座乘客颈椎损伤之病例，甚至造成四肢瘫痪者。

（二）侧向坐姿有利于预防颈椎外伤的发生

实验与大量统计材料表明，当人面朝向前方坐位时，一旦发生急刹车，甚易出现颈椎过伸性损伤等严重后果；而面孔朝向侧方者，由于颈椎两侧肌肉较强大，加之颈椎骨关节与韧带结构特点，颈椎、尤其是椎管内外结构受损机会大大降低。因此，一位有经验的乘客往往采取面向侧方的坐姿，而不是面孔朝向前方（或朝后）。如果在面朝前坐时遇到意外的瞬间，能快速转换体位，亦可避免更为严重的损伤，但一般人的反应难以如此迅速。

（三）意外时立即缩颈

在高速路上一旦发现有急刹车可能时，乘员可采取立即快速头颈部回缩（双肩同时上举）的方式来减轻受损程度；经观察，此种方式确实有效。

三、外伤后力争早期诊断

（一）概述

严重的外伤者易诊断，对不足以引起骨关节损伤之病例，应通过详细的临床观察与反复检查以确定颈椎局部有无软组织损伤，包括韧带的不全性撕裂或挫伤等。

（二）检查要点

对此类损伤的检查主要应注意以下三点。

【椎旁处有无压痛】

此是反映颈椎韧带是否损伤的主要依据之一，尤应对椎旁肌及颈长肌加以注意。

【椎体前阴影是否增宽】

对颈椎 X 线片除注意骨关节改变外，尤应仔细观察椎体前阴影有无增宽的现象，阳性者表明局部有水肿、出血及创伤性反应，并与临床检查结果相对比。

【重复对比观察】

对外伤当时不能确定者，可于伤后 3~5d 再重复检查一次，并酌情决定是否需要继续随访，在少数情况下，创伤反应可以迟发。

四、积极开展科普教育

（一）概述

当前国家大力提倡科普教育，不仅可以提高全民的文化素质与防病水平，而且亦有助于医疗工作的开展。目前，除了设法发行颈椎病的科普性小册子外，国内已有不少以医药、卫生、科技知识等为主的大众性杂志出版，如能加以利用刊登有关本病的基本知识，使大家对本病的特点有一全面了解，则至少可以获得早期就医、早期诊断与早期治疗之功效，当然也有利于本病的预防。

（二）科普教育的主要内容

【明确颈椎病多见】

过去不认识的颈椎病，至今其发病率已超过下腰痛，成为骨科门诊最为多见的首发病，而且中年以后逐年增多，60 岁左右者，约半数人可患有本病。

【明确颈椎病可以自我判定】

通过科普宣传，采用通俗易懂的语言让患者知道颈椎病的主要症状及体征，特别是分型及各型的主要表现，这样患者也就可以综合自己的主要症状而自我诊断了。

【明确颈椎病可治愈、并不可怕】

由于颈椎病轻重不一，重者甚至可引起瘫痪，因此，患有颈部症状的患者总是将自己往重型挂靠；在此情况下科普教育中应明确告诉大家颈椎病 95% 以上是可以自愈或治愈的颈型和根型，不要自己恐吓自己。

（三）科普教育的实施

【重视门诊科普宣传教育】

由于各家医院门诊病人都较多，应对每位来诊的病人进行有关本病的卫生宣传教育，尤其是因颈椎病就诊者可以通过口头、板报或发小册子等方式对每位来诊者进行科普教育，则其影响面将会迅速扩大，从而提高对本病的认识。

【病房内的科普宣传】

较前者更为直接，尤其是因为颈椎病或其他脊柱伤患住院者；不仅对患者本人，亦可通过其家庭或其他探视者扩大宣传教育。

【重视农村】

近年来发现来自农村的颈椎病患者日益增多，但绝大多数病人对本病的认识较之城市居民明显为少；因此，在占我国人口 80% 以上的农村及边远地区，包括当地一般的医务工作者，都有必要同时对其认真的开展科普宣传教育。

五、积极治疗咽喉部炎症

咽喉部炎症不仅可引起上颈椎自发性脱位，而且也是诱发颈椎病的主要因素之一；因此，应注意预防；其主要措施为以下三点。

（一）首先明确咽喉部炎症的种类

一般情况下，以急、慢性咽炎及急性扁桃体炎为多见，其次为咽喉局部的淋巴腺炎及牙周炎等。

（二）早期诊断

由于本病多见于儿童，因此诊断常较困难，尤其是对体温不高者；在此情况下，应通过科普知识教育让每位母亲知道咽喉部的炎症与颈椎病变之间具有直接关系，更应让其平日关怀儿童的健康情况，及早发现就医而获早期诊断。

（三）及时治疗

一旦诊断明确后，应立即给予有效之治疗，包括抗生素的应用及大量饮水等。

六、其他方面

凡是可以诱发颈椎病的各种因素均应注意预防，以求降低本病的发生率，甚至优生优育（减少先天畸形的发生率）、环境污染、吸烟、酗酒等均与颈椎病的发生与发展相关，尤其是对处于康复期者，更应注意避免一切有害于人体的各种不良因素。

（何志敏　陈德纯　石　磊　陈德玉）

索 引
Index

5

索引

27